实用中医健康管理学

主编 尹 艳 李 全

科学出版社
北 京

内 容 简 介

本书分为上篇总论和下篇中医健康管理实践两部分，上篇包括绪论、中医健康管理基础两章，分别介绍了健康管理的具体内容和进行健康管理需要掌握的中医基本知识，下篇包括健康状态评估、中医健康管理、亚健康中医健康管理和疾病中医健康管理四章，分别介绍了健康状态评估方法、不同人群及其不同健康状态的中医健康管理方法。

本书适合医学院校医疗、护理专业学生和临床各科医护人员阅读，也适合寻求健康维护、亚健康调理和慢病管理的人群阅读。

图书在版编目（CIP）数据

实用中医健康管理学 / 尹艳, 李全主编. — 北京：科学出版社, 2022.5

ISBN 978-7-03-072115-0

Ⅰ. ①实… Ⅱ. ①尹… ②李… Ⅲ. ①中医学—保健—基本知识 Ⅳ. ①R212

中国版本图书馆CIP数据核字（2022）第064558号

责任编辑：鲍 燕 李 媛 / 责任校对：申晓焕
责任印制：徐晓晨 / 封面设计：陈 敬

科 学 出 版 社 出版

北京东黄城根北街16号
邮政编码：100717
http://www.sciencep.com

北京虎彩文化传播有限公司 印刷

科学出版社发行 各地新华书店经销

*

2022年5月第 一 版 开本：787 × 1092 1/16
2022年5月第一次印刷 印张：33 3/4
字数：801 000

定价：198.00元

（如有印装质量问题，我社负责调换）

本书编委会

主　　审　杨志敏　周亚滨

学术顾问　付　君　闫朝岐　林燕钊　张　晋　方　泓

主　　编　尹　艳　李　全

副 主 编　冯铁为　左冬冬　付　鹏　于世亭　王若晖

编　　委　（按姓氏笔画排序）

于世亭　王若晖　王赫麟　云天婵　尹　艳

左冬冬　付　琳　付　鹏　冯铁为　吕　娜

吕漉沙　李　全　吴咚咚　迟庆滨　张可心

张宝兴　姜元辉

前　　言

中医健康管理是根据中医学基本理论，基于中医“整体观”“治未病”思想，结合健康管理学的理念，对个体或社会群体的健康状态进行系统的信息采集、评估、调理以及跟踪服务，从而提高人口健康素质的动态服务过程。中医健康管理学是中医学的一个分支学科，与西医学关系密切，是中西医医学与管理学、心理学、营养学等多学科交叉的、实践性很强的学科。

目前威胁我国居民健康和寿命的主要疾病是慢性非传染性疾病，如高血压、糖尿病、冠心病、恶性肿瘤等。这些疾病造成了家庭和社会的沉重经济负担。研究表明，科学地管理健康，能够有效降低这些慢性非传染性疾病的发病率和致死致残率，减少合并症的发生。中医健康管理将中医治未病和西医健康管理的思想、技术和方法有机结合，将整体观、治未病思想、中医体质理论、食物的四性五味学说、传统非药物疗法和养生方法融入健康管理的所有环节和措施中，在健康评估的基础上，充分发挥中医药的优势，运用中西医干预手段对健康、亚健康、疾病等不同的健康状态进行调理，形成中西医优势互补的、可操作性强、依从性高的具有中医特色的健康管理方法，整体上对个人的健康状态进行评估，实现真正意义上的个体化健康管理。在临床中采用中西医优势互补的健康管理方法，指导患者进行全生命周期的中医健康管理，改善生活方式，掌握中医特色防病技术和方法，以达到少生病、晚生病甚至不生病的目的，对改善生活质量、降低医疗成本将发挥重要作用。

本书分上篇和下篇两部分。上篇总论共两章十三节，介绍健康管理、治未病、中医健康管理等相关概念和中医健康管理基础知识，下篇共四章三十一节，介绍健康状态评估和中医健康管理、亚健康中医健康管理和疾病中医健康管理的流程、内容和方法。

本书编写者均来自临床，有丰富的临床经验，以黑龙江省科学技术厅、黑龙江省应用技术研究与开发项目计划软科学项目“黑龙江中医健康管理服务模式研究与应用”的研究结果为依托，总结过去十余年治未病中心的中医健康管理工作，整体内容突出实用性，突出中医优势特色，中西医优势互补，挖掘中医成熟、安全、有效的干预技术，临床可操作性强。

本书在编写过程中，得到中央财政安排专项资金“2020年度省、市治未病中心能力建设专项资金”、黑龙江中医药大学附属第一医院、各位主审专家、学术顾问和科学出版社鲍燕编辑的大力支持，在此表示衷心的感谢。由于中医健康管理刚刚起步，加之编者学识有限，书中难免存在疏漏和不妥之处，敬请专家和读者批评指正，以便今后修订和完善。

编者

2022年2月

目　　录

上篇　总　　论

下篇　中医健康管理实践

上篇 总 论

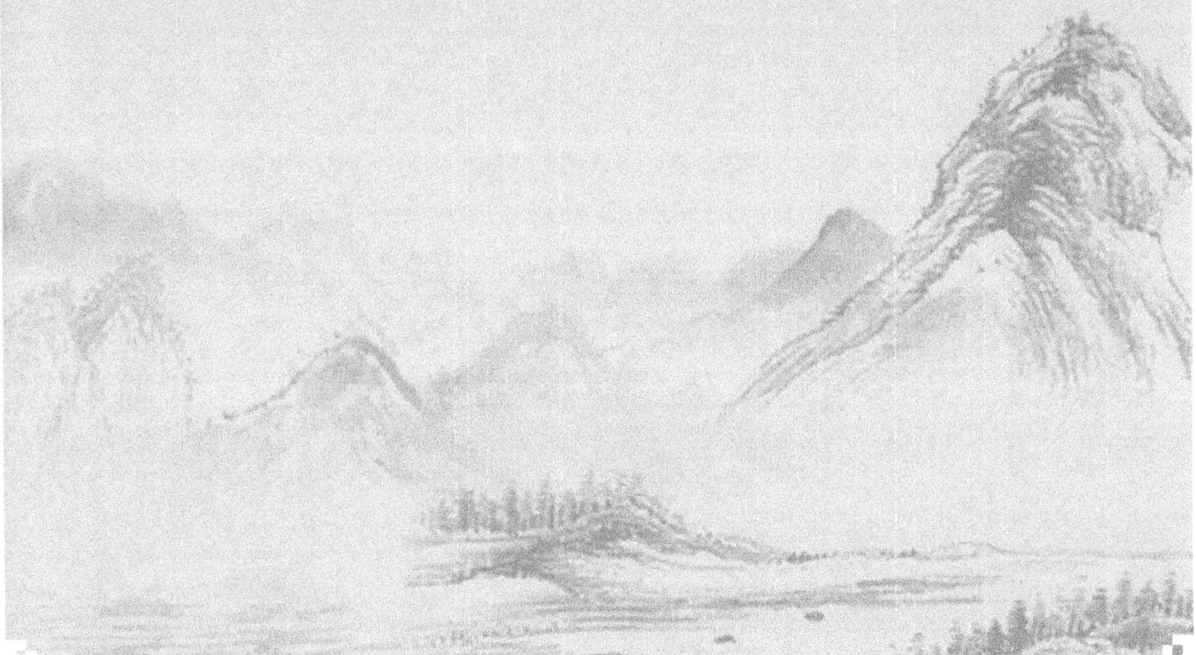

第一章 绪 论

第一节 健康管理

一、健康管理概念

1. 定义

《健康管理》(张晓天,第 2 版)中健康管理的定义是指在现代生物 – 心理 – 社会医学模式下,以健康概念为核心(生理、心理和社会适应能力),通过采用医学和管理学的理论、方法和技术,对个体或群体健康状况及影响健康危险因素的全面检测、评估与干预,科学有效地调动社会资源,实现全人、全程、全方位的医学服务,达到以最小成本预防疾病发生、控制疾病发展、提高生命质量、获得最优效果的学科。

世界卫生组织(WHO)明确指出:“一个人只有在躯体健康、心理健康、社会良好适应能力、道德健康和生殖健康等五个方面都具备才能称得上是健康。”健康包含了人的生理功能、心理状况、行为能力以及道德范畴等诸多方面的完好状态,而科学有效的健康管理能促进健康,维持这个完好状态。

2. 内涵

《中华健康管理学》认为健康管理是在健康管理医学理论指导下的医学服务。健康管理的主体是经过系统医学教育或培训并取得相应资质的医务工作者。健康管理的客体是健康人群、亚健康人群(亚临床人群、慢性非传染性疾病风险人群)以及慢性非传染性疾病早期或康复期人群。健康管理的重点是对健康风险因素的干预和慢性非传染性疾病的管理。健康管理服务的两大支撑点是信息技术和健康保险。健康管理的大众理念是“病前主动防,病后科学管,跟踪服务不间断”。健康体检是基础、健康评估是手段、健康干预是关键、健康促进是目的。

健康管理的核心内容是针对健康危险因素所开展的干预和管理活动。健康管理不仅是一个概念,也是一种方法,更是一套完善、周密的服务程序。通过健康信息采集、健康检测、健康评估、个性化管理方案,对可控危险因素进行有效干预,以降低危险因素对身心的危害。经过一定时间,再次进行评估,修订管理方案,其目的是调动个人、集体和社会的积极性,有效地利用有限的资源,达到最大的健康效果,减少和延缓疾病的发生,提高生命质量,提高健康期望寿命,并节约经费开支,有效降低医疗支出。

二、健康管理沿革

健康管理作为一门科学和新兴的服务型产业，最早可以追溯到20世纪50年代末的美国保险业。医生采用健康评价的手段来指导患者自我保健，有效降低了慢性病的发病率，且大大降低了医疗费用，同时也为保险公司控制了风险。1978年美国密西根大学成立了健康管理研究中心，主要研究生活方式及其对人的健康、生命质量和医疗卫生情况的影响。从兴起到发展，美国的健康管理一直处于世界领先水平。如今，健康管理在美国的发展日益迅速，有7700万的美国人在大约650个健康管理组织中享受医疗服务。1980年美国政府在全国制订了“健康人民”的健康管理计划，该计划每10年1次，循环反复，其特点是健康管理人人参与，覆盖面广，旨在逐步提高全体国民的健康水平。政府在全民健康管理中起到了积极的倡导作用，不仅指明了方向，更在政策上大力支持，使美国健康管理取得了显著的成就。

日本也是一个非常重视健康管理的国家。日本健康管理始于20世纪60年代，由于战后经济高速发展，生活水平提高，人们摄入过剩、运动不足导致高血脂、心脑血管疾病增加，为此日本加强推行健康管理。1978年后日本相继提出国民健康运动计划、保障老人健康体检机制，规范各地健康管理中心。到20世纪80年代，日本颁布了“健康管理法规”。从2007年至2016年，日本实施第三次国民健康策略，即“新健康开拓战略”，提倡“运动一生”理念和生活方式。如今日本的健康管理服务已经普及全国，形成法律化、制度化、常规化的工作常态。人们在享有健康权利的同时，积极履行健康管理的义务，保障居民“无病有所防，有病有所医”。它使成千上万的患者摆脱了疾病困扰，走向了健康长寿之路。现在日本人均寿命已达84岁，位居世界前列。

欧洲的健康管理事业同样发展较为成熟，作为现代社区卫生保健服务的发源地，英国国家健康保障体系（national health service，NHS）承担着全民医疗健康管理服务，致力于维护健康公平，为人们提供完善的医疗保健服务，另外尤其重视依托社区为核心开展健康管理的相关卫生保健工作。近些年来，芬兰健康管理卫生事业成效显著，它的特点是与社区紧密合作，强调改变环境和社会规范，构建合适的流行病学和行为学研究框架，根据这些框架选定追踪对象，对其行为进行良好的监测和干预，并定期由国家公共卫生学院进行健康管理项目评估。

健康管理在西方国家经历了40多年的发展，已经成为西方医疗服务体系中重要的一部分，同时也是以健康保险为核心的健康产业中的不可或缺的部分。我国健康管理起步较晚，但是由于生活方式改变、人口老龄化等原因导致慢性病患者人数急剧上升，给社会和个人均造成了沉重的医疗和经济负担。社会对健康管理的迫切而巨大的需求、国家的重视和学术机构的引领推动了我国健康管理行业的兴起和发展。

20世纪90年代末，健康管理在我国开始传播，2003年后，以健康服务需求为牵引，以健康体检为主要形式的健康管理服务行业得到快速发展。自2001年国内第一家健康管理公司注册到今天，健康管理走过了艰难而重要的20年。

2003年，卫生部、劳动社会保障部和中国保险监督管理委员会共同召开了健康管理和健康保险高层论坛，为中国健康管理的理论研究和实践应用吹响了号角。2005年国家将健康管理师纳入卫生行业新职业范围，2007年《健康管理师国家职业标准》正式颁布。2012年8月17日卫生部部长陈竺代表“健康中国2020”战略研究报告编委会发布了《“健康中国2020”战略研究报告》,2016年10月中共中央、国务院印发了《“健康中国2030”规划纲要》,2019年7月15日国务院办公厅印发《健康中国行动组织实施和考核方案》(简称《方案》)。《方案》提出,建立健全组织架构,依托全国爱国卫生运动委员会,成立健康中国行动推进委员会,制定印发《健康中国行动(2019—2030年)》。

在国家政策大力支持、网络信息技术高速发展的大背景下,全国各级卫生医疗机构积极探索符合我国国情的健康管理模式。目前我国健康管理主要集中在慢性病人群,如对高血压、糖尿病、脑卒中等人群的认知、态度和行为调查,健康教育及其效果评价以及健康管理模式探索等方面。

健康管理学术组织的引领在我国健康管理理念传播、技术方法完善等方面发挥了重要作用。2005年后,中华医学会健康管理学分会、中华预防医学会健康评估与风险控制专业委员会、中国医师协会医师健康管理与医师健康保险专业委员会和各省(自治区、直辖市)健康管理学会、健康管理协会、健康管理学分会的相继成立,2007年《中华健康管理杂志》创刊,标志着我国健康管理学术理论研究与行业发展开始步入科学规范的轨道。2008年至今,围绕健康管理学的学术交流活动广泛开展,健康管理学理论研究不断深入,形成了《健康管理概念与学科体系中国专家初步共识》,随着国家第一个课题(“国人健康指标体系研究与评估模型开发”)的实施,健康管理正式纳入国家现代医学创新体系和“十二五”国家医学科技规划,健康管理的政府关注度和社会影响力不断提高,2018年健康管理科进入复旦大学“医院科室排名”,提升了健康管理科室在医院和业界的地位,为健康管理学科体系形成奠定了基础。

三、健康管理流程和内容

1. 信息采集

建立健康档案,动态连续且全面记录客户生命体征及自身所从事过的与健康相关的行为与事件,包括健康现状、既往史、家族史、诊断治疗情况、历次体检结果等。

2. 健康评估

健康评估以现代生物医学、社会学、心理学、管理学等多学科交叉为基础,采用统计学、数学模型、现代信息技术等手段,对个体健康史、家族史、生活方式、心理因素和通过健康体检所获得的人体各项理化指标进行综合的数据分析处理,为服务对象提供一系列的评估、预测和指导。

其中健康体检项目的设计要有针对性和个性化,区别于常规的医疗体检。各项检查后由专业的医生撰写健康体检报告,报告会对检出的异常指标或疾病进行汇总、给出建议并进行跟踪指导。健康体检是健康信息采集的一个重要手段,是进行评估的必要资料。健康体检原则上是在两个方面上进行筛检:一方面是发现疾病、寻找病因并积极治疗已患疾病,防止其进展和减少并发症的发生;另一方面是通过体检发现边缘及异常指标,进行健康风险的评估与预测,予以疾病前的干预,达到临床早发现、早治疗,未病先防的目的。

健康风险评估属于疾病的初级预防,在疾病尚未出现时评估危险因素对疾病的影响,通过健康教育促进人们建立健康的生活方式,是预防慢性病的有效手段,是进行健康风险管理的基础和关键。

3. 健康干预

（1）生活方式管理：指对健康个体或群体的健康进行综合管理。通过对个人生活方式与行为等进行分析，发现不利于健康的危险因素，予以提示和预警；通过监测身体状况，随时掌握自身健康变化；通过健康教育、健康咨询，了解膳食结构、生活方式、运动、心理等方面的科学知识，掌握自我保健和防病抗衰老的有效方法，维护和促进健康，使机体保持稳定的健康状态，预防疾病的发生，防患于未然。

（2）亚临床管理：是对亚临床状态的个体或群体的健康进行综合管理。基于个体不同的健康状态，提供有针对性的健康指导、建议和干预措施。对体检异常指标及影响健康的危险因素，制定健康管理干预方案，有重点、有步骤地实施，定期跟踪督导，及时了解健康的最新动态，调整健康干预方案，将疾病消灭在萌芽状态，恢复健康状态。

（3）疾病管理：是以整个疾病及并发症发生、发展的自然过程，包括并发症的预防和卫生服务提供的相关方面的管理为重点的一体化的保健服务。疾病管理强调病人自我保健的重要性，病人必须在各个方面改善自己的行为，如坚持服药、健康饮食和持续症状监控等。疾病管理的内容包括：汇总连续的疾病诊疗档案，为下次就医提供详尽的资料；指导选择最佳的就诊医院和医生；指导和跟踪治疗医嘱的执行情况；提供就医服务，快速安排疾病诊疗相关事宜；对慢性非传染性疾病建档管理，对重要疾病指标重点观察和记录，控制疾病发展。

四、健康管理模式

1. 保险公司的健康管理

我国保险公司借鉴美国健康保险与健康管理的先进经验，初步探索出符合我国国情的健康管理基本理念，建立和开展了一套日渐完善、有一定市场接受度的健康管理服务项目，形成了从健康体检、健康档案管理、健康风险评估、健康教育、健康生活方式指导、健康危险因素的干预、疾病管理，到医疗服务过程事前、事中、事后全流程医疗成本管理服务的初级体系。健康保险还与医疗紧急救援及其管理领域合作、参与健康管理师的职业培训、参与疾病管理和健康风险评估与控制等相关技术开发与应用的合作，在与健康管理相关机构的合作中互利共赢。

2. 医疗机构的健康管理

为了满足社会需求，体现社会公益性的职责，很多医疗机构开展了健康管理服务。公立医院开展健康门诊大多数都是将原有的体检门诊、特需门诊和特需病房合并，调配补充必要的医疗设备和生活设施，选调和聘用医院在职或离退休的专家教授、管理和技术人员进行医疗资源、人力资源、设备和设施、管理与技术等资源整合与利用。大型公立医疗机构有其自身独特优势，拥有专业的医务人员和得天独厚的学科技术，可以提供疾病干预与检测、健康咨询以及健康维护；拥有大量高端的医疗设备进行健康体检；能够及时获取人们健康资料，在建立健康档案方面更显优势。

公立医院开展健康管理，以预防保健知识和技术服务于更多健康或亚健康人群，可以增加人民群众对医院的理解和满意度，提高医院的品牌声誉影响，有利于维护和改善人民健康，减少卫生资源浪费，体现公立医院社会公益性的职责。

3. 社区的健康管理

社区卫生服务是以社区为基础，以社区人群的卫生服务需求为导向，开展综合、经济、方便、可及的基层卫生服务。发展社区卫生服务的重要目的就是为群众提供安全、有效、方便、价廉的医疗卫生服务。社区卫生服务内容包括预防、诊疗、家庭康复、临终关怀等医疗服务及保健服务和健康教育。以社区为基础的健康管理模式内容丰富，针对社区健康人群、亚健康人群、慢性病患者、心理疾病患者均可实行社区健康管理模式及急性流行病期间的健康管理。社区健康管理是在社区通过健康体检、健康评估、健康教育、健康促进、健康干预等服务内容，定期对社区居民健康状况进行评价并建立健康档案，随时掌握其身体状况，控制疾病的发生和发展，减少卫生资源的浪费。社区健康管理的特点是面向普通人群的健康管理，服务人群为社会大众，服务费用较低，主要由政府投入，个人支付其中一部分，投入小、回报大、覆盖面广。

4. 健康管理公司

纯粹的民营健康管理公司，即除医院等传统医疗机构之外的第三方服务机构也是我国现有的具有鲜明特点的一种健康管理运行模式。民营健康管理公司引进发达国家疾病管理的服务标准，结合医疗保健服务与信息技术手段，以国内外领先的医疗机构为依托，为追求健康生活的个人与家庭提供科学、系统及人性化的全方位的健康管理服务。这些专业的健康管理公司拥有权威的专家资源库、专业的健康咨询、绿色就医通道、上门服务家庭医生、保健养生与调理等全方位服务。其模式特点是瞄准高端客户、以体检为核心，适度后向延伸，服务内容完善、优质且个性化。但因费用昂贵，针对的服务人群主要为高收入者、高级管理者、名人等，对中收入和低收入、普通人群适用性不强，社会公益性不够。

（冯铁为）

第二节 治 未 病

一、治未病概念

1. 定义

“治”为治理、调理之意，“未”，未来，尚未发生；也有萌芽，初期之意。治未病即是早期治理、调理，防止疾病的发生与发展。

从字义来看，“未病”即“疾病未成”，是指“体内已有病因存在但尚未致病的人体状态”，即疾病前期。随着中医理论的发展，结合临床实际，“未病”的概念不断扩展，已经包括了无病期、欲病期、已病防变期、瘥后防复期，这些都称为“未病”状态。也就是说，“未病”是一个相对的概念，“未病”并不全是没有病。

中医的整体观认为人体自身五脏相关、气血同源、阴阳互根，是一个整体；人与自然环境和社会环境息息相关，是一个整体。所以治未病着眼点在于两个方面：一个是通过避免破坏人体自身及其与自然、社会的协调平衡保持健康状态，即未病养生；一个是及时调整局部已经失衡的阴阳状态，防止其进一步恶化影响整体功能。

2. 内涵

治未病概括起来有四个方面，即未病先防、欲病救萌、已病防变、瘥后防复，治未病应该贯穿于中医诊疗和预防保健的全过程。

（1）未病先防：是指机体在未病之前，即人体处于健康状态时应防止体内病因发生和（或）外邪入侵，可采取针对性措施进行积极的预防，防止疾病的发生。孙思邈提出“常需安不忘危，预防诸病”；《灵枢·逆顺》亦云：“上工，刺其未病者……故曰，上工治未病，不治已病。”以上这些未病先防、积极预防的理念，提示人们在健康状态时，日常应注意保养身体，科学养生，预防疾病的发生。

（2）欲病救萌：此期是指机体处于健康与疾病之间的状态。在外表上虽然有不适的症状表现，仅仅是“苦似不如平常”，全身不适，勉强坚持工作，但到医院检查各项指标又都未见异常，不足以诊断为某一种疾病。疾病的发展过程，是由表及里，从轻到重，此时已经出现征兆症状，或处于萌芽状态，但五脏没有虚损，六腑尚未衰败，气血运行还未紊乱，神气犹未涣散，病势处于轻浅阶段，在该阶段应积极采取措施，做到防微杜渐，有效做好防生病和防病变。

（3）已病防变：此期指的是机体已出现病变，但是疾病有由浅入深、由轻变重的过程。此时，机体的某些脏腑已有病变，或机体有气血紊乱，但其他脏器仍然是健康的。因此，针对疾病传变的普遍规律，及时截断疾病的传播途径是已病防变的关键。

（4）瘥后防复：疾病痊愈后，临床症状和体征消失，但是此时体弱，可能余邪未尽，正气未复。病后正气的恢复是一个渐进的过程，要由初愈达到病前的正常水平，需要一段时间。在这个阶段，初愈者虽然处在病前的正常生活环境下，但因其适应力较正常水平差，容易导致疾病重新发作，这就是中医常说的“病复”。最早《素问·热论》中就提到“病热少愈，食肉则复”。因此，治未病还应该包含病后调摄，通过各种有效干预措施，防止疾病的复发，减少疾病复发对机体的损害。

二、治未病沿革

“治未病”思想首见于《黄帝内经》，其中“是故圣人不治已病治未病，不治已乱治未乱”理论是中国最早关于养生保健的论述，大致包含了未病先防、已病防变两方面的内容。《素问·上古天真论》曰：“恬惔虚无，真气从之，精神内守，病安从来？”《素问·阴阳应象大论》曰：“圣人为无为之事，乐恬惔之能，从欲快志于虚无之守，故寿命无穷，与天地终。”都指出了精神情志方面调养的重要性。在养生防治方面，《灵枢·逆顺》曰：“上工刺其未生者也。其次，刺其未盛者也……故曰，上工治未病，不治已病。”强调要在疾病萌芽状态时及时干预。

汉代张仲景在《金匮要略·脏腑经络先后病脉证》中的“夫治未病者，见肝之病，知肝传脾，当先实脾”的论述体现了“已病防变”的重要思想。《伤寒论》于六经病篇之后，专设《辨阴阳易差后劳复病脉证并治》，其中指出伤寒病初愈之时，若起居饮食不慎，就会发生变证，“瘥后防复”也成为防治疾病的一项重要内容。《金匮要略》还提出了一些纲领性的治疗方法，如《金匮要略·脏腑经络先后病脉证》强调虽然风邪是致病的一个重要因素，但如果通过“养慎，不令邪风干忤经络”就能较好地管控疾病。东汉华佗创五禽戏，晋代葛洪强调气功摄生，都丰富了中医养生防治的手段，对治未病的实践应用进行了有益的探索，并传承至今。

唐代孙思邈将疾病分为“未病”“欲病”“已病”三个层次，其中“消未起之患，治未病之疾，医之于无事之前”，直接点明了防病的重要性，这与现代所提倡的健康管理预防疾病的观点一致。明末清初喻嘉言撰写了《医门法律》，作为治未病理论的重要著作，提出了许多养治的原则和实践手段。清代叶天士提出了“逐邪务早”“先证用药”“先安防变”等临床用药原则。诸如此类，不胜枚举。历代医家不断丰富着中医治未病的理论和实践内涵。中医

“未病先防”“已病防变”“瘥后防复”的“治未病”思想为现代健康管理的调查、分析、评估、检测和预测提供了理论支持。

历经长期的实践，治未病逐步形成了“未病先防、已病防变、瘥后防复”的理论体系，并形成了独具特色的丰富多样的技术方法。无论是未生病前的预防，还是生病以后的防止进一步加重，以及疾病痊愈后的防止复发，都体现在一个“防”字上，贯穿于未病预防和疾病治疗的全过程。

国家高度重视中医治未病工作，2006年10月，国家“十一五”科技支撑计划设立了“中医治未病及亚健康干预研究”项目。2007年全国中医药工作会议上，吴仪副总理提出了开展中医“治未病”工作和完善中医保健服务体系的要求，并就此多次作出重要指示。

2007年以后，国家中医药管理局先后成立“治未病”工作领导小组，确定“治未病预防保健服务试点单位”，举办“治未病高峰论坛”，发布《“治未病”健康工程实施方案（2008—2010）》，印发《中医医院“治未病”科建设与管理指南（试行）》和《中医预防保健（治未病）服务科技创新纲要（2013—2020年）》等，尤其是2014年1月印发《中医医院“治未病”科建设与管理指南（修订版）》，要求加强中医医院“治未病”科建设与管理，为中医医院“治未病科”建设和管理提供了标准和依据，明确要求二级以上中医医院必须建立“治未病”科室，全面负责本院及所辖区域的治未病工作。治未病科（中心）工作以人健康状态的辨识、评估和干预为主，而非着眼于疾病治疗；突出非药物疗法的运用，注重整体调节，求得整体效果；重视连续、动态、全程的管理，并充分发挥服务对象的参与意识与能力，求得长远效果，达到少生病、晚生病，甚至不生病的目的。

目前基于中医“治未病”理念、技术和方法的中医预防保健已纳入国家公共卫生服务体系。

三、治未病内容

（一）治未病理念

1. 养正预防观

正，即“正气”，泛指人体内具有抗病、祛邪、调节、修复及对外环境适应等作用的一类细微物质。在一般情况下，人体正气旺盛，邪气就不易侵犯，机体就不会发病，即使患病，症状也比较轻，而且也容易治疗和恢复。所以《黄帝内经》指出：“正气存内，邪不可干。”如果人体正气相对虚弱，抗病能力低下，邪气便可乘虚而入，侵犯人体而发生疾病，即《黄帝内经》所言：“邪之所凑，其气必虚。”在一定条件下，邪气也可以成为主导因素，因此也主张采取某些措施，“避其毒气”，以维护正气，避免机体阴阳失调而发病。

身体的强弱及机体是否早衰、患病，主要取决于自身正气是否充盈。如果正气充沛，脏腑功能协调平衡，机体则按正常规律生生化化，人的身体也就健康强壮，精力充沛，可长寿；反之，正气不足，则身体虚羸，精神不振，未老先衰，寿短夭折。人由强到弱、健康到亚健康甚至疾病，内因的正气不足居于主导地位，而外因居于次要地位。

基于以上认识，中医养生学提出了“正气为本、预防为主”的养生原则。强调以正气为中心，发挥人自身的主观能动性，通过主动地对心神的调摄，保养正气，增强生命活力，提高适应自然界变化的能力，从而达到预防疾病、减少疾病的发生、祛病延年的养生目的。所以应将养护正气的思想融入日常起居、饮食、运动、情志等活动中，以达到强身健体、祛病延年的目的。

2. 健康寿夭观

“寿”是指能自然衰老而死，“夭”是指不及天年、早衰而死，“寿夭”均指人的年龄而言，具有人为规定性。综合古代的认识，中医养生学将寿夭定义为，“寿”指人的年龄超过80岁，“夭”指人的年龄不足60岁。寿夭的年龄随着历史的发展是有所变化的。有以60岁为寿、80岁为寿、100岁为寿的不同。WHO认为90岁以上才是长寿老人，我国当前平均寿命已达70岁以上，因此，符合我国情况的“寿”的标准应为80岁。对于“夭”，习称之“夭折”，指人未成年而死亡。从目前来看，现代人的寿命达到60岁是很容易、很正常的事。年龄未到60岁而死，多为非正常情况的暴毙猝死，与“夭”之短命的意义相符合。

树立健康寿夭观，客观认识生命有开始就必定有终结，生、长、壮、老、已是生命过程的自然规律，是人体生长发育中一系列不可逆转的量变和质变的过程。养生保健的宗旨，不是追求“长生不老”“返老还童”，而是少生病、晚生病，甚至不生病，健康长寿，尽享天年。

3. 整体平衡观

中医整体观认为脏腑一体、形神统一、天人合一，即人体是以五脏为中心，配以六腑，通过经络连接腠理、筋骨、百骸的一个整体，人体不仅在结构上相连，而且在生理、病理上也是相互影响，从而达到平衡的。同时人体是形神合一的整体，除了形体上的整体性，还需要神的支配，中医的神志是人类情绪、情感、思维、意识、知觉、感觉等心理活动和过程，心理健康与否，对一个人的身体健康、社会适应性与道德水平有着重要影响。另外中医认为人和环境之间相互影响，也是不可分割的整体。自然界的季节、地域、气候、土壤等因素，还有人文社会环境的经济、文化、理念和道德行为作风等都时刻影响着个体。人体自身、形神之间、人与自然和社会环境之间的协调平衡是健康的基础。

树立整体平衡观，在治未病过程中不仅要关注人的健康本身，还要关注五脏之间的相互影响，关注和干预自然和社会环境中可能存在的影响健康的危险因素，维护人体的平衡状态，才能防患于未然。

（二）健康评估

治未病的对象包括未病、欲病、已病、病后人群，其就医的目的也各有不同，部分患者是改善症状，部分患者是少生病、晚生病甚至不生病，所以不仅需要通过其症舌脉表现进行辨证论治，同时需要整体评估其健康状态和可能存在的风险因素，结合中医诊断的基本原则，对健康状态进行评估，方法可以概括为以下三个方面。

1. 整体审察

中医的整体观包括“五脏一体观”“天人一体观”，认为人体是一个内外协调统一的有机整体，生理上相互联系，病理上相互影响。所以，在评估人体健康状态时，不仅需要通过四诊“司外揣内、见微知著”，还需要从五脏相关、气血同源、阴阳互根和自然环境、社会环境角度，评估处于未病、欲病、已病、病后何种状态及其相关危险因素。

2. 四诊合参

人体的健康状态是一个动态的过程，受多种因素的影响，临床表现千变万化，需要采用望、闻、问、切四诊方法从不同角度收集详细资料，综合判断，不可偏废。如问诊，不仅要询问与症状相关的内容，还要全面系统地了解其起居饮食习惯、脾气秉性、家庭功能、职业特点、居处环境等影响因素，相互参照，做出正确判断。

3. 证质结合

临床诊病要求病证结合，即辨病和辨证相结合，这对于达到诊断标准的疾病状态，有利于对疾病本质的全面认识。而治未病过程中，则需要证质结合。因为患者可能存在某种或某些症状，但是并不典型，没有达到某种疾病的诊断标准，这时可以通过体质辨识，判断其体质状况，提出相应的干预方法。体质是在先天禀赋和后天获得的基础上所形成的在形态结构、生理功能、心理状态方面相对稳定的个体化特征，体质既是相对稳定的，又是动态可调的，不同的体质有不同的发病倾向，所以了解体质类型，针对偏颇体质进行干预，对于疾病预防具有重要意义。

（三）健康干预

1. 慎避外邪

自然环境存在季节气候和昼夜晨昏的变化，一方面人类在适应自然环境的过程中形成了自身的生物节律，另一方面自然环境的剧烈变化也是影响人体健康的危险因素。如人在春夏季节要顺应自然界规律调养阳气，主动调节饮食起居，在秋冬季节要顺应自然界收藏的规律调养阴气，“冬不欲极温，夏不欲穷凉；不欲露卧星月，不欲眠中用扇；大寒、大热、大风、大雾皆不欲冒之”（《备急千金要方》）；同时注意躲避外邪侵害，尤其在气候环境急剧变化时，及时调整自己的生活起居，“虚邪贼风，避之有时”，抵御外邪侵袭，正如《灵枢·九宫八风》所云：“风从其所居之乡来为实风，主生，长养万物。从其冲后来为虚风，伤人者也，主杀主害者也。谨候虚风而避之，故圣人曰避虚邪之道，如避矢石然，邪弗能害，此之谓也。”反季节气候、气候突然变化，没有及时避之，极易伤人致病，对人有害，人要避之。还应了解传染病相关常识，切断传播途径，正如《松峰说疫》所说：“凡有疫之家，不得以衣服、饮食、器皿送于无疫之家，而无疫之家亦不得受有疫之家之衣服、饮食、器皿。”

2. 食疗药膳

饮食是人赖以生存和维持健康的基本条件，是人体生命活动所需精微物质的重要来源。饮食营养均衡，脾胃受纳腐熟、化生气血的功能正常，则正气充盛，不易发生疾病，反之则会导致各种疾病的发生。

一是注意饮食均衡，正如《素问·脏气法时论》中指出“五谷为养，五果为助，五畜为益，五菜为充，气味合则服之，以补精益气”。二是注意饮食有节，即规律饮食，饥饱适宜，正如孙思邈所说：“是以养性者，先饥而食，先渴而饮。食欲数而少，不欲顿而多，则难消矣。当欲令如饱中饥，饥中饱耳。”《备急千金要方·食疗》中指出：“凡常饮食，每令节俭，若贪味多餐，临盘大饱，食讫，觉腹中彭亨短气，或至暴疾，仍为霍乱。”三是注意根据体质状况，选择适合的食物，四性五味不可偏嗜，“五味不欲偏多，故酸则多伤脾，苦多则伤肺，辛多则伤肝，咸多则伤心，甘多则伤肾。此五味克五脏，五行自然之理也”（《备急千金要方》）。四是细嚼慢咽，“故每学淡食，食当熟嚼”。五是注意饮食洁净，防止病从口入。

另外，在辨证论治的基础上，将药食同源的物品融入日常饮食，或补充人体气血津液之不足，或根据四性五味纠正调理体质之偏颇，或顺应“春生、夏长、秋收、冬藏”的自然规律，根据不同季节气候特点因时施膳，达到强身健体、预防和治疗疾病、延年益寿的目的。

3. 情志调摄

中医整体观认为人是形神统一的整体，正如《素问·阴阳应象大论》中说“人有五脏化五气，以生喜怒悲忧恐”，形与神生理上相互联系，病理上相互影响，形体的变化可引起神的异常，而精神情志异常，也能导致躯体、脏腑、经络、官窍的功能失常及一级生命物质精、气、血、津液的病变。所以，治未病不仅需要调形，同时需要调畅情志。“凡心有所爱，不用深爱；心有所憎，不用深憎，并皆损性伤神，亦不用深赞，亦不用深毁。常需运心于物平等，如觉偏颇，寻改正之。居贫勿谓常贫，居富勿谓常富，居贫富中，常需守道，勿以贫富易志改性。”

(《备急千金要方》)。

中医认为德行在情志调摄方面发挥重要作用,《礼记·中庸》中说:"大德必得其寿。"孙思邈医德高尚,在《备急千金要方》中说:"凡大医治病,必当安神定志,无欲无求,先发大慈恻隐之心,誓愿普救含灵之苦。若有疾厄来求救者,不得问其贵贱贫富,长幼妍媸,怨亲善友,华夷愚智,普同一等,皆如至亲之想。亦不得瞻前顾后,自虑吉凶,护惜身命。见彼苦恼,若己有之,深心凄怆。勿避险巇,昼夜寒暑,饥渴疲劳,一心赴救,无作功夫形迹之心。如此可为苍生大医,反此则是含灵巨贼。"故孙思邈得百岁长寿与其善摄生有关,与高尚的医德也不无关系,因为养生学认为,道德修养与脏腑阴阳具有内在联系。道德高尚的人,行事光明磊落、性格豁达开朗,如此则神志怡然安宁,气血调和,脏腑功能协调平衡,易得长寿。

4. 起居调摄

起居包括睡眠、衣着、二便、劳逸、沐浴、房事等内容,人的健康状态和寿命与起居有密切关系,正如《素问·上古天真论》中说:"食饮有节,起居有常,不妄劳作,故能形与神俱,而尽终其天年,度百岁乃去。"

孙思邈在《备急千金要方》中提出很多注意事项,如睡眠方面"凡眠先卧心后卧眠""屈膝侧卧,益人气力""凡人眠,勿以脚悬踏高处,久成肾水及损房""卧讫勿留灯烛,令人魂魄及六神不安,多愁怨""人头边勿安火炉,日久引火气,头重目赤,睛及鼻干"等;衣着方面"饮食以调,时慎脱着,湿衣及汗衣皆不可久着,令人发疮及风瘙。大汗,能易衣佳,不易者急洗之,不尔,令人小便不利。凡大汗,勿偏脱衣,喜得偏风,半身不遂。春天不可薄衣,令人伤寒霍乱,食不消,头痛""凡热食汗出,勿当风,发痉头痛,令人目涩多唾";二便方面提出"凡人饥欲坐小便,饱则立小便,慎之无病""又忍尿不便,膝冷成痹;忍大便不出,成气痔。小便勿努,令两足及膝冷。大便不用呼气及强努,令人腰疼目眩"等;房室方面"醉不可以接房,醉饱交接,小者面皯咳嗽,大者伤绝脏脉损命""久饮酒者,腐烂肠胃,渍髓蒸筋,伤神损寿"等,认为"衣食寝处皆适,能顺时气者,始尽养生之道。故善摄生者,无犯日月之忌,毋失岁月之和。一日之忌,暮无饱食;一月之忌,晦无大醉;一岁之忌,暮无远行;终身之忌,暮无燃烛行房"(《备急千金要方·道林养性》)。

5. 劳逸适度

适度的身体活动、劳逸结合,有利于气血的运行,增强脏腑功能和体质,延年益寿,正如《备急千金要方·道林养性》所说:"养性之道,常欲小劳,但莫大疲及强所不能堪耳。且流水不腐,户枢不蠹,以其运动故也。"但要注意劳逸适度,"不欲甚劳,不欲甚逸",过劳过逸均可导致脏腑功能损伤,较长时间的劳力过度,损耗人体之气,日久积劳成疾,《素问·宣明五气》中说"五劳所伤,久视伤血,久卧伤气,久坐伤肉,久立伤骨,久行伤筋"。《庄子》中说:"形劳而不休则弊,精用而不已则劳,劳则竭。"而长期过度安逸,不参加劳动,不进行体育锻炼,可使气血运行迟缓,气机郁滞,进而影响脏腑功能,如《景岳全书》中说:"久卧则阳气不伸,故伤气;久坐则血脉滞于四体,故伤肉。"

我国传统的健身方法融导引、气功、武术、医理为一体,如五禽戏、八段锦、太极拳、太极剑等,身体活动的同时讲求调息、意守、动形,以达到畅通气血经络、活动筋骨、和调脏腑、延年益寿的目的。

6. 经络腧穴调理

人体是由经络联系起来的一个以五脏为中心的整体,以中医经络学说为基础,采用针、灸、推拿、刮痧、拔罐、贴敷等方法刺激腧穴，调整经络气血，可以激发营卫气血的运行，调阴阳、和气血，达到防病治病、延年益寿的目的。孙思邈在《备急千金要方·养性》中说："凡居家，常戒约内外长幼，有不快即需早道，勿使隐忍以为无苦。过时不知，便为重病，遂成不救。小有不好，即按摩挼捺，令百节通利，泄其邪气。凡人无问有事无事，常需日别蹋脊背一度；头项苦令熟蹋，即风气时行不能著人""凡人自觉十日以上康健，即需灸三数穴以泄风气。每日必须调气补泻，按摩导引为佳。勿以康健便为常然，常需安不忘危，预防诸病也"。这些传统的非药物疗法，因其技术成熟，疗效确定，操作简便，不仅可以用于治疗疾病，还可以用于日常调理，在治未病方面可以发挥重要作用。

7. 中药调理

《备急千金要方》："夫为医者，当须先洞晓病源，知其所犯，以食治之，食疗不愈，然后命药。"对于偏颇体质或欲病状态，症状较重而食疗、非药物疗法无效者，可采用膏方、水丸、蜜丸、汤剂等不同剂型中药进行调养，其方法同临床治病，需要遵循辨证论治的原则，特别需要注意扶正祛邪、渐进施药。

（冯铁为）

第三节　中医健康管理

一、中医健康管理概念

1. 定义

2016年中华中医药学会对中医健康管理的定义是根据中医学基本理论，运用中医"整体观""治未病"思想，结合健康管理学的理念，对社会个体或群体的健康状态进行系统的信息采集、评估、调理以及跟踪服务，从而提高人口健康素质的动态服务过程。

中医健康管理是将中医治未病和西医健康管理的思想、技术和方法有机结合，将整体观、治未病思想、中医体质理论、食物的四性五味学说、传统非药物疗法技术和养生方法融入健康管理的所有环节和措施中，在健康评估的基础上，充分发挥中医药的优势，运用中西医干预手段对健康人群、亚健康人群、疾病人群等不同的健康状态进行调理，形成中西医优势互补、可操作性强、依从性高的具有中医特色的健康管理方法，整体上对个人的健康状态进行衡量，实现真正意义上的个体化健康管理。

2. 服务对象

从胎儿开始的全生命周期中健康、亚健康、疾病、病后状态的个体人。

3. 服务目标

（1）未病先防、欲病救萌、已病防变、瘥后防复，提高国民健康寿命。

（2）提高中医健康管理服务水平，推动中医健康管理相关产业发展，满足人民健康方面的消费需求。

（3）逐步完善形成新的中医健康管理学科体系和管理模式，把中医健康管理融入健康旅游、健康养老项目中，积极开展国际合作，为世界人民提供具有中国特色的健康管理方案。

4. 服务模式

自助中医健康管理、医助中医健康管理。

二、中医健康管理沿革

我国古医籍记载中没有健康管理这个词汇，健康管理的理念、方法蕴含在历代医学典籍和现代《中医基础理论》《中医未病学》《中医养生学》《中医养生保健学》《中医养生保健研究》《中医健康管理学》等著作“治未病”“养生”相关内容中，具有历史悠久、方法多样、经验丰富、效果肯定的特点，部分养生保健方法已融入寻常百姓的日常生活中。

近年来，我国现代化进程加快，生活节奏加快以及不良生活方式所引起的慢性疾病和亚健康状态呈上升趋势，为了更好地服务我国人民现阶段对于健康管理的需求，建设具有中国特色的健康管理体系迫在眉睫。2007 年 1 月，国务院副总理吴仪在全国中医药工作会议上提到：要思考和研究中医学的“治未病”理念，发挥中医“治未病”在预防疾病方面的优势。中医“治未病”思想与现代健康管理产生共鸣，对于中医健康管理的理论研究与实践便随之展开。结合我国得天独厚的优势，悠久的中医药底蕴，把中医“治未病”理论与现代健康管理学理念相结合，发挥各自优势，中西医结合创造具有中国特色的健康管理模式，为我国健康管理事业拉开新的一幕。

随着相关中医药政策法规的不断出台，中医健康管理实践在我国积极开展。2011 年国家中医药管理局制定《中医药健康管理服务技术规范》，为全国各医疗机构对老年人、儿童、孕产妇、高血压等重点人群和慢性病患者运用中医药技术方法进行健康管理提供指导依据。2013 年 7 月 31 日，国家中医药管理局、国家卫生计生委联合发布《中医药健康管理服务规范》。2015 年 3 月国务院印发《深化标准化工作改革方案》，批准立项中医健康管理标准服务体系的研究。此后三年相继成立了中华中医药学会健康管理分会、世界中医药学会联合会中医健康管理专业委员会、中加国际健康管理中心等组织，旨在拓展中医健康管理领域交流，搭建国际合作平台，积极学习国外健康管理经验，不断提升中医健康管理行业服务能力和学术水平。《中医药健康服务发展规划（2015—2020 年）》指出，开展中医特色健康管理，以治未病理念为核心，注重慢性病管理，中医药优势与健康管理相结合，探索融健康管理、健康保险和健康文化为一体的中医健康保障模式。《中国防治慢性病中长期规划（2017—2025）》和《“健康中国 2030”规划纲要》中提出以健康促进和健康管理为手段，发挥中医药在防治慢性病中的作用和优势，实现健康中国蓝图。这为中医健康管理发展提出了明确定位和发展方向指引，不断为满足人民群众健康需求提供多元化、个体化、规范化的健康管理服务。

三、中医健康管理流程

管理流程：建立健康档案、定期检测评估、自助调养或医助调养、定期效果评价（图 1–1、图 1–2）。

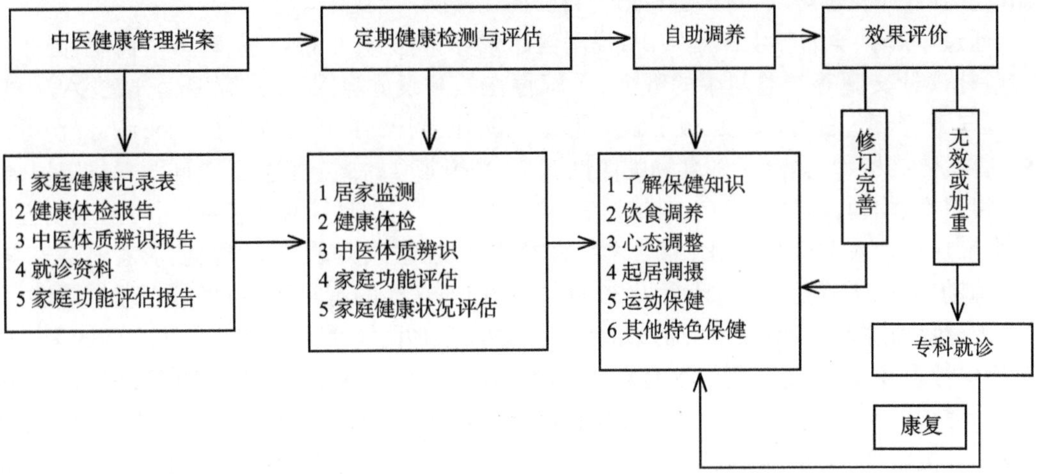

图 1-1 自助管理流程

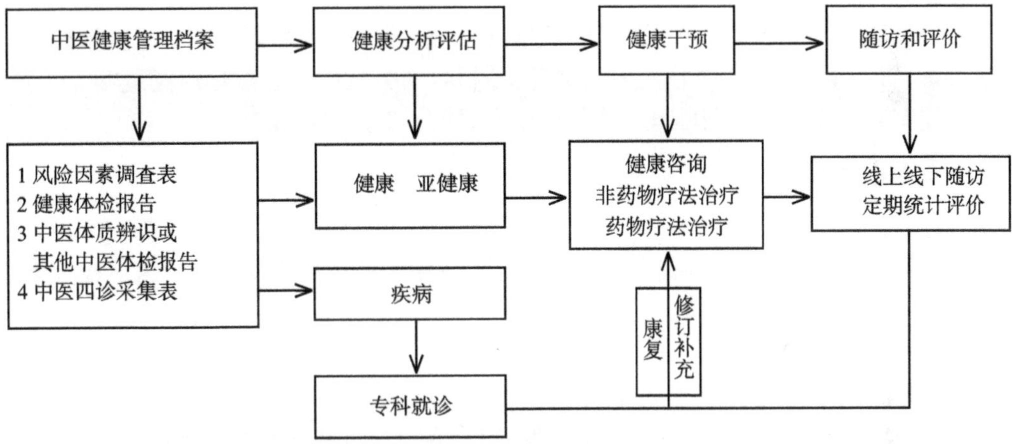

图 1-2 医助管理流程

四、中医健康管理内容

（一）自助管理

1. 建立健康档案

健康档案包括家庭健康记录表（附录 1）、中医体质辨识报告、健康体检报告、就诊资料、家庭功能评估报告（附录 2）、焦虑抑郁自评量表（附录 3）、健康自测问卷（附录 4）等。

2. 评估监测

居家每周检测和记录体重、腰围、血压、心率；关注自身健康状况，记录异常症状和体征，如睡眠、情绪、体力、饮食、排便、排尿、身体部位疼痛等；每半年填写一次焦虑和抑郁自评量表、家庭功能评估表、家庭健康状况评估表。30 岁以上成年人每年一次健康体检；每半年一次中医体质辨识。

3. 自助调养

了解保健知识、提高个人健康素养，结合自身的体质状况，慎避外邪、科学饮食、注意情志和起居调摄、科学运动，每天进行适合自己的经络腧穴调理。

通过了解科学的养生保健知识，提高健康素养，树立养正预防观、整体平衡观、健康寿夭观、礼仪社交观等有益健康的观念；了解存在的健康危险因素，讲究卫生，减少六淫、疫毒、煤气毒、药毒、食毒、梅毒、放射线等邪毒及跌仆、利器、虫兽咬伤、烧伤、冻伤、烫伤等外伤损害机体结构和功能；了解食物的四性五味、平衡膳食模式、营养、药食同源食材知识，饮食规律卫生、均衡，忌睡前饱食、饥饱适宜；了解气候等自然环境规律，遵循因时因地制宜的原则，顺应四时和昼夜的变化，起居作息有规律，保证睡眠充足、二便通畅、衣着舒适安全；了解运动知识，劳逸适度，坚持每天 30 分钟、每周 5~7 天的有氧运动；了解心理学知识，减少过长时间和过激的情绪变化，通过培养业余爱好、参加团体活动，增加人与人之间的沟通交流，适应社会环境，获得有利的社会支持，以维持心身健康；了解中医体质知识，根据自身体质的生理心理特点、适应能力和发病倾向，规避危险因素，纠正偏颇体质；了解中医经络腧穴知识和穴位按摩、捏脊、拔罐、艾灸、刮痧、足浴等可以居家操作的传统非药物疗法，坚持利用碎片时间每天进行经络腧穴调理，在日常生活中自觉地采纳有益于健康的生活和行为方式。

4. 效果评价

通过分析居家监测数据和中西医体检情况，定期评估原有症状、体征、检测指标、家庭功能、心理状况和个人生活质量的变化情况，分析生活方式中存在的健康问题和相关危险因素，巩固有利因素，减少不利因素，调整生活方式或及时到医院就诊。

（二）医助管理

1. 建立健康档案

健康档案包括风险因素调查表、健康体检报告、中医体质辨识或其他中医体检报告、疾病风险评估报告、就诊资料记录。

2. 健康评估

根据健康风险因素调查、体质辨识和体检结果，明确客户处于健康、亚健康或疾病哪种状态及其体质类型。对健康和亚健康状态者，根据客户需求和体质情况制定中医健康管理方案，给予进一步的健康干预；对达到疾病诊断的客户提出合理的就诊建议。疾病康复后进行病后健康状态评估，并根据客户需求提供进一步的健康干预。

3. 健康干预

根据健康评估的情况，针对不同人群和不同的健康状态制定中医健康管理方案，给客户进行体质辨识和体检报告解读、健康状况分析和健康教育。根据客户的健康状况、体质状况设定随访间隔和随访内容，并进行饮食、起居、运动、情志、经络腧穴等调摄方法指导，或采用膏方、水丸、汤剂、药膳、足浴、熏蒸等不同剂型进行中药调理，或采用拔罐、刮痧、艾灸、推拿、针灸等传统非药物疗法调理。

4. 随访和评价

利用线上线下相结合的方式，根据客户中医健康管理方案设定的随访时间和内容进行随访，并详细记录。定期了解客户的血压、心率、体重、腰围、BMI 值、症状、体征、检查检验结果等变化情况和不良生活方式改善情况，比较前后差异，分析存在的健康危险因素，提醒客户定期健康体检、复查异常指标，督促客户改善不健康的生活行为习惯，调整中医健康管理方案，必要时建议客户及时到医院就诊。

（云天婵）

第二章　中医健康管理基础

第一节　中 医 体 质

一、中医体质概念

所谓体质是指人体生命过程中，在先天禀赋和后天获得的基础上所形成的形态结构、生理功能和心理状态方面综合的、相对稳定的固有特质。体质由四个方面组成：形态结构、生理功能、物质代谢、性格心理。可以概括为形和神。形主要是形态结构，比如肌肉、骨骼、五脏、五官、皮肤、毛发、血脉等，也就是人体看得见、摸得着的有形态结构的物质部分。神包括功能活动、物质代谢过程、性格心理等，比如心跳、呼吸、吸收、消化、排泄、性格特点、精神活动、情绪反应、睡眠等。形神结合就是生命，形神和谐就是健康，形神不和就是疾病，形神相离就是死亡。

中医体质学认为，体质作为人类生命活动的一种重要表现形式，与健康和疾病密切相关。体质决定了机体的生理特性，决定了机体对某些疾病的易感性，也决定了患病之后的反应形式以及治疗效果和预后转归。

二、中医体质沿革

《黄帝内经》对体质提出了早期的认识。《灵枢·阴阳二十五人》中根据人的形体、肤色、认识能力、情感反映、意志强弱、性格静躁以及对季节气候的适应能力等方面的差异，将人的体质分为了木、火、土、金、水五大类型，再根据阴阳属性的不同，将每一类型分成5种亚型，总共25种体质类型。五种类型的人有二十五种变化，彼此各有长短，为现代体质专家进行体质划分提供了很好的依据。在《灵枢·通天》中，还根据人的个性、品质及人体的阴阳偏重，将人分为“太阴之人，少阴之人，太阳之人，少阳之人，阴阳平和之人”五大类型，这也是当代体质养生学的重要理论基础。书中还对体质成因、体质生理、体质病理、体质分类、体质与治疗、体质与养生保健等有丰富的论述，开创了体质研究的先河。

《伤寒杂病论》根据体质差异将人划分为“强人”“瘦人”“尊荣人”“羸人”等不同类型。明代医家张介宾在《景岳全书》中按照脏气的强弱和禀赋的阴阳将体质划分为阴脏、阳脏、平脏三种，并认为“阳常不足”是人体常见的一种生理体质。清代医家叶天士在《临证指南医案》中则明确提出了“体质”这一概念，指出人有“阴虚体质”“阳虚体质”“木火体质”“湿热体质”等不同类型。

体质是一种重要表现形式，它与健康有着紧密的联系。自20世纪70年代以来，现代医家们对中医体质学展开了一系列研究，王琦教授等人在总结前人经验基础之上明确提出了“中医体质学说”的概念，其出版的《中医体质学说》奠定了中医体质学研究的理论与实践基础，标志着中医体质学说的正式确立。

三、影响中医体质形成的因素

1. 先天禀赋

先天禀赋主要指子代在出生之前于母体内所禀受的一切，其中受父母生殖之精的质量、父母的遗传因素、父母生育的年龄，以及在母体孕育过程中母亲妊娠期疾病是否采取了有效的防护措施、是否注意养胎等因素的影响。先天禀赋构成了体质的基础，是人类体质强弱的前提条件。父母的体质特征通过遗传，使后代具有类似父母的个体特点，是先天因素的一个方面，而胎儿发育的营养状况，对体质特点的形成也起着重要的作用。

2. 性别差异

由于男女在性征、身体形态、脏腑结构等方面的差别，其相应的心理特征与生理功能也各有不同，因而在体质学中存在着性别差异。中医学认为，女性为阴，男性为阳。一般来说，男子多体现出阳刚之气，性格多外向、粗犷，女子多体现出阴柔之气，性格多内向、柔弱；男子以气为重，女子以血为先。另外，女性由于经、带、胎、产、乳等一些特殊生理过程，月经期、妊娠期和产褥期都对其体质产生影响。

3. 年龄因素

体质随着人体不同阶段的发育而逐渐演变，某一个阶段的体质特征与另一个阶段的体质特征是有区别的。这是由于人体存在生、长、壮、老、已的变化规律，在这个过程中，人体脏腑精气由弱到强，又由盛至衰，它不断地影响着人体的生理活动和心理变化，也决定了人体体质的不断形成与演变。

4. 精神因素

人的精神状态，反映了机体对自然、社会环境变化的适应能力，而且可以影响脏腑气血的功能活动，所以也可以改变体质。《素问·阴阳应象大论》里说，“怒伤肝”“喜伤心”“思伤脾”“忧伤肺”“恐伤肾”，即提示情志异常变化可伤及内在脏腑，可影响不同体质的形成。

5. 饮食因素

饮食结构与营养状况对人体体质的影响尤为明显。各种食物有着不同的成分和性味特点，长期的饮食习惯和固定的膳食品种质量，时间久了可使体内某些成分发生增减等变化从而影响体质。如饮食不足，影响精、气、血、津液的化生，可导致体质虚弱；饮食偏嗜，导致体内某种物质缺乏或过多，可引起人体脏气偏盛或偏衰，形成一些偏颇体质。

6. 地理环境因素

人类和其他生物一样，其形态结构、气化功能在适应客观环境的过程中会逐渐发生变异。不同地区的水土、气候以及饮食、居住等生活习惯，对体质形成有重大影响。通常认为，北方人形体多健壮，腠理致密；东南方的人形体多瘦弱，腠理偏向疏松；滨海临湖之人多湿多痰，容易形成阴盛或湿盛体质。

7. 疾病因素

疾病的发生是促使人体体质改变的重要原因之一。通常疾病改变体质大多数都是向不利于身体健康的方面改变，当一个人大病、久病之后，常常会体质虚弱；一些慢性疾病日久，患者的体质很容易表现出一定的特异性。而感染邪气患某些疾病之后，则会使机体产生相应的免疫力而使患者今生不再罹患此病。

四、中医体质的特点

体质是个体身心特性的概括，是个体在遗传的基础上，在内外环境的影响下形成的伴随着生命全过程的个性特征。先天禀赋决定着个体体质的特异性和相对稳定性，而后天的各种环境因素、营养因素、精神因素又使机体体质具有动态可变性。改变后天的种种因素，可以在某种程度上改善体质，因此体质具有可调性。在相同或类似时空条件下，人群的遗传背景和后天生存环境也是大致相同的，这就使群体的体质具有趋同性。在先后天的共同作用下，使体质具有以下特点。

1. 体质的遗传性

每一个个体体质都是以遗传因素为基础，在后天生长条件的影响下，经过自然、社会、饮食等诸多因素的影响，逐渐发展起来的。由遗传背景所决定的体质差异是维持个体体质特征相对稳定的重要条件。

2. 体质的稳定性

一般情况下，个体体质一旦形成，在一定时间内不易发生太大的改变，所以体质具有一定的稳定性。体质的稳定性由先天的遗传因素决定，年龄、性别等因素也可使体质表现出一定的稳定性。然而，由于环境、精神、营养、锻炼、疾病等后天因素均参与并影响体质的形成和发展，从而使得体质的稳定性具有相对性。

3. 体质的可变性

先天禀赋决定着个体体质的相对稳定性和特异性，后天各种环境因素、营养状况、饮食习惯、精神因素、年龄变化、疾病损伤、针药治疗等，又使体质具有可变性。体质的可变性有两个基本规律：一是机体在每一年龄段都呈现出特有的体质特点，这种变化是随着年龄增长而呈现的由盛渐衰的纵向转变，反映了体质自身形成、定型、发展和变化的规律；二是由外来因素不断运动变化的干扰所造成的各种转变。外界因素的变化，通过不同途径作用于人体，导致体质状态发生改变。两种转变规律往往同时存在，互相影响。

4. 体质的多样性

体质的形成与先、后天多种因素相关。遗传因素的多样性和环境因素的复杂性，使个体体质存在必然的差异，世界上不会有完全相同的两个人。而即使是同一个体，在不同的生命阶段其体质特点也是逐渐变化着的，所以体质具有明显的个体差异性，呈现出多样性特征。中医学的因人制宜、辨体论治强调的正是这种特异性。因此，无论是比较不同的生命个体，还是考察同一个体的不同生命阶段，都能充分体现出体质的多样性特点。

5. 体质的趋同性

在个体体质的形成过程中，遗传因素使个体体质具有差异，而环境因素、饮食结构、年龄因素、疾病因素和社会文化习惯等均可对体质产生明显的影响。处于同一历史背景、同一地方区域、同一年龄结构或饮食起居条件比较相同的人群，由于其遗传背景和外界条件的类同性，特定人群的体质往往呈现类似的特征，这就是群类趋同性。而在相同的时空背景下，体质的趋同性会导致某一人群对某些病邪的易感性及其所产生的病理过程的倾向性。因此，人类的体质、发病所具有的共性，也使群体预防和群体治疗成为可能。

6. 体质的可调性

体质既是相对稳定的，又是动态可变的，这就使调整偏颇体质，防病、治病成为可能。人的体质特点或隐或现地体现于健康和疾病过程中。先天禀赋是人体体质形成的重要因素，但体质的发展与变化在很大程度上又取决于后天因素的影响。在生理情况下，针对各种体质及早采取相应措施，纠正或改善某些体质的偏颇，以减少体质对疾病的易感性，可以预防疾病或延缓发病。在病理情况下，可针对各种不同的体质类型，将辨证论治与辨体论治相结合，以人为本，充分发挥个体诊疗的优势，提高疗效。

五、体质的分类

目前中华中医药学会以王琦教授提出的《中医体质分类与判定》（附录5）为行业标准，根据个体各自不同的形态结构、生理功能、心理状态等方面的特征，按照《中医体质分类判定标准》《中医体质量表》等对人体实施体质测评。王琦教授继承了古代体质分型的基本原则，以临床应用为目的进行分类，提出了体质九分法，将中医体质分为平和质（A型）、气虚质（B型）、阳虚质（C型）、阴虚质（D型）、痰湿质（E型）、湿热质（F型）、血瘀质（G型）、气郁质（H型）、特禀质（I型）9种基本类型。平和质之外的8种体质类型均为偏颇体质，当拥有上述偏颇体质之一时，就意味着体内阴阳失去平衡，也就是处于亚健康状态，并有可能向疾病方向发展。

（1）平和质特征：面色、肤色润泽，头发稠密有光泽，目光有神，鼻色明润，嗅觉通利，味觉正常，唇色红润，不易疲劳，精力充沛，耐受寒热，睡眠安和，胃纳佳，二便正常，舌色淡红，苔薄白，脉和缓有力。对自然环境和社会环境适应能力较强。平素患病较少。

（2）气虚质特征：形体瘦弱或虚胖，平素喜静懒动，语音低弱，气短懒言，容易疲乏，常自汗出，动则尤甚，舌淡红，舌边有齿痕，脉弱。性格内向，不喜冒险。不耐受风、寒、暑、湿邪，易患感冒、内脏下垂等病，病后康复缓慢。

（3）阴虚质特征：体形偏瘦，手足心热，口燥咽干，鼻微干，喜冷饮，常午后面色潮红，心中时烦，少眠，大便干燥，尿黄，舌红少苔，脉细数。性情急躁，外向好动，活泼，易患虚劳、失精、不寐等病。

（4）阳虚质特征：形体白胖，肌肉松软不实，平素畏冷喜暖，喜热饮食，面色淡白，精神不振，手足欠温，小便清长，大便时稀，唇淡口和，常自汗出，脉沉无力，舌淡胖。性格多沉静、内向。耐夏不耐冬，易患痰饮、肿胀、泄泻等病。

（5）痰湿质特征：体形肥胖，腹部肥满松软，面部皮肤油脂较多，多汗且黏，胸闷，痰多，口黏腻或甜，喜食肥甘，舌体胖，苔腻，脉滑。性格偏温和、稳重，多善于忍耐。对梅雨季节及湿重环境适应能力差，易患消渴、中风、胸痹等病。

（6）湿热质特征：形体中等或偏瘦，平素面垢油光，易生痤疮粉刺，容易口苦口干，身重困倦，大便黏滞或燥结，小便短黄，男性易阴囊潮湿，女性易带下量多，舌质偏红，苔黄腻，脉滑数。容易心烦急躁。对夏末秋初湿热气候，湿重或气温偏高环境较难适应，易患疮疖、黄疸、热淋等病。

（7）血瘀质特征：形体胖瘦均见。肤色晦暗，色素沉着，容易出现瘀斑，口唇色暗，舌紫暗或有瘀点，脉涩。易烦、健忘。不耐受寒邪，易患癥瘕、痛证和血证等病。

（8）气郁质特征：形体消瘦者多见，面色苍暗或萎黄，时或性情急躁易怒，易于激动，时或忧郁寡欢，胸闷不舒，时欲太息，舌淡红、苔白，脉弦。性格内向不稳定、敏感多虑。对精神刺激适应能力较差，不适应阴雨天气，易患脏躁、梅核气、百合病及郁证等。

（9）特禀质特征：遗传性疾病有垂直遗传、先天性、家族性特征。胎传性疾病具有母体影响胎儿个体生长发育的特征。适应能力差，如过敏体质者对易致过敏季节适应能力差，易引发宿疾。易患哮喘、荨麻疹、花粉症及药物过敏等。遗传性疾病如血友病、唐氏综合征（先天愚型）等，胎传性疾病如五迟（立迟、行迟、发迟、齿迟、语迟）、五软（头软、项软、手足软、肌肉软、口软）、胎惊等。

六、中医体质与中医健康管理

中医体质学是中医健康管理的核心内容，贯穿于中医健康、亚健康、疾病管理的始终，是健康维护、亚健康调理、易发疾病复发预测、效果评价的重要理论基础。

健康人群无明显不适，望闻问切四诊、实验室和物理检查指标无异常，中医体质辨识处于平和体质状态，这部分人群中医健康管理的目标是维护健康状态，达到少生病、晚生病甚至不生病的目的。中医健康管理的方法主要是评估其生活方式中存在的影响健康的危险因素，指导其建立居家自助中医健康管理档案，提供食疗营养、起居、运动、情志、非药物疗法保健方面的科学指导，定期监测中医体质、实验室和物理检查指标，维持平和体质和各项生理指标的正常状态。

亚健康人群有明显的不适，望闻问切四诊、实验室和物理检查指标部分异常，但是没有达到西医疾病的诊断标准，中医体质辨识处于偏颇体质状态。这部分人群中医健康管理的目标是纠正偏颇体质、改善亚健康症状、恢复健康状态，达到少生病、晚生病甚至不生病的目的。中医健康管理的方法是评估其亚健康状态和偏颇体质发生的原因，并针对生活中存在的危险因素和偏颇体质的发病倾向提出改善意见，对于偏颇体质比较单一、程度较轻的患者，给予居家自助中医健康管理方面的指导，提供科学的居家食疗营养、起居、运动、情志、非药物疗法保健方面的指导；对于偏颇体质兼夹较多、程度较重的患者，可根据患者的需求，建立医助中医健康管理档案，提供系统的、连续的、动态的中医健康管理，在生活方式管理的基础上，结合症状、体征、检查指标的异常情况和程度，提供中药药膳、汤剂、膏方、药浴、足浴等干预方法，定期监测中医体质、实验室和物理检查指标，随时调整干预方案，提高患者的生活质量，预防疾病的发生。

疾病人群分两种，一种是原发疾病已经得到有效控制，患者无明显不适，各项检查指标基本恢复正常，但是患者有防止疾病复发的意愿；另一种是原发疾病已经得到有效控制，与原发疾病相关的症状体征和各项指标基本恢复正常，但是患者仍有明显不适，或存在一些未达到疾病诊断标准的异常指标，需要进一步改善症状体征和指标者。

（冯铁为）

第二节　食物的四性五味

食物的性能概念来自长期的生活与临床实践，是古代医家把食物多种多样的特性和作用加以概括，建立了食物的性能概念，它是中医对食物的保健和医疗作用的经验总结。中医素有“药食同源”之说，药物和食物皆属于天然之品，二者在性能上有相通之处，都具有四性五味的属性。

一、食物的四性

四性又称四气，是指食物的寒、凉、温、热四种不同特性。古人按寒、凉、温、热把食物分为三大类，据已统计的常见的三百多种食物来看，平性食物居多，温热性次之，寒凉性更次之。

1. 寒凉食物

寒凉属阴，故具有寒性或凉性的食物大多具有清热、泻火、凉血、滋阴等作用，适用于热性体质或热证，临床表现为发热、口渴心烦、头晕头痛、小便黄赤、大便秘结等。常用的寒凉食物有苦瓜、马齿苋、生莲藕、海带、紫菜、绿豆、西瓜、芹菜、丝瓜、萝卜、茄子、梨、绿茶等，此类食物也是素体阳热亢盛、肝火偏旺者首选的保健膳食。

2. 温热食物

温热属阳，故具有温性或热性的食物大多具有散寒、助阳、温经、通络等作用，适用于寒性体质或寒证，临床表现为喜暖怕冷、肢体不温、口不渴、小便清长、大便稀薄等。常用的热性食物有姜、葱、韭菜、蒜、辣椒、茴香、核桃仁、羊肉、狗肉、龙眼肉等，此类食物是平时怕冷的虚寒体质者适宜的保健膳食。

3. 平性食物

平性食物是指寒热之性不甚明显的食物，平性食物的作用比较缓和，具有平补气血，健脾和胃的作用，无论寒证、热证均可使用。常用的平性食物有粳米、黄豆、山药、莲子、苹果、瘦肉、鸡蛋等，也可供脾胃虚弱者保健食用。

中医说“忌口”，即按食物的性味而定。从生活与临床应用食物经验来看，凡体质偏热者，应忌食热性食物，以免“火上浇油”，宜食寒性食物，谓之热证寒治。凡体质虚寒，特别是患胃寒、寒哮等证者，应忌食寒性食物，可进食热性食物，以温补寒。忽视食物的性味，不但食之于身体无益，而且会引起“上火”或旧病复发，导致并发症等不良后果。

二、食物的五味

《素问・至真要大论》说：“五味入胃，各归所喜，故酸先入肝，苦先入心，甘先入脾，辛先入肺，咸先入肾，久而增气，物化之常也。”故辨别食物之五味对指导膳食有着重要意义。

食物的“味”，是指食物的具体口感味觉，可以概括为“五味”，即酸（涩）、苦、甘（淡）、辛、咸。五味的确定，一是通过口尝而得，是食物真实味道的反映，二是通过食物作用于人体的反应总结而来。不同的食物，其功效各异。实际上有些食物还具有淡味或涩味，但中医认为“淡附于甘”“涩乃酸之变味”，所以仍然称为五味。

《素问・阴阳应象大论》将五味的阴阳属性总结为：“辛甘发散为阳，酸苦涌泄为阴。”即辛、甘、淡味为阳，酸（涩）、苦、咸味为阴。《素问・脏气法时论》对五味的作用进行了归纳：“辛散、酸收、甘缓、苦坚、咸软。”五味既标示了食物的滋味，也提示了食物作用的基本特征。食物五味的作用与药物“味”的作用相一致，即酸收、苦降、甘补、辛散、咸软等。以常见的三百多种食物统计结果来看，甘味食物最多，咸味与酸味次之，辛味更次之，苦味较少见。

一般而言，酸（涩）味食物具有收敛、固涩的作用，如石榴、梅子等，合理食用，可用于多汗、久泻、遗精滑精等病症，多食则引起筋脉挛缩。苦味食物具有清热泻火、止咳平喘、泻下等作用，如苦瓜、青果、枸杞苗等，可用于热性病发热、烦渴、气逆咳嗽、气喘、呕哕诸证，多食则损伤脾胃阳气。甘味食物具有补益、和中、缓急的作用，如饴糖、栗子、甜杏仁、南瓜、葡萄、大枣等,用于脾胃虚弱、气血不足引起的神疲乏力、饮食减少、脘腹疼痛等症,多食使人满闷不舒。辛味食物具有发散、行气、活血等作用,如生姜、葱白、薤白、胡椒、茉莉花、玫瑰花等,可用于轻度外感,多食则耗气伤津。咸味食物具有软坚散结、泻下的作用,如海带、紫菜等,用于瘿瘤、痞块等病证,多食则气血凝滞。淡味附于甘味,常甘淡并称,具有渗湿、利尿作用,如玉米须、冬瓜、薏米等,可用于水肿、小便不利等症。

对食物而言,五味之外还有"芳香"的概念,指食物的特殊嗅味。芳香性食物以水果、蔬菜居多(如橘、柑、佛手、香椿、茴香等)。中医认为,芳香性食物一般具有醒脾、开胃、行气、化湿、化浊、辟秽、爽神、开窍、走窜等作用。

现代医学认为,甜食有补气血、解除肌肉紧张和解毒作用,但食之过多会使人发胖,引起糖尿病、动脉硬化等慢性疾病。酸食可增进食欲,健脾开胃,但过食易引起消化功能紊乱。苦味能除燥湿,利尿,且对调节肝、肾功能有益,但过食易引起消化不良等症。辛辣能刺激胃肠蠕动,增加消化液分泌,促进血液循环和机体代谢,但过食对目疾、口腔炎及痔疮、便秘等有害。咸食可调节细胞和血液的渗透压,平衡水盐代谢,但过咸对高血压、心脏病和肾病患者不利。总之,甘酸苦辛咸都不能偏嗜,只有五味调和,才能适应人体的营养需要,有益健康。

三、常见食物的性味

每种食物所具有的性味可以是一种,也可以兼有几种。因此,每个人都应该了解食物的四性五味,注意根据体质状况和脏腑功能状态选择合适的食物,既能增加营养,促进食欲,又可防病治病起保健作用。

(一)按食性归类

1. 粮豆类

(1)温热:高粱、谷芽、黑米等。

(2)寒凉:小米、小麦、大麦、荞麦、绿豆、薏苡仁、豆腐、豆豉等。

(3)平性:大米、糯米、粳米、玉米、黄豆、黑豆、豌豆、赤小豆、燕麦、米皮糠、番薯、芝麻等。

2. 肉蛋类

(1)温热:羊肉、羊骨、羊髓、狗肉、牛肉、牛髓、鸡肉、野鸡肉、蚕蛹、鹅蛋、麻雀蛋等。

(2)寒凉:马肉、兔肉、蛙肉(田鸡)、鸭肉、鸭蛋(性微寒)、松花蛋等。

(3)平性:猪肉、猪心、猪肝、猪肾、蛇肉、鹅肉、驴肉、野猪肉、鸽肉、鹌鹑肉、鸡蛋、鸽蛋、鹌鹑蛋等。

3. 水产类

(1)温热:带鱼、鲫鱼、草鱼、黄鳝、鲥鱼、黄鱼、海虾、河虾、龙虾、海参等。

(2)寒凉:鳗鱼、螃蟹、甲鱼、龟、蛤喇、牡蛎、田螺、河蚌等。

(3)平性:鲈鱼、鲳鱼、银鱼、青鱼、鲤鱼、章鱼、墨鱼、黄鱼、鲫鱼、泥鳅等。

4. 蔬菜类

(1)温热:生姜、大葱、大蒜、韭菜、辣椒(青、尖)、香菜、芥菜、南瓜等。

(2)寒凉:黄花菜、芹菜、菠菜、油菜、白菜、花菜、白萝卜、冬瓜、黄瓜、苦瓜、丝瓜、西红柿、茄子、竹笋、藕、黄豆芽、绿豆芽、蕨菜等。

（3）平性：萝卜（微凉）、包菜、大头菜、青菜、芋头、胡萝卜、甘薯、土豆、山药、葫芦、南瓜、茼蒿、蘑菇等。

5. 水果类

（1）温热：龙眼、荔枝、莲子、乌梅、杨梅、樱桃、石榴、木瓜、橄榄、李子、橘子、桃等。

（2）寒凉：苹果、梨、山楂、猕猴桃、橙子、百合、香蕉、甘蔗、柿子、甜瓜、西瓜、柠檬等。

（3）平性：枇杷、杏、葡萄、桑葚、大枣、杨梅、白果、菠萝、无花果等。

6. 干果类

（1）温热：橘饼、栗子、开心果、槟榔、松子仁、核桃仁等。

（2）寒凉：菱角、罗汉果、柿饼等。

（3）平性：葵花子、榛子、白果、腰果、南瓜子、花生、西瓜子、莲子、香榧子、杏仁等。

7. 调味品

（1）温热：胡椒、肉桂、生姜、砂仁、花椒、小茴香、丁香、八角、草果、孜然、咖喱粉、料酒、酒、醋、石碱、红糖等。

（2）寒凉：酱油、面酱、食盐、白矾等。

（3）平性：白糖、冰糖（微凉）、味精、豆浆、菜油、麻油、花生油、豆油、饴糖等。

8. 饮品

（1）温热：白酒、啤酒、红酒、黄酒、咖啡、红茶、茉莉花茶、玫瑰花茶、月季花茶、桂花茶、羊奶等。

（2）寒凉：绿茶、菊花茶、苦丁茶、苦瓜茶、罗布麻茶、啤酒花等。

（3）平性：牛奶、酸奶、母乳、蜂蜜、蜂王浆、豆浆、合欢花茶、桃花茶、千日红茶等。

（二）按食味归类

（1）酸味：番茄、木瓜、赤小豆、蜂乳、橄榄、柠檬、杏、梨、枇杷、橙子、桃、山楂、椰子、石榴、乌梅、荔枝、橘、柚、葡萄等。

（2）苦味：苦瓜、苦菜、大头菜、香椿、酒、茶叶、杏仁、百合、白果、桃仁、李仁、海藻、猪肝等。

（3）辛味：生姜、葱、芥菜、香菜、白萝卜、洋葱、油菜籽、油菜、萝卜籽、大蒜、青蒿、大头菜、芋头、芹菜、韭子、肉桂、辣椒、花椒、茴香、韭菜等。

（4）甘味：黑大豆、绿豆、赤小豆、蚕豆、高粱、粳米、糯米、玉米、小米、大麦、小麦、黑芝麻、豆腐、莲藕、茄子、番茄、菱白、蕨菜、白萝卜、冬瓜子、丝瓜、洋葱、竹笋、香花菜、土豆、菠菜、黄花菜、青蒿、大头菜、南瓜、洋白菜、芋头、扁豆、胡萝卜、白菜、芹菜、冬瓜、黄瓜、肉桂、木耳、蘑菇、柿子、梨、白果、桃仁、西瓜、西瓜皮、甜瓜、菱角、山橙、香蕉、桃、樱桃、桑葚、荔枝、橘、柚、落花生、榛子、杭果、栗子、大枣、无花果、莲子、葡萄、核桃仁、龙眼肉、百合、黄鱼、青鱼、鲤鱼、鳗鱼、龟肉、鳖肉、鲫鱼、田螺、虾、猪肺、猪肠、猪肉、猪髓、猪皮、猪蹄、猪肚、羊肉、鸡肉、鹅肉、牛肉、白鸭肉、火腿、鸽蛋、鹌鹑蛋、鸭蛋、燕窝、枸杞子、白砂糖、蜂蜜、牛奶等。

（冯铁为）

第三节　慎避邪气

一、邪气概念

《简明中医词典》中的释义:邪,又称邪气,与人体正气相对而言。一是泛指各种致病因素及其病理损害。二是风寒暑湿燥火六淫和疫疠之气等病理因素,因从外侵入人体,故又称外邪。《中医基础理论》("十三五"规划教材)中邪气的概念是:邪气,与正气相对,是各种致病因素的总称,简称为"邪"。包括存在于外界或由人体内产生的各种病理因素,如六淫、疠气、七情内伤、饮食失宜、痰饮、瘀血、结石、外伤、虫兽伤、寄生虫、毒邪等。

古代医籍中有很多记载,《黄帝内经》开创了中医学独特的理论体系,奠定了中医学的发展基础,书中大量论及了"邪气",为我们对古代"邪气"概念的认识提供了详尽的资料。如《灵枢·刺节真邪》云:"黄帝曰:余闻气者,有真气,有正气,有邪气。何谓真气。岐伯曰:真气者,所受于天,与谷气并而充身也。正气者,正风也,从一方来,非实风,又非虚风也。邪气者,虚风之贼伤人也,其中人也深,不能自去。"指出"邪气"是能够伤害人体的自然之气,它侵入人体后伤害的部位较深,一般不能自行祛除。《灵枢·小针解》云:"神者,正气也。客者,邪气也。"强调"邪气"并非人体所素有,而是由外界而来,故曰"客"。

唐代王冰在《重广补注黄帝内经素问》的注文中指出:"邪者,不正之目,风寒暑湿、饥饱劳逸皆是邪也,非唯鬼毒疫疠也。"《素问·针解》注:"邪者,不正之目也,天地胜复,则寒暑燥湿风水六气互为邪也。"可见王冰认为"邪"即为"不正",凡是风、寒、暑、湿、燥、火六淫之气及生活行为的失调,经脉失和,出现"非本经气",以及六气的胜复等一切不正常的现象或因素皆能称为"邪",这实际上说明"邪"的含义甚广,"邪"并非只指致病因素,只要是"不正"皆可称"邪"。

《诸病源候论》于病因方面尤多创见,使中医病因学说趋于系统、全面。如对传染性疾病之认识,提出若单纯触冒寒毒之气发病,则不传染,若"感其乖戾之气而发病",则多相传染。关于地方病,如对岭南"瘴气",指出是由于"杂毒因暖而生";三吴以东的"射工""水毒",是由于水源传染;而山区多见的瘿病,是由于"饮沙水"而成等,指出了这些疾病的发生与流行,与地区的气候变化、地理条件等有密切的关系,认识到疾病的地方性。对于寄生虫病,则有"湿䘌候""疳䘌候""九虫候"等,详细描述了许多寄生虫的形态及其传染途径。特别对绦虫,指出是由食用了半生不熟的牛肉和生鱼所致。并说"白虫相生,子孙转大,长至四五尺,亦能杀人"。观察非常细致,记载也是最早的。

明代汪绮石在《理虚元鉴》中提出虚证有六因:"有先天之因,有后天之因,有痘疹及病后之因,有外感之因,有境遇之因,有医药之因。"也是对致病邪气的一个高度概括。

现代医学发展迅速,将致病因素大体分为外界因素、营养因素、免疫因素、遗传因素。外界因素包括生物致病因素(包括微生物和寄生虫等)、物理致病因素(包括刀割、尖刺、压砸、挫伤、枪炮伤、虫兽咬伤、烧伤、冻伤、触电和放射线损伤等)、化学性致病因素(食物中毒、蛇毒、煤气中毒等);营养因素是指人体所需要的营养物质缺乏;免疫因素是指人体免疫功能改变;遗传因素指上代双亲的生殖细胞里的遗传物质染色体的改变。

中医健康管理的主要目的是预防疾病,而了解生活环境和生活方式中存在的健康危险因素——致病邪气,通过科学合理的方法避免外来邪气的伤害和内源邪气的产生,是最经济有效的健康策略。

二、邪气种类

（一）外界邪气

1. 六淫之邪

六淫，即风、寒、暑、湿、燥、火（热）六种外感病邪的统称，在正常情况下，风、寒、暑、湿、燥、火是自然界六种不同气候变化，是万物生长化收藏和人类赖以生存的必要条件。人类长期生活在六气交互更替的环境中，对其产生了一定的适应能力，一般不会致病。但在自然界气候变化异常，超过了人体的适应能力时则会致病。六淫致病与自然界气候变化正常与否具有相对性，主要表现在两个方面：一是与该地区常年同期气候变化相比，气候变化过于强烈急骤，如严寒酷热，或暴冷暴热等；或非其时而有其气，或太过，或不及，如冬季应寒而暖等，人体不能与之相适应，就会导致疾病的发生。二是气候变化作为致病条件，与人体正气强弱及适应能力相对而言。若气候变化异常，机体正气强盛者可自我调节而不病。

六淫致病，其侵犯途径多从肌表、口鼻而入，或两者同时受邪。如风、寒、湿邪易犯人肌表，温、热、燥邪易自口鼻而入等。六淫致病与生活、工作的区域环境密切相关。如西北多燥病、东北多寒病、江南多湿热病；久居潮湿环境多湿病；长期高温环境作业者，多燥热或火邪为病等。

2. 疫毒之邪

疫毒是自然界产生的具有强烈传染性的外界邪气。疫毒可从口鼻而入，亦可随饮食污染、虫兽咬伤、肌肤接触、血液传播等途径感染人体，导致疫病流行。疫毒为外受之邪，但因其特有的传染性和猛烈性而不同于普通外邪所化之毒。感触患者的“病气”，死亡患者、瘟死牲畜的尸气均易引起发病。

我国法定传染病的种类分为甲类、乙类和丙类，共三类 39 种。甲类传染病 2 种，包括鼠疫、霍乱。乙类传染病 26 种，包括传染性非典型肺炎、艾滋病、病毒性肝炎、脊髓灰质炎、人感染致病性禽流感、甲型 H1N1 流感、麻疹、流行性出血热、狂犬病、流行性乙型脑炎、登革热、炭疽、细菌性和阿米巴性痢疾、肺结核、伤寒和副伤寒、流行性脑脊髓膜炎、百日咳、白喉、新生儿破伤风、猩红热、布鲁氏菌病、淋病、钩端螺旋体病、血吸虫病、疟疾。丙类传染病 11 种，包括流行性感冒（简称流感）、流行性腮腺炎、风疹、急性出血性结膜炎、麻风病、流行性和地方性斑疹伤寒、黑热病、包虫病、丝虫病，以及除霍乱、细菌性痢疾、阿米巴性痢疾、伤寒和副伤寒以外的感染性腹泻病，手足口病。

2020 年 1 月 20 日，国家卫健委发布《国家卫生健康委员会公告（2020 年第 1 号）》，将新型冠状病毒感染的肺炎纳入法定乙类传染病。

另外，幽门螺杆菌感染是一种慢性传染病，与消化性溃疡、慢性萎缩性胃炎、胃黏膜相关淋巴组织淋巴瘤等疾病有较强的特异性关联，其感染率与复发率居高不下。根据中华医学会消化病学分会幽门螺杆菌学组的全国幽门螺杆菌流行病学调查显示，我国幽门螺杆菌感染率为 40% ~ 90%，平均 59%，目前 WHO 已将幽门螺杆菌列为胃癌的头号致癌因子。

3. 其他毒邪

毒邪简称“毒”，泛指一切强烈、严重损害机体结构和功能的致病因素，凡恶物皆可称“毒”。外来之毒除了疫毒，还包括环境因素中存在的其他致病因素，如暑毒（暑热毒邪）、虫毒（各种寄生虫，如蛔虫、蛲虫、绦虫、钩虫、血吸虫等）、药毒（诊治失误、用药不当）等，另外各种消毒剂超标（游泳池水中的“氯”）、夏季臭氧污染、汽车尾气、饮用水的二次污染、雾霾、一氧化碳、电磁辐射等也属于“毒”邪的范畴。

（二）内生之邪

由于感受外邪或饮食、情志、劳逸等异常导致人体脏腑功能失常、气血津液代谢失调，产生痰饮、瘀血、气滞、热毒、内寒、内风等病理因素，这些病理因素又作为致病邪气作用于人体，进一步损伤脏腑功能，导致病机趋于复杂。如痰饮是人体水液代谢障碍所形成的病理产物，痰饮内生，可以阻滞气血运行，导致气滞血瘀；也可以影响肺、脾、肾、心功能，还可以随气流行，内至五脏六腑，外至四肢百骸、肌肤腠理，无处不到，并停滞而引发多种疾病，“百病痰作祟”。瘀血易于阻滞气机，影响血脉运行和新血生成，瘀血形成后难于消散，表现为局部症状，甚至癥瘕积聚形成。

三、慎避邪气

1. 护正气

正气是指人体正常生理功能及所产生的各种维护健康的能力，包括自我调节能力、适应环境能力、抗邪防病能力和康复自愈能力等。身体的强弱及机体是否早衰、是否患病，主要取决于自身正气是否充盈。正气充足，不易感受外邪，不易内生五邪，从而预防和治疗疾病。《素问・刺法论》说：“正气存内，邪不可干”“邪之所凑，其气必虚”。《伤寒论》也说“夫正虚邪旺，久而不痊，但与扶正则邪自除……”所以无论防病还是治病，都应固护正气，这样既不易感受外邪，也不易内生五邪，则“气血冲和，万病不生”，所以正气的强弱是决定发病与否的关键因素和内在依据。

张仲景从人与自然界密切相关的整体观念出发，提出了“养慎”的思想，要求在调摄养生，提高正气的同时，要慎避邪风毒气侵害，防病于未病之时。《金匮要略・脏腑经络先后病脉证》中提出：“若人能养慎，不令邪风干忤经络。”“养”即内养正气，提高机体抗病能力；“慎”指慎起居，适寒温。“养”“慎”并重，则“不令邪风干忤经络”，达到预防六淫、疫毒伤人致病的目的。说明预防疾病，关键在强身健体，内养正气，外避邪气。节制房事，勿令竭乏，避免虫兽、外伤等各种致病因素的伤害，平素善于调摄，脏腑精气旺盛的人，才会减少发病。

晋代葛洪倡导“养生以不伤为本”，顺应自然规律，注意劳逸适度、调畅情志、合理膳食，养护扶助人体正气，人体正气旺盛，邪气就不易侵犯，机体就不会发病，即使患病，症状比较重，也容易治疗和康复。所以应将养护正气的思想融入日常起居、饮食、运动、情志等活动中，以达到防御外邪、强身健体、却病延年的目的。

2. 避邪气

“避”有两种解释。一指躲开，回避。东汉许慎的《说文》言：“避，回也。”按《素问・刺法论》所载：“五疫之至……不施救疗，如何可得不相移易者？”解决办法除了培护“正气”，或者就是回避“毒气”。二指防止。秦代的《仓颉篇》言：“避，去也。”这里的“避”可作“辟”，指避开不正之气，避其侵入人体的意思，也即王冰“辟［避］邪安正”之意。

“避”是一种积极主动的行为，包含了预防与养正两种意义。预防，适应环境以“避毒”。“避其毒气”所包含的“预防”理念，应该为人主动适应环境，了解自身所生活的环境中存在的病邪，主动适应与规避，注意饮食、起居、职业安全，做好自身防护，以达到“未病先防”的目的。

对于非传染性外邪，注意了解相关知识，做好自身防护；对于具有传染性的外邪，掌握这些病邪的性质特点、致病途径、防护方法。例如对于普通感冒的预防，注意规律饮食起居、不熬夜、平衡膳食、调节偏颇体质，养护人体正气是主要的方法；而非典型病原体肺炎、新型冠状病毒肺炎、艾滋病、幽门螺杆菌感染这类传染性很强的疾病，预防的方法首先是切断传染源，注意讲究个人卫生、杜绝不安全性行为、科学分餐等，同时养成良好的个人生活习惯，养护人体正气，是减少邪气致病的根本措施。

（冯铁为）

第四节　营养知识

一、营养的概念

《营养学基础》（刘定梅，科学出版社）中营养的定义：营养是指人体摄取食物，经过体内的消化、吸收和代谢，利用食物中的有益物质以满足机体自身生理需要的生物学过程。不同的食物具有不同的营养价值，自然界没有任何一种食物含有人体必需的所有营养素。人体必须进食多种食物，才能摄取数量充足、比例适宜的营养素。

随着社会经济的发展，我国居民营养健康状况明显改善，但仍存在营养不足与过剩并存、营养相关疾病多发等问题，不健康的饮食习惯在一些人群中还比较普遍。2016 年全球疾病负担研究表明，饮食因素导致的疾病负担占到 15.9%，已成为影响健康的重要危险因素。我国居民人均食用盐、油均远高于 WHO 推荐标准，也超过《中国居民膳食指南（2016）》推荐值上限。儿童青少年特别是城市儿童青少年存在过多饮用含糖饮料现象。2012 年全国 18 岁及以上成人超重率为 30.1%，肥胖率为 11.9%，6~17 岁儿童青少年超重率为 9.6%，肥胖率为 6.4%，并呈快速增长趋势。同时，我国还有一定比例的人群营养不良、微量元素缺乏、膳食纤维摄入不足。

2019 年 8 月中共中央、国务院印发《“健康中国 2030” 规划纲要》指出，要引导合理膳食，制定实施国民营养计划，深入开展食物（农产品、食品）营养功能评价研究，全面普及膳食营养知识，发布适合不同人群特点的膳食指南，引导居民形成科学的膳食习惯，推进健康饮食文化建设。建立健全居民营养监测制度，对重点区域、重点人群实施营养干预，重点解决微量营养素缺乏、部分人群油脂等高热能食物摄入过多等问题，逐步解决居民营养不足与过剩并存问题。实施临床营养干预，加强对学校、幼儿园、养老机构等营养健康工作的指导。开展示范健康食堂和健康餐厅建设。到 2030 年，居民营养知识素养明显提高，营养缺乏疾病发生率显著下降，全国人均每日食盐摄入量降低 20%，超重、肥胖人口增长速度明显放缓，提高人民健康水平，全面提升中华民族健康素质，实现人民健康与经济社会协调发展。

二、营养素分类

食物中具有一定生理功能的成分称为营养素。现代营养学把营养素分为六大类：蛋白质、脂类、碳水化合物、维生素、矿物质和水。它们既有各自的生理功能，在代谢过程中又密切联系，共同参与和调节生命活动，某种营养素长期摄入不足或过量，都有可能对机体造成危害或疾病。

1. 蛋白质

蛋白质是人体组织细胞构成和体内重要生理活性物质的基本成分，是组织器官生长发育、更新和创伤修复的主要原料，在正常成人体内，蛋白质占体重的16%～19%，每天约有3%的蛋白质被更新，体内所有的重要生理活性物质都有蛋白质的参与，所以蛋白质是生命和机体的物质基础，没有蛋白质就没有生命。蛋白质还可以通过代谢为人体提供热能，是三大产能营养素之一。

中国营养学会推荐蛋白质参考摄入量供能一般占总能量的10%～15%，优质蛋白质的摄入应占蛋白质总摄入量的1/3以上。蛋白质可来源于动物性食物，如肉、鱼、蛋、奶，其蛋白质含量在10%～20%，均属于优质蛋白质；也可来源于植物性食物，如谷类、薯类、豆类等，其中大豆类的蛋白质含量为20%～40%，是唯一能够代替动物性蛋白的植物蛋白，也属优质蛋白质，谷类为10%左右，薯类为2%～3%。

2. 脂类

脂类包括脂肪和类脂，脂肪即甘油三酯，类脂包括磷脂、糖脂、胆固醇和脂蛋白等。脂类是人体组织的重要成分，也是人体重要的营养物质，天然食物中的脂类不仅具有高能值，而且还提供必需脂肪酸和脂溶性维生素。

甘油三酯是构成人体重要的组成成分，是维持细胞正常结构和功能必需的营养成分，还具有储存和提供能量、维持正常体温、促进碳水化合物的能量代谢、提供脂溶性维生素、提供必需脂肪酸及保护脏器、组织、关节免受外力损害等作用。

磷脂是细胞膜的构成成分，作为能源提供能量，作为乳化剂可以使体液中的脂肪悬浮在体液中，有利于脂肪的吸收、转运和代谢，防止胆固醇在血管内沉积、降低血液黏度、促进血液循环。另外磷脂被机体消化吸收后释放出胆碱，进而合成神经递质乙酰胆碱，改善神经系统功能。

类固醇是一类脂类化合物，其中最重要的是胆固醇，胆固醇是细胞膜的重要成分，也是人体内许多重要活性物质的合成材料，如胆汁、性激素（如睾酮）、肾上腺素（如皮质醇）等，还可经紫外线照射转变成维生素D，体内胆固醇主要来源于内源性合成，所以防止体内胆固醇过高，能量的平衡要比限制胆固醇摄入更为重要。

动植物食物的摄入均可提供脂类营养。动物性脂肪，如肥肉、猪油、牛油、羊油、鱼油、奶油等，此类脂肪含饱和脂肪酸较多，必需脂肪酸含量较少（鱼油除外），几乎不含维生素，故营养价值较低；植物油类，如菜油、茶油、麻油、豆油、花生油、玉米油等，此类油在常温下呈液态，含不饱和脂肪酸较多（椰子油除外），是必需脂肪酸的良好来源。此外，鱼类脂肪含二十碳五烯酸（EPA）、二十二碳六烯酸（DHA）较多，蛋黄、动物肝脏、大豆、麦胚和花生含磷脂较多，动物脑、肝、肾等内脏和蛋黄胆固醇含量较多。

3. 碳水化合物

碳水化合物又称糖类，是人类最主要、最经济、最安全的能量来源，也是人类生命与健康所必需的最基本、最重要的物质。现代营养学一般将其分为单糖、双糖、寡糖和多糖四类。单糖包括葡萄糖、果糖和半乳糖；双糖包括蔗糖、麦芽糖、乳糖、海藻糖等；寡糖又称为低聚糖，主要存在于豆类食品；多糖包括淀粉、糖原和纤维素等。

碳水化合物是构成机体组织的重要成分，能够贮存和提供热能，提供膳食纤维，还具有调节血糖、减少酮体产生的作用。碳水化合物的主要来源是粮谷类、豆类、薯类，还有各种食糖，如蔗糖、乳糖、果糖等，但各种食糖除供热能外，几乎不含其他营养素，营养价值远不如粮谷类和薯类。膳食纤维广泛存在于植物性食物中，如谷类、根茎类、豆类、蔬菜水果类，动物性食物不含膳食纤维，加工过于精细的谷类食物含量也很少。

4. 维生素

维生素是维持机体正常生理功能及细胞内特异代谢反应所必需的一类微量低分子有机化合物。人体每日维生素生理需要量很少，但在调节物质代谢过程中却起着十分重要的作用。大多数维生素不能在体内合成，也不能大量储存于组织中，所以必须经常由食物供给。根据维生素的溶解性，分为脂溶性维生素和水溶性维生素两类。

脂溶性维生素包括维生素A、维生素D、维生素E、维生素K，如摄取过多，可引起中毒，如长期摄入过少，可缓慢地出现缺乏症状。

维生素A缺乏会逐渐出现暗适应能力下降、夜盲症、干眼病、皮肤干燥、机体抵抗力下降，过量摄入可引起急慢性毒性和致畸。维生素A的食物来源是动物肝脏、鱼肝油、鱼卵、奶油、禽蛋，维生素A原的来源是深色蔬菜和水果，如冬寒菜、菠菜、苜蓿、空心菜、莴苣叶、芹菜叶、胡萝卜、豌豆苗、红心红薯、辣椒、芒果、杏子、柿子等。

维生素D缺乏会导致佝偻病、骨质软化症、骨质疏松症、手足痉挛症。摄入过多的维生素D补充剂和强化维生素D的加工食物可引起中毒，长期每天摄入25μg的维生素D可引起中毒。经常晒太阳是人体获得维生素D_3的最好来源，成年人只要经常接触阳光，在一般膳食条件下不会发生维生素D缺乏病。维生素D主要存在于海鱼（如沙丁鱼）、肝、蛋黄等动物性食品及鱼肝油制剂中。

维生素E缺乏时，可出现视网膜退变，蜡样质色素积聚、溶血性贫血、肌无力、神经退行性病变、小脑共济失调等。在脂溶性维生素中，维生素E的毒性相对较小。有研究表明长期每天摄入600mg以上的维生素E，可能出现视物模糊、头痛、极度疲乏、恶心、呕吐等中毒症状。维生素E含量丰富的食物有植物油、麦胚、坚果、种子类、豆类及其他谷类；蛋类、鸡（鸭）肫、绿叶蔬菜中含有一定量；肉和鱼类等动物性食品、水果及其他蔬菜含量很少。

维生素K又称凝血维生素，具有促进凝血和参与骨骼代谢的作用。维生素K大多存在于食物中，还可以通过肠道细菌合成，所以维生素K缺乏的人非常少见。人体缺乏维生素K会减少机体中凝血酶原的合成，从而导致出凝血时间延长，出血不止，即便是轻微的创伤或挫伤也可能引起血管破裂，出现皮下出血以及肌肉、脑、胃肠道、腹腔、泌尿生殖系统等器官或组织的出血或尿血、贫血甚至死亡。研究表明，维生素K属于骨形成的促进剂，临床和实验已经证明其有明确的抗骨质疏松作用，但其作用程度逊于雌激素，且其治疗作用有明显的药物剂量依赖性。人体对维生素K的使用很有限，因而所产生的过多症也更为罕见。国外有报道，过量使用维生素K时，会产生溶血性贫血。人类维生素K的来源有两方面：一方面从肠道细菌合成，占50% ~ 60%；另一方面从食物中来，占40% ~ 50%，如猪肝、菠菜、洋白菜、牛肝、瘦肉、土豆、豌豆、鸡蛋、牛奶、胡萝卜等。

水溶性维生素包括B族维生素（维生素B_1、维生素B_2、维生素B_6、维生素B_{12}、维生素PP、叶酸、维生素B_5、维生素B_7等）和维生素C，水溶性维生素一般无毒性，但极大量摄入时也出现毒性；如摄入过少，可较快地出现缺乏症状。

维生素B_1缺乏症又称脚气病，多发生在精白米面为主食的地区，早期维生素B_1缺乏可表现为食欲减退、乏力、头痛、肌肉酸痛、体重减轻等。随着病情加重，可出现神经和心血管系统损害，表现为肢体灼痛或异样感觉、肌力下降、肌肉酸痛、上下楼梯困难、呕吐、眼球震颤、眼肌麻痹、发热、共济失调、记忆缺失、心脏扩大、周围血管扩张、静息时心动过速、气促、胸痛、水肿等症状，如不及时治疗可致昏迷、急性心力衰竭、神经系统症状（末梢神经炎）等。摄入过量的维生素 B_1 很容易从肾脏排出，故维生素 B_1 中毒的报道很少见。维生素 B_1 广泛存在各类食物中，如动物的内脏、瘦肉、全谷、豆类和坚果等。

维生素 B_2 是我国膳食容易缺乏的营养素之一，维生素 B_2 缺乏易导致皮肤、黏膜出现炎症，如唇炎、口角炎、舌炎、眼睑炎、结膜炎、皮炎、阴囊皮炎、阴唇炎、角膜血管增生等，称“口腔生殖综合征”。维生素 B_2 一般不会引起过量中毒。维生素 B_2 的主要来源是动物性食物，如肝、肾、心、蛋黄、乳类。植物性食物中绿叶蔬菜类如菠菜、韭菜、油菜及豆类含量较多，谷类含量较低，尤其研磨过精的粮谷含量更低。

维生素 B_6 缺乏可致眼、鼻与口腔周围皮肤脂溢性皮炎，并可扩展到面部、前额、耳后、阴囊及会阴等处。维生素 B_6 还可引起体液和细胞介导的免疫功能受损，出现半胱氨酸血症和黄尿酸血症，偶见小细胞低色素性贫血。维生素 B_6 毒性相对较低，经食物来源摄入大量维生素 B_6 没有不良反应，营养补充剂中的高剂量维生素 B_6（500mg/d）可引起严重不良反应，表现为神经毒性和光敏感性反应。维生素 B_6 广泛存在于各种食物中，含量最高的食物为白色肉类（如鸡肉和鱼肉），其次为肝脏、豆类、坚果类和蛋黄等。水果和蔬菜中维生素 B_6 含量比较丰富的是香蕉、卷心菜和菠菜。

维生素 B_{12} 的缺乏较少见，多数缺乏症是由吸收不良引起的。膳食缺乏多见于素食者，老年人和胃切除患者由于胃酸过少可引起维生素 B_{12} 的吸收不良。维生素 B_{12} 的缺乏主要表现为巨幼红细胞贫血、神经系统损害和高同型半胱氨酸血症。维生素 B_{12} 的主要食物来源为动物食品，如肉类、动物内脏、鱼类、贝壳类、禽类及蛋类，乳及乳制品含量较少。植物性食品几乎不含维生素 B_{12}。

维生素 PP 缺乏症又称为癞皮病，其典型的症状为皮炎、腹泻、痴呆，主要发生在以玉米为主食的地区。原因是玉米中的维生素 PP 为结合型，而人体需要的是游离型维生素 PP，但加碱能使玉米中结合型烟酸转变为游离型烟酸，易被机体利用。过量摄入维生素 PP 主要表现为皮肤发红、眼部不适、恶心、呕吐、高尿酸血症等，长期大量服用可能对肝脏有损害。

维生素 PP 广泛存在于食物中，植物性食物存在的主要是烟酸，动物性食物存在的主要是烟酰胺。良好的来源为肝、肾、瘦肉、全谷、豆类等，乳类、绿叶蔬菜也含相当数量。

体内维生素 C 贮存量低于 300g 时，将出现缺乏症状，主要引起坏血病。维生素 C 毒性很低，但一次口服 2 ~ 8g 时可能会出现腹泻、腹胀。患有草酸结石者，摄入量过多时可增加尿中草酸盐的排泄，增加尿路结石的风险。维生素 C 主要存在于新鲜的蔬菜、水果中，植物种子（粮谷、豆类）不含维生素 C，动物性食物除肝、肾、血外含量甚微。蔬菜中的柿子椒、番茄、花及各种深色叶菜类及水果中的柑橘、柠檬、青枣、山楂、猕猴桃等维生素 C 含量十分丰富。

叶酸缺乏，可导致巨幼红细胞贫血、胎儿神经管畸形、高同型半胱氨酸血症。结肠癌、前列腺癌、宫颈癌与膳食中叶酸摄入不足有关。叶酸缺乏还可引起孕妇先兆子痫、胎盘早剥的发生率增高，胎盘发育不良导致自发性流产。大剂量服用叶酸可产生毒副作用，表现为抑制锌的吸收而导致锌缺乏，使胎儿发育迟缓，低体重儿风险增加；干扰抗惊厥药物作用而诱发惊厥；干扰维生素 B_{12} 缺乏的诊断。叶酸广泛存在于动植物性食物中，肝、肾、绿叶及黄叶蔬菜、酵母等含量丰富，如肝含叶酸约 300μg/100g。肉类、蛋、豆类、麦胚、谷类及水果等食物含叶酸均较多。以非配方奶人工喂养的婴儿需注意添加。

维生素 B_5 在体内转变成辅酶 A（CoA）或酰基载体蛋白（ACP）参与脂肪酸代谢反应，

是脂肪酸合成类固醇所必需的物质；也可参与类固醇紫质、褪黑素和亚铁血红素的合成；还是体内柠檬酸循环、胆碱乙酰化、合成抗体等代谢所必需的中间物。人体内缺乏维生素 B_5 最明显的特征就是会出现四肢神经疼综合征，这种病症主要表现为脚趾麻木，脚有烧灼性疼痛感，走路摇晃不定。维生素 B_5 在食物中几乎无所不在，它以游离或结合形式存在于所有动物和植物细胞中。其中，富含维生素 B_5 的食物有动物内脏、牛肉、猪肉、未经精加工的谷类、豆类、坚果、啤酒酵母、蜂王浆、蘑菇、绿叶蔬菜等。

维生素 B_7 是合成维生素 C 的必要物质，是脂肪和蛋白质正常代谢不可或缺的物质，是一种维持人体生长、发育和机体健康必要的营养素。维生素 B_7 缺乏可以出现头皮屑增多、脱发、少年白发、肤色暗沉、面色发青、皮炎、忧郁、失眠、容易打瞌睡、容易疲倦、肌肉疼痛等症状。维生素 B_7 的毒性似乎很低，用大剂量的生物素治疗脂溢性皮炎未发现蛋白质代谢异常或脂肪及其他营养物质代谢异常。牛奶、牛肝、蛋黄、动物肾脏、草莓、柚子、葡萄、瘦肉、糙米、啤酒、小麦中都含有维生素 B_7。

5. 矿物质

人体组织内除碳、氢、氧、氮主要以有机化合物形式存在外，其余的元素均称为矿物质，亦称无机盐，占成年人体重的 5% ~ 6%，根据体内的含量分为宏量元素和微量元素。人体含量较多，一般含量大于体重的 0.01%的各种元素，称为宏量元素，亦称常量元素，有钙、磷、钾、钠、镁、氯、硫 7 种。含量极少，一般小于体重 0.01%的各种元素，统称为微量元素。其中铁、锌、碘、硒、氟、铜、钼、锰、铬、钴 10 种微量元素，是维持正常人体生命活动不可缺少的必需微量元素。硅、镍、硼、钒为可能必需微量元素；铅、镉、汞、砷、铝、锡、锂为具有潜在毒性，但低剂量可能具有功能作用的微量元素。

钙缺乏会导致儿童骨骼和牙齿发育障碍、婴儿手足搐搦、骨软化、骨质疏松、血压升高。有研究表明大量补钙可影响磷、镁、铁、锌等元素的生物利用率，并有增加肾结石风险的可能。乳与乳制品含钙量丰富，吸收率也高，是钙的最理想来源。小鱼、虾皮、海带、芝麻酱、豆类、豆制品、坚果类、绿色蔬菜、水果中的山楂，某些野菜如荠菜等都是钙的较好来源。

磷缺乏的问题很少发生，也不易发生膳食摄入过量问题。如医用口服或静脉注射大量磷酸盐后，可引起高磷血症，干扰钙的吸收，可能引起非骨组织的钙化，骨骼多孔性病变。磷的来源很广泛，鱼、蛋、奶酪、瘦肉及动物的肝、肾等都是磷的丰富来源。海带、紫菜、芝麻酱、花生、干豆类、坚果、粗粮等含磷也较丰富，但粮谷中磷多为植酸磷，不经过加工处理，吸收利用率低。

铁是人体含量最多的一种必需微量元素。铁缺乏是全球最为普遍的营养性疾病，也是我国主要的公共营养问题之一。婴幼儿、青少年、生育期妇女对铁的需要量增加而易导致铁的缺乏。当体内缺铁时，会导致儿童易烦躁或冷漠呆板、影响智商；青少年表现为注意力不集中，学习记忆能力下降，工作耐力下降，认知能力下降；影响体质和免疫功能。贫血者多体弱，容易疲劳，常伴心慌、气短、头晕、厌食，抗寒能力降低等症状，容易感染及反复感染。严重者出现面色苍白、指甲脆薄、反甲、肝脾轻度肿大，甚至死亡。孕妇缺铁增加早产、胎儿发育延迟、低出生体重的发生率，还会增加围生期的死亡率；研究发现，铁缺乏可增加铅的吸收，铁缺乏儿童铅中毒的发生率比无铁缺乏的儿童高 3 ~ 4 倍。正常情况下，即使膳食铁含量很丰富，通过膳食途径也不会引起铁过量。当长期过量服用铁剂或长期食用大量含铁高的特殊食品时，或反复大量输血，会造成铁过量和中毒。此时铁在肝脏大量沉积，并可引起皮肤色素沉着症及各种重要器官损害甚至死亡。铁的良好来源为动物内脏、动物全血、畜禽肉类、黑木耳等。

碘在体内主要参与甲状腺素的合成。孕妇、乳母缺碘，使胎儿、新生儿缺碘，易引起流产、死产、先天畸形儿的出生。严重者可引起新生儿呆小病(克汀病)，患儿表现为发育不全、智力低下、聋哑、斜视、痉挛性瘫痪、水肿以及身材矮小等。儿童青少年时期缺碘，甲状腺激素合成、分泌不足，可出现甲状腺肿、甲状腺功能低下、亚临床克汀病、单纯耳聋及体格和智力发育障碍等，碘缺乏造成的智力损伤是不可逆的，最好的办法就是预防。成年人膳食中缺碘，可引起甲状腺肿、甲状腺功能低下、智力障碍及碘致性甲状腺功能亢进症等。碘盐应置于避光、避热、避潮的地方保存，随吃随买，菜炒熟时再放盐，以避免碘的丢失。长期摄入含碘量高的膳食，以及在治疗甲状腺肿等疾病中使用过量的碘剂，会危害人体健康，导致高碘甲状腺肿、碘致性甲状腺功能亢进症、碘致性甲状腺功能减低、桥本甲状腺炎、甲状腺癌、碘过敏和碘中毒等。机体所需要的碘主要来自食物，占每日总摄入量的80%～90%；其次，来自饮水与食盐。海产品的碘含量远远高于陆生动植物，含碘丰富的海产品有海带、紫菜、发菜、鲜鱼、蛤干、干贝、虾、海参、海蜇等。海带含碘量最高，干海带中达240mg/kg以上，其次为鲜海鱼和海贝类，大约800μg/kg。但是海盐中碘含量极微。蛋、奶的碘含量较高，为40～90μg/kg，大于一般肉类，肉类大于淡水鱼，植物性食物含碘量最低，尤其是蔬菜和水果。

锌分布于人体的所有组织、器官、体液和分泌物中，锌缺乏在以谷类为主食的国家，尤其在经济落后地区的儿童中相当普遍。我国锌缺乏的发生率孕妇约为30%，儿童约为50%。锌缺乏可导致生长发育不良，包括骨骼和脑发育不良，小儿生长发育迟缓、矮小、瘦弱，严重者形成侏儒。胎儿先天性严重缺锌可造成畸形，食欲减退，味觉、嗅觉下降，厌食，甚至出现异食癖；免疫功能障碍，伤口不易愈合，并且反复感染；性成熟延迟，性功能减退，导致男性有生殖幼稚症和不育症，女性分娩异常，易流产；影响皮肤、毛发的正常状态，皮肤毛囊过度角化，出现苔藓样变化，头发稀疏、枯黄、无光泽，皮肤干燥、粗糙，并有色素沉着等。还可引起暗适应能力低下，认知行为改变，贫血及肠病性肢端皮炎等。一般通过膳食途径不会引起锌过量，但口服或静脉注射大剂量的锌或误服导致锌急性中毒也有发生，可引起胃部不适、恶心呕吐、眩晕、贫血等。非常大量补充锌可发生其他的慢性不良影响，如继发性铜缺乏、免疫功能低下、血清高密度脂蛋白水平下降等。含锌丰富的是海产品中的生蚝、海蛎肉、牡蛎及贝类肉类，蛋类、动物的内脏、干豆类、坚果含量也较高。粮谷类、蔬菜、水果类含量较低。一般动物性食品的锌含量和生物利用率均高于植物性食品。

硒在人体内广泛分布于所有组织和器官，一般处于低硒的地理环境中才容易发生硒缺乏。硒缺乏可导致以多发性灶状心肌坏死为主要病变的地方性心肌病，即克山病，主要表现为急性或慢性心功能不全和各种类型的心律失常。其易感人群为2～6岁的儿童和育龄妇女。低硒还是大骨节病发生的环境因素之一，另外机体缺硒会导致清除氧自由基和抗脂质环氧化能力减弱，容易造成动脉内皮细胞损伤，易发生动脉硬化、高血压等疾病。国外大量流行病学资料表明，膳食硒水平越低，癌症的病死率越高。还有人认为低硒可能是艾滋病的致病因素之一。但是过量硒摄入可致中毒，这在世界一些高硒地区均有发生。如我国湖北恩施和陕西紫阳等地的地方性硒中毒，与当地水质与膳食中含硒量高有关。主要表现为毛发脱落、指甲变形、肢端麻木、抽搐，甚至偏瘫，严重者可致死亡。还有病人出现腹痛、腹泻、呼出大蒜味气体等。食物中硒的含量随当地水质和土壤中硒含量的变化而有较大的差异，即使是同一品种的谷物或蔬菜，由于产地不同硒含量也会有所不同。一般动物性食物肝、肾、肉类以及海产品含硒较丰富，蔬菜、水果含量较低。

6. 水

水是人类赖以维持生命活动的最基本物质。人体离不开水，一旦体内水分丢失10%，生理功能即发生严重紊乱，丢失20%，很快就会死亡。没有水的存在，任何生物均不可能生存。水是构成体液的重要成分，参与体内物质代谢、调节体温，有润滑机体作用。正常人每日水的摄入和排泄保持一定的动态平衡，正常成人每日需水量2500ml，其中大约1000ml来源于食物水，大约300ml来源于代谢水，婴儿及青少年的需水量高于成年人。水分为普通饮用水、蒸馏水、矿泉水、纯净水、去离子水。蒸馏水比普通饮用水含更少的细菌，也含较少的矿物质，不可长期饮用。天然矿泉水含有一定量的对人体有益的矿物质，也含有对人体有害的元素。国家饮用天然矿泉水标准中规定了各种有害元素的含量，并要求符合饮用水的卫生标准。人工矿泉水是天然地下水流经人为的矿石层或人工添加矿物质，达到天然矿泉水饮用标准的水。纯净水基本不含任何有害物质和细菌，但是也同时去掉了人体需要的有益矿物质，因此只能作为饮料，不能长期饮用。去离子水去掉了所有的矿物质，一般用于科学研究。

三、合理营养与健康

1. 合理营养

人体每天都需要从饮食中获得所需的各种营养素。因年龄、性别、生理及劳动状况不同，对各种营养素的需要量也不相同。所以应该保持每日的合理膳食，既保证供给符合其生理状况、劳动条件及生活环境需要，又保证数量充足、质地良好、比例适当的不同食品，按照营养学的原则，遵循正确的烹调加工方法和膳食制度调配而成，为机体提供品种齐全、数量适宜的营养素，达到完善且合理的营养，保证人体正常的生长发育和健康长寿。合理膳食是实现合理营养的途径，合理营养是健康的基础，是我们提高和保持健康状况的重要因素。

2. 营养缺乏性疾病

营养缺乏性疾病是世界上发病率最高的疾病。生长发育阶段如果得不到充分的营养保证，可以引起种种不良后果，会导致体格发育障碍、身高体重低下和智力发育受限。当今全球性的营养缺乏问题主要有缺铁性贫血、蛋白质－热能营养不良（PEM）、碘缺乏病、维生素A缺乏等。

3. 营养过剩性疾病

当前随着快餐文化的流行，传统的谷物类食物摄入量在减少，蔬菜水果摄入量偏低，高胆固醇、高脂肪的食物摄入量大增，导致罹患各种慢性疾病的概率持续攀升。目前由于营养过剩导致的常见疾病有肥胖、冠心病、高血压、糖尿病等。

四、中国居民膳食指南

（一）一般人群膳食指南

1. 食物多样，谷类为主

每天的膳食应包括谷薯类、蔬菜水果类、畜禽鱼蛋奶类、大豆坚果类等食物。建议平均每天摄入12种以上食物，每周25种以上。每天摄入谷薯类食物250～400g，其中全谷物和杂豆类50～150g，薯类50～100g。

2. 吃动平衡，健康体重

各个年龄段人群都应该坚持天天运动，保持健康体重。食不过量，控制总能量的摄入，保持能量平衡。坚持日常身体活动，每周应至少进行5天中等强度的身体活动，累计150分钟以上；主动身体活动最好每天6000步；尽量减少久坐时间，每小时起来动一动。

3. 多吃蔬果、奶类、大豆

蔬菜、水果是平衡膳食的重要组成部分。奶类富含钙，大豆富含优质蛋白质。餐餐有蔬菜，保证每天摄入300～500g，深色蔬菜应占1/2。天天吃水果，保证每天摄入200～350g的新鲜水果，果汁不能代替鲜果。吃各种奶制品，摄入量相当于每天液体奶300g。经常吃豆制品，适量吃坚果。

4. 适量吃鱼、禽、蛋、瘦肉

鱼、禽、蛋和瘦肉摄入要适量。每周摄入水产类280～525g，畜禽肉各280～525g，蛋类280～350g，平均每天摄入鱼、禽、蛋和瘦肉总量为120～200g。优先选择鱼和禽。少吃肥肉、烟熏和腌制肉制品。

5. 少盐少油，控糖限酒

培养清淡饮食习惯，少吃高盐和油炸食品。成人每天食盐不超过6g，每天烹调油25～30g。控制添加糖的摄入量，每天摄入糖不超过50g，最好控制在25g以下。足量饮水，成年人每天7～8杯（1500～1700ml），提倡饮用白开水和茶水，不喝或少喝含糖饮料。儿童、孕妇、乳母不应饮酒，成人如饮酒，一天饮酒的酒精量男性不超过25g，女性不超过15g。

6. 杜绝浪费，兴新食尚

珍惜食物，按需备餐，提倡分餐不浪费。选择新鲜卫生的食物和适宜的烹调方式，保障饮食卫生。学会阅读食品标签，合理选择食品。食物制备生熟分开、熟食二次加热要热透。

（二）特殊人群膳食指南

1. 6月龄内婴儿母乳喂养指南

（1）产后尽早开奶，坚持新生儿第一口食物是母乳。

（2）坚持6月龄内纯母乳喂养。

（3）顺应喂养，建立良好的生活规律。

（4）生后数日开始补充维生素D，不需补钙。

（5）婴儿配方奶是不能纯母乳喂养时的无奈选择。

（6）监测体格指标，保持健康生长。

2. 7～24月龄婴幼儿喂养指南

（1）继续母乳喂养，满6月龄起添加辅食。

（2）从富含铁的泥糊状食物开始，逐步添加达到食物多样。

（3）提倡顺应喂养，鼓励但不强迫进食。

（4）辅食不加调味品，尽量减少糖和盐的摄入。

（5）注意饮食卫生和进食安全。

（6）定期监测体格指标，追求健康生长。

3. 学龄前儿童膳食指南

（1）规律就餐，自主进食不挑食，培养良好饮食习惯。

（2）每天饮奶，足量饮水，正确选择零食、瘦肉。

（3）食物应合理烹调，易于消化，少调料、少油炸。

（4）参与食物选择与制作，增进对食物的认知与喜爱。

（5）经常户外活动，保障健康生长。

4. 学龄儿童膳食指南

（1）认识食物，学习烹饪，提高营养科学素养。

（2）三餐合理，规律进餐，培养健康饮食行为。

（3）合理选择零食，足量饮水，不喝含糖饮料。

（4）不偏食节食，不暴饮暴食，保持适宜体重增长。

（5）保证每天至少活动 60 分钟，增加户外活动时间。

5. 备孕妇女膳食指南

（1）调整孕前体重至适宜水平。

（2）常吃含铁丰富的食物，选用碘盐，孕前 3 个月开始补充叶酸。

（3）禁烟酒，保持健康生活方式。

6. 孕期妇女膳食指南

（1）补充叶酸，常吃含铁丰富的食物，选用碘盐。

（2）孕吐严重者，可少量多餐，保证摄入含必要碳水化合物的食物。

（3）孕中晚期适量增加奶、鱼、禽、蛋、瘦肉的摄入。

（4）禁烟酒，愉快孕育新生命，积极准备母乳喂养。

7. 哺乳期膳食指南

（1）产褥期食物多样不过量，重视整个哺乳期营养。

（2）保持心情愉悦和睡眠充足，促进乳汁分泌。

（3）坚持哺乳，适度运动，逐步恢复适宜体重。

（4）忌烟酒，避免浓茶和咖啡。

8. 老年人膳食指南

（1）少量多餐细软；预防营养缺乏。

（2）主动足量饮水；积极户外活动。

（3）延缓肌肉衰减；维持适宜体重。

（4）摄入充足食物；鼓励陪伴进餐。

9. 素食人群膳食指南

（1）谷类为主，食物多样，适量增加全谷物。

（2）增加大豆及其制品的摄入，每天 50 ~ 80g，选用发酵豆制品。

（3）常吃坚果、海藻和菌菇。

（4）蔬菜、水果应充足。

（5）合理选择烹调油。

（冯铁为）

第五节　中医非药物疗法知识

一、中医非药物疗法概述

(一)中医非药物疗法的含义和特点

有关非药物疗法的准确概念及外延尚没有统一的认识,但其含义主要包含三个内容:

(1)凡不使用药物治疗疾病的方法,都是非药物疗法,但不包括外科各种手术方法、肿瘤放射线疗法等。

(2)在治疗过程中,虽然可以辅助一些药物,但不是经口服、静脉、肌内、皮下给药,并且这些药物只是起到增强及延长某些疗法在人体发挥功效和作用时间或是依靠该种药物在机体直接发挥药物作用,如穴位药物注射疗法仍属于非药物疗法。

(3)非药物疗法中的一些通过针、刀将某些药物载入人体的方法和药物贴敷方法,其特点是这些方法都使用在穴位上,熏洗疗法虽然使用药物,但这些药物是以热疗的形式作用于患部,它与全身用药有所区别。

也有学者提出中医非药物疗法是与中医药物疗法相对而言的一种独特的治疗方法,是在中医基本理论指导下,不依赖药物作用而达到预防、治疗和康复的目的的一种治疗方法。从疗法分类的角度上来看,非药物疗法是与药物疗法相对而言的。因此广义上而言,凡是不采用药物进行治疗的方法,即为非药物疗法。因此中医的非药物疗法一定是以中医理论为指导的非药物疗法。

(二)中医非药物疗法沿革

中医非药物疗法的起源是从对火的认识、使用开始的。旧石器时代,人类已开始制作各种石器,并用于防治疾病。从古代文献记载和出土文物考古发现,距今一万年至五六千年前的新石器时代,开始广泛采用“以石治病”,如《山海经·东山经》记载“高氏之山,其上多玉,其下多箴石”,箴石也就是箴件,是最早的针具,用以治疗痈疡类疾病。从出土文物来看,当时的砭石种类较多,呈各种形状,有刀形、剑形、针形及各式几何图形,有的作为针刺用,有的作为切开痈脓用。在新石器时代已出现了骨针、陶针、竹针。在此之前,文献记载有“伏羲制九针”“黄帝与岐伯论针灸法”的内容。约在公元前771年前,除了以针刺、灸疗来治病,其他非药物疗法也逐步萌生。先秦时期的文献《山海经》中已记载了食物与防病治病的关系。随着冶金技术的发展,针刺器具的制作已得到了很大的改进,金属针具逐步代替了石器。五禽戏为我国传统体育疗法之先导。从马王堆出土的《导引图》以调身为主。《却谷食气》篇以调气为主。尤其老子创立道家,对气功疗法理论有所阐述。而后佛教传入我国,儒、道、佛教均对气功理论的发展做出了重大贡献,且各具特色,对后世不同气功流派的产生影响很大。约在公元280年前,是中医非药物疗法的萌芽和形成阶段。从生活实践中产生了最初始的石针疗法、饮食疗法等非药物治疗手段,随着中医理论体系的初步形成和完善,各类疗法从盲目到初成体系,既有实践经验,又有理论总结,成为当时重要的治疗手段。从疗法的具体内容来看,有针灸疗法、饮食疗法、心理疗法、气功疗法、按摩推拿疗法、体育疗法、声音疗法、热熨疗法、时辰疗法、磁疗法等。从清末到1949年,这一时期尽管许多医家仍致力于各类疗法的研究和应用,但因当时政府主张“废止旧医”方针,严重阻碍了中医的发展,非药物疗法学术研究也受其影响而停滞不前。新中国成立后,在党的中医政策指导下，中医非药物疗法的普及推广、整理研究和开发应用都取得了丰硕的成果。

（三）中医非药物疗法体系

中医非药物疗法虽具有数千年的历史，内容也十分丰富，但从其发展历程来看，非药物疗法一直是以中医理论为基础一起发展起来的。因此我们要以中医基础理论来分析非药物疗法体系。

1. 以经络学说为依据的疗法

（1）基于经络学说，以腧穴为主要施术部位的疗法：首先是各种针具疗法，如以经穴为主要施治部位的体针疗法、以耳穴为主要施治部位的耳针疗法、以特定头穴为主要施治部位的头针疗法。

（2）基于经络学说，以不同器械进行治疗的疗法：①针具类，主要有毫针疗法、皮内针疗法、皮肤针疗法、三棱针疗法、巨针疗法、芒针疗法、粗针疗法、陶针疗法、磁针疗法、蜡针疗法等传统针具疗法和电针疗法、电热针疗法、激光针疗法、微波针疗法、冷冻针疗法等现代针具疗法。②灸具类，有艾灸疗法、温灸器疗法、温针疗法等。③罐具类，如火罐、水罐、抽气罐疗法等。④其他器械疗法，如磁石疗法、埋线疗法等。

（3）基于经络学说，结合其他理论而创制的疗法：如儿科小烙铁疗法、按摩配合各种中药介质疗法等。

2. 以藏象气血理论为依据的疗法

（1）基于藏象气血理论，以调理情志为主要作用的疗法：如心理疗法、音乐疗法等。

（2）基于藏象气血理论，以疏调气血为主要作用的疗法：如气功疗法、舞蹈等。

（3）基于藏象气血理论，以祛除局部病变为主要作用的疗法：如小针刀疗法等。

3. 以中医人 - 自然 - 社会整体观为依据的疗法

主要有以四季疗法、时辰疗法等为主体的时间疗法，以水疗、火疗、泥疗、砂疗等为主体的环境疗法。

4. 以中医饮食学说为依据的疗法

这类疗法主要是基于药食同源理论，简称为食疗。其中有一大类既是食物又是药物，如龙眼肉、山楂、茴香、生姜、葱白、薏苡仁、怀山药、羊肉等。以之配成药膳，形成了药膳疗法中的重要配方。

总之，从理论基础方面来探讨非药物疗法体系，只是从其主要的理论依据来认识的。实际上各类疗法的作用机制，均是综合运用了中医传统基础理论，即非单一的，只是偏重不同。

（四）中医非药物疗法特色

纵观中医史，在其发展的每一阶段中，无不伴随着非药物疗法内容。可以说非药物疗法是中医疗法体系中起源最早、内容最为丰富、疗法种类最多的疗法体系。中医非药物疗法具有以下特色：

1. 基础理论丰富

中医非药物疗法的理论基础就是已有数千年历史的中医基础理论。此外，不少疗法已经结合现代科学的某些理论。

2. 疗法手段多样

我们将中医非药物疗法分为十几类，而每类疗法中又有数种或数十种疗法，初步统计约有三百余种疗法。这众多的疗法，构成了中医非药物疗法丰富而多样的疗法手段。

3. 适应范围广泛

据临床有关文献的报道，中医非药物疗法可以治疗内、外、妇、儿、骨伤、皮肤、五官科等各科常见疾病。就单一疗法而言，其临床适应范围也十分广泛。

4. 近乎于自然而副作用极少

中医非药物疗法中各类疗法的取材，均强调"道法自然"而达到治疗的目的，而且在使用法则方面也十分强调顺应自然，顺应人体自然规律进行治疗，正所谓因时、因地、因人制宜。其治疗的目的以调整平衡为主，不存偏颇，这也是决定其副作用少的重要因素。

5. 简、便、廉、验悉具

中医非药物疗法使用的器具等取材十分方便且经济实用，除少数价值较贵的新型治疗器械外，都十分便宜，而且操作使用简单。

6. 集防病、治病、康复保健于一体

中医非药物疗法不仅具有广泛的临床治疗作用，而且也是防病和康复保健的重要手段。许多非药物疗法都具有调节人体代谢功能、调节机体免疫功能、增强机体防病抗病能力、抗衰老等作用。

二、中医非药物疗法分类

（一）针刺疗法

1. 毫针疗法

毫针疗法，是用毫针在人体不同的部位或腧穴上施以不同的操作手法，来进行防病治病的一种方法。也是我国传统针刺术中使用最多、应用范围最广的一种疗法。毫针是用金属制作的，古代多以铁为制针原料。目前临床上所用的毫针多为不锈钢所制。毫针由针尖、针身、针根、针柄、针尾五部分构成。运用毫针疗法，主要应掌握经络学（十四经穴）、腧穴学（经穴、奇穴、阿是穴）和针刺法三大部分知识。针的尖端锋锐部分称针尖，亦名针芒，其状似松针，是接触腧穴刺入机体的针身前端。用铜丝或铝丝紧密缠绕以便于持针着力的部分称为针柄，针尖至针柄间的主体部分称为针身，又称针体。有一定中医基础的施术者可以在家进行保健操作。

（1）适应证：适用于内外妇儿等多种疾病，如中风、头痛、面瘫、肩周炎、腰痛等。

（2）禁忌证：①孕妇的下腹部及腰骶部的穴位慎刺；孕后虚弱或有流产史者均不宜针刺或慎刺；②小儿囟门未合者，头顶部穴位不宜针刺；另因小儿不能配合，针刺其他穴位多不宜留针；③皮肤有感染、溃疡、瘢痕或肿瘤的部位，不宜针刺；④接近重要脏器或重要器官，以及大血管所在处，均应慎刺或禁针。

（3）注意事项及损伤后处理：①针刺前必须做好针刺穴位局部和医者手指的消毒。②过于饥饿、疲劳及精神紧张者不宜针刺。对体弱年迈者应取卧位，取穴宜少，手法宜轻，以防止晕针。③在施针过程中难免有极少数患者因精神紧张等原因出现晕针、滞针、弯针、折针、血肿等现象，术者要集中注意力观察患者施术后表现，如发现上述情况及时给予相应处置。

2. 体针疗法

体针疗法是以毫针为针刺工具，通过在人体十四经穴、奇穴及阿是穴施以一定的针刺，用以调整脏腑经络气血的功能而防治疾病的一种方法，是针灸疗法中最主要、最常用的一种疗法，是毫针疗法的主体。本疗法多在有专业知识的专科进行操作，有一定中医基础的施术者可以在家进行保健操作。

（1）适应证：体针的治疗范围广泛，囊括了中医治疗的大部分疾病，如内科、外科、妇科、儿科、康复科、伤科、急重症科等。

（2）禁忌证：①患有严重的过敏性、感染性皮肤病、皮肤溃疡、皮肤肿瘤者，不应在患部直接针刺；②有凝血机制障碍的患者，禁用针刺；③对于儿童及破伤风、癫痫发作期、躁狂型精神分裂症发作期等，针刺时不宜留针。

（3）注意事项及损伤后处理：①对于胸部针刺要注意深度，避免气胸的发生，腹背部针刺要注意针刺的深度及避开大的脏器如脾脏及肾脏等。对于特殊部位的腧穴，如哑门、风池等，在针刺时要多加注意。②对于大血管所过处和重要关节部位，要禁刺或慎刺。③对于特殊患者如年长、年幼及有慢性虚劳性疾病的患者不宜大幅度提插、捻转和长时间留针，以免产生严重的不良后果。④孕妇慎用。

3. 头针疗法

头针疗法，又称“头皮针疗法”“颅针疗法”，是根据大脑皮质功能定位的理论，在头皮划分出皮质功能相应的刺激区，以针刺头皮特定区的一种针刺疗法。本疗法通过毫针针刺头皮的相应刺激区，可刺激分布于该部位的神经末梢和腧穴，通过神经系统的传导，将刺激传递到相应的大脑皮质，在中枢神经系统和经络系统的调节下，起到疏通经络、调整气血、促进血液循环、改善神经、协调阴阳、扶正祛邪等作用。通过改善传导功能，同时调节神经肌肉兴奋性以达到治疗疾病的目的。近代中医同现代医学关于大脑皮质功能定位的理论相结合进而形成了现阶段所用的头针疗法。1972 年首见报道，近 20 余年来，医家对头针刺激区的定位、适应范围和刺激方法等积累了丰富的经验，并逐渐形成了一套新的理论。为此，中国针灸学会制定了《头皮针穴名标准化方案》。

（1）适应证：头针刺激区是与大脑皮质功能定位相对应的分区，故头针疗法应用范围较广，除了主要治疗脑源性疾病外，尚可治疗其他内科、外科、妇科、皮肤科和五官科疾病。头针主要适用于中风（脑源性）后遗症，如偏瘫、失语、麻木等，亦可用于眩晕、腰腿痛、夜尿等常见病的治疗。

（2）禁忌证：①有高热、急性炎症及心力衰竭等症时，慎用头针治疗；②对于颅骨缺损者，开放性颅脑损伤者禁用，未满周岁的幼儿，由于头部的前囟门及后囟门未闭合，骨化不完全，故忌用头针；③对过劳或空腹患者也应慎用，以防晕针。

（3）注意事项及损伤后处理：①未满周岁的幼儿、颅骨缺损、开放性颅脑损伤者禁用头针治疗；②因头针刺激较强，时间较长，尤其是取坐位时，应随时注意观察患者的面色及表情，以防晕针；③头皮血管丰富，容易出血，起针时要认真检查每一个针孔，有无出血及血肿，如有出血，则应用棉球压迫针孔片刻，直至血止。另外避免将针遗漏在头皮内，以免造成不良后果。

4. 眼针疗法

眼针疗法是针刺眼球周围、眼眶边缘的穴位以治疗眼部及全身疾病的一种针刺疗法。本疗法是近代医家以经络与眼的联系为理论依据而创立的。华佗首创“看眼察病法”，把眼球分为八个经区，由经区血管变化来测知何经病变及传至何经。该疗法的临床运用近年来渐为普及。

（1）适应证：眼针对于眼部周边疾病有着较好的疗效，尤其是由于脑血管疾病及颅内炎性疾病导致的眼部运动及视力变化性疾病。同时对于眼部的炎性及损伤性疾病也有较好的疗效，对于西医难治的眼底疾病也有治疗作用。眼针具有较好的镇痛效果，可治疗多种痛证，如神经性头痛、急性腰扭伤、坐骨神经痛、牙痛、外伤性头痛、术后伤痛、肋间神经痛、痛经、落枕、急慢性腕踝关节挫伤、急性胃肠痉挛、肩关节周围炎、急性胆囊炎、胆道蛔虫症等。

（2）禁忌证：①针刺时要避免伤及眼睑。特别是针刺左眼第八区、右眼第四区时，不能过深，以防误伤内眦动脉，造成出血。如发生出血，应以消毒干棉球反复按压止血。②眼睑肥厚、眼睑静脉明显或眼区局部有病损者，均应慎用眼针。③对于儿童、破伤风、癫痫发作期、躁狂型精神分裂症发作期、病势垂危抢救期间、气血虚脱已见绝脉者等，忌用本法。④对震颤不止、躁动不安者，慎用本法。

（3）注意事项及损伤后处理：①针刺时注意保护眼球，掌握针刺的方向、深浅与手法。注意用左手控制好眼球位置，同时针刺得气后，让患者微微活动眼球以患者不痛为度。②针刺切忌碰伤眼睑，不宜过深，以免误伤内眦动脉。③出针时一手将消毒干棉球压在穴位上，另一手缓缓把针拔出，待针尖将退出皮肤时，急速以干棉球按压片刻，以防出血。

5. 面、唇、人中针疗法

面针疗法是在中医学望诊的基础上发展起来的，是用毫针在面部的特定部位施行手法，以治疗全身疾病的一种方法。唇针疗法是针刺唇部承浆穴的一种针刺疗法。人中针疗法是针刺人中沟上的穴位，以治疗全身疾病的一种针刺疗法。以上三种疗法都是根据其特殊部位的穴位以达到治疗就近及全身疾病的特殊针法。

（1）适应证：面针主要治疗颜面部相关疾病，同时对于痛证相关疾病可根据全息理论选取穴位进行治疗，对于内科疾病如胃下垂、缺乳等疾病也有治疗作用。唇针主治面神经麻痹、面肿、流涎、齿龈肿痛、中风。唇针麻醉可广泛应用于颈胸部、腹部、骨科、妇产科及会阴部等各种小型手术的辅助麻醉。人中针用于治疗各类脑病，如中风、类中风、面瘫、面肌痉挛，各种痛证如急性风湿病、急性腰扭伤、头痛、项痛、牙痛、面部疼痛，以及其他如四肢麻木、产后血晕、月经不调等。

（2）禁忌证：①施针部位有感染、溃疡、瘢痕、肿瘤的患者禁用；②妊娠、哺乳期妇女或月经期妇女不宜使用；③合并有心脑血管、肝、肾疾病和造血功能障碍等严重危及生命的疾病者不宜使用。

（3）注意事项及损伤后处理：①针前要严格消毒，防止面部感染，如有痤疮应避开；②面部血管丰富，出针时左手拿消毒干棉球轻轻按压针刺部位的皮肤，右手徐徐出针。出针后立即压按针孔片刻，防止出血；③人中沟处于危险三角区内，针前必须严格消毒，以防止感染或其他意外；④因人中沟处神经丰富，针刺较痛，针前需向患者说明，且手法宜快，防止过强刺激引起晕针。

6. 口、舌、鼻针疗法

口、舌、鼻针疗法是通过针刺口、舌、鼻部特定穴位，以治疗局部及全身疾病的一种针刺疗法。其主要是由于口、舌、鼻是多个正经及奇经的交汇处而具有疏通经络、通调气血，起到与体针相同的作用。

（1）适应证：口针主要治疗口腔相关疾病如口疮、口腔溃疡、牙痛、痄腮等，同时根据全息理论及相关经络走行可以治疗经络所主疾病，如急性胃肠炎、腹痛等。

舌针疗法主要适用于舌体及肢体运动功能障碍的有关病症，如舌麻、舌体歪斜、舌强不语、木舌重舌、口舌糜烂、舌肿、口内异味感和肢体瘫痪麻木、咽痛等，也适用于一些脏腑经络病症，如心血管病、高血压、肩周炎等。

鼻针疗法应用范围比较广泛，对内、外、妇、儿多科病症都有较好的疗效，如头痛、腰痛、痛经等各种痛证，以及神经衰弱、高血压、眩晕、支气管炎、急性胃炎、慢性胃炎、痹证、肝脾肿大、阑尾炎、产后缺乳、阳痿、遗尿等。

（2）禁忌证：同面、唇、人中针疗法。

（3）注意事项及损伤后处理：①针具应严格消毒，医者操作前应洗手并消毒，以防交叉感染；②年迈体弱，急重病患者，防止晕针；③注意掌握针刺深度与手法；④舌穴刺血时，须严格掌握针不宜过粗、刺不宜过深、出血不宜过多的原则；⑤凝血功能较差或有自发性出血的患者，不宜针刺放血；⑥鼻部肌肉非常敏感，选用针具不宜过长，切忌重刺、深刺，尤其不能刺到鼻软骨上，更不能刺通鼻腔。

7. 颈针疗法

颈针疗法是针刺颈部穴位以治疗疾病的一种针刺疗法。近些年随着针灸与现代神经病学的结合，颈项部针灸得到了很大的发展，开发出了很多新的腧穴，尤其是在球麻痹的治疗领域，如供血穴、吞咽穴、治反流穴等。

（1）适应证：颈针对于神经系统疾病效果尤佳，尤其是脑干相关病变、偏瘫、震颤麻痹、癫痫、神经官能症、高血压、偏头痛、鼻炎、失眠等。

（2）禁忌证：同毫针疗法。

（3）注意事项及损伤后处理：①因颈部穴位与延髓贴近，故宜慎重操作，切忌深刺。此外针刺前要严格消毒，以防止感染。②颈前部紧邻颈动脉及迷走神经，因此针刺需要注意深度，针刺手法要柔和稳重。

8. 腹针疗法

腹针疗法是针刺腹部穴位以治疗全身疾病的一种疗法。腹部与脏腑经络均有密切联系，三阴三阳经脉及奇经八脉都与腹部有关，因此人体的气血、津液的流转都与腹部相关。针刺腹部穴位可以调节脏腑功能、通经活络，通调气血，从而治疗全身疾病。对各种病症都有较好的疗效。

（1）适应证：治疗所经脏腑及其相邻疾病，消化系统疾病如腹泻、呕吐、便秘、消化不良等；泌尿系统疾病如尿频、尿痛、尿急、漏尿等；妇科的经带胎产疾病等；各种痛证如落枕、头痛、肩部扭伤、疼痛及腹部皮肤的不适感等。

（2）禁忌证：①凝血功能障碍的患者禁用；②孕妇禁用；③急腹症、肝脏肿大性疾病患者禁用；④腹部肿瘤患者禁用；⑤针刺穴位局部皮肤有破损、感染患者禁用。

（3）注意事项及损伤后处理：腹腔内脏器较多，针刺时不宜太深，注意避开重要脏器和大血管，对肝大、脾大、胃下垂、膀胱充盈者，尤宜多加注意。

9. 腕踝针疗法

腕踝针疗法是用毫针刺入腕或踝部的特定刺激点的皮下，以治疗全身相应体表与脏腑疾病的一种针刺疗法。本疗法把人体分为六区，基本上与十二皮部相一致。从与脏腑的关系来看，进针的分区分别联结膈以上胸腔的心、肺和膈以下腹腔的肝、脾、肾，与手足六经所属脏腑也是一致的。从经脉循行来看，手三阴三阳都循行于腕部，足三阴三阳都循行于踝部。此外通过腕踝部的特定穴后溪、外关、内关、列缺、申脉、足临泣、照海、公孙分别与督脉、阳维脉、阴维脉、任脉、阴跷脉、带脉、阳跷脉和冲脉相通。腕踝针的十二个刺激点均位于腕踝关节附近，相当于标本根结理论的本部、根部，且均位于经线上，与十二络穴位置大致相当，故浅刺这些部位的皮部，具有调节脏腑功能、调整经气、扶正祛邪的作用。

（1）适应证：主治痛证相关疾病，尤其是对急性疼痛有较好的疗效，如腰扭伤、胸部挫伤、腕踝部扭伤、颈部扭伤等急性扭伤，胃痛、腹痛、血管性头痛等各种痛证。还适用于各种内外科及神经系统疾病治疗，如哮喘、皮肤瘙痒症、高血压、中风偏瘫、遗尿、失眠等病证。

（2）禁忌证：同毫针疗法。

（3）注意事项及损伤后处理：①腕踝针进针，以浅刺皮下、不伤肌肉为要点，以不痛为佳。若针刺时有痛感，需调整进针的方向或将针退到皮下表浅部位，然后重新进针。②需要注意浅表的静脉尤其是静脉曲张患者应避开表浅及迂曲的静脉，预防感染。

10. 皮内针疗法

皮内针疗法是以特制的小型针具固定于穴位的皮内或皮下，进行较长时间埋藏，给皮部以弱而较长时间的刺激，以治疗疾病的一种针刺疗法。皮内针疗法是常留针治疗方法的一种发展，能调整脏腑经络功能、调和气血，达到治疗病痛的目的，包括耳针疗法和皮肤埋针疗法。

（1）耳针疗法：是以皮内针、毫针、电针、水针、三棱针、光针等器具，通过对耳郭穴位的刺激，以治疗疾病的一种针刺疗法。我国运用耳穴诊治疾病有着悠久的历史，长沙马王堆三号汉墓出土的帛书中就记载着与上肢、眼、颊、咽喉相联系的“耳脉”，现存的第一部医书《黄帝内经》中就有30余处有关这方面的记载。以后历代医学文献中也有用针、灸、熨、按摩、塞药、吹药、贴药等方法刺激耳郭以防治疾病的论述。我国于20世纪50年代提出全息理论形如胚胎倒影的耳穴图以来，耳穴疗法迅速发展。

1）适应证：耳针具有操作简便、奏效迅速、痛苦较小等特点。其治病范围极为广泛，呼吸系统、消化系统、神经系统和内分泌系统等方面的疾病均可采用此法进行直接或者辅助治疗。各种疼痛性疾病，包括神经性疼痛，如偏头痛、三叉神经痛、肋间神经痛及各种急性疼痛等，各种慢性疾病，如肢体麻木、消化不良、腹胀等，各种炎症性疾病，如咽喉炎、扁桃体炎、肺炎、气管炎、胸膜炎、胃炎、胆囊炎等，功能紊乱性疾病，如神经衰弱、月经不调、遗尿、性功能紊乱、胃肠功能紊乱、多汗、心律不齐、眩晕综合征等，过敏性与变态反应性疾病，如过敏性鼻炎、过敏性紫癜、过敏性结肠炎、荨麻疹、哮喘等，内分泌代谢性疾病，如单纯性甲状腺肿、肥胖症、糖尿病等，耳针具有改善症状、减少药量等辅助治疗作用。

2）禁忌证：①妊娠2 ~ 5个月最好不针，对习惯性流产的孕妇5 ~ 9个月内最好不取子宫、卵巢、内分泌、皮质下等穴位，以免引起流产或早产；②过度疲劳、饥饿、身体虚弱、精神紧张的患者如必须针刺，最好平卧，以免发生晕针；③耳郭有冻伤或有炎症应禁针，以免炎症扩散，如需针刺，应避免在炎症周围针刺，可先刺外耳、肾上腺，治疗冻疮及炎症。耳针治疗时，耳郭消毒要严格，如有炎症出现，应停止针刺，涂以碘酒及消炎软膏，使感染不会波及软骨。

3）注意事项及损伤后处理：①外耳患有湿疹、溃疡、冻疮破溃等不宜针刺。②妇女妊娠期间迫切需耳针治疗者应慎用，而有习惯性流产史者则应禁用。③注意消毒，防止感染。一旦耳郭感染，较难痊愈，严重者可致耳郭肿胀、软骨坏死、萎缩、畸变，故应积极预防。耳郭胀痛，需重新消毒。④防止胶布潮湿或污染，以免引起皮肤感染。夏天炎热、汗多，耳穴压豆时间不宜太长。注意皮肤过敏。

（2）皮肤埋针疗法：是以皮内针固定于除耳郭以外的穴位的皮内或皮下，进行较长时间埋藏的一种疗法。皮肤埋针疗法是古代留针方法的发展，应用于临床需较长时间留针的病症。

1）适应证：主治某些需久留针的顽固性疼痛、久治不愈的慢性病症，如神经性头痛、胃痛、胆绞痛、遗尿、哮喘、不寐、高血压、面肌痉挛、痛经、痹证等。

2）禁忌证：①关节处、红肿局部、皮肤化脓感染处、紫癜和瘢痕处，均不宜埋针；②皮肤过敏患者、出血性疾病患者也不宜埋针。

3）注意事项及损伤后处理：①注意消毒，防止感染；②注意过敏体质患者，可能对金属及胶布过敏。

11. 皮肤针疗法

皮肤针疗法又称梅花针疗法，是从针浅刺法，也是扬刺针法的发展，即以皮肤针浅刺速刺人体一定部位（穴位）的皮肤而不留针的一种针刺疗法，具有多针、刺激面大、疼痛轻微等特点。使用皮肤针叩刺体表一定部位或穴位，通过刺激皮部、孙络、络脉和经脉，起到疏通脏腑经络之气、调整脏腑功能、调和气血的作用。

（1）适应证：本疗法临床适用相当广泛，多用于妇女、儿童及某些体质虚弱的慢性病患者。主治疾病如下：头痛、偏头痛、眩晕、椎－基底动脉供血不足、大脑发育不全、腰扭伤、口眼歪斜、痹证、痿证、呃逆、呕吐、腹痛、哮喘、咳嗽、心悸、遗尿、遗精、顽癣、斑秃、神经性皮炎、带状疱疹、下肢象皮肿、痛经、小儿惊风、近视、远视、急性结膜炎、眼睑下垂、鼻塞、鼻渊等。

（2）禁忌证：局部皮肤有疮疡、感染、破溃或损伤等区域不宜叩刺。

（3）注意事项及损伤后处理：①治疗前检查针具，凡针面不平整、针尖有毛钩、锈钝者均不可用；②叩刺时针尖要垂直，避免斜、钩、挑等，以减少患者疼痛，初次治疗患者宜予轻叩刺；③针后如皮肤有过敏样丘疹，应向患者解释清楚，消退后可继续治疗；④重刺有出血者，先用干棉球将渗血擦净，随后再用酒精棉球擦一遍，以防止感染；⑤对于局部有外伤或溃疡者，不宜使用本法；⑥治疗时要求针面垂直，手腕有弹性，防止偏斜、重、滞，以减轻疼痛；⑦叩刺应自内向外，从上而下，顺序进行。

12. 三棱针疗法

三棱针疗法是在一定穴位或部位，用锋利的三棱针挑断皮下白色纤维组织或刺破该处皮肤、浅表血络放出少量血液，而达到治疗疾病目的的一种方法。该疗法具有泻热、开窍、止痛、消肿、镇静、解毒及化瘀消积之功用，广泛流传于民间。三棱针疗法包括三棱针挑刺疗法和三棱针放血疗法。

（1）适应证：①主治某些急症、热证、痛证，如急性结膜炎、眼底或视网膜出血、急慢性咽喉炎、扁桃体炎、上呼吸道感染、哮喘发作、肋间神经痛、急慢性胃肠炎、胃及十二指肠溃疡、胃肠痉挛等；②适于部分顽症久病，如偏瘫、奔豚气、肩周炎、胃脘痛、小儿疳疾、弹响指等；③三棱针放血疗法是一种古老而又独特的治疗方法，它不但可以治疗慢性病，对急危重症也有相当的应用价值，对部分疑难病症有着奇特的疗效，如各种发热性疾病、各种痛证、温病中暑、各种炎症、高血压、心脏病、中风偏瘫、精神病、神经衰弱、惊厥昏迷等。

（2）禁忌证：①有出血倾向及严重贫血的患者不宜使用本法；②注意深部有重要脏器的位置避免深刺。

（3）注意事项及损伤后处理：①三棱针使用过程中应严格执行无菌操作，以防发生感染。非一次性使用的针具应按常规进行消毒、保存。②虚证、产后或有自发性出血倾向或损伤后出血不止者，不宜使用。③重度下肢静脉曲张者慎刺，应注意控制出血量。④皮肤不洁、感染、疮疡，不宜直接刺破患处，可在周围选穴。

13. 特殊规格针具疗法

（1）巨针疗法：是以特制的粗长不锈钢针治疗疾病的一种针刺疗法。巨针亦称粗针，兼有古代“九针”中的长针和大针的特点，刺激程度强于毫针。

1）适应证：巨针疗法主要适用于下肢瘫痪、半身不遂和痹证，如肩周炎、坐骨神经痛、腕关节痛、膝关节痛等病证。

2）禁忌证：①孕妇和有严重出血倾向的患者不宜用巨针治疗；②小儿头部不宜使用巨针；③体虚和消瘦者须慎用，治疗区有炎症和脓肿者不宜用巨针治疗。

3）注意事项及损伤后处理：①巨针既长又粗，刺激强，应使患者预先有思想准备，以配合治疗；②进针均宜在皮下透刺，不宜过深，以免损伤重要脏器或组织；③患者大惊、大恐、大怒、大饱、大醉、大饥及过度疲劳时，均不宜立即施用巨针治疗；④皮肤感染、溃疡、瘢痕、肿瘤部位及严重静脉曲张部位禁用巨针。

（2）芒针疗法：芒针是一种特制的长针，一般用较细而富有弹性的不锈钢丝制成，因其形状细长如麦芒故称为芒针。芒针疗法即是运用芒针治疗疾病的一种针刺疗法。

1）适应证：多发性神经炎、脊髓侧索硬化、风湿性关节炎、类风湿关节炎、颈椎综合征、半身不遂、高热、恶寒、头痛、婴儿麻痹、肺炎、结核病低热不退、无名热、经闭、面神经麻痹、面神经痉挛、三叉神经痛、吞咽困难、舌强语謇、高血压、甲状腺疾病、支气管炎、咳喘、心动过速、腰椎间盘突出症、腰椎增生性关节炎、腰扭伤、坐骨神经痛、昏迷、脑血管意外、肠疝痛、功能性子宫出血、遗精、早泄、足趾麻木、足趾疼痛。

2）禁忌证：同毫针疗法。

3）注意事项及损伤后处理：①如患者初次接受芒针治疗，要耐心地向其说明芒针的特点，消除恐惧心理；②芒针的针身较长、刺入较深，应选择适宜深刺的穴位，且体位舒适固定，不可随便移动。

（3）长银针疗法：是用银制的长针来治疗疾病的一种方法。长银针具有以下优良性能：其一，贵重金属有特殊医疗作用，银能辟毒止痛而且可解痉；其二，针体粗，持针稳妥，手感好善做深刺，针体柔软可以转折进入关节及骨骼间的腔隙，易达病所；其三，针感强而针效久，用针的数量及次数可比其他针明显地减少，粗针重刺又是治疗顽疾的必要手段；其四，银针导热佳，用于温针灸作用强。

1）适应证：长银针深刺主要针对压痛点，故又称压痛点长银针刺法，对腰腿痛为主等软组织损伤效果显著，如腰椎间盘突出症、骨关节病、股骨头无菌性坏死、椎管狭窄症、脑血管意外后遗症、尿失禁、胃肠功能紊乱、强直性脊柱炎、风湿性关节炎与类风湿关节炎等。

2）禁忌证：①严重的心脑血管疾病、肾功能衰竭者禁用；②月经期、妊娠或贫血衰弱者禁用；③血小板减少等血液疾病或有出血倾向者禁用；④局部皮肤有过敏性或感染性疾病者禁用。

3）注意事项及损伤后处理：①长银针长而粗，多采用深刺，危险性较其他针具大一些，因此应防止盲目深刺，应正规培训，熟练操作后，严格遵守规则，一旦出现异常，立即出针，并采取妥善方法处理。②一律采用卧位进针，针点应选择准确，避开重要脏器，选择长短合适规格针具，防止误刺。年老体弱者用轻刺、浅刺。应取得患者配合，不宜在空腹或劳累后施针，以防晕针。③心肺功能不全、有出血倾向、发热、皮肤化脓者慎用。应保持皮肤清洁，注意消毒，防止感染。④针刺过程中应密切注意患者反应，艾灸时应注意防止烫伤皮肤，因银针导热性能好，应当掌握适当的时间及艾卷大小。

14. 特殊材料针具疗法

（1）陶针疗法：是采用陶瓷片代针运用不同手法刺激机体不同穴位或不同部位以消除病痛治疗疾病的一种方法。

1）适应证：陶针疗法有宣导经络、通调气血、疏散郁滞的作用。广泛运用于多种疾病，如感冒、中暑、中风、气管炎、风湿性关节炎、类风湿关节炎、急性胃肠炎、三叉神经痛、肋间神经痛、喉炎、痛经、腮腺炎、百日咳、小儿消化不良症、小儿麻痹后遗症等。

2）禁忌证：同毫针疗法，疮疖、局部皮肤溃疡、出血性疾病者少用或禁用此法。

3）注意事项及损伤后处理：①制作时选用适合作针刺用的陶片，边缘以平滑者为佳；②防止陶针断针而陶片残留体内，若出现此现象当及时停针，取出陶片。

（2）磁针疗法：磁针是从针柄或针体中产生磁场，由针尖部发出的一种特殊针。磁针疗法是运用磁针的磁场作用于人体腧穴，来调整穴位经络功能，达到治疗疾病目的的一种方法。磁针由于近些年的不断发展出现了很多变形及用具。

1）适应证：磁针疗法简便易行，疗效较好并且易于操作，在家即可操作，对内、外、妇、儿等多种疾病都有治疗作用，如头痛、牙痛、头晕、偏头痛、感冒、面瘫、失眠、癫痫、肩周炎、各种关节炎、高血压、心律不齐、气管炎、哮喘、胃痛、胆囊炎、鼻炎、痛经、月经不调、牛皮癣、骨质增生、腱鞘炎、肌肉痉挛以及风寒湿痹痛等。

2）禁忌证：同毫针疗法。

3）注意事项及损伤后处理：①注意选择适宜的磁剂量，以免影响疗效，而对于磁针的极性选择，也应准确无误；②使用磁针时，防止强力冲撞、摔打及与高温物体接触。

15. 新型针具疗法

（1）电针疗法：又称“脉冲电针疗法”，是针刺一定穴位产生针感后，在针上接通微量电流，以加强对穴位的刺激，从而达到治愈疾病的一种方法。可根据患者的不同情况调节刺激量，并能代替手法运针，使针感得以保留，对某些疾病能提高疗效。本疗法是在针刺疗法的基础上逐渐发展起来的。目前常用的电针仪器有蜂鸣式电针器、电子管电针器和半导体电针器等数种。

1）适应证：电针的主治范围相当广泛，根据取穴的不同，主治病证也不同，主要适用于多种疼痛性疾病、痹证、癫狂及痿证等。近些年主要应用于神经系统疾病，如中风偏瘫、面瘫、多发性神经炎、周围神经损伤等。

2）禁忌证：①对极度衰弱、病情危重的患者如恶性肿瘤晚期、败血症等难以耐受电针刺激者，不宜轻易使用电针。②孕妇避免用电针刺激小腹和腰骶部穴位，以免发生流产。对有习惯性流产史的孕妇、妇女月经期、骨盆狭窄性难产者禁用电针。③体内埋有按需式心脏起搏器的患者慎用。④对于电针过于恐惧，或既往有晕针史者，不宜用电针。⑤患有严重心脏病者，在应用电针时应严加注意，避免电流回路经过心脏发生意外。

3）注意事项及损伤后处理：①运用电针调节电流量时，应逐渐由小到大，不能突然开大输出量，以防止引起肌肉强烈收缩，造成弯针或断针；②电针机最大输出电压在40V以上者，最大输出电流应限制在1mA以内，以免出现触电刺激或触电危险；③注意避免跨越身体左右连接，头部连接电针要慎重。

（2）电热针疗法：电热针是根据《黄帝内经》“燔针”理论，结合现代科学技术研制而成的一种新型针具。电热针疗法是将电流通过特制的针具，作用于人体穴位，以温阳散寒、通络止痛、软坚散结而治疗疾病的一种疗法。

1）适应证：可治疗所有毫针所治疾病，此种针术为治风湿寒证最理想的方法。治疗风湿及寒痹，如关节炎、肩周炎、肢体麻痹症、肌肉萎缩症等，可以取有效穴位，也可在压痛点上针刺；治疗胃肠虚寒证，如消化不良、泄泻、胃痛等；也可治疗畏寒、背部寒冷引痛等；此外电热针还可治疗会阴白斑症、癌症等。但治疗时要注意辨证，属阴虚燥热疾病者要慎重。

2）禁忌证：同电针疗法。

3）注意事项及损伤后处理：①电热针应禁止穿过血管或紧靠血管和神经纤维的部位，避免烧伤血管引起出血和损伤神经纤维造成永久性麻痹；②对风温寒病证的治疗，其温度不能超过 55℃；③应用温度超过 75℃时，要捻转提插针体多次，使针体脱离组织后才能慢慢出针，禁止直接提针拔出，因针体与组织有大面积粘连，硬提会将大块组织带出造成严重出血。如针体无法脱离组织，可以在组织内多停留几个小时，或在针体周围采用按压脱离法。

（3）激光针疗法：是利用医用激光仪将低功率激光束直接照到穴位或通过特制毫针照射到穴位深部以治疗疾病的一种方法。

1）适应证：应用激光针疗法可以治疗针灸适用的多种疾病。

2）禁忌证：①精神病、高血压、糖尿病及穿刺部位有感染灶的患者不适合激光针疗法；②合并椎管狭窄者，椎间盘游离钙化者作用不明显；③颈部疾病、乳房疾病、腰部骨刺患者慎用，眼科疾病患者慎用。

3）注意事项及损伤后处理：①操作人员应注意自身防护，因为激光是一种高能射线，对操作人员可以造成伤害特别是视网膜，因此要戴防护镜；②治疗期间应注意患者耐受程度，避免造成深部损伤。

16. 常用特殊针法

（1）水针疗法：又称"穴位注射疗法"，是将药物注射液注入有关穴位，取药物和穴位的双重作用，以治疗疾病的一种方法。

1）适应证：水针疗法可治疗多种疾病，以疼痛类及内科疾病为主，如坐骨神经痛、肩关节周围炎、风湿病等。水针疗法也可以治疗神经系统及消化系统疾病，如坐骨神经痛、肋间神经痛、脑中风后遗症、痿证、呃逆、痢疾、胃下垂等。

2）禁忌证：孕妇的下腹部、腰骶部和三阴交、合谷穴为禁针穴。年老体弱者，选穴须少，剂量酌减。

3）注意事项及损伤后处理：①治疗时应对患者说明治疗特点和注射后的常见反应，如注射后局部有红肿、酸胀等不适感，一般在一天之内可以消失；②注射药物如过期或有沉淀变质等情况，应停止使用；③严格遵守无菌操作，防止感染，最好每注射一个穴位换一个针头；④注意药物的禁忌、剂量、配伍、副作用以及过敏反应等问题，凡会引起过敏反应的药物，均应先做皮试，反应为阳性者不可应用，副作用较大的药物，应谨慎使用；⑤一般药液不宜注入关节腔内和血管内，以防引起关节红肿热痛等不良反应。

（2）火针疗法：是将特制针具的针尖用火烧红后，迅速刺入体表穴位，以治疗疾病的一种方法。

1）适应证：本疗法有温经散寒、软坚散结、祛腐生肌的作用，具有针与灸的双重作用，多用于痹证、疮疡、色素痣、扁平疣、白癜风、痈疽、顽癣、腱鞘囊肿等疾病。

2）禁忌证：①火针刺激强烈，孕妇及年老体弱者禁用；②火热证候和局部红肿者不宜用；③高血压、心脏病、恶性肿瘤患者等禁用。

3）注意事项及损伤后处理：①施行火针后，针孔要用消毒纱布包敷，以防感染；②使用火针时，必须细心慎重，动作敏捷、准确，避开血管、肌腱、神经干及内脏器官，以防损伤；③火针必须把针烧红，速刺速起，不能停留，深浅适度；④用本法治疗前，要做好患者思想工作，解除思想顾虑，消除紧张心理，取得患者配合，然后方可进行治疗。

（二）灸疗、拔罐疗法、刮痧疗法

1. 灸疗法

灸法，是利用某种易燃材料和（或）某种药物，以烧灼、熏熨和（或）贴敷腧穴或患处，并借其温热或化学性的刺激，通过经络穴位的作用，调整人体生理功能的平衡，而达到治疗和保健目的的一种外治方法。

（1）艾叶灸法：指用艾叶制成的艾绒作为施灸材料而进行灸治的一种方法。在整个灸具疗法中占有最主要的地位。

1）适应证：①艾炷灸具有调和气血、温里回阳、消瘀散结、散寒蠲痹等功效。适用于慢性顽痰痼疾，喘息经久不愈者，如咳喘；再如痞块、陈旧性软组织损伤、痹证、脉管炎等；亦可以用于疾病的预防及保健。②隔姜灸具有调和血脉，散寒发表，和胃降逆，温中宣肺等功能。姜与艾合用相得益彰，故有温中散寒，宣散通脉，活络止痛等作用。对外感或内伤的寒性头痛、腹痛，关节酸痛、冷痛、麻木，喉痹咳逆、上气痰喘，反胃呃逆等症有较好的疗效，尤对寒性呕吐、泄泻、胃痛、足跟痛诸疾疗效显著。③隔蒜灸具有祛寒湿，辟邪恶冷气，健运脾胃，消谷化食，解毒化虫，消肿散结止痛的功效。主要用于肺结核、淋巴结核、腹腔淋巴结炎、慢性毛囊炎、乳腺炎等。④附子饼灸具有强心回阳，温肾行水，祛寒止痛等功效。主要适用于阳痿、早泄、遗尿、疮疡久溃不敛等阳虚证。⑤隔盐灸具有清火凉血，解毒止痒，涌吐宿食痰涎毒物等功效。主要适用于腹痛、腹泻、急救虚脱等。

2）禁忌证：①凡属阴虚阳亢和内热炽盛者，禁止施灸；②咯血、吐血、肝阳头痛、中风闭证、热毒旺盛等皆慎用灸法；③孕妇的腹部和腰骶部禁止施灸；④颜面部、阴部、大血管走行的区域以及关节活动部位，禁止进行瘢痕灸；⑤器质性心脏病、精神分裂症患者，禁止施灸；⑥高血压危象、肺结核晚期、严重贫血、急性传染病及皮肤痈疽伴发热者均不宜用灸法。

3）注意事项及损伤后处理：①本法以皮肤出现红晕为度，稍有热感可更换艾炷，严防艾火烧坏患者衣物被褥。注意患者反应，避免烫伤（瘢痕灸除外）。②注意雀啄灸法热感较强，应谨防烧伤皮肤，头面部应慎用此法。③瘢痕灸施灸过程中会出现烧灼痛，应嘱患者做好思想准备。为缓解疼痛，可在施灸部位附近轻轻拍打。④因该疗法可致无菌性炎症，故需谨防感染，若有继发感染应及时处理。灸疮化脓时不宜做重体力劳动。⑤身体严重虚弱、糖尿病及皮肤病患者均不宜使用。

（2）温筒灸疗法：又称“灸疗器疗法”，是用特制的温灸器具在人体穴位上施灸以防治疾病的一种灸法。本疗法是在艾条灸手法的基础上创立发展起来的，虽然作用部位局限，但热力集中，能较好地发挥灸疗的作用。

1）适应证：温筒灸疗法其治病范围同艾灸疗法，主要适用于体弱、老、幼、妇女等，尤其对虚寒证更为适宜。

2）禁忌证：同艾叶灸法。

3）注意事项及损伤后处理：①注意观察筒内艾火，若空气不够，可把筒盖稍开以透气，不致于艾火熄灭；②温灸筒底部孔眼不宜过大，以防艾火掉落而烧伤皮肤；③温灸筒把柄可套以不传热材料，以防灸疗时烫手。

（3）灯心草灸法：用灯心草蘸取蓖麻油或香油点燃后迅速按在穴位上进行点灸的方法称为灯心草灸法，又称“灯火灸”。本法也可在油中放药物或者在灯心草中放药物，如麝香等。

1）适应证：本法适用于小儿惊厥、腮腺炎、膈肌痉挛、腹痛、睑腺炎（麦粒肿）、鼻渊、淋巴结核等。对于痹证如类风湿关节炎、强直性脊柱炎、骨关节炎也有较好的治疗效果。

2）禁忌证：同艾叶灸法。

3）注意事项及损伤后处理：①高热、烦渴、咯血等热盛病证者不宜用此法；幼儿体弱以及敏感者及颜面部位施灸时点烫宜轻。②灯心草不宜蘸油过多，以免烫伤患者，孕妇腹部不宜用之。

2. 拔罐疗法

拔罐疗法，是以竹罐、陶罐或玻璃罐为工具，利用燃烧的热力，燃尽罐内空气产生负压，使其吸附于体表施术部位产生温热刺激，被拔部位的皮肤充血、瘀血，以达到祛邪治病目的的一种方法。

随着医疗事业的不断发展，拔火罐的工具质料和使用方法均有所改进，其工具由原来的牛角、瓦罐逐渐发展成竹罐、钢罐、陶罐、玻璃罐以及现在的橡胶挤压罐等。方法也由原来的投火法扩展为闪火法、煮竹筒法以及走罐法、留针拔罐法等。

（1）适应证：拔罐疗法不但具有温经通络、祛湿逐寒、行气活血、消肿止痛等作用，也具有清热泻火的功效，且不同的拔罐方法具有不同的作用。留罐法以祛寒为主，闪火法以祛风为主，走罐法以活血通络为主，多罐法以泻实为主等。拔罐疗法在临床上可用于治疗多种疾病，如感冒、风湿痹痛、胃痉挛、头痛、荨麻疹、慢性腰腿扭伤、肢体旧伤瘀血、痈肿、喉蛾（扁桃体炎）、目赤肿痛等。

（2）禁忌证：① 16 岁以下儿童、70 岁以上老人，以及肌肉消瘦、体质虚弱的患者禁用拔罐；②皮肤有过敏、溃疡、水肿以及大血管分布部位，禁用拔罐；③妇女月经期不宜拔罐；④高热、抽搐及妊娠妇女的下腹和腰骶部禁用拔罐；⑤患有精神病、水肿、心力衰竭、活动性肺结核、急性传染病的患者禁用拔罐；⑥局部皮肤有毛发、皱褶、瘢痕、破溃时不宜拔罐；⑦有出血倾向、恶性肿瘤患者等一般不宜使用本法；⑧胸背部腧穴慎用针罐。

（3）注意事项及损伤后处理：①拔罐部位应选择在肌肉丰满、富有弹性、没有毛发和骨骼凹凸的部位或穴位上，动作要稳、准、快。②应用投火法拔罐时火焰须旺，动作要快，使罐口向上倾斜，避免火源掉下烫伤皮肤；应用闪火法时，棉花棒蘸酒精不要太多，以防酒精滴下烧伤皮肤；用架火法时，须防止燃着的火架撞翻，造成烫伤；用贴棉法时，应防止燃着的棉花脱下；用煮水罐时，应甩去罐中的热水，以免烫伤患者。③使用走罐法时，不能在骨突处推拉，以免损伤皮肤，或造成罐具漏气脱落。④高热抽搐、皮肤过敏、皮肤水肿、有出血倾向及溃疡破损处、孕妇腰骶部及腹部等均不宜拔罐。⑤如出现烫伤，小水疱无需处理，数天后可自行吸收；如水疱较大，可用消毒针刺破，放出水液，涂敷消炎药水或药膏即可。

3. 刮痧疗法

刮痧疗法是用边缘光滑的汤匙或铜钱、硬币、瓷器片、嫩竹板等工具，蘸植物油或清凉油、正红花油、酒、清水在体表部位进行自上而下、由内向外反复刮动，直至出现瘀斑。同时也可以用掐、捏、捉、拍等方法达到出痧的目的。

刮痧疗法可以使用多种器具，这些器具多在生活中可以获得，主要分为四类：陶瓷玻璃类、金属制品类、植物麻类、其他器械。

（1）适应证：刮痧疗法临床应用范围较广，主要用于各种痹证的治疗，也可用于消化系统、呼吸系统等疾病的治疗。旧血不去新血不生，刮痧具有活血散瘀之功，因此对于血瘀所致的疼痛具有较好的作用，可用于治疗各关节及大范围的肌肉疼痛；由于刮痧能解表散邪，因此可以治疗感冒、发热、咳嗽、痧证、风热喉痛等；同时刮痧具有引邪外出之功，因此可以治疗由寒邪、风邪所导致的相关疾病如落枕、腹痛、腹泻、恶心呕吐以及疳积等。

（2）禁忌证：①身体瘦弱，皮肤失去弹性者禁止刮痧；②有皮肤病或传染病者禁止刮痧；③孕妇腹、腰、骶部禁刮，其他部位也应慎刮或轻刮；④眼睛、口唇、舌体、耳孔、鼻孔、乳头、肚脐、前后二阴等部位禁止刮痧；⑤皮肤有感染、溃疡、瘢痕、肿瘤部位以及有新鲜骨折处禁刮；⑥有出血倾向疾病或血友病患者禁止刮痧；⑦心力衰竭、肾功能衰竭、肝硬化腹水、全身重度浮肿等危重病症者禁刮；⑧饱食后或饥饿时，以及对本疗法恐惧者忌用。

（3）注意事项及损伤后处理：①手法要求轻重适宜，以患者能耐受为度，不能使猛劲，以免影响整个治疗过程；②治疗过程中，密切观察患者病情变化，如见冷汗不止、脉象沉伏、吐泻不止等情况，应停止治疗，防止发生意外。

（三）特殊针刺器具疗法

1. 小针刀疗法

小针刀疗法是一种介于手术和非手术疗法之间的闭合性松解术。是在切开性手术方法的基础上结合针刺形成的。小针刀疗法的特点是在治疗部位刺入到深部病变处进行轻松的切割，剥离粘连的组织，以达到止痛祛病的目的。小针刀疗法的优点是治疗过程操作简单，不受任何环境和条件的限制。治疗时切口小，不用缝合，对人体组织的损伤也小，且不易引起感染，无不良反应，患者也无明显痛苦和恐惧感，术后无需休息，治疗时间短，疗程短，患者易于接受。

（1）适应证：主要为各种慢性软组织损伤引起的顽固性疼痛；部分退变性疾病，如颈椎病、腰椎间盘突出症、骨性关节炎等；肌肉、肌腱和韧带积累性损伤，肌紧张，外伤后遗症等；某些无菌性炎症，如筋膜炎、腱鞘炎、肩周炎、髌下脂肪垫炎、网球肘等；某些脊柱相关性疾病，如偏头痛、颈性眩晕；其他如痤疮、乳腺增生、哮喘、胃肠功能紊乱、慢性胃炎、胃溃疡、结肠炎、痛经、月经紊乱、尿频、性功能障碍等多种疑难杂症。

（2）禁忌证：①全身发热或感染，如果进行针刀治疗，感染容易扩展到局部或加重病情，不适合进行针刀治疗；②患有严重的内科疾病，如严重的心脑血管疾病，或患者处于极度虚弱等情况时，不适合进行针刀治疗；③特殊部位如颈部、腘窝等，神经、血管较丰富，针刀治疗风险较大，慎用；④孕妇、小孩以及精神异常的患者禁用；⑤施术部位有红肿热痛或深部脓肿坏死者或恶性肿瘤、骨折的患者禁用；⑥血小板低下、凝血功能异常者禁用；⑦在过饥、过饱、过度劳累、过度恐惧时不宜使用。

（3）注意事项及损伤后处理：①由于小针刀疗法是在非直视下进行操作治疗，如果对人体解剖特别是局部解剖不熟悉，手法不当，容易造成损伤，因此医生必须做到熟悉欲刺激穴位深部的解剖知识，以提高操作的准确性和疗效；②注意无菌操作，特别是做深部治疗，重要关节如膝、髋、肘、颈等部位的关节深处切割时尤当注意。必要时可在局部铺无菌洞巾，或在无菌手术室内进行。

2. 埋线疗法

埋线疗法，又称“穴位埋线疗法”，是根据不同的病症，将特制羊肠线埋藏于相应的穴位，发挥羊肠线（异性蛋白）对穴位的持续性刺激作用，用以治疗疾病的一种新疗法。

（1）适应证：穴位埋线疗法多用于哮喘、神经性皮炎、胃痛、腹泻、遗尿、面瘫、癫痫、腰腿痛，以及脊髓灰质炎后遗症、神经官能症等，选穴原则与针刺疗法相同，但取穴要精简。

（2）禁忌证：一般来说人体所有穴位，除去如神阙、乳中等穴位不能埋线外，没有绝对的禁忌证，关键在于既要小心谨慎，认真负责，又要有熟练的操作手法，同时要正确掌握埋线方向、角度及深度。下列几种情况应予注意：①5岁以下的儿童禁用或慎用埋线；②严重的心脏病患者不宜使用，如必要时不宜强刺激，埋入的羊肠线不宜长；③精神紧张，过劳或过饥者，禁用或慎用埋线，避免发生晕针；④有习惯性流产史者应禁用；⑤孕妇不宜在腰腹部及合谷、三阴交等穴埋线，月经期慎用；⑥不宜在皮肤破损处埋线，以免引起感染等不良后果；⑦关节腔内不宜埋线，以免影响关节活动或引起关节腔内感染；⑧禁针部位禁用；⑨有出血倾向性疾病者禁用。

（3）注意事项及损伤后处理：①严格无菌操作，且线头不得外露，术后1～7天不要污染针孔，以免感染；②操作手法应轻巧，用力均匀，避免断针；③埋线应在皮下组织与肌肉之间，不宜深埋于脂肪组织之中，胸背部更不宜过深，防刺伤内脏；④神经干及大血管分布的表浅部位应避免埋线。术后1～5天内，少数患者可能出现肿、痛、热等无菌性炎症反应，一般无需处理，1周左右即可自行消失。

（四）推拿疗法

1. 推拿疗法概述

推拿，又称“按摩”“按跷”“跷摩”。推拿疗法，是指在中医基础理论（特别是经络、腧穴学说）的指导下，通过在人体体表一定的部位施行各种手法以防治疾病的一种方法。由于本疗法简便易行，不需要任何药物和设备，只是通过医者之手就可以在患者身上产生一定的治疗效果，故千百年来一直广泛地应用于临床各科疾病的防治，广泛地在民间流传，深受广大民众的欢迎。

早在《黄帝内经》就载有“导引按跷”的治病方法，“按”即现在所谓的按摩，“跷”就是按摩疗法中的牵引手法。后世医书中更确切地指出了按摩的作用。隋唐时期按摩疗法更加盛行，成立了按摩专科，并设有按摩博士和按摩师等职务。中华人民共和国成立以后，传统的推拿按摩疗法同中医其他学科一样有了很大的发展。全国不少地区建立了推拿（按摩）专业学校，或专科医院、专科诊所、专科门诊部。各级中医医院和综合医院相继建立了推拿（按摩）科。可见推拿疗法在我国历史悠久，代代相传，并不断发展创新。

2. 推拿手法分类

推拿手法种类繁多，因后世各家流派不同，故各有千秋。归纳起来，推拿法主要有推法、拿法、按法、摩法、滚法、揉法、点法、掐法、拍法、搓法等数种。按摩法常用的基本手法有抚摩法（推摩法）、擦摩法、揉捏法、叩击法、振颤法等数种。

推拿手法非常多，在此仅介绍常用的22种手法。

（1）滚法：以第5掌指小鱼际侧吸定于受术部位，前臂发力，带动腕关节的屈伸运动来促使手掌背尺侧部在受术部位来回滚动，在手法操作时有一半以上的掌背部接触受术部位，称为㨰法。

（2）一指禅推法：以拇指指端或螺纹面着力，通过腕部的摆动带动拇指做屈伸运动，使所产生的功力持续不断地作用于施术部位或腧穴上，称为一指禅推法。一指禅推法是一指禅推拿学术流派的代表性手法。

（3）揉法：术者以指、掌、前臂、肘吸定于受术部位体表并做有节律的回旋、上下、左右运动的手法，称为揉法。

（4）摩法：术者以指、掌作用于受术部位做回旋摩动的手法，称为摩法。用手指指腹着力摩动的手法称为指摩法，用手掌面着力摩动的手法称为掌摩法。

（5）推法：术者以指、掌、拳、前臂、肘在受术部位做单向直线推动的手法，称为推法。

（6）擦法：用指或掌紧贴在受术部位，做快速均匀的直线往返摩擦，使之产生热量的手法，称为擦法。

（7）搓法：用双手掌夹住肢体，做方向相反的快速往返搓动的手法，称为搓法。

（8）抹法：用拇指螺纹面或掌面在体表做直线或弧线运动的手法，称为抹法。

（9）按法：用指、掌、肘在受术者体表垂直往下按压，按而留之的手法，称为按法。

（10）点法：用指端、指间关节或肘尖垂直按压体表的方法称为点法。点法由按法演化而来。

（11）捏法：拇指与其他手指相对用力挤压受术部位的手法，称为捏法。

（12）拿法：捏而提起谓之拿。

（13）捻法：用拇指和食指捏住受术者的手指或足趾并做捻线状搓动，称为捻法。

（14）拍法：用虚掌拍打体表的手法，称为拍法，也称掌拍法。

（15）击法：用手或工具叩击体表的手法，称为击法。叩击体表时，根据手的不同形态和部位，称为拳击法、掌击法和指击法，使用桑枝棒者称为棒击法。

（16）拨法：用手或肘按压于较深部位并单向或往返横向拨动的手法，称为拨法，又名弹拨法。常用拇指或与其他手指配合拨动，称指拨法；用肘部拨动，称肘拨法。

（17）抖法：用单手或双手握住受术者上肢或下肢的远端，用力做连续小幅度的快速上下抖动，称为抖法。

（18）振法：以手指或手掌在体表做快速振颤的手法，称为振法，又名振颤法。有掌振法和指振法两种。

（19）摇法：使关节沿其运动轴的方向做被动环转活动的手法，称为摇法。包括颈项部、腰部和四肢关节摇法。

（20）扳法：以“巧力寸劲”作用于关节，使其瞬间突然受力，而产生被动的旋转、屈伸、展收等关节运动的手法，称为扳法。分为脊柱扳法和四肢扳法。

（21）拔伸法：拔伸即牵引、拉伸之意。固定关节或肢体的一端，牵拉另一端的手法，称为拔伸法。包括脊柱和四肢关节的拔伸方法。

（22）踩法：用单足或双足踩在患者的背部或臀部，并做适当的弹跳。用足趾点、按、压，或用足底揉、踩、推。操作时多借助手杖或固定横木以控制自身体重。

3. 推拿疗法的治疗作用及治疗范围

推拿疗法的治病机制在于运用按、摩、推、拿、揉、捏等数十种手法直接作用在患者身体的皮肤、肌肉、筋腱、关节、神经、血管以及淋巴等地方，对穴位产生一种机械性刺激作用，使经络疏通，气血流畅，既可以提高人体局部的营养，促进机体的自然抗病能力，消除肌肉的过度紧张，又能增强肌肉的弹性使人体各个机关及早恢复活力。

（1）调和气血，平衡阴阳：不同的推拿手法对神经、肌肉有不同的作用，如强手法可使神经、肌肉兴奋，轻手法使之抑制。可促进全身血液循环，加强组织细胞的新陈代谢，达到调和人体机能的作用。

（2）扶正祛邪，增强体质：通过推拿，使各器官的活动功能增强，增强人体对疾病的抵抗力，扶正祛邪，增强体质，延年益寿。

（3）活血化瘀，消肿止痛：推拿能改善局部和全身血液循环，达到"行气活血""通则不痛"的效果。

（4）此外，推拿疗法还有整复脱位、强壮筋骨和松解粘连、通利关节等功能。

本法适用于临床及保健预防的所有疾病，主要适用于各种关节炎、腰肌劳损、椎间盘脱出、肩关节周围炎、胃下垂、消化不良、便秘、胃神经官能症、胃肠功能紊乱、慢性胃炎、结肠炎、溃疡病、神经衰弱、病后恢复期、小儿麻痹症、中风偏瘫及各种麻痹等。

4. 按摩推拿疗法禁忌证

关于按摩的禁忌证，并非绝对的。某些疾病在治疗中，推拿可作为辅助治疗，能够提高疗效，消除症状。推拿禁忌证有以下几种：

（1）各种传染病，如病毒性肝炎、肺结核等。

（2）各种严重感染性、化脓性疾病，病情危重，有高热、神志不清者。

（3）有出血倾向或血液病，如消化道出血、血小板减少性紫癜等。

（4）严重心、脑、肺、肾等重要脏器疾病。

（5）各种溃疡性皮肤病，治疗部位有严重的皮肤病，或皮肤损伤（烧伤、烫伤、开放性软组织损伤），或炎症（如蜂窝织炎、丹毒、骨髓炎等）。

（6）精神病、恶性肿瘤。

（7）骨折、骨裂、肌肉和韧带断裂的固定期，严重的老年性骨质疏松症。

（8）妊娠期妇女的腹部和腰骶部。

5. 注意事项及损伤后处理

（1）热情接待患者，详细询问病史，明确诊断，认真治疗。

（2）除少数手法如擦法、掐法，操作时直接与患者皮肤接触外，治疗时必须用治疗巾覆盖被治疗部位。

（3）推拿时要保持手的温暖和清洁，勿戴戒指，经常修剪指甲，以免损伤患者皮肤。

（4）推拿治疗时，精力要集中，要随时询问和密切注意患者对手法治疗的反应，如面部表情、肌肉张力、对运动关节类手法的抵抗等，以保持适当的推拿强度，防止发生意外。

（5）妊娠期妇女的腰臀部与腹部的穴位慎用，如无必要，应选其他部位的穴位代替。

（6）年老体弱，久病体虚，或极度疲劳后，或剧烈运动后，或过饥过饱后以及醉酒、暴怒后均不宜按摩。

（7）推拿治疗时，要做好患者的解释工作，嘱患者呼吸自然，肌肉放松，腰腹部受治疗时，须宽衣松带。按摩前患者应先排空大小便。

（8）每次推拿的时间，人体某一部位的局部按摩一般需 1 ～ 15 分钟；全身几个部位的系统按摩则需 20 ～ 30 分钟，个别患者可适当延长。一般急性病症可每日或隔日 1 次，3 ～ 5 次为 1 个疗程；慢性病症可隔日 2 次或每周 2 次，10 ～ 15 次为 1 个疗程，每个疗程之间应间隔 3 ～ 5 天。

（五）气功疗法

1. 气功疗法概述

关于气功的定义、内涵等问题，国内外气功师、学者有多种阐述，有的从源流解，有的从其作用解，也有的从锻炼方法而解，但均不应离开“气”而言“气功”。简而言之，气功是练气、养气和用气的功夫。所谓练气，就是摄取、调动对人体有益之气，驱除和抗拒对人体有害之气；所谓养气，即对所练之气要能够保养；而用气则是运用和发挥气的各种作用和潜能。通过运气练功来调节神经、内脏、器官的功能活动，改善血液循环，增强新陈代谢，促进身体阴阳平衡，使之“形神合一”，达到养生与治病的一种保健疗法。

气功的主要理论有以下几方面：元气学说及气化论、太极阴阳学说、五行学说、经络学说、运气学说、丹田学说。由此可见气功的理论是以中医基础理论为主结合了道家理论而形成的一种健身及治疗方法。近年来，广大科学工作者对“气”的本质和气功原理进行了多学科研究，从不同方面，进行了一定广度和深度的探索，提出了不少假说。

总体来说，气功疗法具有以下几种功效：①具有调节精、气、神的作用；②具有调节阴阳的作用；③具有疏通经络的作用；④具有调身形的作用。

2. 实用功法

数千年以来气功学的发展门派繁多，功法种类数不胜数，仅目前流行较广，有明显效果的功法就有几十种之多。练功者的年龄、性别、身体素质的差异，病情变化以及各种功法的特点，决定了必须根据不同情况选用合适的功法。现简介几种实用功法。

（1）小周天功法：是通过意念导引经气，沿任督二脉运行，通调百脉，达到祛病健身目的的一种气功疗法。本疗法是由“内丹术”衍生而来的。

操练方法：①面向东方盘坐或平坐，两手作子午诀（右手拇指掐左手无名指根部，左手握右拇指，右手余四指盖握左手）置脐下，排除杂念，呼吸平和，叩齿 36 次，以舌搅口腔上下左右 36 遍，双目随舌运转。舌抵上腭，静心数息 360 息（一呼一吸为一息）。等津液满口，鼓漱数遍。此时，提肛使内气从任脉过肌门到尾门，以意运送，徐徐上夹背，渐加速，闭目上视，以鼻吸气，使内气过玉枕，再以目随意转，引内气过头顶到舌尖，随部分津液一齐下降，经喉区、心区，直至丹田气海。略停之后，如前法再运行 2 周。口中之津液则随内气 3 次循环而 3 次咽下。②静坐片刻，将两手搓热后擦丹田 180 下，抱住腹部，放手时须将衣被围住脐部，避免冷风侵袭。继而将拇指背擦热，拭目 14 遍以清心火；擦鼻 36 遍以润肺；擦耳 14 遍以补肾；擦面 14 遍以健脾。双手鸣天鼓后，双手举过头，合掌作揖状 3 次，缓缓呵出浊气 5 口，以鼻吸清气，双手抱肩、按摩转动数遍，再擦玉枕 24 次，擦腰眼和足心各 108 次。收功。

小周天疗法一般每日操练 1 ～ 2 次，每次 30 分钟左右。本法用于养生保健简便易行，也可用于治疗多种慢性疾病，如消化系统、呼吸系统、循环系统和泌尿生殖系统等疾病。如若坚持数月或数年，效果显著。练功期间，须劳逸适度，清心寡欲，饮食宜清淡，并且 3 个月内节制性生活。

（2）内养功

1）操练方法：姿势有侧卧式、仰卧式、坐式及壮式四种。①侧卧式：侧卧于床上，头微前俯，脊柱微向后弓，含胸拔背。右侧卧时，右上肢自然弯曲，五指舒伸或半握掌，掌心向上，置于头前枕上，左上肢自然伸直，五指松开，掌心向下，置于同侧股部，右下肢自然伸直，左下膝关节屈曲 120°，其膝轻放于右下肢膝部。如为左侧卧时，其四肢体位与此相反。双目轻闭以鼻呼吸。②仰卧式：平身仰卧床上，躯干正直，两上肢自然舒伸，十指松展，掌心向下或向内放于身侧，下肢自然伸直，两足跟距离 10cm 左右，足尖自然分开。③坐式：端坐于椅上，头微前倾，颈部放松，含胸拔背，松肩垂肘，十指舒展，掌心向下，置于同侧大腿部。两足平行分开与肩等宽。小腿与地面垂直，膝关节屈曲呈 90°。④壮式：需将枕垫高八寸许，肩背呈坡形垫实，不可悬空，两脚并拢，掌心向内，紧贴于大腿两侧，其余则与仰卧式要求相同。

2）呼吸法：内养功的呼吸方法比较复杂，包括腹式呼吸、停顿呼吸、舌抵上腭、默念字句四个动作。常用的有以下两种：①第一种呼吸法：轻合其口，以鼻呼吸。先行吸气，同时用意领气下达小腹。吸气后，即行停闭，后再把气徐徐呼出。此法的基本呼吸运动为吸—停—呼。呼吸配合舌动，吸气时舌抬起抵于上腭，停顿时舌不动，呼气时舌随之落，同时配合默念字句，一般吸气时默念第一个字，呼气时默念最后一个字，停顿时默念其他字。②第二种呼吸法：以鼻呼吸或口鼻兼用。先吸气，随之徐徐呼出，呼毕再行停顿。此法的基本呼吸运动形式是吸—呼—停。吸气时抬舌抵上腭，呼气时舌落下，停顿时舌不动。默念字句法与第一种呼吸法相同。

3）意念：①意守丹田：主要指意守下丹田（小腹），注意其随呼吸出入而起落；②意守膻中：也有人称之为中丹田；③意守足趾：即两足的足趾。一般以意守下丹田为主，只有在意守下丹田有困难或有反应时，才改守膻中或足趾。

（3）保健功疗法：是根据古代多种功法总结、归纳出最常用的以保健养生为主的一种方法。

操练方法：采用盘腿而坐的姿势。集中思想，静默片刻，开始练功。①叩齿：先轻叩上下臼齿 24 次，后轻叩上下门齿 24 次。可改善局部气血流通，能固齿预防疾病。②鸣鼓：两手掌掩耳，中指放在枕骨部，食指压在中指上，并从中指上滑下轻弹风池穴 24 次，能听到咚咚的打鼓声。可健脑、预防耳聋，治头痛、目眩、耳鸣。③左顾右盼：颈项左右转动 24 次，反顾肩膀。可防治颈项酸痛、目昏失眠。④搅海、咽津：舌沿牙齿内外、上下、左右运转 18 次，然后舌抵上腭，使唾液上泛，鼓漱唾液 36 下，分 3 口咽下，以引唾液慢慢地下达丹田。能生津止渴、和胃润肠、促进消化。⑤双手摩腰：将双手搓热，摩两侧腰部各 24 次。可治腰痛、肾亏、痛经。⑥左右伸开：两手握拳，双臂左右分开，平举 20 次。能锻炼关节、矫正脊柱弯曲。⑦双转辘铲：两手握拳，双臂稍抬高，屈肘，两肩连臂左右各轮转 24 次。有强腰健脊的作用。⑧左右托天：两手自然贴放小腹部，先左手慢慢向上托举，掌心向上，指尖朝后，手臂尽量伸直，左右各 24 次。能调运脾胃，补中益气，治疗胃、肝等内脏下垂。⑨舒筋松骨：平坐低头，两腿伸直并拢，足尖朝上，俯身向前，两手用力扳足心 24 次。能运行气血、舒筋松骨，治疗腰腿痛等病。

以上诸法中可针对不同的疾病和体质选用一法或多法，也可由一法至九法全部做完。每天可早晚各练 1 次。

3. 气功疗法适应证

气功可用于与心理社会因素密切相关的心血管系统、呼吸系统、骨骼系统、皮肤系统、消化系统等心身疾病的治疗。气功能够调动人的主观能动性，在不依赖于外在干预的条件下，通过调身、调息、调心“三调”对自身的生理心理进行调控，疏通经络、调和气血、濡养脏腑，实现形神合一，最终达到整体的阴阳平衡。由于气功疗法的治疗方式主要是自行练功，患者从学习气功到取得疗效需要有一个过程，故气功疗法主要适用于各种慢性疾病。需要注意的是气功运动重在功能状态的调节，其作用以治疗功能性疾病见长，且每种功法都有不同的适应症，不能千篇一律。

4. 气功疗法的注意事项及损伤后处理

①忌蹲坐休息：运动后若立即蹲坐下来休息，会阻碍下肢血液回流。影响血液循环，加重机体疲劳。严重时产生重力休克。因此，每次运动结束后应调整呼吸节奏，步行甩臂，并做一些放松、调整活动，促使四肢血液回流入心脏。②忌贪吃冷饮：运动往往使人大汗淋漓，随着大量水分的消耗，运动后总会有口干舌燥的感觉，然而此时人体消化系统仍处在抑制状态，功能低下。若图一时凉快和解渴而贪吃大量冷饮，极易引起胃肠痉挛、腹痛、腹泻，并诱发胃肠道疾病。③忌立即进食：运动时，特别是剧烈运动时，运动神经中枢处于高度兴奋状态。在它的影响下，管理内脏器官活动的副交感神经系统则加强了对消化系统活动的抑制。同时，运动时全身血液亦进行重新分配，首先满足运动器官的需要，而腹腔内各器官的血液供应相对减少。上述因素使得胃肠道的蠕动减弱，各种消化腺的分泌大大减少，这些情况在运动结束 20 ~ 30 分钟后才能恢复，如果立即进食，就会增加消化器官的负担，引起消化功能紊乱，甚至造成多种疾病。④忌骤降体温：运动时机体表面血管扩张，体温升高，毛孔开放，排汗增多。倘若运动后立即走进冷气空调房间或在风口纳凉小憩，或图凉快用冷水冲头，均会使毛孔紧缩闭汗而引起体温调节等生理功能失调，免疫功能下降而致感冒、腹泻、哮喘等病症。⑤忌吸烟：运动后吸烟，吸入肺内的空气混入大量的烟雾，一方面减少含氧量，不利还清“氧债”，难以消除机体疲劳；另一方面人体吸入这样的带雾空气，将影响肺泡内的气体交换，导致在运动后因供氧不足而出现胸闷、气喘、呼吸困难、头晕乏力等。⑥忌“省略”放松整理活动：实践表明，通过适宜的放松徒手操、步行、放松按摩、呼吸节律放松操等恢复到运动前的安静状态，放松性的整理活动不仅可降低运动者的大脑皮质兴奋性及较快的心跳、呼吸频率，而且，还有助于恢复肌肉的疲劳感，减轻酸胀不适，并可避免运动后头晕、乏力、恶心、呕吐、眼花等不良反应。

（六）物理疗法

物理治疗是康复治疗的主体，它使用包括声、光、冷、热、电、力（运动和压力）等物理因素进行治疗，针对人体局部或全身性的功能障碍或病变，采用非侵入性、非药物性的治疗来恢复身体原有的生理功能。物理治疗是现代与传统医学中的非常重要的组成部分。物理治疗可以分为两大类：一类以功能训练和手法治疗为主要手段，又称为运动治疗或运动疗法；另一类以各种物理因素（声、光、冷、热、电、磁、水等）为主要手段，又称为理疗。

1. 热蜡疗法

热蜡疗法，简称“蜡疗”，是用液态或半固态的黄蜡、石蜡或地蜡，加热熔化后涂敷体表，将热能传至机体以治疗疾病的一种方法。

（1）适应证：蜡疗临床应用范围较广，对各种慢性炎症和运动器官病变有一定疗效。如血肿、局部水肿、关节炎、神经痛、神经性皮炎、烧烫伤、冻伤、慢性胃炎、结肠炎、盆腔炎、宫颈糜烂等。

（2）禁忌证：体质虚弱、高热、化脓性炎症、厌氧菌感染的炎症、结核性疾病、恶性肿瘤、有出血倾向的疾病、重症糖尿病、甲状腺功能亢进症、慢性肾功能不全、感染性皮肤病患者以及孕产妇、婴儿不宜使用蜡疗。

（3）注意事项及损伤后处理：①注意掌握好蜡的温度，涂蜡时动作要快，用力要均匀；

②治疗过程中，要注意观察和询问患者局部情况，如有疼痛，应立即检查，防止烫伤或其他意外；③石蜡为易燃品，使用中一定要注意防火安全。

2. 熏洗疗法

熏洗疗法是用中药煎液在四肢、臀部或全身进行熏洗，借助热力和药力，通过皮肤、黏膜作用于肌体，从而达到预防和治疗疾病的一种疗法。

（1）适应证：熏洗疗法多用于治疗风寒感冒、寒湿头痛、妇科炎症、关节炎、冻疮、足跟痛、痔疮、慢性结肠炎、急性结膜炎、脚气、手足癣、湿疹、头虱病、脱发、皮肤瘙痒症、雷诺病等。

（2）禁忌证：感染性病灶并已化脓破溃时禁止使用局部熏疗；有过敏性哮喘的患者禁用香包熏法。

（3）注意事项及损伤后处理：①熏洗水温适当，以防烫伤皮肤；②夏天熏洗药液不宜过夜，以防变质；③妇女月经期及妊娠期不宜熏洗会阴部；④熏洗液一般不宜口服，如若口服，需遵医嘱；⑤每次熏洗后即用干软毛巾拭干皮肤，并避免风寒，熏蒸后最好上床入睡。

3. 敷脐疗法

敷脐疗法是将药物加工后置于患者肚脐部，上面用胶布或纱布等覆盖固定，使药物从脐部进入体内，以治疗内脏诸疾的一种外治方法。

（1）适应证：本法可治疗内、儿科多种病症。如小儿夜啼、小儿多汗、小儿厌食、小儿泄泻、小儿感冒、胃肠炎、消化不良、腹胀、失眠等。

（2）禁忌证：本法无绝对禁忌证，但敷脐的药物一定要与疾病相符合。

（3）注意事项及损伤后处理：①小儿皮肤比较柔弱，需注意预防皮肤破溃及过敏情况；②注意药物的刺激性要适度，避免药力过大。

（七）环境疗法

环境疗法是利用自然或人工环境对人体的影响，促进人体疾病康复，达到治疗保健作用的一种非药物疗法。

1. 泥土疗法

泥土疗法，又称“泥疗”，是以各种泥类物质作为介质，涂敷在人体一定的部位，达到治疗疾病的一种疗法。用于治病的泥土有温泉泥、井泥、河泥、湖泥、田泥、蚯蚓泥、黄土、白土、壁土、灶心土、燕窝土、蜂窝土等。

（1）适应证：泥疗主要适用于下列疾病：冷泥多用于实热病症（如高烧不退、热毒内盛、疔疮痈疽等）；热泥常用于慢性虚寒性病症（如关节炎、慢性脉管炎、慢性骨髓炎等）。此外还可治疗腱鞘炎、滑囊炎、多发性神经炎、神经痛、营养性溃疡、小儿麻痹后遗症、腹腔粘连、慢性副睾炎、卵巢功能不全以及神经损伤后遗症、陈旧性挫伤等。

（2）禁忌证：肺结核及结核病、心血管系统病、代偿功能障碍、大血管瘤、脑动脉硬化、肾性高血压、重症哮喘、全身无力衰弱、肿瘤、出血性疾病、甲状腺功能亢进症、糖尿病、皮肤病、骨折、内脏出血、白血病、恶性贫血皮肤湿疹或有开放性创面者，忌用泥疗法。

（3）注意事项及损伤后处理：①施行热泥疗法时应掌握好温度，避免烫伤。若热泥疗法过程中出现头晕、恶心、体温增高、呼吸加速等不适感觉，应缩短治疗时间或延长两次治疗的间隔时间，必要时可暂停治疗；②要保持治疗场所的温度适宜，防止中暑或受凉，注意补充适当的水分。

2. 水疗法

水疗法是利用具有医疗保健作用的天然水，外浴或内饮以防治疾病的一种方法。因在实际应用中，多采用泉水进行治疗，所以又称泉水疗法。主要分为外浴法和内饮法。

（1）外浴法

全身浸浴法：浴者身体仰卧，将全身浸渍于浴盆或浴池里，头颈及两乳连线以上的部位露出水面。注意勿使水面高至颈部，否则会影响呼吸及心脏功能。

半身浸浴法：浴者坐于浴池中，将半身浸渍在水中，让水淹没至脐部。上半身用毛巾蘸水擦洗，或用大毛巾将背部覆盖，以免受凉。

局部浸浴法：浴者根据病情需要，对身体某一局部区域，进行选择性浸浴。如坐浴、手臂浴和足浴等。

全身短热浴法：适用于高温泉水，一般为 42 ~ 45℃，浴者浸浴 2 ~ 5 分钟即出浴，休息或擦拭片刻后再次入浴，如此反复进行 2 ~ 3 次。

（2）内饮法

冷饮法：用新汲冷泉水适量，空腹或饭后半小时饮用，一日 3 次。每次数分钟内饮完，以饮用者自觉舒适为度。

热饮法：将冷泉水煮沸，待温饮用，一日 3 次，空腹或餐后半小时饮用，也可作日常饮茶用。饮用量以饮用者自觉舒适为度。

适应证：水疗法治病范围极为广泛，主要可防治下列疾病。皮肤病：银屑病（牛皮癣）、神经性皮炎、湿疹、荨麻疹、皮肤瘙痒症、过敏性皮炎等。肌肉关节病：风湿性关节炎、类风湿关节炎、坐骨神经痛、强直性脊柱炎、肩关节周围炎、腰肌劳损等。消化系统疾病：慢性胃炎、慢性结肠炎、慢性胆囊炎、胆结石、溃疡病、习惯性便秘等。

禁忌证：①高血压、心功能不全、癫痫症发作者、重度贫血及有出血倾向、严重智能不足或认知功能障碍、大小便失禁、恐水症患者，不宜使用水疗；②患有急性传染病、恶性肿瘤、慢性传染病（如肺结核、肝炎、红眼病、股癣、脚癣等）以及有开放性外伤和皮肤有感染创面且以渗出为主者，不宜进行外浴疗法；③妇女月经期以及饱餐和空腹时，或身体虚弱时，也不宜进行外浴疗法；④肾功能不全，出现肢体水肿时，不能使用内饮疗法，以免加重水肿。

注意事项及损伤后处理：①入浴时间宜在餐后半小时至 2 小时，或者进食休息片刻后进行水浴疗法；②年老体弱者、高血压、低血压、心脏病患者水疗时间不可过长，水温不可过高或过低，如浴中出现恶心、心慌、头晕和汗多等不适感时，应出浴休息，以免发生意外，同时应避免浴后受凉。

3. 香气疗法

香气疗法是患者通过闻周围环境中对人体健康有益的香气，而达到防治疾病，摄养心身目的的一种治疗方法。环境香气疗法可采用天然香气，亦可采用多种香料加工制作成复合香气。

（1）适应证：根据不同的香气组合及不同的佩戴方式可以起到不同的作用。适用于预防流行性感冒，治疗鼻塞、头痛、荨麻疹等。还用于辟秽驱蚊虫、毒蛇。同时适用于神志不宁、抑郁烦闷、心智不慧、失眠健忘、头痛眩晕等，尤其适宜于慢性病及病后康复。香气法也适宜于各种皮肤病，如皮肤瘙痒、癣病、湿疹、荨麻疹、阴痒等，以及肢体活动不利的瘫、痿、痹等证，还可用于香肌爽身、泽发美容。

（2）禁忌证：孕妇及香气过敏者禁用。

（3）注意事项及损伤后处理：某些特殊体质的患者，既往对某些花粉过敏者，在选择自然香物时应谨慎。

（八）心理疗法

中医心理疗法源远流长，理论方法独特，临床行之有效，许多设计巧妙的疗法至今仍在流传使用。中医学历来重视心理因素在治疗中的重要作用。《清修妙论笺》是一部广博实用的养生专著，为中国古代养生之道的集大成著作，在海内外具有广泛影响，并且在心理疗法方面有比较全面的介绍。心理治疗是医务人员运用心理学的理论和技术，通过言语、表情、举止行为并结合其他特殊的手段来改变患者不正确的认知活动、情绪障碍和异常行为的一种治疗方法。

1. 语言开导疗法

语言开导疗法，又称"心理疏导疗法""开导疗法"，是针对患者不同的心理障碍，运用适当的语言进行开通疏导，以消除其致病心因，纠正其不良情绪的一种心理疗法。这一疗法主要是正确运用"语言工具"，调动患者的主观能动性。它是一种基本的心理疗法，临床上常用于治疗情志疾病等。

（1）适应证：本法适用于因情志所伤而致的不寐、心悸、惊悸、癫狂、郁证等病证。

（2）注意事项：应注意创造安静的治疗环境，融洽的气氛，取得患者的信任；在言语交流过程中，语词使用要适当慎重，并注意替患者保守秘密。劝说开导要针对不同患者的个性特征和实际情况，有的放矢，细致入微。

2. 解惑释疑法

解惑释疑法就是根据患者存在的思想顾虑，通过一定的方法，解除患者不必要的疑虑，帮助患者去掉思想包袱，恢复健康。多疑，心存疑惑是患者较普遍的心理状态，特别是性格内向的抑郁患者，表现更为明显。

（1）适应证：用本法可治癫狂、疑病和由疑虑引起的腹痛、失眠、烦躁、心痛等证。

（2）注意事项：①施治时医生态度要严肃认真，做到耐心细致，尊重事实，语言有理有据，具有说服力；②在以疑释疑，以假解惑时，要假戏真做，切不可因敷衍而被患者识破，使病难愈。

3. 顺意疗法

顺意疗法，是指顺从患者的意念，满足其心理需求，以祛除致病之因的一种心理治疗方法。

（1）适应证：本法主要用于治疗强迫症、胸闷、周身不适、心烦、口渴、不寐等。

（2）注意事项：应采取循循善诱、以理遣情等方法加以开导。

4. 暗示疗法

暗示疗法，又称"意示疗法"，是指医生采用语言、行为等方式诱导患者在无形中接受其某种"暗示"，从而改变其情志和行为，促使病情趋于好转的一种心理疗法。

（1）适应证：本法可用于辅助治疗因各种因素所致的心烦闷、疼痛、心悸、关节不适、腹痛等病证。

（2）注意事项：作为医护人员，应该在患者面前，举止端庄。绝不可在患者面前信口开河、出言不慎，或大惊小怪、言行诡秘等。

（九）时间疗法

时间疗法是中医时间医学的分支，依据时间因素对疾病进行治疗，体现了“因时制宜”的基本法则。时间疗法即是根据不同节律来治疗疾病的一种方法。根据一年四季、一日十二时辰等时间节律，运用针灸、按摩、气功等具体治疗手段来辨治各种疾病。其主要包括四季时间变换疗法、中医特色的十二时辰疗法、起居疗法等，在其中还融合了针刺、音乐、饮食等。

针刺疗法在季节疗法中主要的原则是春夏刺浅，秋冬刺深；冬季闭塞，少用针石；秋冬刺补，春夏刺泻；春取荥穴，夏取输穴，长夏取经穴，秋取合穴，冬取井穴。

四季食物疗法的原则主要根据中医理论及食物的性味来确定。春季，阳气生发，万物萌生，春暖花开，食疗应助春生之气。辛甘之品可以发散以助春阳，温食利于护阳，但不进食大热、大辛之品。夏季，气候炎热，万物繁茂，暑热熏蒸，食疗应清暑热之气。饮食宜清凉可口，少食油腻。秋季，气候多燥，易伤津液，食疗应以防燥护阴、滋阴润肺为原则。因肺属金，其味辛通气于秋，酸属肝，辛胜酸，食物宜少辛增酸。冬季，气候寒冷，是肾经主令之时，肾味咸，心主苦，咸胜苦，食疗应少咸增苦。

中医的十二时辰疗法即以昼夜时间变化为依据，据人体阴阳昼夜消长节律，营卫运行规律等特点进行治疗的方法。主要包括因时针刺疗法、因时练功疗法、因时按摩疗法等。时间起居疗法指的是病后起居，虽与常人有不同的要求，但亦应起居有常，顺应天时，生活起居有一定的时间节奏，按照四季与昼夜节律安排活动、休息及衣着等起居，以避免外邪侵扰，减轻对人体的损害，达到治病目的。春季起居，冬去春来，冰雪消融，微风和煦，阳光明媚，万物复苏。春季气候乍暖乍寒，衣着应随时增减。肝气旺于春，喜条达恶抑郁，利用生机盎然的自然景象，以舒展条达肝木之气，勿使其郁结。春季风气当令，病者尤当防时行疫病的侵袭。夏季起居，夏季酷热，天暑下迫，地湿上蒸，暑湿当令。因此病者宜早起，以顺应阳气的充盈与盛实；宜午休，以除疲劳避暑热，宜晚睡，以顺应阴气的不足。夏季衣着应少，注意防暑降温，但不得贪凉饮冷，以免加重病情。秋季起居，秋风萧瑟，落英缤纷，气候燥冷，白昼渐短，为收获之季。病者宜早起，以顺应阳气的舒展，宜晚睡，以顺应阴气的收藏。秋季衣着应厚薄适宜仍可户外游玩，极目远眺，舒肺气。冬季起居，冬日寒冷，天寒地冻，草木凋零，为闭藏之季。因此病者宜早睡迟起，衣着应御寒保暖，以维持阳气的正常运行。根据昼夜时间变化，起居作息，寝睡有时，少劳多逸，形动神静。

（吴咚咚）

第六节　运动知识

一、运动概述

运动是身体活动的一种具体的类型，指为达到一定目标而有计划、有特定活动内容、重复进行的一类身体活动。机体对运动的反应包括心跳呼吸加快、循环血量增加、代谢和产热加速等，这些反应是运动产生健康效益的基础。

运动具有强身健体、预防疾病的功能，积极的身体活动除了能防治心脑血管疾病、癌症、糖尿病等慢性病外，对心理健康、骨骼健康和睡眠等也有促进作用。随着当今时代经济、科技的快速发展，电气化、机械化、自动化逐渐代替了人体的大部分运动，人体的运动量在逐渐减少，与饮食和运动相关的慢性非传染性疾病，如肥胖症、糖尿病、高血压、心脏病等慢性疾病发病率逐年增多，体力活动不足和静坐少动的生活方式成为当今慢性非传染性疾病发生的独立危险因素。

积极进行体力活动和科学运动是降低慢性非传染性疾病的有效方法。2007 年美国运动医学会和美国医学会共同发起“运动是良医”的健康促进项目，倡导体力活动和运动成为预防与治疗慢性病不可或缺的理念，中国疾病预防控制中心于 2012 年加入此项目，成立了“运动是良医中国工作组”、建立“运动是良医中国网站”。为促进身体活动在全球的推进，WHO 多次将身体活动纳入促进健康的相关规划中。2018 年 6 月，WHO 发布了《2018—2030 年促进身体活动全球行动计划》，建议在 4 个方面 20 个成套政策领域采取行动，改善所有年龄段人群的环境和机遇，创建更加富有活力的社会。我国于 2012 年发布了《中国成人身体活动指南》、2017 年发布了《中国儿童青少年身体活动指南》，针对成人和儿童青少年的身体活动提出了具体指导，以此更好地推动和促进成年人和儿童青少年身体活动水平的提高，促进健康，减少慢性非传染性疾病的发生。

二、运动对人体的影响

（一）合理运动的益处

1. 改善身体成分和身体形态

坚持合理运动可增加脂肪消耗，降低身体脂肪含量，使人体具有较高水平的肌肉健康，保持或增加瘦体重、减少体内脂肪蓄积、控制不健康的体重增加，改善身体成分，预防肥胖症；在身体形态上，体重、身高、胸围、上臂围、坐高等身体素质指标表现更为合理。

2. 提高心肺耐力，增强适应能力

有规律的、适量的运动有利于人体骨骼、肌肉的生长，增强心脏泵血功能、肺部摄氧及气体交换能力、血液携氧能力及组织肌肉氧利用率，改善血液循环系统、呼吸系统和消化系统的机能状况，增强有机体的适应能力，长期坚持可以降低冠心病、脑卒中、高血压的发病风险。

3. 调节代谢功能，降低慢病风险

每周 150 分钟中等强度或 75 分钟高强度的身体活动量可以降低血压和血糖、增加胰岛素的敏感性、改善血脂和内分泌系统的调节功能、减少体内脂肪蓄积、控制不健康的体重增加，研究表明这些作用的长期结果可以使 2 型糖尿病、乳腺癌和结肠癌的发病风险降低 20% ～ 30%。

4. 改善神经调节，提高反应能力

经常参加运动，从事各种复杂的动作，有利于改善脑部供血，提高大脑皮质神经细胞的耐受力，提升大脑健康水平，提高神经系统的反应能力和灵活性，促进神经系统功能的提升，对增强记忆力、延缓老年人认知功能下降也有一定的帮助。

5. 缓解焦虑抑郁，提高生活质量

适当的身体活动具有调节人体紧张情绪的作用，促进睡眠，缓解焦虑和抑郁症状。竞赛类的身体活动可以培养团结、协作及集体主义精神，改善心理状态，调节心理平衡，提高社会适应能力。

6. 促进骨骼健康，预防跌倒骨折

肌肉和关节功能是生活质量的必要保障，肌肉关节功能随着年龄的增长而减退，但也与日常活动的多少有关，适合适度的运动能促进性激素分泌和钙吸收、增加骨皮质血流量，

有增加骨密度、改善骨关节功能、缓解疼痛、防止骨质疏松的作用，有助于降低老年人的骨折、摔倒风险，减少意外伤害发生。

（二）不合理运动的危害

1. 运动不足的危害

人体长期缺乏运动、久坐少动，可引起肌肉萎缩和神经、呼吸、循环、消化等功能低下，出现情绪不稳定、烦躁易怒、压抑感、记忆力减退、注意力难以集中、精神不振、睡眠障碍、易疲劳、易感冒、头晕、腰膝酸痛等亚健康症状，甚至导致糖尿病、高血压、心脏病等各系统疾病的发生。WHO《饮食、身体活动与健康全球战略》报告指出："缺乏身体活动是造成人类死亡的第四位危险因素，占全球死亡归因的6%，仅次于高血压（13%）、吸烟（9%）和高血糖（6%），高于超重和肥胖（5%）"，是造成高血压、糖尿病、心脑血管疾病等慢性病流行增加的重要危险因素。有研究表明，久坐少动者的心血管事件发生率是18/（100万人·小时），而经常锻炼者，包括经常从事大强度锻炼者的发生率仅为5/（100万人·小时），不足前者的1/3。

2. 运动伤害

运动健身对增强体质和促进健康的作用明显，但是不同年龄的人群在运动健身过程中，由于各自体质水平和健康素质之间的差异，或多或少地存在着发生运动伤害事故的风险。

体育运动过程中受到机械性或物理性因素影响，可能造成肌肉、肌腱、韧带、关节、骨骼及其他组织损伤，如肌肉拉伤、挫伤、断裂，肌腱、韧带撕裂，关节扭伤，软骨损伤、半脱位，皮肤擦伤、紫外线灼伤等。在运动中中暑或大量水分、矿物质丢失时，还可能导致身体其他系统损伤，甚至引发严重后果，如心血管系统、呼吸系统、消化系统、脑血管系统等意外事件，或出现肌肉痉挛、面色苍白甚至意识丧失等热损伤表现，严重者可发生休克、心源性猝死等不良事件。

运动损伤的原因是多方面的，包括个人对运动中动作技术掌握不当、身体素质欠佳、准备活动不得当、不良的心理状态、不良的气候条件、运动设备使用不当等，造成反复的积累性劳损或急性损伤。有研究表明，对于中年人来说，运动中心血管意外事件发生的根源在于其自身已知或潜在的心血管疾病，在不合理的运动负荷、冷或热的环境、时间节律、心理应激等外界刺激因素的诱发下所致。

可见体育运动是一把"双刃剑"，既可以促进人们健康，也会作为一个刺激因素诱发运动伤害，运动锻炼风险与效益并存，尤其是较大强度运动对心肺功能有更好的改善作用，但也易引起运动伤害，因此合理安排运动量可以有效降低过度运动的风险。

所以确定个体活动量应该权衡利弊，采取措施取得最大利益。这些措施包括制定合理的运动计划、锻炼中注意量力而行、循序渐进、运动过程中采取安全措施、定期进行健康评估等，同时学习安全注意事项、自我监测运动中不适症状，以及发生意外时的应急处置技能等。

平时很少运动的青年人、中老年人、患者和有潜在疾病的可能发生运动伤害的高危个体，在开始运动和增加运动量之前，须进行必要的健康筛查和运动能力评估，或建议其在专科医生指导下制定个人运动处方，并在身体活动过程中，采取必要的保护及预防措施，将有助于降低运动伤害的风险。

三、运动生理

1. 运动对呼吸系统的影响

长期坚持运动会导致安静时呼吸深度增加，呼吸频率下降。运动时，在相同肺通气量的情况下，长期运动者的呼吸频率比无运动者要低。运动中较深的呼吸，使肺泡通气量和气体交换率加大，而呼吸肌的能耗量和耗氧量却随之下降，到达工作肌的氧量增多，这些变化都有利于运动。训练者在运动时的呼吸深度和频率匹配更加合理，而缺乏运动者在运动中往往呼吸节律不规则，在长时间剧烈运动中还可能因呼吸紊乱而导致呼吸肌疲劳及耗氧量增多，从而降低运动能力。

2. 运动对心血管系统的影响

人在安静时，机体的耗氧量仅为 0.25L/min，而在持续运动时可增加到 6L/min 以上。机体运动时心率加快，可从安静时的 75 次 / 分增加到 180 次 / 分甚至可高达 200 次 / 分以上。随着心率的大幅度增加，心肌的收缩力量也明显增强，心搏量可从安静时的 60 ～ 70ml 增加到 110 ～ 130ml，高水平耐力运动员更可从安静时的 80 ～ 110ml 增加到 160 ～ 200ml。由于运动时心率和每搏输出量的增加，心输出量可从安静时的 5L/min 增加到 25 ～ 30L/min，运动员甚至可高达 35 ～ 40L/min · 运动时器官血流量重新分配：心肌和骨骼肌血流量明显增加，最高可接近总血流量的 90%；脑、肾等器官血流量明显减少；皮肤血流量在运动初期减少，随着肌肉运动产热的增加，皮肤血管扩张，血流量增多。运动时平均动脉压升高，但是收缩压和舒张压的增长幅度并不相同，主要表现为收缩压升高，舒张压不会显著升高，甚至会略有下降。正常人安静时收缩压为 100 ～ 120mmHg，在最大强度全身性运动时收缩压可能超过 200mmHg。

3. 运动对消化和吸收的影响

激烈运动可引起骨骼肌血管扩张、血流量增加，内脏血管收缩，导致胃肠道血流量较安静时下降约 2/3，消化液分泌减少，胃肠道收缩活动减弱，使人体的消化能力下降。因此，在运动实践中，一定要注意运动与进餐的时间间隔。饱餐后，胃肠道活动加强，血供需求增加，若马上进行剧烈运动会影响消化，甚至可能因食物滞留造成胃膨胀，出现腹痛、恶心、呕吐及胃下垂等运动性胃肠道综合征。

长期进行强度适中的体育锻炼会对人体的胃肠道起到保护性作用。经常从事低强度运动的人不仅患胃肠疾病的可能性较一般人小，而且还可使结肠癌的患病率降低 50%左右。其作用机制可能是适量的体育活动减少了食物在肠道中的滞留时间，同时也限制了结肠黏膜与一些致癌物质的结合。经常进行适量的体育锻炼，会使胃肠蠕动增强，消化液分泌加多，食欲增加，对胃肠道功能有着良好的促进作用。

4. 运动对肾功能的影响

运动可引起肾功能的改变，适宜的运动可增强肾功能达到健肾的目的，但长时间的大强度运动则可能对肾功能产生不利的影响。

运动对尿量会有一定的影响，短时间运动后尿量不会发生明显变化，但在夏季进行强度较大、持续时间较长的运动，由于大量排汗加之血流重新分配，肾小球血流量明显减少（而致有效滤过压降低），会表现为尿量减少。长时间剧烈的运动后，尿中蛋白质含量升高，可能出现运动性蛋白尿，经过一定时间休息便可自行消失，一般不需要治疗。另外健康人在运动后还可能出现运动性血尿，其特点为血尿在运动后即刻出现，血尿的严重程度与运动量和运动强度大小有密切关系；除尿血外，一般没有其他症状和异常情况；血液化验、肾功能检查、腹部X射线摄相及肾盂造影等检查均属正常；出现尿血后立即停止运动，绝大多数在3天内血尿停止；男运动员多见，尤以跑跳和球类项目运动员多见。

5. 运动对血液成分的影响

运动时机体代谢加强，通过血液转运的物质大大增加，运动过程中血流量和血液成分会发生相应的变化，经过长期的运动训练和体育锻炼，血液的组成成分和生理功能均产生适应性改变，这些改变是影响运动能力发展和机体健康水平的重要因素。

运动对血浆容量会产生一定的影响。运动时，由于储存的血液被动员使循环血量增加。一般人约增加10%而运动员可以增加25%～30%。在进行长时间耐力运动时，机体通常以出汗的方式散热，从而使血浆容量减少，温度越高、运动强度越大或运动时间越长，血浆的水分损失也越多。由于血浆水分的转移和大量的排汗，血浆中的水分及无机盐会明显减少，血浆中其他物质浓度相对升高，血液浓缩。运动时间越长、运动强度越大，上述变化越明显。

血脂正常的人群，经常性耐力运动可使血脂及脂蛋白发生有益性改变，血高密度脂蛋白胆固醇升高，低密度脂蛋白胆固醇和甘油三酯下降，而且运动强度和运动持续时间的增加与血液高密度脂蛋白胆固醇升高之间存在线性剂量效应关系。运动时血糖浓度也会发生变化，短时间运动中，血糖呈现先升高后回落的变化趋势，而当运动持续1～2小时，血糖浓度处于正常范围下限，超过2～3小时的运动，若没有外源性糖的补充，则可能出现低血糖，严重时还会引起低血糖休克。大量研究表明，适宜的体育运动，无论是对1型糖尿病，还是2型糖尿病，都可以通过提高胰岛素的敏感性，增强葡萄糖的利用率，从而降低血糖、改善血糖控制能力。因此，运动疗法也被认为是防治糖尿病的有效手段之一。

运动对红细胞、血红蛋白、白细胞也会产生影响。在同样时间的运动中，运动量越大，红细胞增加越多，运动中红细胞暂时性增加，在运动停止后便开始恢复，1～2小时后可恢复到正常水平。在大运动量训练开始时，易出现血红蛋白下降的现象。经过一段时间训练后，身体对运动量适应后血红蛋白浓度又会回升，这是机能改善和运动能力提高的表现。如果训练一段时间后，血红蛋白水平仍未回升，甚至还有下降的趋势，则应注意调整训练计划，并加强补充营养。因此，定期测定血红蛋白水平有助于了解运动者的营养、机体对运动负荷的适应及身体机能水平等情况。运动后外周血中白细胞增多，主要是中性粒细胞和淋巴细胞，而淋巴细胞中又以B淋巴细胞增多为主。运动后白细胞的恢复与运动强度和持续时间有关。运动强度越大，持续时间越长，白细胞的恢复速度越慢。短时间运动后，中性粒细胞的恢复约需1小时左右，高强度运动后则需要3～4小时，而马拉松和超长跑后至少需要24小时，甚至几天时间才能恢复。

四、运动分类

（一）中国传统运动

中国传统运动包括武术、健身功法、舞龙舞狮、民族摔跤等项目，具体运动形式包括长拳、南拳、太极拳、形意拳、八卦掌、太极剑、木兰剑、八段锦、易筋经、五禽戏、赛马、射箭等。

中国传统运动健身方式动作平缓，柔中带刚，强调意念与身体活动相结合，具有独特的健身养生效果。可以提高人体的心肺功能、平衡能力，改善神经系统功能，调节心理状态，且安全性好。以提高身体平衡能力、柔韧性、协调性和改善心肺功能、调节心理状态为主要健身目的人，特别是中老年人群，可以选择中国传统运动健身方式。下面介绍其中两种国人最常见的健身锻炼运动形式：八段锦和太极拳。

1. 八段锦

八段锦是一套由八节动作组成的功法，由于此功法动作连绵，姿态优美，犹如著名的锦缎——八段锦一般绚丽多彩，所以才有了“八段锦”的美称。八段锦是古代导引术的一个重要分支，其名最早见于南宋洪迈的《夷坚志》，但只有简单的描述，没有具体功法。到了明代，《遵生八笺》中出现了八段锦的行功要领及行功要诀，八段锦也因此盛行起来。朱元璋第十七子朱权喜好养生之术，又特意把八段锦功法编成歌谣。之后，各种版本的八段锦歌诀相继出现，最终掀起了明清导引术的发展热潮。由于此套功法运动量小，动作全面，歌诀朗朗上口，易于记诵，便于操作，又有显著的预防和治疗效果，能使人“寒暑不能入，灾病不能侵”，特别适合脏腑功能衰弱、四肢不灵活的老年人及体弱久病之人练习，因此在民间得到了广泛的流传。清代光绪初年，一位无名氏把之前的八段锦歌诀进行了归纳和改编，形成了我们现在看到的版本：“双手托天理三焦，左右开弓似射雕，调理脾胃须单举，五劳七伤往后瞧，摇头摆尾去心火，双手攀足固肾腰，攒拳怒目增气力，背后七颠百病消。”至此，八段锦终于定型。

八段锦有丰富的健身功效，唐代养生大家孙思邈在《备急千金要方》中曾说：“养生之道，常欲小劳，但莫大疲及强所不能堪耳！且流水不腐，户枢不蠹，以其运动故也。”而八段锦正是这样一种“小劳”的健身运动，它的养生功效主要表现在以下几方面。

（1）调节情志：练习八段锦要求神与形合，气寓其中，刚柔并济，并特别强调协调，即在松静自然的状态中，肢体要跟随意念而动，如果肢体形态与意念不协调，就很难达到形神合一的状态。因此，八段锦其实是身心一体式的运动，它除了能锻炼身体，还对情志有调节作用。人有了恬惔宁静、祥和愉悦的情志，身体自然受益良多。

（2）疏通气血：八段锦调畅气血是通过外在肢体躯干的屈伸俯仰和内部气机的升降开合来完成的，如此才使人体全身的筋脉得以牵拉舒展，实现“骨正筋柔、气血以流”的目的。从中医的角度讲，气血是营养脏腑组织、维持生命活动的根本，气血顺畅，身体才能健康。现代医学也证明，坚持练习八段锦，可改善人体血管弹性，加强心肌收缩能力，对心脑血管疾病有一定的预防效果。

（3）振奋阳气：练习八段锦，有一个部位很受锻炼，那就是脊柱。因为八段锦的整套动作都是以脊柱为中心带动全身运动的。

从中医角度讲，人体的脊柱是督脉所在，督脉总督一身之阳经，有调节阳经气血的作用。八段锦通过对脊柱的拉伸旋转，大大刺激和疏通了督脉，可振奋全身阳气，从而令人精神焕发，身体强健。

2. 太极拳

太极拳历史悠久，门派繁多，讲究形体规范，追求精神传意，注重内外兼修，不仅是一种武术项目，也是一种体育运动和健身项目。系统归纳起来，中华武术无外乎“外功拳”和“内功拳”两大类。外功拳以少林拳为代表，内功拳则以太极拳为代表。关于太极拳的起源，众说纷纭。有人说是张三丰所创，也有人认为是梁时韩拱月、程灵洗等所创，还有人说是唐时许宣平或李道子所创。后经考证，这些说法都经不起推敲。太极拳是在前人的基础上不断总结、整理、修改和完善逐步形成的。而太极拳不同流派之间也或多或少地相互借鉴和影响着，因此，不会有所谓的“祖创”之说。早期的太极拳被称为“长拳”“绵拳”“十三势”等，直到清朝乾隆年间，山西人王宗岳著《太极拳谱》，才正式确定了“太极拳”这个名称，进而流传至今。明代，是中国武术极为盛行的一个时期，出现了许多武术家、专著和新拳种。太极拳在古代导引吐纳之术的基础上，汲取了各家拳法之长，又结合了阴阳学和中医经络学原理，因而变得更为完善，功效更为显著。

练拳“动以入门”，入门先练拳，练拳式、招式。习练时身体要端正、放松，呼吸要均匀、细长，内心要平静，思想要专注。整套动作要尽量连贯协调，尤其是从一个动作到下一个动作的转接之处。此外，习练养生太极拳还要求动静皆备，拳功并练。因为功属柔而拳属刚，拳属动而功属静，刚柔互济，动静相因，可以充分调动、调节人体的关节和脏腑。练意“有为以始，无为以成”，练拳先要练意。形体的正确、动作的舒缓、呼吸的匀畅、身体的松正、气息的运行、劲力的收发，全部是在“意念”的指导下开始并渐入佳境的。功法记于心，心指导“意念”，“意念”带动动作就有了一招一式。所以，拳术、招法是否规范正确，很多时候与“意念”有很大关系。因此，一定要将“练意”的基本功做到位。放松是练气、练劲、练意的基础，但不是指把身体处于一种完全放松的状态，而是一种“行散而神不散”的状态。养生太极拳采用的是随息放松法，即锻炼强度顺应个人能力的一种功法。随息放松法利于动作和生理规律的融合。通体松透，身心进入愉悦舒心的状态，气血得以顺畅，于是便有气感，进而可以入道，进阶练气，更向上进。呼吸养生太极拳采用逆腹式的拳势呼吸，这是经过锻炼后养成的符合生理规律和习惯的自然呼吸方式，也是与拳势动作、内气、劲力协调一致的呼吸方式。在用这种呼吸方式习练时，形体动作的开合、虚实、呼出、吸入、内气升降，各循阴阳，相互协调一致，即所谓的阴阳相合。逆腹式呼吸是丹田真气对于招式劲力能发挥效用的必要保证。太极拳练气养生分为动功和静功练气，动静结合，得气快、效果显著。功法有聚气养气——练丹田气，益气升降——气通任督，升降开合——行气通经，这是练习太极拳的基本功。太极拳具有如下的养生功效。

（1）和阴阳，祛百病：中医认为，人是一个有机的整体，经络贯通全身，连接内外，而“内”为脏腑，“外”为肢体，太极拳独特的习练方式利于疏通经络。首先，习练太极拳时要求身心放松，这样会削弱和转移“七情六欲”的刺激，从而起到疏通体气，调理经络的作用。其次，太极拳动作舒缓，要求“身”“形”“意”合一，习练时会温热全身，滋养脏腑，调和阴阳，不仅可以维护身体机能，还可以提高自我修复和抵御病邪的能力。

（2）提心肺，促消化：因练太极拳时关节、肌肉、骨骼会互相拉扯、挤压和张合，内脏也因腹式呼吸而自我按摩；而练舌顶上腭时，唇齿轻闭能增加唾液的分泌，从而提高消化功能。又因练太极拳时间较长，这样的有氧运动能增强心肺功能。

（3）静心神，除压力：练太极拳时要心静体松，精神集中，加上太极拳本身要求刚柔并重，呼吸协调，各器官的获氧能力相对提高，练习后使人感到轻松愉快，压力减小，情绪稳定，这对精神压力沉重的现代人来说无疑是一种很好的减压方式。

（4）舒筋络，调气血：练习太极拳能预防心脏病，这是因为它的动作舒缓，全身肌肉可以充分地放松，心脏供血充足，还不会加重心脏的负担。太极拳不同于其他运动，它的练习时间不宜太短，就像一般的有氧运动一样，适当时间的练习方可增加氧气的供应，使气血运行顺畅，促进了淋巴系统的新陈代谢，增强了人体的抵抗力。所以经常练习太极拳，对心脏病、胃病等都有很好的疗效。

（5）稳情绪，益睡眠：在练习太极拳时一定要心静，让大脑皮质充分地休息，通过意念和呼吸与动作配合，促进大脑神经细胞的功能完善，增强神经系统的灵敏性，并推动中枢神经系统协调全身内外器官，从而对精神创伤、神经类疾病，如对神经衰弱、失眠等有较好的防治作用。

（6）防骨松，助平衡：老年人经常会因为身体失衡而摔倒，从而导致骨折，这是由于老年人骨质疏松而致。太极拳运动中的部分动作是专门用来提高平衡能力的。练习时，常常重心交替变换，运行中又有很多搂、转等动作，从而提高了各部位肌肉的耐力；加之练习太极拳时总是一条腿支撑全身的重量，增加了腿部的承受力，骨质的含钙量也自然增加了，骨骼也就变得很坚固了。所以经常练习太极拳，可以增强骨骼柔韧性，防止骨质疏松。

最后，习练太极拳时四肢的屈伸、腰部的旋转，会对全身300多个穴位产生牵拉和挤压，从而产生按摩的作用，长期习练，不仅有调节心理、改善生理的功能，还可以使人去除杂念，防治疾病。此外，经过现代科学研究证实，经常习练太极拳不仅可以治疗和预防各种疾病，还能延年益寿。

（二）现代体育运动

1. 按运动形式分类

按运动形式分类，包括竞技运动、娱乐体育、大众体育和医疗体育。

竞技运动也称为“竞技体育”，指为了胜过对手，取得优秀的运动成绩，最大限度地发挥和提高个人、集体在体格、体能、心理及运动能力等方面的潜力所进行的科学的、系统的训练和竞赛，普遍开展的项目有排球、足球、乒乓球、田径、体操、篮球、羽毛球、举重、游泳、自行车等。

娱乐体育是指在余暇时间或特定时间所进行的一种以愉悦身心为目的的体育活动。一般有球类游戏、活动性游戏、旅游、棋类以及传统民族体育活动等。开展娱乐性体育活动，有益于身心健康，陶冶情操，培养高尚品格。

大众体育是为了娱乐身心，增强体质，防治疾病和培养体育后备人才，在社会上广泛开展的体育活动的总称。包括职工体育、农民体育、社区体育、老年人体育、妇女体育、伤残人体育等。

医疗体育指运用体育手段治疗某些疾病与创伤，恢复和改善机体功能的一种医疗方法。通常采用医疗体操、慢跑、散步、自行车、气功、太极拳和特制的运动器械（如拉力器、自动跑台等），以及日光浴、空气浴、水浴等为治疗手段。

2. 按身体活动强度分类

按身体活动强度分类，有低强度身体活动、中等强度身体活动、高强度身体活动。

身体活动强度通常以代谢当量（metabolic equivalent，MET，译称梅脱）作为基本测量单位。1梅脱为安静坐位休息时的能量消耗率，约定值为每公斤体重每分钟消耗3.5ml氧气。

低强度身体活动指引起呼吸频率以及心率稍有增加，感觉轻松的身体活动。强度为1.5 ~ 2.9梅脱，如在平坦的地面缓慢地步行、站立时轻度的身体活动（如整理床铺、洗碗等）、演奏乐器等。

中等强度身体活动指需要适度的体力消耗，呼吸比平时较急促，心率也较快，微出汗，但仍然可以轻松说话，强度为3.0 ~ 5.9梅脱，如以正常的速度骑自行车、快步走、滑冰等。

高强度身体活动指需要较多的体力消耗，呼吸比平时明显急促，呼吸深度大幅增加，心率大幅增加，出汗，停止运动、调整呼吸后才能说话，强度≥6.0梅脱，如搬运重物、快速跑步、激烈打球、踢球或快速骑自行车等。

3. 按能量代谢分类

按能量代谢分类，有氧运动、无氧运动。

有氧运动是指躯干、四肢等大肌肉群参与为主的、有节律、较长时间、能够维持在一个稳定状态、需要氧气参与能量供应、以有氧代谢为主要供能途径的运动形式，也称耐力运动。有氧运动能够增进心肺功能，降低血压和血糖，增加胰岛素的敏感性，改善血脂代谢，提高骨密度，减少体内脂肪蓄积，控制体重。常见的有氧运动项目包括步行、慢跑、滑冰、游泳、骑自行车、跳健身舞、做韵律操等。

无氧运动是指以无氧代谢为主要供能途径的运动形式，一般为肌肉的强力收缩活动，因此不能维持一个稳定的状态。运动中用力肌群的能量主要靠无氧酵解供应。无氧运动除了有促进心血管健康等作用，还可以预防老年人的骨折和跌倒，减少伤害。常见的无氧运动项目有短跑、投掷、跳高、跳远、拔河、举重等。

4. 按生理功能分类

按生理功能分类，有关节柔韧性和抗阻力运动、身体平衡和协调性练习。

关节柔韧性运动是指通过躯体或四肢的伸展、屈曲和旋转活动，锻炼关节的柔韧性和灵活性，对循环、呼吸和肌肉的负荷较小，能量消耗偏低，起到保持或增加关节的活动范围和灵活性的作用。抗阻力运动是指肌肉对抗阻力的重复运动，具有保持或增强肌肉力量、体积和耐力的作用，有助于促进代谢和骨健康。身体平衡和协调性练习是指改善人体平衡、协调性的组合活动，有助于预防跌倒和外伤。常见的抗阻力运动项目有引体向上、仰卧起坐、俯卧撑、高抬腿运动、后蹬跑、提踵、哑铃操、举重等。

五、中国居民身体活动指南主要内容

（一）中国成人身体活动指南

1. 合理选择有益健康的身体活动量应遵循的四项基本原则

（1）动则有益：对于平常缺乏身体活动的人，只要改变静态生活方式、增加身体活动水平，便可使身心健康状况和生活质量得到改善。

（2）贵在坚持：机体的各种功能用进废退，只有经常锻炼，才能获得持久的健康效益。

（3）多动更好：低强度、短时间的身体活动对促进健康的作用相对有限，逐渐增加身体活动时间、频度、强度和总量，可以获得更大的健康效益。因此应经常参加中等强度的身体活动。不同形式的身体活动对健康的促进作用亦不相同，综合有氧耐力和肌肉力量锻炼可以获得更全面的健康效益。

（4）适度量力：多动更好应以个人体质为度，且要量力而行。体质差的人应从小强度开始锻炼，逐步增量；体质好的人则可以进行活动量较大的体育运动。

2. 有益健康的身体活动推荐量

（1）每日进行 6 ～ 10 千步当量身体活动：人体各种身体活动的能量消耗可以用千步当量数值来统一度量，即以千步当量作为尺子，如以 4 千米 / 小时中速步行 10 分钟的活动量为 1 个千步当量，其活动量等于洗盘子或熨烫衣物 15 分钟或慢跑 3 分钟。千步当量相同，其活动量即相同。60 公斤体重的人从事 1 个千步当量的活动，约消耗能量 132 千焦（31.5 千卡）。推荐健康成人每日身体活动量应达到 6 ～ 10 个千步当量，是指每日各种身体活动的总量，其活动内容可包含有氧运动、体育文娱活动、改善肌肉关节功能的活动（如关节柔韧性活动、抗阻力活动等）和日常生活及工作中的身体活动。但在各种身体活动中，每日至少应有 4 ~ 6 个千步当量中等强度有氧运动。

（2）经常进行中等强度的有氧运动：有氧运动是促进心血管和代谢系统健康不可或缺的运动形式，但要求活动强度至少达到中等。人们日常活动的强度大多较低。中等强度活动对心肺和血管增加适度的负荷，可起到锻炼和改善其功能的作用。

按照物理强度计算，推荐身体活动量达到每周 8 ~ 10 代谢当量小时（梅脱・小时）。代谢当量是目前国际上反映身体活动绝对强度的常用单位。一般以≥ 6 梅脱为高强度；3 ~ 5.9 梅脱为中等强度；1.1 ~ 2.9 梅脱为低强度。8 梅脱・小时相当于以每小时 6 ~ 7 千米速度慢跑 75 分钟，10 梅脱・小时相当于以每小时 5 ~ 6 千米的速度快走 150 分钟。

若用千步当量（以每小时步行 4 千米的速度步行 10 分钟）作为参照单位，则 8 ~ 10 梅脱・小时相当于 24 ~ 30 个千步当量。每个人可以选择其他形式的中等强度活动。

要获得健康效益，进行有氧运动要达到中等强度。但由于个人体质不同，心肺和血管所能承受的中等强度负荷量也不同，所以选择适合于个人体质的运动时间和强度，有助于把握锻炼的安全性和有效性。有条件和能力者可以设定较高的运动强度和活动量目标，获得更好的心肺和血管锻炼效果；而体质差者则应根据相对中等强度选择适度负荷，以使心肺和血管功能得到相应锻炼的效益，同时保证更加安全。

中等强度的有氧运动，以每天进行、坚持不懈为佳。如果个人或环境条件有限，可以有间断，但不应超过 2 天，每周达到 5 ~ 7 天。如果进行高强度的锻炼，频度可以更低些，建议每周至少 3 天。

建议每次活动的时间应达到 10 分钟以上，每天活动的总时间可以累计。

（3）积极参加各种体育和娱乐活动：锻炼身体并不意味着必须独自从事单调重复的体力负荷动作，各种大众体育活动、比赛、舞蹈、秧歌等都是很好的身体活动形式，更有乐趣并易于坚持。休闲体育运动和文化娱乐活动可以包含有氧运动、肌肉关节活动等多种形式，同时可以在锻炼身体过程中，融入更多娱乐和文化的内容。

个人参加体育运动和文娱活动需要专业机构、群众组织、俱乐部及相关企业、单位的支持。加入这样的团队或活动，既可在参与和学习中逐渐培养个人兴趣与爱好，同时也起到了锻炼身体的作用。文体结合，相辅相成。

个人在参与体育运动和娱乐活动时，应当关注其中的身体活动内容，可把有氧耐力和肌肉力量锻炼的运动量累加后计入每周的活动量目标。

合理组合日常工作和生活中的身体活动内容，如广播体操，通过身体协调性、关节柔韧性练习和一定肌肉负荷，可以改善身体的运动功能。这类组合型锻炼的目的可维持生活所必需的活动能力，也可以使机体在不利的环境和条件下，具有灵敏的反应性，能够有效完成各种身体活动。

（4）维持和提高肌肉关节功能：肌肉和关节功能是生活质量的必要保障，其中肌肉功能直接影响心血管和代谢系统的健康。肌肉关节功能随着人们年龄的增长而减退，但也与日常活动的多少有关，即用进废退。

肌肉和关节功能活动可以分为两类，一类为针对基本运动功能的练习，如抗阻力活动，关节柔韧性活动等；另一类为结合日常生活活动所设计的功能练习，如上下台阶、步行、前后踱步、拎抬重物、伸够高物、蹲起、坐起、弯腰、转体、踮脚伸颈望远等。一套体操或舞蹈练习在一定程度上也可以理解为功能性训练。

抗阻力活动，指特定肌肉群参与、对抗一定阻力的重复用力过程。普通人肌肉力量活动主要针对身体的大肌肉群，包括上肢、肩、胸、背、腰、腹、臀、下肢。阻力负荷可以采用哑铃、水瓶、沙袋、弹力带等健身器械，也可以借助肢体和躯干自身的重量（如俯卧撑、引体向上等）。

活动中肌肉对抗的阻力大小不同，可重复的收缩次数不同，负荷强度也不同。适宜健康成年人的阻力负荷应能重复 8 ～ 20 次，可根据个人体质情况选择。同一组肌肉高负荷的抗阻力活动不宜连续两天进行，休息一两天可以给肌肉必要的时间恢复和休养。建议的频度为每周 2 ～ 3 次，隔日进行。抗阻力活动也可以按千步当量计算，20 分钟中低负荷的抗阻力活动约相当于 1 ～ 3 个千步当量。

关节柔韧性活动有助于维持和提高关节功能，对一些骨关节疾病也有辅助治疗作用，但在一般关节活动中，心血管和代谢的负荷达不到中等强度，对于心血管和代谢的保健作用相对有限。

（5）日常生活“少静多动”：日常活动是一个人身体活动总量和能量消耗的重要组成部分。日常居家、交通出行和工作中，有意安排尽量多的步行、上下楼和其他消耗体力的活动，培养和保持少静多动的生活习惯，有助于保持健康体重。短时间的步行、骑车和上下楼梯等达到中等强度的活动也有锻炼心血管功能的作用。

建议人们在日常生活和工作中应尽可能保持较多的身体活动，不强调一定要达到中等强度，也不要求每次至少持续 10 分钟时间。日常居家、工作和出行有关的各种活动可以根据能量消耗折算成千步当量，这些活动的千步当量数可以累加计算总的活动量。

（6）每日身体活动量的安排：每日 6 千步至 1 万步是针对全人群的推荐活动量，不是每个人都必须达到的标准目标值。由于个人健康、体质、能力等条件不同，可以从较低的活动量水平开始，然后再维持在一个适合个体的活动量水平。较低的活动量对于保护和促进健康有一定的作用，但在适度的前提下，更大的活动量可获得更多的健康效益。因此在“贵在坚持”和“适度量力”的前提下，针对个体确定身体活动量目标的原则是“动则有益，多动更好”。

每日 6 ～ 10 个千步当量的活动量，也不意味着每日的身体活动量和内容要硬性统一或面面俱到。可以以 1 周为时间周期合理安排有氧运动、体育文娱活动、肌肉关节功能活动和日常生活工作中的身体活动内容。根据个人体质条件，1 周的活动量也可以在 30 ～ 60 个千步当量的范围内设定目标。但不论设定的每周活动量目标高低，其中至少应该包含 24 ～ 30 个千步当量的中等强度有氧运动，也就是说，当活动量目标低时，应以有氧运动的内容为主而目标水平更高，才有可能从事更多样的活动。

概括起来就是，日常生活少静多动，天天进行有氧运动，经常锻炼肌肉力量。

（二）中国儿童青少年身体活动指南（中国儿童青少年身体活动指南制作工作组）

健康生活方式需从儿童青少年阶段开始重视，许多成年期疾病尤其是慢性非传染性疾病，都与儿童青少年期间包括身体活动不足在内的各种不良生活方式有关。身体活动促进身体健康，包括改善身体成分，提高心肺耐力，促进心血管健康和代谢健康，改善骨骼、肌肉和关节的健康。身体活动还有益于心理健康，有助于认知发展和学业成绩的提高，可提高社交技能。

儿童青少年每天至少累计达到60分钟的中、高强度身体活动，包括每周至少3天的高强度身体活动和增强肌肉力量、骨骼健康的抗阻活动，更多的身体活动会带来更大的健康收益；每天屏幕时间限制在2小时内，鼓励儿童青少年更多地动起来。

身体活动不足指身体活动没有达到身体活动指南推荐剂量，对于儿童青少年，是指每日中、高强度的身体活动没有达到60分钟。

除了身体活动不足，久坐也会危害青少年的健康。久坐行为是指清醒状态下坐姿、斜靠或卧姿时任何能量消耗≤1.5梅脱的行为。常见的久坐行为包括在坐姿、斜靠或卧姿时的"屏幕时间"活动(如看电视、使用计算机、平板电脑、手机等)；坐姿时阅读、画画、做功课；学校里的坐姿，乘坐交通工具时的坐姿等。久坐行为对健康的危害是独立于身体活动的，即使达到了每天推荐的60分钟中、高强度身体活动量，如每天仍然有较长的久坐行为，依然会对健康产生不利影响。久坐行为与儿童青少年较差的体适能、肥胖以及心血管代谢疾病相关；还与较差的社会适应性、较弱的自尊以及反社会行为和较差的学业成绩有关。

青少年进行身体活动时，同样需要注意身体伤害。虽然身体活动中可能会发生伤害，但身体活动水平较低也是肌肉骨骼损伤和突发性不良心脏事件最重要的危险因素之一。采取适当防护措施一定程度上可以预防或降低伤害的发生风险，包括：身体活动前进行拉伸和热身，身体活动后进行回复运动；开展身体活动的场所应确保安全，并根据不同运动穿戴防护用具，以降低伤害发生风险。

综合权衡儿童青少年身体活动的健康益处和受伤风险，仍应鼓励儿童青少年每天≥60分钟的身体活动，并更加广泛地传播儿童青少年身体活动健康益处和久坐行为对健康的危害。对于缺乏身体活动的儿童青少年，建议采取渐进式方法逐步增加身体活动量和身体活动强度，即从较小活动量、低强度开始，逐渐增加持续时间、频率和强度，最终达到推荐水平。对于目前身体活动不足的儿童青少年，即使开始阶段身体活动尚未达到推荐量，也会对身体健康带来益处。

不同气候环境条件下，儿童应采取不同的身体活动方式。当空气质量指数类别为优和(或)良时，推荐儿童青少年进行户外身体活动；当空气质量指数类别为轻度和(或)中度污染时，建议儿童青少年减少户外身体活动；当空气质量指数类别为重度和(或)严重污染时，建议儿童青少年避免户外身体活动。

(张宝兴)

第七节 健康体检

一、健康体检概念

2014年中华医学会健康管理分会和《中华健康管理学杂志》共同发布的中国《健康体检基本项目专家共识》中指出：健康体检或称健康检查是指对无症状个体和群体的健康状况进行医学检查与评价的医学服务行为及过程，其重点是对慢性非传染性疾病及其风险因素进行筛查与风险甄别评估，并提供健康指导建议及健康干预方案。

健康体检作为中医健康管理中的重要一环，除了应用现代体检的方法和手段以外，还要根据中医学基本理论，运用中医"整体观念""治未病"思想，结合健康管理学理念，对社会个体或群体的健康状态进行系统的信息采集、评估、调理以及跟踪服务，从而提高人口健康素质。

二、健康体检的重要性

健康体检是在身体健康(大部分人可能存在影响健康的风险因素)时,主动对整个身体进行检查,主要目的是通过检查了解自己的健康状况,获得自身健康的信息,知道自己在健康上还隐藏着哪些问题,通过体检对自身健康走向有一个预估,并且为正确地养生保健、强身健体、合理运动指明方向。如果存在潜在的危害健康的风险因素,以便及时采取预防和干预措施,培养更为科学的健康生活方式,使自己拥有健康生活。

现代社会的发展导致体力劳动减少、工作节奏加快、竞争压力增加、精神过度紧张、摄取热量过多,因而出现了“现代生活方式病”。这些潜在的危害长期损害着机体,最终必然导致疾病。而在疾病显现前能够明确这些危险因素,并及时阻断是明智之举。“无病看医生,以后不得病”正成为新的需求。

1. 健康体检服务人群

健康体检的需求人群主要为企业、事业、机关、外企等在职职工与离退休人员。随着经济的快速发展和国民健康观念的不断提高,民营企业、个人及家庭人群逐渐加入其中,使得健康体检的目标人群迅速扩大,并具有更广阔的发展空间。健康体检项目也从简单的、千篇一律的基础检查向更全面、更深入、更专业化及个性化的方向发展。

政府在促进人民健康工作中,针对弱势群体,逐步开展和设立了公共性免费或优惠体检人群和体检项目,如老年人健康体检、婴幼儿保健体检、妇女两癌筛查体检、在校中小学生体检等。

公立医疗机构的体检中心承担着政府制定的专项体检工作,例如征兵体检、公务员体检、机动车驾驶员体检、高等学校招生体检、研究生招生体检等专项体检工作。

2. 健康体检服务主要内容

(1)检前健康咨询服务:包括健康知识的宣教、健康生活方式与行为指导、健康体检项目的推荐与个性化健康套餐设计等。

(2)检中实施服务:包括健康导检服务、健康问诊问卷、体格检查或物理检查、医学影像(放射影像、超声影像)、医学检验、胃肠镜检查以及其他医学辅助检查。由于具体检查项目的要求不同,检中服务又分为餐前检查服务和餐后检查服务。按照体检项目目录,检中服务又分为基本体检项目服务和推荐专项慢性病风险筛查体检服务。如心血管病、糖尿病、慢性阻塞性肺疾病和常见恶性肿瘤等专项检查服务。

(3)检后健康评估与健康干预服务:包括健康信息汇总与健康状况、健康状态、健康风险评估服务;群体健康促进方案与个体健康管理处方制定与推荐服务;针对群体和个体的主要健康风险指标或疾病线索提供就医绿色通道服务和跟踪随访与监测服务。

三、健康体检基本项目制定的原则和内容

1. 健康体检基本项目制定原则

(1)以健康评价和健康风险筛查为目的,重点掌握受检者健康状况、早期发现疾病线索。

(2)体检采用的技术方法或手段要科学适宜,有很好的可及性和可接受性。

(3)为保证健康体检的质量和安全,体检项目所采用的仪器设备及试剂必须是经美国

食品药品管理局（FDA）认证、有正式批准文号。

（4）体检项目要充分体现最佳成本效益原则，避免优先采用高精尖医疗技术设备，以免加重受检者的经济负担。

2. 健康体检基本项目内容

采用“1 + X”的体系框架，“1”为基本体检项目，包括健康体检自测问卷、体格检查、实验室检查、辅助检查、体检报告首页等5个部分。“X”为专项体检项目，包括主要慢性非传染性疾病风险筛查及健康体适能检查项目。备选项目提出了每个专项检查的适宜人群和年龄范围。

“基本项目（必选项目）”与“专项检查（备选项目）”的关系：“必选项目”是基础，是开展健康体检服务的基本检测项目，“备选项目”是个体化深度体检项目，主要针对不同年龄、性别及慢性病风险个体进行的专业化筛查项目（《健康体检基本项目专家共识》）。

（1）问诊问卷：指体检医师对体检者既往生活方式和相关个人信息进行有目的的询问，包括生活方式和个人史两类。生活方式包括受检者饮食习惯、吸烟、饮酒、体育运动、体力活动、生活起居和睡眠状况。个人史包括既往疾病或伤残史、手术史、用药史、过敏史、家族史等。

（2）体格检查：一般检查包括身高、体重、腰围、臀围、血压、脉搏；物理检查包括内科、外科、眼科、耳鼻咽喉科、口腔科、妇科等检查。

（3）辅助检查：指受检者接受的实验室检查与仪器检查，包括实验室常规检查（血常规、尿常规、粪便常规、肝功能、肾功能、血脂、血糖、尿酸）、常规心电图、胸部X线检查、腹部超声检查和妇科宫颈刮片细胞学检查五类。

（4）专项检查：主要包括慢性非传染性疾病的风险筛查及健康体适能检查项目。推荐项目提出了每个检查的适宜人群和年龄范围，以满足当前我国民众对健康体检及健康管理服务多样化的要求。专病筛查主要包括恶性肿瘤、心血管疾病、糖尿病和慢性阻塞性肺疾病、慢性肾病五类。其中恶性肿瘤分为乳腺癌、宫颈癌、肺癌、前列腺癌、结（直）肠癌和胃癌六类；心血管疾病分高血压、冠心病和脑卒中三类。其他项目包括体适能检测、骨密度检测、心理测评、中医体质辨识、功能医学检测等。

（5）体检结论与健康指导：根据体检结果得出的结论，以及根据结论对受检者今后医疗、饮食、行为等内容提出的指导建议。

四、健康体检套餐的个体化定制原则

个体化健康体检选择项目，是为满足受检者的进一步需求而设立，除了体能检查外，是健康体检基本项目检查发现受检者存在某种风险，或健康体检前已经出现相关症状、体征，或者有疾病家族史，或者有已明确诊断的疾病，或者为受检者本人要求，经过由主检医师同意和受检者共同选择的临床检查项目。特殊人群体检项目选择也属于个体化体检项目选择。

（1）根据不同年龄选择检查重点。不同年龄有不同的高发病。儿童重点筛查先天性疾病、营养发育不良、各种急性病等；青少年重点是要了解生长发育情况，因此，检查项目要针对生长发育的一些指标，如身高、体重、血压、肺活量或者是肺功能，还有视力、色觉等方面的检查，另外还要注意腹部器官的生长发育情况，可以做腹部B超检查；青壮年应重点筛查传染病、早期代谢综合征、癌症等；老年人各器官功能均出现衰退，应在常规项目外增加心血管疾病、癌症、代谢性疾病等的专项筛查。

（2）根据家族史。糖尿病、高血压及某些癌症有家族性遗传性倾向，根据实际情况，在选择体检项目时有针对性地增加相关项目的检查。

（3）根据既往史或既往体检异常发现，选择必要的复查。如过去患乙型病毒性肝炎（简称乙肝），此次应检查乙肝五项、肝功能、肝脏B超、甲胎蛋白、乙肝病毒DNA等；如过去B超发现肾囊肿，此次应复查B超，并注意肾囊肿大小变化。

（4）根据现有症状，选择必要的检查。如：胸闷应选择心脏、肺等相关检查；胃痛应选择胃镜检查。

（5）根据职业选择必要的检查。应在医生指导下，除了常规检查项目外，有针对性地增加亚健康检查项目。

（6）根据性别选择必要的检查。成年女性每年必须做乳房、卵巢、子宫的检查，已婚女性要求每年做一次常规妇科检查，包括宫颈刮片检查，以便对于女性常见病、多发病及肿瘤早发现。男性40岁以上者可加做前列腺检查，如前列腺特异性抗原（PSA）、游离前列腺特异性抗原（FPSA）。

（7）根据慢性疾病的情况，尽可能去专科全面彻底地进行检查。

（8）根据需求情况选择项目，如选择婚前检查和孕前检查等。

（9）根据个人心理健康状况选择心理及精神压力检测与评估。

（冯铁为）

第八节　儿童健康体检

一、儿童体检概述

儿童体检不同于成人体检，不单独、单次进行，由于儿童生长发育阶段性、连续性的特点，儿童须划分不同年龄段进行定期体检，尤其是0～6岁儿童，国家基本公共卫生服务将之列为健康管理对象，而体检是健康管理中重要的筛查方法，不可或缺。体检主要涉及西医的体格检查、营养测评、神经行为测试、实验室检查等诸多手段，中医通过四诊合参方法对儿童进行评估，并给予相应的中医健康管理，详见第四章第二节。

儿童体检作为前哨筛查方法，已由保障儿童生存向保护儿童发展转换，并把常规体检对象由0～3岁扩大到0～6岁，能够保障基本体检及健康管理的实施。但由于我国国情和历史发展特点，儿童体检仍存在以下问题：体检筛查内容较为单一、基础，不能满足不同地区、不同人群的需求，也跟不上多发病疾病谱的变化，起不到预警作用，有效性不足；体检市场混乱，项目制订缺乏规范指导，专业人员不足；体检重点在0～6岁儿童早期阶段，而忽视了青春期人群的体检需求，学校体检模式亟待改革。基于以上问题进行儿童体检设计与规范化管理对保障和促进儿童健康成长具有重大意义。

儿童生长发育迅速，各组织器官尚未发育完善，认知、心理还未健全，对自身不适常表达不清，或疾病隐匿无异常表现，家长仅凭经验难以及时发现孩子身体存在的问题，若忽略则可能导致严重后果，危害短期健康，甚至影响成人期的生命潜力、疾病敏感性和能力发展。定期体检能够动态监测儿童营养、体格生长、智力发育和心理行为发育状况，早期发现儿童生长发育的异常情况和筛查潜在疾病，指导后续的健康管理、疾病治疗，是保证儿童健康成长的重要手段。

儿童健康不仅关乎个人、家庭，也关乎国家的未来，随着国家的发展、儿童健康状况的改善，自 20 世纪 90 年代，我国将儿童健康和发展提高到国家策略，在继续实施保障儿童生存、保护儿童健康策略的同时，更要促进儿童尤其是早期阶段发育潜力的充分发展。对儿童早期发展的干预是增强国家综合实力和未来竞争力、促进人类发展成本最低、效果最好的措施，只有重视儿童这个未来的人力资源群体，我国才能够在 21 世纪持久地保持健康和快速的社会经济发展。因此，儿童体检意义深远。

二、儿童体检形式及内容

（一）0 ～ 3 岁儿童体检

0 ～ 3 岁儿童体检属于国家基本公共卫生服务项目中的儿童健康管理内容，由社区卫生服务中心（站）、乡镇卫生院（村卫生所）免费提供，根据新生儿期（出生后 28 天内）、婴儿期（0 ～ 1 岁）、幼儿期（1 ～ 3 岁）这 3 个不同的发育阶段定期安排相应的体检。

1. 新生儿期

新生儿在出生时、出院后 1 周和出生后 28 天进行 3 次例行体检。出生时体检由产科或新生儿科医师负责检查其健康状况，评估是否存在产伤、窒息、出血、感染、黄疸、心肺疾病等问题，出院前由家长自愿选择是否进行新生儿疾病筛查（包括先天性甲状腺功能减低症、苯丙酮尿症等新生儿遗传代谢病和听力障碍）。出院后 1 周由保健医师进行家庭访视，建立《0 ～ 6 岁儿童保健手册》，登记新生儿出生史、疾病筛查情况及个人史（喂养、睡眠、大小便等日常情况），测量体重、头围、前囟大小等体格指标，常规全身检查，注意脐部、四肢活动度检查及有无黄疸、颈部包块，以上均记录在保健手册中的“新生儿家庭访视记录表”中。生后 28 天结合接种疫苗，在乡镇卫生院、社区卫生服务中心体检，记录于保健手册的“1 岁以内儿童健康检查记录表”。

2. 婴幼儿期

此时期儿童体检遵循 4-2-2 原则，即生后第 1 年每 3 个月体检 1 次，生后第 2、3 年每 6 个月体检 1 次。对于有条件的地区，可结合儿童预防接种时间增加检查次数。体检内容包括询问两次随访间的婴幼儿喂养、患病等情况，进行常规体格测量、全身体检、发育评估（按照“儿童生长发育监测图”的运动发育指标进行评估），在婴幼儿 6 ～ 8、18、30 月龄时分别进行 1 次血常规检测，在 6、12、24、36 月龄时进行 1 次听力筛查，重点筛查缺铁性贫血、佝偻病、营养不良、发育异常等疾病，体检内容详见保健手册中的“1 岁以内儿童健康检查记录表”“1 ～ 2 岁儿童健康检查记录表”“3 ～ 6 岁儿童健康检查体检表”。

3. 高危儿

高危儿泛指在胎儿期、新生儿期和婴幼儿期内存在对其发育可能产生有害影响的不良因素的小儿，是一类具有导致脑发育障碍高危因素的特殊群体，在这类群体中，有的是原发病临床治愈后遗留脑功能障碍或潜在有远期发育障碍，有的已处于发育异常状态如早产儿，还有相当一部分未表现出明显的疾病征象，其前期的高危因素或病理损害与后期发育障碍不呈现明确的线性关系，情况复杂混乱，所以只要定为高危儿，就需纳入高危儿健康管理，体检按照管理方案进行，具体内容及频次根据其原发疾病、高危因素及当地保健资源的可获得性而确定。通常要求在新生儿期由基层医疗机构进行每周至少 1 次的家庭访视，访视内容上要特别注意高危因素可能带来的损害表现，条件允许可做新生儿 20 项行为神经测查(NBNA),满月后由辖区妇幼保健机构儿童保健科负责,建立高危儿健康管理专案。要求生后6个月内每月1次,6个月后每2个月1次,12个月后每3个月1次进行常规体检与营养评价;1岁内随体检同时进行神经运动测查,常用0 ~ 1岁52项神经运动检查;心理行为发育评估原则上1岁内每3个月1次,1 ~ 3岁每6个月1次,常用“0 ~ 3岁儿童早期发育预警征象”、“丹佛发育测查测试DDST”等筛查工具,若经检查、评估未发现异常者继续监测6个月,确无异常且年满1岁者,高危儿结案,转基层医疗机构进行常规儿童管理。

4. 体弱儿

体弱儿至今没有国际公认的定义范围,我国1986年发布的城乡儿童保健工作要求中将佝偻病、营养不良、缺铁性贫血、早产儿、低体重儿纳入体弱儿范围,目前扩大至将体重连续3个月不增长或下降的儿童作为体弱儿进行管理,体弱儿范围与高危儿部分重叠,又不完全一致,对其管理没有国家层面的规范方案,有的地区将体弱儿定义细化并进行专案分级管理,适当增加体检、管理频次直至结案,体检基本内容不变,根据各体弱儿实际情况增加体检项目。

(二)4 ~ 6岁儿童体检

4 ~ 6岁为学龄前期儿童,此阶段儿童体检分为散居儿童和集体儿童体检,散居儿童体检在乡镇卫生院或社区卫生服务中心进行,而进入托幼机构的儿童按集体儿童体检,由托幼机构联系具有相应资格的医疗卫生机构进行。

1. 散居儿童体检

每年1次定期体检,包括询问两次随访之间的膳食、患病等情况,进行体格检查、生长发育和心理行为发育评估、血常规检测和视力筛查,内容详见保健手册中的“3 ~ 6岁儿童健康检查体检表”。

2. 集体儿童体检

参照卫生部、教育部颁布的《托儿所幼儿园卫生保健管理办法》有关规定,安排托幼儿童进行入园及在园期间定期体检工作。

入园体检:托幼机构新生入园前必须到当地儿童保健机构或指定的医疗卫生机构进行健康检查,填写儿童入园健康检查表,并查验“0 ~ 6岁儿童保健手册”“预防接种证”,没有预防接种证或未依照国家免疫规划受种的儿童,应当在30日内向托幼机构所在地的接种单位或县级疾病预防控制机构报告,督促监护人带儿童到当地规定的接种单位补证或补种,托幼机构应当在儿童补证或补种后复验预防接种证。儿童入园体检除常规检查外,重点检查传染病、营养性疾病(如缺铁性贫血)、视力筛查、口腔、扁桃体等内容,离园3个月及以上者,需重新按照入园体检项目进行健康检查,有病毒性肝炎接触史的儿童应检疫42天,经体检证实其健康后方可回班。

定期体检:每年1 ~ 2次系统检查。包括测量身高、体重,检查咽部、口腔、皮肤、心肺、肝脾、脊柱、四肢等,检测血红蛋白,测查视力、听力。其中血红蛋白或血常规每年检测1次,4岁以上儿童每年检查1次视力。有条件的地区可在定期体检时进行发育筛查。

(三)中小学生体检

新生进行入学体检并建立健康档案,在校时每年一次常规体检,由学校组织、委托有资质的专门机构在机构或学校场地进行,体检内容包括病史询问和检查两大类,旨在掌握在校学生的生长发育及健康状况，筛查常见病、传染病和地方病，了解其分布规律及发展变化趋势，为下一步预防保健工作提供参考。

基本项目包括：

（1）病史询问。

（2）体检项目。

内科常规检查：心、肺、肝、脾。

眼科检查：视力、沙眼、结膜炎。

口腔科检查：牙齿、牙周。

外科检查：头部、颈部、胸部、脊柱、四肢、皮肤、淋巴结。

形体指标检查：身高、体重。

生理功能指标检查：血压。

实验室检查：结核菌素试验（小学、中学入学必查项目）；肝功能：谷丙转氨酶、胆红素（寄宿制学生必查项目）等。

除以上项目外，其他项目应根据国家相关法律法规要求、地方具体情况、实际需求等进行适当增补，若涉及实验室和影像学检查则体检必须在医疗机构内完成。

体检后检测报告采用三级管理模式，检查机构及时向学生（家长）和学校反馈，经由学校汇总统计上报学区，体检档案收入学生健康档案，归入学校档案管理，学校、学区及教育行政部门将针对体检结果和体检单位提供的指导意见制订适合当地学生群体的健康促进工作计划。

（四）个体体检

随着近年来体检市场的兴起，儿童体检也逐渐得到重视，不少三级或专科医院成立儿童体检中心，私营的体检或健康管理机构也涉足儿童体检领域，体检内容不再只限于国家规定的基本体检内容，而是针对不同年龄段儿童和需求制定体检套餐，推行个性化体检，检查手段更多样，仪器更先进，体检内容更丰富、更全面、更灵活，弥补了基础体检的不足，满足了家长迫切和日益增长的需求，体检更具主动性，为更早期筛查疾病、及时维护儿童健康提供支持。

体检套餐的设定遵循儿童各年龄段生长发育规律，无统一标准，也受家长经济情况、重视程度、具体需求进行分级、分类。首先，体检应增加健康危险因素评估项目，可通过问卷形式实现，问卷中需包括儿童日常生活起居、饮食结构、运动情况、睡眠状况等生活方式评估；出生史、家族史、过敏史、既往疾病等医学因素评估；还可加入儿童常见疾病或体检须筛查疾病的相关评估内容，为后续健康管理工作提供参考和指导。除了基础检查外，新兴体检还增加了检查营养情况的维生素检测、超声骨密度、神经心理及行为发育方面的神经运动 20 项（1 岁内）、丹佛发育筛查（DDST），涉及外观形体并有生理意义的颅型分析、脊柱形态分析，结合临床常见病增加的免疫球蛋白、过敏原筛查等检查。体检项目繁多，为了更精准、更具针对性，除了年龄分段体检，还有地区、机构开展专项体检，如矮小症、多动症、抽动症、发育迟缓等的筛查，易于被家长理解和接受。

（五）中医体检

中医“治未病”的预防保健理念由来已久，强调先于疾病的发生、发展进行干预，在儿童亚健康评估方面具有优势，通过望、闻、问、切等四诊手段判别儿童当前身心状态，并结合儿童的生理特点、既往病理表现、外在环境影响和父母体质特征等综合评估儿童长期的体质倾向，个体化指导儿童日常保健和疾病防治。

在中医看来，健康儿童应精神饱满，双目有神，反应灵敏，体态匀称，筋骨强健，手足常温，呼吸均匀平稳，面色红黄隐隐，毛发润泽，舌体柔软灵活，舌色淡红苔薄白，新生儿舌红无苔和乳婴儿的乳白苔也属正常。就大便来看，新生儿胎粪呈暗绿或褐色糊状，乳婴儿大便呈黄色糊状，正常小儿大便为黄色条状软便，小便均应为淡黄色。

由于儿童具有脏气清灵、反应灵敏的生理特点，若成病态，会很快显露于外。如儿童精神萎靡、表情呆滞，提示体弱或病情较重；面呈白色，多提示虚证、寒证，呈红色，多为热证，呈黄色，多为脾虚或有湿浊，呈青色、黑色，多为寒证、痛证、瘀证；若囟门迟闭提示胎禀不足；舌苔白为寒，苔黄为热，苔腻为食积不化或湿浊内蕴，舌苔花剥，时隐时现多为胃气阴不足；时时用舌舔口唇致口唇四周发红、脱屑，多因脾经伏热所致；口气臭秽多为肺胃积热；口腔破溃糜烂为心脾积热；大便燥结为内有实热或阴虚有热，大便稀薄夹白色凝块、味酸腐为内伤乳食；小便清长为寒，短赤为热；腹痛喜按为虚、为寒，腹痛拒按多为实、为热；肌肉松软为脾气虚弱。

中医对儿童体质的分类尚无公认的标准，医生可通过对四诊情况和个人资料的收集，初步判断儿童当前的体质倾向，便于其后中医健康管理工作的展开，但由于儿童处在生长发育阶段，身体形态、生理机能和心理活动变化迅速，体质存在一定变化，具体操作时医生可结合自己的临床经验、地域特点决定。

（六）居家体检

在家中，家长需在了解儿童正常生理特点、健康状态的前提下，观察儿童面色、精神、情绪、进食、睡眠、活动、大小便、生长发育、行为等情况，并结合简单的检查初步评估儿童的整体状态，以便及时作出相应调整或到医院进行专业的筛查。检查主要包括体格检查和中医健康状态检查，体格检查有身高（长）、体重测量，中医的家庭检查详见中医体检部分。

其中身高（长）、体重测量和评估方法如下：

测量身高（长）：每次测量尽量在同一时间点。3 岁前卧位测身长，可让孩子平稳躺在木桌或平坦的床面，身体放平直，边上放一把卷尺，将两本厚重、不易移动的书分别抵在孩子的头顶、脚底，将书固定好后把孩子抱走，拉紧卷尺测量两书间的距离即可，测量时要注意保证孩子双膝伸直，小婴儿最好选择熟睡时测量；3 岁后立位测身高，可使用标准身高纸贴于墙面，儿童立正姿势、足后跟并拢靠墙、双肩放松测量。

称量体重：需空腹，排去大小便，身着单衣称重，或称重后减去衣服重量，对于小婴儿可用家庭专用婴儿秤称量，如没有，则由家长抱着站到体重秤称量后，减去家长的体重即是。

身高（长）、体重测量结果需及时记录在保健手册或育儿类 APP 上，以便描绘生长曲线图。当身高（长）、体重结果超过生长曲线描绘范围或生长曲线走行趋势出现偏离时，需及时到医院就诊。

三、展望

我国儿童基础体检已基本覆盖全国，但体检频次、项目不能满足实际需要，政策外体检可弥补项目空缺，但体检市场的开放和发展尚处于摸索阶段，存在诸多不足，亟需完善规章制度，出台儿童体检指南或共识，遵循体检项目有效、适宜、经济、安全原则，整理、统一体检内容，加强科学管理，保障体检开展有序、合理、专业，使儿童保健窗口前移，做好人生开端医疗布局，减轻家庭负担，降低重大疾病患病隐患，争取保健最大收益，提高国家未来竞争力。儿童体检是儿童健康管理的重要组成部分，属儿童保健学科体系，涉及儿科学、预防医学、循证医学、营养学、心理学、社会医学等多个学科，应加强多学科联合，做好体检科研工作，重视循证医学证据收集，便于指导临床实践，及时与后续健康管理或临床治疗工作对接，形成闭环，增强体检有效性。可以在基于我国国情的同时，借鉴发达国家儿童体检先进措施，如延长儿童体检对象年龄至青春期晚期，增加年龄特异性的筛查项目，如青少年心理问卷等。在受众方面，应普及儿童保健常识，提高家长健康素养和对儿童体检的认知度，使家长对儿童体检形成正确认识，不被动，不盲从，不过度体检，营造良好的群众保健基础。

儿童是家庭的核心，是国家的未来，是社会上最受重视的群体，儿童体检市场需求和发展潜力巨大，在做好引导的前提下大力促进儿童体检的发展，无论在哪方面都受益长远。

（张可心）

第九节　心理健康

一、心理健康概述

关于心理，《心理学基础》（杜文东）描述为：人的心理活动是一种非常复杂的现象，兼有自然属性和社会属性，人的心理是人脑的功能及其对客观现实的主观反映，并以此做出相应反应调节行为。因此人的心理活动是反映机能和反应机能的统一体，其功能在于对周围环境进行适应与创新。心理现象就是心理活动在发生、发展、变化过程中所表现出来的形态、特征与联系，简称心理。人的心理现象分为心理过程和个性两大方面，心理过程包括认知过程（感觉、知觉、记忆、想象、思维）、情绪过程、意志过程；个性包括个性倾向（需要、动机、兴趣、信念等）、个性心理特征（能力、气质、性格）。

心理健康是 WHO 提出的健康四大基石之一，1946 年第三届国际心理卫生大会将心理健康定义为："所谓心理健康，是指身体、智能以及情感上，在与他人的心理健康不相矛盾的范围内，将个人心境发展为最佳状态。"《简明不列颠百科全书》中的定义为："心理健康是指个体的心理，在本身和环境条件许可范围内所达到的最佳功能状态，而不是指绝对十全十美的状态。" 2004 年 WHO 在日内瓦发布的《促进心理健康：概念、证据和实践》研究报告中提出，心理健康由社会经济和环境因素所决定，包括实现自身潜能、应对日常生活压力、能有成就地工作、对所属社区有贡献等状态。

《医学心理学》（姚树桥，杨艳杰）中总结为：一般认为心理健康是以积极的、有效的心理活动，平稳的、正常的心理状态，对当前和发展着的社会、自然环境以及自我内环境的变化具有良好的适应能力，并由此不断地发展健全的人格，提高生活质量，保持旺盛的精力和愉快的情绪。

中医没有"心理"这个概念，但是心主神明、心神感应、形神一体、五脏化五志、情志相胜等思想蕴含了丰富的心理知识。中医在疾病预防、诊断、治疗过程中都非常重视情志因素的作用。中医理论认为人的情志变化是以五脏生理活动为基础，心、肝、脾、肺、肾五脏对应喜、怒、思、悲、恐五志，即五脏和五志生理上相互联系，病理上相互影响。五脏功能异常会导致相应五志的变化；而五志的变化也会影响五脏功能。所以应该注意避免异常强烈持久、偏激过甚的情志变化，防止脏腑功能损伤，进一步导致疾病发生。

现代社会飞速发展，人类生活方式发生了重大变革，人类竞争和生存压力普遍增加，心理对健康的影响日益凸显。心理平衡失调将会对健康产生直接的不良影响，轻则出现心理问题，重则发展为心理疾病，甚至会导致一些过激行为，由此导致的心理问题或疾病日益严重地威胁着人类健康，已成为危害人类健康的主要问题之一。我国常见精神障碍和心理行为问题患者逐年增多，个人极端情绪引发的恶性案（事）件时有发生。抑郁症患病率达到2.1%，焦虑障碍患病率达4.98%，截至2017年底，全国已经登记在册的严重精神障碍患者有581万人。同时，公众对常见精神障碍和心理行为问题的认知率仍比较低，更缺乏预防知识和主动就医意识，部分患者及家属仍然有病耻感。所以加强心理健康建设，有助于促进社会稳定和人际关系和谐、提升公众幸福感。

二、心理健康的影响因素

（一）个人因素

研究表明，遗传、性别、年龄、健康状况、社会经济地位、婚姻状况、心理因素、社会支持等都与心理健康有关。

1. 遗传因素

遗传是指父母的形态特征、生理特征、心理特征和行为特征可通过遗传基因传给子代的生物学过程。研究表明，性格、气质、能力等心理特征以及人类行为方式也与遗传有关，许多心理和精神疾病都与遗传有关。中医认为人体之神有广义、狭义之分，狭义之神，指意识、思维、情志等精神活动，而禀受于父母的先天之神，即“元神”，是神志活动的原动力，是生命之根本，所以人的精神活动与先天禀赋密切相关。

2. 性别因素

性别因素对中学生心理健康有一定影响，除孤独倾向因子外，女生的焦虑水平高于男生，其心理健康状况差于男生。女性在成年以后，由于体内激素的周期变化，容易诱发情绪障碍；男性容易出现攻击行为，可能是激素与社会文化因素共同作用的结果。男孩患儿童孤独症的概率是女孩的3~6倍。

3. 年龄因素

儿童由于发育尚未成熟，缺乏控制情绪和行为的能力，对外界环境的适应能力较差，对各种刺激也比较敏感，因此容易出现情绪行为障碍，如恐惧、口吃等。青春期由于内分泌系统发育以及体内各种激素水平的剧烈变化，自主神经系统不完善，容易情绪波动，对各种应急事件的承受能力较差，易患神经症和精神分裂症。中年期心理压力比较大，经常处于紧张状态，遇到应急事件容易出现抑郁情绪或妄想观念。更年期由于内分泌系统功能开始减退，抑郁、敏感多疑、情感脆弱等较常见，易患围绝经期综合征。老年期由于全身机能进一步衰退，承受各种压力的能力下降，也容易患各种老年期疾病，出现敏感多疑、情感脆弱，甚至幻觉妄想等精神病症状。

4. 健康因素

健康的身体是心理健康的重要保证。年幼时营养不良或体弱多病会影响大脑的发育，因而会直接影响心理健康，表现为智力发育迟缓，对环境变化过于敏感以及社会适应困难等问题。罹患大脑疾病更是对心理健康构成直接的威胁，罹患各种脑血管病都会导致大脑皮质功能损害，患者常出现智力缺损、情绪不稳定、情感脆弱，不能控制情感反应，出现失眠甚至人格改变与怪异行为。躯体疾病对患者的心理健康的影响是多方面的，首先，某些疾病，尤其是内分泌疾病，其本身就直接影响患者的心理健康，如甲状腺功能亢进症可以导致各种心理障碍；其次，患病导致患者心理脆弱，微小刺激也能引发较大的心理反应；再次，当患者对所患疾病进行评价后，评价结果也可能成为一种压力，从而影响心理健康。个体对疾病的认识与评价是疾病引发内在心理压力的前提，例如，一个人在患病住院检查时发现肺部有可疑阴影，在未作出明确的诊断之前，当事人由于担心自己可能罹患恶性肿瘤而产生内在的心理压力，因而坐立不安，茶饭不思，紧张焦虑，或者心情郁闷，唉声叹气，甚至出现冲动或攻击行为。一旦明确诊断是普通肺炎，患者立刻心情舒畅，食欲大振，心理压力也不复存在。可以看到，对自身健康状况的个人评价是躯体疾病引发内在压力的根源，但并不是所有的疾病都必然引起患者的内在压力。研究表明，健康人群的心理健康状况好于患病或残疾人群。身体健康的个体在情绪上更加稳定，生活中能更多地体验到平静、快乐等积极的情绪，他们保持着适度的自尊和自信，与家人、朋友维持着良好的关系，对压力和挫折有着更好的耐受性，面对困难时的态度和采取的行为都更为积极、合理，在工作和学习中胜任性较好。

5. 社会经济地位

研究表明，社会经济地位反映在经济收入、职业类型、教育程度等方面，其中个人月收入对心理健康的影响最大，心理健康指数呈现随收入上升而上升的趋势。教育程度对心理健康也具有显著影响，初中及以下水平者心理健康指数偏低。不同职业类型的心理健康状况差异也较显著，心理健康指数最低的是服务业人员和失业或无业人员，而心理健康指数最高的是管理人员，心理健康指数的高低与各职业的经济收入和社会地位相对应。经济状况明显影响老年人心理健康的各方面，经济和健康状况好的老年人生活满意度也更高（张侃《国民心理健康状况、影响因素及对策》）。

6. 婚姻状况

已婚者的心理状况总体好于未婚和离异人群，且婚姻越幸福，个体的情绪状态越好，也会有更佳的人际交往状况，通常也会以更良好的心态面对压力和挫折，采取积极、合理的方式去解决困难，婚姻不幸福的个体尤其会面临情绪上的困扰。有配偶的老年人心理健康的各方面都明显好于无配偶的老年人（张侃《国民心理健康状况、影响因素及对策》）。

7. 心理状况

个人的认知状况、意志品质、行为状况、人格特征与心理健康密切相关。认知过程是指人反映事物本身特性的心理过程，认知偏差既是抑郁的易感因素，亦是抑郁症患者特有的认知方式。意志品质中的自我控制能力的发展对个体的健康具有深远的影响。研究表明，焦虑控制与心理健康的各个指标显著相关，表明个体对情绪的控制能力越强，其心理健康状态越好。心理韧性与心理健康的关系研究表明，心理韧性水平高的个体，其心理困扰症状较少，心理健康水平也较高。行为因素包括健康行为和不良行为，健康行为如合理营养、充足睡眠、体育锻炼、兴趣爱好等有益于心理健康；而不良行为如吸烟、酗酒、缺乏体育锻炼、长期的精神紧张状态、成瘾（吸毒、服药、网络、嗜赌、电子游戏成瘾等）对心理健康造成很大的不利影响。人格是一种复杂的心理现象，是心理过程反映在每一个具体的人身上的不同特点，人格的形成与发展过程是由生物性自我转变为社会性自我的过程，是不断接受社会教化的过程，是模仿与学习成年人的思维方式、情感反应与表达方式、行为方式及社会规范（风俗、习惯、礼节等）的过程，经由这个过程而形成个人的认知、情感、行为方式与倾向性。人格特征对心理健康有非常明显的影响，有研究表明，情绪的稳定性能负向预测心理健康状态，神经质得分越高，心理症状越明显，高情绪不稳定性分数能使产后的抑郁危险增加三倍。

（二）环境因素

1. 家庭环境

家庭是个体身心发展的重要场所。家庭亲密度、适应性均与家庭成员的心理健康状况相关。家庭亲密度指家庭成员之间的情感关系，研究表明，家庭亲密度越高，家庭成员的心理健康状况越好。家庭适应性指家庭系统为了应付外在环境压力或婚姻、家庭的发展需要而改变其权利结构、角色分配或家庭规则的能力，家庭的适应性越高，家庭成员的心理健康状况越高。

家庭是儿童出生后最早接触到的社会环境，儿童出生后有十多年甚至更长的时间是在家庭中度过的，各种社会文化传统及道德观念是通过家庭来影响儿童的，父母的言行、家庭的气氛、育儿的方式、生活的条件以及家庭中所发生的一切，都对儿童的身心发展产生影响。现代家庭过度单元化、独生子女型简单化的家庭结构、离异等不健全家庭、时常发生暴力的家庭、父母亲不良个性造成的压抑与紧张的家庭气氛、家庭经济拮据或收入波动大等不良的家庭环境因素，宠爱、溺爱、专制、忽视道德心理培养、非理性的过高期望与施加过大的学习压力、简单粗暴的棍棒式教育与约束等教养方式的偏差，都会影响儿童的心理健康。

有配偶的老年人心理健康的各方面都明显好于无配偶的老年人，家庭支持缺失，老年人的负性情绪明显增多，与家人同住和住养老院的老年人生活满意度较高，孤独感较低；独居老人的生活满意度较低，孤独感较高。

2. 学校环境

学校生活是人一生中非常重要的一个阶段。学校中，老师的管教方式、班级的氛围、师生的关系等均会对心理健康产生影响。调查表明，校园的纪律氛围、班级的学习风气、同学关系以及教师效能感等学校环境因素均与青少年的心理健康水平有关。学校中遵守纪律的氛围越好，学生的行为问题越少，心理健康水平越高。良好的学习风气，有利于提高学生的学习成绩和心理健康水平。教师的细腻特征影响着学生的心理健康，在班主任威信高和教师效能感高的班级中，学生的心理健康水平普遍较高。学校环境如学校类型、班级环境、师生关系、同伴关系等也会影响学生的身心发展。对于刚刚步入大学校门的学生，学习方式与高中阶段发生了很大变化，对于这种变化的不适应，也会影响他们的心理健康。

3. 工作环境

不良的工作环境、劳动时间过长、工作不能胜任、工作单调以及居住条件、经济收入差等，都会让人产生焦虑、烦躁、愤怒、失望等紧张心理状态，从而影响人的心理健康。研究证实，噪声对人体的影响是全身性的，除了对听觉系统的特异性损害以外，也可以对神经、心血管、生殖、消化等系统以及心理健康产生非特异性的有害作用，尤其是生产性噪声对工人心理健康状况的影响很大。同时，在工作特征的影响方面，工作自主性高，工作者能够对工作行为施加影响的程度比较大，同时工作要求比较低的人群心理健康状况最好。工作时间过长，如超过每天 10 小时的工作者情绪状况显著不佳。

4. 社会环境

社会环境包括经济环境、政治环境、教育环境、伦理环境、文化环境等，人为的物理环境中的人际空间、建筑物等，心理环境中的伦理道德、法律基础、风俗习惯等，都在心理的形成和发展中发挥重要作用，对心理健康产生影响。

例如，民族文化是一个民族经过世世代代积累起来的文化，是本民族所创造的一切文明成果的总和。民族文化主要包括物质文化和精神文化两个层面。其中物质文化层面包括服装、居住、饮食、交通工具等；精神文化层面包括思想、哲学、文学、艺术、风俗习惯、宗教信仰等方面。民族文化是民族心理形成的原因，民族心理具有特征鲜明性、状态稳定性、外部独立性、内部普遍性的特征。

大众传播媒体包括书、报、杂志、广播、电影、电视、录像、网络等，对人的心理和行为影响是强有力的，有的是直接的，但主要是潜移默化的，另外社会支持也是影响心理健康的因素之一。社会支持是一个既包含个体在内认知因素又包含环境因素的多维度概念。社会支持是从其所拥有的社会关系中获得的精神上和物质上的支持，这些支持能减轻个体的心理应激反应，缓解精神紧张状态，从而提高社会适应能力。拥有一个良好的社会支持系统能够给人提供积极的情绪体验和稳定的社会性回报，这种社会性支持是与一个人整体的精神状态密切相连的。它给人们的生活提供了可预测性和稳定性。参与社会网络可能会产生积极的心理状态，如归属感、安全感等，避免小的疾病发展成重度的精神紊乱。

5. 自然环境

自然环境中的噪声、人为空间、污染、食品安全、地理环境、气候变化、灾难性事件等都可以影响人的心理健康。

凡是让人感到不舒适的声音，都可以称为噪声。如音调不和谐的声音（物理学意义上的噪声），声音强度过大，或是干扰了人们正常工作与休息的说话声与音乐声等，会严重影响人们的心理健康。噪声使神经系统处于紧张状态，导致注意力不能集中，工作与学习效率下降，心烦意乱，失眠紧张，焦虑情绪，易激惹。

人为空间狭窄，人们的活动空间缩小，人与人之间距离太近，难以保持安全感，安全感的缺乏往往使人紧张焦虑，甚至导致攻击行为。

空气污染、水污染越来越严重，环境中的化学污染有着持久性的特点，一旦遭受就不可能在朝夕之间得以恢复，环境化学污染对人们心身健康的危害也是持久的，人们因此长期处于紧张或恐惧之中，心身危害也就越发严重。

某些地理环境特点也会对心身健康构成影响。在南北两极附近，整个夏天都是白天，而整个冬天都是黑夜，长时间的光照以及持续的黑夜都会影响心理健康。在长达数月的黑夜里，光照的缺乏导致抑郁情绪，而持续数月的白昼使神经系统长期处于紧张状态，容易出现情绪不稳、易激惹等情绪障碍。

气候的变化也影响着人们的心理活动，在气候变动较大且频繁的时候，人们容易心情烦躁，高温会使神经系统活动减弱，大脑皮质处于抑制状态。临床观察表明，在冬末春初，各种精神疾病的发病率都有所上升，精神病患者的症状也会出现波动，病情加重，兴奋冲动行为增多等。

自然灾害如地震、水灾、滑坡或人为因素引发的灾难，如战争等，给事发区域民众造成巨大的心理冲击，甚至导致当事人精神崩溃。灾难性事件对人们的心理健康有持久的影响，虽然灾难已经过去了很久，不少当事人回忆起当时情景仍然痛苦万分，有的人甚至出现创伤后应激障碍，大多数幸存者还要面对丧失亲友的痛苦，这些都成为心里挥之不去的阴影，影响正常的工作与生活。

三、心理健康标准

20 世纪以前，普遍的健康标准是“身体没有病，不虚弱，就是健康”。随着医学的发展、科学的进步和人们对精神世界的认识水平逐渐加深，健康的内涵也发生了质的变化。现代健康观告诉人们，健康已不再是仅指四肢健全，无病或虚弱，除身体健康外，还需要精神上有一个完好的状态。人的精神心理状态和行为对自己和他人，甚至对社会都有影响。更深层次的健康观还包括人的心理、行为正常和社会道德规范，以及环境因素完美。

1947 年，WHO 在成立纲领中指出：“健康是一种身体的、心理的和社会适应的健全状态，而不只是没有疾病或虚弱现象。”

1989 年 WHO 提出了 21 世纪健康新定义：“健康不仅是躯体没有疾病，它包括生理健康、心理健康、社会适应良好和道德健康。只有具备了上述四个方面的良好状态，才是一个完全健康的人。”同时，WHO 还规定了健康的 10 项标准：①有足够充沛的精力，能从容不迫地应付日常生活和工作压力，不感到过分紧张。②处事乐观，态度积极，勇于承担责任，不论事情大小都不挑剔。③善于休息，睡眠良好。④能适应外界环境的各种变化，应变能力强。⑤能够抵抗一般性的感冒和传染病。⑥体重适当，身体匀称，站立时头、肩、臂的位置协调。⑦反应敏锐，眼睛明亮。⑧牙齿清洁，无空洞、无痛感、无出血现象，齿龈颜色正常。⑨头发有光泽，无头屑。⑩肌肉丰满，皮肤有弹性。

这 10 项标准中，前 4 项是对心理方面提出的要求，后 6 项为生物学方面的内容（生理、形态）。这 10 项标准从整体上诠释了现代健康的概念，强调健康不仅仅指躯体健康，还包括心理健康、社会适应良好、道德健康等。

心理健康是指一个人智力发育正常，情绪稳定乐观，意志坚强，行为规范协调，精力充沛，应变能力较强，能适应环境，从容不迫地应对日常生活和工作压力；经常保持充沛的精力，勇于承担责任，人际关系协调，心理年龄与生理年龄一致，能面向未来。据医学专家测定，良好的心态能促进人体分泌更多有益的激素，从而增强机体的抗病能力，促进人体健康长寿。

社会适应良好是指一个人的心理活动和行为能与自然环境、社会环境保持良好接触，并对周围环境有良好的适应能力，有一定的人际交往能力，能有效应对日常学习、生活和工作中的压力。正常地工作、学习和生活，有良好的社会适应能力是心理健康的表现。心理健康是良好社会适应能力的基础和条件。

道德健康是指一个人能够按照社会道德行为规范和准则约束自己，支配自己的思想和行为，有辨别真伪、荣辱的是非观念和能力。总之，心理健康、社会适应、道德品质这几方面相互依存，相互促进，有机结合。当人同时具备这几项时，才称得上真正的健康。健康是人类宝贵的财富，是人类生存与发展的基本要素，是人类取得成功的重要基石。

国内外学者们有关心理健康标准的论述，虽然提法不同，但意义相近，有些标准甚至是相同的，基本上认为心理健康是一种心理状态，是一种内外协调统一的良好状态，强调心理健康是一种积极向上的心理状态。我国学者的心理健康标准更倾向于适应性标准，也可称生存标准。

（一）美国人本主义心理学家马斯洛（Maslow）和米特尔曼（Miltelman）提出的衡量心理健康的十大标准

（1）有充分的自我安全感。

（2）能充分了解自己，并能恰当估计自己的能力。

(3)生活理想切合实际,不脱离周围现实环境。

(4)与现实环境保持接触,而非沉溺于空想或自我封闭。

(5)能保持人格的完整与和谐,取悦接纳自己。

(6)善于从经验中学习。

(7)能保持良好的人际关系。

(8)能适度地宣泄情绪和控制情绪。

(9)在符合团体要求的前提下,能有限度地发挥个性。

(10)在不违背社会规范的前提下,能使个人适当地满足其基本需求。

(二)郭念锋提出的评估心理健康水平的十大标准

郭念锋于1986年在《临床心理学概论》一书中提出了评估心理健康水平的十个标准,分别是心理活动强度、心理活动耐受力、周期节律性、意识水平、耐蚀性、康复能力、心理自控力、自信心、社会交往和环境适应能力。

(三)王登峰等提出的8条心理健康标准

(1)调整自我,悦纳自我。

(2)接受他人,善与人处。

(3)正视现实,接受现实。

(4)热爱生活,乐于工作。

(5)能协调与控制情绪,心境良好。

(6)人格完整和谐。

(7)智力正常,智商在80以上。

(8)心理行为符合年龄特征。

(四)心理学家黄希庭提出的心理健康者表现出的7大特征

(1)积极的自我观念。

(2)对现实有正确的觉知能力。

(3)热爱生活,乐于学习和工作。

(4)有良好的人际关系。

(5)能面对现在,吸取经验,筹划未来。

(6)能真实地感受自己的情绪,能恰当地调控自己的情绪。

(7)智力正常,智商在80以上。

(五)我国的一些学者提出的自己的心理健康标准(姚树桥,杨艳杰《医学心理学》)

(1)智力正常,包括分布在智力正态分布曲线之内者以及能对日常生活做出正常反应的智力超常者。

(2)情绪良好,包括能够经常保持愉快、开朗、自信的心情,善于从生活中寻求乐趣,对生活充满希望。一旦有了负性情绪,能够并善于调整,具有情绪的稳定性。

(3)人际和谐,包括乐于与人交往,既有稳定而广泛的人际关系,又有知己的朋友;在交往中保持独立而完整的人格,有自知之明,不卑不亢;能客观评价别人,取人之长补己之短,宽以待人,乐于助人等。

（4）适应环境，包括积极的处世态度，与社会广泛接触，对社会现状有较清晰正确的认识，具有顺应社会改革变化的能力，勇于改造现实环境，达到自我实现与社会奉献的协调统一。

（5）人格完整，心理健康的最终目标是培养健全的人格。包括人格的各个结构要素不存在明显的缺陷与偏差；具有清醒的自我意识，不产生自我同一性混乱；以积极进取的人生观作为人格的核心，有相对完整的心理特征等。

四、心理健康与疾病

（一）异常心理

异常心理是指个体的心理过程和心理特征发生异常改变，大脑的结构或功能失调；或是指人对客观现实反映的紊乱和歪曲。其既反映为个人自我概念和某些能力的异常，也反映为社会人际关系和个人生活上的适应障碍（姚树桥，杨艳杰《医学心理学》）。

按照《中华精神疾病分类方案和统计手册》，异常心理包括脑器质性精神障碍、精神活性物质或非成瘾性物质所致精神障碍、精神分裂症（分裂症）和其他精神病性障碍、心境障碍（情感性精神障碍）、癔症、应激相关障碍、神经症、心理因素相关生理障碍、人格障碍、习惯与冲动控制障碍、性心理障碍、精神发育迟滞与童年和少年期心理发育障碍、童年和少年期的多动障碍、品行障碍、情绪障碍、其他精神障碍和心理卫生情况。

常见的异常心理有焦虑障碍、抑郁障碍、躯体形式障碍、人格障碍、睡眠障碍、进食障碍。

1. 焦虑障碍

焦虑障碍指没有明确的病因，或者刺激和反应不对称，反应严重或持续的焦虑反应，是恐惧症、强迫症、创伤后应激障碍和围绝经期精神障碍等的常见临床表现，主要表现为内心不安、心烦意乱，有莫名其妙的恐惧感和对未来的不良预期感，常常伴有憋气、心悸、出汗、手抖、尿频等自主神经功能紊乱症状，分为惊恐发作和广泛性焦虑障碍。惊恐发作即急性焦虑，患者在日常生活、工作、学习中，突然出现强烈的窒息感、濒死感和精神失控感，同时伴有严重的自主神经功能失调，如胸痛、胸闷、心动过速、心跳不规则、呼吸困难、喉头堵塞等，有的表现为过度换气、头晕、多汗、步态不稳、颤抖、手足麻木、胃肠道不适等症状，发作历时很短，一般 5 ~ 10 分钟，很少超过一个小时，可自行缓解。发作过后患者仍心有余悸，由于担心再次发病时得不到及时的帮助，因而主动回避一些活动，如不愿单独出门。

广泛性焦虑又称慢性焦虑，是焦虑障碍最常见的表现形式。以经常的或持续的，无明确对象或固定内容的紧张不安，或对现实生活中某些问题过分担心，这种担心与现实很不相称。整日处于大祸临头的模糊恐惧和高度警觉状态，惶惶不可终日。自主神经功能失调的症状经常存在，表现为心悸、出汗、胸闷、呼吸急促、口干、便秘、腹泻、尿急、尿频、周身肌肉酸麻胀痛、头晕、头部有紧压感等症状，甚至出现阳痿、早泄、月经失调。运动性不安主要表现为搓手顿足、来回走动、坐立不安、手指震颤、全身肉跳等。由于紧张不安，以及警觉性高，对外界刺激易出现惊跳反应，注意力难于集中，有时感到脑子一片空白。

2. 抑郁障碍

抑郁障碍属于心境障碍，又称抑郁发作。目前将抑郁障碍的表现归纳为核心症状、心理症状群、躯体症状群三个方面。核心症状包括情绪低落、兴趣缺失、精力减退。情绪低落可以从闷闷不乐到悲痛欲绝，悲观、对前途失望甚至绝望，丧失自信或自尊，无价值感和无助感，十分消极；兴趣缺失为对以前喜爱的活动都失去兴趣，丧失享乐能力；精力不足表现为过度疲乏、打不起精神、行动费劲、语调低沉、行动迟缓，严重者可卧床不起。心理症状群主要有：焦虑、自罪自责、精神病性症状如幻觉和妄想，认知症状如认知扭曲、注意力和记忆力下降等；精神运动性迟缓，面部表情贫乏或缺乏表情，或激越，无目的的失控行为增多；自知力受损；自杀方面，有自杀观念和行为的占50%以上，10% ~ 15%的患者最终死于自杀。躯体症状群有：睡眠紊乱，如不易入睡、睡眠浅、早醒，早醒是特征性症状；食欲紊乱和胃肠功能紊乱，如食欲下降、胃痛胃胀；慢性疼痛，为不明原因的头痛和全身疼痛；性功能减退、性欲下降；其他非特异性症状如头昏脑胀、周身不适、肢体沉重、心慌气短等。抑郁症状常晨重暮轻。

3. 躯体形式障碍

躯体形式障碍是一类以持久的担心或相信各种躯体症状的优势观念为特征的神经症，包括躯体化障碍、未分化躯体形式障碍、疑病症、躯体形式自主神经紊乱、躯体形式疼痛障碍。

躯体化障碍最常见的症状是胃肠道不适（如疼痛、打嗝反酸、呕吐、恶心等），异常的皮肤感觉（如瘙痒、烧灼感、刺痛、麻木感、酸痛等），皮肤斑点，性及月经方面的主诉也很常见，常存在明显的抑郁和焦虑。常为慢性波动性病程，并在社会、人际及家庭行为方面长期存在严重障碍。女性远多于男性，多在成年早期发病，病程至少2年。

未分化躯体形式障碍常诉有一种或多种躯体症状，症状具有多变性，其临床表现类似躯体化障碍，但构成躯体化障碍的典型性不够，其症状涉及的部位不如躯体化障碍广泛，也不那么丰富。病程在半年以上，但不足2年。

疑病症是一种以担心或相信患严重躯体疾病的持久性优势观念为主的神经症，患者因为这种症状反复就医，各种医学检查阴性和医师的解释均不能打消其疑虑。即使患者有时存在某种躯体障碍，也不能解释所诉症状的性质、程度，或患者的痛苦与优势观念，常伴有焦虑或抑郁。对身体畸形（虽然根据不足）的疑虑或优势观念也属本症。本障碍男女均有，无明显家庭特点（与躯体化障碍不同），常为慢性波动性病程。

躯体形式自主神经紊乱是一种主要受自主神经支配的器官系统（如心血管、胃肠道、呼吸系统）发生躯体障碍所致的神经症样综合征。患者在自主神经兴奋症状（如心悸、出汗、脸红、震颤）基础上，又发生了非特异的但更有个体特征和主观性的症状，如部位不定的疼痛、烧灼感、沉重感、紧束感、肿胀感，经检查这些症状都不能证明有关器官和系统发生了躯体障碍。因此本障碍的特征在于明显的自主神经受累，非特异性的症状附加了主观的主诉以及坚持将症状归咎于某一特定的器官或系统。

躯体形式疼痛障碍是一种不能用生理过程或躯体障碍予以合理解释的持续、严重的疼痛，情绪冲突或心理社会问题直接导致了疼痛的发生，经过检查未发现相应主诉的躯体病变。病程迁延，常持续6个月以上，并使社会功能受损。诊断需排除抑郁障碍或精神分裂症病程中被假定为心因性疼痛的疼痛、躯体化障碍，以及检查证实的相关躯体疾病与疼痛。

4. 人格障碍

人格障碍指人格特征明显偏离正常，使患者形成了一贯的反映个人生活风格和人际关系的异常行为模式。这种模式明显偏离特定的文化背景和一般认知方式（尤其在待人接物方面），明显影响其社会功能与职业功能，造成对社会环境的适应不良，患者为此感到痛苦，并已具有临床意义。患者无智能障碍，一般能处理自己的日常生活、工作，但在社会生活中常与周围人发生冲突，从而使自己感到痛苦或使社会其他人受到损害，对个体或社会有不良影响，其却很难从错误中吸取应有的教训加以纠正。该病开始于童年或青少年时期并长期持续发展至成年或终生，仅少数在成年后程度上有改善。其形成的原因尚不清楚，通常认为，其是由生物、心理和社会文化诸因素共同作用的结果。

人格障碍主要分为偏执型人格障碍、分裂样人格障碍、反社会型人格障碍、冲动型人格障碍（攻击型人格障碍）、表演型（癔症型）人格障碍、强迫型人格障碍、焦虑型人格障碍、依赖型人格障碍。

（1）偏执型人格障碍：以猜疑和偏执为特点，男性多于女性。表现为对挫折过度敏感；对侮辱和伤害不能宽容，长期耿耿于怀；多疑，容易将别人的中性或友好行为误解为敌意或轻视；明显超过实际情况所需的好斗，对个人权利执意追求；易有病理性嫉妒，过分怀疑人有新欢或伴侣不忠，但不是妄想；过分自负和自我中心的倾向，总感觉受压制、被迫害，甚至上告、上访，不达目的不肯罢休；具有将其周围或外界事件解释为“阴谋”等的非现实性优势观念。

（2）分裂样人格障碍：以观念、行为和外貌装饰奇特、情感冷漠及人际关系明显缺陷为特点。男性略多于女性。表现为性格明显内向（孤独、被动、退缩），与家庭和社会疏远，除生活或工作中必须接触的人外，基本不与他人主动交往，缺少知心朋友，过分沉湎于幻想和内省；表情呆板，情感冷淡，甚至不通人情，不能表达对他人的关心、体贴及愤怒等；对赞扬和批评反应差或无动于衷；缺乏愉快感；缺乏亲密、信任的人际关系；在遵循社会规范方面存在困难，导致行为怪异；对性活动不感兴趣（考虑年龄）。

（3）反社会型人格障碍：以行为不符合社会规范，经常违法乱纪，对人冷酷无情为特点，男性多于女性。表现为严重和长期不负责任，无视社会常规、准则、义务等，如不能维持长久的工作或学习，经常旷工 / 旷课、多次无计划地变换工作；有违反社会规范的行为，且这些行为已构成拘捕的理由（不管拘捕与否）；行动无计划或有冲动性，如进行事先未计划的旅行；不尊重事实，如经常撒谎、欺骗他人，以获得个人利益；对他人漠不关心，如经常不承担经济义务、拖欠债务、不抚养子女或赡养父母；不能维持与他人长久的关系，如不能维持长久（1 年以上）的夫妻关系；很容易责怪他人，或对其与社会相冲突的行为进行无理辩解；对挫折的耐受性低，微小刺激便可引起冲动，甚至暴力行为；易激惹，并有暴力行为，如反复斗殴或攻击别人，包括无故殴打配偶或子女；危害别人时缺少内疚感，不能从经验特别是在受到惩罚的经验中获益。

其在 18 岁前有品行障碍的证据：反复违反家规或校规；反复说谎（不是为了躲避体罚）；习惯性吸烟，喝酒；虐待动物或弱小同伴；反复偷窃；经常逃学；至少有 2 次未向家人说明的外出过夜；过早发生性活动；多次参与破坏公共财物活动；反复挑起或参与斗殴；另还有被学校开除过，或因行为不轨而至少停学一次；或被拘留或被公安机关管教过。

（4）冲动型人格障碍（攻击型人格障碍）：以情感暴发，伴明显行为冲动为特征，男性明显多于女性，表现为易与他人发生争吵和冲突，特别在冲动行为受阻或受到批评时；有突发的愤怒和暴力倾向，对导致的冲动行为不能自控；对事物的计划和预见能力明显受损；不能坚持任何没有即刻奖励的行为；不稳定的和反复无常的心境；自我形象、目的及内在偏好（包括性欲望）的紊乱和不确定；容易产生人际关系的紧张或不稳定，时常导致情感危机；经常出现自杀、自伤行为。

（5）表演型（癔症型）人格障碍：以用过分的感情用事或夸张言行吸引他人的注意为特

点，表现为富于自我表演性、戏剧性、夸张性地表达情感；肤浅和易变的情感；自我中心、自我放纵和不为他人着想；追求刺激和以自己为注意中心的活动；不断渴望受到赞赏，情感易受伤害；过分关心躯体的性感，以满足自己的需要；暗示性高，易受他人影响。

（6）强迫型人格障碍：以过分的谨小慎微、严格要求与完美主义及内心的不安全感为特征。男性多于女性2倍，表现为因个人内心深处的不安全感导致优柔寡断、怀疑及过分谨慎；需在很早以前就对所有的活动做出计划并不厌其烦；凡事需反复核对，因对细节的过分注意，以致忽视全局；经常被讨厌的思想或冲动所困扰，但尚未达到强迫症的程度；过分谨慎多虑、过分专注于工作成效而不顾个人消遣及人际关系；刻板和固执，要求别人按其规矩办事；因循守旧、缺乏表达温情的能力。

（7）焦虑型人格障碍：表现为一贯的自我敏感、不安全感，自卑感；对遭排斥和批评过分敏感；不断追求被人接受和受到欢迎；除非得到保证被他人所接受和不会受到批评，否则拒绝与他人建立人际关系；惯于夸大生活中潜在的危险因素，达到回避某种活动的程度，但无恐惧性回避；因“稳定”和“安全”的需要，生活方式受到限制。

（8）依赖型人格障碍：以过分依赖为特征，表现为要求或让他人为自己生活的重要方面承担责任；将自己的需要附属于所依赖的人，过分地服从他人的意志；不愿意对所依赖的人提出即使是合理的要求；感到自己无助、无能，或缺乏精力；沉湎于被遗忘的恐惧之中，不断要求别人对此提出保证，独处时感到很难受；当与他人的亲密关系结束时，有被毁灭和无助的体验；经常把责任推给别人，以应对逆境。

其他或待分类的人格障碍包括被动攻击型人格障碍、抑郁型人格障碍和自恋型人格障碍等。

5. 睡眠障碍

睡眠具有恢复精力、体力的功能，可以帮助个体完成清醒时尚未结束的心理活动。正常人每隔24小时有一次觉醒与睡眠的节律性交替。睡眠量常依年龄不同而异，新生儿需睡18 ~ 20小时，儿童12 ~ 14小时，成人7 ~ 9小时，老年人一般只需5 ~ 7小时。

睡眠障碍是睡眠量不正常以及睡眠中出现异常行为的表现，也是睡眠和觉醒正常节律性交替紊乱的表现。睡眠障碍分为四大类：入睡和维持睡眠障碍（主要指失眠）；白天过多瞌睡；睡眠中的异常行为；睡眠节律紊乱。

失眠通常指患者对睡眠时间和（或）量不满足并影响白天社会功能的一种主观体验。按病程分：一过性或急性失眠，病程＜4周；短期或亚急性失眠，病程4周至6个月；长期或慢性失眠，病程＞6个月。失眠的表现：入睡困难；不能熟睡；早醒、醒后无法再入睡；频频从噩梦中惊醒，自感整夜在做噩梦；睡过之后精力没有恢复；容易被惊醒，有的对声音敏感，有的对灯光敏感。还会引起疲劳感、不安、全身不适、无精打采、反应迟缓、头痛、记忆力不集中等。很多失眠者喜欢胡思乱想。

白天过多瞌睡主要表现为白天出现无法克制的睡意，可有无意识动作、认知功能降低等表现，将影响工作与学习，如果发生在驾驶或特种工作时，可造成交通事故或意外。

睡眠中的异常行为主要指与睡眠有关的发作性躯体异常或行为异常，其特点与睡眠阶段或睡眠－觉醒的转变有关。如梦游症、梦呓（说梦话）、夜惊（在睡眠中突然骚动、惊叫、心跳加快、呼吸急促等）、梦魇（做噩梦）、磨牙、不自主笑、肌肉或肢体不自主跳动等。这些发作性异常行为不是出现在整夜睡眠中，而多是发生在一定的睡眠时期。

睡眠节律紊乱患者的睡眠模式与常规的作息时间不同，从而出现失眠，主要指睡眠时相迁移/延迟综合征。前者常见于老年人，夜间入睡和晨间觉醒时间均提前；而后者常见于青年人，表现为入睡、觉醒时间后移。

6. 进食障碍

进食障碍是指由社会心理因素引起的，故意拒食、节食或呕吐，导致体重减轻和营养不良，或出现发作性不可克制的贪食等异常的进食行为。绝大多数时候，厌食和贪食是一对刻薄的孪生姐妹，临床心理学家把这两种症状都叫作进食障碍，称为神经性厌食症和贪食症。

神经性厌食症是一种多见于青少年女性的进食行为异常，主要临床表现为主动拒食或过分节食，导致体重逐渐减轻，形体消瘦，体像障碍及神经内分泌的改变。该病一般起病缓慢，部分患者起病前稍胖，并对体重非常敏感，喜欢苗条身段，整日专注于自身的体重、体形，严格控制每日的进食量。之后，进食量逐渐减少，虽然已骨瘦如柴，但仍认为肥胖。有的患者由于过度节食，可出现间歇性贪食，但饱餐之后立即自行引吐、导泻，以致营养不良，皮肤干燥，血压和体温下降，脉搏迟缓，严重者出现水电解质紊乱，易并发其他感染。并可出现精神症状，如焦虑不安、抑郁悲观、失眠、注意力不集中、易激惹等。由于节食引起内分泌功能紊乱，女性可出现月经稀少或闭经，男性可出现性欲减退。如果于青春期之前发病，则表现为第二性征发育延迟。

神经性贪食症也是一种进食障碍，特征为反复发作和不可抗拒的摄食欲望及暴食行为，患者有担心发胖的恐惧心理，常采取引吐、导泻、禁食等极端措施以消除暴食引起的发胖。可与神经性厌食交替出现，两者具有相似的病理心理机制及性别、年龄分布。多数患者是神经性厌食的延续者，发病年龄较神经性厌食晚。主要临床表现为发作性不可抗拒的摄食欲望和行为，一般在短时间摄入大量食物，进食时常避开人，在公共场合则尽量克制。过后因担心发胖的恐惧心理或为了减轻体重，反复采用自我引吐、服用泻药或利尿剂、节食及大量运动等方法。随着病情的进展，患者可根据自己的意愿吐出食物。反复呕吐会导致机体电解质紊乱和躯体并发症（手足抽搐、癫痫发作、心律失常、肌无力、月经紊乱、皮肤及口腔溃疡等），以及随后体重的严重下降。

（二）心身疾病

心身疾病又称心理生理疾病，是指心理社会因素在发生、发展、防治和预后的过程中起重要作用的躯体器质性疾病。

现代医学研究发现，生物体内存在着精密、完整、复杂的调节系统，它是一种多维立体网络调控机构。神经－内分泌－免疫三大信息传递系统，通过在神经、内分泌和免疫细胞内合成和释放的神经肽、激素、细胞因子等共同的信号分子，与这三大系统不同类型细胞上的特异性受体相结合，调节着各器官、系统的功能，使它们的活动在空间和时间上严密整合起来，互相配合、互相制约，从而达到整体功能的协调统一，这对维持人体的生命活动具有重要意义。

心理社会因素对健康的影响主要通过神经－内分泌－免疫系统实现。如焦虑、抑郁心理可能通过改变5-羟色胺等神经递质的分泌，导致神经－内分泌－免疫网络失衡，进而影响机体稳态及正常生理功能。研究显示，考试、失业、丧亲、家庭矛盾等引起的急、慢性心理应激可降低外周淋巴细胞转化、NK细胞活性、干扰素产生。健康老人的社会支持程度与血清胆固醇、尿素呈负相关。还有临床观察发现，积极向上的健康情绪可使肿瘤及艾滋病患者的存活期延长。

中医虽然没有心身医学这一名称，但是始终以心身相关思想指导临床实践。中医认为人体的喜、怒、忧、思、悲、恐、惊七情等心理活动与五脏功能密切相关。五志分属五脏：心在志为喜、肝在志为怒、肺在志为忧（悲）、脾在志为思、肾在志为恐（惊）。脏腑精气是情志活动的物质基础，情志是脏腑功能活动的表现形式。所以脏腑功能与情志变化互相影响，五脏功能异常，会导致情志变化，如《灵枢·本神》中说"肝气虚则恐，实则怒""心气虚则悲，实则笑不休"，《素问·调经》中说"血有余则怒，不足则恐"。反之，情志变化也会影响脏腑功能，如果人的情志异常强烈持久、偏激过甚，超越了人体的生理和心理适应能力，可引起脏腑精气阴阳及气血运行失调，损伤脏腑功能，如大喜大惊伤心、大怒伤肝、过度思虑伤脾、过度恐惧伤肾等，导致疾病发生或成为疾病发生的诱因。

心身疾病是由精神刺激引起的躯体器质性病变，涉及个体的不同器官和系统，心血管系统、呼吸系统、消化系统、内分泌系统、泌尿生殖系统、肌肉骨骼系统、神经系统、皮肤系统、外科、儿科、眼科、耳鼻喉科、口腔科均可出现心身疾病。如心血管系统的冠状动脉粥样硬化性心脏病、心律不齐、原发性高血压、原发性低血压等；呼吸系统的支气管哮喘、过度换气综合征、神经性咳嗽等；消化系统的胃十二指肠溃疡、溃疡性结肠炎、神经性厌食、神经性呕吐等；内分泌系统的甲状腺功能亢进症、糖尿病、艾迪生病等；泌尿生殖系统的夜尿症、神经性尿频、勃起功能障碍、性欲减退、早泄、痛经、月经紊乱、经前期紧张症、功能性子宫出血、功能性不孕症等；肌肉骨骼系统的类风湿关节炎、慢性疼痛、痉挛性斜颈等；神经系统的紧张性头痛、血管性头痛等；皮肤系统的神经性皮炎、慢性荨麻疹、多汗症、瘙痒症、湿疹等；外科的器官移植综合征、整形术后综合征等；儿科的遗尿、口吃等；眼科的原发性青光眼等；口腔科的特发性舌痛症、颞下颌关节紊乱综合征等。

临床观察发现约有50%就医者的症状与心理因素有关，我国综合医院门诊身心疾病约占25%～35%，住院的身心疾病患者比例更高，死于心身疾病者占70%，且有不断增长的趋势。

心身疾病种类繁多，病情复杂，其诊断不仅要明确其器质性病理改变，还要明确其疾病发生、发展、转归和预后中的心理社会因素，如家庭状况、社会文化背景、个人经历、价值观、个人意愿以及个体生存的社会与生态环境变化，特别是疾病症状发作与心理社会应激在时间上的密切联系，同时需要排除神经症或精神病。治疗上要从心身整体观念出发，从生物、心理、社会多层次进行考虑，对以往的生物医学治疗进行评估，吸取有效、合理的治疗方案，同时自始至终包括心理健康教育、心理咨询和心理治疗等各种形式的心理干预。

五、如何保持心理健康

1. 提高心理健康意识，追求心身共同健康

每个人一生中可能会遇到多种心理健康问题，主动学习和了解心理健康知识，科学认识心理健康与身体健康的相互影响，保持积极健康的情绪，避免持续消极情绪对身体健康造成伤害。倡导养德养生理念，保持中和之道，提高心理复原力。在身体疾病的治疗中，要重视心理因素的作用。自我调适不能缓解时，可选择寻求心理咨询与心理治疗，及时疏导情绪，预防心理行为问题和精神障碍发生。

2. 使用科学的方法缓解压力

保持乐观、开朗、豁达的生活态度，合理设定自己的目标。正确认识重大生活、工作变故等事件对人的心理造成的影响，学习基本的减压知识，学会科学有益的心理调适方法。学习并运用健康的减压方式，避免使用吸烟、饮酒、沉迷网络或游戏等不健康的减压方式。学会调整自己的状态，找出不良情绪背后的消极想法，根据客观现实进行调整，减少非理性的认识。建立良好的人际关系，积极寻求人际支持，适当倾诉与求助。保持健康的生活方式，积极参加社会活动，培养健康的兴趣爱好。

3. 重视睡眠健康

每天保证充足的睡眠时间，工作、学习、娱乐、休息都要按作息规律进行，注意起居有常。了解睡眠不足和睡眠问题带来的不良心理影响，出现睡眠不足及时设法弥补，出现睡眠问题及时就医。要在专业指导下用科学的方法改善睡眠，服用药物需遵医嘱。

4. 培养科学运动的习惯

选择并培养适合自己的运动爱好，积极发挥运动对情绪的调节作用，在出现轻度情绪困扰时，可结合运动促进情绪缓解。

5. 正确认识抑郁、焦虑等常见情绪问题

出现心情压抑、愉悦感缺乏、兴趣丧失，伴有精力下降、食欲下降、睡眠障碍、自我评价下降、对未来感到悲观失望等表现，甚至有自伤、自杀的念头或行为，持续存在2周以上，可能患有抑郁障碍；突然或经常莫名其妙地感到紧张、害怕、恐惧，常伴有明显的心慌、出汗、头晕、口干、呼吸急促等躯体症状，严重时有濒死感、失控感，如频繁发生，可能患有焦虑障碍。一过性的或短期的抑郁、焦虑情绪，可通过自我调适或心理咨询予以缓解和消除，不用过分担心。抑郁障碍、焦虑障碍可以通过药物、心理干预或两者相结合的方式治疗。

6. 出现心理行为问题要及时求助

可以向医院的相关科室、专业的心理咨询机构和社会工作服务机构等寻求专业帮助。要认识到求助于专业人员既不等于自己有病，更不等于病情严重，而是负责任、有能力的表现。

7. 关注家庭成员心理状况

家庭成员之间要平等交流，尊重家庭成员的不同心理需求。当与家庭成员发生矛盾时，不采用过激的言语或伤害行为，不冷漠回避，而是要积极沟通加以解决。及时疏导不良情绪，营造相互理解、相互信任、相互支持、相互关爱的家庭氛围和融洽的家庭关系。

（冯铁为）

第十节 其他知识

一、《中国公民健康素养——基本知识与技能（2015版）》

健康素养是指个人获取和理解基本健康信息和服务，并运用这些信息和服务做出正确决策，以维护和促进自身健康的能力。针对近年来我国居民主要健康问题和健康需求的变化，国家卫生计生委组织专家进行修订，编制了《中国公民健康素养——基本知识与技能（2015版）》。

（一）基本知识和理念

（1）健康不仅仅是没有疾病或虚弱，而是身体、心理和社会适应的完好状态。

（2）每个人都有维护自身和他人健康的责任，健康的生活方式能够维护和促进自身健康。

（3）健康生活方式主要包括合理膳食、适量运动、戒烟限酒、心理平衡4个方面。

（4）劳逸结合，每天保证7～8小时睡眠。

（5）吸烟和被动吸烟会导致癌症、心血管疾病、呼吸系统疾病等多种疾病。

（6）戒烟越早越好，什么时候戒烟都为时不晚。

（7）保健食品不能代替药品。

（8）环境与健康息息相关，保护环境能促进健康。

（9）献血助人利己，提倡无偿献血。

（10）成人的正常血压为收缩压低于140mmHg，舒张压低于90mmHg；腋下体温36～37℃；平静呼吸16～20次/分；脉搏60～100次/分。

（11）避免不必要的注射和输液，注射时必须做到一人一针一管。

（12）从事有毒有害工种的劳动者享有职业保护的权利。

（13）接种疫苗是预防一些传染病最有效、最经济的措施。

（14）肺结核主要通过患者咳嗽、打喷嚏、大声说话等产生的飞沫传播。

（15）出现咳嗽、咳痰2周以上，或痰中带血，应及时检查是否得了肺结核。

（16）坚持正规治疗，绝大部分肺结核患者能够治愈。

（17）艾滋病、乙肝和丙肝通过性接触、血液和母婴3种途径传播，日常生活和工作接触不会传播。

（18）蚊子、苍蝇、老鼠、蟑螂等会传播疾病。

（19）异常肿块、腔肠出血、体重骤然减轻是癌症重要的早期报警信号。

（20）遇到呼吸、心搏骤停的伤病员，可通过人工呼吸和胸外心脏按压急救。

（21）应该重视和维护心理健康，遇到心理问题时应主动寻求帮助。

（22）每个人都应当关爱、帮助、不歧视病残人员。

（23）在流感流行季节前接种流感疫苗可减少患流感的机会或减轻流感的症状。

（24）妥善存放农药和药品等有毒物品，谨防儿童接触。

（25）发生创伤性出血，尤其是大出血时，应立即包扎止血；对骨折的伤员不应轻易搬动。

（二）健康生活方式与行为

（1）勤洗手、常洗澡，不共用毛巾和洗漱用具。

（2）每天刷牙，饭后漱口。

（3）咳嗽、打喷嚏时遮掩口鼻，不随地吐痰。

（4）不在公共场所吸烟，尊重不吸烟者免于被动吸烟的权利。

（5）少饮酒，不酗酒。

（6）不滥用镇静催眠药和镇痛剂等成瘾性药物。

（7）拒绝毒品。

（8）使用卫生厕所，管理好人畜粪便。

（9）讲究饮水卫生，注意饮水安全。

（10）经常开窗通风。

（11）膳食应以谷类为主，多吃蔬菜水果和薯类，注意荤素搭配。

（12）经常食用奶类、豆类及其制品。

（13）膳食要清淡少盐。

（14）保持正常体重，避免超重与肥胖。

（15）生病后要及时就诊，配合医生治疗，按照医嘱用药。

（16）不滥用抗生素。

（17）饭菜要做熟；生吃蔬菜水果要洗净。

（18）生、熟食品要分开存放和加工。

（19）不吃变质、超过保质期的食品。

（20）妇女怀孕后及时去医院体检，孕期体检至少5次，住院分娩。

（21）孩子出生后应尽早开始母乳喂养，6个月后合理添加辅食。

（22）儿童青少年应培养良好的用眼习惯，预防近视的发生和发展。

（23）劳动者要了解工作岗位存在的危害因素，遵守操作规程，注意个人防护，养成良好习惯。

（24）孩子出生后要按照计划免疫程序进行预防接种。

（25）正确使用安全套，可以减少感染艾滋病、性病的危险。

（26）发现病死禽畜要报告，不加工、不食用病死禽畜。

（27）家养犬应接种狂犬病疫苗；人被犬、猫抓伤、咬伤后，应立即冲洗伤口，并尽快注射抗血清和狂犬病疫苗。

（28）在血吸虫病疫区，应尽量避免接触疫水；接触疫水后，应及时进行预防性服药。

（29）食用合格碘盐，预防碘缺乏病。

（30）每年做一次健康体检。

（31）系安全带（或戴头盔）、不超速、不酒后驾车能有效减少道路交通伤害。

（32）避免儿童接近危险水域，预防溺水。

（33）安全存放农药，依照说明书使用农药。

（34）冬季取暖注意通风，谨防煤气中毒。

（三）基本技能

（1）需要紧急医疗救助时拨打120急救电话。

（2）能看懂食品、药品、化妆品、保健品的标签和说明书。

（3）会测量腋下体温。

（4）会测量脉搏。

（5）会识别常见的危险标志，如高压、易燃、易爆、剧毒、放射性、生物安全等，远离危险物。

（6）抢救触电者时，不直接接触触电者身体，会首先切断电源。

（7）发生火灾时，会隔离烟雾、用湿毛巾捂住口鼻、低姿逃生；会拨打火警电话119。

二、《中国公民中医养生保健素养》

为了发挥好中医药在养生保健方面的特色优势，提高我国公民中医养生保健素养，提升公民健康水平，国家中医药管理局与国家卫生计生委联合发布了《中国公民中医养生保健素养》。

（一）基本理念和知识

（1）中医养生保健，是指在中医理论指导下，通过各种方法达到增强体质、预防疾病、延年益寿目的的保健活动。

(2)中医养生的理念是顺应自然、阴阳平衡、因人而异。

(3)情志、饮食、起居、运动是中医养生的四大基石。

(4)中医养生保健强调全面保养、调理,从青少年做起,持之以恒。

(5)中医治未病思想涵盖健康与疾病的全程,主要包括三个阶段:一是“未病先防”,预防疾病的发生;二是“已病防变”,防止疾病的发展;三是“瘥后防复”,防止疾病的复发。

(6)中药保健是利用中药天然的偏性调理人体气血阴阳的盛衰。服用中药应注意年龄、体质、季节的差异。

(7)药食同源。常用药食两用中药有蜂蜜、山药、莲子、大枣、龙眼肉、枸杞子、核桃仁、茯苓、生姜、菊花、绿豆、芝麻、大蒜、花椒、山楂等。

(8)中医保健五大要穴是膻中、三阴交、足三里、涌泉、关元。

(9)自我穴位按压的基本方法有点压、按揉、掐按、拿捏、搓擦、叩击、捶打。

(10)刮痧可以活血、舒筋、通络、解郁、散邪。

(11)拔罐可以散寒湿、除瘀滞、止肿痛、祛毒热。

(12)艾灸可以行气活血、温通经络。

(13)煎服中药避免使用铝、铁质煎煮容器。

(二)健康生活方式与行为

(1)保持心态平和,适应社会状态,积极乐观地生活与工作。

(2)起居有常,顺应自然界晨昏昼夜和春夏秋冬的变化规律,并持之以恒。

(3)四季起居要点:春季、夏季宜晚睡早起,秋季宜早睡早起,冬季宜早睡晚起。

(4)饮食要注意谷类、蔬菜、水果、禽肉等营养要素的均衡搭配,不要偏食偏嗜。

(5)饮食宜细嚼慢咽,勿暴饮暴食,用餐时应专心,并保持心情愉快。

(6)早餐要好,午餐要饱,晚餐要少。

(7)饭前洗手,饭后漱口。

(8)妇女有月经期、妊娠期、哺乳期和围绝经期等生理周期,养生保健各有特点。

(9)不抽烟,慎饮酒,可减少相关疾病的发生。

(10)人老脚先老,足浴有较好的养生保健功效。

(11)节制房事,欲不可禁,亦不可纵。

(12)体质虚弱者可在冬季适当进补。

(13)小儿喂养不要过饱。

(三)常用养生保健内容

1. 情志养生

情志养生,指通过控制和调节情绪以达到身心安宁、情绪愉快的养生方法。

2. 饮食养生

饮食养生,指根据个人体质类型,通过改变饮食方式,选择合适的食物,从而获得健康的养生方法。

3. 运动养生

运动养生,指通过练习中医传统保健项目的方式来维护健康、增强体质、延长寿命、延缓衰老的养生方法,常见的养生保健项目有太极拳、八段锦、五禽戏、六字诀等。

4. 时令养生

时令养生，指按照春夏秋冬四时节令的变化，采用相应的养生方法。

5. 经穴养生

经穴养生，指根据中医经络理论，按照中医经络和腧穴的功效主治，采取针、灸、推拿、按摩、运动等方式，达到疏通经络、调和阴阳的养生方法。

6. 体质养生

体质养生，指根据不同体质的特征制定的适合自己的日常养生方法，常见的体质类型有平和质、阳虚质、阴虚质、气虚质、痰湿质、湿热质、血瘀质、气郁质、特禀质九种。

（四）常用养生保健简易方法

1. 叩齿法

每日清晨睡醒之时，把牙齿上下叩合，先叩臼齿 30 次，再叩前齿 30 次。有助于牙齿坚固。

2. 闭口调息法

经常闭口调整呼吸，保持呼吸的均匀、和缓。

3. 咽津法

每日清晨，用舌头抵住上颚，或用舌尖舔动上颚，等唾液满口时，分数次咽下，有助于消化。

4. 搓面法

每日清晨，搓热双手，以中指沿鼻部两侧自下而上，到额部两手向两侧分开，经颊而下，可反复 10 余次，至面部轻轻发热为度，可以使面部红润光泽，消除疲劳。

5. 梳发

用双手十指插入发间，用手指梳头，从前到后按搓头部，每次梳头 50 ~ 100 次，有助于疏通气血，清醒头脑。

6. 运目法

将眼球自左至右转动 10 余次，再自右至左转动 10 余次，然后闭目休息片刻，每日可做 4 ~ 5 次，可以清肝明目。

7. 凝耳法

两手掩耳，低头、仰头 5 ~ 7 次，可使头脑清净，驱除杂念。

8. 提气法

在吸气时，稍用力提肛门连同会阴上升，稍后，再缓缓呼气放下，每日可做 5 ~ 7 次，有利于气的运行。

9. 摩腹法

每次饭后，用掌心在以肚脐为中心的腹部顺时针方向按摩 30 次左右，可帮助消化，消除腹胀。

10. 足心按摩法

每日临睡前，以拇指按摩足心，顺时针方向按摩 100 次。有强腰固肾的作用。

三、《中国居民膳食指南（2016）》

部分内容见第四节营养知识。

四、《中国成人身体活动指南(试行)》(中华人民共和国卫生部疾病预防控制局,人民卫生出版社,2011 年 6 月)

具体内容见相关章节。

五、《中国儿童青少年身体活动指南》(中国儿童青少年身体活动指南制作工作组,中国循证儿科杂志,2017 年)

具体内容见相关章节。

六、国家卫生健康委员会《心理健康素养十条(2018 年版)》

现代社会,经济快速增长的同时,人们的工作生活节奏也随之变得快速而紧张。"慢不下来"的生活与"分秒必争"的工作,让我们的大脑神经长期处于满弦紧绷的状态,久而久之难免引发心理问题。为了让更多人重视心理、精神疾病,国家卫生健康委员会疾病预防控制局结合中科院心理健康素养网络调查结果,针对社会对心理健康的主要关切,并经过多方专家论证,编制了《心理健康素养十条(2018 年版)》。

1. 心理健康是健康的重要组成部分,身心健康密切关联、相互影响

心理健康是人在成长和发展过程中,认知合理、情绪稳定、行为适当、人际和谐、适应变化的一种完好状态。心理健康事关个体的幸福,家庭的和睦,社会的和谐。心理健康与身体健康之间存在着密切的关联。一方面,心理健康会影响身体健康。例如,消极情绪会导致个体的免疫水平下降。癌症、冠心病、消化系统溃疡等是与消极情绪有关的身心疾病。另一方面,心理健康也受到身体健康的影响。例如,慢性疾病患者的抑郁焦虑等心理疾病发病率比普通人群更高。长期处在较大的压力下而无法有效疏解,对心理健康和身体健康都会带来不良影响。

2. 适量运动有益于情绪健康,可预防、缓解焦虑抑郁

运动是健康生活方式的核心内容之一,对于心理健康也有帮助和益处。运动尤其是有氧运动时,大脑释放的化学物质内啡肽(又称快乐激素),不仅具有止痛的效果,还是天然的抗抑郁药。

3. 出现心理问题积极求助,是负责任、有智慧的表现

出现心理问题却不愿寻求专业帮助是常见而有害健康的表现;不愿求助的原因包括:认为去见精神科医生或心理咨询师就代表自己有精神心理疾病;认为病情严重才有必要就诊;认为寻求他人帮助就意味着自己没有能力解决自己的问题;担心周围的人对自己的看法等。

其实求助于专业人员既不等于有病,也不等于病情严重。相反,往往是心理比较健康的人更能够积极求助,他们更勇于面对问题、主动做出改变、对未来有更乐观的态度。积极求助本身就是一种能力,也是负责任、关爱自己、有智慧的表现。出现心理问题可求助于医院的相关科室、专业的心理咨询机构和社工机构等。求助的内容包括寻求专业评估和诊断、获得心理健康知识教育、接受心理咨询、心理治疗与药物治疗等。

4. 睡不好,别忽视,可能是心身健康问题

睡眠质量是心身健康的综合表现,常见的睡眠问题包括入睡困难、早醒、夜间醒后难以入睡、经常噩梦等;睡眠不良提示存在心理问题或生理问题,是身心健康不可忽视的警示信号。多数睡眠不良是情绪困扰所致，抑郁、焦虑等常见情绪问题都可能干扰睡眠。焦虑往往导致入睡困难，抑郁则常常伴随着失眠早醒等问题。另一方面，睡眠不良会影响心理健康，加重心理疾病。睡眠不足会损害情绪调控能力，使负面情绪增加。

5. 抑郁焦虑可有效防治，需及早评估，积极治疗

抑郁症和焦虑症都是常见的心理疾病。如果情绪低落、兴趣丧失、精力缺乏持续两周以上有可能患上抑郁症。抑郁症可导致精神痛苦、学习无效、工作拖延，甚至悲观厌世。抑郁患者具有较高的自杀风险，需要及时防范。焦虑症以焦虑情绪体验为主要特征。主要表现为无明确客观对象的紧张担心、坐立不安并伴有心跳加速、手抖、出汗、尿频等症状。

公众要提高对自身情绪健康的觉察能力，及时寻求科学的评估方法，尽早求治，防止问题加重。抑郁症、焦虑症可以通过药物治疗、心理治疗或两者相结合而治愈，及时治疗有助于降低自杀风险，预防复发。

6. 服用精神类药物需遵医嘱，不滥用，不自行减停

药物治疗是针对许多心理疾病常用而有效的治疗方式之一。精神类药物种类繁多，药物在用量、适用范围与禁忌、不良作用等方面各有特点，精神类药物必须在精神科医生的指导下使用，不得自己任意使用。某些药物的滥用可能会导致药物依赖及其他危害。

在用药期间，要把自己的实际情况及时反馈给医生，尊重医生的要求按时复诊，听从医生的指导进行药物类别及用量的调整。自己任意调整药量甚至停止用药可能带来病情复发或恶化的风险。药物具有一定的不良作用，其表现和程度因人而异，应向医生沟通咨询，切不可因为担忧药物的不良作用而拒绝必要的药物治疗。

7. 儿童心理发展有规律，要多了解，多尊重，科学引导

儿童心理发展包括感知觉、认知、语言、情绪、个性和社会性等方面，各有其内在发展规律。在存在普遍规律的同时，不同的儿童在发展的速度、水平、优势领域等方面存在差异。养育者需了解儿童发展特点，理性看待孩子间的差异，尊重每个孩子自身的发展节奏和特点。越是早期的发展阶段，对一生心理特征的影响就越大。如果儿童的压力过大、缺乏运动、缺乏社交，将不利于大脑发育，阻碍心理成长。

儿童心理发展是先天因素与环境因素的共同作用。家庭是最重要的环境因素，良好的家庭氛围有益于儿童的身心健康。惩罚是短期有效但长远有害的管教方式。比奖惩更有效的，是理解并尊重孩子的情绪和需求，科学引导。养育者需要管理好自己的情绪，在养育孩子的过程中不断地学习、反思和成长。要把握好尺度，既要支持引导，又不要急于干预。在儿童发展中，有些“问题”其实是常见的过程，会随着成长逐渐消失。养育者有时可能会夸大或忽视孩子的问题，要开放地听取他人的反馈，或向专业人员求助。

8. 预防老年痴呆，要多运动，多用脑，多接触社会

老年痴呆是一种发生于老年期的退行性脑病，目前尚无特效药物能达到治愈效果，所以早期识别和干预尤为重要。老年痴呆主要症状包括记忆退化乃至影响生活、难以完成原本熟悉的任务、难以做出决策、言语表达出现困难、性格发生变化等。通过认知功能评估可早期发现老年痴呆。健康的生活方式有助于预防老年痴呆。

老年人要多运动、多用脑、多参与社会交往，包括保持规律运动的习惯、增加有益的户外运动、保持学习与思考的习惯、积极进行社会交往等。

9. 要理解和关怀精神心理疾病患者，不歧视，不排斥

人们对于精神心理疾病的恐惧和排斥很多是出于对疾病的不了解。实际上，精神心理疾病在得到有效治疗后，可以缓解乃至康复。因此，精神心理疾病患者经过有效治疗，症状得到控制后，可以承担家庭功能、工作职能与社会角色。

把患者排除在正常的人际交往和工作环境之外，是不必要的，也是不恰当的，会为患者及其家庭带来新的压力。对于能够维持工作能力的精神心理疾病患者，为其提供适当的工作和生活环境，有利于病情的好转和康复。

10. 用科学的方法缓解压力，不逃避，不消极

面对生活中的各种压力，人们会采取不同的方式进行缓解。需要注意的是，有些减压方式看起来当时能够舒缓心情，但弊大于利，是不健康的减压方式。例如，吸烟、饮酒、过度购物、沉迷游戏等方式。虽然当时可能带来心情的缓解，但是也会带来更多的身心健康和生活适应的问题。

（冯铁为）

下篇　中医健康管理实践

第三章　健康状态评估

第一节　健康危险因素评估

一、健康危险因素评估概述

健康危险因素主要是指在机体内外环境中存在的，与慢性病发生、发展及死亡有关的诱发因素。引起人类疾病和死亡的危险因素种类很多，从综合健康模式的观点来看危险因素可分为环境因素、生物遗传因素、行为和生活方式因素以及卫生服务因素四大类。然而，目前人们认识到，影响健康的因素是相当复杂的，根据 WHO“健康”及现代医学模式的内涵，影响健康的因素可分为 6 类。中医健康管理的主要目的是预防疾病，而了解生活环境和生活方式中存在的健康危险因素即致病邪气，通过科学合理的方法避免外来邪气的伤害和内源邪气的产生，是最经济有效的健康策略。

二、健康危险因素评估的目的

健康危险因素评估可以促进人们改变不良的生活方式，降低危险因素，提高生活质量和改善人群健康水平。开展健康危险因素评估还能够使人们了解危险因素在人群中的分布和严重程度、它所导致的疾病负担的大小、对危险因素实施干预会为社会减轻疾病的负担以及节省相应的资源。WHO《减少危险，促进健康的生活—— 2002 年世界卫生报告》宣布，如果政府和个人共同努力预防主要的健康危险因素，则全球健康预期寿命能够延长 9 年。世界上贫困地区人民受益尤甚。因此健康危险因素评估是人类实施预防策略的关键一步，而针对个体和群体健康危险因素开展评估并实施有针对性的干预将会成为人类社会降低健康风险的重要策略之一。

三、健康危险因素评估方法

（一）收集资料

收集当地年龄别、性别、疾病别发病率和死亡率资料。发病率资料和死亡率资料可以通过登记报告、疾病检测、调查死亡登记资料等获得。健康危险因素评估要阐明危险因素与发病率、死亡率之间的数量关系。

收集危险因素资料。一般采用自填式问卷调查法，辅以一般体格检查、实验室检查等手段获得。

（二）处理资料

将危险因素转换成危险分数。这是危险因素评价的关键步骤，一般来说，危险因素相当于当地平均水平时，危险分数为1.0。确定危险因素的危险分数的方法主要有多元回归分析法，计算死亡率与危险因素的相关值作为危险分数。另一种方法是请专家提出经验值。

计算组合危险分数。许多流行病学调查证明，多种危险因素对同一种疾病具有联合作用，这种联合作用对疾病的影响十分强烈。

计算存在的死亡风险。存在的死亡风险是指在某一种组合危险分数下，因某种疾病死亡的可能危险性。

计算评价年龄。评价年龄是根据年龄与死亡概率之间的函数关系，从死亡概率水平推算得出的年龄。

计算增长年龄。增长年龄又称可达年龄，是根据已存在的危险因素，提出可能降低危险因素的措施后预计的死亡数算出的一个相应年龄。

计算危险降低程度。危险降低程度表示的是如果根据医生的建议改变了现有的危险因素，危险能够降低的程度，用存在死亡危险降低的百分比表示。

四、健康危险因素分类

（一）行为因素

行为危险因素又称自创性危险因素，是由于个体所选择的生活方式所产生的危险因素。

常见的不良生活方式有吸烟、酗酒、饮食不合理、吸毒、性乱、缺乏运动、药物依赖、不及时就医、生活不规律等。而这些不良生活方式又是主要慢性病（心血管疾病、糖尿病、肿瘤、呼吸道疾病）的共同危险因素。心脑血管疾病、肿瘤、糖尿病及慢性呼吸系统疾病等常见慢性病的发生都与吸烟、不健康饮食（过多摄入饱和脂肪、糖、盐，水果、蔬菜摄入不足）、饮酒、少动的生活方式等几种共同的行为生活方式危险因素有关。中医亦认为吸烟、嗜酒、毒物滥用、缺乏体育锻炼、饮食偏嗜、休息无常、不良的生活习惯等，会使机体正气减弱而影响人体健康。正如《素问·上古天真论》说的："今时之人不然也，以酒为浆，以妄为常，醉以入房，以欲竭其精，以耗散其真，不知持满，不时御神，务快其心，逆于生乐，起居无节，故半百而衰也。"

（二）环境因素

1. 自然环境因素

（1）季节气候：中医学认为，自然界气候变化可以概括为"六气"，即风、寒、暑、湿、燥、热，而六气太过或非时而至则容易伤人而成为致病因素，即"六淫"。季节不同，六气不同，六淫自然就不同了，如春季多风，夏季多暑、热，长夏多湿，秋季多燥，冬季多寒。六淫为病除与季节气候变化有关外，与居处环境的联系也很明显。如长期生活在南方，气候炎热，雨水充盛，则多湿热为病；久居北方，气候严寒，雨水较少，则多病燥、病寒；若地处阴暗、潮湿，或以水为业，则易为湿气所伤而发病。

（2）地域因素：我国幅员辽阔，地势高低悬殊，寒热温凉迥异，不同地域的人所表现出来的状态也会有差别。西北地区，地势高而寒冷，治宜辛温；东南地区，地势低而温热，治宜苦寒。其他如克山病、地方性甲状腺肿、大骨节病等都与地理环境密切相关。

（3）生物、理化因素：自然环境中影响人体健康的生物性健康危险因素有病毒、细菌、真菌、寄生虫、生物毒物等，是传染病、寄生虫病和自然疫源性疾病的直接致病源，而这些疾病又可危害人体健康，并且有导致慢性病产生的可能。自然环境中的物理性健康危险因素有噪声振动、各种辐射等；化学性危险因素有粉尘、农药、各种生产性毒物、尾气废气等。理化因素虽为次生环境因素，却成为日益严重的健康杀手。

2. 社会环境因素

（1）经济生活：从科学意义上讲，过于富裕和过于贫穷的经济生活都是使人健康状态恶化的重要因素。过于富裕是指物质经济水平远远高于其精神文明水平的状态，主要有两种后果：其一，因财富过多而引起的精神空虚等精神病态；其二，发生肥胖症、冠心病、糖尿病、脂肪肝、痛风等所谓的富裕性的疾病。过于贫穷，赖以生存的物质条件得不到保障，生病了得不到及时的救治，健康状态甚至是生命都会受到严重的威胁。

（2）社会地位：现代社会由于特定的人生观、价值观，促使人们重视自身的社会地位，由于各种原因所导致的社会地位的变迁会明显地影响一个人的健康状态。一般而言，优越的社会地位、良好的社会福利及卫生条件可有效地减少疾病状态；而丧失原来较高社会地位如退休、破产、失业等，或社会地位较低，由于社会福利和公共卫生条件较差，以及心理落差较大，容易进入疾病状态。

（3）职业环境：不同的职业决定着不同的工作环境、劳动程度、经济收入、社会地位和经济地位等，会影响一个人的健康状态。如夏暑户外劳作者易中暑；冬季野外工作者易得冻疮；渔民水上工作，易感湿邪等。现今，由于现代工业的飞速发展，造成了日益严重的环境污染和越来越大的生活压力，加之丰富的物质生活，从身心两方面损害着人类的健康，如噪声病、水俣病、放射病、硅肺病等。

（4）社会动荡：由于社会动荡，如战争等引起环境破坏，导致贫穷，造成疾病流行和心理压力等，从而导致人群整体的健康状态下降，也可直接因为创伤，或继发感染，或导致残疾，甚至结束生命。

（5）生活习俗：我国民族众多，居住地区不同，形成了不同的生活习俗。如东方地区，沿海鱼盐之地，百姓口味偏咸，食鱼鲜，使人中热，即热邪滞留肠胃；另外，盐吃多了，会使人伤血。当地的人们大都皮肤色黑，腠理疏松，所发生的疾病多是痈肿一类。南方地区，人们喜欢吃酸类和腐熟的食物，其皮肤腠理致密而微红色，易患筋脉拘急、麻木等疾病。西方地区，人们依山而居，多使用毛布和草席，喜欢鲜美的食物而使人肥胖，虽然外邪不易侵犯他们的躯体，却很容易发生内脏疾病。北方地区，人们常处风寒冰冽之中，好游牧生活，吃牛羊乳汁，内脏多受寒，易生胀满疾病。中央之地，人们食物种类繁多，生活安逸，此处疾病多为痿弱、厥逆、寒热等。

（三）心理因素

人不仅是一个生物体，更重要的是具有社会属性和心理活动。人是生物、心理和社会的统一体，身心是相互关联的，健康与疾病都与心理因素密切相关。

美国心理学家马斯洛和米特尔曼认为正常心理应具有：①充分的适应能力；②充分了解自己，并对自己的能力有适当的评价；③生活的目标能切合实际；④与现实环境保持接触；⑤能保持人格的完整与和谐；⑥具有从经验中学习的能力；⑦具有良好的人际关系；

⑧适当的情绪发泄和控制；⑨能做有限度的人格发挥；⑩个人的基本要求符合社会规范，并有恰当的满足感。

随着社会的发展和科学技术的进步，社会整体运转加速，人类竞争和生存压力普遍增加，由此导致的心理问题或疾病日益严重地威胁着人类健康，心理及精神疾病已成为危害人类健康的主要问题之一。根据 WHO 估计，全球约有 4.5 亿人患有精神疾病，每年有 110 万人死于自杀，自杀未遂的达 1000 万人以上。各类灾害后的心理伤害也引起各国政府的关注，仅日本“311”大地震及福岛核泄漏事故发生之后的 3 个月内，自杀人数连续超过上年同期。

心理健康是三维健康的重要组成部分，对健康而言，心理平衡的作用超过一切保护措施的总和，心理平衡是健康的金钥匙。心理平衡失调将会对健康产生直接的不良影响，轻则出现心理问题，重则发展为心理疾病，甚至会导致一些过激行为，如自杀、杀人或其他破坏性行为。心理因素与身体疾病的产生和防治密切相关，消极的心理因素能引起许多疾病，积极的心理状态是保持和增进健康的必要条件。医学临床实践和科学研究证明，消极情绪如焦虑、怨恨、悲伤、恐惧、愤怒等可使人体各系统功能失调，导致失眠、心动过速、血压升高、食欲减退、月经失调等疾病，而积极、乐观的情绪能经得起各种应激的考验。总之，心理状态是社会环境与生活环境的反映，是影响健康的重要因素，管理者和医务工作者应予以高度重视。但也要防止出现心理问题“泛化”或“被心理问题”“被精神病”现象。

（四）生物遗传因素

1. 生物性致病因素

生物性致病因素是指以病原微生物和寄生虫为主的病原体及有害动植物。病原微生物包括细菌、病毒、真菌、螺旋体、立克次体、衣原体 6 大类，这 6 类病原体曾是导致人类疾病与死亡的主要原因，现在仍然是一些发展中国家人群疾病的主要原因之一，也是导致人类出现新传染病的罪魁祸首。病原寄生虫主要是指原虫和蠕虫，也包括可传播疾病的媒介生物如蚊、蝇、蟑螂等。有害动物目前公认的为鼠类，有害植物主要指含有毒素的一些野生植物如毒蕈等。

2. 遗传因素

现代医学发现，遗传病有近 3000 种之多，约占人类疾病总数的 20.0%，据调查，目前全国出生婴儿缺陷总发生率为 13.7%，其中严重智力低下者每年有 200 万人。除了明确的遗传疾病外，许多疾病，如高血压、糖尿病等的发生，亦包含有一定的遗传因素。遗传因素对健康的影响是一大社会问题，应该引起高度重视。2003 年 10 月 1 日《婚姻登记条例》正式实施，婚前医学检查也由“必选”改为“自选”，之后婚检率直线下降且出生缺陷发生率明显上升。

（五）卫生保健服务因素

卫生保健服务，又称健康服务，指卫生系统应用卫生资源和医疗防疫手段，向个体、群体和社会提供的服务活动。卫生保健服务质量的优劣，以及医疗卫生机构、人员、资源（经费与设施）是否科学、合理的分配，对个体和群体的健康影响重大。三级卫生服务包括预防服务、医疗服务和康复服务，其服务中不同程度存在着医疗水平低、医疗机构管理不善、误诊漏诊、医源性疾病、不负责任、卫生技术人员不足、初级卫生保健不健全、卫生经费过少、卫生资源分配不合理、重治轻防、卫生保健服务利用率低等不利于健康的危险因素。

（六）现代社会常见危险因素

1. 电磁辐射超敏反应

随着社会工业化和技术革命继续进行，电磁场源的数量和多样性空前增加。这些场源包括与计算机、移动电话及其基站有关的视频显示终端。虽然这些装置使我们的生活更丰富、更安全和便利，但是伴随而来的是人们对其电磁场发射可能产生的健康风险的关切与担忧。这种对电磁场的敏感性一般叫作"电磁辐射超敏反应"。电磁辐射超敏反应的特征是多种非特异性症状，可归因于电磁场暴露使个人遭受痛苦，包括皮肤发红、刺痛和烧灼感，胃肠道不适，以及疲乏、不专心、眩晕、心悸等神经衰弱和自主神经紊乱的症状。

电磁辐射超敏反应的多种非特异性症状是真实的，对个体产生很大的影响，其严重程度存在明显的个体差异。目前没有科学依据将电磁辐射超敏反应症状与电磁场暴露联系在一起，也没有明确的诊断标准。此外，电磁辐射超敏反应不是医学诊断，也不明确它是否是一个单纯的医学问题。

2. 静电和磁场

在若干工业中越来越多地使用静电场技术，例如在医疗中使用磁共振造影，交通系统使用直流电（DC）或静磁场，以及高能量物理研究设施。由于静电场的场强度增强，从而与身体产生的各种相互作用也有可能增强。WHO 的国际电磁场计划最近审查暴露于强静电场的健康影响，并强调对医务工作人员和患者（特别是儿童和孕妇）以及产生强场磁体工业中的工人采取公共卫生保护的重要性。

3. 移动电话及其基台

移动电话及其基台有什么健康风险？这是 WHO 非常重视的一个问题。由于众多人使用移动电话，即使对健康发生的副作用稍微有所增加也能产生重大公共卫生影响。由于对移动电话放射的射频（RF）场的暴露通常比基台高达 1000 倍，以及副作用更有可能来自移动电话听筒，因此，有关研究几乎完全集中于接触移动电话可能造成的影响。研究明确显示，驾车时使用移动电话（无论是手持或"免持"移动电话），发生交通事故的风险可能大约增加 3 ~ 4 倍。在一些医疗器具（包括起搏器、植入型自动除颤器和某些助听器）近旁使用移动电话时，有可能对它们的运行造成干扰。在移动电话信号与飞行器电子系统之间也可能存在着干扰现象。科学家还报告了使用移动电话的其他健康影响，包括脑活动、反应时间和睡眠模式的改变。这些影响甚微，不具明显的健康意义。正在进行更多的研究，试图确认这些研究结果。

4. 空气污染

空气污染，又称为大气污染，是由于人类活动或自然过程引起某些物质进入大气中，当排放的物质越来越多，远远超过大气的自净能力时，就导致大气的组成发生变化。当大气中污染物质的数量、浓度和持续时间，达到有害程度，危害到了人类的健康时，就形成了大气污染。雾和霾是两种不同的天气现象，尽管在气象学上"雾"和"霾"均有明确的定义，但因其通常混合在一起出现，不容易区分，所以经常统称为"雾霾天气"。

空气污染对健康的影响分为急性危害和慢性危害。急性危害主要是由大气（特指室外环境空气）污染物的浓度在短期内急剧增高（如重度雾霾），人群大量吸入污染物造成的急性危害，主要表现为呼吸道和眼部刺激症状、咳嗽、胸痛、呼吸困难、咽喉痛、头痛、呕吐、心功能障碍、肺衰竭，诱发心脑血管疾病的急性发作等。慢性危害主要包括：①长期刺激作用导致的眼和呼吸系统慢性炎症，如结膜炎、咽喉炎、气管炎等，严重的引起慢性阻塞性肺疾病（COPD），进而可导致肺心病。②机体免疫功能下降，在大气污染严重的地区，居民唾液溶菌酶和分泌型IgA的含量均明显下降，其他免疫指标也有所下降。③加重慢性心脑血管疾病。④加重变态反应或过敏性疾病，大气中某些污染物如具有致敏作用，可加重哮喘、过敏性鼻炎等疾病。⑤增加肺癌发生的风险，国际癌症研究所（IARC）已经将空气污染物包括其中的颗粒物列为A类致癌物，国际上发表的综述性文章认为，虽然总的来说空气污染对癌症的发生风险是比较低的，但针对肺癌来说，由于大气污染物尤其是颗粒物中常常含有苯并[a]芘、砷等致癌物，具有较高的风险。

5. 夏季臭氧污染

大家知道，臭氧的浓度通常在夏季较高，冬季较低，5月中下旬我国的大部分地区已开始进入初夏，生态环境部通报的5月中下旬全国空气质量预报结果也提示，进入初夏后，区域大气污染除了新疆维吾尔自治区南疆和东部地区持续受沙尘影响，甘肃河西、宁夏回族自治区大部、陕西北部地区受沙尘影响外，无论是京津冀及周边的中南部地区，还是北京市、长三角区域、汾渭平原、东北区域的局部、成渝城市群城市、西藏自治区个别城市都可能出现臭氧轻度到中度污染，陕西关中局地可能出现臭氧中度污染。因此夏季不要忽视臭氧的污染，需加强个人防护。臭氧是光化学烟雾的主要成分，臭氧是无色、有特殊臭味的气体，夏季在强烈的太阳紫外线作用下，氮氧化物和碳氢化合物发生光化学反应，生成臭氧、醛类、过氧化乙酰硝酸酯等二次污染物，与一次污染物混合形成浅蓝色光化学烟雾，具有很强的刺激性和氧化性。光化学烟雾易在天气晴朗，湿度较低，气温在24 ~ 32℃的夏秋季节频繁发生。

光化学烟雾的刺激性，易引起眼、鼻、咽喉及呼吸道的刺激症状，出现结膜充血、流泪、眼痛等，使视觉敏感度和视力下降。由于臭氧微溶于水，易进入呼吸道深部，引发呼吸道炎症，造成呼吸道阻力增加和反应性增高，喘息、咳嗽，加重哮喘症状，增加哮喘住院风险。慢性暴露可以影响儿童肺功能，高浓度臭氧暴露，可损害中枢神经系统，造成头痛、思维能力下降，严重时可导致呼吸困难，肺气肿和肺水肿。

臭氧不仅影响呼吸系统，还可以通过血液进入循环系统，对心血管系统造成危害，阻碍血液的输氧功能，导致组织缺氧。对老年人和心血管疾病患者影响更大，使心血管系统疾病住院率有明显升高。臭氧污染越严重，心血管疾病和呼吸系统疾病患者的死亡风险越高。此外，臭氧还可以干扰皮肤结构的完整性、皮肤的屏障功能，引发皮肤病，出现黑斑，加速衰老。

6. 二手烟

二手烟是烟草燃烧过程中散发到环境中的烟草烟雾，包括吸烟者吐出的烟雾和烟草燃烧过程中散发到空气中的烟雾。二手烟在成分上与吸烟者吸入的主流烟雾没有差别。数十年来，上万个科学研究证明二手烟暴露对人群健康危害严重，能导致癌症、心血管疾病和呼吸系统疾病等。

（1）对成年人健康的影响

二手烟同主流烟雾一样，被非吸烟者吸入后，其中的化学物质会迅速到达肺部，经血液输送至身体的每一个器官，引起肺癌等恶性肿瘤、慢性阻塞性肺疾病、心脑血管病等严重疾病。

1）心血管疾病：根据在不同的地理和种族人群中的调查，有证据表明二手烟可导致致命性及非致命性心脏疾病。暴露于二手烟烟雾数分钟，可对血脂、凝血系统（血小板功能）和动脉管壁功能造成急性不良影响，引发急性心血管事件，影响程度并不亚于主动吸烟者。多家国际权威机构对此已形成一致结论，认为二手烟暴露可引起心脏疾病，使心脏疾病造成的死亡风险提高 25% ~ 30%。近期研究证据提示，这种影响比上述结论还要高出 2 倍。

2）肺癌：全球已有数十项研究证实二手烟暴露与肺癌有关。研究发现，嫁给吸烟丈夫的不吸烟女性存在较高的肺癌风险。国际癌症研究所、美国卫生总监、美国环保署，以及世界各地众多科研机构也都得出了相应的结论，认为家庭和工作场所的二手烟可导致非吸烟者罹患肺癌的风险增加 20% ~ 30%。

3）乳腺癌：美国加州环保署 2005 年报告指出，绝经前的女性暴露于二手烟烟雾会增加罹患乳腺癌的风险。

4）呼吸道症状与疾病：研究数据显示，二手烟暴露是慢性呼吸道疾病症状发生及肺功能下降的重要危险因素。此外，二手烟还可诱发或加剧成年人哮喘。

（2）对儿童健康的影响

1）呼吸道疾病与症状：父亲或母亲吸烟均可导致儿童下呼吸道疾病发病风险增加，比如支气管炎和肺炎，尤其易发生在出生后第一年。大量调查结果显示，吸烟者子女出现咳嗽、咳痰和喘息等常见呼吸道症状的频率更高。在双亲都吸烟的家庭，子女出现上述问题的危险升高。二手烟暴露可导致已患有哮喘的儿童病情加重，使未患哮喘的儿童出现哮喘（成年人亦是如此）。家庭中二手烟暴露，可使哮喘儿童的急诊次数和用药增加。

2）肺部生长发育：1986 年美国卫生总监的结论认为，二手烟可降低儿童肺功能发育速度，此后，不断有新的证据支持这一结论。无论是孕期母亲吸烟还是出生后的二手烟暴露都可造成这一影响。

3）中耳疾病（中耳炎）：二手烟暴露可引起儿童中耳炎。这一常见儿童耳部疾病每年导致大量儿童就医，如果处理不当可造成听力损伤。

4）对胎儿和新生儿的影响：不吸烟女性在孕期遭受二手烟暴露，可导致婴儿低出生体重和早产。此外，二手烟暴露还可引起婴儿猝死综合征。其他与二手烟暴露有关的围生期风险，还包括宫内发育迟缓和自然流产。

7. 危险化学品

依据 GB13690-2009《化学品分类和危险性公示通则》，危险化学品按物理、健康或环境危险的性质共分 3 大类。

（1）物理性质

1）爆炸物：爆炸物质（或混合物）是这样一种固态或液态物质（或物质的混合物），其本身能够通过化学反应产生气体，而产生气体的温度、压力和速度能对周围环境造成破坏。其中也包括发火物质，即便它们不放出气体。发火物质（或发火混合物）是这样一种物质或物质的混合物，它旨在通过非爆炸自主放热化学反应产生的热、光、声、气体、烟或所有这些的组合来产生效应。爆炸性物品是含有一种或多种爆炸性物质或混合物的物品。烟火物品是包含一种或多种发火物质或混合物的物品。

2）易燃气体：是在 20℃和 101.3kPa 标准压力下，与空气有易燃范围的气体。

3）易燃气溶胶：气溶胶是指气溶胶喷雾罐，系任何不可重新灌装的容器，该容器由金属、玻璃或塑料制成，内装强制压缩、液化或溶解的气体，包含或不包含液体、膏剂或粉末，配有释放装置，可使所装物质喷射出来，形成在气体中悬浮的固态或液态微粒或形成泡沫、膏剂或粉末或处于液态或气态。

4）氧化性气体：是一般通过提供氧气，比空气更能导致或促使其他物质燃烧的任何气体。

5）压力下气体：是指在压力等于或大于200kPa（表压）下装入贮器的高压气体，或是液化气体或冷冻液化气体。压力下气体包括压缩气体、液化气体、溶解液体、冷冻液化气体。

6）易燃液体：是指闪点不高于93℃的液体。

7）易燃固体：是容易燃烧或通过摩擦可能引燃或助燃的固体。易于燃烧的固体为粉状、颗粒状或糊状物质，它们在与燃烧着的火柴等火源短暂接触即可点燃和火焰迅速蔓延的情况下，都非常危险。

8）自反应物质或混合物：是即便没有氧（空气）也容易发生激烈放热分解的热不稳定液态或固态物质或者混合物。本定义不包括根据统一分类制度分类为爆炸物、有机过氧化物或氧化物质的物质和混合物。自反应物质或混合物如果在实验室实验中其组分容易起爆、迅速爆燃或在封闭条件下加热时显示剧烈效应，应视为具有爆炸性质。

9）自燃液体：是即使数量小也能在与空气接触后5分钟之内引燃的液体。

10）自燃固体：是即使数量小也能在与空气接触后5分钟之内引燃的固体。

11）自热物质和混合物：自热物质是发火液体或固体以外，与空气反应不需要能源供应就能够自己发热的固体或液体物质或混合物；这类物质或混合物与发火液体或固体不同，因为这类物质只有数量很大（公斤级）并经过长时间（几小时或几天）才会燃烧。

12）遇水放出易燃气体的物质或混合物：遇水放出易燃气体的物质或混合物是通过与水作用，容易具有自燃性或放出危险数量的易燃气体的固态或液态物质或混合物。

13）氧化性液体：是本身未必燃烧，但通常因放出氧气可能引起或促使其他物质燃烧的液体。

14）氧化性固体：是本身未必燃烧，但通常因放出氧气可能引起或促使其他物质燃烧的固体。

15）有机过氧化物：是含有二价 -O-O- 结构的液态或固态有机物质，可以看作是一个或两个氢原子被有机基替代的过氧化氢衍生物。该术语也包括有机过氧化物配方（混合物）。有机过氧化物是热不稳定物质或混合物，容易放热自加速分解。另外，它们可能具有下列一种或几种性质：①易于爆炸分解；②迅速燃烧；③对撞击或摩擦敏感；④与其他物质发生危险反应。如果有机过氧化物在实验室实验中，在封闭条件下加热时组分容易爆炸、迅速爆燃或表现出剧烈效应，则可认为它具有爆炸性质。

16）金属腐蚀剂：腐蚀金属的物质或混合物是通过化学作用显著损坏或毁坏金属的物质或混合物。

（2）健康危险

1）急性毒性：是指在单剂量或在24小时内多剂量口服或皮肤接触一种物质，或吸入接触4小时之后出现的有害效应。

2）皮肤腐蚀/刺激：皮肤腐蚀是对皮肤造成不可逆损伤；即施用试验物质达到4小时后，可观察到表皮和真皮坏死。腐蚀反应的特征是溃疡、出血、有血的结痂，而且在观察期14天结束时，皮肤、完全脱发区域和结痂处由于漂白而褪色。应考虑通过组织病理学来评估可疑的病变。皮肤刺激指施用试验物质达到4小时后对皮肤造成可逆损伤。

3）严重眼损伤/眼刺激：严重眼损伤是在眼前部表面施加试验物质之后，对眼部造成在施用21天内并不完全可逆的组织损伤，或严重的视觉物质衰退。眼刺激是在眼前部表面施加试验物质之后，在眼部产生在施用21天内完全可逆的变化。

4）呼吸或皮肤过敏：呼吸过敏物是吸入后会导致气管超过敏反应的物质。皮肤过敏物是皮肤接触后会导致过敏反应的物质。过敏包括两个阶段：第一个阶段是某人因接触某种变应原而引起特定免疫记忆。第二阶段是引发，即某一致敏个人因接触某种变应原而产生细胞介导或抗体介导的过敏反应。就呼吸过敏而言，随后为引发阶段的诱发，其形态与皮肤过敏相同。对于皮肤过敏，需有一个让免疫系统能学会作出反应的诱发阶段；此后，可出现临床症状，这里的接触就足以引发可见的皮肤反应（引发阶段）。因此，预测性的试验通常取这种形态，其中有一个诱发阶段，对该阶段的反应则通过标准的引发阶段加以计量，典型做法是使用斑贴试验。直接计量诱发反应的局部淋巴结试验则是例外做法。人体皮肤过敏的证据通常通过诊断性斑贴试验加以评估。就皮肤过敏和呼吸过敏而言，对于诱发所需的数值一般低于引发所需数值。

5）生殖细胞致突变性：本危险类别涉及的主要是可能导致人类生殖细胞发生可传播给后代的突变的化学品。但是，在本危险类别内对物质和混合物进行分类时，也要考虑活体外致突变性/生殖毒性试验和哺乳动物活体内体细胞中的致突变性/生毒性试验。

6）致癌性：致癌物一词是指可导致癌症或增加癌症发生率的化学物质或化学物质混合物。在实施良好的动物实验性研究中诱发良性和恶性肿瘤的物质也被认为是假定的或可疑的人类致癌物，除非有确凿证据显示该肿瘤形成机制与人类无关。

7）生殖毒性。

8）特异性靶器官系统毒性。

9）非特异性靶器官系统毒性。

10）吸入危险："吸入"指液态或固态化学品通过口腔或鼻腔直接进入或者因呕吐间接进入气管和下呼吸系统。吸入毒性包括化学性肺炎、不同程度的肺损伤或吸入后死亡等严重急性效应。

（3）环境危险

危害水生环境：急性水生毒性是指物质对短期接触它的生物体造成伤害的固有性质。物质的可用性是指该物质成为可溶解或分解的范围。对金属可用性来说，则指金属（Mo）化合物的金属离子部分可以从化学物（分子）的其他部分分解出来的范围。生物利用率是指一种物质被有机体吸收以及在有机体内一个区域分布的范围。它依赖于物质的物理化学性质、生物体的解剖学和生理学、药物动力学和接触途径。可用性并不是生物利用率的前提条件。生物积累是指物质以所有接触途径（即空气、水、沉积物、土壤和食物）在生物体内吸收、转化和排出的净结果。生物浓缩是指一种物质以及水传播接触途径在生物体内吸收、转化和排出的净结果。慢性水生毒性是指物质在与生物体生命周期相关的接触期间对水生生物产生有害影响的潜在性质或实际性质。复杂混合物或多组分物质或复杂物质是指由不同溶解度和物理化学性质的单个物质复杂混合而成的混合物。在大部分情况下，它们可以描述为具体特定碳链长度/置换度数目范围的同源物质系列。降解是指有机分子分解为更小的分子，并最后分解为二氧化碳、水、盐。

（付　琳）

第二节　健康评估

一、健康概述

健康是一个动态的概念，理解和掌握健康与疾病的相关知识是进行健康评估的基础。随着科学的发展、社会的进步及医学模式的改变，人类对健康的认识在不断深入，所以对健康的全面理解有助于对健康的维护及管理。

（一）健康的概念

人人都希望健康，但什么是健康，却有各自不同的理解；怎样维护健康，也有不同的方法和途径。随着科学技术和社会的不断进步，人们对健康的要求也越来越高，健康的概念也发生了明显的变化。

健康是一种正常的生命状态，是人体内部各生理系统之间的功能活动处于稳定协调的最佳状态。健康主要包括两方面的内容：一是主要脏器无疾病，身体形态发育良好，体形均匀，人体各系统具有良好的生理功能，有较强的身体活动能力和劳动能力，这是对健康最基本的要求；二是对疾病的抵抗能力较强，能够适应环境变化，以及各种生理刺激和致病因素对身体的作用。1992 年，WHO 发表的《维多利亚宣言》则明确提出健康有四大基石，即“合理膳食、适量运动、戒烟限酒、心理平衡”。

在生物医学模式时代，健康的概念是“人体各器官系统发育良好、功能正常、体质健壮、精力充沛并具有良好劳动效能的状态”。通常用人体测量、体格检查和各种生理指标来衡量。对健康的这种认识，在生物医学模式时代被公认为是正确的。在这种医学模式下，生物学的指标成为判断健康和疾病的最终标准，而忽略了人的社会方面，忽略了人是具有丰富的内心世界的。

随着“生物－心理－社会医学”模式的建立，现代的健康观已逐渐形成，认为在人的生命活动中，身心是相互影响、不可分割的两个方面。一个完整的人不仅是生物的人，同时也是一个社会的人。WHO 将健康定义为“健康不仅仅是没有疾病和身体虚弱的现象，而是一种在身体上、心理上和社会上的完满状态”。从这一定义来看，疾病是指个体在身体上、心理上和社会上出现的各种障碍或异常，只有当个体在生理、心理和社会方面都处于完满状态时，才可以说是健康的。因此，除了关心众所周知的病理改变之外，也应注重人的心理健康和社会健康。

（二）健康的标准

WHO 于 1982 年提出了 10 条健康标准。

（1）有充沛的精力，能从容不迫地担负日常繁重的工作。

（2）处世乐观，态度积极，乐于承担责任，事无巨细，不挑剔。

（3）善于休息，睡眠良好。

（4）应变能力强，能适应环境的各种变化。

（5）能抵抗一般的感冒和传染病。

（6）体重适中，身体匀称，站立时头、肩、臂位置协调。

（7）眼睛明亮，反应敏捷，眼和眼睑不发炎。

（8）牙齿清洁，无龋齿，不疼痛，牙龈颜色正常，无出血现象。

（9）头发有光泽，无头屑。

（10）肌肉丰满，皮肤有弹性，走路轻松。

这10条标准，具体地阐述了健康的定义，体现了健康所包含的体格方面、心理方面和社会方面的内容。

（三）中医健康的概念

健康状态就是我们通常意义上的“健康”，指的是未病状态。中医认为健康是指个体处于“阴阳自和”“神与形俱”“天人合一”的最佳功能状态。《黄帝内经》多以“平人”论之，“平人者，不病也”。

1. 阴平阳秘，形神合一

《素问·阴阳应象大论》曰：“阴阳者，天地之道也，万物之纲纪，变化之父母，生杀之本始，神明之府也，治病必求于本。”中医对于人体健康的认识讲究“阴平阳秘”，不同学者理解的角度或不尽相同，但大体内涵却是一致的。中医就是用中庸之道调理人体健康的医学。具体而言，阴阳平衡，是把人看成是一个处于动态平衡的有机的整体，主要的生理特点是阴阳之间的互根互化、消长平衡，脏腑之间的相生相克、相互制约。形神合一，是一种中医学的生命观，五脏之形神合一是生命健康的重要标志之一。

2. 顺应自然，天人合一

顺应自然主要是要求人体顺应天地四时规律，让人体内环境与外界自然环境相适应，达到内外环境的协调统一，保养正气，使外来邪不可干，从而保持健康的状态。健康的一大基础就是顺应环境，主要包括自然环境和社会环境。“天人合一”观强调人与自然的和谐统一。老子说：“人法地，地法天，天法道，道法自然。”人秉天地之气生，人和自然有着共同规律，人的生长壮老已受自然规律的制约，也随着自然的变化而产生相应的变化，人应当积极主动地适应自然，同时还要加强人性修养，培养“和”之道。但是，人的适应能力是有限的，一旦外界环境变化过于剧烈，或个体适应调节能力较弱，不能对社会或自然环境的变化做出相应的调整，就会进入非健康状态，乃至发生变化而患病。

3. 中医健康的标准

（1）双目有神：神藏于心，外候在目。眼睛的好坏不仅能够反映出心脏的功能，还和五脏六腑有着密切的关联。中医说：“五脏六腑之精气皆上注于目。”眼睛是脏腑精气的会聚之所在。因此，眼睛的健康也就反映出了脏腑功能的强盛。

（2）脸色红润：脏腑功能良好则脸色红润，气血亏虚则面容没有光泽，脸色就是人体五脏气血的外在反映。

（3）声音洪亮：人的声音是从肺里发出来的，声音的高低自然决定于肺功能的好坏。

（4）呼吸匀畅：“呼出心与肺，吸入肝与肾。”人的呼吸和五脏的关系非常密切，呼吸要不急不缓、从容不迫，才能证明脏腑功能的良好。

（5）牙齿坚固：中医认为“齿为骨之余”“肾主骨”，牙齿的好坏反映着肾气和肾精的充足与否。

（6）头发润泽：中医认为“发为血之余”“肾者，其华在发”。头发的状况是肝藏血功能和肾精盛衰的外在反映。

（7）腰腿灵活：腰为肾之府，肾虚则腰惫矣。灵活的腰腿和从容的步伐是筋肉经络和四肢关节强健的标志。

（8）体形适宜：中医认为，胖人多气虚，多痰湿；瘦人多阴虚，多火旺。过瘦或者过胖都是病态的反映，很容易患咳嗽、中风和痰火等病症。

（9）记忆力好：脑为元神之府，为髓之海，人的记忆依赖于大脑的功能，髓海的充盈是精力充沛、记忆力强、理解力好的物质基础，也是肾精和肾气强盛的表现。

（10）情绪稳定：中医认为情志过于激烈是致病的重要原因。大脑皮质和人体的健康有着密切的关系，人的精神恬静，自然内外协调，能抑制心理疾病的发生。

二、亚健康概述

（一）亚健康的概念

中华中医药学会在2006年组织起草、发布的《亚健康中医临床指南》中将亚健康定义为人体处于健康和疾病之间的一种状态。处于亚健康状态者，不能达到健康的标准，表现为一定时间内的活力降低、功能和适应能力减退的症状，但不符合现代医学有关疾病的临床或亚临床诊断标准。

（二）亚健康的标准

亚健康的涵盖范围较为广泛，初步认为其涉及的范畴主要有以下几方面：

（1）身心上不适应的感觉所反映出来的种种症状，如疲劳、虚弱、情绪改变等，其状况在相当时期内难以明确。

（2）与年龄不相适应的组织结构或生理功能减退所导致的各种虚弱表现。

（3）微生态失衡状态。

（4）某些疾病的病前生理病理学改变，但具体来说，其内涵和外延还有待进一步探索。如亚健康状态与健康状态的界定，亚健康状态与亚临床、临床前状态的关系及界定，亚健康状态与一些综合征之间的关系，亚健康状态的严重程度等。

（三）中医治未病与亚健康

中医学中的疾病，是致病邪气作用于人体，人体正气与之抗争而引起的阴阳失调、脏腑组织损伤或生理功能障碍的一个完整的生命过程。不同疾病有其特定的症状和各阶段相应的证候。根据中医理论，按照疾病发生、发展的不同阶段可将人体状态分为未病状态、欲病状态、已病状态与病后状态。亚健康则属于中医的未病状态与欲病状态。

1. 未病状态

“未病”一词由来已久，源于《素问·四气调神大论》：“是故圣人不治已病治未病，不治已乱治未乱，此之谓也。夫病已成而后药之，乱已成而后治之，譬犹渴而穿井，斗而铸锥，不亦晚乎！”未病状态是指对于各种的内外因素刺激，人体都能通过“阴阳自和”的自我调整机制保证正气处于一定水平，并足以在正邪相争中保持绝对优势，维持人体脏腑、经络、气血等功能的正常，生命体处于“阴平阳秘”状态，即“平人”状态。也就是说，未病即健康。人体要维持健康的状态，达到延年益寿的境界，除了躯体的完整和健全外，还包括心理以及社会的适应能力的正常。

2. 欲病状态

“欲病”之说，源于《素问·刺热》：“病虽未发，见赤色者刺之，名曰治未病。”此处所谓“未发”，实际上是已经有先兆小疾存在，处于疾病早期症状较少且又较轻的阶段，类似于唐代孙思邈所说的“欲病”，在这种情况下，及时发现，早期诊断治疗无疑起着决定性作用。

正因如此，孙思邈反复告诫人们养生防病及欲病早调的重要性，“消未起之患，治未病之疾，医之于无事之前”。调理的方法很多，如调治心态、运动健身，关键是要在医生的指导下辨证施调。

3. 体质学说

中医体质学是在中医理论指导下对人体不同体质的特点及规律进行研究的一门学科。通过体质学说辨识出不同人体的体质类型，根据体质的偏颇进行适当干预，防止疾病发生，这是治未病的重要手段。

体质是人类生命活动的一种重要表现形式，体现了人体功能的综合状态，与健康、疾病密切相关。中华中医药学会标准《中医体质分类与判定》根据人体不同的生理、病理特性，将体质类型分为平和质、气郁质、气虚质、阳虚质、阴虚质、湿热质、痰湿质、血瘀质、特禀质九种主要的体质类型。中医认为体质影响疾病的发病性质以及变化趋势。个体不同的体质特征将决定疾病是否发展和传变。如体质弱者，正气不能有效抵御邪气，较易患病，且病后恢复速度较体质强者慢。“正气存内，邪不可干”，因此增强患者的体质可以改善机体的抗病能力，从根本上干预疾病的发生和传变可能，这是未病先防、已病防变的重要方法。

三、疾病概述

（一）疾病的概念

关于疾病的概念，迄今尚无一个完整而确切的定义。根据疾病发生过程中出现的复杂客观现象，疾病的概念可归纳为：疾病是机体在一定病因作用下，自稳调节紊乱而发生的异常生命活动过程，并引发一系列代谢、功能、结构的变化，表现为症状、体征和行为的异常。

疾病是以致病因素及其引起的损伤为一方，以人体的抗病能力为另一方的矛盾斗争过程。它们既联系又斗争，组成了疾病的总体，推动着疾病的发展。不论哪种致病因素引起的疾病，在其发生发展过程中都具有一定的阶段性。在不同疾病的不同阶段，损伤和抗损伤矛盾斗争的双方力量对比是不同的。而疾病过程中人体主要发生代谢、功能和形态结构的变化，三者之间可互为因果，互相转化。

（二）中医疾病概念

1. 中医“病”的概念

病是对疾病发生的全过程的基本特点和规律的概括，它是疾病的整个过程，是纵向的。疾病名称叫作病名。中医学本身有自己的病名，如麻疹、肺痨、消渴等。正因如此，病有整个发生、发展以及愈后全过程的基本状态特征和规律。其次，中医和西医认识疾病的角度和思维不一样，中西医病名是不一样的，中医的病名不能等同于西医的病名。有人认为西医的糖尿病等同于中医的消渴，西医的肺结核就是中医的肺痨，这种归纳是不准确的。也许在某个特定阶段，或者对于某些特定的患者，消渴表现出的状态可以诊断为糖尿病，但不等于说消渴就是糖尿病。我们现在开展中医的研究，经常要提病证结合，病证结合不能简单理解为西医的病再加上中医的证，或西医辨病、中医辨证就是病证结合，这个“病”有西医的病也有中医的病，从中西医结合的角度来讲那可能是西医的病和中医的证结合，但是从中医的角度来说，病证结合是把中医的病和中医的证结合起来，这个概念是不同的，不能混淆，且西医的疾病多归属于中医的已病状态与病后状态。

2. 已病状态

已病状态是指外在刺激或体内的应激导致人体的脏腑、经络、气血的功能出现了偏颇，超过了阴阳的调节能力，生命体处于“阴阳失衡”状态。中医学认为，疾病的发生虽然是一个复杂的过程，但概括起来，也就是病邪作用于人体引发损害和正气抗损害这两方面的矛盾斗争过程。正邪相搏是疾病从发生、演化到结局的病变过程中最基本、最具普遍意义的病理变化。在已病状态下，生命体个体存在着特殊性，即机体脏腑、气血的特殊性，在疾病发生发展的过程中，机体往往表现出发生疾病可能性的大小方面的差异性，同时也表现出对某些疾病存在有倾向性、易感性，病邪袭于人体之后，与正气相搏，形成一定的病性、病位，这就是病证，又根据生命体气血、脏腑的特殊性，疾病发生一定规律的“从化”。因此，疾病是一种特殊的、病态的健康状态。

3. 病后状态

病后状态又称瘥（差）后，是指疾病的基本证候解除后，到机体完全康复的一段时间，包括好转和痊愈。好转是疾病的基本证虽然解除，但症状并未完全消失；痊愈是疾病的症状全部消除，但机体正气不一定恢复正常。因此，病后状态往往存在极不稳定的阴阳状态，稍有不慎即可再患病；由于病后纳食减少或消耗增加，以及正邪相争而耗伤正气，易处正虚邪恋状态，若失于调护，可使故疾再起或罹患他病；此外还有脏腑、形体虽无器质损害，但其功能尚未达到常态的体用失谐状态。因此，对病后状态不可掉以轻心，要认真调护，以免变化丛生。

四、健康评估方法

（一）医院健康状态评估

健康体检或称健康检查是指对无症状个体和群体的健康状况进行医学检查与评价的医学服务行为及过程，其重点是对慢性非传染性疾病及其风险因素进行筛查与风险甄别评估，并提供健康指导建议及健康干预方案，健康体检是实施疾病早期预防和开展健康管理的基本途径及有效手段之一，也是在医院对其健康状况评估的主要途径。

1. 健康体检项目选择

参照《健康体检基本项目专家共识》，见表 3-1 和表 3-2。

表 3-1　体检必选基本项目

一级目录	二级目录	主要检查内容
健康体检自测问卷		健康史、躯体症状、生活习惯、精神压力、睡眠健康、健康素养等
体格检查	一般检查	身高、体重、腰围、臀围、血压、脉搏
	物理检查	内科：心、肝、脾、肺、肾 外科：浅表淋巴结、甲状腺、乳腺、脊柱四肢关节、肛门、外生殖器 眼科：视力、辨色力、内眼、外眼、眼压 耳鼻喉科：外耳道、鼓膜、听力、鼻腔、咽喉 口腔科：口腔黏膜、牙齿、牙龈、颞颌关节、腮腺 妇科：外阴、内诊

续表

一级目录	二级目录	主要检查内容
实验室检查	常规检查	血常规：白细胞计数、红细胞计数、血红蛋白、血小板计数 尿液分析：尿蛋白、尿潜血、尿红细胞、尿白细胞、尿比重、亚硝酸盐 便常规＋潜血
	生化检查	肝功能：谷草转氨酶、谷丙转氨酶、总胆红素 肾功能：血尿素氮、血肌酐、血尿酸 血脂：总胆固醇、甘油三酯、低密度脂蛋白胆固醇、高密度脂蛋白胆固醇 血糖：空腹血糖等
实验室检查	细胞学检查	妇科病理学检查
辅助检查	心电图检查	心率及心电图异常结论
	X 线检查	胸片：肺部、心脏、胸廓、纵隔、膈肌
	超声检查	肝、胆、脾、胰、肾

表 3–2　体检备选项目

一级目录	二级目录	主要检查内容
心脑血管疾病风险筛查	高血压风险筛查（20 岁以上）	早发高血压家族史、吸烟史、饮酒史、高盐饮食、长期精神紧张、头昏、头痛、眩晕等 诊室血压（连续 3 次）、动态血压监测、脉搏波传导速度（PWV）、踝臂指数（ABI）、心电图、血管超声、胸部 X 线、眼底血管检查 空腹血糖、血脂四项、同型半胱氨酸、超敏 C 反应蛋白、肾素等
	冠心病风险筛查（40 岁以上）	冠心病病史及早发家族史、心前区疼痛、压迫感及胸部不适等 血压、PWV、ABI、血管内皮功能（FMD）检查、心脏彩色超声、颈动脉超声、动态心电图、心电图运动试验、螺旋 CT 断层扫描冠脉成像（CTA） 空腹血糖、血脂四项、载脂蛋白 A、载脂蛋白 B、脂蛋白（a）、血乳酸脱氢酶及其同工酶、肌红蛋白、肌钙蛋白 I、血肌酐、尿微量白蛋白、超敏 C 反应蛋白、白介素 -6、肿瘤坏死因子、纤维蛋白原、同型半胱氨酸等
	脑卒中风险筛查（40 岁以上）	高血压、慢性房颤、扩张型心肌病、风湿性心脏病病史及早发家族史、头痛、头昏、眩晕及短暂性脑缺血发作等 血压及动态血压检查、PWV、ABI、FMD、心脏彩色超声、颈动脉超声、经颅多普勒（TCD）、眼底血管照相、头颅 CT 空腹血糖、血脂（同冠心病）、血肌酐、尿微量白蛋白、血黏度监测、血小板聚集、超敏 C 反应蛋白、纤维蛋白原、同型半胱氨酸等
	外周血管病风险筛查（50 岁以上）	高血压或脑卒中家族史、高血压、脑卒中、房颤、颈动脉狭窄、腹主动脉瘤等病史，头痛、头晕、乏力、下肢水肿及跛行等 血压及四肢血压监测、足背动脉触诊、颈部、腹部听诊（血管杂音、血管超声）、PWV、ABI、FMD 空腹血糖、血脂（同冠心病）、血肌酐、尿微量白蛋白、超敏 C 反应蛋白、纤维蛋白原、同型半胱氨酸等
2 型糖尿病风险筛查（35 岁以上）	空腹血糖受损（IFG）、糖耐量异常（IGT）、糖调节受损（IFG ＋ IGT）	出生体重、糖尿病家族史、妊娠糖尿病、高血压、冠心病史、血糖及血脂异常史、饮食与运动情况、口渴、多饮、多尿、多食、体重下降、倦怠乏力等 体重指数、腰围与腰臀比、脂肪率、血压、PWV、ABI、FMD 空腹血糖、餐后 2 小时血糖、OGTT、糖化红蛋白、糖化白蛋白、血脂（同冠心病）、尿糖、尿酮体、尿微量白蛋白、胰岛素、C 肽、超敏 C 反应蛋白、同型半胱氨酸

续表

一级目录	二级目录	主要检查内容
慢性阻塞性肺疾病（COPD）风险筛查（50岁以上者，吸烟者40岁以上）		吸烟史、慢性支气管炎、哮喘病史、慢性咳嗽、咳痰、气短、喘息、胸闷等 肺功能检查、肺部X线检查、肺部CT检查 血沉、白细胞、红细胞、血细胞比容等
慢性肾病（CKD）风险筛查（40岁以上）		肾脏疾病家族史，慢性肾炎及蛋白尿、高血压、糖尿病病史等，眼睑水肿，血尿，尿少，疲乏，厌食，恶心，呕吐等
恶性肿瘤风险筛查辅助检查	肺癌（50岁以上）	肺癌家族史，吸烟史，咳嗽、胸痛、痰中带血、长期低热等 肺部低剂量CT、肿瘤标志物（NSE、CYFRA2-1、CEA、SCC）
	乳腺癌（35岁以上女性）	乳腺癌家族史、乳腺疾病史、婚育史、月经史、乳房胀痛（与月经周期无关）、乳头异常分泌物等 乳腺超声检查、乳腺钼靶检查、肿瘤标志物（CA153、CA125、CEA）
	宫颈癌（21岁以上女性）	宫颈癌家族史，月经史、生育史、不洁性生活史，白带异常、阴道出血等 宫颈超薄细胞学检查（TCT）、人乳头瘤病毒测试（HPV）、肿瘤标志物（SCC、CEA）
	直结肠癌（50岁以上）	直结肠癌家族史，慢性结肠炎及肠息肉病史，下腹痛、便血、黏液便、大便频次等 肛诊、大便潜血、结肠镜、气钡双重造影、肿瘤标志物（CEA、CA199、CA242）
	胃癌（50岁以上）	胃癌家族史，胃溃疡、胃肠息肉病史等，腹痛、腹泻、消瘦、柏油便等 胃镜检查、气钡双重造影、幽门螺杆菌检查、胃蛋白酶原及胃泌素测定等、肿瘤标志物（CA72-4、CEA）
	前列腺癌（45岁以上男性）	前列腺癌家族史，慢性炎症史，反复尿频、尿急及血尿等 前列腺触诊检查、前列腺超声检查、肿瘤标志物（PSA、FPSA）

2. 体格检查

（1）体格检查：是指检查者运用自己的感官或者借助于简便的检查用具，如体温表、听诊器、血压计、叩诊锤等，客观地了解和检查评估对象身体状况的最基本检查方法。

（2）一般状态检查：是对受检对象全身情况的概括性观察，检查以视诊观察为主，需配合使用触诊或借助使用体温表、压舌板、听诊器等简单器具进行检查。内容主要包括性别、年龄、生命体征、发育与体型、营养状态、意识状态、面容与表情、体位、步态等。

（3）周围血管检查

脉搏：从脉搏的频率、节律、强弱、紧张度和波形对其进行评估。

血压：随年龄的增长而增高，但都应处于一定的正常范围内，过高或过低都存在一定的风险。

（4）皮肤、浅表淋巴结检查

皮肤：皮肤的变化不仅可由皮肤本身的病变引起，还可由外部环境、多种器官及全身性疾病引起。主要检查皮肤的颜色、湿度、温度、弹性、皮疹、完整性、出血点、水肿及瘢痕等。

浅表淋巴结：淋巴结分布于全身，正常浅表淋巴结很小，质地柔软，直径0.2～0.5mm，无粘连、无压痛，不易触及。主要检查淋巴结是否肿大，应注意其部位、大小、数目、硬度、有无压痛、有无粘连。

（5）头部、面部和颈部检查，胸部检查，腹部检查，肛门、直肠和生殖器检查，脊柱和四肢检查。

（6）神经系统检查：主要包括脑神经、运动功能、感觉功能、神经反射以及自主神经功能的检查。

3. 实验室检查

实验室检查是临床重要的辅助检查，它运用物理学、化学、生物学等实验技术，对评估对象的血液、排泄物、组织细胞标本等进行检测，获得反映机体功能状态、病理变化、病因等客观资料的检查方法，对评价健康状况、协助疾病诊断、判断预后和制定治疗方案等具有重要的意义。

（1）血液检查：血液由血浆和血细胞组成，通过循环系统与全身各个组织器官密切联系，参与机体各项生理活动，维持机体新陈代谢和内、外环境平衡。血液检查是临床最常见的检查项目之一，对血液及造血系统疾病、感染性疾病等的诊断、治疗及预后判断有重要意义。

（2）排泄物、分泌物和体液检查：此类检查对于消化系统、泌尿系统、神经系统、生殖系统等的疾病的诊断和病情观察有重要的意义。如尿液常规、粪便常规、脑脊液检查、痰液检查等。

（3）生物化学指标检查：在人体正常代谢基础上，从生物化学代谢和分子水平检查疾病状态下代谢改变，主要包括电解质、糖、脂质等物质代谢紊乱时的生化检查，以及心肌、内分泌腺等组织器官损伤时的生化变化的检查。如：生化全项、心肌标志物检查（a. 心肌蛋白：肌钙蛋白、肌红蛋白；b. 心肌酶：肌酸激酶及其同工酶、乳酸脱氢酶及其同工酶）、内分泌激素检查（a. 甲状腺激素：甲状腺素、三碘甲状腺原氨酸；b. 性激素）、微量元素等。

（4）免疫学指标检查：常用于感染性疾病、自身免疫病、变态反应性疾病、免疫缺陷病、肿瘤等疾病的诊断与疗效观察。

4. 组织病理诊断

（1）组织病理诊断是镜下观察组织结构和细胞病变特征而做出的诊断，组织病理诊断被认为是很多疾病诊断的“金标准”。

（2）常见组织病理学变化：①分化与逆分化；②增生、再生与化生；③异常角化与核异质；④癌前变与癌变；⑤退化。

5. 影像学检查

X 线的发现并被用于人体的检查，为医学影像学奠定了基础。随着影像技术的迅速发展，出现了超声成像、计算机体层成像、磁共振成像等。影像学检查是借助于影像学设备使人体内部结构和器官成像，从而了解人体的解剖和生理功能状况以及病理变化，是一种活体器官的特殊视诊方式。

（1）X 线检查：基于 X 线的穿透性、荧光效应、摄影效应等特性以及人体组织密度和厚度的差异，X 线能够使人体在荧屏或胶片上形成影像。

（2）计算机体层成像（CT）：是以 X 射线束环绕人体某一层面进行扫描，数据经计算并转化为由黑到白不等灰度的像素，按原有矩阵顺序排列构成 CT 图像。可用于人体各个部位。

（3）磁共振成像（MRI）：是利用原子核在磁场内共振所产生的信号经过重建而形成的图像。

（4）超声检查：是应用超声波的物理特性和人体组织器官声学性质相互作用后产生的信息，经处理后形成的成像技术。

6. 心理健康检查

人的基本心理活动包括知、情、意三方面。知，是指认知，是人们感知、思维、记忆、理解、判断、推理事物的过程，人们对所有属于自己的身心社会状况的认识又构成人的自我概念。情，是指情绪、情感，人们在认识客观事物和自己的时候，可持各种各样的态度，如喜悦、悲哀、恐惧等，从而使人们体验到各种情绪与情感。意，是指意志行为，是人们心理活动的外在表现，人在社会及其周围环境相互作用过程中可表现出各种行为，如进食行为、睡眠行为、压力与应对等。因此，对人的心理健康进行评估需要涵盖上述范畴。

（1）认知水平：认知是人们根据自身感觉到的外界刺激和信息去推测并判断客观事物的心理过程，是在个人的经验以及通过对有关线索进行分析的基础上形成的对信息的理解、分类、归纳、演绎和计算。认知活动包括思维、语言和定向三部分。

1）思维能力：思维是人脑对客观事物间接的概括和反应，是人们对事物本质特征及其内部规律的理性认知过程。反映思维水平的主要指标包括抽象思维、洞察力和判断力，其中抽象思维涉及个人的注意、记忆、概念、推理和判断。

2）语言能力：语言可分为接受性语言和表达性语言，前者指理解语句的能力，后者为传递思想、观点和情感的能力。

3）定向力：定向是人们对现实的感觉，对过去、现在、将来的察觉以及对自我存在的认识，包括时间定向、地点定向、空间定向和人物定向等。

（2）自我概念：涉及个体对自己个性特征、社会角色和身体特征的认识和评估，并受价值观、信念、人际关系、文化、他人对个体评价的影响。自我概念主要由身体意象、社会认同、自我认同和自尊四部分组成。

1）身体意象：是自我概念主要组成部分之一，是个体对自己身体外形和特征的感受，也包括个体对自己身体功能的感受。

2）社会认同：为个体对自己的社会人口特征如年龄、性别、职业、社会团体成员资格，以及社会名誉、地位的认识与感受。

3）自我认同：指个体对自己的智力、能力、性情、道德水平等的感受和判断。

4）自尊：指个体如何感受和评价自我概念的各个组成部分，包括社会认同、自我认同和身体意象。

（3）情绪与情感：是个体对客观事物是否满足自身需要的内心体验与反映。当需求获得满足就会引起积极的情绪和情感；反之则会产生消极的情绪和情感。情绪和情感在医学心理学中分别用来表达感情的不同方面，情绪不稳定，具有较强的情境性、激动性和暂时性，而情感则为有较强稳定性、深刻性和持久性的心理体验，是构成个性或道德品质中稳定的成分。在表现形式上，情绪有明显的冲动性的外部表现，而情感则比较内隐，是以内在体验的形式存在。

1）基本情绪状态：为最基本、最原始的情绪，包括满意、喜悦、快乐、紧张、焦虑、抑郁、愤怒、恐惧、悲伤、痛苦、绝望等。

2）高级情感体验：情感是人类特有、区别于动物的、与社会性需要相联系的态度体验，人的高级情感主要有道德感、理智感和审美感。

（4）压力与压力应对：压力是指内外环境中的各种刺激作用于机体时产生的非特异性反应，这些反应使机体从平静状态进入应激状态。对人类来说，压力并非都是有害的，适当的压力有助于提高机体的适应能力。但过强或者长期处于较强的压力之中，可导致身心疾病。个体用于处理压力的认知和行为过程即压力应对。如为减轻手术前的紧张和焦虑，患者常采用看电视、与家人聊天、散步等方式转移注意力等。

1）压力源：指一切使机体产生压力反应的刺激因素。按时间可分为急性和慢性压力源；按来源可分为生理性、心理性、环境性和社会文化性压力源；按性质可分为丧失性、威胁性和挑战性压力源。

2）压力反应：指压力源引起的机体的非特异性适应反应，包括生理、情绪、认知和行为等方面的反应。

3）应对方式：可分为情感式应对和问题式应对。情感式应对指向压力反应，倾向于采用过度进食、用药、饮酒、远离压力源等行为回避或忽视压力源。问题式应对指向压力源，倾向于通过有计划地采取行动、寻求排除或改变压力源所致影响的方法，以处理导致压力的情景本身。

（二）中医健康状态评估方法

目前中医常用的评估方法是中医体质评估，经络检测、中医四诊信息规范采集和融合等技术也在中医健康评估中越来越多地使用。

1. 体质评估研究

体质评估是目前临床最常用的方法。2009 年中华中医药学会发布我国第一部《中医体质分类与判定》标准，该标准给出了中医体质九种基本类型（平和质、气虚质、阳虚质、阴虚质、痰湿质、湿热质、血瘀质、气郁质、特禀质）的特征及中医体质分类的判定标准。《中医体质分类与判定》标准为治未病提供了体质辨识的方法、工具与评估体系。

2. 经络评估研究

经络是运行全身气血、联络脏腑肢节、沟通上下表里的独特系统，具有感应传导和调节功能平衡的作用。Ca^{2+} 作为细胞间质中第一、第二信使，参与细胞生长发育重要过程，在人体生命过程中扮演着重要的角色。根据国内外电生理学实验发现，经穴处存在 Ca、Fe 元素和 Ca^{2+} 的富聚，而且经络循经传导线上存在与经穴点有关的线粒体三磷酸腺苷（ATP）较多的细胞集聚，因此经络测量可能成为采集生命科学信息的重要手段。研究者采用中医经络检测仪对不同体质类型进行研究，结果提示该法可作为中医体质辨识以及疗效评估的一种新的辅助方法。

3. 四诊仪

舌诊、脉诊的客观化研究是中医健康管理信息采集或评估的重要手段。有研究者用舌象采集装置实现舌象信息的全面提取和舌色、苔色、苔厚、腐腻、裂纹、润燥等指标的自动分析。还有研究者在中医理论指导下，通过三维调解同时获取“寸、关、尺”三部脉象信息，采用空气动力源控制脉象传感器加压方式，研制新型的脉象信息检测仪器。上海中医健康服务协同创新中心把中医药的健康理念和现代科技融合在一起，围绕中医特色健康辨识与亚健康评估技术等核心问题，建立了中医望诊（舌诊）、脉诊信息采集、中医四诊信息规范采集和融合等技术，制定了相应的技术标准和规范，建立了信息化中医特色健康评估体系、亚健康中医评估技术体系，成功研发“中医四诊信息融合的智能化诊断系统”。

4. 红外线成像技术

红外热成像技术是 20 世纪 50 年代开始应用于医学领域的一种功能学影像技术，红外热图反映的是人体体表整体的温度分布状况。根据中医藏象理论和经络理论，从脏腑的体表对应区域、经络循行区域以及特定穴位点的温度变化等方面进行综合诊断。近年来，红外线成像技术开始应用于中医体质的相关研究，是中医体质研究领域的新方向之一，是探索中医体质客观化研究的重要技术手段。

5. 其他评估研究

还有很多关于中医健康评估方法的研究。如基于模糊神经网络的对复杂的亚健康状态进行智能化诊断的模型的研究、计算机辅助扫描检测系统（EASYSCAN）检测与体质相关性的研究、基于自联想记忆模型的中医体质智能诊疗系统研究，还有对健康状态微观生物信息的研究，如全基因表达谱基因差异表达及代谢组学与中医体质的相关性的研究等，但其作用机制复杂，需要进一步深入研究。

（三）居家健康状态评估

1. 建立健康档案

健康档案包括家庭健康记录表、中医体质辨识报告、健康体检报告、就诊资料、家庭功能评估报告。

2. 评估监测

居家每周检测和记录体重、腰围、血压、心率；关注自身健康状况，记录异常症状和体征，如睡眠、情绪、体力、饮食、排便、排尿、身体部位疼痛等；每半年填写一次焦虑和抑郁自评量表、家庭功能评估表、家庭健康状况评估表。30 岁以上成年人每年进行一次健康体检；每半年进行一次中医体质辨识。

3. 自助调养

了解保健知识、提高个人健康素养，结合自身的体质状况，慎避外邪、科学饮食、注意情志和起居调摄、科学运动、每天进行适合自己的经络腧穴调理。

4. 效果评价

通过分析居家监测数据和中西医体检情况，定期评估原有症状、体征、检测指标、家庭功能、心理状况和个人生活质量的变化情况，分析生活方式中存在的健康问题和相关危险因素，巩固有利因素，减少不利因素，调整生活方式或及时到医院就诊。

（付　琳）

第三节　健康风险评估

一、健康风险评估概述

（一）健康风险评估的定义

健康风险评估（health risk appraisal, HRA）是通过所收集的大量的个人健康信息，分析建立生活方式、环境、遗传和医疗卫生服务等危险因素与健康状态之间的量化关系，预测个人在一定时间内发生某种特定疾病（生理疾病和心理疾病）或因为某种特定疾病导致死亡的可能性，即对个人的健康状况及未来患病或死亡危险性的量化评估。健康风险评估是健康管理过程中关键的专业技术部分，是健康管理的核心，并且只有通过健康管理才能实现，是慢性病预防的第一步，也称为危险预测模型。

（二）健康风险评估的历史沿革

现代健康风险评估的雏形形成于20世纪40年代。美国医生Lewis C. Robbins和Jack Hall在宫颈癌预防实践工作中，总结出记录患者的健康风险有利于疾病的预防工作，开发了第一个健康风险评估工具（health hazard appraisal），包括问卷表、健康风险计算及反馈沟通方法等，并进一步发展编写了《前瞻性医学实践》一书，阐明了目前健康危险因素与未来健康结局之间的量化关系，从而促进了健康风险评估的广泛应用。同期Framingham心血管疾病研究也明确提出"危险因素"一词。

在随后几十年中，健康风险评估技术得到了长足发展。其中，密歇根大学健康管理研究中心的HRA系统是健康风险评估的先驱。20世纪80年代初，美国疾病控制与预防中心授权密歇根大学健康管理研究中心，向全国推广HRA系统，普及健康风险评估。同时，逐步建立与完善了以HRA技术为基础，与行为科学相结合，以进行健康教育、提倡科学生活方式为主导，面向美国大众的HRA系统。80年代末，该中心推出了以死亡率作为主要计算依据的第二代HRA系统，90年代中期，随着计算机技术的成熟与普及，该中心的第三代以个人健康综合指数为主要评估指标的HRA系统应运而生。

目前健康风险评估已经被广泛应用于企业、医疗机构、健康管理公司等，成为健康管理、健康促进项目中必不可少的重要环节。

二、疾病风险评估方法

目前，健康风险评估已逐步扩展到以疾病为基础的危险性评价。疾病风险评估就是指对特定疾病患病风险的评估，主要有以下四个步骤：第一，选择要预测的疾病（病种）；第二，不断发现并确定与该疾病发生有关的危险因素；第三，应用适当的预测方法建立疾病风险预测模型；第四，验证评估模型的正确性和准确性。以下主要介绍哈佛癌症风险指数和心血管疾病的风险评估模型的构建。

1. 哈佛癌症风险指数

哈佛癌症风险指数是由哈佛癌症风险工作小组提出的，是基于生活方式及常规体检资料的癌症风险评估模型。其公式如下：

$$RR=\frac{RR_{11}\times RR_{12}\times\cdots\times RR_{1n}}{[P_1\times RR_{c1}+(1-P_1)\times 1.0]\times[P_2\times RR_{c2}+(1-P_2)\times 1.0]\times\cdots\times[P_n\times RR_{cn}+(1-P_n)\times 1.0]} \tag{3-1}$$

其中，RR为被预测个体患某病与其同性别年龄组一般人群比较的相对风险。RR_1指个体中存在的危险因素的相对危险度；P为其同性别年龄组人群中暴露于某一危险因素者的比例；RR_c为由专家小组对某一危险因素（包括不同分层）的相对危险度达成共识的赋值。其具体步骤如下。

（1）通过查阅文献确立所评估癌症的主要危险因素及相对危险度：选取资料时，尽可能选用基于评估地区人群、大样本的重大项目研究。如评估地区资料缺失或不充分，则由专家小组成员参考其他地区相关研究资料后讨论决定。

（2）预测个体发病的相对危险度：根据上述公式计算出个体患病的相对风险，用个体患病的相对风险与其同性别－年龄组的一般人群进行比较，根据哈佛癌症风险指数工作小组制订的从显著低于一般人群到显著高于一般人群7个等级标准，确定个体的危险等级。

（3）计算个体患病的绝对风险：相对风险乘以同性别－年龄组的一般人群某病发病率，

即可计算出个体患病的绝对风险值。国外学者 Kim 采用前瞻性队列研究对哈佛癌症风险指数进行了验证，结果表明哈佛癌症风险指数对女性的卵巢癌和结肠癌以及男性的胰腺癌均有较高的辨别能力。我国学者依据近 20 年来我国肺癌的流行病学资料，运用哈佛癌症风险指数建立了肺癌发病风险评估方法。

2. 心血管疾病的风险评估

心血管疾病是造成世界范围内致残和过早死亡的主要原因。其基础病理变化是动脉粥样硬化，该病的发展可历经多年，通常在出现症状时已进入后期，多见于中年人。急性心血管事件（心脏病发作）和脑血管事件（脑卒中）通常为突然发生，常常来不及医治即告死亡。

心血管疾病预防实践的进展很大程度上得益于对各种危险因素（如高血压、高胆固醇血症、糖尿病、肥胖等）的研究，其发病是多种危险因素综合作用的结果。已诊断为心血管疾病以及有一种或多种危险因素而处于高心血管风险者，可通过改变危险因素，减少临床事件和过早死亡的发生。

如何根据各种危险因素水平综合评估心血管疾病发病危险对其防治十分重要。1993 年新西兰最早引入了“综合风险”进行高血压管理，之后许多国家和地区在心血管疾病的防治指南中相继采用了“综合风险”的概念，并在实际中应用。心血管疾病风险评估正是“综合风险”的具体体现，是一种有效的鉴别高危人群的方法。心血管疾病发病危险评估指对人群进行危险分层，对不同发病危险人群有针对性地进行有效干预，强调对发生心血管疾病的危险度进行多因素评估，据此决定干预的方法和力度，是慢性病健康管理链上十分重要的一环，对早期识别、早期干预心血管病高危人群具有重要意义，同时风险评估本身也是一种健康管理的激励机制。

心血管疾病危险预测模型就是以是否发病或死亡作为因变量，以危险因素作为自变量，通过 Logistic 回归和 Cox 回归建立回归方程，预测个体在未来某个时间内（5 年或 10 年）心血管疾病发病或死亡的可能性（即绝对危险度），由于方程的结果反映了个体主要危险因素的综合发病或死亡危险，也被称为综合心血管病危险（total risk），绝对危险度是以人群的平均危险因素水平和平均发病率对 Cox 生存函数进行调整所得的净危险性，如 10 年发病危险概率（P）的计算公式为

$$P = 1 - S_0(t)\exp[f(X, M)] \quad (3\text{-}2)$$

其中 $f(X, M) = \beta_1(X_1 - M_1) + \cdots + \beta_p(X_p - M_p)$。$\beta_1$ 至 β_p 为各危险因素不同分层的偏回归系数，X_1 至 X_p 为每个人各危险因素的水平，M_1 至 M_p 为本人群各危险因素的水平。$S_0(t)$ 为在 t 时间（如 10 年）的平均生存函数，即危险因素平均水平时的生存函数。

心血管疾病危险预测模型的典型代表是 Framingham 心脏研究建立的冠心病风险预测模型，该模型被用于预测不同危险水平的个体在一定时间内（如 10 年）发生冠心病的概率。西方国家多以 Framingham 心脏研究建立的风险评估模型为基础，制定适合本国的综合危险评估指南。由于 Framingham 心脏研究的对象是美国白人，有研究显示其预测结果并不适用于所有人群（不同地区或不同民族的人群）。因此，许多国家也利用自己的研究队列建立了适宜本民族人群特点的预测模型。

（1）我国的心血管疾病风险评估模型：在我国，由于心血管疾病的疾病谱和流行特征与西方发达国家有明显不同，为此研究者于 2003 年开始开发适合我国人群的危险预测模型。

其主要研究如下：

1）北京心肺血管研究所以1992年建立的“我国11省市队列研究人群”为基础，应用Cox比例风险模型进行危险因素与发病危险的多因素分析，以冠心病和缺血性脑卒中作为预测指标，以年龄、血压、总胆固醇（TC）、高密度脂蛋白胆固醇（HDL-C）、吸烟和血糖6个危险因素为主要参数，对男女两性分别建立冠心病和缺血性脑卒中发病危险的预测模型，同时利用该模型计算不同危险水平（即上述6个危险因素不同组合）个体10年冠心病和缺血性脑卒中发病的绝对危险，结果显示：随着危险因素个数的增加，缺血性心血管疾病发病的绝对危险增加，不同危险因素之间有协同作用，不同危险因素组合对缺血性心血管疾病发病的危险作用强度有所差别。我国35～64岁人群缺血性心血管疾病发病的绝对危险的分布情况是：发病危险概率＜10%者占95.4%，发病危险概率≥10%者占4.6%，发病危险概率≥20%者只占0.8%。而冠心病和缺血性脑卒中有25.5%发生在发病危险概率≥10%的人群中，表明危险因素与心血管疾病发病绝对危险度的评估比相对危险度具有更重要的公共卫生意义。在评价不同个体的心血管疾病危险时不仅看危险因素的个数，还应考虑危险因素的不同组合。该研究组同时采用Framingham模型评估我国11省市队列研究人群的冠心病发病危险，发现Framingham模型高估了我国人群冠心病的发病危险，于是以“中国省市队列研究人群”为基础，分别建立了男女两性冠心病发病危险的预测模型。

2）国家“十五”攻关项目“冠心病、脑卒中综合危险度评估及干预方案研究”：该协作组考虑到我国是冠心病相对低发、脑卒中相对高发的国家，如果采用冠心病发病危险来衡量个体或群体的心血管疾病综合危险，显然会很大程度地低估其危险，而不足以引起人们应有的重视。由于协作组发现冠心病和缺血性脑卒中二者的主要危险因素种类基本相同，各危险因素对发病的贡献大小顺序也相同，为了更恰当地反映我国人群存在的心血管疾病危险，于是该研究依据中美心肺血管疾病流行病学合作研究队列随访资料，将冠心病事件和缺血性脑卒中事件合并后，以联合终点为缺血性心血管疾病事件（即如某一个体兼患冠心病和缺血性脑卒中事件，则仅记为1例缺血性心血管疾病事件），该研究采用Cox比例风险模型，以缺血性心血管疾病事件作为预测模型的因变量，以年龄、收缩压（SBP）、体重指数（BMI）、血清总胆固醇（TC）、是否有糖尿病和是否吸烟6个主要危险因素为自变量，拟合分性别的最优预测模型。

许多国家和地区在借鉴和引用Framingham模型的同时，也在积极研究和使用新的简易预测工具。该研究在预测模型的基础上，进一步将各连续变量危险因素转化为分组变量，拟合出适合我国人群的心血管疾病综合危险度建议评估工具。该工具是根据简易预测模型中各危险因素处于不同水平时所对应的回归系数，确定不同危险因素水平的分值，所有危险因素评分总和即对应于缺血性心血管疾病事件的10年发病绝对危险。

例如，一个50岁的男性，血压150/90mmHg，BMI25kg/m^2，血清总胆固醇5.46mmol/L，吸烟，无糖尿病。评估步骤如下：①年龄50岁＝3分，血压150/90mmHg＝2分，BMI25kg/m^2＝1分，血清总胆固醇5.46mmol/L＝1分，吸烟＝2分，无糖尿病＝0分。②评分总和为3＋2＋1＋1＋2＋0＝9分。③查表9分对应的10年内发生缺血性心血管疾病的绝对危险为7.3%，如果年龄超过60岁，每增加5岁，得分加1分。比如上述子指标相同的个体，如果年龄为60岁，则总得分为10分，绝对危险为9.7%。如果年龄为65岁，则总得分为11分，绝对危险为12.8%。

危险评估图是按评估危险因素的不同分类定义危险水平，在方格图中用不同的颜色表示不同危险水平等级的更便于临床应用的一种简易的评估工具。根据缺血性心血管疾病事件10年发病危险预测模型，按性别、有无糖尿病、是否吸烟、年龄、总胆固醇和收缩压等危险因素的不同分类定义危险水平，在方格图中用不同的颜色表示不同的风险水平等级，绘制了缺血性心血管疾病事件10年发病危险评估图。评估结果分为5个等级，即＜5%为极低危险度，5%～＜10%为低度危险，10%～＜20%为中度危险，20%～＜40%为高度危险，≥40%为很高度危险。只要在图中找到个体各种危险因素水平所对应的位置，根据该位置表示的颜色即可判断个体10年发生缺血性心血管疾病的绝对危险在哪个等级。

如上例，根据该男性无糖尿病、血清总胆固醇5.46mmol/L、吸烟、BMI＞24kg/m^2 选择相应的图，再根据年龄和收缩压水平确定危险水平的对应位置，标为浅黄色，说明该个体10年内发生缺血性心血管疾病事件的绝对危险在5%～10%，为低度危险。

（2）WHO心血管疾病风险评估：WHO于2008年出版了《心血管疾病预防：心血管风险评估和管理袖珍指南》，该指南主要针对具有心血管疾病危险因素但尚无明确临床症状者，提供了WHO/国际高血压联盟（ISH）心血管风险预测图，并就如何降低冠心病、脑血管疾病和周围血管疾病的首次和再发临床事件的发生提供基于循证医学的建议，对需要采取哪些特定的预防性行动并达到何种力度提供了指导意见。

WHO和ISH对具有心血管疾病危险因素但尚无明确临床症状者给出了14个流行病学亚区域的WHO/ISH风险预测图，该预测图根据年龄、性别、血压、吸烟状况、血清总胆固醇和有无糖尿病等因素可判断未来10年发生致死性或非致死性主要心血管事件（心肌梗死或脑卒中）的风险。

可根据该指南提供的图例按以下评估步骤进行预测：步骤一，根据有无糖尿病选择使用相应预测图；步骤二，选择男性或女性用表；步骤三，选择吸烟者或不吸烟者框图；步骤四，选择年龄组框图（如果年龄在50～59岁之间，选择50；如果年龄在60～69岁之间，选择60；余类推）；步骤五，在该框图内，找到与待评估者收缩压（mmHg）和血清总胆固醇水平（mmol/L）交叉点最接近的单元格，根据单元格的颜色判定10年心血管风险。

实践要点，如存在以下情况，心血管疾病实际风险可能会高于预测图所指示的风险：①已接受抗高血压治疗。②过早绝经。③接近下一个年龄组或下一个收缩压分级。④肥胖症（包括中心性肥胖）。⑤久坐型生活方式。⑥一级直系亲属中有早发冠心病或脑卒中的家族史（男性＜55岁，女性＜65岁）。⑦甘油三酯水平升高（＞2.0mmol/L或＞180mg/dl）。⑧高密度脂蛋白胆固醇水平低（男性＜1mmol/L或40mg/dl，女性＜1.3mmol/L或＜50mg/dl）。⑨C反应蛋白、纤维蛋白原、同型半胱氨酸、载脂蛋白B或脂蛋白（a）、空腹血糖升高或糖耐量减低。⑩微量白蛋白尿（可使5年糖尿病风险升高约5%）。⑪脉搏加快。⑫社会经济资源匮乏。

（付　琳）

第四章　中医健康管理

第一节　平和质中医健康管理

一、平和质定义

平和质是正常的体质。平和质人群先天禀赋良好，后天调养得当，表现为体态适中，面色红润，精力充沛，脏腑功能状态强健壮实为主要特征的一种体质状态。

二、平和质诊断

1. 诊断标准

采用王琦主编的《中医体质分类研究》中的《中医体质辨识量表》，依据中华中医药学会《中医体质分类与判定》进行判断。回答中医体质量表或者中医体质分类与判定表中的全部问题，计算原始分及转化分，然后依照判定标准即可判定所属中医体质类型：平和组体质转化分数≥ 60，其他 8 组体质转化分均＜ 30，则判断是平和质。

2. 临床表现

平和质人群（表 4–1）表现为体形匀称健壮，面色、肤色润泽，头发稠密有光泽，目光有神，唇色红润，不容易疲劳，精力充沛，睡眠、食欲良好，大小便正常，性格随和开朗，平时患病较少，对自然环境和社会环境适应能力较强。

表 4–1　平和质人群特点

总体特征	阴阳气血调和。男性多于女性。年龄越大，平和质的人越少 以体态适中、面色红润、精力充沛等为主要特征
常见症状	目光有神，嗅觉通利，不易疲劳，精力充沛，耐受寒热，睡眠良好，胃纳佳，二便正常
舌脉	舌色淡红，苔薄白，脉和缓有力
形体	体形匀称健壮
肤发	面色、肤色润泽，唇色红润，鼻色明润，头发稠密有光泽
月经	经色鲜红、经量适中、经质均匀、经期 3 ～ 5 天
心理特征	性格随和开朗
适应能力	对自然环境和社会环境适应能力强
患病倾向	平素患病较少

三、管理人群和目标

（1）管理人群：根据体质辨识结果明确为平和质者。

（2）管理目标：健康保持与维护。

四、自助管理方案

（一）管理流程和内容

详见第一章第三节中医健康管理相关内容。

（二）管理方法

1. 建立档案

档案家庭健康记录表（附录1）、历年健康体检报告、中医体质辨识报告、历次就医资料、家庭功能评估表（附录2）、焦虑抑郁自评量表（附录3）、健康自测问卷（附录4）等健康相关的资料，连续动态了解自身的健康状况，便于定期回顾分析健康危险因素，有利于疾病早发现、早预防、早治疗。

2. 监测评估

（1）居家监测

1）症状体征：关注自身健康状况，记录异常症状和体征，观察维度可涉及睡眠情况、感觉异常情况、情绪波动情况、体力状况、饮食情况、排便与排尿情况、身体疼痛与否等状况，育龄期女性还应关注月经状况。如出现异常，需要在家监测以上身体状况的变化并作好相关记录。

2）体重和腰围：定期测量体重和腰围，维持正常的体重，保持健康的体态。计算身体质量以衡量身体是否符合标准，计算公式：体重指数（BMI）= 体重（kg）/［身高（m）］^{2}，正常的BMI应保持18.5 ～ 23.9kg/m^2，BMI ≥ 24kg/m^2 为超重，BMI ≥ 28kg/m^2 为肥胖，超重和肥胖者均建议调整饮食结构，增加运动量减肥，具体方法参见第六章第一节肥胖症中医健康管理。对不明原因的消瘦更要引起重视，查找原因，补充营养。

3）血压与心率：建议采用血压计定期于静息状态下测量血压。正常成人安静状态下的血压和心率范围较稳定，正常范围为收缩压90 ～ 139mmHg，舒张压60 ～ 89mmHg，脉压30 ～ 40mmHg，心率60 ～ 100次/分。建议记录每次测量血压的日期、时间、收缩压、舒张压和心率。

4）家庭功能评估表和健康状况记录表、焦虑抑郁自评量表：定期填写家庭功能评估表和健康状况记录表、焦虑抑郁自评量表等，自我评估家庭和自身身心健康状况。

（2）中西医体检

每年一次常规中西医体检，有问题早发现、早治疗。

3. 自助调养

（1）了解健康养生知识："天有四时五行，以生长收藏，以生寒暑燥湿风。人有五脏化五气，以生喜怒悲忧恐。故喜怒伤气，寒暑伤形，暴怒伤阴，暴喜伤阳。喜怒不节，寒暑失度，生乃不固。人能依时摄养，故得免其夭枉也。"人与自然环境之间，以及人体内部各脏腑之间的阴阳必须保持相对的平衡，人需要顺应自然，顺应四时，起居有常，饮食有节，七情适度，保持内外阴阳平衡，才能保持健康状态。健康包括机体内部脏腑经络、气血津液、形与神的阴阳平衡和机体与外界环境（包括自然环境与社会环境）的阴阳平衡，健康意味着形体血肉、精神心理和环境适应的完好状态,而不仅仅是没有疾病和虚弱。机体的阴阳平衡是动态的,因此健康是一个动态的概念。平和质是一种脏腑、气血、阴阳平衡,身心调和的状态,通常自身稳定,七情适度,调节能力较强,平时患病较少,拥有平和质的人需要侧重健康的保持与维护。此外,拥有平和质的人也不一定都是身体强壮结实,也可能会出现阶段性功能失调的情况,需要根据身体状况进行健康维护与调理。要定期参加健康知识教育,学习健康养生知识,了解疾病的危险因素,掌握疾病预防方法,进行全方位的生活方式干预,包括精神调摄、饮食调养、起居调摄、运动保健、慎避外邪等,保持健康状态,避免疾病的发生。

(2)精神调摄:“深忧重恚伤也,悲哀憔悴伤也,喜乐过度伤也,汲汲所欲伤也,戚戚所患伤也,久谈言笑伤也”,人体的精神活动与机体的生理、病理有着密切的联系。突然、强烈或持续的精神刺激,不仅可以直接伤及脏腑,引起气机紊乱,气血阴阳失调而发病,还可使正气内虚,抗病能力下降,容易感受病邪而发病。如“怒伤肝而气上,喜伤心而气缓,悲伤肺而气消,思伤脾而气结,恐伤肾而气下等”。因此,《黄帝内经》重视精神调养,要求做到“恬惔虚无”。保持平淡安宁的心态,没有过分的私欲妄念,胸怀开朗乐观,心情舒畅,精神愉快,则人体气机调畅,气血平和,正气旺盛,有助于心理健康,对于预防疾病发生和发展具有重要意义。所以平和质的人亦应注意调摄精神,保持情绪稳定,可通过培养兴趣爱好,加强体育锻炼等,愉悦身心,及时化解不良情绪,防止体质出现偏颇。

(3)饮食调养:孙思邈有言:“是以善养性者,先饥而食,先渴而饮。食欲数而少,不欲顿而多,则难消也。”“沉醉呕吐伤也,饱食即卧伤也……不欲极饥而食,食不可过饱;不欲极渴而饮,饮不欲过多。饱食过多则结积聚,渴饮过多则成痰澼。”强调了饮食要有规律、有节制,每餐都半饥不饱,不要过饥过饱,不要吃宵夜,不要过度饮酒。“五味不欲偏多,故酸多则伤脾,苦多则伤肺,辛多则伤肝,咸多则伤心,甘多则伤肾。”因此,饮食不宜偏嗜,不要常食过冷过热的食物,少食过于油腻及辛辣之物,进食注意卫生,不要食用不干净的食物及生食,尽量不食用应急食品,提倡分餐,减少消化道传染病传播。此外,参考《中国居民膳食指南(2016)》,饮食粗细荤素要合理搭配,食物品种应多样化,需涵盖谷类、肉蛋类、奶制品、豆制品、蔬菜水果类,避免食物品种单调及简单重复。

(4)起居调摄:“衣食寝处皆适,能顺时气者,始尽养生之道。故善摄生者,无犯日月之忌,毋失岁时之和。一日之忌,暮无饱食,一月之忌,晦无大醉,一岁之忌,暮无远行,终身之忌,暮无燃烛行房。”此处强调人体的生命活动随着年节律、季节律、月节律、昼夜节律等自然规律而发生相应的生理变化。因此,平和质的人生活作息应有规律,劳逸结合,不要过度劳累。养成良好的睡眠习惯,定时起卧,保持充足睡眠,成年人最佳睡眠时间为22时至早上6时。也可遵循“子时大睡,午时小憩”“睡五更”的睡眠原则,睡好“子午觉”,以养阴阳。此外,不宜食后即睡,避免睡前拖延、熬夜和赖床。还应随季节增减衣物,勿受冷热寒凉。如此顺应四时,调摄起居,才能增进健康、延年益寿。

(5)运动保健:“养性之道,常欲小劳,但莫大疲及强所不能堪耳。且流水不腐,户枢不蠹,以其运动故也。养性之道,莫久行久立,久坐久卧,久视久听。”强调了养生中适度运动的重要性。现代社会科技进步解放生产力的同时,也衍生了诸多静多动少的逸态生活,如人们常伏案久坐,以车代步,职业性身体活动、交通往来身体活动和家务性身体活动均大幅度减少,因此应有意安排尽量多的步行、上下楼和其他消耗体力的活动,培养少静多动的生活习惯,并适当通过运动锻炼弥补人体活动量的不足。平和质者可通过运动保持和加强现有的良好状态,可根据年龄、性别、个人兴趣爱好的差异,自行选择不同的锻炼方法。平常缺乏运动的人，如果能够经常（如每周3次以上）参加中等强度的身体活动，其健康状况和生活质量都可以得到改善，适度增加身体活动量（时间、频率、强度）可以获得更大的健康效益。年轻人可适当跑步、打球、游泳，老年人可适当散步、打太极拳、练习五禽戏和易筋经等。要努力做到积极主动，兴趣广泛；运动适度，不宜过量；循序渐进，适可而止；经常锻炼，持之以恒；全面锻炼，因时制宜。

（6）慎避外邪：邪气是导致疾病发生的重要条件，有时甚至变为主要病因，如各种冻伤、烧伤、电击伤、虫兽伤、交通伤害等，故未病先防除调养身体，培养正气，提高抗病能力之外，还要特别注意避免病邪的侵害。“虚邪贼风，避之有时。”即是告诉我们要适时躲避外邪的侵害，顺应四时，防止四时不正之气的侵害，如春季防风邪，夏季防暑邪，秋季防燥邪，冬天防寒邪等，此外应注意“冬不欲极温，夏不欲穷凉。不欲露卧星月，不欲眠中用扇。大寒、大热、大风、大雾，皆不欲冒之”“凡人居止之室，必须周密，勿令有细隙，致有风气得入。小觉有风，勿强忍，久坐必须急急避之，久居不觉，使人中风”。还应避疫毒，预防疫疠之气，日常生活和工作中要用心防范，防治外伤和虫兽伤害；讲究卫生，防治环境、水源和食物的污染等。

4. 定期回顾评价

根据居家监测内容，定期自我评价身体、心理状况和家庭功能，及时调整生活方式或及时就医。

五、医助管理方案

（一）管理流程和内容

详见第一章第三节中医健康管理相关内容。

（二）管理方法

1. 建立档案

对前来咨询的平和质个体建立中医健康管理档案，包括健康风险评估调查问卷、中医体质辨识报告、健康体检报告等健康相关资料。妥善保管各项监测资料，作为复诊随访的依据。根据不同年龄段定期进行全面体格检查、相关检查及化验，均要保存在健康档案中。

2. 风险评估

风险评估包括病史采集、常规健康体检，同时针对不同年龄段、家族史等状况开展易发疾病的重点筛查。

（1）健康信息采集：包括个人史、既往史、家族史、社会心理因素等，重点采集吸烟史、饮酒史、工作紧张程度、睡眠状况，体力活动情况与体能状况等。

（2）常规健康体检：建议在医生指导下进行常规中西医体检。

（3）重点疾病筛查：根据以上筛查结果，对异常结果进行针对性检查，评估疾病风险，并进行早期干预。

3. 干预方法

（1）药茶调理

绿茶菊花茶

组成：绿茶5g，菊花12g。

制法与用法：煎水代茶饮。

功效与应用：清热解毒，宁神明目。春季忽冷忽热，气候干燥，菊花清肝明目，适应春季生发之气,故本方适用于北方春三月服用,可用于肝火上炎所致目赤、头痛,或酒醉不适,并预防感冒。

绿茶薄荷茶

组成:绿茶 3g,薄荷叶 2g。

制法与用法:沸水冲泡代茶饮。

功效与应用:清热解表,提神醒脑,排气利尿。适用于夏季感冒,暑热烦渴,老年腹胀等。

(2)药膳调理

八宝饭

原料:粳米 250g,芋头、荸荠、枣、蚕豆肉、栗子各 25g,甜杏仁 10g,黄豆 12g,精盐 5g,味精、香料各 2g。

制法与用法:①将黄豆、蚕豆洗净,用清水浸泡半天,芋头、荸荠、栗子、果仁等处理干净;青菜洗净后切成细丝;②将大米洗净后放入锅中,加黄豆、蚕豆、芋头、荸荠、栗子、果仁、枣、香料、清水 2000g 用旺火烧沸,然后换小火焖烧一个半小时,加精盐即可。

功效与应用:调和五脏,冲和气血。用于平和质保健。

(3)膏方调理

保元膏 1

组成:香附、苍术、川芎、栀子、神曲等份。

功效与应用:理气解郁,宽中除满。用于平和质人群伴有胸脘痞闷,腹中胀满,饮食停滞,嗳气吞酸等症状的调理。

用法:每晨一匙,开水冲服。

保元膏 2

组成:龟板、鹿角、茯苓、人参、枸杞比例为 5 ∶ 10 ∶ 2 ∶ 1 ∶ 2。

功效与应用:本方温肾养肝,强筋壮骨,益气养血,生精充髓,为气血双补,阴阳兼顾的方剂。用于较低水平平衡状态的平和质人群保健。

用法:每晨一匙,开水冲服。

(4)经络腧穴调理

1)常用腧穴经络调理

三穴调护法

取穴:双侧足三里、三阴交、内关。

定位:足三里位于犊鼻穴下 3 寸,胫骨前嵴外一横指。犊鼻穴位于髌骨下缘,髌韧带外侧凹陷中;三阴交位于内踝高点上 3 寸,胫骨内侧面后缘;内关位于腕横纹上 2 寸,掌长肌腱与桡侧腕屈肌腱之间。

手法:用手的拇指按顺序按压足三里,健脾和胃、通腑化痰;三阴交,益气养血、健脾化湿;内关,宽胸理气、活血通络、宁心安神。

二经调护法

取经:足阳明胃经及足少阳胆经。

手法:顺着经络的循行,对经络进行推法。先推胃经,再推胆经。头面部使用一指禅推法,胸腹及下肢使用掌根推法,操作时顺着经络的走向推。

2)保健灸法:艾灸具有温通经络、宣通气血、扶正祛邪的功效。唐代孙思邈是艾灸养生保健的积极倡导者,他指出:“膏肓灸无所不治”“此灸讫,令人阳气康盛”。宋代窦材在《扁鹊心书》说："保命之法，艾灸第一……""人于无病时，常灸关元、气海、命门、中脘，虽未得长生，亦可保百余年寿矣""人至三十，可三年一灸脐下三百壮；五十，可二年一灸脐下三百壮；六十，可一年一灸脐下三百壮，令人长生不老""年五十，常灸关元五百壮……渐至身体轻健"。宋代王执中《针灸资生经》十分重视养生，提倡未病先防、已病常护，主张应以保养元气为法，重灸气海、关元、神阙等穴。明代张景岳《类经图翼》说："在神阙穴隔盐灸，著灸之三五百壮，不唯愈疾，而且延年。"清代程芝田《灸法心传》力倡"护阳宜灸"，强调："真气壮则人强，真气虚则人病，真气脱则人死，盖气者，阳所生也；保命之法，当以灼艾第一。"艾灸可扶阳，扶阳则延衰。此外，《医学汇言》记载有人虽"少年时多病"，自从"每岁灸脐中，自后健康""年逾百岁，而甚壮健"。可见各医家将灸法列各种养生保健法首位，认为无病可预防保健，既病可防传变，并提到保健灸应随年龄增长而逐渐增加施灸的壮数，以延缓机体衰老进程。人到中年阳气开始衰弱，此时行保健灸可有良效。

取穴与功效：保健灸法常用的穴位有足三里、气海、关元、膏肓、神阙、绝骨、命门、天枢等。足三里为足阳明胃经的合穴、胃腑下合穴，具有温补脾胃，益气养血，扶正培元的功效。关元为任脉与足三阴经的交会穴。《针灸穴名解》中称此穴为"人身阴阳元气交关之处，为养生家聚气凝神之所"，是男子藏精、女子蓄血之处，具有培元固本，益肾回阳的功效。气海亦为任脉腧穴，为补益元气，益肾固精要穴，元代罗天益在《卫生保健》中也提到："灸气海以生发元气、滋荣百脉。"膏肓为足太阳膀胱经腧穴，位于背部，为孙思邈首创，并称此穴"令人阳气康盛""无所不治，主羸瘦虚损""若能用心方便求得灸之，无疾不愈"。神阙，因位于脐中，又名命蒂。一向为养生家所重视。《黄庭内景经》言："脐中为太乙君主，人之命也。"认为该处乃生命之根蒂。李梴《医学入门》中专立"炼脐法"一章，强调："凡一年四季各熏一次，元气坚固，百病不生""益气延年"。此外髓之会穴绝骨，具有补髓充脑的作用，在预防脑卒中等疾病方面，具有较好的疗效。

操作方法：用艾条温和灸，每穴 10 ~ 15 分钟或"以唇红为度"，每周 2 次，连续灸 1 ~ 3 个月。神阙穴可采用隔姜灸或隔附子灸，每次 3 ~ 5 壮，约半小时左右。

注意事项：施灸应选择正确的体位，尽量平正舒适，既有利于准确选定穴位，又有利于艾炷的安放和施灸的顺利完成。在施灸时要注意防止艾火脱落，以免造成皮肤及衣物的烧损。灸疗过程中要根据身体反应及时调整灸火与皮肤间的距离，掌握灸疗的量，以免造成施灸太过引起灸伤。灸后若局部出现水疱，只要不擦破，可任其自然吸收。若水疱过大，可用消毒针从疱底刺破，放出水液后，再涂以紫药水，不要抓破，一般数日后即可吸收自愈。若有继发感染，应及时对症处理。施术的诊室应注意通风，保持空气清新，避免烟尘过浓，污染空气，伤害人体。艾炷或艾条灸治疗结束后，必须将燃着的艾绒熄灭，以防复燃事故发生。

禁忌证：施灸前后忌情绪剧烈波动，忌强烈的冷热刺激，忌过饥、过饱、饮茶、饮酒、食用辛辣油腻之物。另外，极度疲劳、大汗淋漓时禁灸。艾灸过敏者忌灸。艾灸过敏者相对较少，多由接触艾灸烟雾引起，以呼吸道症状或局部丘疹、荨麻疹、水肿等为多见，随着灸疗次数增加，症状逐渐显现或加重，停止施灸症状减轻或消失。应观察患者施灸后的反应并注意随访，一旦出现过敏反应立即停止施灸，并避开灸烟，严重者应给予相应的抗过敏治疗。小儿及孕妇慎用保健灸。月经正常的妇女经期慎灸。出血疾病、凝血功能障碍者施灸应谨慎，防止过灸导致烫伤或破溃出血。

虽然灸法可以用于防病保健，但不加辨证强行施灸或灸疗过于频繁、时间过长，都可能导致身体内阴阳不平衡，阳亢而阴损。因此，健康的阴阳平和质及偏阳质的青壮年慎用保健灸。

阴虚阳亢、邪热内盛、热证和实证忌灸。热性体质如湿热质及阴虚质慎灸。久居干燥炎热地区、湿热地区者因气候环境原因多为阳盛或湿热型体质,亦属偏阳质,故施灸前一定要详细询问病史,不可过灸,防止灸法增其阳热之性,耗伤阴精导致阳亢、阴虚、痰火等病理性体质。

六、监测与评估

自我健康标准以WHO提出的“五快”“三良好”来对照自身健康状况。“五快”即食得快、便得快、睡得快、说得快、走得快。“三良好”是衡量心理健康状况的标准,包括良好的个性、良好的处世能力及良好的人际关系。此外平和质人群应每年进行一次中医体质辨识评估,根据年龄身体状况定期体检进行健康监测,并根据健康检查结果调整管理方案。

(左冬冬)

第二节 儿童中医健康管理

一、概述

1. 儿童健康状况现状

我国人口中儿童所占的比例不足20%,较20世纪60年代下降了一半。这与年轻人的婚恋及生育观念的改变有着直接的关系。儿童作为家庭的希望与未来,其在家庭中的地位与日俱增,被关注度达到了前所未有的高度。随着人们优生优育观念的增强,儿童的整体健康状况得到了很大的提高。《中国儿童发展纲要(2011—2020年)》的统计数据显示,截至2010年,我国婴儿、5岁以下儿童死亡率分别从2000年的32.2‰、39.7‰下降到13.1‰、16.4‰,纳入国家免疫规划的疫苗接种率达到了90%以上。

但受社会经济、文化等因素的影响,城乡区域间儿童发育不平衡,贫困地区儿童整体发育水平较低,出生缺陷发生率上升,出生人口性别比偏高。义务教育发展不均衡,校际、城乡、区域间存在较大差距,贫困家庭儿童、孤儿、弃婴、残疾儿童、流浪儿童的救助迫切需要制度保障,人口流动带来的儿童问题尚未得到有效解决。而在发达地区,人们物质文化生活达到一定水平以后,不再满足于儿童的衣食住行,更关注儿童的未来发展和教育。家长们经常抱怨养育儿童的艰辛,养育一个儿童,需要调动两代人共同完成。娇生惯养、小王子、小公主比比皆是,儿童的心理问题突出。由于家长普遍重视教育,儿童接受各种学前知识的年龄提前,学业压力增加,导致儿童运动量减少,饮食结构不均衡,生活习惯懒散,导致近视、肥胖、龋齿等发病率以难以控制的速度逐年上升。另外,由于社会竞争激烈、生活节奏加快、环境污染等不利因素,处在育龄期的男女性自身健康水平的波动也影响着儿童的遗传因素。

2. 儿童健康管理现状

我国儿童保健对象为0 ~ 14岁儿童,但现阶段主要是入学前6岁以内儿童,并以3岁以下的婴幼儿为重点。根据我国公共卫生管理系统的要求,孕妇要在孕12周前到居住地所在的乡镇卫生院、社区卫生服务中心建档,并领取《母子健康手册》。待胎儿出生后,依次按时到社区医疗服务中心进行计划免疫及健康体检。但目前由于各地区医疗条件、经济状况的限制和居民对健康关注度的不同标准,手册难以满足全面化、个性化的健康需求。当儿童生病或住院时,往往不能提供详尽的病史资料供医生参考,加上低龄儿童往往无法自主描述自己的症状或感受。很多疾病的发生有前驱症状，但家长也未能及时发现，以致延误病情。

WHO对健康儿童的定义为：健康儿童不仅是指没有疾病和身体缺陷，还应包括生理、心理、智力、情感和社会等方面均达到健康或快乐的状态，健康儿童生活的环境，如家庭、社区、自然和社会等，能够提供其自身潜能开发的最大机会。

这一概念的解读，可分为三个方面。其一，儿童的健康要依赖于抚养人能否提供优良的生活和教育环境；其二，儿童处在不断生长发育过程中，其健康状态不是一成不变的；其三，儿童时期的健康状态会延续和影响到成人时期。

儿童是家庭和民族的未来，现在家庭普遍重视儿童发展，随着网络信息的爆炸，育儿信息充斥网络，父母很难判断并做出适合的选择。所以，对儿童健康状态的科学评估、指导和干预则是每个家庭都需要了解的内容。应当从生命的初始阶段就将健康维护起来，意识到健康管理的重要性，建立健康档案，记录健康资料，定期体检，评估健康状态，如遇偏颇体质，及早进行干预，促进有利因素，防止不利因素，保障儿童的健康成长。

儿童时期作为生命的初始阶段，对成人以后的健康状态有着非常重要的基石作用，这个时期如果能养成良好的健康习惯，保持身心健康，适应社会，那么对成人以后的各种慢性非传染性疾病的易感程度就会降低，也能大大减少罹患此类疾病的概率，无论是对个人，还是对社会都是有益的。

二、儿童的生理特点

1. 中医认识

中医对小儿的生理特点概括为“生机蓬勃，发育迅速”“脏腑娇嫩，形气未充”。对其病理特点概括为“发病容易，传变迅速”“脏气清灵，易趋康复”。

“生机蓬勃，发育迅速”是指小儿在生长发育的过程中，无论是在机体的形态结构方面，还是各种生理功能活动方面，都是在迅速地、不断地向着成熟完善方向发展，且年龄越小，这种生长发育的速度越快。古代医家把小儿的这种生理现象称为“纯阳”。

“脏腑娇嫩，形气未充”是指小儿时期机体各系统和器官的形态发育和生理功能都是不成熟和不完善的，五脏六腑的形和气都相对的不足，尤其以肺、脾、肾三脏更为突出。具体表现为肌肤柔嫩，腠理疏松，骨气未充，如小儿初生时，囟门、骨缝均未闭合，没有牙齿，筋骨不坚，不能站立；气血未充，如经脉未盛，呼吸脉搏变化无常；精气未充，如小儿神气怯弱，易受惊恐，啼笑无常等。

“发病容易，传变迅速”是指小儿容易感受病邪而发病。由于小儿脏腑娇嫩，形气未充，稚阴稚阳，体质和功能均较脆弱，因此在病理上不仅发病容易，而且传变迅速，在疾病过程中，病情容易转化，变化多端，年龄越小则更为突出。

“脏气清灵，易趋康复”是指小儿为“纯阳之体”，生机蓬勃，精力充沛，脏气清灵，组织再生及修复能力强，且病因单纯，又少七情的伤害。在患病以后，经过及时恰当的治疗及护理，病情好转比成人快，容易恢复健康。即使出现危重证候，只要以分秒必争、全力以赴的精神，积极进行各种综合措施的抢救，预后也往往是比较好的。

2. 西医认识

西医认为，儿童的生长发育，不论是总的速度，还是各器官、系统的发育顺序，都遵循一定的规律。在评价儿童生长发育状况时，既要考虑总的规律性的特点，又要结合个体的生长发育轨迹，做到科学、客观、正确的评估。

（1）生长发育是连续的、有阶段性的过程：生长发育过程贯穿于整个儿童和青少年时期，但生长速度不是匀速的，而是在不同年龄阶段有着显著差异的。例如，身长和体重在出生后的第1年增长最快，为第一个生长高峰；第2年以后生长速度逐渐减慢，至青春期后出现第二个生长高峰，其生长速度再次加快。

（2）各系统、器官生长发育不平衡：人体各系统、器官的发育顺序和发育速度均遵循一定的规律，各有不同。其中，神经系统发育较早，脑组织在出生后2年内发育较快；淋巴系统在儿童期生长迅速，于青春期前达高峰，以后逐渐下降；生殖系统发育较晚。其他系统，如心、肝、肾、肌肉的发育基本与体格生长相平行（图4-1）。

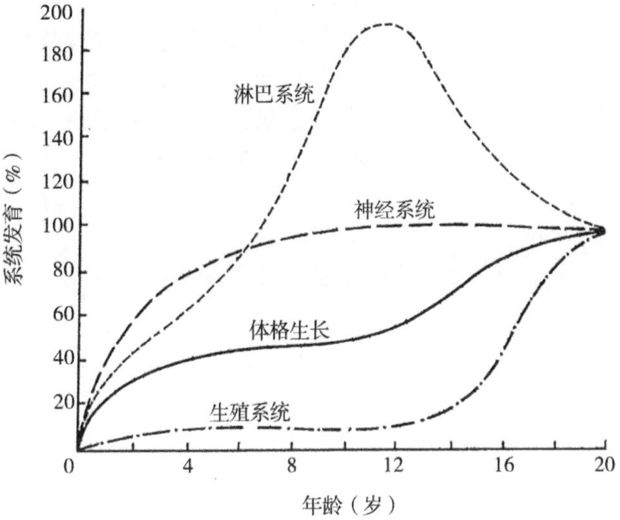

图4-1　各系统、器官生长发育不平衡

（3）生长发育存在个体差异：儿童生长发育在一定范围内受遗传、环境的影响，存在较大的个体差异。如不同种族、不同家族、同一家族中的不同个体，其身高、体重、性成熟年龄、体质及发育特点等都存在着差异，每个人都有其自己的生长发育“轨道”。

（4）生长发育的一般规律：儿童的生长发育遵循“由上到下、由近到远、由粗到细、由低级到高级、由简单到复杂”的一般规律。如运动的发育规律是：先抬头，后抬胸，再会坐、立、行（由上到下）；从臂到手，从腿到脚的活动（由近到远）；从全掌抓握到手指拾取物品（由粗到细）；先画直线后画圈（由简单到复杂）。认识事物的过程是：先会看、听、感觉事物，逐渐发展到有记忆、思维、分析、判断（由低级到高级）。

三、影响儿童健康的因素

总的来说，儿童是按照生长发育规律成长的，但在其成长过程中会受到遗传和环境因素的影响，表现出不同的结局。这些影响因素也是我们进行健康管理的主要干预对象。

1. 禀赋因素

父母双方的遗传基因决定了小儿生长发育的大致特征、潜力和趋向。种族、家族的遗传信息对子代影响深远，如皮肤和头发的颜色、面型特征、身材高矮、性成熟的迟早、对营养素的需要量、对疾病的易感性等。所以我们可以看到，有些家庭的子女身材都很高大，有些家庭则身材普遍矮小；有些家族中患癌症的人数明显多于其他家族，有些家族中的人到了中老年都患上了糖尿病；而很多遗传代谢性疾病则有着更加明显的家族聚集性。一些严重影响生长发育的先天性疾病、染色体畸形、内分泌障碍更是与遗传直接相关。

2. 情志、行为因素

正常儿童出生后的头几年（0 ~ 6 岁），多数时间都是在家庭中度过的，而这一时期是儿童心理行为、性格、习惯等培养的关键和敏感时期。学龄期后进入学校，与群体和社会的接触增多，对儿童青少年最终性格的形成、社会适应性和情绪调节等心理健康都有着密切的联系。这一时期若发生重要的心理应激事件，都会对儿童和青少年造成重大的影响。

3. 营养因素

儿童的生长发育，离不开充足且比例恰当的营养素供给。古人早在《难经》中就有记载："人赖饮食以生，五谷之味，熏肤（滋养肌肤），充身，泽毛。"儿童的营养更是其生长发育的主要影响因素，这种影响从胎儿期就开始了，若宫内营养不良，不仅使胎儿体格生长落后，严重时还会影响脑的发育，导致宫内生长迟缓或停滞。而出生后的营养素供给更是后天健康成长的必要条件，若营养素供给充足且比例恰当，加上适宜的生活环境，可使儿童的生长潜力得到充分的发挥。而生后营养不良，特别是第 1 ~ 2 年的严重营养不良，则可影响体重、身高及智能的发育。

现代社会，人们生活水平提高，社会稳定，儿童营养不良的现象只出现在欠发达地区或国家。而我国城市居民儿童的营养问题多体现在营养不均衡、营养过剩、进食习惯不良等方面，是众多生活方式疾病、代谢性疾病、慢性非传染性疾病发生的潜在危险因素，值得在健康管理饮食指导中加以重视。

4. 生理因素

疾病对生长发育的阻挠作用十分明显。短期的急性感染性疾病，如肺炎、腹泻等常使体重减轻，最常见的反复呼吸道感染、哮喘等也会使儿童免疫力下降，精神不振，食欲不佳，身体经常处于亚健康状态，这种情况虽不会导致明显的体格生长缓慢或停滞，但也妨碍了生长潜力的充分发挥。而长期慢性疾病则影响体重和身高的增长；内分泌疾病可引起骨骼生长和神经系统发育迟缓；先天性疾病，如先天性心脏病，可造成生长迟缓。

5. 环境因素

环境因素包括出生前的宫内环境及出生后的家庭及社会环境等。

胎儿在宫内的发育受孕母生活环境、营养、情绪、疾病等各种因素的影响。早在我国古代，就有"护胎""养胎"的传统观念，历代医家也积累了非常丰富的经验，如《幼幼集成·护胎》云："胎婴在腹，与母共呼吸，共安危，而母之饥饱劳逸，喜怒忧惊，食饮寒温，起居慎肆，莫不相为休戚。"充分说明了孕母起居、饮食、饥饱、喜怒、劳逸等，都可影响胎儿的发育。现代西医也认为，母亲妊娠早期的病毒性感染可导致胎儿先天性畸形；妊娠期严重营养不良可引起流产、早产和胎儿体格生长以及脑的发育迟缓；妊娠早期某些药物、X 线照射、环境中毒物和精神创伤均可影响胎儿的发育。

近年来，成人疾病胎儿起源学说（developmental original health and diseases, DOHaD）受到了国内外学者和社会的广泛关注，该学说认为，胎儿在宫内发育中受到遗传、宫内环境的影响，不仅会影响胎儿期的生长发育，而且可能引起持续的结构功能改变，导致将来一系列成年期疾病的发生。如孕期营养缺乏将对后代心血管疾病、高血压、糖代谢异常、肥胖和血脂异常等一系列疾病的发生产生重要影响。所以，保障母亲妊娠期间的身体和心理健康，不仅对胎儿在宫内的生长发育有益处，还能影响到儿童成年以后的健康状况。

毫无疑问，家庭和社会环境对儿童的生长发育，尤其是心理行为的发展有着重要的影响。良好的居住环境，如阳光充足、空气新鲜、水源清洁、无噪声、无噪光、居住条件舒适，配合良好的生活习惯、科学护理、良好教养、体育锻炼、完善的医疗保健服务、稳定的社会环境、无战争灾难等，都是促进儿童生长发育达到最佳状态的重要因素。反之，都会对儿童的生长发育造成负面的影响。

综上所述，遗传决定了生长发育的潜力，这种潜力从受精卵开始就受到环境因素的作用与调节，最终影响个体的生长发育模式。

四、儿童健康标准和常见健康问题

（一）儿童健康标准

虽然健康儿童的定义包括生理、心理、智力、情感和社会等多方面因素，但在实际工作中，能够被测量的标准，主要在生理方面，最常见的就是体格检查和实验室检查及物理检查。对于智力、情感、社会适应力和心理方面，则更多依赖于量表。根据不同的年龄段，儿童的主要检查内容不同，标准亦不同（详见第二章第八节中儿童健康体检的相关内容）。

在中医看来，健康儿童应精神饱满，二目有神，反应灵敏，体态匀称，筋骨强健，手足常温，呼吸均匀平稳，面色红黄隐隐，毛发润泽，舌体柔软灵活，舌色淡红苔薄白，新生儿的舌红无苔和乳婴儿的乳白苔也属正常，就大便来看新生儿胎粪呈暗绿或褐色糊状，乳婴儿大便呈黄色糊状，正常小儿大便为黄色条状软便，小便均应为淡黄色。

（二）儿童常见健康问题

1. 营养不良和肥胖

在全国范围内，营养不良总是相对集中在西部经济欠发达地区。但城市居民中，尤其是中小学生中营养不良的孩子也很常见，造成这部分青少年营养不良的原因不同于西部的热量、蛋白质摄入不足，而是偏食、挑食、吃零食过多，为追求模特儿身材而过度节食等。与营养不良相比，更严重的问题是肥胖。随着人们物质生活水平的迅速提高，肥胖儿的增长速度惊人，仅北京地区，中小学生中肥胖儿就占大约 15%，这一数字比 10 年前翻了一倍，因此，遏制青少年肥胖已是刻不容缓。肥胖对青少年的身心发展都有影响，儿童肥胖会导致成年肥胖，而成年肥胖又可导致高血压、冠心病、糖尿病等。目前这些疾病已经呈现低龄化趋势。

2. 近视

国家卫生健康委员会公布的《2018 年中国儿童青少年近视调查结果》显示，儿童青少年近视率过半，达到 53.6%。其中，小学生为 36%，初中生为 71.6%，高中生为 81%。城市中，近视率居高不下，还在继续增长，农村则有明显上升趋势，且近视的发生明显提前，过去防止近视的重点放在 9 岁以后，现在家长和学校应在孩子幼儿园和一入小学阶段就开始防范近视。课业负担重、用眼时间过长是造成青少年近视的主要原因，看电视、打游戏、看电子产品时间过长也对眼睛造成伤害，加上户外运动减少都使近视的发生率居高不下，已经引起社会的广泛关注。

3. 龋齿

龋齿是儿童常见病和多发病之一，发病率极高，被 WHO 列为三大重点防治的感染性疾病之一。我国第三次全国口腔流行病学调查显示，我国人群中龋齿的发病率普遍较高，其中在5岁儿童中的发病率约为66.0%，12岁儿童中的发病率约为28.9%。儿童龋齿若不及时治疗，可导致牙体缺损，伴有疼痛等症状，影响咀嚼功能和营养物质的吸收；残根残冠可损伤口腔黏膜；乳牙早失还会影响颌骨与恒牙的发育，造成咬合畸形；影响颜面部美观和发音等，严重者可导致其心理障碍。

4. 营养性缺铁性贫血

营养性缺铁性贫血为广大婴幼儿常见的营养缺乏类临床疾病，同时也将对婴幼儿的健康生长及发育产生严重的影响，容易诱发婴幼儿睡眠质量下降、体重偏低、食欲减退以及精神萎靡等情况，甚至有部分婴幼儿可能出现组织缺血而诱发的身体系统损伤。从发病率来看，出生后6个月至1岁发生营养性缺铁性贫血的概率最高，之后是1～2岁婴幼儿。从婴幼儿自身铁代谢的特点来看，4个月后婴幼儿从母体中获取的铁元素被耗尽，而主食中的铁元素含量相对有限，无法满足机体需要，若不能及时添加辅食或辅食添加不当，就很容易发生贫血。

5. 心理卫生问题

儿童是身体及各种功能快速发育的关键时期，也是培养心理健康素质的重要时期，项俊华在《儿童保健科心理问题门诊中常见儿童心理问题分析》的研究中，发现我国4～12岁的儿童行为问题检出率在6.21%～6.32%，儿童在成年之前会出现情绪或行为问题的人数在20%～30%，儿童的心理问题已越来越受到人们的重视。章淑伟在《心理门诊中儿童心理问题就诊现状分析》中的调查显示，男童在学习障碍与注意缺陷多动障碍方面均高于女童，而在儿童焦虑症方面女童高于男童。从年龄上来看，0～4岁儿童中入睡困难人数最多，5～8岁儿童中多动症人数最多，9～11岁儿童中学习障碍人数最多，12～14岁儿童中抑郁症人数最多。

在儿童健康管理中，心理健康与身体健康同等重要，要了解儿童的家庭经济状况、家庭结构和成员、父母职业和文化程度以及儿童的出生顺序等，这些客观的家庭环境对儿童的发展有着非常强大的环境影响作用。在提出儿童心理健康干预方案中，要与家长探讨适合儿童的家庭教养方式，设立符合实际的期望值，鼓励家庭成员间形成亲密和谐的人际关系。而如何营造这些有利的主观家庭环境因素，则是我们健康管理工作中落到实处的各种指导意见和干预方案，需要因人而异。

五、管理人群和目标

1. 管理人群

根据不同年龄段分为：

胎儿期：管理人群为孕母。

新生儿期：生后至满28天的婴儿。

婴儿期：28天至1周岁的婴儿。

幼儿期：1～3周岁的幼儿。

学龄前期：3周岁至6～7周岁上小学前的幼童。

学龄期：6～7周岁至青春期前的儿童。

青春期：女孩从11～12周岁至17～18周岁；男孩从13～14周岁至18～20周岁。

2. 管理目标

胎儿期：孕妇和胎儿均健康；预防早产、流产、胎儿生长受限、妊娠并发症或合并症的发生；预防先天性疾病和遗传性疾病的发生；对于高危孕产妇，降低孕妇及胎儿的危险因素，顺利生产。

新生儿期：帮助新生儿顺利适应环境变化，早期发现新生儿疾病，降低新生儿患病率和死亡率。

婴儿期：监测体格生长与神经运动发育，及早发现生长缓慢、运动落后的情况，防治感染性疾病，促进婴儿感知觉发育。

幼儿期：监测体格生长与神经运动发育，促进幼儿社会心理发育，养成良好的生活习惯，预防疾病和意外。

学龄前期：监测体格生长与神经运动发育，促进智能发育，增强体魄和抗病能力，提高自然环境和社会适应能力。

学龄期：促进儿童身心健康，德、智、体全面发展，预防近视和脊柱疾病，进行社会适应性培养。

青春期：帮助少年儿童顺利度过青春期，解决心理、情绪、精神、行为方面的不稳定，避免青春期少年产生心理行为问题。

六、自助管理方案

（一）管理流程和内容

无论是处于儿童的哪个生长发育时期，其健康管理的自助管理流程和内容都是相似的，如图 4-2 所示。

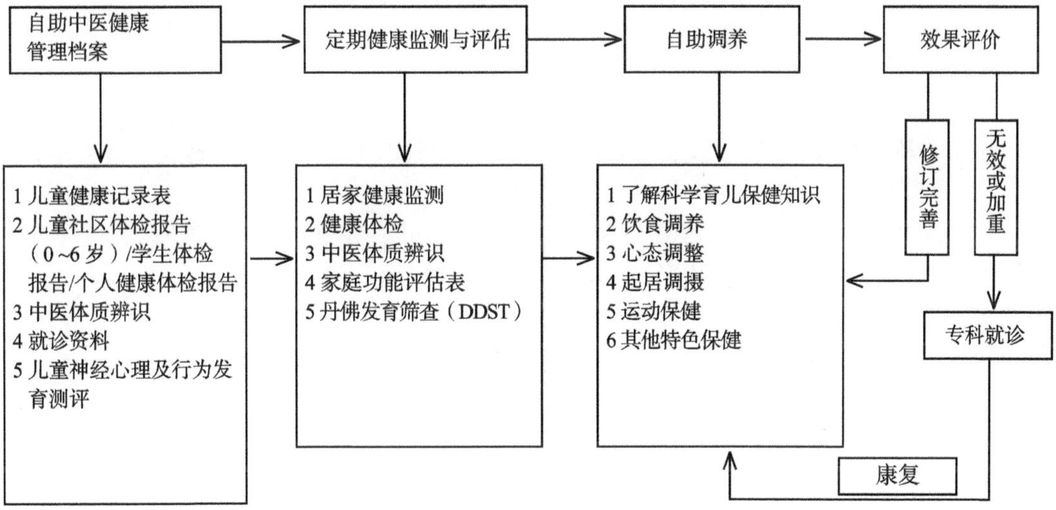

图 4-2 儿童自助管理流程和内容

（二）管理方法

1. 建立档案

（1）公共卫生健康管理档案：根据我国公共卫生管理系统的要求，孕妇要在孕 12 周前到居住地所在的乡镇卫生院、社区卫生服务中心建档，并领取《母子健康手册》。自 2017 年开始，国家卫生计生委要求在全国范围内推广使用统一的《母子健康手册》，记录母子接受医疗保健服务的过程，记载孕产妇的亲身经历感受和孩子的成长历程。《母子健康手册》包含国家惠民利民卫生计生政策、免费提供的妇幼健康服务内容、重要的医学检查记录、健康教育知识、孕产妇的经历感受及孩子的成长记录五部分内容，分为孕前篇、孕产期篇、儿童篇和预防接种篇，主要服务于计划怀孕妇女、孕妇和 0 ~ 6 岁儿童。

（2）个人健康管理档案：《母子健康手册》中记录的内容为孕产期严重影响孕妇和胎儿健康的指标和筛查项目。由于各地区医疗条件、经济状况的限制和居民对健康关注度的不同标准，手册难以满足全面化的、个性化的健康需求，所以针对每一个需要健康管理的孕产妇或儿童来讲，我们需要另外准备一个更加详细的自助中医健康管理档案，有条件的家庭应该从胎儿期开始创建档案，定期记录，将整个生命过程的健康状况形成一个可以跟踪查询和比较的个人健康记录史。其内容参考图 4–2。

2. 监测评估

（1）居家监测：传统的居家监测包括定期居家测量身高、体重（具体的测量办法见第二章第八节儿童健康体检居家体检部分），记录症状体征、阶段性饮食起居特点和自助干预措施、就诊情况等，可以记录在纸质资料上，亦可以采用电子记录或育儿类 APP，其记录的信息量和复杂程度因人而异，在没有医生的监督下，家庭很难全面、认真、长期坚持健康记录。

随着互联网技术和医疗健康保健的结合越来越广泛，人们越来越重视自身的健康状态，有团队已经在开发和推广适合儿童健康管理监测的智能手环，建立儿童个人信息数据库，实时采集健康信息，如体温、脉搏、血压、睡眠时长和质量、运动等情况，并汇总上传到云端数据库中，经过大数据分析，当儿童出现轻微小病时，可通过远程医生系统，使家长了解解决方案与对策，而当儿童必须就医时，该数据库可提供附近医院儿科挂号情况、空余床位等信息。

（2）定期体检：儿童需要根据年龄有侧重地选择体检项目和客观评估，详见第二章第八节儿童健康体检部分。

3. 自助调养

由于儿童的年龄分期不同，其健康需求的重点不同，以下部分将分年龄段进行阐述：

（1）胎儿期

1）提高健康素养：孕妇的健康状况和卫生环境均可影响胎儿的生长发育，若母体处于最佳的生育年龄，且身体健康状况良好，胎儿多半健康。若母亲患有妊娠合并症和（或）并发症，遇到意外伤害或长期处于心理抑郁状态等，均会对胎儿造成不利影响。所以孕妇应了解自身的体质类型，制定适合自己的孕期饮食、起居、运动和情志调养方案；定期进行产前检查，科学胎教。对于存在高危因素的孕妇则要增加产检的频率，监测胎儿的健康状况，关注胎儿的胎心、胎动，及早发现各种导致胎儿生长受限的诱因并及时干预。

2）情志调养：孕妇应保持心情舒畅，稳定情绪，避免精神紧张，以免影响胎儿发育。要端心正坐，清虚和一，坐无邪席，立无偏倚，行无邪径，目不邪视，耳不邪听，口无邪言，心无邪念……无邪卧，无横足。应谨守礼仪，端正行为，目不视邪物，耳不闻邪音，口不出邪言，以修心养性。提前学习育儿知识，做好心理准备，减少焦虑抑郁和恐慌情绪。

3）饮食调养：妇女妊娠以后，每日所吃的食物除了维持自身的机体代谢所需要的营养物质外，还要供给体内胎儿生长发育所需。营养作为最重要的环境因素，对母亲与子代的近期和远期健康都将产生至关重要的影响，孕妇的营养需要热能、蛋白质、碳水化合物、脂肪、维生素、无机盐和微量元素、膳食纤维。根据 2016 年中国营养学会发布的《孕期妇女膳食指南》，建议孕妇在一般人群膳食指南的基础上，增加以下 5 条内容：①补充叶酸，常吃含铁丰富的食物，选用碘盐；②妊娠呕吐严重者，可少量多餐，保证摄入含必要量碳水化合物的食物；③妊娠中晚期适量增加奶、鱼、禽、蛋、瘦肉的摄入；④适量身体活动，维持孕期适宜增重；⑤禁烟酒，积极准备母乳喂养。具体的膳食指导可参照表 4-2 列出的建议：

表 4-2　孕妇膳食建议表

时间段	膳食指导
妊娠早期	1. 膳食清淡、适口：易于消化，并有利于降低妊娠反应。包括各种新鲜蔬菜和水果、大豆制品、鱼、禽、蛋以及各种谷类制品 2. 少食多餐：进食的频次、数量、种类及时间应根据孕妇的食欲和反应的轻重及时进行调整，少食多餐，保证进食量 3. 保证摄入足量富含碳水化合物的食物：妊娠早期应保证每日至少摄入 130g 碳水化合物，首选易消化的粮谷类食物（200g 左右的全麦粉或 180g 大米）；因妊娠反应严重而不能正常进食足够碳水化合物的孕妇应及时就医，避免对胎儿早期脑发育造成不良影响，此时不必过分强调平衡膳食 4. 多摄入富含叶酸的食物并补充叶酸：妊娠早期叶酸缺乏可增加胎儿发生神经管畸形及早产的危险。妇女应计划从妊娠开始多摄取富含叶酸的动物肝脏、深绿色蔬菜及豆类，并建议每日额外补充叶酸 400 ~ 800μg
妊娠中晚期	1. 适当增加鱼、禽、蛋、瘦肉等优质蛋白质的摄入，妊娠中期每日增加共计 50g，孕晚期再增加 75g 左右。鱼类尤其是深海鱼类含有较多二十二碳六烯酸（DHA），对胎儿大脑和视网膜发育有益，每周最好食用 2 ~ 3 次深海鱼类 2. 适当增加奶类的摄入：奶类富含蛋白质，也是钙的良好来源。从妊娠中期开始，每日应至少摄入 250 ~ 500g 奶制品以及补充 600mg 的钙 3. 适当增加碘的摄入：孕期碘的推荐摄入量为 230μg/d，孕妇除坚持选用加碘盐外，每周还应摄入 1 ~ 2 次含碘丰富的海产品如海带、紫菜等 4. 常吃含铁丰富的食物：孕妇是缺铁性贫血的高发人群，为满足胎儿铁储备的需要，孕中期开始要增加铁的摄入，每日增加 20 ~ 50g 红肉，每周吃 1 ~ 2 次动物内脏或血液。有指征时可额外补充铁剂 5. 少吃刺激性食物：尽量避免和减少食用含有咖啡因、过多糖分的饮料和食物，如咖啡、茶、巧克力、可乐等，孕妇最理想的饮料是白开水
中医调养建议	孕妇在受胎之后，应该调饮食，淡滋味，避寒暑，并根据妊娠不同时期给予不同的营养以逐月养胎。“妊娠一月始胚，二月始膏，三月始胞，四月形体成，五月能动，六月筋骨立，七月毛发生，八月脏腑具，九月谷气入胃，十月诸神备，日满即产矣。”多食酸则伤肝，多食苦则伤心，多食甘则伤脾，多食辛则伤肺，多食咸则伤肾，故孕妇宜均衡饮食，少食辛酸、煎炒、肥甘、生冷之物。早期养胎气，饮食方面要注意饥饱适中，食物要清淡，饮食要精熟，宜清热、滋补而不宜温补，否则导致胎热、胎动，容易流产。中晚期助胎气和利产，饮食方面要注意美味及多样化，营养丰富，但不能太饱，要多吃蔬果利通便。此期阴血常不足，易生内热，宜养阴补血

4）运动调养：孕妇通过运动能增加肌肉力量和促进机体新陈代谢；促进血液循环和胃肠蠕动，减少便秘；增强腹肌、腰背肌、盆底肌的能力；锻炼心肺功能，释放压力，促进睡眠并能维持体重的适宜增长。根据个人喜好每日进行不少于 30 分钟的中等强度的身体活动，可选择一般的家务劳动、散步、慢步跳舞、步行上班、孕妇体操、游泳、骑车、瑜伽和凯格尔（Kegel）运动等形式。在选择散步地点时最好是空气清新的公园、郊外、林荫绿地等，尽可能不要在污染较重的马路、大街、人群嘈杂的商场和闹市中散步，以确保孕妇及胎儿的健康。孕期不适宜开展跳跃、震动、球类、登高（海拔 2500 米以上）、长途旅行、长时间站立、潜水、滑雪、骑马等具有一定风险的运动。

5）起居调养：孕妇应注意平时的生活起居，良好的生活习惯会保证胎儿的正常发育。在生活上应注意以下几点：

起居有常：孕妇应顺应四时气候的变化，随其时序而适其寒温，避免环境、天气等造成的损伤。提倡静养，勿劳，久视伤血，久卧伤气，久坐伤肉，久立伤骨，久行伤筋。怀孕后，身体负担逐渐加重，孕妇应适当增加休息和睡眠的时间，一般夜间睡眠不要少于 8 小时，增加午睡 30 分钟至 1 小时。睡眠时，孕妇宜采用侧卧位，以左侧卧位为好，可减轻子宫右旋对脐带的压迫，有利于胎儿的血液供应。不过，单一的左侧卧位会使心脏受压，所以适当的左右交替是必要的。休息时，尽量抬高下肢，有助于减轻孕妇下肢水肿和静脉曲张。为了翻身方便，不宜睡软床。另外，妊娠早期及 7 个月以后，应谨戒房事，以免损伤冲任、胞脉，而引起胎动不安或堕胎、小产或病邪内侵。

控制不良嗜好：首先应戒烟禁酒。烟草和酒精对胚胎发育的各个阶段有明显的毒性作用，如烟草中的尼古丁和烟雾中的氰化物、一氧化碳可导致胎儿缺氧和营养不良、发育迟缓。酒精亦可通过胎盘进入胎儿体内造成胎儿宫内发育不良、中枢神经系统发育异常等。孕妇的丈夫也应戒烟，至少吸烟时要远离孕妇，尽量保持孕妇所处环境的空气清新。

注意口腔卫生：在体内大量雌激素的影响下，孕 3 月起孕妇口腔会出现一些变化，如牙龈充血、水肿以及牙龈乳头肥大增生，触之极易出血，医学上称为妊娠牙龈炎。孕妇要坚持早、晚认真刷牙，漱口，防止细菌在口腔内繁殖。

洗澡：孕妇最好每天洗澡。洗澡不要过冷或过热，以 34 ～ 35℃为宜，宜淋浴或擦浴。不宜热水浴与桑拿，因高温会损伤胎儿的中枢神经系统；还应尽量避免冷水的刺激，以免流产。内衣要选择透气性、吸湿性好的纯棉织品，每天换洗。

休闲活动：孕妇的休闲以听音乐、看书、散步最好。不宜在剧院、商店等人多的地方停留过长时间，少参加朋友聚会，避免与流感、风疹、传染性肝炎等患者接触。不宜去歌舞厅，不宜打牌、打麻将，长时间坐位对孕妇和胎儿均不利。

谨慎用药：凡峻下、滑利、祛瘀、破血、耗气及一切有毒药品，都应慎用或禁用。有妊娠疾病必须选用时，请在专业医师指导下应用。

（2）新生儿期

1）提高健康素养：初生婴儿刚离母体，脏腑娇嫩、形气未充，如草木方萌，抗病力弱，需要细心照料，精心护理。抚养人应尽快调整生活作息节律，熟悉新生儿的生理特点，了解新生儿护理知识，如喂养方式、皮肤与脐部护理、睡眠节律等。

2）情志调养：产妇与新生儿要在娩出后尽早接触，并于数小时内开始哺乳，不仅可以促进母乳分泌，而且对建立母婴相依感情有重要作用。母亲经常轻柔地抚摩新生儿，有利于早期的情感交流以促进视、听、触觉的发展。还可以进行小儿推拿和抚触，以增强新生儿神经系统发育。

婴儿皮肤按摩：按摩时可用少量婴儿润肤霜使之润滑，在婴儿面部、胸部、腹部、背部及四肢有规律地轻柔捏握，每日早晚进行，每次 15 分钟以上。按摩可刺激皮肤，有益于循环、呼吸、消化功能及肢体肌肉的放松与活动；同时也是父母与婴儿之间最好的情感交流方式之一。

3）饮食调养：提倡母婴同室，尽早喂母乳，并按需哺喂。鼓励和指导母亲坚持纯母乳喂养，正确的哺乳方法可维持良好的乳汁分泌，满足新生儿生长所需；母乳确实不足或无法进行母乳喂养的婴儿，应指导母亲使用科学人工喂养方法。

正确母乳喂养方法：顺产的女性在产后 1 小时内让宝宝吸吮乳头，促进乳汁分泌。剖宫产的妈妈在产后 24 小时内开始母乳喂养。妈妈在喂奶的时候可以将婴儿放在腿上，让婴儿头部枕着妈妈胳膊的内侧，用手腕托后背因而充分含住乳头。吃完奶后要给孩子轻拍背部防止吐奶，采取宝宝比较舒适的姿势，如侧喂。刚出生的婴儿按需喂养，白天2小时吃一次母乳，晚上4小时吃一次。

4）起居调养：新生儿娩出后，口中常留有羊水等秽液，应迅速清理口腔，保证呼吸道通畅，否则易致胃肠道和口腔的疾病。出生后可用消毒棉花裹指，将口内秽液拭净，继则用金银花、野菊花、生甘草各3g，煎汁拭口，并另以少量给婴儿吮啜。也可用黄连1～1.5g，加水少许，隔水蒸，将药汁少许滴婴儿口中，并用温开水送服，连服3日，可清解胎毒。

脐周护理：脐带一般在1周内自然脱落。脐带尚未脱落时，婴儿洗浴应注意勿使浴水渍入脐中，并应勤换尿布，不使尿液浸渍脐部。脐带脱落后，若脐眼处渗湿，可用龙骨散或煅牡蛎粉撒于脐部，保持干燥。

保暖：小儿出生后，体温调节不够稳定，特别是早产儿及低体重儿，应给予保暖。保暖可用热水袋进行，水温以40～60℃为宜，每1～2小时换水1次，保持温度恒定，有条件者可放于保暖箱中。新生儿居室温度以20～22℃，湿度以55%为宜，衣被要轻柔保暖以保持新生儿体温正常恒定。

洗浴：婴儿出生后用消毒纱布蘸温开水轻轻擦身，或用温水洗浴，洗浴时应注意勿使脐部浸湿，水温以36～37℃为宜，并可用消毒棉花蘸植物油少许，将腋下及腹股沟积聚的皮脂轻轻揩去，浴后用清洁柔软的纱布拭干周身，再穿衣。早产儿不宜过早洗浴。

衣物：新生儿皮肤娇嫩，护理要格外精心，衣物用柔软的棉布制作，衣服宜宽大，易穿易脱；尿布勤换，保持臀部和会阴部皮肤清洁干燥，预防臀红。

防病：新生儿期发病率、死亡率高，尤其生后第一周。应尽量避免过多的外来人员接触，保护隔离，预防各种感染。新生儿应接种卡介苗和乙型肝炎疫苗，并根据要求进行先天性遗传代谢病筛查和听力筛查。

（3）婴儿期

1）提高健康素养：婴儿生长发育迅速，婴儿期为第一个生长高峰期。抚养人应关注婴儿身长和体重的变化，并记录在健康档案中。随着月龄的增长，婴儿的运动发育和神经系统发育都有着相应的标志，可以用儿科口诀"二抬四翻六坐八爬十站周岁走"来初步判断0～1岁婴儿的大运动发育，若有发育迟缓，需尽早干预。还要带婴儿定期进行体检和行为神经系统筛查，跟踪婴儿的发育情况。此期还应注意喂养方式和辅食添加。在养育婴儿的过程中，逐渐学会如何辨识和应答婴儿的各种需求，培养亲密的亲子关系。关注婴儿的各项生理表现，如皮肤、口唇、呼吸、哭声、二便、运动和睡眠节律，脾气秉性等，逐渐培养良好的性格和行为习惯。

2）饮食调养：婴儿期的体格生长十分迅速，需大量各种营养素满足其生长的需要，若喂养不当，极易引起消化不良和营养不良，影响小儿生长发育。因此，合理喂养是保证婴幼儿健康成长的重要措施之一。

喂养方式分为母乳喂养、人工喂养和混合喂养三种。以母乳为主要食物的称为母乳喂养；不能用母乳喂养，而以牛乳、羊乳、奶粉或其他代乳品喂养者，称为人工喂养；因母乳不足而需加用牛乳或其他代乳品喂养者，称为混合喂养。三种喂养方式中以母乳喂养为最佳选择。

母乳喂养：母乳是婴儿最理想的营养品。历代医家均主张母乳喂养。如《育婴家秘》指出："乳为血化，美如饴。"《幼科发挥》亦说："盖乳者血所化也，血者水谷之精气所生也。"WHO也大力提倡母乳喂养。母乳喂养优点很多，如母乳中含有生长发育所需要的各种营养物质，营养价值高；母乳钙磷比例较适当，吸收利用好；有增强乳儿免疫力的作用；母乳喂养简单方便，温度适宜，少外来污染等，此外母亲哺乳时刺激产生的催乳素有促进子宫收缩和复原的作用，且较少发生乳腺癌等。因此哺乳对母婴双方都是有益的。

哺乳方法：尽早开奶有促进母乳分泌的作用。正常足月新生儿只要情况稳定，呼吸通畅，生后半小时便可尝试喂奶。早产儿或虚弱儿可推迟到 24 小时之后。

哺乳时间：一般间隔 3 小时 1 次，开始每次哺乳时间为 5 分钟，以后逐渐延长。3 ~ 4 天后，可延长到每次 15 ~ 20 分钟，第 3 个月起，每日哺乳 6 次，每次间隔 4 小时。第 5 ~ 6 个月起可改为每日 5 次，并逐渐养成夜间不喂奶的习惯。喂乳量的多少，须根据小儿的体质及生长发育的需要，灵活掌握。哺乳前应当将储存于乳头的“宿乳”挤出，并用手轻轻揉按乳房，使乳汁流畅，并用温开水清洗乳头。哺乳的姿势采取坐位较佳，将婴儿斜抱怀中，哺乳后将婴儿抱直倚于肩头，拍背数分钟，以便使吸入的空气得以排出，防止溢乳。婴儿啼哭未定时，不宜哺乳。

哺乳禁忌：母亲患有急性传染病、严重心脏病、肾脏病，不宜喂奶。乳头皲裂或乳腺炎可暂停哺乳。

断奶：随着小儿年龄的增长，单纯喂哺人乳已不能满足小儿生长发育的需要，应逐渐增加辅食，减少喂奶次数，一般以 8 ~ 12 个月断奶为宜。具体断奶时间须结合母乳充足与否而定，尽量避免夏季或小儿患病期间断奶。

人工喂养：应根据生活条件和生活习惯，因地制宜，选择适合婴儿营养需要的食品。大多数乳婴儿在人工喂养时，均采用配方奶粉为主，也有的以牛奶为主食。此外，羊乳、大米粉、大豆粉和蛋黄粉等代乳品也可选择。使用时按年龄选用，在不能进行母乳喂养时，配方奶应作为优先选择的乳类来源。

混合喂养：可在每次母乳后补充授食，也可在 1 天中喂几次代乳品代替母乳。但全日母乳次数不应少于 3 次，否则母乳会有迅速减退，以致消失的可能。

辅食添加（表 4–3）：为了满足婴幼儿生长发育的需要，及时添加辅食是很重要的，无论何种方式喂养的小儿，到一定月龄，均需添加辅食，同时添加辅食也可为断奶打好基础。添加辅食应根据婴儿体格生长、神经发育、摄食技能、社交技能等几方面发育状况决定引入何种食物，一般应在婴儿体重达 6.5 ~ 7kg，能保持姿势稳定、控制躯干运动、扶坐、从勺进食等时，此时年龄多为 4 ~ 6 月龄。添加辅食时应注意婴儿的食欲及消化功能，防止发生消化不良和腹泻（表 4–3）。

表 4–3　辅食添加食物表

月龄	食物形状	种类	餐数		进食技能
			主要营养源	辅助食品	
4 ~ 6 个月	泥状食物	菜泥、水果泥、含铁配方米粉、配方奶	6 次奶（断夜间奶）	逐渐加至 1 次	用勺喂
7 ~ 9 个月	末状食物	稀（软饭）、配方奶、肉末、菜末、蛋、鱼泥、豆腐、水果	4 次奶	1 餐饭 1 次水果	学习用杯
10 ~ 12 个月	碎食物	软饭、碎肉、碎菜、蛋、鱼肉、豆制品、水果	3 次奶	2 餐饭、1 次水果	抓食、断奶瓶、自用勺

添加辅食的原则：

从少到多：即在哺乳后立即给予婴儿少量含强化铁的米粉，用勺进食，6 ~ 7 月龄后可代替 1 次乳量。

从一种到多种：如蔬菜的引入，应每种菜泥（茸）每日尝 1 ~ 2 次，直至 3 ~ 4 日，婴儿习惯后再换另一种，以刺激味觉的发育。单一食物引入的方法可帮助了解婴儿是否出现食物过敏。

从细到粗：从泥（茸）状过渡到碎末状可帮助学习咀嚼，增加食物的能量密度。

从软到硬：随着婴儿年龄增长，其食物有一定硬度可促进孩子牙齿萌出和咀嚼功能形成。

注意进食技能培养：尽量让孩子主动参与进食，如 7 ~ 9 个月孩子可抓食，1 岁后可自己用勺进食，既可增加婴儿进食的兴趣，又有利于眼手动作协调和培养独立能力。不宜使用强迫、粗暴的被动喂养方式，以免婴幼儿产生厌倦和恐惧进食的心理反应。

3）运动保健：多晒太阳，进行空气浴、日光浴和主、被动体操有利于体格生长并增强机体抗病能力。给予各种感知觉的刺激，促进大脑发育。

婴儿被动操：被动操是指由成人给婴儿做四肢伸屈运动，可促进婴儿大运动的发育、改善全身血液循环，适用于 2 ~ 6 个月的婴儿，每日 1 ~ 2 次为宜。

婴儿主动操：7 ~ 12 个月婴儿大运动开始发育，可训练婴儿爬、坐、仰卧起身、扶站、双手取物等动作。

4）起居调养：小儿居室应做到空气流通，日光充足，冷暖、湿燥适宜，避免六淫外邪的侵袭，减少疾病的发生，并应该注意安全，对年幼小儿，室内应安置一些保护设置，防止触电、跌伤或其他意外事故。冬季取暖，要注意室内通气，防止煤气中毒。

衣着：小儿的衣服应以轻软为原则，使四肢活动自如。衣着不宜过多，应随气温的升降而减增。夜间盖被亦要适宜，过厚可使小儿睡眠不安。鞋袜与帽子大小要适中，以免影响发育。较小乳婴儿尚可外裹一小棉被，并穿小袜与布质小鞋，以保持足部温暖。小儿的尿布以质软、吸水性强的棉布为宜，尿布必须勤换、勤洗、勤晒。或穿着舒适大小合适的纸尿裤，每次换尿布时，应注意保护臀部和腹股沟的皮肤清洁干燥。

睡眠：小儿必须有充分的睡眠才能健康成长。如果睡眠不足，常易出现纳呆、烦躁、易怒、形体消瘦等情况。年龄越小，每日所需的睡眠时间越多，6 月龄前每日睡眠时间为 15 ~ 20 小时，6 ~ 12 月龄每日睡眠时间为 15 ~ 16 小时。在睡眠时，最好能培养自动入睡的习惯，尽量避免抱睡、口含乳头、吮手指等入睡方法。

清洁卫生：是小儿日常生活中不可缺少的一部分。沐浴和勤换衣服是保持清洁卫生的主要方式。沐浴顺序应先洗脸及头，然后再洗颈部和全身，宜用碱性小的婴儿皂洗浴，湿疹患儿最好不用。婴幼儿皮肤娇嫩，洗浴后必须将水揩干，尤其是皮肤皱褶处更应注意，可扑滑石粉或六一散，保持皮肤干燥。夏季应保护皮肤，免生痱子，冬季应防止皮肤发生干裂。

二便习惯：婴儿从 3 个月起大便次数减少，并有固定时间，可根据观察结果，训练定时大便，8 ~ 9 个月后可训练坐盆大便。从 6 个月开始，可对小便进行训练。

5）生长发育监测：应用生长发育监测图监测婴儿的生长和营养状况，早期发现偏离，及时分析其原因，采取有针对性的措施及时矫治。

定期体格检查：婴儿在生后第 1 年内定期健康检查 4 ~ 5 次，生后 6 个月或 9 个月检查一次血红蛋白。早期发现缺铁性贫血、佝偻病、营养不良、发育异常等疾病并予以及时的干预和治疗。

预防接种：根据小儿不同月龄，定期进行预防接种，是减少和防止传染病发生的重要措施，婴儿应按计划进行免疫程序，完成 1 岁内基础免疫疫苗接种和季节性疫苗的接种，预防呼吸道感染。

（4）幼儿期

1）提高健康素养：幼儿乳牙逐渐出齐，语言、动作及思维活动发展迅速。由于感知能力和自我意识的发展，对周围环境产生好奇、乐于模仿，同时也逐渐展现出身体的体质类型，如肥胖儿多为痰湿质，多动儿则偏阴虚质，反复易感儿有气虚质的表现等。所以在平时的生活起居中，抚养人应认知幼儿的体质类型，给予适当的饮食、起居和运动安排，如气虚儿不可过劳，阴虚质幼儿多喜动，家长不能简单地认为孩子为懒惰或淘气等。在教养中也要结合幼儿的不同体质，给予正确的引导方式，将幼儿的生理健康和心理健康视为同等重要。

2）饮食调养：婴幼儿脾胃功能较薄弱，食物宜细、软、烂、碎，营养均衡。断乳后饮食由乳类转为混合膳食，此阶段消化系统功能仍不完善，营养的需求量仍然相对较高，给予合理喂养，防止营养缺乏及消化功能紊乱，是保持正常生长发育的重要环节。除注意小儿饮食卫生，还要从小培养良好的饮食习惯，鼓励儿童自己用餐具进餐、按时进餐、进餐时间不宜超过 30 分钟，不吃零食，避免偏食挑食、纵儿所好、乳食无度等。如小儿突然出现纳呆食少，应该积极查找原因，不要强迫小儿进食。吃饭时要使小儿精神愉快，选择营养较好、容易消化、具有一定色香味的食物，并做到定时进食。

3）运动保健：适当地增加户外运动的时间，让孩子有充分的机会发展运动能力，多晒太阳，增强体质，增加对疾病的抵抗力。

幼儿体操：12 ～ 18 个月幼儿走路尚不稳时，在成人的扶持下，帮助幼儿进行有节奏的活动。18 个月至 3 岁幼儿可配合音乐，做模仿操。

4）起居调养：幼儿衣着应寒温适宜，避免过暖。婴幼儿要有足够的睡眠，注意逐步形成夜间以睡眠为主、白天以活动为主的作息习惯，每月推荐睡眠时间为 12 ～ 14 个小时。幼儿乳牙出齐，应注意口腔卫生，预防龋齿。还应培养幼儿的独立生活能力，安排规律生活，养成良好的生活习惯，如早晚刷牙，饭后漱口，饭前便后洗手及睡前洗脸、洗脚等。

5）其他调养：

做好生长发育监测：指导家长坚持使用生长发育监测图，及时监测肥胖以及营养不良等营养性疾病的发生。每 3 ～ 6 个月体检一次，筛查缺铁性贫血、进行眼保健和口腔保健。通过检查，可系统了解小儿生长发育及疾病情况，重点对体弱小儿（疳积、贫血、虚证患儿）进行管理和矫治，定期进行医学指导。

预防疾病和意外：幼儿时期免疫功能仍较低，易患感染和传染性疾病，故多种小儿时行疾病应做好消毒隔离等预防保健工作。定期进行预防接种和防病工作，应教育家长注意安全护理，预防异物吸入、中毒、烫伤、跌伤等意外伤害的发生。

语言训练：该时期是语言和智能发育的关键时期，父母应重视与幼儿语言交流，在日常生活中，要多观察孩子的兴趣及感受，留心孩子注视着的东西。注意孩子的面部表情和身体语言，然后等待孩子的反应，给予孩子时间去做想做的事情。留意孩子注视些什么，然后说一说。这样，当孩子注视某种事物的同时，他也正在接收有关那个事物的信息。唯有当孩子把他注视着的事物与父母的话联系起来，才能产生“译码”能力，弄清楚父母说那个词汇的意义。还可通过游戏、讲故事、唱歌等促进幼儿语言发育与大运动能力的发展，并开展适度的早期教育。

（5）学龄前期

1）提高健康素养：儿童自进入幼儿园接受学前教育就与同龄儿童、成人和社会事务有了广泛的接触，理解和模仿能力增强，语言逐渐丰富，并具有不少抽象概念，如数字、时间等。求知欲望强，好奇心重，爱发问，喜模仿，自我控制能力仍差。一般儿童会延续自幼儿时期的体质类型，此时的儿童已经懂得健康的含义，家长可以告诉儿童自己的体质类型，并将健康的生活方式教导给儿童，让他们从小养成良好的卫生习惯和作息规律。

2）饮食调养：食物品种应多样化以促进食欲，以谷类为主食，同时进食牛奶、鱼、肉、蛋、豆制品、蔬菜、水果等多种食物，保证乳类的摄入，注意荤素搭配。要培养小儿良好的饮食习惯，进餐按时，相对定量，不多吃零食，不挑食，不偏食。培养独立进餐的能力。这一阶段儿童大部分在幼儿园或托儿所，每日适合安排 3 餐主食、1 ～ 2 餐点心。优质蛋白的比例占总蛋白的 1/2。

3）运动调养：通过体格锻炼，可以增强抗病能力，提高对自然环境的适应能力，它是增进小儿健康水平的积极措施。小儿应保证每日有一定时间的户外活动，锻炼方式和时间应该随年龄增进而循序渐进，主要利用新鲜空气和日光，通过游戏、体育活动、滑梯、球类等进行锻炼，以增强体质及生长发育。

4）起居调养：养成良好的生活习惯，包括作息规律，定时排便。根据气温变化，及时增减衣服。“四时欲得小儿安，常要一分饥与寒。”

5）其他调养

培养形成良好的道德品质：学龄前期是性格品质形成的关键期，应加强学前教育，培养沟通能力，培养良好的品德、行为、生活和学习习惯，使儿童能力全面发展。注意培养小儿关心集体、遵守纪律、团结协作、热爱劳动的好品质。

注重学前教育：该期应重视潜在智能的开发，但应循序渐进，避免强求，以适应其发育速度，是进行学前教育的重要时期。应注意培养其学习习惯、想象与思维能力，使之具有良好的心理素质。在游戏中学习遵守规则和与人交往。

继续生长发育监测：保证充足营养，加强锻炼，每年进行 1 ～ 2 次体检。进行视力和龋齿、缺铁性贫血等常见病的筛查与矫治。

预防疾病和意外：预防接种可在此期进行。加强安全教育，预防外伤、中毒等意外发生。

（6）学龄期

1）提高健康素养：儿童自入小学以后，体格发育稳步增长，除生殖系统以外大部分器官已发育成熟。记忆能力、智力发育迅速，已基本接近成人，具备了综合分析能力，逐渐适应复杂的学校和社会环境。身体的体质类型也已经基本确定，并将对成年期的健康产生影响，如肥胖儿童会更容易导致成年期肥胖，进而成为高血压、糖尿病等慢性病的高危因素。反复易感儿的气虚质症状如果未能纠正，则会在成年以后体质虚弱，易疲劳，稍有精神压力即感不适。所以学龄期的儿童要认知自己的体质类型，并在生活中落实饮食、起居和运动的养生观念。在完成好学业的同时，增强自身的体魄，尽早纠正偏颇体质，定期体检，重视心理健康。

2）饮食调养：应提供给儿童多样化的食物，鼓励多吃蔬菜、水果和薯类，常吃奶类，经常吃适量的鱼、瘦肉、蛋、禽，少吃盐。重视早餐质量，可以课间加餐的方式来弥补早餐的不足，以保证其生长发育所需。

3）运动调养：学龄儿童及青少年应从小培养健康的生活方式，这不仅能为成年以后的健康打下良好的基石，也可以有效预防成年期疾病尤其是慢性非传染性疾病。养成良好的身体活动习惯，能够促进身体健康，包括改善身体成分，提高心肺耐力，促进心血管健康和代谢健康，改善骨骼、肌肉和关节的健康。也有益于心理健康，有助于认知发展和学业成绩的提高，提高社交技能。

6 ~ 17 岁的儿童青少年身体活动量可参照《中国儿童青少年身体活动指南》中的建议，每日至少累计达到 60 分钟的中、高强度身体活动，包括每周至少 3 天的高强度身体活动和增强肌肉力量、骨骼健康的抗阻活动，更多的身体活动会带来更大的健康收益；每日屏幕时间限制在 2 小时内，鼓励儿童青少年更多地动起来，避免由于课业任务的长时间久坐行为，在课业时间间隔进行适当的身体活动。

需要注意的是，当空气质量指数类别为优和（或）良时（0 ~ < 100），推荐儿童青少年进行户外身体活动；当空气质量指数类别为轻度和（或）中度污染时（100 ~ < 200），建议儿童青少年减少户外身体活动；当空气质量指数类别为重度和（或）严重污染时（≥ 200），建议儿童青少年避免户外身体活动。冬季户外活动时仅暴露面、手部，注意身体保暖。年长儿除恶劣天气外，鼓励多在户外玩耍。并宜参加适当劳动。劳动与体育锻炼要适合学生的年龄及体格发育状况，循序渐进，不宜安排过多。

可供参考的儿童身体活动项目：儿童体操，如广播体操、健美操，以增进动作协调性，有益于肌肉骨骼的发育。游戏、田径与球类，年长儿可利用器械进行锻炼，如木马、滑梯，还可进行各种田径、球类、舞蹈、跳绳等活动。

4）起居调养：养成良好的卫生习惯，早晚刷牙、饭后漱口、饭前便后洗手、规律的日常作息等。培养正确的姿势，学龄期是儿童骨骼成长发育的关键阶段，应培养正确的坐、立、行姿势，背书包要注意两肩轮换，以避免驼背、脊柱侧凸等疾病。预防近视，教育儿童注意爱护眼睛、科学用眼，及时矫正弱视；室内光线要充足；注意读书写字的姿势和距离，最好每月轮换座位一次；读书和看电视时间不宜超过 1 小时，经常做眼保健操。预防疾病，每年体检 1 次。

5）其他调养

社会适应性培养：独立能力方面，培养独立分析、解决问题的能力。控制情绪，儿童控制情绪的能力与语言、思维的发展和父母的教育有关。儿童常因要求不能满足而不能控制自己的情绪，或发脾气，或发生侵犯行为，故成人对儿童的要求应予以满足，或加以约束，或预见性地处理问题，减少儿童产生消极行为的机会。用诱导的方法而不用强制的方法处理儿童的行为问题可以减少对立情绪。在日常生活、游戏、学习中应该有意识地培养儿童克服困难的意志，增强其自觉、坚持、果断和自制的能力。社交能力方面，注意培养儿童之间的互助友爱，鼓励孩子帮助朋友，倡导善良的品德。在游戏中学习遵守规则，团结友爱，互相谦让，学习与人相处。创造能力方面，人的创造能力与想象能力密切有关。启发式地向儿童提问题，引导儿童自己去发现问题和探索问题，可促进儿童思维能力的发展。通过游戏、讲故事、绘画、听音乐、表演、自制小玩具等可以培养儿童的想象能力和创造能力。

（7）青春期

1）提高健康素养：青春期是儿童向成人过渡的时期，生长发育加快，体重、身高迎来了第二次生长高峰。生殖器官迅速发育趋向成熟。抚养人应关注青少年的心理、情绪、精神行为方面的变化，多做沟通。青少年也要了解青春期的各种生理心理变化，正确面对自己，积极乐观，培养责任感和独立生活的能力。青少年要认识自己的体质类型，学会和记录自己的生理指标，如血压、腰围、心率、二便、饮食等，将自己的健康管理起来，定期体检。此期由于身体内激素的变化，自我独立意识的发展，偏颇体质的影响，很容易造成心理和情绪的波动。学龄期或儿童期的不良行为习惯或教养方式，也会在此期暴发成各种青春期的心理行为问题，甚至出现极端行为。所以，心理健康管理和身体健康管理是同等重要的，需要长期的坚持和关注，才能降低身心疾病的发生率，青少年及家长应早期重视起来。

2）情志调养：青春期的心理、情绪、精神、行为方面不稳定，避免青春期少年因心理行为问题引起的离家出走及自杀等，家庭及社会应给予重视。

3）饮食调养：该期所需要的营养素较前有所增加，应注意营养均衡。

4）起居调养：培养健康生活方式，培养良好的饮食习惯；避免吸烟、酗酒；保证充足的睡眠和加强体格锻炼。预防意外和疾病，青春期应注意预防肥胖症、神经性厌食、月经不调等，定期体检做到早发现、早治疗。注意防止溺水、车祸、打架斗殴和运动性损伤的发生。

4. 定期回顾评价

经过日常的健康记录可以回顾一段时间内儿童的健康状况，进行对比。如身高、体重、头围等的增长数值，与生长曲线进行对比，看是否存在身材矮小或肥胖等健康问题，可以早发现早干预。对家庭生活状况定期回顾，调整饮食、情志、运动等相关生活方式，必要的情况下可以定期找医生进行随访和健康体检，再次完善健康状态的评估及干预方案。

七、医助管理方案

（一）管理流程和内容

详见第一章第三节中医健康管理相关内容。

（二）管理方法

1. 建立档案

由于管理人群中胎儿期为孕母，其他时期为小儿自身，所以在建立档案时，分为孕期档案和其他时期档案。

（1）孕母档案

1）一般信息采集：孕妇首次到访，无论是在妊娠的哪个时期，均应详细询问病史，包括年龄、职业、月经史、既往史及手术史、家族史、配偶健康状况、既往孕产史（经产妇应了解有无难产史、死胎死产史、分娩方式、新生儿情况以及有无产后出血史，了解末次分娩或流产的时间及转归）、本次妊娠的经过（了解有无早孕反应、病毒感染及用药史；饮食、睡眠和运动情况；胎动开始时间和胎动变化；有无阴道流血、头痛、眼花、心悸、气短、下肢水肿等症状）、预产期。随访时可以只记录随访期间的身体感受及变化。

2）体格检查：孕妇每一次到访，均应采集体格检查信息，并根据时间记录。观察发育、营养及精神状态；注意步态及身高；注意检查心脏有无病变；检查脊柱及下肢有无畸形；检查乳房情况；测量血压、体重和身高，计算 BMI，$BMI=体重(kg)/[身高(m)]^2$，注意有无水肿。

3）产科检查：孕妇的产前检查需根据我国《孕前和孕期保健指南（2018 年）》推荐的时间和项目进行安排，并到专科进行检查，将检查的结果记录在健康管理档案中。

4）中医四诊及体质辨识：中医四诊的采集过程往往和一般信息采集、体格检查同时或交替进行。望诊时要观察孕妇的神志、形态、面色、唇色、舌质、舌苔。闻诊听孕妇交谈时的语声、语气、音调、语言次序；注意闻鼻音、呼吸、咳嗽、呕吐、嗳气、呃逆、叹息等。问诊涉及的问题即一般信息采集中的内容，与患者交谈时注意语速、眼神交流和态度。切诊时主要切脉，有妊娠常脉（妊娠3个月后，六脉多平和而滑利，按之不绝，尺脉尤甚）、妊娠病脉（若妊娠脉现沉细而涩，或两尺弱甚，多属肾气虚衰，冲任不足，易致胎动不安、堕胎等；若妊娠末期脉弦而劲急，或弦细而数，多为肝阴不足，肝阳偏亢，易致妊娠眩晕、妊娠痫证）。

嘱首次来访的孕妇填写中医体质辨识量表，并根据四诊得来的信息，综合分析，做出体质类型判断（中医体质相关内容请参照第二章第一节内容）。

（2）小儿医助中医健康管理档案

1）一般信息采集：性别、年龄、身高、体重、家族史、个人史、疫苗接种情况等。

2）中医四诊信息采集：包括望、闻、问、切四诊，根据儿童的生理特点，以望诊为主。

望面色：儿童正常面色为红润有光泽。面色萎黄，多为脾虚；面色苍白，多为血虚或寒证；面色发红，多为热证。若眼周发暗、面部有白斑为异常。若面呈青色，多为寒证、痛证、瘀证或惊风先兆。

望形态：包括望形体和望动态，即观察儿童形体的胖瘦强弱和动静姿态。

重点查看以下几方面：

囟门：前囟1岁半前闭合为正常。若前囟迟闭、突起、凹陷均为异常。

头发：头发柔润光泽为正常。若头发稀疏、干枯、脱落、有枕秃为异常。

体态：姿态活泼、胖瘦适中为正常。若多动不宁或蜷曲少动、形体消瘦或肥胖为异常。

查舌：舌体柔软，伸缩自如，舌质淡红润泽，舌苔薄白为正常。若舌质红、淡白胖大、紫暗有瘀斑，舌苔黄、厚腻、剥脱为异常。

查指纹：3岁以下小儿须察指纹。小儿指纹是指食指桡侧的浅表静脉。指纹分三关：自虎口向指端，第1节为风关，第2节为气关，第3节为命关。看指纹时应将小儿抱于光亮处，医生用左手食指、中指固定患儿腕关节，拇指固定其食指末端，用右手拇指在小儿食指桡侧命关向风关轻轻推几次，使指纹显露。正常小儿的指纹为淡紫隐隐，风关以内。若指纹淡红、青紫，达气关以上，推之涩滞为异常。若指纹达命关，而非一向如此，则提示病情危重。

查大便：正常儿童的大便应该是色黄而干湿适中，日行1～2次。对婴儿而言，母乳喂养，大便呈卵黄色，稠而不成形；牛奶、羊奶喂养，大便呈淡黄白色，质地较硬，有臭味，每日3次左右，均属正常。若大便干结成球，排便困难，数日一行，或大便清稀，夹有未消化食物或黏液，一日数次，均为异常。

3）西医相关检查结果采集：根据不同年龄段体检要求进行，详见第二章第八节儿童健康体检部分。

4）儿童体质辨识：根据所收集的四诊资料，确定小儿是否为健康体质，如有偏颇体质，分析其原因，设定干预方案。

2. 健康评估

根据建立档案时采集的四诊信息和中西医体检结果，进行健康危险因素评估及健康状态评估。

（1）健康危险因素评估：通过问诊、查体、填写风险因素调查表，评估日常生活中存在的健康危险因素。根据各年龄段的不同特点分别阐述如下。

1）胎儿期：主要针对孕妇及胎儿存在的危险因素进行分析，给出风险评估结果（一般孕妇、高危孕妇）、危险因素状况（列出目前影响母儿健康的所有危险因素）、可改善的危险因素

（列出通过积极治疗或健康管理干预后能够消除或减轻的危险因素）。

能够影响母儿健康的危险因素如下。

孕母年龄＜18岁或≥35岁为高危因素。≥35岁妊娠者为高龄孕妇，怀上染色体不正常胎儿的概率较大，早产机会较多，容易发生妊娠期并发症。而且由于骨骼及生理因素，高龄孕妇顺产的机会也会减低，新生儿遗传缺陷发生率明显较高。

孕母身材肥胖，若体重超过85kg，妊娠期并发症较多，如妊娠高血压等；若身高在145cm以下，体重不足40kg，骨盆狭窄，容易发生难产。

孕母过去有习惯性流产、异位妊娠、过期妊娠、早产、死胎、死产、难产、分娩过巨大儿及低体重儿、新生儿死亡、先天性畸形等病史；有手术产（产钳、剖宫产）及子痫前期症状或子痫病史、性传播疾病史等。

孕妇合并原发性高血压、先天性心脏病、甲状腺功能亢进症、慢性肾炎、糖尿病、急性传染性肝炎、肺结核、重度贫血等内科疾病。

各种孕期并发症，妊娠高血压综合征、前置胎盘、胎盘早剥、胎盘功能不全、羊水过多或过少、过期妊娠、胎儿宫内生长受限、母儿血型不合等。

孕妇可能发生分娩异常情况如胎位不正、巨大胎儿、多胎妊娠、软产道异常、骨盆狭小或畸形等。

胎儿宫内感染。孕母体内的病原微生物通过胎盘垂直传播给胎儿，造成宫内感染，如风疹病毒、巨细胞病毒、单纯疱疹病毒、弓形虫、梅毒螺旋体等均可导致胎儿生长受限。胎儿生长发育的不同阶段、感染病原体的不同种类对胎儿发育有着不同的影响。若感染发生于胚胎期（妊娠早期，从形成受精卵至胎儿不满12周），正值细胞分化形成器官的关键时刻，对大部分致畸因子都高度敏感，会引起胚胎结构损害或缺陷，导致流产、死胎、先天畸形等。若感染发生于胎儿期（妊娠中期，13～28周），常导致体细胞分裂受抑制，而引起胎儿生长受限、小头、早产及生后智力发育迟滞。若感染发生于妊娠晚期（自满28周至婴儿出生），宫内感染虽不致引起胎儿发育异常，但在婴儿期可发生急性感染的临床表现，如肺炎、肝炎、脑膜炎、心肌炎等，或是生后数年发生一些延迟反应。

孕妇接触化学毒物、农药、放射线等，或服用了对胎儿有影响的药物，如多种抗生素（链霉素、卡那霉素、四环素类）、激素（甲基睾丸素、己烯雌酚、可的松等）、抗肿瘤药（甲氨蝶呤、环磷酰胺）、抗惊厥药（盐酸氯丙嗪、苯妥英钠、丙咪嗪等），其母儿不良结局的风险增加。怀孕早期若暴露于SO_2、NO_2、CO污染的空气中，或长期暴露于含铅、苯、汞较高的环境中，对胎儿生长发育都会造成不利的影响。孕妇吸烟、吸毒或酗酒对胎儿的危害已被证实，母亲吸烟，新生儿的体重会明显低于正常水平，同时，孕母吸烟也会影响胎儿的神经系统发育和胎儿体格发育，吸烟越多，影响越大。

孕妇曾患过影响骨骼发育的疾病，如佝偻病、结核病等；多年不孕经治疗受孕者；男女双方任一方有遗传病家族史。

孕妇营养不良会影响胎儿的生长发育。如母体蛋白质不足，可导致胎儿脑细胞数目减少，胎盘中细胞数目也减少，进而会影响胎儿氧及营养的供应。同时母亲营养不良往往伴随各种维生素缺乏，如叶酸缺乏，可致使母体产生巨幼红细胞性贫血，从而间接影响胎儿脑的发育。锌、铬等微量元素也主要含于蛋白质中，这些元素为体内50多种酶的主要成分，与三大物质代谢均有关系，若母体摄入不足也会影响胎儿的生长发育。

心理状态：妊娠期是一个非常重要的时期，妊娠引起的体格、家庭角色、工作的变化，都会使女性产生心理改变,很难始终保持轻松平静的心态,这是非常自然的现象,但多数女性通过自我调整和家人的帮助,都能达到新的心理平衡,不会对胎儿造成不利的影响。但若在妊娠期间发生应激性重大生活事件,如离婚、亲友重病或重伤等,或长期为工作压力、家庭琐事、不和谐的夫妻关系等慢性生活事件而苦恼,或者总是处于特异性的妊娠焦虑中,如担心胎儿健康、害怕分娩疼痛等。则会对母亲自身及子代产生深远的影响。流行病学研究显示,孕期心理社会应激会导致子代出生结局异常,如增加自然流产、早产、胎儿生长受限和出生畸形的发生风险,还会对子代的发育产生远期影响。

2)0 ~ 6 岁儿童:主要针对儿童期存在的危险因素进行分析,给出风险评估结果、危险因素状况(列出目前影响儿童健康的所有危险因素)、可改善的危险因素(列出通过积极治疗或健康管理干预后能够消除或减轻的危险因素)。

能够影响儿童健康的危险因素如下:

分娩过程中的损伤:产伤的原因,包括有产程异常,胎儿大小形状异常,产位不正常等。常见的产伤有头皮产伤、颅骨骨折、脊柱伤害、臂神经丛损伤、脑神经和周边神经受伤、骨折等。但新生儿的产伤大部分是可以避免的且大多数的产伤会自发性恢复,只有少数需要外科手术或是定期复健治疗。

缺氧:新生儿缺氧会出现过度激惹,持续哭闹,入睡困难,全身乏力,四肢发软或肌张力高,频繁吐沫,经常半张着嘴,舌头不停地伸出运动,护理和喂养困难,体重增长困难等。缺氧的原因包括:脐带血液流通不畅,如脐带打结、脐带绕颈等;新生儿自身疾病,如先天性心脏病;胎盘原因,如胎盘脱垂、前置或胎盘功能不健全等;核黄疸,生产迟滞、胎位不正、分娩时间过长等;或因母体原因,如妊娠高血压、出血量多、严重贫血、昏迷、药物中毒、过度吸烟和饮酒等。

早产:新生儿早产、低体重及小于胎龄可能会给新生儿的健康带来影响,如早产可能会对早产儿神经系统和心理行为的发育产生影响,导致脑瘫或认知功能障碍的发生。而低出生体重儿和小于胎龄儿如果后期追赶生长未达标也可能会对后期神经系统及心理行为的发育产生影响,而且新生儿早产、低体重及小于胎龄也会对新生儿后期体格等的发育产生影响,如成年期身高低于同龄人平均身高。另外,可能还会增加胰岛素抵抗及冠心病的发生风险及增加成年期相关疾病的发生风险。

感染:新生儿感染是造成新生儿发病率和死亡率高的主要原因之一,尤其是病毒引起的宫内感染,不仅引起新生儿期的感染,还可引起畸形及严重的远期影响。新生儿期免疫功能不足,皮肤黏膜及其他屏障功能差,是其易发感染性疾病的原因之一,加之脐部护理不善,脐风、脐部疾患都会使新生儿罹患感染性疾病。

随着小儿年龄的增加,户外活动逐渐增多,接触时行疠气的机会增加,自身免疫力和消化能力不够健全,这一时期细胞免疫和体液免疫的水平均较低,易于发生呼吸系统、消化系统的感染。

消化功能差:新生儿时期生长发育快而消化功能差,容易发生呛奶、吐奶、打嗝等消化系统症状。婴幼儿时期生长发育迅速,因此对营养物质需求高,但脾胃消化系统常常难以应对大量食物的消化吸收,故容易发生呕吐、泄泻、疳积等脾胃功能失调疾病。还要注意按时断奶及断奶后的合理喂养,如果食物转换不当,易于发生营养缺乏和消化紊乱,导致吐泻、疳证等。

免疫功能低下:婴儿体内来自母体的抗体于 6 个月以后逐渐减少,而自身免疫系统尚未建立,抗病能力弱,容易罹患各种外感疾病或时行疾病,如感冒、咳嗽、肺炎喘嗽、麻疹、风痧等。

疾病易传变：此期小儿发病易从热化，易动肝风，常出现高热、惊风、昏迷等病证。

意外伤害：幼儿活动能力增强，识别危险的能力不足。这一时期意外伤害发生率高，如跌落、误食中毒、烫烧伤、异物吸入、电击伤等，应注意防范。

3）6 ~ 18 岁少年儿童：主要针对少年儿童存在的危险因素进行分析，给出风险评估结果、危险因素状况（列出目前影响少年儿童健康的所有危险因素）、可改善的危险因素（列出通过积极治疗或健康管理干预后能够消除或减轻的危险因素）。影响少年儿童健康的危险因素如下：

变态反应性疾病：机体抵抗力增强，感染性疾病减少，但变态反应性疾病如结缔组织病、肾炎、过敏性紫癜、水肿、哮喘等增多，疾病的表现基本上与成人相似。

神经内分泌失调：神经内分泌调节不够稳定，常可出现心理、行为、精神方面的变化。

（2）健康状态评估：通过实验室物理检查结果及风险因素评估后，判断儿童是处于健康、亚健康或疾病状态，给出下一步健康管理、亚健康调理和临床就诊意见。

健康状态：继续维护，定期体检，给予自助中医健康管理方案，定期随访。

亚健康状态：给出自助及医助中医健康管理方案，制定详细的亚健康调理方案，详见第五章第二节儿童亚健康管理部分。

疾病状态：专科就诊，康复后再进行健康咨询及预后健康管理。

3. 干预方法

（1）胎儿期

1）咨询指导：结合自助管理方案的饮食、起居、运动、情志的建议，进行健康教育与健康指导，总体原则如下：

早期养胎气。在此时期，胎未有定形，不宜服用药物，重要的是调心。孕妇要做到：目不视恶色，耳不听淫声，口不吐傲言，心无邪念，心无恐怯等身心的调养。

中期助胎气。受孕中期，胎儿成长迅速，要调养身心以助胎气，孕妇要动作轻柔，心平气和，太劳会气衰，太逸会气滞，多晒太阳少受寒，少穿露脐露臀装。

后期利生产。怀孕后期，多数孕妇会脾气虚，不能制水出现水肿，以及阴虚血热，胎热不安，出现早产。此期孕妇衣着要宽松，不能坐浴，要行走摇身，心静不可大怒。

2）中药

妊娠呕吐的调养食疗

A. 含服少量鲜姜片、乌梅、陈皮等缓解或减轻妊娠呕吐。

B. 麦冬洋参茶：取麦冬、西洋参泡水代茶饮。

C. 蔗姜汁：甘蔗汁 1 杯，鲜姜汁 1 汤匙，将两汁调匀加热，趁温服之。

D. 取橘皮 20g，或柚子皮 9g，洗净入砂锅中，水煎，去渣取汁代茶饮。

E. 佛手、苏梗各 15g，粳米 30 ~ 60g，白糖适量。先将佛手、苏梗分别清洗干净，水煎取汁，与粳米共煮成粥，放入白糖少许，每日 1 剂。

妊娠血虚的调养食疗

A. 阿胶粥：阿胶 10g，糯米 50g，红糖适量。将糯米煮粥，待粥将熟时，放入捣碎的阿胶，边煮边搅匀，稍煮沸 1 ~ 2 次，加入红糖即可。每日分 2 次服，3 ~ 5 日为 1 个疗程。连续服用可有胸满气闷的感觉，宜间断服用，脾胃虚弱者不宜多食。

B. 山药山萸粥：山萸 60g，山药 30g，粳米 100g，白糖适量。将前 2 味煎汁去渣，加入粳米、白糖，煮成稀粥。每日分 2 次，早晚温热食。

产后缺乳

A. 猪蹄 1 只，百爪鱼适量，木瓜 1 只，共煮汤。

B. 猪蹄汤：猪蹄 2 只（或用鲫鱼），通草 24g，同炖，去通草，食猪蹄饮汤。

C. 鲫鱼汤：活鲫鱼洗净、背上剖十字花刀。略煎两面后，烹黄酒，加清水、姜、葱等，小火焖炖 20 分钟。丝瓜洗净切片，投入鱼汤，旺火煮至汤呈乳白色后加盐，3 分钟后即可起锅。可根据口味和习惯，将丝瓜换成豆芽，效亦相仿。

产后便秘

A. 蜂蜜饮：清晨空腹顿服蜂蜜一匙，然后再饮温开水一大杯，轻症者有效。

B. 黑芝麻、胡桃、松子仁等份研碎，加白糖或蜂蜜适量，分次服用。

3）非药物疗法

产后乳汁蓄积

临床表现：乳房胀痛、乳腺结块触痛，乳汁难出或有结块；但局部无红肿灼热感，不伴有发热恶寒等症状。

乳房按摩：由乳房四周向乳头方向按摩，保证挤压乳头每侧至少有 10 个乳腺管溢乳为佳。

外敷：

A. 芒硝 500g，分次纳布包内，敷于乳房处，芒硝结块后，更换。可以有效地缓解乳房疼痛的症状。

B. 如意金黄散用米醋调开外敷，随干随换。

C. 仙人掌去刺，捣泥外敷，一日 2 ~ 3 次。

产后缺乳

临床表现：产后哺乳时，乳汁缺乏，不足以喂养婴儿，或乳汁全无；乳房松软不胀不痛，挤压乳房，乳汁点滴而出。

穴位按摩：可以选用乳根、膻中、少泽、足三里等穴，手指点穴，每日 1 次，每次每穴 3 分钟。

产后便秘

临床表现：产后大便干燥，或解时坚涩难下，饮食如常，且无腹胀及腹痛、呕吐等症状。常伴面色萎黄，皮肤不润。

穴位按摩：用双手各一指以适当的压力按压迎香穴 5 ~ 10 分钟。

（2）0 ~ 6 岁儿童：小儿推拿是 0 ~ 6 岁儿童日常保健和健康干预的主要手段，下面列举一些常用的小儿推拿方法，既可以保健又可以祛病。

1）常用小儿推拿方法

揉脾经

主治：腹泻、便秘、痢疾、食欲不振、黄疸等。

位置：拇指末节螺纹面。

操作：操作者一手握住小儿手掌，另一手的拇指螺纹面按住小儿拇指螺纹面，顺时针或逆时针方向揉 100 ~ 300 次。

揉肺经

主治：感冒、发热、咳嗽、胸闷、气喘、虚汗、脱肛等。

位置：无名指末节螺纹面。

操作：操作者一手握住小儿手掌，另一手的拇指螺纹面按住小儿无名指螺纹面，顺时针或逆时针方向揉 100 ～ 300 次。

揉板门

主治：食积、腹胀、食欲不振、呕吐、腹泻、气喘、嗳气等。

位置：手掌的大鱼际隆平面。

操作：操作者一手握住小儿手掌，另一手的拇指端按揉小儿大鱼际 100 ～ 300 次。

摩腹

主治：消化不良、腹痛、腹胀、恶心、呕吐等。

位置：腹部。

操作：操作者用手掌掌面或食指、中指、无名指指面附着于小儿腹部，以腕关节连同前臂作环形有节律的移动的方法，称为摩法。摩 3 ～ 5 分钟。

推七节骨

主治：泄泻、便秘、脱肛、遗尿等。

位置：腰骶部正中，第四腰椎至尾骨末端处。

操作：操作者用拇指桡侧面或食指、中指指面自下而上或自上而下直推 100 ～ 300 次。向上推为推上七节骨；向下推为推下七节骨。

揉足三里

主治：腹胀、腹痛、腹泻、呕吐、下肢痿软无力等。

位置：外膝眼下 3 寸，胫骨前嵴外 1 横指处。

操作：操作者用拇指端按揉 100 ～ 300 次。

捏脊

主治：发热、惊风、夜啼、疳积、腹泻、呕吐、腹痛、便秘等。

位置：背脊正中，大椎至尾骨末端处。

操作：双手的中指、无名指、小指握成空拳状，手心朝上，食指半屈，拇指伸直并对准食指的前半段，各指要自然。施术时应从儿童尾椎下的长强穴开始（由于长强不易取穴，实际操作时可从尾骨下开始），术者用双手的食指与拇指合作，在食指向前轻推患儿皮肤的基础上与拇指一起将儿童的皮肤捏拿起来，然后沿着督脉，自下而上，左右两手交替合作，按照推、捏、捻、放的先后顺序，自尾椎下的长强穴向上捏拿至脊背上端的大椎穴，此为捏 1 遍，如此捏 6 遍，在第 5 遍捏拿儿童脊背时，在患儿督脉两旁的脏腑俞穴处，用双手的拇指与食指合作分别将脏腑俞穴的皮肤，用较重的力量在捏拿的基础上，提拉一下。捏拿第 6 遍结束后，用双手的拇指腹部在患儿腰部的肾俞穴处，在原处揉动的动作中，用拇指适当地向下施以一定的压力，揉按结合。

2）推拿注意事项

操作前需准备滑石粉、爽身粉或冬青膏等介质。

操作者应双手保持清洁，指甲修剪圆润，防止操作时划伤小儿皮肤。

天气寒冷时，要保持双手温暖，可搓热后再操作，以免凉手刺激小儿，造成紧张，影响推拿。

推拿手法应柔和，争取小儿配合。

局部皮肤破损、骨折早期不宜推拿。

3）常见症状儿童保健推拿

大便干：揉脾经、摩腹、推下七节。宜在清晨或饭前进行。

腹泻：揉脾经、摩腹、推上七节。宜在清晨或饭前进行。

食欲不振：揉脾经、揉板门、捏脊。宜在清晨或饭前进行。

腹胀：推脾经、摩腹、捏脊。宜在清晨或饭前进行。

夜寐不安：摩腹、揉足三里、捏脊。宜在睡前或下午进行。

出汗多：揉肺经、揉脾经、捏脊。宜在饭前进行。

反复感冒：推肺经、揉足三里、捏脊。宜在饭前进行。

尿床：揉足三里、推上七节、捏脊。宜在睡前或下午进行。

（3）6 ~ 18岁少年儿童：此期主要阐述儿童青少年健康管理中的几个主要关注点的干预方法。

1）超重与肥胖：随着经济社会的发展和人民生活水平的提高，体重超标和肥胖发生率日益增加。WHO将肥胖与艾滋病、毒药麻痹和饮酒成瘾并列为世界四大医学社会问题。全球每年至少有280万人死于超重或者肥胖。青少年单纯性肥胖易发展为成人肥胖症，导致成年后代谢综合征、高血压、动脉硬化、冠心病、脂肪肝、肝硬化发病率增多。同时，心肺负担增加，稍一活动即感到气急、心慌，严重者可发生肥胖性心肺功能不全；下肢负担加重，易于发生膝关节磨损；对胰岛素抵抗性增加，胰岛素和血糖均可增高；血脂增高，肝功能受损；皮肤易受损，常有色素沉着，易发湿疹；另外，肥胖还会影响智力（大脑细胞周围脂肪沉积）和肺功能及性发育和生育能力（垂体脂肪浸润，促性腺激素分泌减少）。因此，儿童和青少年的体重管理重点在于对超重和肥胖的干预。

对超重和肥胖干预的总原则：管住嘴、迈开腿、多喝水。

控制饮食：减少饮食总量；多吃富含蛋白质和维生素的高纤维食物，如新鲜蔬菜和水果、鱼、虾、蛋、奶、牛肉、禽类、肝、豆腐、豆浆；喝白开水、不添加糖的鲜果蔬汁；少吃甜食及高脂肪食品，如含氢化植物油的各种糕点、糖果、蜜饯、巧克力、冷饮、甜点心、膨化食品、西式快餐、肥肉、黄油、油炸食品、各种含糖饮料等。

增加运动：长期有规律的运动不仅可防治肥胖，且可提高体质，年轻时的运动效应可延续到老年。运动方式应以有氧运动为主，包括力量运动、柔韧性训练、家务劳动等。运动强度以心率达到最大心率的60% ~ 75%为佳。计算公式为：（220 — 年龄）×（60% ~ 75%）。每日运动时间至少30分钟，最好60分钟。每周至少150分钟，中等强度运动每日1小时以上，其中纵向运动20分钟以上。

转变生活方式：减少久坐时间，看电视、玩游戏、使用电脑时间每天不超过2小时；不躺着看书、看电视；每静坐40分钟后要活动10分钟；做到早睡早起，不睡懒觉。

控制代谢综合征，防止糖尿病：代谢综合征是指与生活方式密切相关，以向心性肥胖、高血糖、高血压及血脂异常等集结发病为特征的一组临床症候群。是心脑血管疾病等许多重大非传染性疾病的共同病理基础和早期阶段。其干预措施除了上述控制饮食、加强活动和转变生活方式之外，还应该及时应用药物和其他手段控制高血压、血糖异常、血脂异常等代谢综合征的病理生理改变。

中药治疗：儿童单纯性肥胖症分为4型，脾虚湿阻型，选用平胃散加减；胃热湿阻型，选用泻黄散加减；脾肾两虚型，选用六君子汤合五子衍宗丸加减；阴虚内热型，选用杞菊地黄丸加减。

非药物疗法：针灸取穴，天枢、内关、丰隆、足三里、三阴交 5 穴为主穴，施以中等强度刺激。患儿感酸胀为宜，并留针 30 分钟以上，治疗隔日 1 次，每周至少进行 3 次，连续治疗 8 周为一疗程。并联合捏脊法，患儿取俯卧位，嘱患儿充分放松背部肌肉，操作者立于患儿右方，通过双手拇指桡侧面力顶患儿脊柱对称皮肤，并以食、中指对拇指的用力方向进行对抗，之后轻柔地随捏随提皮肤，由下至上，双手交替用力，顺序为骶尾部直至颈部，此循环每日 1 次，每次 5 遍，并结合摩腹法，通过操作者掌心贴于患儿腹部，沿脐周行顺时针按摩 5 分钟后逆时针按摩 5 分钟，注意操作手法轻柔以及用力均匀，以局部微热下渗为宜，每周至少进行 3 次，连续治疗 8 周为一疗程。

2）身材矮小：定期进行身高的检测和评估。

加强纵向运动：跳绳、摸高、单杠、吊环等。

平衡营养饮食：不挑食；多吃富含氨基酸、微量营养素的食物，如牛肉、牛奶、鸡蛋、海鲜、蔬菜等；多晒太阳，补充维生素 D 至青春期。

保证睡眠时间：新生儿 14 ~ 20 小时，婴儿 13 ~ 18 小时，幼儿 12 ~ 14 小时，学龄前儿 11 ~ 12 小时，学龄儿 9 ~ 10 小时，成人 7 ~ 8 小时。

纠正引起矮小症、性早熟等影响身高的健康危险因素。

保持心情开朗。

补充生长激素：对于生长激素缺乏症、甲状腺功能减退（呆小病）、先天性卵巢发育不良综合征（Turner 综合征）、宫内发育迟缓、特发性矮身材（包括青春期发育迟滞、家族性矮小等）等原因引起的矮小症均可用重组人类生长激素（rhGH）治疗。对性早熟伴预测身高矮小也可在使用抑制性早熟治疗的基础上合用生长激素。

3）性早熟

性早熟的预防：避免进食含雌激素或雄激素的食品。如动物的卵巢、睾丸、内脏、花粉产品（包括蜂王浆、蜂蜜等）、补肾的中药、添加性激素（如避孕药）的水产等；尽量少看或不看易诱发性冲动的电视、电影或玩富有刺激的游戏；多从事体育锻炼、户外活动，增加体内能量消耗。

性早熟的西医治疗：发现性早熟要到医院儿童生长发育专科或小儿内分泌科去就诊。首先看看骨龄是否偏大，如果偏大且预测身高矮小，应给予抑制性发育的药物或加用促进生长的药物来治疗。如果骨龄不大，预测身高不矮小，可以顺其自然，定期复查骨龄。性早熟早期及单纯乳房发育等可用中药控制。

对于骨龄偏大的真性性早熟原则上应进行药物干预。其干预的短期目标为：减缓骨龄进展，逐渐使其与实际年龄相一致；控制和减缓第二性征成熟程度和速度；阻止女孩的月经初潮；治疗潜在病因。干预的长期目标：改善最终成年后身高；恢复儿童实际生活年龄应有的心理行为。

目前治疗特发性儿童性早熟最为有效的药物是促性腺激素释放激素激动/类似剂（GnRHa）。其作用机制是 GnRHa 与体内的促性腺激素释放激素（GnRH）受体结合，通过竞争性抑制使垂体对内源性的 GnRH 失敏，促卵泡素（FSH）和黄体生成素（LH）分泌减少，性征消退或延缓出现，延缓骨骼成熟及骨骺的融合，有利于改善患儿的最终身高。该抑制作用呈高度可逆性，停药后数月即消失，不会影响儿童今后的发育。常用的剂型包括曲普瑞林和亮丙瑞林。

性早熟的中医治疗：陈燕子在《中医辨证论治儿童特发性性早熟》中提出，性早熟病因与先天禀赋及后天调养有关，本病病位在肾、肝、脾三脏及冲任二脉。肾阴未充、相火偏亢、肝失疏泄郁而化火、脾虚痰结、湿浊下注是导致本病的主要病机，其中肾阴亏损、相火偏旺、阴阳失调是根本病因。

阴虚火旺型

症状：除性早熟的特征性表现外，尚伴有潮热盗汗，五心烦热，口舌干燥，两颧潮红，夜寐不宁，大便干结，小便短黄，烦躁易怒，舌红绛，少苔或者无苔，脉细数等肾阴不足，相火偏亢症状。

治法：宜滋补肾阴，清泻相火。

方药：知柏地黄丸加减，药用知母、黄柏、生地黄、山药、牡丹皮、泽泻、茯苓等。

肝郁化火型

症状：除性早熟的特征性表现外，尚伴乳房胀痛，胸闷不舒，喜叹息，烦躁易怒，胸胁胀痛，口干口苦，脸部痤疮，带下量多、色黄，舌红，苔黄，脉弦数等肝失疏泄，郁而化火等症状。

治法：宜疏肝解郁，清热泻火。

方药：丹栀逍遥散加减，药用牡丹皮、栀子、柴胡、当归、白术、白芍、薄荷、生姜、甘草等。

痰湿蕴结型

症状：除性早熟的特征性表现外，同时伴有形体肥胖，身体困重，脘腹胀满，口中黏腻，大便溏薄不成形，舌淡苔白腻，脉濡数等脾胃虚弱，痰湿壅滞之症状。

治法：健脾利湿，化痰通络。

方药：二陈汤加减，药用半夏、陈皮、茯苓、甘草等。

4. 随访和评价

（1）随访：根据儿童及青少年的年龄特征进行随访，年龄越小随访次数越频繁，对于 0 ~ 6 岁的健康儿童，建议每 3 个月或半年随访一次，6 ~ 18 岁的健康少年儿童，建议每半年至一年随访一次。主要内容为家庭生活情况、饮食、起居、情志、运动等健康生活方式的执行情况，进行体格检查和必要的实验室检查，中医体质辨识，针对儿童的情况进行反馈并再次指导养成良好的生活方式。

（2）效果评价：按照上述随访周期评估儿童及青少年的身体状态，根据情况调整干预方案并继续监测。若发现临床症状和生理指标异常、心理行为偏差等，需要转诊到其他科室进一步诊治。

（吕漉沙）

第三节 老年人中医健康管理

一、概述

我国《老年人权益保障法》第 2 条规定老年人的年龄起点标准是 60 周岁，即凡年满 60 周岁的都属于老年人。根据 1956 年联合国《人口老龄化及其社会经济后果》确定的划分标准，当一个国家或地区 65 岁及以上老年人口数量占总人口比例超过 7% 时，则意味着这个国家或地区进入老龄化。自 1999 年我国进入老龄化社会以来，我国老龄化人口日益增多，我国第七次人口普查显示，我国 60 岁及以上人口为 2.64 亿人，占比为 18.7%。《大健康产业蓝皮书：中国大健康产业发展报告》预测，2050 年我国 60 岁及以上老年人口数量将达

4.83 亿人，80 岁及以上老年人口将达 1.08 亿人，我国将成为世界上老年人口最多的国家。我国老年人具有数量庞大、老龄化速度快、与经济发展不同步、存在地区性差异、老龄人口呈现高龄化趋势等特点，这使得我国人口老龄化问题日趋严重。

老年人是慢性病的主要人群，慢性病具有患病率高、复发率高、疾病周期长等特点，老年慢性病患者日益增多，社会经济负担加重，对公共卫生资源构成巨大压力。如果能通过管理维持老年人健康状态，则能减低老年人因慢性病而产生的压力。中央和各级政府部门历来重视老年人健康管理工作，出台了有关老年人健康管理的政策法规，对老年人健康管理主体的职责也做出了较为明确的划分，我国“十四五”规划中指出要实施积极应对人口老龄化的国家战略，培育养老新业态，构建居家社区机构相协调、医养康养相结合的养老服务体系，健全养老服务综合监管制度。在“健康中国”的大背景下，将老年健康体系建设与养老服务发展体系建设相结合，可以有效缓解医疗养老资源短缺的问题，对我国老年人进行科学的健康管理具有重要意义。

二、老年人的生理特点

老年人在各大系统的表现都与普通人有显著差异，其中最明显的差异是体型、视觉和听觉以及下肢运动系统。老年人最主要的生理特点是个体老化，即人体随着年龄增长，机体对内外环境适应力减退，在形态、功能和代谢等方面发生进行性、衰退性变化。老年人的代谢功能下降，消化功能、心功能降低，同时脑功能和肾功能等器官功能也逐渐降低。老年人的体内成分也在逐渐发生改变，如脂肪组织增多，细胞量下降，其突出表现为由于肌肉组织的重量减少而出现肌肉萎缩，体内水分减少而出现的皮肤干燥，骨组织中矿物质减少而出现的骨质疏松、骨密度降低等。

在心理上，由于衰老和疾病，老年人容易产生对衰老和死亡的恐惧，同时由于脱离原工作和社会环境，容易产生自卑心理，缺乏自信，又有一些老人缺少家人陪伴，常易产生抑郁情绪。

《素问・上古天真论》曰：“女子七岁，肾气盛，齿更发长……七七任脉虚，太冲脉衰少，天癸竭，地道不通，故形坏而无子也。丈夫八岁而肾气实，发长齿更……七八肝气衰，筋不能动，天癸竭，精少，肾脏衰，形体皆极，则齿发去。”阐述了人体由年幼到年老的转变过程，人变老也是生理变化的必然过程。衰老是生命活动的自然过程，其主要因素是肾所藏先天精气的自然盛衰，而其他脏腑，特别是化生水谷精气的脾胃盛衰也是衰老的重要因素。

“阴阳者，天地之道也，万物之纲纪，变化之父母，生杀之本始，神明之府也。”阴阳的运动变化是世间万物发生、发展的核心要素。《灵枢・天年》曰：“人生十岁，五脏始定，血气已通，其气在下，故好走……四十岁，五脏六腑十二经脉，皆大盛以平定……故好坐；五十岁，肝气始衰，肝叶始薄，胆汁始灭……百岁，五脏皆虚，神气皆去，形骸独居而终矣。”《灵枢・营卫生会》指出：“老壮不同气……老者之气血衰，其肌肉枯，气道涩，五脏之气相薄，其营气衰少而卫气内伐，故昼不精夜不寐。”《素问・阴阳应象大论》曰：“年四十，而阴气自半也，起居衰矣。”其所说的“阴气自半”，是指人体机能由盛而衰的转折时期所发生的生理变化。四十在男子是五八之年，女子则为五七之期；阴气指决定人体生长发育的肾气肾精，此时肾精肾气开始衰退，气血化生日趋减少使脏腑功能日渐低下，人体生理机能上开始出现一系列减退改变，老年人器官代偿储备功能随年龄增长而下降，尤其是体内自我调节机制逐渐减弱。

三、老年人健康影响因素

1. 生理因素

身体衰老是影响老年人身体健康的最主要的因素。进入老年后，人的视力、听力均有所下降，同时其触觉、嗅觉、味觉等感官也逐渐发生退行性改变。其生理特点表现为脏腑、气血、精神等生理功能的自然衰退，机体调控阴阳平衡的稳定性降低。随着老年人身体器官生理功能的逐渐衰退，多发生一些不适症状，据统计，65 岁以上老年人中，约 1/4 的人经常患病，即使不患病，也常会有四肢酸痛、乏力疲惫等不适症状。

2. 家庭及社会环境因素

家庭及社会环境发生变化会影响老年人的身体健康。工作离退休是老年人的必然经历，老年人离退休、不能从事重体力劳动后，其社会环境与生活角色发生了重大转变。生活环境从原有的“工作＋家庭”的社会多元化转变为“家庭”的生活单一化，同时生活环境的改变也会造成生活习惯改变、生活质量下降、福利待遇下降等变化，通常会对老年人的身体与心理健康造成不利影响，会诱发各种疾病的产生。

老年人的生活环境由社会转向家庭，家庭就成为老年人物质与精神的主要依托。家庭中家庭地位、贡献度、婚姻状况等许多因素影响着老年人的健康。婚姻是家庭的基石，也是正常家庭生活的必要条件，目前老年人的婚姻状况普遍存在丧偶率比较高的情况。研究表明，老年人的婚姻状况与健康状况关系十分密切，无配偶的老年人身体状况要低于有配偶的老年人，丧偶给老年人带来严重的心理创伤和生活环境的急剧改变，导致丧偶老人的死亡率较有配偶者高。

3. 心理因素

心理因素是影响老年人身体健康的重要因素。由于社会角色和社会地位的改变，老年人的心理状态会出现极为明显的变化与波动，其适应环境及自我调控能力下降。加之老年期处于人生阶段的后期，由于对死亡的未知和恐惧，老年人容易产生悲观害怕、孤独垂暮、忧郁多疑、烦躁易怒等情绪。若遇到不良环境和刺激因素，易于诱发多种疾病，较难恢复。

4. 受教育程度因素

受教育程度对老年人生活条件和健康状况影响很大。老年人文化程度的高低直接影响其参加社会活动的能力，我国老年人文化程度普遍较低，文盲、半文盲比例高，影响着老年人的社会交往和精神生活。通常老年人的文化程度越高，社会地位也就越高，从而经济收入和家庭地位也越高，其健康预防、养生理念也越强，健康状况也就越好。

5. 经济因素

WHO 表明，导致居民健康状况差异及健康状况分布不平衡的根源是经济社会地位，而不是病毒和病原体。老年人的经济收入通常低于社会平均水平，城市老年人的平均收入，要低于同期城市职工的平均收入；农村地区老年人的收入主要来源于自己的劳动和子女的接济，经济收入低的问题尤为突出。经济收入低下严重影响了老年人的营养、生活条件、医疗保健等，从而影响其健康状况。

四、老年人健康标准和常见老年疾病

（一）老年人健康标准

中华医学会老年医学分会根据 WHO 的健康老人标准，制定了《中国健康老年人标准》

（2013），具体如下：

（1）重要脏器的增龄性改变未导致功能异常，无重大疾病，相关高危因素控制在与其年龄相适应的达标范围内，具有一定的抗病能力。

（2）认知功能基本正常，能适应环境，处事乐观积极，自我满意或自我评价好。

（3）能恰当处理家庭和社会人际关系，积极参与家庭和社会活动。

（4）日常生活活动正常，生活自理或基本自理。

（5）营养状况良好，体重适中，保持良好生活方式。

（二）常见老年疾病

老年疾病是指患病率随着增龄而升高的慢性疾病，一般分为以下四类：

（1）老年共有疾病：指老年人和成年人都可以发生的疾病，如高血压、冠心病、脑血管病变、糖尿病及恶性肿瘤等。

（2）老年特有的疾病：指老年人特有的疾病，而成年人一般不会发病的，比如钙化性心脏瓣膜病、缺血性肠病、餐后低血压等。

（3）老年人特有的症状：也称为老年综合征，是指老年人一般特有的症状，而成人一般不发病，包括跌倒、尿失禁、谵妄等。

（4）老年人的心理疾病：由于生理及社会环境、家庭环境等因素，老年人容易出现对死亡的恐惧情绪、对生活的焦虑情绪及健忘、话多、失眠等一系列变化，则容易病发焦虑症、抑郁症、疑病症、离退休综合征、空巢综合征等，严重时还会产生轻生情绪等心理疾病。

五、管理人群和目标

（1）管理人群：60岁及以上人群。

（2）管理目标：保持老年人身体和心理的健康状态。

六、自助管理方案

（一）管理流程

详见第一章第三节中医健康管理相关内容。

（二）管理方法

1. 建立档案

收集家庭健康记录表（附录1）、历年健康体检报告、中医体质辨识报告、历次就医资料、家庭功能评估表（附录2）、焦虑抑郁自评量表（附录3）、健康自测问卷（附录4）等健康相关的资料，动态了解自身的健康状况，便于定期回顾分析健康危险因素，有利于疾病早发现、早预防、早控制。

2. 监测评估

（1）居家监测：记录体重、腰围、血压、心率、睡眠情况、情绪波动、体力状况、饮食情况、排便与排尿情况、身体疼痛及感觉异常等状况，健康档案包含被管理者的基本健康信息，被管理者应在医生的指导下学习正确的健康知识，建立健康的医疗观念、保健观念。了解老年人正常生理特征，区分生理现象与病理变化，老年人尤其应关注慢性疾病的预防，例如高血压、糖尿病、冠心病、高脂血症、骨关节痛等，预防身体发生疾病的同时，还可以预防心理疾病的发生。

（2）中西医体检：每年进行健康体检，进行实验室及放射线检查，包括血、尿、便常规检查，胸透，肝肾功能，血脂，血糖检查等全身健康状况的检查项目，除此之外，还应当包括部分针对老年人常见慢性病的特殊检查，例如心电图、颈部彩超、心脏彩超检查，老年男性的前列腺检查，老年女性的乳腺及妇科检查等，配合医疗单位完成健康档案。要认真了解年度体检报告，重视健康管理的作用，预防疾病发生，若发现健康状态有向不好方向发展的趋势，要及时就医，寻求专业医生采取相应措施。

3. 自助调养

《老年人健康管理技术规范》中提出，老年人应该勤洗手，常洗澡；早晚刷牙，饭后漱口；经常开窗通风，保持空气流通；劳逸结合，作息规律；主动饮水；坚持每日晒太阳；咳嗽、打喷嚏时遮掩口鼻，不随地吐痰；不滥用镇静、催眠和镇痛剂等成瘾物；保持大便通畅；控制体重，避免超重、肥胖或体重过轻；不抽烟，少饮酒，不酗酒；食品新鲜卫生；进餐定时、定量、细嚼慢咽；膳食以谷类为主，粗细搭配；多吃蔬菜水果；适量摄入肉、禽、鱼、虾及蛋类；经常食用奶类、豆制品和少量坚果；控制油、盐摄入，保持饮食清淡；合理补充微量营养素；正确选择保健食品；选择适宜的运动项目；掌握合适的运动次数、时间和强度；保持良好心态和稳定的情绪；建立良好的人际关系等调养方法，除此之外还应在以下方面进行调养：

（1）提高健康素养：唐代医学名家孙思邈讲："尽其天年，度百岁乃去。"人的衰老是正常的生理现象，要想长寿，就必须对衰老过程进行全面、深刻、认真的认识。体质的形成来自先天禀赋，与人天生的元气、年龄、性别等因素相关，但同样受到后天的影响，如情志、饮食起居、食法不当、劳逸不当、自然环境、社会变迁与个人境遇等。因此，可以通过中医药的健康指导，改善和纠正偏颇体质，保持身体健康。

人到老年，机体的器官组织形态和功能都发生了退行性变化，脏腑气血生理机能自然衰退，阴阳失衡。社会角色和地位的改变，带来心理上的变化，易产生孤独寂寞、忧郁多疑、烦躁易怒、失落等心理状态。老年人的养生保健应从心理调摄、饮食调养、起居调摄、运动调摄等多方面进行。

（2）心理调摄：培养乐观情绪，保持神志安定；缓解疲劳、平稳血压和心律，达到心身愉悦。在日常生活中保持平和的心态，可根据个人爱好，选择弹琴、下棋、书法、绘画、听音乐、阅读、旅游、种植花草等放松心情。

（3）饮食调养：俗话说"民以食为天"，也有一句话叫作"病从口入"，由此可见饮食对人体健康起到了非常重要的作用。人到老年，新陈代谢减慢，胃肠道消化功能减弱，所以饮食上应注意，不要过饥过饱，也不要进食过冷过烫或不干净食物；粗细粮食宜合理搭配，多吃五谷杂粮、蔬菜瓜果，少食过于油腻及辛辣食品；注意戒烟限酒。过于油腻会阻碍脾胃的运化功能，使本就代谢慢的机体负担更加重。而老年人多属阴阳俱虚，过食辛辣可消耗阴液，加剧老年人阴虚的症状，而阴阳相生相长，日久也会使阳气更加亏耗。烟酒对人身体的伤害不言而喻，从西医角度来讲，烟酒会造成心脑血管的负担，导致一系列心脑血管疾病，从中医角度讲，烟酒会促使体内湿热的形成，加之老年人代谢缓慢，从而使体内浊气不易排出，出现一些不适症状。

不同季节可进食不同蔬菜、水果，春季宜多食蔬菜，如菠菜、芹菜、春笋、荠菜等。夏季宜多食新鲜水果，如西瓜、番茄、菠萝等，也可进食一些清凉生津食品，如金银花、菊花、鲜芦根、绿豆、冬瓜、苦瓜、黄瓜、生菜、豆芽等均可酌情食用，以清热祛暑。长夏宜选用茯苓、藿香、山药、莲子、薏苡仁、扁豆、丝瓜等利湿健脾之品，不宜进食滋腻碍胃的食物。秋季宜选用寒温偏性不明显的平性药食。同时,宜食用濡润滋阴之品以保护阴津,如沙参、麦冬、阿胶、甘草等。冬季宜选用温补之品,如生姜、肉桂、羊肉等温补之品。

(4)起居调摄:老年人因为机能减弱,抵抗力相对较差,对环境的适应能力降低,反应也日渐迟钝,稍遇劳累,需更多的时间休整恢复,所以注意生活起居的调摄,是关系到老年人能否有效地防御疾病的侵袭、消除精神及机体的疲劳和恢复旺盛精力的关键点。老年人的起居宜规律,睡眠要充足,劳逸相结合,穿戴求自然。要避免久坐、久立、久视、久卧。所谓"久坐伤肉""久立伤骨""久视伤血""久卧伤气",同时,要避免重体力的劳动。

老年人的起居要遵循劳逸适度原则。必要的脑力劳动和躯体运动,是老年人享受生活乐趣、维持精神和体力旺盛不衰所必需。但老年人由于机体功能减退,容易疲劳,体力和脑力的劳动应该适当,切勿超过力所能及的程度;而且,还必须注意劳动后的休补和调养,否则就可能因过度疲倦,"劳伤"致病。中医历来强调劳逸适度的重要性,认为只有做到"行不疾步、耳不极听、目不极视、坐不至久、卧不极疲"以及"量力而行,勿令气之喘,量力谈笑,方得欢通,不可过度"等,才符合人的正常生命规律,有利于健康长寿。而无论是过劳,还是过逸,都于心身健康无利。

老年人应安排合理的生活作息制度,培养有规律的生活习惯,做到每日定时睡眠、定时起床、定时用餐、定时锻炼身体、定时排大便、定时洗澡等。根据时间医学的观点,井井有条的生活安排,能使人生机勃勃、精神饱满,维持人体心理、生理功能的正常无恙。

(5)运动调摄:按照《中国成人身体活动指南》,推荐如下。

1)老年人身体活动的目标包括:改善心肺和血管功能,提高摄取和利用氧的能力;保持肌肉力量、延缓肌肉量和骨量丢失的速度;减少身体脂肪的蓄积和控制体重增加;降低跌倒发生的风险;调节心理平衡,减慢认知能力的退化,提高生活自理能力和生活质量;防治慢性病。

2)活动内容包括:①有氧运动:参加步行等传统有氧运动的同时,鼓励老年人参加日常生活中的身体活动,如园艺、旅游、家务劳动、娱乐等。对于高龄及体质差的老年人,不需强调锻炼一定要达到中等强度,应鼓励老年人靠运动的积累作用和长期坚持产生综合的健康效应。②抗阻力活动:健康老年人可通过徒手或采用哑铃、沙袋、弹力橡皮带和拉力器等抗阻力活动增加肌力。对体弱或伴有骨质疏松症以及腹部脂肪堆积者,还可采用弹力橡皮带进行腰背肌、腹肌、臀肌和四肢肌等肌肉的练习。肌力训练的动作可分组进行,每组的动作不宜过多、阻力不宜过大,中间休息时间长短根据体力情况确定。进行上述运动时,应以大肌肉群运动为主,抗阻力活动过程中用力应适度、避免憋气,以控制血压升高的幅度,预防发生心脑血管意外。一般每周应做两次肌力训练,也可隔天进行。③功能性身体活动:有氧活动、肌力锻炼、关节柔韧性、身体平衡和协调性练习都可作为功能性活动的内容,如广播操、韵律操和专门编排的体操等均含有上肢、下肢、肩、臀和躯干部及关节屈伸练习。各种家务劳动、舞蹈、太极拳等也包含功能性活动的成分。

3)老年人正常的活动量:①强度:老年人身体健康状况和运动能力的个体差异较大,计划身体活动强度宜量力而行。对于体质好的老年人,可适当增加运动强度,以获得更多的健康效益。②时间:老年人有更多的时间从事运动锻炼,建议每日进行 30 ~ 60 分钟中等强度的身体活动。如果身体条件允许,可进行更长时间的锻炼。如进行大强度的锻炼时间可以减半。老年人的身体活动时间也可以 10 分钟分段累计。③频度:老年人的运动频度与一般人的推荐一致,即鼓励每天都进行一些身体活动,并根据个人身体情况、天气条件和环境等调整活动的内容。

4）注意事项：①老年人参加运动期间，应定期做医学检查和随访。患有慢性病且病情不稳定的情况下，应与医生一起制定运动处方。②感觉和记忆力下降的老年人，应反复实践掌握动作的要领，老年人宜参加个人熟悉并有兴趣的运动项目。为老年人编排的锻炼程序和体操，应注意动作简单，便于学习和记忆。③老年人应学会识别过度运动的症状。运动中，体位不宜变换太快，以免发生体位性低血压。运动指导者应注意避免老年人在健身运动中的伤害。④对体质较弱和适应能力较差的老年人，应慎重调整运动计划，延长准备和整理活动的时间。⑤合并有骨质疏松症和下肢骨关节病的老年人，不宜进行高冲击性的活动，如跳绳、跳高和举重等。⑥老年人在服用某些药物时，应注意药物对运动反应的影响。如美托洛尔和阿替洛尔等，会抑制运动中心率的增加。

除此之外，老年人应该形成良好的运动健身习惯，可根据个人爱好和耐受程度，选择适合的运动健身项目。运动能帮助气机的升降出入，协调气血平和，增强代谢，但随着年龄增长，元气衰弱，老年人运动与恢复能力减退，剧烈运动往往造成伤病，老年人可以选择较温和的运动方式，保持气血平和、筋骨柔顺，如太极拳、八段锦、舞蹈等。要注意宜循序渐进：运动、适度运动、长期坚持运动。在运动时如出现胸闷、呼吸困难、脉搏显著加快等不适症状，应停止运动，去医院进一步检查。运动中发生损伤应休息和及时就医。运动中应注意天气变化，避免在大风、大寒、大雾、大雪及空气污染的环境中锻炼，运动出大汗，劳累应及时更换衣物休息，避免风寒侵袭，损伤阳气，阻滞经络。

太极拳是老年人常用的运动养生方式，是一种有氧运动，可以疏通经络，强健筋骨。太极以中国传统道家哲学中的无极生太极，阴阳转化，生生不息理念为核心思想。太极拳结合阴阳五行变化、经络学说、导引吐纳术，由技击对抗的拳法而转型为强身健体、颐养性情的运动体操。其具有柔和、缓慢、轻灵、刚柔相济的动作特点，配合音乐的韵律展示出传统文化自然高雅的美学特点。使身心放松，气血调达，达到健身的目的。

五禽戏是模仿动物形态的体操，据史书记载为三国时期名医华佗所创，是传统导引养生功法的代表之一。它是通过模仿虎、鹿、熊、猿、鸟五种动物的活动，根据古代吐纳、导引之术，结合脏腑、经络、气血创编的一套健身气功功法。该功法通过模仿动物们不同的形态动作及气势，结合各自的意念活动，能起到舒筋活络、强健脏腑、灵活肢体关节的功用。

八段锦在南北朝时期便已出现，成形于明代，是一套导引气功功法，由八节组成，其动作舒展，共有八段，每段一个动作，动作简单易学，适合老年人群练习。

（6）穴位保健：可选取涌泉穴、足三里穴、太溪穴等，用大拇指或中指指腹按压穴位，做轻柔缓和的环旋活动，以穴位感到酸胀为度，按揉 2 ～ 3 分钟，每日操作 1 ～ 2 次。

涌泉穴：位于足底部，卷足时足前部凹陷处，约当足底 2、3 趾趾缝纹头端与足跟连线的前三分之一与后三分之二交点上。俗话说，“若要老人安，涌泉常温暖”，推搓涌泉穴俗称“搓脚心”，需搓出热感，对老年性的哮喘、腰腿酸软、便秘等病都有不错的预防和调理效果。具体方法是用拇指从足跟向涌泉穴做前后反复的推搓，或用手掌轻缓地拍打，以足底部有热感为宜。另外，还可用热盐水泡脚温暖涌泉穴，水温以自己能适应为度，每日临睡觉前浸泡 15 ～ 30 分钟。

足三里穴：位于小腿前外侧，当犊鼻下 3 寸，距胫骨前缘一横指处。

太溪穴：在足内侧，内踝尖与跟腱间的凹陷处。采取坐位，双脚自然向上分开，或取盘腿坐位。然后用双拇指点按或按揉太溪穴，以感到酸痛为宜，能够温肾补阳，对于肾阳虚引起的怕冷、四肢冰凉有较好的疗效。

神门穴：是手少阴心经穴，位于腕部，腕掌侧横纹尺侧端，尺侧腕屈肌腱的桡侧凹陷处。主治心病、心烦、惊悸、怔忡、健忘、失眠、癫狂痫、胸胁痛等疾病。

内关穴：摊开手臂，掌心向上，然后握拳并抬起手腕，可以看到手臂中间有两条肌腱，心包经上的内关穴就在离手腕第一横纹上两寸的两条肌腱之间。内关穴有宁心安神、理气止痛等作用，是中医医治心脏系统疾病以及胃肠不适等病症的首选大穴。因为内关穴十分好找，所以可以作为日常按揉的穴位，无论是走路还是闭目养神时，都可以操作，对于调节心律失常有良好作用。需要注意的是，按揉此穴不必用太大力气，稍微有酸胀感即可。

4. 定期回顾评价

根据居家监测内容，定期自我评价身体、心理状况和家庭功能，及时调整生活方式或及时就医。

七、医助管理方法

（一）管理流程和内容

见第一章第三节中医健康管理相关内容。

（二）管理方法

1. 健康档案

根据患者需求为健康老年人建立中医健康管理档案，包括健康体检自测问卷(《健康体检基本项目专家共识》)、中医体质辨识报告、中医经络检测报告、中医四诊情况记录、健康体检报告、疾病风险评估报告、就诊记录、健康管理日程记录(包括随访时间、健康状态、处理措施及效果)等健康相关资料。根据不同年龄、性别定期进行例行中西医检查和随访，相关信息资料均要完整保存在健康档案中，作为复诊随访的依据。健康信息应该是动态的、连贯的和可持续的，是中医健康管理工作评估和制定个性化中医健康管理方案的主要依据。

2. 健康评估

(1)健康危险因素评估：监测健康危险因素是健康管理的第一步，也是预防疾病发生的重要手段。根据健康体检自测问卷、中西医问诊信息和各项检测结果，评估其生活方式、行为危险因素、生理指标危险因素、环境危险因素、生物遗传因素、医疗卫生服务、个人疾病史、现代社会常见其他危险因素。

(2)健康状态评估：根据中医体质辨识、中医经络检测、中医四诊资料、体格检查、实验室检查、组织病理检查、影像学检查、心理健康检查、健康风险和疾病风险评估、可穿戴设备等获取的资料，评估老年人的体质、经络和各系统健康状态，是否达到老年人健康标准，其中，慢性病例如糖尿病、高血压、冠心病、高脂血症等疾病，以及男性老年人生殖系统健康应受到重视。

3. 干预方法

此部分健康管理所面向的人群是老年健康人群，健康管理的医疗干预在中医学领域属于治未病中“未病先防”范畴，中医体质学是整个健康管理的关键核心思想，在科学的指导下，运用中医治疗手段调整体质，预防疾病的发生，使老年人保持健康状态。具体方法分为三个方面。

(1)咨询指导：通过线上线下相结合的方式，为建档健康老年人解读中西医体检报告，消除老年人对自身认识的盲区，正确区分正常生理现象和病理变化。为受管理者提供科学的健康咨询，包括身体健康和心理健康两个部分。解答与健康相关的饮食、起居、运动、经络腧穴、体质、症状、体征、实验室物理检查指标等方面的问题，指出其生活中存在的健康危险因素，针对性地进行健康教育和科学指导。

（2）指导方案：在健康老年人的医助干预方案中主张非药物疗法为主，即通过中医适宜技术配合饮食调理等方法，达到阴阳调和、气血畅达、经脉通顺、五脏匀平的目的。

1）经络推拿疗法：健康老年人的经络推拿以通畅督脉为主。首先，将按摩油均匀滴到背部正中线及两侧，自颈部到腰骶部自上而下用手掌掌面进行推擦，与自颈部沿圆弧线到两侧腋窝的推擦相交替，各 12 次，再沿督脉及两侧第一侧线的膀胱经循行，每隔 1 寸左右即用拇指进行点、推、揉，3 ~ 5 遍后，右手五指稍微并拢，用指端自上而下对督脉、两侧竖脊肌进行叩击。

注意事项：推拿顺序，手法轻重缓急适度，阳经手法宜刚法为主，强调柔和深透的同时，节奏与力度较强。阴经与脏腑推拿手法以柔法为主，忌刚猛发力，需和缓，节奏缓慢，以通顺为主。

2）穴位疗法

选穴：足三里、气海。

定位：足三里穴位于犊鼻下三寸，胫骨前嵴外一横指处；气海穴位于前正中线上，脐下 1.5 寸。

操作：点按法：用大拇指或中指按压足三里、气海穴，足三里穴可以两侧穴位同时操作。每次按压操作 5 ~ 10 分钟，每日 2 次，10 天为 1 个疗程。

艾灸法：悬灸法——点燃艾条后对准足三里、气海穴，距离皮肤约 2cm，以皮肤感到温热舒适能耐受为度，每次 10 ~ 15 分钟，隔日 1 次，10 天为 1 个疗程。

（3）饮食疗法：对于阴阳平和的健康老年人饮食的种类应丰富，形成多样化的饮食习惯，多吃五谷杂粮、蔬菜瓜果，少食过于油腻及辛辣之物。建议选择具有健脾、滋肾作用的饮食，如小麦、黄豆、山药、豆腐、木耳、苹果等。医助方案中可发挥中医特色，为受管理者提供健康合理的食疗药膳方。药膳起源于我国传统饮食和中医食疗文化，药膳是在中医学、烹饪学和营养学理论指导下，严格按药膳配方，将中药与某些具有药用价值的食物相配，采用我国独特的饮食烹调技术和现代科学方法制作而成的具有一定色、香、味、形的美味食品。简言之，药膳即药材与食材相配而做成的美食。它是中国传统的医学知识与烹调经验相结合的产物。它“寓医于食”，既将药物作为食物，又将食物赋以药用，药借食力，食助药威，二者相辅相成，相得益彰；既具有较高的营养价值，又可防病治病、保健强身、延年益寿。药膳既可治病，又可强身防病，这是有别于药物治疗的特点之一。药膳尽管是平和之品，但其防治疾病和健身养生的效果却是比较显著的。如山东中药大学根据古代食疗和清宫保健经验研制而成的“八珍食品”，含有山药、莲子、山楂等 8 种食用中药，幼儿食用 30 天后食欲增加者占 97%，生长发育也有所改善。

健康老年人推荐食疗方：

山药扁豆粥

材料：山药 30g，白扁豆 10g，粳米 50g，白糖少许。

制作：将粳米淘洗干净，山药切片，白扁豆洗净；将粳米、白扁豆放入锅内，加水适量，置武火上烧沸，再用文火熬煮至八成熟时，加入山药片、白糖，继续熬煮至熟即成。

功效：补益脾胃。

杜仲腰花

材料：猪腰子 2 只，杜仲 15g，葱、生姜、大蒜、花椒、精盐、味精、淀粉、白砂糖、酱油、醋、绍酒、油各适量。

做法：先将杜仲洗净加水熬成浓汁 50ml，加绍酒、味精、酱油、淀粉、精盐、白砂糖勾成芡汁，然后将猪腰子一剖两半，片去腰臊筋膜，切成腰花，再将葱、生姜、蒜洗净，生姜、蒜切片，葱切段。炒锅在旺火上烧热，倒入油烧至八成热，放入花椒、腰花、葱、生姜、蒜快速炒散，沿锅倒下芡汁和醋，翻炒均匀即可。

功效：补肾填精，壮腰温阳。

莲枣百合粥

材料：莲子 4 两，大枣 8 枚，新鲜百合 1 粒，白米 2 杯，冰糖 80g。

做法：首先将白米淘净，加 8 杯水及大枣、莲子，大火煮沸后转小火煮至米粒软透，然后将百合剥瓣洗净，加入熬好的粥中，转中火再煮沸一次，加糖继续煮 3 分钟。

功效：润肺止咳，清心助眠安神。

北芪莲藕炖牛腩

材料：牛腩 300g，莲藕 30g，北芪 20g，陈皮、姜片、精盐、味精各适量。

做法：先将牛腩洗净切小块，入沸水焯熟。然后将莲藕刮皮，洗净切块，北芪、陈皮洗净，再将焯好的牛腩块和莲藕块、北芪、陈皮、姜片放入砂锅内加水，先用大火烧沸撇去浮沫，再盖好盖，改用小火炖 2 小时左右，至牛腩熟烂时，放精盐、味精调味即成。

功效：养肾壮阳，补血补气。

4. 随访和评价

（1）随访：结合健康老年人自身需求、家族史，设定访视点，采用线上线下相结合的方法定期随访。线下随访是指面对面的检查、问诊、咨询、指导和健康教育，并按照随访要求进行记录；线上随访是指通过电话、微信、视频等方式进行随访（年纪较大的老年人需家属协助配合），并作好记录。

（2）效果评价：根据随访结果，分析存在的健康问题和相关危险因素，对健康状态者可以继续进行中医健康管理，根据被管理老年人健康改善情况，制订或完善中医健康管理方案和下一步随访跟踪计划，对亚健康状态和疾病状态者给出进一步就诊建议。

（王赫麟）

第四节　女性中医健康管理

一、概述

女性在现代社会中扮演着极为重要的角色，大部分成年女性承担着工作和家务的压力，再加上女性一生要经历生育期、围绝经期等，她们更易受生殖疾病和慢性疾病的威胁。因此，女性的健康成了人们普遍关注、不容忽视的问题。

女性从胎儿形成到衰老是一个渐进的生理过程，也是下丘脑 - 垂体 - 卵巢轴功能发育成熟和衰退的过程。根据女性年龄和生殖内分泌变化，划分为胎儿期、新生儿期、儿童期、青春期、性成熟期、绝经过渡期和绝经后期 7 个时期。青春期女性由于下丘脑 - 垂体 - 性腺轴被激活，会出现生殖器官的发育、月经初潮等表现，这一阶段由于中枢系统对雌激素的正反馈机制尚未成熟,会导致无排卵性功能性子宫出血、闭经等问题。由于精神因素,或阳虚、气虚、气郁、血瘀等导致经前期综合征、痛经等。性成熟期又称生育期,是卵巢生殖功能与内分泌功能最旺盛的时期,此阶段易罹患感染生殖道疾病、性传播疾病、乳腺疾病、妊娠疾病、不孕等疾病。绝经前后女性由于卵巢功能开始衰退至卵泡耗竭,雌激素分泌停止,使体内雌激素水平明显降低,整个机体发生衰老改变,易出现围绝经期综合征、腹型肥胖、老年性阴道炎、骨质疏松、心脑血管疾病、肿瘤等。有文献报道(2011 年)中老年妇女中,围绝经期综合征患病率约为 70% ~ 90%,其中 40% 左右需要治疗。2017 年德州市妇女儿童医院的研究者对该地区年龄≥ 50 岁女性进行抽样问卷调查,研究被调查者的健康状况(体重指数、血压、骨质疏松、心血管疾病、糖尿病)。结果被调查者中超重和肥胖的比例达 73.2%,高血压比例为 26.7%,心血管疾病比例为 25.0%,说明本地区≥ 50 岁女性存在超重和肥胖及慢性疾病问题,自我保健意识差。

痛经是一种常见妇科疾病,在世界范围内,痛经的患病率高达 71.1% ~ 85.4%,国内痛经的患病率达 55.15% ~ 69.78%。然而随着社会的发展,女性的工作压力与精神压力倍增,又受嗜食冷饮、饮食不节、熬夜、缺乏体育锻炼等不健康生活方式的影响,导致病情加重,缠绵难愈,尤其是中重度痛经患者,多年饱受此病的困扰,每到月经周期都会腹痛难耐,坐卧不安,甚至必须卧床休息或发生晕厥,严重影响工作和生活。

近年来不孕已逐渐成为影响人类健康的主要问题,也是影响人们家庭幸福、社会稳定的重要因素。2004 年 WHO 统计发现,2002 年时除中国以外的发展中国家就有 1.86×10^6 名 15 ~ 49 岁的育龄期女性由于原发或继发性原因导致不孕。近年来相关研究发现我国不孕症发病率已上升至 17.3% 左右。

2012 年我国修订了《性病防治管理办法》,明确梅毒、淋病、尖锐湿疣、生殖器疱疹和生殖道沙眼衣原体感染为重点防治的 5 种性传播疾病(性病),进一步规范和加强了性病防控。我国性病发病率呈逐年上升趋势,2010 ~ 2018 年梅毒发病率由 28.90/10 万上升至 35.63/10 万,淋病发病率由 8.07/10 万上升至 9.59/10 万。其中生殖道沙眼衣原体感染不仅可以引起一系列并发症,而且可以增加艾滋病传播和发生宫颈癌的风险。

WHO 2005 年报道指出,全球超过 16 亿成年人超重,其中超过 9 亿为女性。肥胖的发病率随着年龄增加而增加,并导致高血压、高脂血症、2 型糖尿病、心血管疾病和某些类型肿瘤的发病率增高。部分女性在育龄期逐渐开始出现超重或肥胖,尤其是腹型肥胖严重影响女性生殖功能,其中不孕发病率最高。而女性出现超重或肥胖后,尤其是青春期突然肥胖可能造成女性月经紊乱,排卵障碍等而导致不孕。另外,肥胖可能增加孕妇流产风险;同时肥胖孕妇更易出现妊娠并发症、分娩期并发症及胎儿并发症。研究发现,肥胖患者绝经过渡期无排卵性功能失调性子宫出血的发病率较正常体重人群显著增加,肥胖可能成为绝经过渡期无排卵性功能失调性子宫出血发生的独立风险因素。研究发现,由于母亲肥胖所导致的胎儿死亡及新生儿死亡风险率较正常产妇高出 2 倍甚至更多。同时就全球女性而言,肥胖相关的恶性肿瘤发生率逐年增加,尤其是发达国家,已成为一个全球性的健康问题。

超重和肥胖对女性健康有重大影响,近些年通过减肥来重塑健美身材,恢复健康状态也越来越流行,吃减肥药、泻药、辟谷、断食、“轻断食”之类减肥等方法层出不穷,但错误的减肥方法不仅达不到保持健康、追求健美的目的,还会损害健康。如采用断食方法减肥者,超过 3 天,身体就会出现健康风险,轻则营养失衡,重则突发急病。人体需要通过定时、定量补充蛋白质、脂肪、碳水化合物、微量元素、矿物质等各种营养物质，来维持人体基本生理活动。“断食”减肥，摄入少了，自然可使体重在短时间内下降，但其实人体靠大量消耗体内储存来支撑，可能会导致低血糖、电解质紊乱、低钠症、低钾症，出现呕吐、晕眩、乏力等症状。

肿瘤是常见病、多发病，目前在全球范围内，肿瘤的患病率和发病率急剧攀升，恶性肿瘤已经超过心血管疾病成为人类健康的最大敌人。2017 年 2 月 WHO 公布的数据显示，全球每年有 1400 多万新发癌症病例，预计到 2030 年这一数字将增加到 2100 多万。每年有 880 万人死于癌症，全球癌症死亡人数占总死亡人数的近六分之一，多在低收入和中等收入国家。

乳腺癌已成为威胁女性健康的“头号杀手”。目前全世界乳腺癌发病率每年的增长幅度是 8%，我国主要城市 10 年来发病率增长了 37%。据估计，目前全世界每年新发乳腺癌 170 多万例，其中女性患者超过 168 万人，女性发病率约在 45.9/10 万。乳腺癌的发病率在发达国家较为严峻，在经济欠发达国家和地区其死亡率高。全世界乳腺癌引起的死亡人数为 54.6 万，其中女性 53.3 万人，女性死亡率为 14.6/10 万。2012 年中国女性乳腺癌新发病例约 19 万例，死亡接近 5 万例，分别占女性发病和死亡病因的第 1 位和第 6 位。

宫颈癌的发生率仅次于乳腺癌，位居第 2 位，且年轻患者近年有明显上升的趋势，有 80% 的患者被确诊时已发展为浸润癌（即可扩散）。

女性作为特殊的群体，无论是在生活中还是在职场中都更容易受到不同程度的性骚扰。联合国 1993 年通过的《消除对妇女的暴力行为宣言》明确将“在工作场所、教育机构和其他场所的性骚扰”列入对妇女的暴力行为；2000 年欧盟针对性骚扰已经成为欧盟职业妇女面临的最严重的问题提出立法草案；2005 年我国颁布《妇女权益保障法》，这些法案的出台和颁布都从侧面体现了世界范围和我国都存在严重的性骚扰女性事件。

同时我们也注意到女性心理与健康的关系，这包括了心理、情绪、个性、心理压力、心身疾病等方面。情绪与健康的关系很早就被人们注意到。早在 11 世纪中叶，阿拉伯医生阿维森那所著的医典《医疗之书》，就把情绪作为保护健康必需的 6 条内容之一，指出应控制自己的情绪。《黄帝内经》的七情学说认为过喜、过怒、过忧、过思、过悲、过恐、过惊七情反应会引起神智异常、气机紊乱、精血亏损、脏腑功能失调而致病。近年来许多学者研究个性与疾病的关系，根据人的个性所表现出的不同行为，将人群分为 A 型行为和 B 型行为。A 型行为的人有过分的抱负和雄心、成就欲高、时间紧迫感强，有过分的竞争性和好胜心，情绪易波动，易烦躁、有敌意。B 型行为的人性情缓和、言语行为缓慢、缺少竞争性、有耐心。统计发现“A 型人”冠心病发病率是“B 型人”的 2 倍，复发率是“B 型人”的 5 倍。

二、女性的生理特点

（一）中医认识

中医认为五脏是机体生命活动的中心，人体生长、发育、衰老与五脏密切相关。《黄帝内经》有云：“人生十岁，五脏始定，血气已通，其气在下，故好定，二十岁，血气始盛，肌肉方长，故好趋；三十岁，五脏大定，肌肉坚固，血脉盛满，故好步；四十岁，五脏六腑十二经脉，皆大盛以平定，腠理始疏，荣华颓落，发颇斑白，平盛不摇，故好坐；五十岁，肝气始衰，肝叶始薄，胆汁始灭，目始不明；六十岁，心气始衰，苦忧悲，血气懈惰，故好卧；七十岁，脾气虚，皮肤枯；八十岁，肺气衰，魄离，故言善误；九十岁，肾气焦，四脏经脉空虚；百岁五脏皆虚，神气皆去，形骸独居而终矣。”阐述了随着年龄的增长，人体出现的一系列生理变化与五脏功能的盛衰密切相关。

《素问·上古天真论》说：“女子七岁，肾气盛，齿更发长；二七而天癸至，任脉通，太冲脉盛，月事以时下，故有子；三七肾气平均，故真牙生而长极……七七任脉虚，太冲脉衰少，天癸竭，地道不通，故形坏而无子也。”天癸至则“月事以时下，故有子”，“天癸竭，则地道不通，故形坏而无子也”。强调了人的生长、发育、衰老与肾的关系极为密切。另外，还指出女子整个生命过程存在每七年为一个周期的生物周期节律。

人的生长发育衰老不仅与肾关系密切，其他脏腑、经络对女性的生长发育也有重要作用。如张景岳云：“经本阴血，何脏无之，唯脏腑之血皆归冲脉，而冲为五脏六腑之海，故经言太冲脉盛，则月事以时下，此可见冲脉为月经之本也。”而冲脉得肝血调节、脾胃濡养才能发挥正常作用。徐春甫的《古今医统大全》言：“人年五十始衰，脾胃虚薄，食饮不多，易饥易饱……”说明脾胃在女性生理中亦有重要影响。

《傅青主女科》有云：“妇人受孕，本于肾气之旺。”胞脉系于肾，胞宫脉络与肾相通，胞宫位置受肾气维系，孕后胞胎赖肾气以系，肾阳温煦，肾精滋养使其正常发育。肾决定带下的泌止，《景岳全书》云：“盖白带出于胞中，精之余也。”带下属于人体阴液，肾司开合，主水主五液，明确指出带液由肾精所化，润滑如膏，具有濡润、补益作用。再如肝为乳络舒达之本，肝经布于胁肋。乳头属肝，通过肝的疏泄影响乳络通畅、乳量的多少。肝血充足，肝气条达，任通冲盛，产后阴血上化为乳汁。同时肝主疏泄，肝气条达则气血平和，心情舒畅，反之则致抑郁或烦躁易怒。孙思邈《备急千金要方》亦提到“女人嗜欲多于丈夫，感病倍于男子，加以慈恋爱憎，嫉妒忧恚，染着坚牢，情不自抑”。说明肝为情志调和之本。

人体以脏腑、经络为本，以气血为用，气血是行经、养胎、哺乳的物质基础，是人体一切生命活动的物质基础，经、孕、产、乳无不以血为本，以气为用，《女科经纶》说：“血为荣，气为卫……，以血为本，以气为用，在上为乳饮，在下为月事。”气血能够滋养五脏，五脏又会推动血气的运行和化生。

例如女性围绝经期时，最为根本的因素是肾气衰退，全身功能失调。绝经期综合征以肾阴阳两虚和肾阴虚居多，肾气亏虚和气血不足造成经量减少以及月经推迟；肾气虚造成膀胱失约，小便次数显著增加；气化失常和肾阳衰微造成腰背冷痛、带下量多和浮肿；素体阳虚造成上热下寒的复杂症候群。此外，女性围绝经期的各种症状和肝也有着密切的关系。肝喜条达，对一身之气起到调畅作用。由于该时期的女性常常处于情志不遂以及思虑劳倦等状态，造成肝气不舒，长此以往伤阴耗血，出现气血亏耗之候。同时处于围绝经期的女性也会有阴虚火旺、肝阴亏损、肾虚症状，对情志造成负面影响。对女性围绝经期的病理变化进行探讨，需要从肝脏入手。肝的气血不足，则出现经行紊乱、精神委顿、大便干结、耳鸣、食欲不振以及失眠等临床症状。

（二）西医认识

1. 青春期的生理特点

青春期女孩的生理特点主要表现为体态开始丰满、乳房增大、骨盆变宽、声调变高、腋毛与体毛的生长等。

（1）月经：女性正常每月来一次月经，一个月经周期为 21 ～ 35 天。月经一般持续 3 ～ 7 天，第一次来月经称为月经初潮。初潮的早晚也存在个体差异，一般认为与遗传有关。

(2)第二性征:乳房发育是女孩进入青春期的信号,也是最早出现的第二性征。由于体内激素的分泌,女孩一般在10岁左右乳房开始发育,出现阴毛和腋毛。

(3)其他器官:青春期是女孩身高增长的迅猛期,一般在月经初潮前身高的增长速度是最快的,往后便减缓增长直至停止长高。

(4)性冲动:在性激素的作用下,青春期女孩可出现性梦。即使是日常生活中,无意碰触到性器官产生的欣快感,都会使青春期女孩对性产生强烈的好奇心。家长和孩子要正确认识和对待此正常的生理现象,家长更需要给孩子以正确的引导。

2. 孕产期女性生理特点

(1)妊娠期:为满足胎儿生长发育的需要,孕妇所有的器官、系统都会产生一系列的变化,这些变化都是暂时性的,妊娠终止后便会恢复到妊娠前的状态。

1)局部变化:子宫体逐渐变软、变大,子宫重量增加至原来的20倍左右;乳房开始增大,可感觉有发胀或刺痛感;乳头及乳晕着色加深;乳晕周围出现皮脂腺肥大隆起的小结节;皮肤汗腺和皮脂腺分泌旺盛,易流汗。

2)全身性变化:呼吸方式从腹式转变成胸式呼吸;子宫的增大使心脏向左前方移位,加重心脏负担,导致孕妇心率增加;受雌激素的影响,味觉和嗅觉敏感,妊娠早期会有恶心、呕吐、食欲缺乏等现象;增大的子宫压迫胃肠、膀胱,易出现便秘、尿频等症状。

(2)产褥期

1)生殖器官的复旧:产后6周,子宫恢复到非孕时大小;分娩后外阴轻度水肿,于数天后自行消退。

2)乳房:开始分泌乳汁,与产妇营养、睡眠、情绪和健康状况密切联系。

3)全身性变化:妊娠期血容量的增加于产后数周恢复正常;产后胃肠蠕动减弱,运动少,腹直肌和盆底肌松弛,易发生便秘。产后雌激素及孕激素水平急剧下降,原有的紫红色妊娠纹,变成永久性银白色妊娠纹。

3. 围绝经期

围绝经期又称为更年期,实质上是卵巢功能衰退、生殖器官萎缩、生殖能力消失的老化过程。卵巢功能衰退,逐渐丧失排卵和内分泌功能,分泌的雌激素量少,不足以维持子宫内膜生长时,子宫内膜萎缩,月经停止即绝经;子宫体及子宫内膜萎缩,子宫颈变小,阴道缩短变窄,黏膜变薄,外阴萎缩、变薄,阴毛脱落;常感头晕、烦躁、易怒、记忆力减退、失眠、焦虑等。

三、女性健康危险因素

1. 邪毒因素

风、寒、暑、湿、燥、火如太过、不及或非时而至则为六淫,成为致病因素。六淫皆能导致女性疾病的发生,但因女性以血为本,寒、热、湿邪更易与血相搏而导致妇科病证。

若感受寒邪、冒雨涉水或过食生冷,则血为寒凝,血行不畅,阻滞胞脉,可出现月经后期、痛经、闭经、癥瘕等。若机体阳气不足,寒自内生,脏腑功能失常,影响冲任、胞宫的功能,可出现痛经、带下病、妊娠腹痛、宫寒不孕等。若感受热邪、五志过极化火、过服辛辣助阳之品,都可导致阳热内盛;或素体阴分不足,阳气偏盛,以致阴虚而生内热。若感受水湿、冒雨涉水或久居阴湿之地,以致湿邪内侵,湿邪重浊趋下,下注冲任,带脉失约,可致带下病、阴痒、不孕症等;或在孕期,胎气影响可致妊娠呕吐、妊娠水肿等。近些年国内外已有大量有关宫颈癌危险因素的研究报道，主要包括生物因素、行为因素和遗传因素三个方面：包括人乳头瘤病毒（HPV）、人类免疫缺陷病毒（HIV）和沙眼衣原体感染，不安全性行为，生殖因素，吸烟，口服避孕药等。这里提到的人乳头瘤病毒、人类免疫缺陷病毒和沙眼衣原体感染就是中医邪毒致病的范畴，应该引起女性的重视。

2. 情志因素

情志因素是指喜、怒、忧、思、悲、恐、惊七种情志的变化。女性受到过度的精神刺激，情志发生变化主要引起气分病变，继而引起血分病变，使气血不和，以致机体阴阳失调、脏腑功能失常而发病。内伤七情之中，以怒、思、恐对女性健康状态影响最明显。抑郁忿怒，常使气滞、气逆，进而引起血分病变，可致月经后期、痛经、闭经、经行吐衄、缺乳、癥瘕等。忧思不解，每使气结，气结血滞，可致闭经、月经不调、癥瘕等。惊恐过度，常使气下、气乱，失去对血的统摄和调控，可致月经过多、崩漏、胎动不安、堕胎、小产等。

一项针对女性情志与健康因素的研究中，结果显示性格类型与宫颈癌的发病相关，与性格开朗的女性相比较，性格偏内向的妇女罹患宫颈癌的风险更高。情绪调节能力与乳腺疾病、子宫肌瘤、围绝经期综合征、宫颈癌的发病也有关联，情绪调节能力差的妇女宫颈癌发病率是调节能力强的妇女的3.199倍。日常生活中经历过不幸事件以及存在持续性精神压力都是宫颈癌的危险因素。来源于社会、家庭以及工作上的各种压力均可导致围绝经期妇女精神、心理负担加重，这些心理及生理性的变化若不被重视，会转变为程度不同的病理性问题，损害身体的健康。

3. 生活因素

（1）房劳多产：若先天不足，或早婚、房事不节、产多乳众，都可损伤肾气，耗伤气血。肾气不足，气血失调，可引起月经病、带下病、胎动不安、堕胎小产等。现代医学研究表明，初次性行为年龄较早、性伴侣个数多、性生活期间卫生情况不洁等都会导致女性感染HPV的概率增高，增加宫颈癌的发生。

（2）饮食失节：若暴饮暴食、过食肥甘、饮食偏嗜，或寒湿失宜，都可损伤脾胃，引起诸证。若过食辛辣助阳之品，可致月经先期、月经过多、经行吐衄、胎动不安等；过食寒凉生冷，可致痛经、闭经、带下病等。饮食过甜易让人感到胸脘满闷不舒，西医认为过食甜食影响钙质的吸收和沉积，导致骨钙的流失等。

（3）劳逸过度：女性在月经期、妊娠期和产育期劳逸要适度。若经期繁劳过度，可致经期延长或月经过多。若孕期持重过劳，易致胎动不安、堕胎、小产；反之，过度安逸，则气血凝滞，易成滞产。产后持重、操劳过早，易致子宫脱垂。

（4）跌仆损伤：妇女在经期、孕期登高持重，或跌仆闪挫，易致崩漏、胎动不安等。

（5）其他因素：如吸烟、烟草、烟雾已被证明具有抗雌激素作用，越来越多的证据表明，女性吸烟者（包括既往和当前）相对缺乏雌激素，导致乳腺癌、子宫颈癌、卵巢早衰、子宫肌瘤等，吸烟女性的患病率高于不吸烟女性。负性生活事件、高脂饮食、熬夜、吸烟饮酒、流产、口服避孕药等均是乳腺癌发病的相关危险因素。

4. 禀赋因素

（1）体质因素：由于先天禀赋的不同，后天营养状态和生活习惯的影响，可以形成不同类型的体质。有的人素禀阳盛，经常便秘、手足心热；有的人素禀阴盛，经常便溏、畏寒肢冷。再如同样是先天不足、早婚多产、房事不节，损伤肾气，但结果不同。损伤了命门真火，而表现为肾阳虚衰诸证，如肾阳虚型经行泄泻、带下、子肿、不孕等；耗伤了阴精真水，而表现为肾阴亏损诸证，如肾阴虚型崩漏、闭经、经断前后诸证、胎动不安等。又如同样是感受湿邪，但由于体质阴阳盛衰的不同，而结果各异。湿邪从阳化热表现为湿热诸证，如湿热型带下病、阴痒等；湿邪从阴化寒，表现为寒湿诸证，如寒湿凝滞型痛经、闭经等。此外，体质强健者，病轻而易治；体质虚弱者，病重而难愈。

由此可见，体质因素在女性健康状态及疾病的发生、发展、转归和预后的整个过程中起着决定性的作用。

（2）遗传因素：很多疾病具有遗传倾向和家族遗传风险，如常见的慢性病如高血压、糖尿病等。临床医学研究证实，宫颈癌具有遗传易感性，因为宫颈癌、乳腺癌与其他恶性肿瘤一样，涉及多基因结构变化或异常表达。

四、女性健康标准和常见健康问题

（一）健康标准

女性成熟之年，月经来潮，胸廓、肩部、臀部丰满，乳房隆起，有腋毛、阴毛生长，躯体有相应的高度，表现出女性具有的体态。唇色红润，是脾胃健运，气血充盛的表现。

1. 月经

胞宫周期性的出血，月月如期，经常不变，称为“月经”。它犹如月亮的盈亏，海水的涨落，有规律地一月来潮一次。月经将至或正值月经来潮期间，脉多滑利。健康女子到了 14 岁左右，月经开始来潮，初潮年龄可受地域、气候、体质、营养及文化的影响提早或推迟，在我国女子初潮年龄早至 11 周岁，迟至 16 周岁，都属于正常范围。一般到 49 岁左右月经闭止，称为绝经或断经。在我国女子 46 ～ 52 岁期间绝经，也属于正常范围。正常月经是女子发育成熟的标志之一，正常月经周期，一般为 28 天左右，但在 21 ～ 35 天也属于正常范围。经期正常者为 3 ～ 7 天，多数为 4 ～ 5 天。经量，一般行经总量约为 50 ～ 80ml，经期第一天最少，第二天最多，第三天较多，第四天减少。经色正常者多为暗红色，由于受经量的影响，所以月经开始时颜色较浅，继而逐渐加深，最后又转至当红。经质，正常经血应是不稀不稠，不凝结，无血块，也无特殊气味。经期一般无不适感觉，仅有部分妇女经前和经期有轻微的腰酸、小腹发胀、情绪变化等，也属正常现象。

2. 带下

健康女子，润泽于阴户、阴道内的无色无臭、黏而不稠的液体，为生理性带下。生理性带下是肾精下润之液。《素问・逆调论》说：“肾者水脏，主津液。”生理性带下的量，其量不多，不致外渗，但在月经前期冲任血海将满之时，以及妊娠期间聚冲任以养胎元之间，如雾露之溉，润泽丰厚，带下量可明显增多，或少量排出，至于经间期氤氲之时，阳生阴长冲任气血正盛，带下量也可稍增。

3. 妊娠

妊娠之妇，乳房胀大，乳头乳晕着色，孕 4 个月后小腹膨隆，并逐月相应长大。妊娠后母体的变化，明显的表现是月经停止来潮，脏腑、经络的阴血，下注冲任，以养胎元。妊娠 3 月后，六脉多平和而滑利，按之不绝，尺脉尤甚。

4. 产褥期

生理特点是“阴血骤虚，阳气易浮”。分娩时的用力汗出和产创出血，损伤了阴液，因此在产后 1~2 天内，常有轻微的发热、自汗等阴虚阳旺的症状，如无其他致病因素，一般短时间内会自然消失。大约产后 6 周，胞宫才能恢复到孕前大小；阴道内不断有恶露流出，恶露先为暗红色的血液，以后血液逐渐由深变浅，其量也由多变少，一般在2周内淡红色血性恶露消失，3周内黏液性恶露断绝。

（二）常见健康问题

1. 青春期的健康问题

（1）月经病：月经是青春期开始的一个重要标志，由于性腺轴尚未建立稳定的周期性调节与反馈机制，容易出现功能性子宫出血、闭经、痛经等月经病。

（2）贫血、甲状腺肿大、高血压：青春期由于受激素的影响，身体发育明显加速，血液量和体重增加，铁和蛋白质如果摄入不足，易出现贫血。青春期的生长发育迅速易造成碘的相对缺乏，阻碍甲状腺素的合成和分泌，导致甲状腺组织代偿性增生。一般来说，青春期甲状腺肿大多为轻度，青春期后可自行恢复。美国国家联合委员会规定青春期14～17岁正常血压为收缩压130mmHg，舒张压90mmHg，若血压持续等于或大于该年龄血压的95%，称青春期高血压。青春期高血压大多为暂时性的，随着年龄增长血压可恢复正常。

（3）其他不良习惯：青春期女孩对事物的认知能力有限，好奇心强，喜欢与同伴攀比，易受社会不良风气的影响，沾染不良习惯和行为，如吸烟、酗酒、偏食、盲目减肥、吸毒等。

（4）情志病：由于体质因素的影响，气虚阳虚体质者性格内向，容易出现恐惧、思虑、心神不宁、注意力不集中，伴有精力体力下降，学习效率低下；气郁体质者易出现抑郁不畅甚则烦躁易怒，被认为是青春期的表现，通过调理体质可以得到显著改善。

2. 带下病

量、色、质、气味发生异常，或伴全身、局部症状者，相当于西医学的阴道炎、子宫颈炎、盆腔炎、妇科肿瘤等疾病引起的带下病。

3. 妊娠病

妊娠机体处于阳气上浮，阳气偏亢的状态。胎体渐长，致升降失调，又易形成气滞湿郁，痰湿内停，可致妊娠心烦、妊娠肿胀等；肾气亏损，则胎元不固，易致胎动不安，堕胎小产等；若脾虚血少，胎失所养，可致胎漏、胎动不安等。

4. 临产病

先天不足，房事不节，损伤肾气；饮食失节，劳役过度，损伤中气；素多忧郁，情志不畅，气滞血瘀等，影响冲任、胞宫的功能，导致临产病的发生。

5. 产后病

失血过多，亡血伤阴，虚阳浮散，或血虚火动，易致产后血晕、产后发热、恶露不绝等；瘀血内阻，气机不利，血行不畅，或气机逆乱，可致产后血晕、产后腹痛等；外感六淫或饮食、房劳所伤，导致产后身痛、产后痉证等。总之，产后脏腑损伤，百节空虚，腠理不实，卫表不固，摄生稍有不慎更可发生各种产后病症。

6. 妇科杂病

起居不慎，感受外邪；脏腑虚弱，情志不调；禀赋不足，气血虚弱等，容易导致脏腑、经络、气血功能失调，导致不孕、癥瘕、阴痒、阴疮等。

五、管理人群和目标

1. 管理人群

青春期、育龄期、围绝经期及绝经后健康女性。

2. 管理目标

女性健康保持与维护。

六、自助管理方案

（一）管理流程和内容

详见第一章第三节中医健康管理相关内容。

（二）管理方法

1. 建立档案

收集家庭健康记录表（附录 1）、历年健康体检报告、中医体质辨识报告、历次就医资料、家庭功能评估表（附录 2）、焦虑抑郁自评量表（附录 3）、健康自测问卷（附录 4）等健康相关的资料，定期进行乳房自查、及时记录经带胎产乳情况，连续动态了解自身的健康状况，便于定期回顾分析健康危险因素，有利于疾病早发现、早预防、早控制。

2. 监测评估

（1）居家监测

1）症状体征：关注自身健康状况，记录异常症状和体征，观察维度可涉及睡眠情况、感觉异常情况、情绪的波动、体力状况、饮食情况、排便与排尿情况、身体各部位疼痛与否等状况，育龄期女性还应关注月经状况。如出现异常，需要在家监测以上身体状况的变化并作好相关记录。例如备孕女性作好房事时间记录，有助于准确判断受孕时间。

2）体重和腰围：定期测量体重和腰围，维持正常的体重，保持健康的体态。计算身体质量以衡量身体是否符合标准，计算公式：BMI= 体重（kg）/［身高（m）］^{2}，正常的 BMI 应保持 18.5 ~ 23.9kg/m^2，BMI ≥ 24kg/m^2 为超重，BMI ≥ 28kg/m^2 为肥胖，超重和肥胖者均建议调整饮食结构，增加运动量减肥。对不明原因的消瘦更要引起重视，查找原因，补充营养。

3）血压与心率：建议定期于静息状态下测量血压。正常成人安静状态下的血压和心率范围较稳定，正常范围为收缩压 90 ~ 139mmHg，舒张压 60 ~ 89mmHg，脉压 30 ~ 40mmHg，心率每分钟 60 ~ 100 次。建议记录每次测量血压的日期、时间、收缩压、舒张压和心率。

4）家庭功能和健康状况记录表、焦虑自评量表：定期填写家庭功能和健康状况评估表、焦虑自评量表等，自我评估家庭和自身身心健康状况。

（2）中西医体检：每年一次常规中西医体检，有问题早发现、早治疗。

3. 自助调养

（1）提高健康素养

1）青春期健康

A. 注意经期卫生：正确选择经期卫生用品、注意保暖，避免受凉、保持愉快的心情。

B. 注意乳房保健：青春期少女在乳房发育后不宜束胸，适时佩戴乳罩，选择合适的乳罩与罩杯尺寸，学会乳房自我检查的方法，定期进行乳房检查。

C. 正确认识青春期性心理变化，使她们能正确了解科学的性基本知识，掌握有关避孕的知识和方法，消除对性的神秘感并能有效地自我保护。

D. 不宜盲目减肥、不宜穿高跟鞋、不宜穿紧身裤。过早地穿高跟鞋会引起骨盆和足部形态改变，尤其是 20 岁以前，应以穿坡跟鞋或跟高不超过 3cm 的鞋为宜。

2）育龄期女性健康

A. 婚前教育：婚姻不仅是男女的结合，双方还是新生命的孕育者。因此，在择偶时不要仅以感情和性爱为基础，还要从遗传因素、健康因素和国家法律等方面科学、慎重考虑。

B. 婚前检查：一方面可以了解男女双方的健康状况，另一方面通过正规的医学体检可以确定男女双方有无生理缺陷、严重疾病以及遗传方面的问题，客观地向婚检者提出医学建议，有利于男女双方科学选择伴侣，以及科学地计划生育时间，尽量避免遗传病的延续。

C. 婚育指导：对性生理、性心理、性卫生知识等方面知识进行健康教育，养成良好的性卫生习惯，经期尽量避免进行性生活，坚持健康与安全的性行为。

D. 受孕指导：一般 25 ~ 29 岁为女性最佳生育年龄。在计划受孕阶段，近期避免接触有害物质以及不服用对胎儿不利的药物等。对婚后暂不考虑生育的女性进行避孕指导。

3）分娩期健康：了解分娩过程和分娩技巧，识别临产先兆；孕妇可能存在焦虑的情绪，家人及护士应进行心理疏导，给予支持和鼓励，悉心陪护。

4）围绝经期健康：广泛宣传围绝经期卫生知识，同时关心女性的工作和生活，绝经期前后是生殖器肿瘤好发阶段，应定期作防癌普查。

5）绝经后老年女性健康：宣传健康生活方式，宣传骨质疏松预防、防跌倒措施和自救等知识的健康指导。

（2）饮食调养

1）经期：饮食应选择清淡而富于营养的食品。经期前后冲任气血变化急骤，应避免过食寒凉生冷、辛辣助阳之品。经期血室开放，机体抵抗力较差，如气郁质的女性应在经期注意疏肝理气，补益肝血，可以适量进食橙子、卷心菜、玫瑰花等理气解郁之品和大枣、葡萄干、蛋黄、枸杞、花生、黑豆、胡萝卜、金针菜、莲藕、黑木耳、鸡肉、猪肉等有补血作用的食物。不宜吃蚕豆、甜食等容易引起腹胀的食物。如瘀血质的女性可以选择黄豆、黑豆、红糖、茄子等疏利之品。如出现过敏等特禀质，宜多进食含维生素的新鲜水果、蔬菜特别是绿叶蔬菜、青椒、柑橘、鲜枣、猕猴桃等，适当补充瘦肉、动物肝脏、蛋及豆制品，注意鱼虾蛋奶等动物性食物及蚕豆、菠萝、花粉等植物性食物过敏。

2）青春期饮食：合理膳食，加强营养，青春期是生长发育最为迅速的时期，青少年在发育期间对各种营养的需求特别是蛋白质、维生素和矿物质、热量及水分的需求量大大增加。青少年应增加饭量，多食谷类和富含糖、脂肪和蛋白质的食物，保证体内有充足的营养成分供机体生长发育消耗。养成多饮水的习惯，不应挑食、偏食，适当吃一些粗粮、杂粮，多吃白菜和豆制品，多吃鱼，常喝牛奶，常吃坚果、藻类，少喝咖啡、可可、巧克力等含有大量咖啡因的饮品，避免饮酒，养成良好的膳食习惯。青春期肾气逐渐充盛，月经初潮，第二性征发育，易兴奋，饮食中还应忌辛辣、热性食物，以平静性欲。如出现脾虚痰湿表现，宜食粳米、小米、薏苡仁、玉米、山药、木瓜、牛肉等温补脾胃、健脾利湿之品，不宜进食李子、柿子、蚌肉、海鲜等肥甘油腻、酸涩、寒凉之品。

3）孕期：孕妇在受胎之后，应该合理安排饮食。孕妇的饮食要多样化，荤素搭配，注意营养的摄取，吃易消化的高蛋白，富含维生素食物。妊娠后期适当加含钙、铁的食物，多吃蔬菜、水果，少吃辛辣食物。

根据妊娠不同时期给予不同的营养以逐月养胎。“妊娠一月始胚，二月始膏，三月始胞，四月形体成，五月能动，六月筋骨立，七月毛发生，八月脏腑具，九月谷气入胃，十月诸神备，日满即产矣。”多食酸则伤肝，多食苦则伤心，多食甘则伤脾，多食辛则伤肺，多食咸则伤肾，故孕妇宜均衡饮食，少食辛酸、煎炒、肥甘、生冷之品。孕早期要注意不宜服食药物，饥饱适中，食物要清淡，饮食要精熟，宜清热、滋补而不宜温补，否则导致胎热、胎动，容易流产。孕中期要注意美味及多样化，营养丰富，但不能太饱，要多吃蔬果以利通便。

中医认为女性妊娠期间由于脏腑经络的阴血下注冲任，以养胎元，整个机体处于“血感不足，气易偏盛”的状态，“产前一盆火”阴血常不足，易生内热，所以饮食中宜养阴补血。可适当摄入黄瓜、藕等清热利湿之食品，减少进食羊肉、韭菜、辣椒、烧烤、油炸、干炒等甘温滋腻的食物。孕后期如脾气虚，则可出现水肿及阴虚血热的表现，可适当进食薏米、鲫鱼等健脾利水消肿之品。

4）产褥期及哺乳期：保证食物种类的多样性、以少食多餐为原则，易于消化，营养适宜，汤水丰富，尊重产妇的饮食嗜好。应增加营养丰富的汤汁类食物，如鱼汤、鸡汤、骨头汤、小米粥等，以保证乳汁分泌；适当摄入高质量的脂肪；多食用新鲜蔬菜和水果，避免辛辣、刺激性饮食。不宜多食寒凉、生冷或过于辛热、煎炸、肥腻的食物。谨慎用药与进补。产后气血虚弱，百脉空虚，中医有“产后一盆冰”之说。元气亏虚，运血无力，则可出现血瘀血滞，饮食中可进食山药、红薯、鸡肉、牛肉等健脾益气的食物，有助于元气的恢复。如出现阴虚特征则可适当进食芝麻、蜂蜜、乳品等清淡滋阴之品。

5）围绝经期：了解 24 小时的饮食，如三餐的就餐时间、就餐地点及每餐的食物及相应的营养和能量情况；了解个人饮食的喜好，注意调整饮食结构。要根据阴阳的偏颇进行调理。阳虚者宜食用羊肉、猪肚、核桃、韭菜等壮阳之品。又因“春夏养阳，秋冬养阴”，故春夏少食生冷之品，盛夏不宜食用寒凉之品，秋冬宜食滋阴之品。

6）老年女性：老年人体质特点是精气神渐衰、阴阳失调、脏腑功能减退、代谢缓慢、气血郁滞，饮食要以平补为主，健脾益气，滋阴养血。饮食要易于消化，保证营养平衡，少食多餐，不可过饱、过硬、过咸。

（3）情志调摄

1）月经期：保持精神愉快、心情开朗，避免情绪波动。

2）备孕时：要追求男女情兴，因“男女和悦，彼此情动，而后行之，则阳施阴受而胚胎成，是以有子”，并且《竹林女科证治》在“女有五伤”中指出女方情志不畅时交合会伤及肝气从而导致目盲。

3）孕期：应保持心情舒畅，气机调和。孕妇要做到目不视恶色，耳不听淫声，口不吐傲言，心无邪念，心无恐怯等身心的调养。宜戒恼怒，否则“气逆则胎病”，可听喜欢的音乐，避免惊吓、悲哀以及其他不良精神刺激。

4）产后及哺乳期：宜保持心情舒畅、多闭目静养，切忌大喜大怒，“不宜高声急叫，以致惊恐”，避免过分屏气努责，提倡静养、勿劳，创造安和的育儿环境。

5）围绝经期及绝经后：要轻松愉快，勿使大怒，勿令忧思。节制房事，以养精神。

（4）起居调摄

《素问·阴阳应象大论》曰：“天有四时五行，以生长收藏，以生寒暑燥湿风；人有五脏化五气，以生喜怒悲忧恐。”《素问·四气调神大论》曰：“逆之则灾害生，从之则苛疾不起。”女性由于经期气血外泄，胎期阴血不聚以养胎元而机体抵抗力弱，产后“多虚多瘀”的生理特点，致使寒、湿、热邪易与血搏结而发病，因此保健也应由不同阶段的特点着手。

1）经期：要保证充足的睡眠，注意保暖，避免受凉、房事。经行期间，阴血下注，阳气偏盛，此时应调畅情志，防止肝失疏泄，影响睡眠。经期机体抵抗力下降，要避免当风感寒，冒雨涉水,冷水洗脚或冷水淋浴,不吃或少吃冷冻的食物或饮料。洗澡时应用温水,不宜用过热的水,热水会使子宫充血,使经量增加。

2)孕期:慎起居,劳逸适度,顺应四时气候的变化,随其时序而适其寒温,避免环境、天气等造成的损伤。妊娠早期及 7 个月以后,应谨戒房事;勿登高,勿临深,勿越险,勿负重。

3)产褥期:寒温适度,起居有方,根据气候变化,恰当着衣,冬季要注意保暖、夏季防暑,经常通风换气,使室内空气新鲜;避免汗出当风。产后百日内,不宜交合;要保证充足的睡眠,同时也要适当运动。《胎产心法》说:"凡新产骤虚,最忌着寒,寒则血气凝滞,诸变冗生。" 又云:"凡产逢暑月,切不可当风睡卧,最忌贪凉用扇。"

4)围绝经期及老年女性:慎起居、适寒温,避免外邪侵袭。改变不良的生活习惯,如吸烟、酗酒、长期饮用咖啡或浓茶。保持外阴部清洁、预防生殖器感染。建议进行盆底肌锻炼,改善因结缔组织及韧带松弛而出现的子宫脱垂及张力性尿失禁的症状。

5)其他:减少梅毒、艾滋病等性病感染的风险,洁身自爱;采取安全性行为,发生性关系前要注意进行安全防护,带好安全工具,尽可能避免口交的方式;尽量避免使用公用的浴巾、浴盆;也尽量不在公共浴池泡澡;注意个人卫生,勤换内衣;生活中,牙刷和牙签等生活用品都应该分开,不与他人共用等。

(5)运动保健

运动原则:区别对待、因人而异;循序渐进、量力而行;持之以恒、安全第一。

1)一般女性适量有氧运动:有氧运动可以舒筋活血,促进机体新陈代谢,提高人体生命活力,可以延迟衰老,还可以有减肥和调整神经系统作用。

2)经期:避免剧烈运动、避免参加重体力劳动,不宜游泳、性交、阴道用药或阴道检查。

经期进行一些缓和的、运动量不大的体育运动,可转移经期出现的烦躁感,促使经血流畅。但如果剧烈运动,会使血量增多。

3)孕期:在妊娠期,气血易感不足,肝气上逆,胃易失和降。《产孕集》说:"凡妊娠,起居饮食,惟以和平为上,不可太逸,逸则气滞,不可太劳,劳则气衰。" 孕早期养胎气,胎未有定形,重要的是调心。孕中期,胎儿成长迅速,要调养身心以助胎气,要动作轻柔,太劳会气衰,太逸会气滞,多晒太阳少受寒,少穿露脐露臀装。孕后期孕妇衣着要宽松,心静不可大怒;不能坐浴,要行走摇身。

4)产后:劳动不宜过早过累,以免导致恶露不绝、子宫脱垂。结束分娩 42 天后可开始盆底功能恢复训练,可有效降低女性产后出现的压力性尿失禁、尿频、性欲下降、便秘等症状。

5)围绝经期:注意劳逸结合,不可过度安逸少动,要充分理解"流水不腐,户枢不蠹"的道理,宜做适当运动如打太极拳、练气功等,可以锻炼身体、分散注意力,顺利度过围绝经期。建议锻炼每周至少 3 次,每次至少 30 分钟,强度达到中等强度。

6)老年女性:老年妇女因肾气渐衰,冲任脉虚,或见心火上炎,心肾不交,难以维持人体之平衡,易出现缺钙或骨质疏松的情况,可以适当晒太阳;运动要适当,不可过多或过于剧烈,如太极拳、散步等均比较适合。

(6)其他特色保健

摩乳疗法,又称"乳房按摩疗法",是中青年女性自己或他人在乳房部进行按摩,以丰乳、摧乳、通乳和防治乳腺炎等疾病的一种保健疗法。

1)产前乳房按摩法:自妊娠第五个月起,每晚临睡前,妊娠妇女或丈夫用手掌对单侧或双侧乳房顺时针方向揉摩,从乳房基底部开始,向乳头方向边揉摩边推进。

2）产后乳房按摩法（可在每次哺乳前进行）：双手轻握乳房，用手指沿乳房四周顺时针方向旋摩，然后用手指轻轻捏起乳房向乳头方向拨松、剥离胸小肌筋膜和乳房基底部；双手握住乳房基底部向乳头方向提起，并作上下左右摇动；用左右手掌交叉均匀地揉按乳房；用食指和拇指捏住乳头牵拉，使乳头与乳颈部、乳轮有所分离，再用热毛巾擦拭乳头，祛除乳腺管中的乳栓；用手掌顺时针方向旋转按摩双侧乳房后，用拇指和食指在乳晕四周挤压，可见浅黄色或无色透明稍带黏性的初乳溢出。

4. 定期回顾评价

根据居家监测内容，定期自我评价身体、心理状况和家庭功能，及时调整生活方式或及时就医。

七、医助管理方案

（一）管理流程和内容

进行有针对性的女性常见病证的较全面的询问，并进行一般的检查，根据其既往健康状况、目前症状、检查结果及常见妇科疾病危险因素筛查情况进行全面健康评估。详见第一章第三节中医健康管理相关内容。

1. 询问一般情况

询问一般资料、生活方式（主要包括业余爱好、体育锻炼、饮食习惯、吸烟及饮酒情况等）、月经史、婚育史、既往乳腺病和手术史、用药情况等，填写个人一般情况表。

2. 询问目前情况并进行健康查体，填写妇女健康检查表

（1）询问目前症状：重点询问育龄期妇女常见疾病的典型症状，如有无乳房异常情况、月经量或月经周期的改变、阴道流血、分泌物异常、外阴瘙痒、下腹疼痛及下腹包块等。

（2）进行一般的体格检查：测体温、呼吸、脉搏、血压、身高、体重（计算 BMI）。

（3）重点进行妇科女性特殊项目检查：包括乳腺、外阴、阴道、宫颈、子宫、附件等的相关检查。

1）乳腺的临床检查，具体操作步骤见附表。

2）妇科检查（盆腔检查）：检查的范围包括外阴、阴道、子宫颈、子宫体、子宫附件及其他宫旁组织。借助于阴道窥器、双合诊、三合诊及直肠－腹部诊行女性生殖器官的视诊、触诊检查。无性生活史患者禁做双合诊、三合诊及阴道窥器检查；若病情需要必须施行者，须经受检查者及家属签字同意。

3）如有必要，可进行阴道分泌物镜检、宫颈刮片或乳房钼靶 X 线等。

3. 初筛是否需要立即转诊

如出现内、外科相关急诊情况，如大量阴道流血或剧烈下腹痛，应立即转至上级医院急诊处理。

健康评估后，可将进行健康管理的育龄期女性，分为 3 类人群：无异常发现的一般人群、有危险因素人群（虽无异常发现，但有一些疾病相关的危险因素存在）、疾病人群（经医院确诊或治疗后需要继续治疗或进行康复治疗的人群）。

（二）管理方法

1. 建立档案

健康档案是用来记录女性的生命体征以及自身所从事过的与健康相关的行为与事件。

具体内容主要包括女性的健康现状、既往病史、诊断治疗情况、家庭病史、历次体检结果及生活习惯等。

2. 风险评估

（1）一般人群

1）每年组织一次宫颈防癌普查：育龄妇女从性生活开始，每年由服务机构组织进行一次宫颈刮片筛查。若已行全子宫切除术，可不再进行宫颈防癌普查。

2）每1～3年组织一次乳腺防癌检查：育龄妇女由社区服务机构组织，参考《中国抗癌协会乳腺癌诊治指南与规范》（2007版），建议40岁以下一般妇女每1～3年进行一次乳腺临床检查，推荐X线和乳腺B超联合检查。

3）指导女性每月乳腺自我检查一次。

4）每6～12个月组织一次健康讲座或交流。①定期请专业人员为妇女进行健康知识传授。健康教育的主要内容包括乳房自检指导、孕前指导、计划生育保健指导、心理保健指导、健康咨询等。②鼓励定期开展健康知识相互交流。③宣传参与健康管理的好处。④每年健康评估一次。

（2）有危险因素人群：指健康评估中虽无异常发现，但存在乳腺癌和宫颈癌发生相关的危险因素的人群。

1）危险因素的判定

A. 乳腺癌的危险因素：包括一侧乳房曾患乳腺癌，或上皮增生活跃的乳腺囊性增生病；有乳腺癌家族史；长期多次或一次大剂量X线照射史；长期性激素治疗或使用避孕药；肥胖尤其绝经期后显著肥胖或伴有甲状腺功能减退、免疫功能低下或有欠缺；月经初潮早于12岁，绝经年龄晚于55岁，行经年限超过35年；大龄无婚姻或生育史；第一胎足月产年龄35周岁以上；无哺乳史或哺乳时间短；工作压力大、长期精神压抑或受到剧烈精神刺激；不健康饮食习惯，包括高脂肪、高热量饮食、饮酒等。

B. 宫颈癌的危险因素：曾有HPV感染；有HIV感染；性伴侣的包皮过长；性伴侣患有性传播疾病；多个性伴侣，或经常有不洁的性交；有宫颈癌家族史；多次生产或流产；性生活开始时间过早；子宫颈有慢性炎症。

2）对危险因素人群的健康指导

A. 在常规育龄期妇女健康管理基础上，针对不同危险因素制定健康促进方案。

B. 有下述肿瘤危险因素者（一侧乳房曾患有乳腺癌，或上皮增生活跃的乳腺囊性增生病；曾有HPV感染；有HIV感染）缩短防癌普查时间，每6个月进行针对性检查一次，填写妇女健康管理随访表，预约下次随访时间。

3. 干预方法

（1）推拿疗法

1）头颈部及上肢：中指或食指揉太阳穴1～2分钟；以中指或食指揉印堂穴1～2分钟；指揉百会、四神聪各1～2分钟；两手五指微曲成梅花形，以两手指端轻击头部，五个手指应同时触及1～2分钟；五指微曲，用小指侧叩击头部100次；以两手除拇指外的其余四指分别指搓两耳上部胆经循行部位1～2分钟；指揉风池穴1～2分钟；沿膀胱经在颈部的循行路线，从上向下，拿揉颈项6次；以掌根直推脊柱两侧3～5次；按揉合谷1分钟；捏拿全上肢5遍；以拇指和食指捻另一侧手指关节，约2～3分钟。

2）腹背部及下肢：以拇指揉膻中穴1～2分钟；以小鱼际直擦胸部任脉，即胸部正中线，以透热为度（患者自觉局部有温热感），然后由膻中斜擦向两侧肩部，再横擦胸部，均以透热为度；揉气海；以双手空拳或虚掌叩击、拍打受术者背腰部1～2分钟；以两手拇指端置于受术者双侧肾俞、腰骶、八髎穴，同时着力对按、对揉或按揉交替，一般以每个动作连续3次为宜，时间约1～2分钟；以双手拇指重叠置一侧肾俞、腰骶、八髎穴，双手食指、中指、无名指并拢重叠置对侧肾俞、腰骶穴，同时着力拿揉1～2分钟；双手搓热，迅速以一手扶受术者背部，一手放置于命门穴，快速搓擦肾俞、命门穴1～2分钟；扣拍下肢，两侧各3遍。

（2）按压疗法：按压十七椎穴（位于第5腰椎棘突下）。经前者用指端按揉和压放合谷、足三里、三阴交各100次，继以循按手阳明大肠经、足阳明胃经、足少阴肾经数遍，再按揉天枢、肾俞各50～100次，最后以掌面按揉关元2～3分钟，每日1次。

（3）艾灸：足三里或内关穴，每周艾灸1～2次，每次灸15～20分钟。艾灸时应使局部皮肤发红，艾条缓慢沿穴位上下左右移动，以不烧伤局部皮肤为度。

（4）调经类药茶、药酒、药膳、调经类膏方：代表性的有西洋参茶、牛膝膏、归芍膏等。

西洋参茶

组成：西洋参3g。

制法：切片，加水煎煮，代茶饮。

功能：补气养阴，清热生津。

适应证：年老体虚及病后、产后、术后身体虚弱者。

牛膝膏

组成：酒炒怀牛膝120g，酒炒当归、桃仁各30g，生地黄、赤芍各45g，川芎16g。

制法：将药物切碎，加水煎熬3次，过滤，合并滤液，加炼蜜240g收膏。每次服30g，每日2次。

适应证：血瘀痛经、月经不调等。

归芍膏

组成：当归、白芍、白术、茯苓、薄荷各6g，柴胡5g，甘草9g。

制法：将药物切碎，用水煎取汁，加冰糖适量，收膏。每次服9g，每日2次。

适应证：月经不调、乳房胀痛、胁痛等。

枸杞苁蓉酒

组成：枸杞子、肉苁蓉、菊花、熟地黄、炒陈曲各50g。

制法：共研粗末，布包，加白酒1500ml浸泡。

功用：益肝肾，乌须发。

适应证：肝肾不足，须发早白，神疲乏力。

当归什锦饭

组成：当归15g，粳米100g，羊肉100g，洋葱1个，青椒100g，胡萝卜1根，土豆2个。

制法：当归15g，煎煮去渣取汁，加粳米100g，煮饭。羊肉100g，洋葱1个，青椒100g，胡萝卜1根，土豆2个，煸炒，炒熟后盖浇在热粳米饭上，调味服食用。

功能：养血活血，温经止痛。

适应证：用于血虚血瘀之痛经。

鳖甲炖乳鸽

组成：乳鸽1只，鳖甲50g。

制法：乳鸽1只（去毛和内脏，洗净），鳖甲50g（打碎），放入鸽腹中，置砂锅中，加清水、酱油、酒、味精，炖熟。

功能：滋补肝肾，养血通经。

适应证：肝肾不足，闭经，腰腿软弱无力，头晕及初潮迟至。

益母膏

药物组成：益母草、红糖各2000g。

制法：先将益母草切碎，加水煎熬，过滤，去渣，浓缩。红糖和匀，熬为稠膏。每次服1匙，每日3次，白开水冲服。

适应证：痛经、月经不调、产后瘀滞腹痛及恶露过多等。

4. 随访和评价

（1）随访：根据女性不同年龄和健康状况设定访视点，采用线上线下相结合的随访方法，门诊医生利用患者就诊时开展患者管理，并按照随访要求进行记录或医护人员通过上门服务进行患者管理，并按要求记录；线上随访，可以通过电话、微信等方式进行随访，并记录。

（2）效果评价：按照上述随访情况评估女性的健康状况，分析存在的健康问题和相关危险因素，根据情况调整干预方案并继续监测。

（吕　娜）

第五节　男性中医健康管理

一、概述

男性在家庭和社会生活中，承受比女性更大的压力，由此产生一系列健康问题包括生殖健康、心理健康和易患疾病。随着现代社会和科技进步，人们逐渐重视男性健康问题，关心男性健康，尤其是生殖健康已成为社会的热点。1990年，联合国WHO将健康定义为“一种完整的身体、心理和社会良好状态，而不仅仅是没有疾病或伤残”。同样，男性生殖健康并不仅限于性功能障碍、前列腺增生症或性病，而是包括生理、心理和社会等各方面都保持良好健康状态。促进男性生殖健康，是近年来全球共同关注的一个重要问题。

随着生活节奏加快、竞争加剧，传统习惯中的不良嗜好如吸烟、酗酒和饮食偏嗜以及一些新兴产业中电磁波、辐射、新材料等带来的环境污染，使得男性健康状况日趋恶化。调查显示，我国成年男子精液生成量比100年前减少50%，25%男性有性功能障碍或性心理障碍，10%的夫妇患有不育症，尤其是在一些沿海地区，男性生殖问题发生率比生活节奏相对缓慢的内陆省份要高2～3倍，男性不育症发生率为11%，少数地区高达13%～14%。成年男性性传播疾病患者急剧增加，艾滋病也已对男性健康构成威胁，男性更年期（中老年男性雄激素部分缺乏综合征）发病率呈上升趋势。在世界范围内，男性健康现状不容乐观，面临着如先天性畸形、男性不育、前列腺疾病、生殖道感染、性传播疾病、性功能障碍、男性更年期提前等诸多生殖方面的问题。

目前健康管理培训学习非常少，以男性健康管理为主要培训的内容则更少。而针对男性健康管理方面的培训内容方面也是过多重视理论，由于实践刚起步，有效经验积累不足，普遍反映培训无法达到学以致用的目的。此外，卫生机构考核的过程中，临床诊疗量是考核的主要内容，没有将健康管理中性别管理细化到服务的绩效考核。多数医疗机构未开展专门健康管理科室，中医院开展治未病科涵盖健康管理内容。基层医疗机构如社区类卫生服务机构以医疗和公共卫生 7 ∶ 3 的比例进行考核，健康管理工作没有足够的动力源，在财政投入和意识方面存在差距，从而男性健康管理还只是在理论积累阶段，运用于实践还需要较长时间。

综合国内外关于健康管理的内容和实践，结合我国《健康管理师国家职业标准》中关于健康管理师的职业定义，男性健康管理应是对男性个体或群体的健康进行全面监测、分析和评估，提供健康咨询和指导，并对健康危险因素进行干预、管理的全过程。其核心是对健康危险因素的管理，具体地说，就是对危险因素的识别、评估与预测以及干预。健康危险因素从男性健康的角度看，凡是那些能使男性发病和死亡风险升高的因素即可认为是危险因素。进行男性健康管理的教育和临床实践目的就是降低我国男性国民健康威胁，提高男性健康水平，满足男性日益提高的健康需求，符合新时代男性公民享受美好生活的愿景，拥有健康的身体为国家、社会、家庭创造更多财富，与时代砥砺前行，开创属于中华民族的美好未来。

WHO 提出每年的 10 月 28 日为男性健康日，意在提高整个社会对男性健康的关注，我国从 2000 年起，每年 10 月 28 日开展“男性健康日”宣传活动，促使男性参与计划生育和关注男性生殖健康。对全社会关注男性健康问题，增强男性自我保健意识，进一步提高男性的健康水平，提高人口素质，促进家庭、社会和谐的重要内容具有重要意义。

二、男性生理特点

1. 中医认识

中医以八为男性生长周期基数，《素问・上古天真论》说：“丈夫八岁，肾气实，发长齿更；二八肾气盛，天癸至，精气溢泻，阴阳合，故能有子；三八肾气平均，筋骨劲强，故真牙生而长极；四八筋骨隆盛，肌肉壮满；五八肾气衰，发堕齿槁；六八阳气衰竭于上，面焦，发鬓颁白；七八肝气衰，筋不能动，天癸竭，精少，肾脏衰，形体皆竭；八八则齿发去。肾者主水，受五脏六腑之精而藏之，故五脏盛，乃能泄；今五脏皆衰，筋骨解堕，天癸尽矣，故发鬓白，身体重，行步不正而无子耳。”男子到了 16 岁前后的青春期，肾气始盛，天癸充盈，发育迅速，男性性征显现，性器官、性功能和生殖能力趋于成熟，开始出现排精现象，具备了生育能力。这一阶段男子肾气虚可导致天癸迟至影响性功能成熟，如肾精消耗过度，会使天癸早竭则性功能过早衰退，性功能低下引起无精子、无精液、不育等病症。24 ~ 56 岁左右是男性肾气鼎盛时期，此时天癸充足，故《周易》谓“男子三十而娶”。56 ~ 64 岁左右，肾气始衰，天癸渐竭，性功能和生殖能力逐渐衰退，男子进入更年期。约 65 岁开始，性能力明显下降，一般不再有生育能力。个别善于养生、先天禀赋充足者也有生育可能，因其“能却老而全形，身年虽寿，能生子也”。可见，中医认为肾气是男子生殖系统的发育以及生精、种子等功能的根本，而肾气的盛衰又与天癸至与竭有直接关系。男性生理以肾脏为核心，联通其余四脏，以气为原动力，推动血运行才能使天癸充盈，促成男性成熟，维持机能运转。如果先天肾气不盛，天癸不充，则外肾发育迟滞；若十六岁以后肾气虚耗，则机能难以维持。因而肾脏的盈亏通过气机变化得到反映。肝、脾、肺、心等脏腑之气与肾气生理有密切联系，如五脏之气不足或为病邪扰乱，都会影响男性生理功能。气血足则肾气充，在男性生理活动中的功能有四个方面：一是推动血液等精微物质运行以营养外肾；二是温煦外肾及精室；三是固摄精血；四是气化作用。精血同源，血化精，精生血，精化气。男子以精为本，精赖血液化生。精乃血之粹，血为精之源。在生理条件下，水谷精微经中焦受气，变化为赤，是为血。血液化生无穷，则精之生化有源，精子发育正常，可繁衍后代。

2. 西医认识

男性具有不同于女性的性器官。包括睾丸、阴茎、前列腺等。现代医学研究表明在垂体性腺轴内分泌系统作用下，在睾丸产生的睾酮是维持男性性征的主要性激素。睾丸是男性主要的性器官，是与女性卵巢相对应的区分男女性别的器官。男性具备生精、藏精、排精、种子生殖等生理功能。男性保持生殖功能的器官，除维持男性性征的内分泌系统外，还包括外生殖器：睾丸、附睾、精囊、前列腺、阴茎。生殖器官在神经系统调节和循环系统供能协同合作，才能保证男性具有正常的生殖功能，维持男性性征。由于性别差异，男性发育和天癸周期与女性不同。男性第二性征是男子外在的征象，如胡须、腋毛、阴毛多，喉结突出，声调低沉，骨骼健壮，肌肉发达等。男性性成熟与第二性征发育较女性晚，男女差异不仅体现在性成熟时间上，还表现为成年男人具有更强壮的身体，性格特点更主动积极。现代医学认为男女性激素比例差异是体质、个性、功能差异的根本因素。

三、男性健康影响因素

1. 禀赋因素

遗传因素对健康的影响是一大社会问题，应该引起高度重视，除了明确的遗传疾病外，许多疾病，如高血压、糖尿病等的发生，亦与先天禀赋有关。男子以肾为先天，先天禀赋不足，肾的精气不足，天癸迟至，不仅会导致男性性功能障碍，还会影响男性特征性身心健康。另外阳虚质、气虚质人群卫外功能弱，是外邪易感人群，正气不足，对疫疠之气缺乏抵御能力；痰湿质、湿热质、血瘀质是中风病多发体质；阴虚质是消渴病的多发体质；特禀质是过敏性疾病多发体质。阳虚质与气虚质兼夹，在北方寒冷地区多见，同时以"三高"为主症的代谢类疾病在这类亚健康兼夹体质人群中多发。

2. 情志因素

生活节奏快、工作压力大以及由先天体质影响所导致的负面情绪都能引起情志内伤，表现出某些心理障碍，人在精神上出现问题的时候，身体就会患病；而身体患病时，精神上也会痛苦，遭受精神创伤可以使机体内免疫物质下降，导致感染性疾病乃至癌症的发生，即中医所说"因郁而病，因病而郁"。如工作压力、家庭负担过重，易形成"气郁"，肝气郁滞、郁久化热，甚则化火伤阴，损及肝肾，或气不行则血不畅又致瘀阻，若痰瘀互结阻于肝经则致精道郁积，引发男性疾病。另外，成年男性应保持合理频次的正常性生活，禁欲或久旷之人，性交次数过少，常年非正常性活动，也会导致男科疾病或心理疾病。

3. 行为因素

心血管疾病、糖尿病、肿瘤、呼吸道疾病等慢性病严重影响居民健康与寿命，而不良生活方式和行为如吸烟、膳食不合理及身体活动不足，是主要慢性病的共同危险因素。男性作为社会主要劳动力，往往由于应酬频多，存在更多的嗜烟酒、熬夜、不健康饮食（过多摄入饱和脂肪、糖、盐，杂粮、水果、蔬菜摄入不足）、缺乏体育锻炼等生活方式问题，严重危害健康。不合理的膳食导致胆固醇高、超重和肥胖或营养不良，进而导致高血压等心脑血管疾病的发生；过量饮酒导致酒精中毒，酒精还是引发很多谋杀、车祸和自残等事件的一大因素；吸烟及其他烟雾是肺癌等呼吸系统疾病的高危因素；另外不安全的性行为导致 HIV 感染或其他性传播疾病也是男性健康的危险因素。

正如《素问・上古天真论》所说："今时之人不然也，以酒为浆，以妄为常，醉以入房，以欲竭其精，以耗散其真，不知持满，不时御神，务快其心，逆于生乐，起居无节，故半百而衰也。"

4. 生理因素

包括阴茎、尿道、附睾、睾丸、前列腺和精囊等在内的男性生殖器官，受到细菌、衣原体、支原体、病毒感染后，可导致男性生殖功能受损，以支原体和衣原体感染最为常见。

5. 环境因素

自然环境和社会环境中也存在影响人体健康的危险因素。自然环境中影响人体健康的危险因素包括各种邪毒，如风、寒、暑、湿、燥、火六淫之邪，病毒、细菌、真菌、寄生虫、生物毒物等生物因素，还包括次生环境因素如粉尘、农药、各种生产性毒物、尾气废气、噪声振动、各种辐射等。男性户外工作较多，大气污染、紫外线照射等自然环境中的致病因素对男性影响更大，不安全饮用水、不安全的卫生设施和卫生习惯会导致的肠道传染病或与此有关的疾病。还有一些疾病的发生与居处环境密切相关，如长期生活在南方，气候炎热，雨水充盛，则多湿热为病；久居北方，气候严寒，雨水较少，则多病燥、病寒；若地处阴暗、潮湿，或以水为业，则易为湿气所伤而发病。社会环境中的经济生活状况、社会地位、职业环境、社会动荡、生活习俗均可成为影响人体健康的危险因素，如物质经济水平远远高于其精神文明水平的状态，因财富过多而引起的精神空虚等精神病态和肥胖症、冠心病、糖尿病、脂肪肝、痛风等所谓的"富裕性"的疾病，而过于贫穷，赖以生存的物质条件得不到保障，生病了得不到及时的救治，健康状态甚至是生命都会受到严重的威胁。由于男性在家庭中承担"顶梁柱"的角色，所以职业环境对男性健康的影响更大，不同的职业决定着不同的工作环境、劳动程度、经济收入、社会地位和经济地位等，会影响一个人的健康状态。

6. 医药因素

在某些免疫性疾病、肿瘤中，会用到细胞毒性药物，以环磷酰胺为代表。它可烷化 DNA 分子中的鸟嘌呤或腺嘌呤，引起单链断裂、双螺旋链交联。在雄性大鼠中，高剂量环磷酰胺会造成睾丸重量下降，游离精子总量减少及精子发生 DNA、RNA 和蛋白质的合成下降。

7. 其他因素

重金属，如罐头内的金属防腐膜、自来水管中的铅及仪表中的汞等，如接触多了可导致睾丸纤维化和精子生成减少，六价铬高浓度接触可致精子畸形发生率增高，还可引起细胞染色体畸变，麻醉气体氧化氮和氟烷使动物实验中老鼠精子计数降低，染色体异常增加；有机溶剂，如涂料、稀释剂，大剂量可引起精原细胞减少，苯可使小白鼠睾丸动脉萎缩、少精、精子畸形；农药、杀虫剂、毒鼠药、家用化学品、合成洗涤剂、漂白剂、去污粉、厨具洗洁精、洁厕剂、黏合剂、塑料食品容器等，如使用不当就对人造成危害。

四、健康标准和常见健康问题

（一）健康标准

WHO 衡量男性是否健康的十大标准：

（1）有充沛的精力，能从容不迫地担负日常生活任务和繁重工作，而且不感到过分紧张与疲劳。

（2）处事乐观，态度积极，乐于承担责任，事无大小，不挑剔。

（3）善于休息，睡眠好。

（4）应变能力强，能适应外界环境的各种变化。

（5）能够抵抗一般性感冒和传染病。

（6）体重适当，身体匀称，站立时，头、肩、臂位置协调。

（7）眼睛明亮，反应敏捷，眼睑不易发炎。

（8）牙齿清洁，无龋齿，不疼痛；牙龈颜色正常，无出血现象。

（9）头发有光泽，无头屑。

（10）肌肉丰满，皮肤有弹性。

男性在日常居家状态下除了关注人体基础生命体征指标外，还应该关注身体症状表现如生殖器官、乳房、皮肤黏膜、脊柱与关节等是否有异常表现。男性生殖器官中医学称为外肾，包括阴茎、阴囊、睾丸等生殖器官。外肾在天癸的作用下逐渐发育成熟，同时维系第二性征、启动性功能、激发生殖之精的化生。男性 8 岁左右，天癸水平开始上升，外肾发育较快，睾丸体积明显增大，阴茎长度增加，至二八前后时天癸水平处于稳定期时，外肾发育已臻成熟，近似于成年人。进入天癸水平的下降期后，外肾开始萎缩，睾丸渐小，阴茎渐短。现代研究发现，睾丸的大小、重量随年龄增长而变化，男性青春期睾丸发育基本成熟，青壮年时期不再发育增长，约从 50 岁始，睾丸逐渐萎缩，重量逐渐减轻，60 ~ 70 岁时更为明显，70 岁时睾丸的大小与 10 岁左右时相似，同时睾丸的硬度也减低。如天癸不充，则可出现阴茎短小、睾丸体积小或无睾丸等外肾发育不良的病症。正常成年男性阴茎长度约 7 ~ 10cm，直径约 2 ~ 3cm，勃起时长度可增加一倍。阴茎常见包皮过长或包茎，包皮垢存留，诱发感染，传播性疾病，不但影响性生活质量还可能导致阴茎癌。尿道与龟头皮肤黏膜的肿胀与赘生物应引起重视，若发现应及时到正规医院就医。部分男性有先天性尿道下裂，性交时精子不能正常排入阴道而导致不孕，须手术修补。阴茎表皮出现硬结、溃疡、翻花状恶肉可能是结核或阴茎癌。阴茎不能正常勃起和勃起时间过短是阴茎勃起功能障碍，中医学认为与天癸、肾气、肝精功能正常输布有关。

现代医学研究认为：除器质性疾病外，烟酒过度、疲劳、心理问题也是阴茎勃起功能障碍的诱发因素。阴囊的大小、皮色、形态、褶皱是自我观察要点。皮色变红有丘疹可能出现阴囊湿疹，临床较常见；男性疝气会导致阴囊肿胀；一侧皮肤青筋暴露，肿胀下垂，内部可扪及条索状物标志精索静脉曲张；男性阴囊空虚无物，可能是隐睾，睾丸未坠入阴囊，因体温高，不利于精子发育会引发不孕症，也有少数患无睾丸症。男性一般无明显乳房发育，青春期乳房出现包块，质地较软，可移动，为正常现象。成年男性一侧乳房变大，无明显疼痛，皮色正常是肝疏泄功能失调所致。若乳房肿块坚硬，固定不移可能是乳癌，男性乳癌发病率低，近年才被社会关注，因少见所以应重视，避免管理疏忽。正常男性的精液排出体外时呈透明胶冻状，灰白色或乳白色，长时间不射精，精液可呈黄色。每次射精量 2 ~ 6ml，平均 3.5ml，少于 1.5ml 或大于 8ml 为异常。有特殊腥味，无臭味，腥味为精液中前列腺液的气味，无腥味提示前列腺病变。精液的产生和排出是男性的生理特性。中医学认为精液在后天水谷精微的充养下产生，充盈精室，精满则溢。男性青春期就可以产生和排出精液，“二八肾气盛，天癸至，精气溢泻，阴阳合，故能有子”。精子产生后储藏于精室，交合而出。如强闭其精，往往导致精室瘀阻而变生疾病。说明精液满盈则要溢泻，如长期禁欲，精液不泻，不仅可引起疾病，而且于人体健康也极为不利。现代研究认为，禁欲者由于性器官的正常兴奋不能宣泄，而致局部充血，引起腰背疼痛。男性长期没有性生活，精液留滞过久，可使前列腺梗阻不畅，并有可能成为前列腺癌的发病原因之一。由于禁欲不仅导致生殖器官的功能异常，而且还会影响整个人体的生理、心理，从而对人体的寿命产生一定的影响。而纵欲过度，耗伤精血，宣泄过度也对身体不利，要顺应人体正常生理需求，满则溢泻、疏通精窍才能保障健康。精液是在肾气、天癸的激发下化生的，赖后天水谷精微以充养，易亏难盛。二八之前，肾气未充，天癸不盛精液化生非常缓慢；二八至五八之间，由于肾气与天癸充盛，精液化生旺盛房事相对较频，精液质量高与数量充足，是男子生育的最佳年龄。五八之后，肾气衰退，经络渐趋狭窄，经筋弛纵，精液化生逐渐减少，若纵欲，则使精液更少，肾气受损。精液的化生须有一个良好的内环境。

（二）常见健康问题

1. 影响男性寿命的重大疾病

影响男性寿命的重大疾病有肺癌、胃癌、大肠癌、糖尿病、高血压、冠心病、脂肪肝、肥胖症、高脂血症、动脉粥样硬化。涵盖了呼吸系统、循环系统、内分泌系统、消化系统。这些病症男女都有较高发病率，男性更多见。

2. 男性特有常见疾病

男性特有常见疾病有生殖系统疾病、免疫系统疾病和内分泌系统疾病，包括男性不育症、阳痿、遗精、早泄、前列腺疾病（前列腺炎、前列腺增生、前列腺癌）、性功能障碍、附睾炎、包皮龟头炎、精索静脉曲张、先天性尿道裂、强直性脊柱炎、脂溢性脱发、秃顶、男性乳腺疾病、男性更年期综合征、痛风、疲劳综合征等。需要特殊说明的是男性也有乳腺疾病和更年期综合征，只是发病率较低，绝经期女性也会患痛风，强直性脊柱炎男女发病之比为10 ∶ 1。

3. 男性常见心理问题

（1）对生活上的事情，大多取负面的态度，或者太在乎小事情。

（2）态度保守，拒绝新事物的发生。

（3）对别人的要求，不懂得说“不”。

（4）非常刚愎自用，自己什么都说了算。有时候即便是错了也不愿意改正。

（5）经常生活在自己的世界里，不喜欢跟人接触。不关心除了自己之外的任何事情。

（6）约好的时间经常迟到。

（7）把自己的痛苦无限放大，身体出现毛病，就重复地向不同人讲述入院经过、手术过程和病后生活，渴望别人照顾自己。

（8）在听别人讲一件事或者一个笑话时，常常打断对方的话并说自己已听过。

（9）任何人谈论的问题，都表示知道。并且见解总是与别人不同。跟人争论时，显得气急败坏。

（10）碰到一点困难就闷闷不乐，不能用一个常人的心态来对待问题。

五、管理人群和目标

1. 管理人群

14 ~ 65 岁健康男性。

2. 管理目标

男性健康保持与维护。

六、自助管理方案

（一）管理流程和内容

详见第一章第三节中医健康管理相关内容。

（二）管理方法

1. 建立档案

收集家庭健康记录表（附录1）、历年健康体检报告、中医体质辨识报告、历次就医资料、家庭功能评估表（附录2）、焦虑抑郁自评量表（附录3）、健康自测问卷（附录4）等健康相关的资料，尤其监测血压、心率、体重、腰围，连续动态了解自身的健康状况，便于定期回顾分析健康危险因素，有利于疾病早发现、早预防、早控制。

2. 监测评估

（1）居家监测：在本章第一节平和质定期监测并记录的内容基础上，增加男性特殊症状和体征的监测和记录。

（2）定期体检：每年一次常规中西医体检，应结合中医体质辨识，包括血、尿、便常规检查，胸透，肝肾功能检查等全身健康状况的检查项目。除此之外，还应当包括部分男科特殊检查，例如，外生殖器发育状况检查、精液常规、性功能检测、前列腺B超、PSA等检查项目。针对不同年龄阶段的男性人群，男性生殖系统的检查应当有所侧重，例如：青少年应当注意生殖器的发育情况；处于生育期并且有生育要求的年轻人应当进行精液常规等生殖功能的常规检查，成年男性则应当常规进行前列腺B超和PSA检查，可以达到预判前列腺增生和初步筛查前列腺肿瘤的目的。

3. 自助调养

（1）提高健康素养：近年来知识体系来源途径扩展，一方面提高了性知识的普及度，增加了健康知识的有效传播，一方面又传播了错误性健康理念和方式，给健康管理增加了难度。因此，推广正确的健康理念、运用正确的管理办法、健康知识宣教是体系结构的基础。以下是不同年龄段男性需要了解的知识。

少儿期男性：合理饮食，扶脾益智；勿滥用药，固护肾气；有病早治，防微杜渐。

青年期男性：立志进取，正视人生；晚近女色，适龄婚嫁；行房有度，性事有数。

壮年期男性：减思虑；勿过劳；节房事；常锻炼；重补养。

更年期男性：房事有度；调畅情志；饮食有节；适时用药。

老年期男性：调摄精神；慎于起居；不可纵欲；合理饮食；坚持锻炼；药物补养。

尤其是中老年男性，由于憋尿、久坐等导致膀胱压力增高，影响前列腺血流供给，最终造成慢性前列腺炎、前列腺增生等疾病。在工作紧张需要长时间保持坐位时，应有意识站立活动，让下肢、臀腿部适度运动，增强血液流动，降低对前列腺的压力。另外，不洁性生活与其也有密切关系。

另外，青壮年男性应对家族遗传性疾病有所了解，做到早发现、早干预、早治疗。例如：20～40岁男性多发强直性脊柱炎，且发病率远高于女性。该病初期以腰骶部疼痛、腰部活动功能受限为主要表现。后期治疗以激素或非甾体抗炎药为主缓解症状。临床试验证明，越早治疗越有利于控制病情发展。

现代中医学研究发现，体质是人体在遗传、环境的影响下，发育形成的相对稳定的状态。这种状态决定着它对致病因子的易感性及其所产生病变类型的倾向性。

中医体质学说开始于20世纪70年代,王琦教授提出的九种体质分型得到广泛认可。不同体质类型的人,体内阴阳气血盛衰不同,在致病因素的影响下形成亚健康状态直至发病。男性的社会、生活和自身性别等因素,很大程度上影响了后天体质类型。如痰湿质、湿热质、阴虚质、血瘀质、气郁质、阳虚质都是男性生殖系统疾病患病的常见体质。人的体质往往呈现复合体质,表现为多种偏颇体质混合出现,男性应了解自身体质情况,并遵循相应的体质调理方案进行自我管理。

(2)情志调养:心理健康是健康的重要部分,正常心理状态是正常生活的保证。人是社会的一分子,心理受社会影响,反之也影响社会。男性在社会生活中占据主导地位,更容易因社会环境因素影响而产生心理问题。自我调整是在生活中依据环境使心理活动契合社会环境的过程,是主动积极寻求解决问题的根本方法。

中国古代将健康管理称为养生,养生包含养神与养形两个基本方面,《素问·上古天真论》中说:"形与神俱,而尽终其天年,度百岁乃去。"中医养生尤重视调神。调神指静心养神,调适情志,心境平和,保持良好的心态。中医学源于中国道法自然的世界观,以"气"为本体。古人称,人有三宝"精、气、神"。五脏皆藏精,精为神之舍,精气是神的物质基础,所以"积精聚气",才可安神。

心理问题在中医学中认为是七情内伤,气机逆乱。神能统精驭气,神安则精固气畅,神荡则精失气衰。自我调整心态可以从两方面入手,一是顺应环境,人的神志随四季节气而变。古人据此提出四时调神健身之法,即按照季节特点使精神情志做到春季活泼,夏令畅达,秋天恬静,入冬则藏而不泄。以此方式调养精神,必能适应外界变化,保持精神情志稳定。二是调畅气机,《素问·上古天真论》指出:"恬惔虚无,真气从之,精神内守,病安从来。是以志闲而少欲,心安而不惧,形劳而不倦,气从以顺,各从其欲,皆得所愿。"这段话原意是说善于养生者心情应清静安闲,排除各种杂念,以使真气顺畅,精神守于内,疾病无从生,虽形体劳作但不使疲倦,能随其所欲满足愿望,使体健无病。

(3)饮食调养:我国传统的饮食结构为"五谷为养,五果为助,五畜为益,五菜为充"。然而,随着生活水平提高,城市化进程加速,快餐文化迅速流行,传统的谷物类食物摄入量比减少,高胆固醇、高脂肪的食物摄入量比增高。

男性由于工作与地域生活习惯而养成不良饮食习惯,偏油腻饮食和高盐高热量饮食造成湿热质和痰湿质。因此,根据体质因素和代谢基础因素,适度调整饮食结构,以碳水化合物为供能基础,脂肪、蛋白质、维生素、微量元素合理配置。原则上,控制油、盐摄入配置为健康提供合理供能。男性偏颇体质在饮食上应做到针对体质有机调配。如在寒冷环境下的体力劳动,会造成阳虚质与气虚质,可以增加纯热能食物,包括动植物油、淀粉、食用糖和酒类,主要提供能量,辅助禽类、肉、蛋、奶,补充脂肪、蛋白质、维生素和钙。饮酒要限量,无节制地饮酒会使食欲下降,食物摄入减少,以致发生多种营养素缺乏,严重时还会造成酒精性肝硬化。过量饮酒会增加患高血压、脑卒中等的危险,并可导致事故及暴力的增加,对个人健康、家庭和谐和社会安定都是有害的。应严禁酗酒,提倡少量饮用低度酒,青少年则不应饮酒。

在饮食结构合理的基础上,还要注意饮食健康,不宜过饱,避免偏食、节制零食,防止脾胃因持续工作而出现损伤。男性经常咀嚼不细,吞咽过快,加重胃肠消化负担;嗜食过烫的食物会损害口腔和食管黏膜;过凉食物或夏季冷饮会导致水饮停滞,诱发脾虚运化无力。

（4）运动调养：运动是保持健康的重要手段，同时选择适合与适度的运动才能获得健康。男性在青少年时期生机勃发，具有较强的运动能力，可以选择强度较高的运动项目，如跑步、游泳、球类、武术等。在运动中增强体质，培养兴趣、提高运动水平、锻炼技巧，从而在获得较高健康水平同时为成年后培养运动兴趣和习惯打下基础。男性应根据体质类型不同针对性选择不同运动方式，跑步、游泳作为基础运动可以激发人体阳气，对气虚质、阳虚质、血瘀质有很好的改善作用；团体竞技类运动如足球、篮球不仅能促进气血运行还能提高团队合作意识，对气郁质有明显帮助。运动能帮助气机在人体升降出入，协调气血平和，增强代谢，但随着年龄增长，元气衰弱，中老年男性运动与恢复能力减退，剧烈运动往往造成伤病，中老年男性可以选择较温和的运动方式，保持气血平和、筋骨柔顺，如太极拳、八段锦、舞蹈等。各种运动除因年龄、体质、兴趣选择外，还要注意宜循序渐进运动、适度运动、长期坚持运动。在运动时如出现胸闷、呼吸困难、脉搏显著加快等不适症状，应停止运动，去医院进一步检查。运动中发生损伤应休息和及时就医。运动中应注意天气变化，避免在大风、大寒、大雾、大雪及空气污染的环境中锻炼，运动出大汗、劳累应及时更换衣物休息，避免风寒侵袭，损伤阳气，阻滞经络。

太极拳是中老年男性常见运动养生的方式，是一种有氧运动，可以疏通经络，强健筋骨。以中国传统道家哲学中的无极生太极，阴阳转化，生生不息理念为核心思想。太极拳结合阴阳五行变化、经络学说、导引吐纳术，因此由技击对抗的拳法而转型为强身健体、颐养性情的运动体操。其具有柔和、缓慢、轻灵、刚柔相济的动作特点，配合音乐的韵律展示出传统文化自然高雅美学的特点。使身心放松，气血调达，达到健身的目的。

五禽戏是模仿动物形态的体操，据史书记载其为三国时期名医华佗所创，是传统导引养生功法的代表之一。它是通过模仿虎、鹿、熊、猿、鸟五种动物的活动，根据古代吐纳、导引之术，结合脏腑、经络、气血创编的一套健身气功功法。该功法通过模仿动物们不同的形态动作及气势，结合各自的意念活动，能起到舒筋活络、强健脏腑、灵活肢体关节的功用。

八段锦南北朝时期便已出现，是一套导引气功功法，由八节组成，成形于明代。其动作舒展，共有八段，每段一个动作，动作简单易学，适合男女老少等各种人群练习。

（5）经络腧穴调养：《备急千金要方》记载："小有不好，即按摩挼捺，令百节通利，泄其邪气。凡人无问有事无事，常须日别蹋脊背四肢一度。头项苦，令熟蹋，即风气时行不能著人。此大要妙，不可具论。"上文的意思说：如感到小有不适，即进行按摩治疗，使得全身的骨节灵活、通畅，以泄邪气。凡人不管有事无事，每天需要踩踏脊背及四肢一遍；尤其是头项部分要熟踏。并指出这是一个大的健身妙法。

现代社会不断发展，交通工具越来越发达，人们的工作与生活中多半是"以车代步"，因而活动腰、腿的机会大大减少，加之在工作学习中持续性出现身体前倾等不良姿势，更会造成腰背肌肉僵硬，气血流通不畅，导致腰部老化或腰肌劳损，甚至带来肾脏的虚损。腰部按摩疗法，有调和气血、疏通经络、补肾强壮等功能。

操作方法如下：

搓腰：搓热双手，首先紧按双侧腰眼部位，稍停片刻，然后用力向下搓到尾椎部位。如此共搓 30 次。

捏腰：双脚前伸而坐，或弯曲膝盖，取正坐姿势。双手拇指和食指同时夹捏脊椎正中皮肤，从与脐眼平行的命门穴开始往下捏，捏一下松一下，直至尾椎处。如此捏脊 4 次。

揉腰：双手松握拳，拳眼向上，以掌指关节突出的部分，在两侧腰眼处，做旋转揉摩，先以逆时针方向旋揉 18 圈，再以顺时针方向揉旋 18 圈。双侧同时进行。

叩腰：双手半握拳，用两拳的掌面轻叩腰骶部，左右同时进行，各叩 36 次。

抓腰：双手反叉腰，拇指在前，按压腰侧，其余四指从第 2 腰椎侧处，用指腹向外抓擦皮肤。从腰眼抓到尾骶部。双手同时进行，各抓擦 36 次。

现代医学证明，按摩腰部可使局部皮肤丰富的毛细血管网扩张，促进血液循环，改善营养，加速代谢产物的排除，又可刺激感觉神经末梢，产生对神经系统的温和刺激，故而可防治急慢性腰脊腿痛、腰肌劳损、椎间盘突出症、腰椎肥大、坐骨神经痛、阳痿早泄等病症。

摩腹：用手掌掌面附着于腹部，以神阙穴为中心，以腕关节连同前臂反复做环形有节律的顺时针移动，每次 1 ~ 3 分钟。具有改善脾胃功能，促进消化吸收，消食导滞的作用。

按揉足三里：足三里穴在小腿前外侧，犊鼻下 3 寸，距胫骨外缘一横指处。用拇指端按揉，用力和缓，向胫骨方向，有酸胀感，每次 1 ~ 3 分钟。具有健脾益胃，强壮体质的作用。

暖肾法：双手手掌面互相摩擦，使掌面温度升高，以双掌面按压腰部肾区，使肾区有温热感。具有温肾助阳，缓解疲劳的功效。

注意事项：按摩保健贵在坚持；按摩手法宜轻不宜重；局部有皮肤破损部位不宜按摩，预防感染；有外感症状时，不宜使用上述补益类按摩手法，避免邪气入里。

（6）其他调养：如戒除烟、酒、网、毒瘾，避免熬夜、不安全性行为等。

研究证明，香烟产生的致癌物质高达 30 多种，吸烟可增加发生脑血管疾病、肿瘤和慢性阻塞性肺疾病的危险。吸烟是诱发男性勃起功能障碍、不育症的病因之一。酒的主要成分是乙醇，极易损伤脾胃和肝脏。研究证明，长期嗜酒不仅加重肝脏负担，还可引起胃肠功能紊乱，出现早晨恶心、呕吐、腹胀，导致消化道疾病，还会增加患高血压、脑卒中、胃病、肝硬化、肝癌等疾病的风险，因此，中年男性一定要戒烟、限酒。

4. 定期回顾评价

根据居家监测内容，定期自我评价身体、心理状况和家庭功能，及时调整生活方式或及时就医。

七、医助管理方案

（一）管理流程和内容

见第一章第三节中医健康管理相关内容。

（二）管理方法

1. 建立档案

（1）问卷采集：健康状态信息采集：基本信息、生活方式问卷、中医四诊与体质辨识结果采集。

（2）基于问卷的健康信息采集：体检内容信息采集：病史采集、体格检查、实验室检查、特殊检查。

（3）健康风险初步预测。

2. 健康评估

具体内容包括问诊、查体、风险因素调查表、中医体检、西医体检。

（1）健康危险因素评估：通过问诊、查体、填写风险因素调查表，评估日常生活中存在的健康危险因素。注意肿瘤、代谢类疾病、免疫系统疾病有明显遗传倾向；不安全性行为和性伴侣是男性性传播疾病的源头；慢病既往史，有症状或体检指标未在正常范围，有高血压、糖尿病家族史（一、二级亲属）；有家族遗传性疾病史，无明显症状，如强直性脊柱炎；慢病常年药物治疗或透析治疗。

（2）健康状态评估：通过实验室和物理检查评估处于健康、亚健康或疾病状态中的哪种状态，给出下一步健康管理、亚健康调理和临床就诊意见。

体检信息调查：体质、中医四诊、心率、血压、血糖、血脂、血尿酸、体重、腰围、微量元素等。

生活习惯调查：饮食特殊偏嗜，烟酒茶等嗜好、不良嗜好，长期过量饮酒（每日饮白酒≥100ml，啤酒≥640ml且每周饮酒4次以上）；长期嗜饮浓茶或咖啡；工作生活不规律，作息时间不能保证，睡眠不足6小时；生活与工作环境，空气、水、噪声、土壤、辐射等污染；运动方式与运动量是否过多或不足，运动方法合理性、运动损伤的防护；性格与心理健康、性生活质量与频率、家庭与社会关系等。

实验室及放射线检查：包括血、尿、便常规，肝肾功能，胸透检查等评估全身健康状况的检查项目，除此之外，还应当包括部分男科特殊检查，例如，外生殖器发育状况检查、精液常规、性功能检测、前列腺B超、PSA等检查项目。针对不同年龄阶段的男性人群，男性生殖系统的检查应当有所侧重，例如：青少年应当注意生殖器的发育情况；处于生育期并且有生育要求的年轻人应当进行精液常规等生殖功能的常规检查，成年男性则应当常规进行前列腺B超和PSA检查，可以达到预判前列腺增生和初步筛查前列腺肿瘤的目的。

3. 干预方法

（1）咨询指导：向受管理者提供健康咨询，包括身、心健康两个部分。为体检者解读体检报告，消除男性对自身认识的盲区，正确区分正常生理现象和病理变化。男性性功能障碍的患者中心理性因素致病者很多，许多人因种种原因害怕性交失败、情绪焦虑，而出现阳痿、早泄。九种体质中平和质是一种理想的健康状态。平和质者指那些精力充沛，性格开朗，阴阳平和，脏腑气血功能正常，先天禀赋良好，后天调养得当之人，对四时寒暑及地理环境适应能力强，患病少的一类人群。现实中，现代人受工作压力、家庭负担等长期困扰，当气机流转不能由内达外或升降不利，而结聚于经络脏腑时，便形成“气郁”。中医体质学认为，气郁多由忧郁烦闷、心情不舒畅所致，是中医学对心理问题的诠释。这种体质在一定时期内可以保持健康，长时间则影响人体气机和畅，引起脏腑功能紊乱。八种偏颇体质中，湿热质、阴虚质、痰湿质、阳虚质、阴虚质、特禀质都会引发男性性功能障碍甚至男性不育，因此将偏颇体质调整为平和质，是中医健康管理的目标。

（2）经络腧穴调理

1）推拿疗法：分为两方面：通经络和调脏腑。

操作方法如下：

通经络：患者取俯卧位，医者用单手多指或双手多指拿揉颈项部，用双手多指揉枕骨下缘，然后双手食指或中指端自风府穴向两侧分别按压枕骨下缘，中指按揉风池、安眠等穴，操作3～6分钟；双手掌自上而下推抚背腰及下肢部，对揉背腰部，双手拇指交替按揉华佗夹脊穴胸腰段，重点刺激背腰部腧穴，拿揉、㨰法施于背腰部，单掌搓擦肾俞、八髎，操作8～10分钟；拿揉、㨰、点按叩下肢，重点按揉环跳、承扶、阳陵泉、委中、承山、昆仑、太溪等；掌跟或鱼际，搓擦、按揉涌泉及足底，操作3～5分钟。一指禅、按揉双上肢阳经经穴肩俞、臂臑、曲池、手三里、养老、外关、合谷等，操作35分钟。患者坐位，医者双手多指拿揉、推抖、敲击、抓打头部，拇指按揉印堂、头维、太阳、百会、四神聪，操作6～8分钟。

调脏腑：患者取仰卧位，医者用双手掌推抚胸部，对揉、对挤，搓擦胁肋部，拇指按揉膻中、期门、章门、云门等，疏肝理气操作3～5分钟；双手掌推摩、团揉脘腹，拇指按揉中脘、关元、中极、曲骨等，操作4～6分钟，调理脾胃；手掌掌跟置于关元施振法，操作4～6分钟，培补元气补肾精。

注意事项：推拿顺序先经络后脏腑，先阳经后阴经，先上后下；手法轻重缓急适度，阳经手法宜刚法为主，强调柔和深透的同时，节奏与力度较强。阴经与脏腑推拿手法以柔法为主，忌刚猛发力，需和缓，节奏缓慢，以通顺为主。

2）艾灸：有温经散寒、理气活血、通经活络、回阳救逆等功效，对阳虚质、气虚质、痰湿质具有较明显疗效。临床常用的灸具疗法中艾炷灸法与艾条灸法占有最主要的地位。

男性保健灸法可选择关元、气海、神阙、中脘任脉经穴，配合肾俞、腰阳关、足三里、涌泉，温肾助阳，理脾和胃，选择在夏季三伏期间，温煦阳气效果尤佳。

操作方法：将适量艾绒放在桌面上，用拇、食、中三指一边捏，一边旋转，将艾绒捏紧即为艾炷。艾炷可分为大、中、小三种。大艾炷约高1cm，中艾炷为大艾炷的一半，小者如麦粒大。燃烧一炷即为一壮。每穴用3～5壮。艾条灸：点燃艾条一端，约距皮肤0.5～1寸左右施灸，使局部有温热感而无灼痛，一般每处灸3～5分钟，至皮肤有红晕为度。灸法操作可运用回旋灸、雀啄灸。

注意事项：施灸时，一般程序是由上到下，先背后腹，先上部，后四肢，先阳经后阴经。本法以皮肤出现红晕为度，稍有热感可更换艾炷；严防艾火烧坏患者衣物、被褥。

禁灸部位及穴位：头面部特定区域、心区、大血管处、肌腱处，以及睛明穴、丝竹空、瞳子髎、人迎、经渠、尺泽、委中。

3）外敷：早泄病因多为肾气亏损，君根火旺，心肾不交，封藏失职，或湿热下注，激惹精室、精关易开等。

治疗早泄经验方如下：

处方一：用麝香、冬虫夏草、藏红花、菟丝子、五倍子等提取有效成分精制。用法：于性交前0.5～1小时涂抹于阴茎。阴茎为任督二脉出发点，任脉为“阴经之海”，督脉为“阳经之海”，任脉循腹正中以至头，督脉循脊正中而上头，一阴一阳，涂药后经过半小时以上的时间吸收，对任督二脉进行调节，即调节阴阳。

处方二：蛇床子1g，五倍子10g，炮附子10g，露蜂房10g，公丁香5g，远志10g，石菖蒲10g，冰片3g。用法：上药水煎后趁热熏洗阴茎，应用停－动－停训练法，在药液中刺激阴茎。在治疗最初阶段，性交时外用避孕套。方中蛇床子温肾壮阳、燥湿杀虫，五倍子涩精止泻，共为君药；臣以炮附子、露蜂房、公丁香等。全方温肾益气，除湿杀虫，进而促进性欲，延长阴茎勃起时间，以达到治疗早泄的目的。

4）刮痧：刮痧疗法具有清热利湿，活血化瘀，疏肝理气，补气健脾，温阳补肾的作用，从而起到治疗慢性前列腺炎的作用。有效经穴：任脉，中极、会阴、气海、关元；膀胱经，肾俞、志室；脾经，三阴交、血海；小肠经，后溪；肝经，曲泉；肾经，大赫。

刮痧顺序：①腰骶部，②腹部，③手背，④下肢前侧，⑤膝内侧。刮痧方法：①刮痧板以45°倾斜，平面朝下。②将刮痧油涂抹穴位范围的经脉线上，刮拭面尽量拉长。③用刮痧板按血液循环方向（由上向下，由内向外）刮拭。④任何病症宜先刮拭颈椎，再刮其他患处。

⑤只要数分钟，凡有病源之处其表则轻红、红花朵点，重则成黑块，甚至青黑块斑。⑥第 2 次刮痧待患处无痛感时再实施（约 3 ～ 7 天），直刮至患处清平无黑块，则病症自然消除。⑦刮痧油系采用天然植物油经最新科技处理浓缩调配而成，有润滑、清热、消炎作用，无毒副作用，疗程为 1 个月。

5）拔罐（摘自朱政衡、曾玉花《刺络放血拔罐法治疗慢性前列腺炎 146 例》）：选取中极、关元、三阴交、阳陵泉、秩边、太溪为主穴，然后根据中医辨证分型对患者分别增配不同穴位。湿热证患者配合谷、外关；瘀血证患者配血海、膈俞；脾肾阳虚证患者配气海、足三里；肾虚证患者配水道、肾俞。采用先刺络，后拔罐，刺拔兼施的方法，一次选取 4 个穴位，15 天为 1 个疗程。视患者情况，一般治疗 2 个疗程。治疗期间禁辛、辣、酒、羊肉、狗肉，避免过度疲劳，鼓励有规律的性生活。

6）针刺：任督冲脉一源三歧，针刺任督冲脉腧穴，可以直接调理精室的气血阴阳，使阴阳平衡、气血调和，则精气盛，生殖能力强健；同时临床上使用入任督冲脉的药物治疗男性不育症，也常能收到较好疗效。

针灸治疗男性不育症，临床最常选用关元、肾俞、命门、三阴交、太溪、足三里、中极、气海、次髎等任督脉腧穴及局部腧穴。针灸疗法可用于治疗精索静脉曲张所致男性不育症，取关元、气海、中极、水道、血海、三阴交进行治疗。

4. 随访和评价

（1）随访：根据男性不同年龄和健康状况设定访视点，采用线上线下相结合的随访方法，门诊医生利用患者就诊时开展患者管理，并按照随访要求进行记录或医护人员通过上门服务进行患者管理，并按要求记录；线上随访，可以通过电话、微信等方式进行随访，并记录。

（2）效果评价：按照上述随访情况评估男性的健康状况，分析存在的健康问题和相关危险因素，根据情况调整干预方案并继续监测。

（王若晖）

第五章　亚健康中医健康管理

第一节　偏颇体质中医健康管理

一、概述

根据王琦“中医体质九分法”中国人体质可分为平和质、气虚质、阳虚质、阴虚质、痰湿质、湿热质、血瘀质、气郁质、特禀质九种基本类型，其中平和质是正常体质，除此之外的八种体质类型均为偏颇体质。

从健康到亚健康再到疾病，体质因素的影响不可忽视。各种偏颇体质是健康状态的重要影响因素，也是疾病发生、发展与转归的内在因素。参阅系列中医体质学说“体病相关”研究进展发现，痰湿质是引起非酒精性脂肪肝的主要病理体质，痰湿质与高脂血症、高血压、冠心病、糖尿病、代谢综合征密切相关。通过基因组 DNA 检测发现痰湿质具有代谢紊乱的总体特征；原发性高血压和 2 型糖尿病与气虚质和阴虚质之间有密切关系；阳虚质是不孕症、骨质疏松症、肠易激综合征、膝骨关节炎、痛经、多囊卵巢综合征、围绝经期综合征、类风湿关节炎、泌尿系结石、大肠息肉、复发性流产、高血压、颈椎病等疾病人群中分布比例最高的体质类型，各文献报告的比例中位数为 19.3% ～ 39.6%；痰湿质、血瘀质人处于高凝状态容易形成冠脉血栓；30 ～ 50 岁的女性中痰湿质、湿热质、血瘀质、气郁质人群是子宫肌瘤的易发人群；湿热质是易患血糖调节受损的体质类型之一，与原发性高尿酸血症密切相关。相应基于“体质可调”理论，依据九种体质特征及与疾病的相关性，制定防治原则和干预评价方案在临床上也取得了较好的效果。可见通过中医体质辨识，更加全面地了解其健康状况，获得预测个体未来发病风险的资料，并通过体质调护，调整偏颇体质，可以改善个人健康状况，是针对个人及群体健康管理有效的切入点。

二、偏颇体质诊断

1. 诊断标准

采用王琦主编的《中医体质分类研究》中的《中医体质量表》，依据中华中医药学会《中医体质分类与判定》进行判断。

2. 临床表现

（1）气虚质：是指由于机体一身之气不足，以气息低弱、脏腑功能状态低下为主要特征的体质状态。多由先天禀赋不足，后天失养导致，如孕育时父母体弱、早产、人工喂养不当、偏食、厌食,或因病后气亏、年老气弱等因素导致。气虚质的人常表现为肌肉松软,语声低微,面色苍白,体倦乏力,气短懒言,精神不振,常自汗出,动则尤甚,舌淡红,舌边有齿痕,脉虚弱,平素抵抗力弱,易患感冒、眩晕、内脏下垂,病后康复缓慢。气虚质人群特点见表 5-1。

表 5-1 气虚质人群特点

总体特征	元气不足 疲乏、气短、自汗
常见症状	语音低弱,气短懒言,容易疲乏,精神不振,易出汗、头晕,健忘,目光少神,大便正常或便秘但不结硬,或便后有不尽感
舌脉	舌淡红,舌边有齿痕,脉弱
形体	肌肉松软不实,不健壮
皮肤	唇色少华,毛发不泽
月经	月经先期或月经过多、经期延长,色淡质稀,神疲体倦,气短懒言,小腹空坠
心理特征	性格内向,胆小,不喜冒险,情绪不稳定
适应能力	对外界适应能力较差,不耐受风、寒、暑、湿邪
患病倾向	易患感冒、内脏下垂等病,如胃下垂、子宫脱垂、直肠脱垂等;病后康复慢

(2)阳虚质:是指由于阳气不足,失于温煦,以形寒肢冷等虚寒现象为主要特征的体质状态。多由先天不足,或后天失养导致。如孕育时父母体弱或年长受孕,早产,或年老阳衰等。阳虚质的人,肌肉不健壮,常常感到手脚发凉,胃脘部、背部或腰膝部怕冷,衣服比别人穿得多,夏天不喜欢吹空调,喜欢安静,吃或喝凉的东西总会感到不舒服,容易大便稀溏,小便颜色清而量多,性格多沉静、内向。阳虚质人群特点见表 5-2。

表 5-2 阳虚质人群特点

总体特征	阳气不足 畏寒怕冷、手足不温等虚寒表现
常见症状	平素畏冷,手足不温,喜热饮食,对冷的饮食比较抗拒,精神不振,睡眠偏多,毛发容易脱落,容易出汗,大便稀薄,小便清长
舌脉	舌淡胖嫩,边有齿痕、舌润,脉沉迟而弱
形体	形体白胖,肌肉松软不实,不健壮
皮肤	面色㿠白,目胞晦暗,口唇颜色较淡
月经	月经后期、月经过少、崩漏、痛经、经行浮肿
心理特征	性格多沉静、内向
适应能力	耐夏不耐冬;易感风、寒、湿邪
患病倾向	多为寒证的疾病,比如痰饮、肿胀、泄泻、阳痿等

(3)阴虚质:是指由于体内津液精血等阴液亏少,以阴虚内热等表现为主要特征的体质状态。多由先天不足,如孕育时父母体弱,或年长受孕,早产等,或后天失养,纵欲耗精,积劳阴亏,或曾患出血性疾病等因素导致。阴虚质的人体形多瘦长,经常感到手脚心发热,面颊潮红或偏红,耐受不了夏天的暑热,常感到眼睛干涩,口干咽燥,总想喝水,皮肤干燥,经常大便干结,容易失眠,性情急躁,外向好动,舌质偏红,苔少。阴虚质人群特点见表 5-3。

表 5–3　阴虚质人群特点

总体特征	阴液亏少 见口燥咽干、手足心热等虚热表现
常见症状	手足心热、口燥咽干，鼻微干，喜冷饮，大便干燥，两目干涩，视物模糊，眩晕耳鸣，睡眠差，小便短少
舌脉	舌红少津，脉细数
形体	体形偏瘦
皮肤	唇红微干，皮肤偏干，易生皱纹，有烘热感
月经	月经后期、月经过少、经期出血、闭经、崩漏、经行发热、经行眩晕
心理特征	性情急躁，外向好动，活泼
适应能力	耐冬不耐夏；不耐受暑、热、燥邪
患病倾向	易患虚劳、失精、不寐、消渴等病；感邪易从热化。病后易表现阴亏

（4）痰湿质：是指由于水液内停而痰湿凝聚，以黏滞重浊为主要特征的体质状态。多由先天遗传，或后天过食肥甘等因素导致。痰湿质的人形体肥胖，腹部肥满而松软。容易出汗，且多黏腻。经常感到肢体酸困沉重，不轻松，经常感觉脸上有一层油，嘴里常有黏黏的或甜腻的感觉，咽部常有痰，舌苔较厚，性格比较温和。痰湿质人群特点见表 5–4。

表 5–4　痰湿质人群特点

总体特征	痰湿凝聚 以形体肥胖、腹部肥满、口黏苔腻等痰湿表现为主要特征
常见症状	多汗且黏，胸闷，痰多，口黏腻或甜，身重不爽易困倦，喜欢吃肥腻之品以及甜食。面浮肢肿，头晕目眩，心悸气短
舌脉	舌淡胖，苔腻，脉滑
形体	体形肥胖，腹部肥满松软
皮肤	面部皮肤油脂较多
月经	月经后期，闭经，经行头痛，经行眩晕，不孕，癥瘕，带下量多、色白质稠
妊娠病	妊娠恶阻
心理特征	性格偏温和，稳重恭谦，和达，多善于忍耐
适应能力	痰湿质人对梅雨季节及潮湿环境适应能力较差，容易患湿证

（5）湿热质：是指以湿热内蕴为主要特征的体质状态。主要由先天禀赋，或久居湿地，喜食肥甘，或长期饮酒，湿热内蕴等因素导致。湿热质的人面部和鼻尖总是油光发亮，脸上容易生粉刺，皮肤容易瘙痒，常感到口苦、口臭或嘴里有异味，大便黏滞不爽，小便有发热感，尿色发黄，女性常带下色黄，男性阴囊总是潮湿多汗，脾气比较急躁。湿热质人群特点见表 5–5。

表 5–5　湿热质人群特点

总体特征	湿热内蕴 以面垢油光、口苦、苔黄腻等湿热表现为主要特征
常见症状	平时有口苦口干的现象，身体困重倦怠，心烦懈怠，大便燥结或黏滞，小便短赤，男性容易出现阴囊潮湿，女性容易出现带下量多
舌脉	舌质偏红，苔黄腻，脉滑数
形体	一般形体偏胖或苍瘦

续表

皮肤	面垢油光，平时面部污垢、油性分泌物较多，容易长痤疮和粉刺
月经	经间期出血，痛经，带下病，妇人腹痛，阴疮
心理特征	急躁，易怒
适应能力	对潮湿环境或气温偏高（特别是夏末秋初季节），湿热交蒸的气候较难适应

（6）血瘀质：是指体内有血液运行不畅的潜在倾向或瘀血内阻的病理基础，以血瘀表现为主要特征的体质状态。多由先天禀赋，或后天损伤，忧郁气滞，久病入络等因素导致。血瘀质的人，面色偏暗，嘴唇颜色偏暗，舌下的静脉瘀紫。皮肤比较粗糙，有时在不知不觉中会出现皮肤瘀青。眼睛里的红丝很多，刷牙时牙龈容易出血，容易烦躁、健忘，性情急躁。血瘀质人群特点见表5-6。

表5-6　血瘀质人群特点

总体特征	血行不畅 以肤色晦暗、舌质紫暗等血瘀表现为主要特征
常见症状	容易出现疼痛症状，眼眶暗黑，头发容易脱落，或者有出血倾向（如吐血等），女性还多见痛经、闭经、崩漏，或经血中多凝血块
舌脉	舌暗或有瘀点，舌下络脉紫暗或增粗，脉涩
形体	胖瘦均见
皮肤	肌肤偏干，肤色晦暗、色素沉着，容易出现瘀斑，口唇暗淡
月经	痛经，闭经，崩漏，月经过多，月经过少，经行发热，或经血中多凝血块
心理特征	心情常不愉快，容易烦躁和生气
适应能力	不耐受风邪、寒邪，对刮风以及寒冷天气不适应

（7）气郁质：是指由于长期情志不畅、气机郁滞而形成的以性格内向不稳定、忧郁脆弱、敏感多疑为主要表现的体质状态。多由先天遗传，或精神刺激，暴受惊恐，所欲不遂，忧郁思虑等因素导致。气郁质的人体形偏瘦的较多，常感到闷闷不乐、情绪低沉，容易紧张、焦虑不安，多愁善感，感情脆弱，容易感到害怕或容易受惊吓，常感到乳房及两胁部胀痛，常有胸闷的感觉，经常无缘无故地叹气，咽喉部经常有堵塞感或异物感，容易失眠。气郁质人群特点见表5-7。

表5-7　气郁质人群特点

总体特征	气机郁滞 以神情抑郁、忧虑脆弱等气郁表现为主要特征
常见症状	神情抑郁，胸胁有胀满的感觉，动不动就叹气，嗳气打嗝，或者喉间有异物感，吞不下去吐不出来的感觉，睡眠较差，食欲减退，心悸胆怯，健忘，痰多，大便干
舌脉	舌淡红，苔薄白，脉弦
形体	形体瘦者为多
皮肤	皮肤苍色
月经	月经后期或先后无定期，或经行乳房胀痛，经色暗红或有血块，小腹胀痛，胸闷不舒，精神抑郁
心理特征	性格内向不稳定、敏感多虑，神情常常是烦闷不乐的，情感脆弱，烦闷不乐，忧郁脆弱
适应能力	对精神刺激适应能力较差；不适应阴雨天气

（8）特禀质：是指由先天禀赋不足和禀赋遗传等因素造成的一种特殊体质。包括先天

性、遗传性的生理缺陷与疾病，过敏反应等。多由先天禀赋不足、遗传，或环境、药物因素等导致。特禀质就是一类体质特殊的人群。其中，过敏体质的人，有的即使不感冒也经常鼻塞、打喷嚏、流鼻涕，容易患哮喘，容易对药物、食物、气味、花粉、季节过敏，有的皮肤容易起荨麻疹，皮肤常因过敏出现紫红色瘀点、瘀斑，皮肤常一抓就红，并出现抓痕。特禀质人群特点见表 5-8。

表 5-8　特禀质人群特点

总体特征	先天失常 以生理缺陷、过敏反应等为主要特征
常见症状	过敏体质者常见哮喘、风团、咽痒、鼻塞、喷嚏等；患遗传性疾病者有垂直遗传、先天性、家族性特征；患胎传性疾病者具有母体影响胎儿个体生长发育及相关疾病特征
舌脉	舌淡红，苔薄白，脉和缓
形体	过敏体质者一般无特殊；先天禀赋异常者或有畸形，或有生理缺陷
皮肤	容易起荨麻疹，皮肤常因过敏出现紫红色瘀点、瘀斑，皮肤常出现抓痕。出现全身各个部位的红色斑块，且部位不固定
心理特征	遇到外界环境冷热的突然改变，心情紧张
适应能力	适应能力差，如过敏体质者对易致过敏的季节适应能力差，易引发宿疾

三、管理人群和目标

1. 管理人群

根据体质辨识结果明确为气虚质、阳虚质、阴虚质、痰湿质、湿热质、血瘀质、气郁质、特禀质任意体质或兼夹体质。

2. 管理目标

根据体质辨识的结果及相关影响因素的分析，针对个体的体质特征，制订体质调护计划，使体质偏颇得以纠正，从而改善健康状况，实现健康管理的目标。

四、自助管理方案

（一）管理流程和内容

详见第一章第三节中医健康管理相关内容。

（二）管理方法

1. 建立档案

收集家庭健康记录表（附录 1）、历年健康体检报告、中医体质辨识报告、历次就医资料、家庭功能评估表（附录 2）、焦虑抑郁自评量表（附录 3）、健康自测问卷（附录 4）等健康相关的资料，尤其监测血压、心率、体重、腰围，连续动态了解自身的健康和体质状况，便于定期回顾分析健康危险因素，有利于逐渐改善偏颇体质，提高生活质量，预防疾病发生。

2. 监测评估

（1）居家监测

1）症状体征：关注自身健康状况，记录异常症状和体征，观察维度可涉及睡眠情况、感觉异常情况、情绪的波动、体力状况、饮食情况、排便与排尿情况、身体部位疼痛与否等状况，育龄期女性还应关注月经状况。如出现异常，需要在家监测以上身体状况的变化并作好相关记录。

2）体重和腰围：定期测量体重和腰围，维持正常的体重，保持健康的体态。计算 BMI 以衡量身体是否符合标准。正常的 BMI 应保持 18.5 ~ 23.9kg/m^2，BMI ≥ 24kg/m^2 为超重，BMI ≥ 28kg/m^2 为肥胖，超重和肥胖者均建议调整饮食结构，增加运动量减肥，具体方法参见第六章第一节肥胖症中医健康管理。对不明原因的消瘦更要引起重视，查找原因，补充营养。

3）血压与心率：建议采用血压计定期于静息状态下测量血压。正常成人安静状态下的血压和心率范围较稳定，正常收缩压为 90 ~ 139mmHg，舒张压为 60 ~ 89mmHg，脉压为 30 ~ 40mmHg，心率为 60 ~ 100 次 / 分。建议记录每次测量血压的日期、时间、收缩压、舒张压和心率。

4）家庭功能评估表和健康状况记录表、焦虑自评量表：定期填写家庭功能和健康状况评估表、焦虑自评量表等，自我评估家庭和自身身心健康状况。

（2）中西医体检：每年进行 1 次常规中西医体检，有问题早发现、早治疗。

3. 自助调养

参考王培玉主编的《健康管理学》与张庆军等主编的《实用健康管理学》。

（1）气虚质

1）精神调摄：气虚质者在日常生活中应培养豁达乐观的生活态度，不可过度劳神、过度紧张，保持稳定平和的心态。

2）饮食调养：气虚质宜多食用具有益气健脾作用的食物，如黄豆、白扁豆、鸡肉、香菇、大枣、桂圆、蜂蜜等。少食具有耗气作用的食物，如空心菜、生萝卜等。气虚质具体饮食调养见表 5–9。

表 5–9　气虚质饮食适宜

粮食类	大米和糯米、红薯、白扁豆
蔬菜类	胡萝卜
食用菌类	木耳、香菇、猴头菇
果品类	大枣、葡萄、椰肉、桂圆、莲子和栗子
肉蛋奶类	鸡肉、乌鸡、鸭肉、鹅肉、鹌鹑、牛肉、驴肉、牛奶、鹅蛋、鹌鹑蛋
水产类	黄花鱼、带鱼、鳝鱼、鲫鱼、鲤鱼、燕窝

3）起居调摄：气虚质起居宜有规律，保持充足睡眠，午间应适当休息。平时注意保暖，居处要避免虚邪贼风，避免劳动或激烈运动时出汗受风。避免过度运动，也不要过于劳作，以免损伤正气。

4）运动保健：气虚质者脏腑功能相对较低，心肺功能不足和脾胃功能较正常人虚弱，不宜做大负荷运动和出大汗的运动，忌用猛力或做长久憋气的动作，做到“形劳而不倦”。但过于喜静恶动不利于气血的流动，可以做舒缓的运动，如慢跑、散步，还可选用一些传统的健身功法，如太极拳、太极剑、八段锦、保健功、瑜伽等，采用控制好时间，低强度、多次数的方式，令身体微微出汗即可。运动要循序渐进，持之以恒，以逐渐改善体质。

（2）阳虚质

1）精神调摄：由于阳虚质性格多沉静、内向，因此可增加户外运动，多见阳光，听轻快、活泼、兴奋的音乐等，以改变心境，增添愉悦，保护心灵的“钝感”。

2）饮食调养：阳虚质者宜多食用甘温补益脾肾为主的食物，如多食牛肉、羊肉、韭菜、生姜等温阳之品，少食梨、西瓜、田螺、螃蟹、黄瓜、藕、绿豆、海带、蚕豆等生冷寒凉食物，少饮绿茶及其他冰冻饮食等。阳虚质具体饮食调养见表5-10。

表5-10　阳虚质饮食适宜

粮食类	糯米、红薯、芋头、刀豆
蔬菜类	辣椒、韭菜、香菜、洋葱
果品类	樱桃、荔枝、黑芝麻、核桃仁、栗子
肉蛋奶类	母鸡肉、鸽子肉、牛肉、牛鞭、羊肉、狗肉、鹿肉、羊乳
水产类	对虾、海参、泥鳅、鳝鱼

3）起居调摄：居住环境应空气流通，秋冬注意保暖，夏季避免长时间待在空调房间。平时注意关节、足下、背部及下腹部丹田部位的防寒保暖。防止出汗过多，在阳光充足的情况下适当进行户外活动，切不可在阴暗潮湿寒冷的环境下长期工作和生活。

4）运动保健：阳虚质者以振奋、提升阳气的锻炼方法为主。散步、慢跑、太极拳、五禽戏、跳绳、各种球类运动等均适合阳虚者。不宜游泳，不宜在阴冷天或潮湿之处长时间锻炼，夏天不宜做过分剧烈的运动，冬天避免在大风、大寒、大雾、大雪及空气污染的环境中锻炼。

（3）阴虚质

1）精神调摄：应学会调节自己的不良情绪，安神定志，舒缓情志；学会喜与忧、苦与乐、顺与逆的正确对待，保持稳定的心态。

2）饮食调养：阴虚质由于体内津、液、精、血等阴液亏少，故应少食性温燥烈的食物，如少食羊肉、韭菜、辣椒等辛辣刺激性食品，慎食煎炒的食物及脂肪、碳水化合物含量过高的食物。宜多食瘦猪肉、鸭肉、绿豆、冬瓜、银耳、山药、莲子、百合等甘凉滋润之品，多数水果都适合阴虚质，除了荔枝、龙眼、樱桃、杏、大枣、核桃、栗子等。具体饮食调养见表5-11。

表5-11　阴虚质饮食适宜

粮食类	小麦、小米、山药、绿豆、豆腐
蔬菜类	冬瓜、丝瓜、黄瓜、苦瓜、番茄、莲藕、百合、小油菜、茭白、芦笋
食用菌类	银耳
果品类	梨、桃、杏子、枇杷、青梅、草莓、柠檬、椰汁、甘蔗、桑椹、芒果、西瓜、香瓜、猕猴桃、罗汉果
肉蛋奶类	乌鸡、白鸭肉、牛奶、鸡蛋、鸭蛋
水产类	蛤蜊肉、甲鱼、燕窝

3）起居调摄：起居应有规律，居住环境宜安静，避免熬夜、剧烈运动和在高温酷暑下工作。

4）运动保健：适合做有氧运动，可选择太极拳、太极剑等动静结合的传统健身项目，还可练“六字诀”中的“嘘”字功，以涵养肝气。锻炼时要控制出汗量，及时补充水分。不宜洗桑拿或其他汗蒸。

（4）痰湿质

1）精神调摄：适当增加社会交往活动，多参加集体公益活动，培养广泛的兴趣爱好，增加知识、开阔眼界。合理安排休闲、度假，以舒畅情志、调畅气机，改善体质，增进健康。

2）饮食调养：饮食应以清淡为主，少食肥肉及甜、黏、油腻的食物，可多食海带、冬瓜、怀山药、薏米、赤小豆、扁豆等。具体饮食调养见表 5-12。

表 5-12 痰湿质饮食适宜

粮食类	薏苡仁、扁豆、赤小豆
蔬菜类	冬瓜、萝卜、生姜、洋葱
果品类	木瓜、金橘、山楂
水产类	紫菜、海带、鲤鱼、鲫鱼

3）起居调摄：居住环境宜干燥而不宜潮湿，平时多进行户外活动，多出汗。衣着应透气散湿，经常晒太阳或进行日光浴。在湿冷的气候条件下，应减少户外活动，避免受寒淋雨。不要过于安逸。

4）运动保健：因形体肥胖，易于困倦，故应根据自己的具体情况循序渐进，长期坚持运动锻炼，如散步、慢跑、打乒乓球、羽毛球、网球、游泳、练武术以及适合自己的各种舞蹈。

（5）湿热质

1）精神调摄：湿热质应学习心理美容，静养心神。静能生水清热，有助于肝胆疏泄。可以学习传统养生文化，增强文化底蕴和生命的内聚力；掌握一些释放不良情绪的方法，如节制法、疏泄法、转移法、情志相胜法等；练习瑜伽、气功、太极拳、舒展优雅的舞蹈；经常做深呼吸，将气息吸至小腹部；多听流畅、悠扬、舒缓、有镇静作用的音乐。

2）饮食调养：宜饮食清淡，多吃甘寒、甘平的食物，适当进食具有清热化湿作用的食品，如赤小豆、绿豆、芹菜、黄瓜、藕等。饮食禁忌：忌食辛辣燥烈的食物，如辣椒、胡椒、花椒、姜、葱、韭菜等，对于牛肉、狗肉、鸡肉、羊肉、鹿肉等温阳食物宜少食。另外湿热质者应避免酗酒，少吃火锅、烹炸和烧烤食物等。具体饮食调养见表 5-13。

表 5-13 湿热质饮食适宜

粮食类	绿豆、薏苡仁、赤小豆、蚕豆
蔬菜类	黄牙白菜、旱芹、水芹、黄瓜、冬瓜、丝瓜、葫芦、苦瓜、荠菜、蕨、白菜、甘蓝、空心菜、黄花菜、莴苣、茼蒿、甜菜、冬葵菜、香椿芽、莲藕
果品类	西瓜、猕猴桃、莲子
禽肉类	鸭肉
水产类	鲫鱼
药物类原料	茯苓

3）起居调摄：避免居住在低洼潮湿的地方，居住环境宜干燥，通风。不要熬夜、过于劳累。盛夏暑湿较重的季节，减少户外活动的时间。保持充足而有规律的睡眠。

4）运动保健：适合做大强度、大运动量的锻炼。如中长跑、游泳、爬山、各种球类、武术等，可以消耗体内多余的热量，排泄多余的水分，达到清热除湿的目的。夏天由于气温高、湿度大，最好避开暑热环境，选择凉爽时锻炼。

（6）血瘀质

1）精神调摄：培养兴趣爱好、广交朋友等，培养开朗、乐观、平和（与人相处平和，想事、做事不过分、不偏激）、“钝感”（对人际关系、利益得失不敏感）、“健忘”（不幸不快过去就忘）的性格。

2）饮食调养：凡是具有阻碍血液运行作用的食物都应忌食，如乌梅、苦瓜、柿子、李子、石榴等。高脂肪、高胆固醇的食物也不可多食，如蛋黄、虾籽、猪头肉、奶酪、肥猪肉等。具体饮食调养见表5–14。

表5–14　血瘀质饮食适宜

粮食类	黄豆、黑豆
蔬菜类	胡萝卜、洋葱、茄子
食用菌类	黑木耳、香菇
果品类	橘、桃、山楂、木瓜
水产类	海参
调味品类	醋、赤砂糖
其他类	玫瑰花、绿茶、黄酒、葡萄酒

3）起居调摄：血瘀质血行不畅，应避免寒冷刺激。日常生活作息时间宜有规律，保持足够的睡眠，要注意动静结合，可早睡早起多锻炼，不可贪图安逸，以免气机郁滞导致血行不畅，要多做运动，少坐汽车；多做活动，少用电脑；多爬楼梯，少坐电梯；多做深呼吸，少弯腰驼背。

4）运动保健：应选择一些有利于促进气血运行的运动项目，如易筋经、导引、太极拳、太极剑、五禽戏、保健按摩、舞蹈、步行健身法等。

（7）气郁质

1）精神调摄：气郁质养生精神调摄是关键。可采用如下方法：培养乐观向上的情绪，精神愉快则气血和畅、营卫流通，有益于气郁体质的改善；培养积极进取的竞争意识和拼搏精神，胸襟开阔、开朗、豁达，树立正确的名利观，知足常乐；主动寻求生活乐趣，丰富和培养生活情趣，多参加有益的社会活动，广泛结交朋友；多参加集体文娱活动，看喜剧、听相声、听音乐，以及看富有鼓励、激励性的电视、电影等；培养“钝感”，“迟钝”在某种意义上是一种能力，是一种心神保护能力；学会发泄，掌握各种排解郁闷的方法。

2）饮食调养：气郁质宜选用理气解郁、调理脾胃功能的食物。如大麦、荞麦、高粱、刀豆、蘑菇、豆豉、柑橘、柚子、萝卜、洋葱、香菜、包心菜、菊花、玫瑰、茉莉花、黄花菜、海带、海藻、山楂等。应少吃收敛酸涩的食物，如乌梅、石榴、青梅、杨梅、杨桃、柠檬等，以免阻滞气机，气滞则血凝。亦不可多食冰冷食物，如雪糕、冰淇淋、冰冻饮料等。具体饮食调养见表5–15。

表5–15　气郁质饮食适宜

粮食类	大麦、荞麦、黄豆、豌豆、刀豆
蔬菜类	萝卜、胡萝卜、佛手、甘蓝、韭菜、黄花菜、洋葱、大蒜
食用菌类	香菇
果品类	橘子、山楂、荔枝
肉蛋奶类	猪血
水产类	鲤鱼

3）起居调摄：气郁质的人不要总待在家里，应尽量增加户外活动，如跑步、登山、游泳、武术等。居住环境应安静，防止嘈杂的环境影响心情。居室环境宽敞明亮，温度、湿度适宜。衣着宽松，舒适大方。保持有规律的睡眠，睡前避免饮茶、咖啡和可可等具有提神醒脑作用的饮料。

4）运动保健：可坚持较大强度、大负荷的运动锻炼，如跑步、登山、武术等，有鼓动气血、疏发肝气、促进食欲、改善睡眠的作用；可多参加群众性的体育运动项目，如打球、跳舞、打牌、下棋等，以便更多地融入社会，促进人际交流，分散注意，提起兴趣，理顺气机。

（8）特禀质：就是一类特殊体质。先天禀赋不足，或环境、药物等因素的不同影响，使形体特征、心理特征、常见表现、发病倾向等方面存在诸多差异。因此，特禀质的养生应根据不同情况区别对待。

1）精神调摄：由于特禀质发生的情况不同，其心理特征也存在着诸多差异。但多数特禀质者因对外界环境的适应能力较差，会表现出不同程度的内向、敏感、多疑、焦虑、抑郁等心理反应，因此，可酌情采取相应的心理保健措施。

2）饮食调养：特禀质者饮食调养应根据个体的实际情况制定不同的保健食谱。就过敏体质而言，饮食宜清淡、均衡，粗细搭配适当，荤素配伍合理，忌生冷、辛辣、肥甘油腻及各种"发物"，如酒、鱼、虾、蟹、辣椒、肥肉、浓茶、咖啡等。

3）起居调摄：起居调护方面，特禀质者要根据个体情况进行选择。对过敏质者而言，由于容易出现水土不服，在陌生的环境中要注意日常保健，减少户外活动，避免接触各种致敏的动植物等。在季节更替之时，要及时增减衣被，增强机体对环境的适应能力。

4）运动保健：根据特禀质的不同特征选择有针对性的运动锻炼项目，逐渐改善体质。同时可练习"六字诀"中的"吹"字功。过敏体质要避免春天或季节交替时长时间在野外锻炼，防止过敏性疾病的发作。

4. 定期回顾评价

根据居家监测内容，定期自我评价身体、心理状况和进行家庭功能评估，及时调整生活方式或及时就医。

五、医助管理方案

（一）管理流程和内容

详见第一章第三节中医健康管理相关内容。

（二）管理方法

1. 建立档案

对前来咨询的偏颇体质个体建立中医健康管理档案，包括健康风险评估调查问卷、中医体质辨识报告、健康体检报告等健康相关资料。妥善保管各项监测资料，作为复诊随访的依据。根据不同年龄段定期进行例行全面体格检查、相关检查及化验，均要保存在健康档案中。

2. 风险评估

风险评估包括病史采集，常规健康体检，同时针对不同年龄段、家族史等状况开展易发疾病的重点筛查。

（1）健康信息采集：包括个人史、既往史、家族史、社会心理因素等，重点采集吸烟史、饮酒史、工作紧张程度、睡眠状况、体力活动情况与体能状况等。

（2）常规健康体检：建议在医生指导下进行定期中西医体检。

（3）重点疾病筛查：根据以上筛查结果，对异常结果进行针对性检查，评估疾病风险，并进行早期干预。

3. 干预方法

（1）气虚质

1）药茶调理

人参茶

组成：生晒参3g。

制法与用法：人参切薄片放入保温杯内，加沸水，盖盖焖泡半小时，早晨空腹或晚上临睡前温饮。饮完药汁后嚼食药渣。

功效与应用：大补元气，补脾益肺。适用于脾虚泄泻、肺虚咳喘等证的治疗，及气虚患者和气虚体质的调养。

西洋参茶

组成：西洋参1～2g。

制法与用法：西洋参切薄片，放入保温杯内，加沸水盖盖焖泡半小时，早晨空腹或晚上临睡前温饮。饮完药汁后嚼食药渣。

功效与应用：益气养阴。适用于气虚体质属气阴两虚证的调养。

保元代茶饮

组成：人参2g，炙黄芪15g，炙甘草3g。

制法与用法：水煎代茶。

功效与应用：补气保元，益卫固表。适用于气虚体质伴见元气虚弱，脾肺不足，中气下陷，表虚自汗等症的调养。

参莲饮

组成：党参25g，莲肉25g。

制法与用法：水煎代茶。

功效与应用：补中益气，健脾安神，适用于气虚体质存在中气不足，食欲不振，大便溏薄，心悸失眠等症的调养。

2）药膳调理

黄芪蒸鸡

原料：嫩母鸡1只，黄芪30g，高汤500g，料酒15g，胡椒粉2g，葱、姜10g，精盐适量。

制法：将鸡宰杀清理干净，去爪和内脏。入沸水焯透，用凉水冲洗干净沥干待用，黄芪用水清洗干净切成6～7cm的长段，每段对剖，整齐地装入鸡腹内，葱、姜洗净后切段片待用，将鸡放入砂锅内，加入葱、姜、料酒、高汤和食盐，棉纸密封盖后，上笼用武火蒸至沸后约1.5～2小时，出笼后加入胡椒粉调味即可。

功效与应用：益气升阳，养血补虚。用于气虚质偏于脾虚食少，乏力自汗，中气下陷之久泻脱肛、子宫脱垂者。也可用于病后体弱及营养不良、贫血或内脏下垂者。

黄精粥

原料：黄精25g（或鲜黄精50g），粳米100g，白糖适量。

制作：将黄精洗净切片，放入砂锅内，加水煎取浓汁，去渣；将米洗净，连同煎汁放入砂锅内，加适量水，用大火煮沸，改为小火煮约30分钟，用糖调味即成。

功效与应用：健脾养肺，补中益气。用于气虚质偏于脾胃虚弱者，症见体倦、乏力、口干食少、肺虚燥咳、精血不足、内热消渴等。

人参莲肉汤

原料：白人参 10g，莲子 15 粒，冰糖适量。

制作：莲子洗净，与人参、冰糖一齐放入炖盅内，加开水适量，炖盅加盖，置锅内用文火隔水炖至莲肉熟烂，即可食用。

功效与应用：益气补脾。适用于病后体虚气弱，或气虚体质见食少、疲倦、自汗、泄泻等症的调理。

莲实粥

原料：莲子去心 20g，粳米 100g。

制作：先将莲子发涨，在水中用刷子擦去表层，冲洗干净放入锅中，加水在火上煮熟烂，备用。将粳米洗净放入锅中加清水煮成薄粥，加入熟莲子搅匀，趁热服用。

功效与应用：健脾益气，益肾固涩，养心安神。用于气虚质偏于脾虚食少，腹泻乏力，心虚失眠，健忘，心悸者。

3）膏方调理

益元膏 1

组成：黄芪 20g，白术 10g，陈皮 5g，柴胡 5g，人参 10g，当归 10g，升麻 5g，炙甘草 10g，神曲 10g。

功效与应用：补中益气，升阳举陷。用于气虚质调理，症见饮食减少，体倦肢软，少气懒言，面色萎黄，大便稀溏，舌淡，脉虚等。

用法：每晨 1 匙，开水冲服。

益元膏 2

组成：冬虫夏草 10g，人参、高丽参、西洋参、太子参、山药、黄芪、山楂、麦芽、当归、党参各 50g。

功效与应用：益气养血。用于气虚质调养，症见神疲乏力、少气寡言，活动时加重等。

用法：每晨 1 匙，开水冲服。

4）足浴调理

参芪汤

组成：党参 15g，黄芪 25g，白术 15g，陈皮 10g，当归 10g，炙甘草 10g，红花 5 ~ 10g，艾叶 15g。

制法与用法：上药择净，加清水 2000ml 浸泡 30 分钟，煮沸 30 分钟后去渣取汁，待温后浴足。每日 1 次，每次 20 分钟。

功效与应用：益气养血，温经通络。用于气虚质调养。

5）经络腧穴调理

A. 常用腧穴调理

气海调整法

定位：脐下 1.5 寸。

功效：益气助阳，调经固精。

手法：首先用手掌劳宫穴对气海穴进行摩法操作，局部透热为度，然后再用按法按压约 2 分钟，最后用手指点按气海穴 1 分钟。

三阴交调整法

定位：内踝高点上三寸（四横指），胫骨内侧面后缘。

功效：健脾益气，调肝补肾。

手法：用手指按揉三阴交穴约 2 分钟。

足三里调整法

定位：小腿外侧，犊鼻下 3 寸，胫骨前缘外开一横指。犊鼻穴位于髌骨下缘，髌韧带外侧凹陷中。

功效：健脾益气。

手法：用手指按揉足三里穴约 2 分钟。

B. 脏腑辨证调理

心气虚型

症状：胸闷气短，动则喘息，心悸易汗，倦怠懒言，面色苍白，舌淡暗或有齿痕，苔薄白，脉弱或结代。

治法：补心益气。

取经：膀胱经、任脉、心经、肺经、肾经。

取穴：心俞、气海、关元、太渊、劳宫、大陵、间使、复溜。

手法：用手指沿着经络的走向推经 3 ~ 5 遍，然后对经络采用按揉法和摩法，其目的是推动脏腑之气。点按心俞，补心气、补心阴、安神智；气海，升阳补气；内关，宽胸理气，活血通络；关元，扶正固本，通调冲任；太渊，补益肺气；劳宫，清心除烦、安神；大陵，清心宁神，通窍利咽；间使，调理心气；复溜，滋阴敛汗，清热生津。每穴各 1 分钟。

脾气虚型

症状：腹胀纳少，食后胀甚，大便溏薄，肢体倦怠，神疲乏力，少气懒言，形体消瘦，面色萎黄，或见肥胖、浮肿，舌淡苔白，脉缓弱。

治法：益气健脾。

取经：脾经、胃经、肺经、膀胱经、任脉。

取穴：中脘、气海、内关、天枢、气海、手三里、足三里、脾俞、胃俞、关元、太白、阴陵泉、复溜。

手法：用手指沿着经络的走向推经 3 ~ 5 遍，然后对经络采用按揉法和摩法，其目的是推动脏腑之气。施振法于胃脘部，使热量深透于胃脘。点按中脘，调理中焦；气海，升阳补气；内关，宽胸理气，和胃降逆，活血通络；天枢，调和肠腑；气海，升阳补气；手三里，疏通经络，调理肠胃；足三里，健脾益胃，补益气血，扶正固本；脾俞，健脾和胃，益气固摄；胃俞，健胃消食；关元，扶正固本，调理冲任；太白，健脾和胃，理气化湿；阴陵泉，调脾除湿；复溜，滋阴敛汗，清热生津。每穴各 1 分钟。

肺气虚型

症状：咳嗽无力，少气短息，动则益甚，咳痰清稀，语声低怯，或有自汗，畏风，易于感冒，神疲体倦，面色㿠白，舌淡苔白，脉弱。

治法：补气益肺。

取经：肺经、肾经、膀胱经、任脉。

取穴：肺俞、膻中、列缺、气海、中脘、太渊、太溪、复溜。

手法：用手指沿着经络的走向推经 3 ~ 5 遍，然后对经络采用按揉法和摩法，其目的是推动脏腑之气。点按肺俞，补益肺阴；膻中，宽胸理气，调畅气机；列缺，宣肺止咳，解表祛风；气海，升阳补气；中脘，调理中焦；太渊，补益肺气；太溪，滋补肾阴，平降虚火；复溜，滋阴敛汗，清热生津。每穴各 1 分钟。

肾气虚型

症状：腰膝酸软，神疲乏力，耳鸣失聪，小便频数而清，或尿后余沥不尽，或尿遗，或夜尿频多，或小便失禁，男子滑精、早泄，女子月经淋漓不尽，或带下清稀而量多，或胎动易滑，舌淡，苔白，脉弱。

治法：补肾益气。

取经：肾经、膀胱经、任脉。

取穴：肾俞、命门、气海、阴谷、昆仑。

手法：用手指沿着经络的走向推经3～5遍，然后对经络采用按揉法和摩法，其目的是推动脏腑之气。患者俯卧，术者用直擦法沿督脉及两侧膀胱经操作，以热透为度。点按肾俞，补益肾精；命门，温补肾阳；气海，升阳补气；阴谷，补益肾精；昆仑，通阳解表，舒筋通络。每穴各1分钟。

（2）阳虚质

1）药茶调理

桂参茶

组成：白参5g，肉桂3g，红枣3枚，红茶5～8g，冰糖适量。

制法与用法：将前3味水煎2次，取汁混匀，调入红茶、冰糖，代茶饮用，每日1剂。

功效与应用：温经通脉，益气行水。适用于心阳虚弱型心悸及阳虚质调理。

2）药膳调理

韭菜炒胡桃仁

组成：韭菜200g，胡桃仁50g，麻油、食盐各适量。

制法与用法：胡桃仁开水浸泡去皮，沥干备用。韭菜摘洗干净，切成寸段备用。麻油倒入炒锅，烧至七成热时加入胡桃仁，炸至焦黄，再加入韭菜、食盐，翻炒至熟。

功效与应用：补肾助阳，温暖腰膝。适用于阳虚质偏于肾阳不足者的调理，症见阳事不振，遗精梦泄，腰膝冷痛等。本品重在温补，故阴虚火旺者不宜食用。

当归生姜羊肉汤

组成：当归20g，生姜30g，羊肉500g，黄酒、食盐各适量。

制法与用法：当归、生姜冲洗干净，用清水浸软，切片备用。羊肉剔去筋膜，放入开水锅中略沸，除去血水后捞出，切片备用。当归、生姜、羊肉放入砂锅中，加清水、黄酒、食盐，旺火烧沸后去浮沫，再改用小火炖至羊肉熟烂即成。食用时捡去当归和生姜。

功效与应用：温中补血，祛寒止痛。适用于产后血虚，或阳虚质伴有腹中冷痛、寒疝、腹中痛，以及虚劳不足者的调理。本品重在温补，实热病证者不宜食用。

3）膏方调理

乾元膏

组成：鹿茸15g，海马10g，海龙15g，巴戟天、补骨脂、菟丝子、淫羊藿、仙茅、锁阳、肉苁蓉、黄精、枸杞子、五味子、芦巴子各50g，共成膏，蜂蜜、冰糖调味。

功效与应用：温阳补肾。用于阳虚质调理。阴虚火旺、湿热、实火者不宜食用。

用法：每晨1匙，开水冲服。

4）足浴调理

附桂煎

组成：附子8g，肉桂15g，艾叶15g，狗脊15g，淫羊藿15g，熟地黄20g，红花3g。

制法与用法：上药择净，加清水 2000ml 浸泡 30 分钟，煮沸 30 分钟后去渣取汁，待温后浴足。每日 1 次，每次 20 分钟。

功效与应用：温阳活血。用于阳虚质调理。

5）经络腧穴调理

A. 常用腧穴调理

关元温益法

定位：下腹部，前正中线上，当脐中下 3 寸。

功效：扶正固本。

操作方法：将艾条的一端点燃后，对准关元穴熏烤。艾条距离皮肤约 2 ~ 3cm，使患者局部有温热感而不灼痛，每次灸 15 ~ 30 分钟，灸致局部皮肤产生红晕为度。

命门推养法

定位：位于第 2、3 腰椎棘突间。

功效：培元固本，强健腰膝。

手法：用掌跟在命门穴上顺经络循行的方法推按 9 次，并在腰部施以搓法，透热为度。

B. 脏腑辨证调理

心阳虚型

症状：心胸憋闷或心痛暴作，形寒肢冷，气短息促，自汗乏力，面色㿠白，唇色紫暗，舌体淡胖，苔白滑，脉细弱或沉细迟或结代。

治法：温补心阳。

取经：心经、督脉、膀胱经、任脉。

取穴：百会、心俞、命门、关元、劳宫、神门、少海。

手法：用手指沿着经络的走向推经 3 ~ 5 遍，然后对经络采用按揉法和摩法，其目的是推动脏腑之气。点按百会，升气举陷；心俞，补心气；命门，温补肾阳；关元，补一身之元气；劳宫，清心除烦；神门，养心安神；少海，活血通络，疏调经筋。每穴各 1 分钟。

脾阳虚型

症状：腹胀纳少，腹部绵绵作痛，喜温喜按，形寒肢冷，大便溏薄、清稀，或肢体困重，或肢体浮肿，小便不利，或见白带质稀，舌质淡胖，苔白滑，脉沉迟无力。

治法：温中健脾。

取经：脾经、胃经、膀胱经、任脉。

取穴：脾俞、胃俞、关元、太白、阴陵泉、中脘、足三里、三阴交。

手法：用手指沿着经络的走向推经 3 ~ 5 遍，然后对经络采用按揉法和摩法，其目的是推动脏腑之气。点按脾俞，健脾和胃，益气固摄；胃俞，健胃消食；关元，扶正固本，通调冲任；太白，健脾和胃、理气化湿；阴陵泉，调脾除湿；中脘，调理中焦；足三里、三阴交，健脾益胃，补益气血，扶正固本。每穴各 1 分钟。

肾阳虚型

症状：腰膝酸软，畏寒肢冷，尤以下肢为甚，头目眩晕，精神萎靡，或完谷不化，大便久泄不止，五更泄泻，或小便频数、清长，夜尿多，面色白或黧黑，男子可见阳痿，妇女可见宫寒不孕，舌淡胖，苔白，脉沉弱或沉细无力，尺部尤甚。

治法：补肾壮阳。

取经：肾经、膀胱经、任脉。

取穴：肾俞、命门、气海、阴谷、昆仑、关元。

手法：用手指沿着经络的走向推3～5遍，然后对经络采用按揉法和摩法，其目的是推动脏腑之气。点按肾俞，补益肾精；命门，温补肾阳；气海，升阳补气；阴谷，补益肾精；昆仑，通阳解表，舒筋通络；关元，调一身之元气。每穴1分钟。双手搓热放于腰骶部，调一身之元气。

C. 灸法

任脉肚脐以下的神阙、气海、关元、中极这四个穴位有很好的温阳作用，可以在三伏天或者三九天，尤其在阴历月末的晦日（晦日是指阴历每月的最后一天，即大月三十日、小月二十九日），就是最热或最冷的时候，选择1～2个穴位用艾条温灸，每次灸到皮肤发红、发热，但是又能忍受为度。使用热敷或者神灯、频谱仪照射也可以。如果有胃寒，可以用肚脐以上的中脘（属任脉），方法如上。神阙穴可以隔姜灸，备生姜一片，大小厚薄如一元硬币，少许盐和清艾绒，用盐把肚脐填满，上放生姜片（布满针孔）。将做好的圆锥形艾炷轻轻放在姜片上，点燃艾绒慢慢燃烧，烧完一炷再放一炷，直到腹中有温热感，可配合足浴同时使用。

督脉常用艾灸灸百会、命门。百会主要用于阳虚体质的头痛眩晕，遇寒吹风则加重，精神萎靡不振；命门主要用于腰腿疼痛、性功能下降、夜尿多。

艾灸注意事项及禁忌参见第四章第一节平和质中医健康管理。

（3）阴虚质

1）药茶调理

五味枸杞饮

组成：醋炙五味子5g，枸杞子10g，白糖适量。

制法与用法：五味子和剪碎的枸杞子放入瓷杯中，以沸水冲泡，温浸片刻，再调入白糖。趁温热频饮，随饮随兑入沸水适量至味淡。

功效与应用：敛气滋阴，经常饮用具有补肾功效。适用于阴虚质或病后见倦怠、乏力、虚汗、腰膝酸痛等症者。

2）药膳调理

莲子百合煲瘦肉

组成：莲子（去芯）20g，百合20g，猪瘦肉100g。

制法与用法：上药加水适量同煲，肉熟烂后用盐调味食用，每日1次。

功效与应用：清心润肺，益气安神。适用于阴虚质见干咳、失眠、心烦、心悸等症。

蜂蜜蒸百合

组成：百合120g，蜂蜜30g。

制法与用法：将百合、蜂蜜拌合均匀，蒸令熟软。时含数片，咽津，嚼食。

功效与应用：补肺，润燥，清热。适用于阴虚质的调理，也可以用于治疗肺热烦闷，或燥热咳嗽、咽喉干痛等症。

3）膏方调理

五汁蜜膏

组成：鸭梨100g，白萝卜1000g，生姜250g，炼乳250g，蜂蜜250g。

制法与用法：鸭梨、白萝卜和生姜洗净，切碎，分别以洁净的纱布绞汁，取梨汁、萝卜汁放入锅中，先以大火，后以小火煎熬浓缩如膏状时，加入姜汁、炼乳和蜂蜜，搅匀，继续加热至沸，停火，待冷装瓶备用。每次一汤匙，以沸水冲化，或加黄酒少许，顿饮，每日2次。

功效与应用：养阴润燥止咳。适用于阴虚质调理，或治疗虚劳、肺结核伴有低热，久咳不止等症。脾虚便溏者忌服。

4）经络腧穴调理

A. 常用经脉腧穴调理

任脉滋补法

用手指沿着经络的走向推经3～5遍，然后对经络采用按揉法和摩法，其目的是推动脏腑之气。

太溪点压法

定位：位于足内侧，内踝后方与脚跟骨筋腱之间的凹陷处。

功效：滋阴益肾。

手法：术者用拇指点按太溪穴约1分钟。

四穴（双侧三阴交和复溜穴）滋养法

定位：三阴交位于内踝尖直上三寸，胫骨后缘；复溜在小腿内侧，太溪穴直上2寸。

功效：益阴养血，调肝补肾。

手法：术者分别点按双三阴交和复溜各1分钟。

B. 脏腑辨证调理

心阴虚型

症状：心烦心悸，失眠，多梦，或见五心烦热，午后潮热，盗汗，两颧发红，舌红少津，脉细数。

治法：益阴补心。

取经：心经、肾经。

取穴：心俞、脾俞、胃俞、关元、足三里、三阴交。

手法：用手指沿着经络的走向推经3～5遍，然后对经络采用按揉法和摩法，其目的是推动脏腑之气。点按心俞，补心阴；脾俞，健脾和胃，益气固摄；胃俞，健胃消食；关元，扶正固本，通调冲任；足三里，健脾益胃，补益气血、扶正固本；三阴交，滋补肝肾，疏通经络。每穴各1分钟。

肝阴虚型

症状：眩晕耳鸣，目涩、干痛，胁肋疼痛，面部烘热，五心烦热，潮热盗汗，口干舌燥，或手足蠕动，舌红少津，脉弦细数。

治法：滋阴养肝。

取经：肝经、肾经。

取穴：肝俞、脾俞、胃俞、足三里、阳陵泉、三阴交。

手法：用手指沿着经络的走向推经3～5遍，然后对经络采用按揉法和摩法，其目的是推动脏腑之气。点按肝俞，疏肝理气，清肝利胆，平肝息风，补养肝血；脾俞，健脾和胃，益气固摄；胃俞，调和中焦；足三里，健脾益胃，补益气血，扶正固本；阳陵泉，疏肝利胆；三阴交，调肝补肾。每穴各1分钟。

肺阴虚型

症状：干咳无痰或痰少而黏，消瘦，五心烦热，盗汗，颧红，口咽干燥，或痰中带血，声音嘶哑，舌红少津，脉细数。

治法：滋阴润肺。

取经：肺经、肾经。

取穴：肺俞、脾俞、肾俞、三阴交、足三里、胃俞、合谷。

手法：用手指沿着经络的走向推经 3 ～ 5 遍，然后对经络采用按揉法和摩法，其目的是推动脏腑之气。点按肺俞，宣肺降气，补益肺阴，清泻肺热；脾俞，健脾和胃，益气固摄；肾俞，补益肾精；三阴交，养血益阴；足三里，补益气血；胃俞，调和中焦；合谷，清热，通络。每穴各 1 分钟。

胃阴虚型

症状：胃脘隐痛，饥不欲食，脘痞不舒，干呕呃逆，口燥咽干，大便秘结，小便短少，舌红少津，脉细数。

治法：滋阴养胃。

取经：胃经、脾经。

取穴：脾俞、足三里、三阴交、胃俞。

手法：用手指沿着经络的走向推经 3 ～ 5 遍，然后对经络采用按揉法和摩法，其目的是推动脏腑之气。点按脾俞，健脾和胃，益气固摄；足三里，健脾益胃，补益气血；三阴交，益阴养血；胃俞，调和中焦。每穴各 1 分钟。

肾阴虚型

症状：腰膝酸痛，眩晕耳鸣，失眠多梦，形体消瘦，潮热盗汗，五心烦热，咽干颧红，溲黄便干，男子可见阳强易举、遗精，妇女可见经少经闭，或见崩漏，舌红少津，脉细数。

治法：滋阴补肾。

取经：肾经、督脉、膀胱经。

取穴：肾俞、太溪、照海。

手法：用手指沿着经络的走向推经 3 ～ 5 遍，然后对经络采用按揉法和摩法，其目的是推动脏腑之气。患者俯卧，术者用直擦法沿督脉及两侧膀胱经操作，以热透为度，通调经络。点按肾俞，补肾益精；太溪，滋补肾阴，平降虚火；照海，清利下焦。每穴各 1 分钟。

（4）痰湿质

1）药茶调理

姜露

组成：鲜姜 500g，水适量。

制法与用法：鲜姜置蒸馏瓶中，加水适量，依法蒸馏，取得蒸馏液 1000ml 为止。冷饮或温饮，每次 50ml，每日 3 次。

功效与应用：散寒温中，化痰止呕。适用于痰湿质伴外感风寒，食欲不振，呃逆呕吐，以及咳嗽痰饮等症的调理。也可用于脾胃虚寒证的调理。

2）药膳调理

山药冬瓜汤

组成：山药 50g，冬瓜 150g。

制法与用法：上药放入锅中慢火煲 30 分钟，调味后即可饮用。

功效与应用：健脾，益气，利湿。用于痰湿质调理。

橘皮粥

组成：橘皮 50g，粳米 100g。

制法与用法：橘皮研细末备用。粳米淘洗干净，放入锅内，加清水，煮至粥将成时加入橘皮，再煮10分钟即成。

功效与应用：健脾理气化痰。适用于痰湿质见中焦气滞，脾失健运，脘腹胀满，不思饮食者的调理。阴虚燥咳者不宜食用。

3）膏方调理

淡濡膏

组成：黄芪、茯苓、白术、白豆蔻、川朴、苍术、莲子、芡实、薏米各50g，陈皮20g，杏仁20g，桑白皮20g，地骨皮20g，槟榔15g，桂枝10g，甘草10g，共成膏，蜂蜜、冰糖调味。

功效与应用：健脾祛湿。用于痰湿质调理。

用法：每晨1匙，开水冲服。

4）足浴调理

苍朴煎

组成：苍术15g，厚朴15g，茯苓30g，半夏15g，透骨草20g，羌活15g，汉防己15g，泽泻20g，大腹皮15g。

制法与用法：上药择净，加清水2000ml浸泡30分钟，煮沸30分钟后去渣取汁，待温后浴足。每日1次，每次20分钟。

功效与应用：祛湿通络。用于痰湿质调养。

5）经络腧穴调理

A. 常用腧穴调理

丰隆点穴法

定位：小腿前外侧，外踝尖上八寸，距胫骨前缘二横指（中指）。

功效：健脾祛湿化痰。

手法：术者用拇指分别点按双侧丰隆各1分钟。

三里化痰祛湿法

定位：手三里位于前臂背面桡侧，当阳溪与曲池连线上，肘横纹下2寸；足三里位于小腿外侧，犊鼻下3寸，胫骨前嵴外一横指处。犊鼻穴位于髌骨下缘，髌韧带外侧凹陷中。

功效：化痰祛湿。

手法：术者用拇指分别点按手足三里各1分钟。

三脘健中法

定位：上脘位于上腹部，前正中线上，脐上5寸处；中脘位于上腹部，前正中线上，当脐中上4寸（上脘下1寸）；下脘位于在上腹部，前正中线上，当脐中上2寸（上脘下3寸）。

功效：化痰和中。

手法：术者用拇指分别点按上中下脘三穴各1分钟。

B. 灸法

取穴：中脘、水分、神阙、关元、阴陵泉（属足太阴脾经）、足三里、脾俞、三焦俞（属足太阳膀胱经）。这几个穴位可以轮换配合使用。

方法：最适合用艾条温灸，一般灸到皮肤发红微烫且能忍受为度。每次腹部、背部、下肢各取1个穴位灸，不要太多。如果灸后有口苦、咽喉干痛、舌苔发黄、大便干结、梦多或失眠，就多喝水、减少穴位，症状明显的停灸即可。

艾灸注意事项及禁忌参见第四章第一节平和质中医健康管理。

（5）湿热质

1）药茶调理

清热化湿代茶饮

组成：鲜芦根2支（切碎），橘红5g，霜桑叶10g，淡竹叶10g，茯苓15g。

制法与用法：水煎代茶。

功效与应用：清热化湿，消食和胃。适用于湿热质见湿热中阻证者，症见胸膈不畅，恶心，头晕，肢倦纳呆等。气虚及阳虚者不宜使用。

2）药膳调理

赤豆鲤鱼汤

原料：鲤鱼1条，赤小豆100g，陈皮、草果各7g。

制法与用法：将鲤鱼去鳞、抠鳃和肚腹，洗净待用。将赤小豆、陈皮、草果洗净后塞入鱼腹内，再将鱼放入砂锅内，加入食盐，灌入鸡汤，上笼蒸制。约1个半小时鱼熟后即可出笼。可加其他绿叶蔬菜，用汤略烫一下，浸入汤中即成。

功效与应用：清热利湿消胀。用于湿热质调理。

绿豆藕

原料：粗壮肥藕1节，绿豆50g。

制法与用法：藕去皮，冲洗干净备用。绿豆用清水浸泡后取出，装入藕孔内，放入锅中，加清水炖至熟透，调以食盐进食。

功效与应用：清热解毒，明目止渴。用于湿热质调理。

3）膏方调理

决渎膏

组成：生黄芪、枳壳、白术、茯苓各30g，石莲子15g，山药30g，马鞭草30g，泽泻10g，薏苡仁30g，白茅根30g，川萆薢10g，猪苓30g，车前子20g，葛根50g，共成膏，蜂蜜、冰糖调味。

功效与应用：清热祛湿。用于湿热质调理。

用法：每晨1匙，开水冲服。

4）足浴调理

清热除湿汤

组成：苍术15g，黄柏15g，威灵仙15g，赤茯苓25g，猫须草20g，萆薢15g，黄芩15g，防风15g，土大黄30g。

制法与用法：上药择净，加清水2000ml浸泡30分钟，煮沸30分钟后去渣取汁，待温后浴足。每日2次，每次20分钟。

功效与应用：清热祛湿通络。用于湿热质调理。

5）经络腧穴调理

A. 常用腧穴调理

三阴、巨虚点穴法

定位：三阴交位于内踝高点上3寸（四横指），胫骨内侧面后缘；上巨虚位于犊鼻穴下6寸，足三里穴下3寸；下巨虚在小腿前外侧，当犊鼻下9寸，距胫骨前缘一横指（上巨虚穴下3寸）。

功效：祛湿清热。

手法：术者用拇指分别点按三穴各 1 分钟。

水分祛湿清热法

定位：水分穴位于上腹部，前正中线上，当脐中上 1 寸；漏谷穴位于小腿内侧，当内踝尖与阴陵泉穴的连线上，距内踝尖 6 寸，胫骨内侧缘后方（三阴交穴上 3 寸）。

功效：祛湿清热。

手法：术者用拇指分别点按两穴各 1 分钟。

脾胃俞穴泻浊法

定位：脾俞位于第 11 胸椎棘突下，旁开 1.5 寸；胃俞位于第 12 胸椎棘突下，后正中线旁开 1.5 寸。

功效：健脾和中祛湿。

手法：术者用拇指分别点按两穴各 1 分钟。

B. 脏腑辨证调理

肝胆湿热型

症状：胁肋灼痛胀痛，或胁下有痞块按之疼痛，目黄，小便黄，身黄，色鲜明如橘子色，发热，口苦，纳差，恶心呕吐，腹胀，大便或闭或溏，舌红，苔黄腻，脉弦数或弦滑。

治法：清肝利胆。

取经：肝经、胆经。

取穴：肝俞、胆俞、侠溪。

手法：用手指沿着经络的走向推经 3 ～ 5 遍，然后对经络采用按揉法和摩法，其目的是推动脏腑之气。点按肝俞，疏肝理气，清肝利胆；胆俞，泻肝胆，清湿热；侠溪，清泻肝胆。每穴各 1 分钟。

大肠湿热型

症状：腹痛，下利赤白脓血，里急后重；或暴注下迫，色黄而臭，或腹泻不爽，粪质黏稠腥臭。伴有肛门灼热，小便短赤，身热口渴，舌红苔黄腻，脉滑数或濡数。

治法：清热利湿。

取经：大肠经、脾经、胃经。

取穴：中脘、天枢、肝俞、脾俞。

手法：用手指沿着经络的走向推经 3 ～ 5 遍，然后对经络采用按揉法和摩法，其目的是推动脏腑之气。点按中脘，调理中焦、消食化滞；天枢，调和肠腑；肝俞，疏肝理气，清肝利胆；脾俞，健脾和胃祛湿。每穴 1 分钟。

湿热中阻型

症状：脘腹痞闷，呕恶纳呆，小便黄，大便溏泄，肢体重困，或面目肌肤发黄，色泽鲜明如橘，皮肤瘙痒，或身热起伏，汗出热不解。舌红苔黄腻，脉濡数。

治法：健脾利湿。

取经：脾经、胃经。

取穴：脾俞、足三里、三阴交、胃俞、丰隆。

手法：手指沿着经络的走向推经 3 ～ 5 遍，然后对经络采用按揉法和摩法，其目的是推动脏腑之气。点按脾俞，健脾和胃祛湿；足三里，健脾补益祛湿；三阴交，祛湿清热；胃俞，调和中焦；丰隆，化痰祛湿。每穴各 1 分钟。

膀胱湿热型

症状：小便灼痛，尿频，尿急，或见血尿，或尿液浑浊，或有砂石，苔黄腻，脉滑数或濡数。

治法：清热利湿。

取经：膀胱经。

取穴：阴陵泉、三阴交、膀胱俞、会阳、秩边。

手法：手指沿着经络的走向推经 3 ~ 5 遍，然后对经络采用按揉法和摩法，其目的是推动脏腑之气。点按阴陵泉，调脾除湿，利水消肿；三阴交，祛湿通络；膀胱俞，清下焦、利水湿；会阳，清肠热利下焦；秩边，清湿热，理下焦，通经络。每穴各 1 分钟。

（6）血瘀质

1）药茶调理

丹参黄芪香附茶

组成：丹参 30g，黄芪 15 ~ 20g，香附 10g。

制法与用法：上药水煎代茶饮。

功效与应用：益气行气活血。用于血瘀质调理。

2）药膳调理

益母草煮鸡蛋

原料：益母草、丹参各适量，鸡蛋 2 只。

制法与用法：先将益母草择去杂质，清水洗净，用刀切成段，沥干水。把鸡蛋全部放入水中，逐一清洗净。将益母草、鸡蛋下入锅内，加水同煮，20 分钟后鸡蛋熟，把外壳去掉，再放鸡蛋在此汤中煮 15 ~ 20 分钟即成。月经前每日 1 次，吃蛋饮汤，连服数日。

功效与应用：补血调经。适用于血瘀质调理，或女性月经先期有胸腹胀痛者。

山楂红糖汤

组成：山楂 10 枚，红糖适量。

制法与用法：山楂冲洗干净，去核打碎，放入锅中，加清水煮约 20 分钟，调以红糖进食。

功效与应用：活血散瘀。适用于产妇恶露不尽，产后儿枕痛。也可用于血瘀质调理。

3）膏方调理

通隧煎

组成：桃仁 15g，红花 10g，熟地黄 20g，白芍 15g，当归 15g，川芎 10g，数剂成膏。

功效与应用：养血活血。用于血瘀质调理。

用法：每晨 1 匙，开水冲服。

4）足浴调理

桃红浴足汤

组成：酒大黄 10g，红花 10g，桂枝 15g，桃仁 15g，当归 15g，川芎 15g，赤芍 15g，鸡血藤 20g。

制法与用法：上药择净，加清水 2000ml 浸泡 30 分钟，煮沸 30 分钟后去渣取汁，待温后浴足。每日 1 次，每次 20 分钟。

功效与应用：活血化瘀通络。适用于血瘀质调理。

5）经络腧穴调理

常用经络腧穴：任脉的神阙；背部膀胱经的膈俞、肝俞、委中；肝经的太冲、曲泉、期门；胆经的日月、五枢、维道；脾经的血海、三阴交；心包经的内关；大肠经的合谷、曲池。

操作方法：神阙可选用灸法，其余穴位均可采用针灸与按摩。背部膀胱经络可以选择刮痧，局部瘀血阻滞疼痛部位可选择放血、艾灸与敷贴治疗。

按摩操作方法：手指沿着经络的走向推经3～5遍，然后对经络采用按揉法和摩法，其目的是推动脏腑之气。点按膈俞，活血化瘀，理气止痛；肝俞，疏肝理气；委中，活血通络；太冲，疏肝理气；曲泉，调肝气，通经络；期门，梳理肝气，通络止痛；日月，疏利肝胆；五枢、维道，通络理气止痛；血海，补气活血；三阴交，益气养血调经；内关，宽胸理气，调神安神；合谷，升清降浊，宣通气血；曲池，调和气血，疏经通络。每穴各1分钟。

（7）气郁质

1）药茶调理

玫瑰佛手茶

组成：玫瑰花6g，佛手10g。

制法与用法：上2味，沸水冲泡5分钟，代茶温饮，每日1剂。

功效与应用：理气解郁，和胃止痛。适用于气郁质伴有肝胃不和之证者，可见脘胁疼痛、嗳气呃逆、不思饮食、脉弦等。

二花调经茶

组成：月季花、玫瑰花各9g，红茶3g。

制法与用法：上3味研粗末，以沸水冲泡10分钟；不拘时温服，1日1剂，连服数日，女性亦可在经行前几天服用。

功效与应用：理气活血，调经止痛。适用于气郁质见气滞血瘀诸症者，如月经不调或痛经，如月经后期，经色暗红、量少、有块，小腹疼痛，伴见精神抑郁或烦躁不安、胸胁乳房胀痛、纳食减少等。平素经血量多者慎用。

2）药膳调理

菊花鸡肝汤

组成：银耳15g，菊花10g，茉莉花24朵，鸡肝100g。

制法与用法：银耳洗净撕成小片，清水浸泡待用；菊花、茉莉花温水洗净；鸡肝洗净切薄片备用；将水烧沸，先入料酒、姜汁、食盐，随即下入银耳及鸡肝，烧沸，打去浮沫，待鸡肝熟，调味。再入菊花、茉莉花稍沸即可。佐餐食用。

功效与应用：疏肝清热，健脾宁心。用于气郁质见肝郁化火诸症的调理。

3）膏方调理

燮理膏

组成：当归30g，生地黄150g，酸枣仁150g，柏子仁150g，夜交藤150g，远志15g，玫瑰花30g，八月札35g，佛手35g，浮小麦150g，大枣50g，柴胡15g，黄芩10g，牡丹皮15g，白术30g，白芍药30g，川楝子15g，甘草10g。蜂蜜、白文冰各150g收膏。

功效与应用：疏肝理气养血。用于气郁质调理。

用法：每晨1匙，开水冲服。

4）足浴调理

平肝顺气汤

组成：玫瑰花15g，苍术15g，香附20g，柴胡15g，青皮15g，川芎15g，白芍15g，川椒15g。

制法与用法：上药择净，加清水2000ml浸泡30分钟，煮沸30分钟后去渣取汁，待温后浴足。每日1次，每次20分钟。

功效与应用：理气通络。用于气郁质调理。

5）经络腧穴调理

常用经络腧穴：气郁体质养生的主要经络穴位有任脉的膻中、中脘、神阙、气海；心包经的内关、间使；肝经的曲泉、期门；胆经的日月、阳陵泉；膀胱经的肺俞、肝俞。

操作方法适合针灸，但是须针灸医师操作。穴位按摩也可。

按摩操作手法：手指沿着经络的走向推经 3 ~ 5 遍，然后对经络采用按揉法和摩法，其目的是推动脏腑之气。点按膻中，理气宽胸；中脘，调理中焦；气海，补气固本；内关、间使，宽胸理气，调神安神；曲泉、期门，调肝行气，通络止痛；日月、阳陵泉，疏利肝胆之气；肺俞，补肺调气；肝俞，疏肝理气，养血。每穴各 1 分钟。

（8）特禀质

1）药茶调理

保元代茶饮

组成：人参 3g，黄芪 6g，炙甘草 3g。

制法与用法：水煎代茶。

功效与应用：补益肺脾之气。用于特禀质辨证属于肺脾气虚者。

2）药膳调理

固表粥

组成：乌梅 15g，黄芪 20g，当归 12g。

制法与用法：上 3 味药放砂锅中加水煎开，再用小火慢煎成浓汁，取出药汁后，再加水煎开后取汁，用汁煮粳米 100g 成粥，加冰糖趁热食用。

功效与应用：益气养阴固表。适用于特禀质辨证属于表虚不固者。

3）膏方调理

固本膏

组成：黄芪、鹿茸、党参、白术、人参、五味子、首乌、灵芝、女贞子、菟丝子、枸杞子、玄参、天冬、麦冬、沙参、肉桂、巴戟天、仙茅、淫羊藿、生地黄、黄精、山药、肉苁蓉、锁阳、杜仲、蛇床子各 50g，蜂蜜、白文冰各 250g 收膏。

功效与应用：益气养阴，温阳固本。适用于特禀质调理。

用法：每晨 1 匙，开水冲服。

4）足浴调理

芪防煎

组成：黄芪 25g，防风 15g，白术 15g，乌梅 15g，当归 15g，坤草 20g，紫草 10g。

制法与用法：上药择净，加清水 2000ml 浸泡 30 分钟，煮沸 30 分钟后去渣取汁，待温后浴足。每日 2 次，每次 20 分钟。

功效与应用：益气固表祛风。用于特禀质调理。

5）经络腧穴调理

春季抗过敏法（肝经）：手指沿着肝经的走向推经 3 ~ 5 遍，然后用按揉法和摩法顺经推拿 3 ~ 5 遍。

夏季抗过敏法（心经）：手指沿着心经的走向推经 3 ~ 5 遍，然后用按揉法和摩法顺经推拿 3 ~ 5 遍。

秋季抗过敏法（脾经）：手指沿着脾经的走向推经 3 ~ 5 遍，然后用按揉法和摩法顺经推拿 3 ~ 5 遍。

冬季抗过敏法（肾经）：手指沿着肾经的走向推经 3 ~ 5 遍，然后用按揉法和摩法顺经推拿 3 ~ 5 遍。

六、监测与评估

偏颇体质人群应每年进行 1 次中医体质辨识评估，并根据年龄身体状况定期体检进行健康监测，进一步根据中西医健康检查结果进行管理方案调整。

（付　鹏）

第二节　儿童亚健康中医健康管理

一、概述

儿童的亚健康与成人的亚健康一样，也是处于疾病与健康之间的一种状态，儿童的第三状态，即亚健康状态。是人体处于健康和疾病之间的过渡阶段，在中医学里属于“未病”的范畴。亚健康状态不仅成人有，少年儿童也有，而且目前儿童的亚健康问题严重，但往往被人们所忽视。

近年的统计结果显示，青少年儿童的亚健康问题令人担忧。营养过剩、营养失衡导致儿童肥胖，我国 2017 年发布的《中国儿童肥胖报告》显示，主要大城市 0 ~ 7 岁儿童肥胖率达 4.3%，7 岁以上学龄儿童肥胖率达 7.3%，并呈上升趋势；儿童学习负担过重，缺乏运动，体质较弱，眼睛超负荷使用，据 2018 年国家卫生健康委员会调查，我国青少年总体近视率为 53.6%，初中生高达 71.6%，高中生达 81%，我国青少年近视率居世界第一，而且呈上升趋势；书包过重影响儿童身体发育，脊柱受影响最为明显；据《2019 年中国青少年儿童睡眠指数白皮书》统计，6 ~ 17 岁儿童睡眠不足 8 小时者达 62.9%；通过万名中小学生心理健康检测显示，有 1/3 存在不同程度的心理异样表现。另外，龋齿也严重危害着儿童的健康，我国儿童患龋率高，就诊率低，增长迅速，据 1995 年、2005 年、2015 年全国口腔健康流行病调查发现，5 岁儿童乳牙患龋率分别为 76.5%、66.0%、71.9%，发病年龄从 1 岁左右起直线上升，6 ~ 8 岁时达到高峰。

随着社会的发展，儿童的亚健康问题日益加重，正在低龄化，严重影响儿童身心健康，如不及时加以干预，可能进一步发展为疾病，采取积极的干预可使机体恢复健康状态。

对于成长发育中的孩子来讲，亚健康造成的危害比成人更严重。如儿童青少年近视问题，不仅影响青少年的身心健康，而且已经成为一个社会问题，近视会导致眼睛干涩、疲劳、视物模糊，还会出现注意力不集中、头晕等问题，影响正常的学习和生活，甚至影响升学和择业，如果近视不能很好地防治，严重时甚至会导致失明，对青少年的健康造成严重危害。儿童的龋齿问题，尤其是乳牙龋齿，很多家长不够重视，认为乳牙会被恒牙代替，没必要防治，但乳牙的龋齿不仅影响了儿童的咀嚼功能，还会影响恒牙的萌出，甚至会有发音和美观问题，从而造成心理健康问题。所以很多儿童的亚健康问题会造成很大的危害，主要危害概括如下。

（1）影响儿童的生长发育：儿童亚健康常有食欲不振、代谢紊乱等现象，容易造成机体营养素摄入不均衡，影响骨骼、肌肉和神经等身体发育，进而会影响孩子的智力发育。

（2）造成心理危害和行为问题：儿童的亚健康带来的悲观、没耐心、没兴趣等负面情绪给孩子的性格成长、人格的完善造成不自信、多疑、自恋、偏执、自卑等性格缺陷。儿童的亚健康状态还有可能使其染上恶习，儿童的自我约束和调节能力差，心理亚健康状态若长时间得不到校正有很大的可能诱发行为上的问题，如吸烟、吸毒、酗酒、斗殴、自杀等问题。

（3）影响学习：儿童的亚健康状态使其学习动力不足和缺乏效率，厌学，承受学习压力的能力差，从而导致成绩下降，而成绩的不理想进一步降低学习兴趣，形成恶性循环。

（4）为疾病埋下祸根：小儿脏腑娇嫩，机体的物质和功能均未发育完善，一旦进入亚健康状态之后，因娇嫩的脏腑无法及时调整失衡的阴阳之气，更无法驱除侵袭之邪气，因此更容易进入疾病状态，而且发病后传变迅速。另外如果儿童长时间处于亚健康状态容易使肿瘤、心脑血管疾病、消化系统疾病和代谢性疾病乘虚而入，因为这些疾病均有一个缓慢渐进的发展过程，青春期代谢旺盛，容易将这些疾病的早期症状掩盖，如果忽略了儿童时期的亚健康状态，就会为真正疾病的发展创造条件。

从以上儿童亚健康造成的危害可以看出，进行亚健康管理具有深远的意义。通过亚健康的管理可以及早发现亚健康状态，并通过干预手段使亚健康状态向健康状态转化，做到“治未病”，这是亚健康管理的重要意义，另外儿童亚健康的管理可以阻断亚健康向疾病的发展，降低疾病的发生率。

通过儿童亚健康的管理可以提高儿童的生活质量，降低医疗费用，提高国民健康水平，提高国民素质，节约大量的医药资源，为构建和谐的家庭和社会奠定基础。

二、儿童亚健康危险因素

儿童亚健康状态的发生也是由多种因素导致的，既有社会、心理因素，更有家庭环境、喂养饮食、生活方式和遗传等因素。其中饮食的不合理、不良的家庭环境和生活方式均是导致儿童亚健康的主要因素。

1. 禀赋因素

禀赋因素即胎产因素，指小儿出生前已形成的病因。是小儿在出生前在母体内所禀受的一切特征，包括父母双方赋予的遗传性，子代在母体发育过程中的营养状态及母体在此期间所给予的各种影响。如父母体弱多病或妊娠时患有各种疾病，或早产、胎气孱弱等先天禀赋不足，生后骨骼肌肉稚嫩怯弱，腠理疏松，不耐寒热，容易被自然界中邪气所侵袭，小儿长期处于亚健康状态。

2. 情志因素

较大的儿童，由情志原因导致的心理亚健康较多。随着社会的发展，情志因素导致心理亚健康状态出现的年龄越来越小，也越来越不容被忽视。如：婴幼儿乍见异物，骤闻异声，导致心神不稳，出现易惊、夜啼等；或所欲不遂，忧思伤脾，会造成儿童食欲下降，出现厌食或食积等；或学习负担过重，家长期望过高，造成儿童忧虑、恐惧，出现头痛、自闭倾向、抑郁倾向等；或家庭溺爱过度，在能力上缺少独立性，在社会中不懂与人分享，自私，容易受伤，心理承受能力低，社会适应能力差，造成社会适应性亚健康；或父母离异、再婚、亲人丧亡、父母打骂、老师责罚、小朋友欺侮等，可能使儿童精神受到影响出现心理亚健康。

3. 喂养饮食因素

饮食过饥过饱、暴饮暴食等饮食不规律，或者偏嗜肥甘厚味，造成脏腑功能的损伤或偏胜偏衰从而进入亚健康状态。小儿脾常不足，饮食不知自节，加之家长喂养不当，强行喂食或者放任偏嗜，均会导致小儿被饮食所伤，产生与脾胃相关的亚健康状态。因此，营养过剩和营养失衡均是引起儿童的亚健康状态的常见因素。

4. 行为因素

随着现代饮食结构的改变，许多儿童每日摄入的能量过高，又缺乏运动，造成体重不断上升，出现超重或肥胖。小儿还可能由于缺乏锻炼而导致气血运行不畅，脾胃运化功能减退，出现气血不足，易疲劳，或脾失健运，痰湿内生，使小儿气血阴阳失调，而产生亚健康状态。另外，睡眠不足也是引起儿童亚健康的重要原因，目前，大部分成年人都存在睡眠不足的问题，除了工作和生活压力，晚上玩手机和电子产品，影响孩子晚上越睡越晚，不能保证充足的睡眠，长期处于这种生活方式中，从而引起亚健康状态。

5. 外感因素

风、寒、暑、湿、燥、火六淫和疫疠之气也会引起儿童亚健康。

小儿肺常不足，最易被风邪所伤，容易发生肺系相关亚健康状态。风寒、风热犯人，常见外感表证，正气不足则由表入里。暑为阳邪，性炎热，易伤气阴，多夹湿，困遏脾气，缠绵难解。燥性干涩，化火迅速，易伤肺胃阴津。火为热之极，六气皆从火化。小儿寒温不知自调，加之部分家长育儿观念错误，不能及时增减衣物，使小儿易感受外邪。

疫疠之气是一类有强烈传染性的病邪，小儿形气未充，抗病能力弱，如未做好预防工作容易造成疾病状态。

6. 医药因素

小儿气血未充，脏腑柔嫩，容易被药物所伤，儿童用药尤当慎重，凡大苦、大寒、大辛、大热之品，以及攻伐、峻烈、毒性药物，皆应慎重使用。另外长期不规范使用、滥用抗生素，使小儿机体菌群失调，损伤正气，导致胃肠功能紊乱，处于亚健康状态。

三、儿童亚健康分类

根据《亚健康中医临床指南》和亚健康专业系列教材，儿童亚健康分为生理亚健康、心理亚健康和社会适应亚健康三类。

（一）生理亚健康

儿童主要表现身体方面的不适。如神疲乏力，气短，心悸胸闷，面色萎黄，头发没有光泽，偏食，食欲下降，鼻塞咽痛，口臭，腹痛，脘腹不适，发育迟缓，肥胖，消瘦，睡眠不佳，易反复外感，大便不调，多汗，多动等。

1. 疲劳性亚健康

以持续 3 个月以上的疲乏无力为主要表现，并排除一切可能导致疲劳的疾病。

2. 睡眠失调性亚健康

以持续 3 个月以上的失眠、嗜睡等为主要表现，并排除可能导致睡眠紊乱的疾病。

3. 疼痛性亚健康

以持续 3 个月以上的各种疼痛为主要表现，并排除可能导致疼痛的各种疾病。

4. 其他症状性亚健康

以持续 3 个月以上的其他任何症状为主要表现，并排除可能导致这些症状的疾病（如易感冒性亚健康、心肺功能低下性亚健康、消化不良性亚健康、内分泌代谢紊乱性亚健康等）。

（二）心理亚健康

青少年儿童在面对学习和生活中的各种矛盾和冲突时，承受极大的心理压力，引起自主神经系统、内分泌系统和免疫系统一系列的变化。主要表现为情绪方面的变异，多见于学龄期和青春期儿童。如持续情绪低落，精神不振，喜叹息，心烦意乱，焦躁不安，急躁易怒，恐惧胆怯，记忆力下降，注意力不集中，学习困难，甚至厌学，对周围事物缺乏兴趣，严重自卑。常见的是焦虑、缺乏具体指向的心理紧张和不愉快的情绪。

1. 焦虑性亚健康

持续3个月以上的焦虑情绪，并且未达到焦虑症的诊断标准。主要表现为焦虑不安，急躁易怒，恐慌，可伴有失眠、噩梦、口干、多汗、手抖、尿频等。

2. 抑郁性亚健康

持续3个月以上的抑郁情绪，并且未达到抑郁症的诊断标准。主要表现为情绪低落、抑郁寡欢、兴趣减低、悲观、冷漠、自我感觉很差、食欲降低、记忆力下降、兴趣丧失等。

3. 恐惧性亚健康

持续3个月以上的恐惧情绪，并且未达到恐惧症的诊断标准。主要表现为恐惧胆怯、精神不振、注意力不集中、反应迟钝、情绪易激动、爱钻牛角尖、过于在乎别人对自己的评价等。

4. 记忆力下降性亚健康

以持续3个月以上的近期记忆力下降，或不能集中注意力做事情为主要表现，且排除器质性疾病或非器质性精神类疾病者。

（三）社会适应亚健康

社会适应亚健康指人际交往方面存在障碍，多见于学龄期和青春期儿童。不能正常处理好与同学和老师的关系，家庭关系紧张，如不愿与其他小朋友玩耍，不愿与家长交流，常见意志脆弱，自怨自艾，无端猜疑，甚至有自杀倾向，或表现出某些不合群的偏离行为。

以持续3个月以上的人际交往频率减低或人际关系紧张等社会适应能力下降为主要表现。小儿社会适应亚健康主要指因家庭教养方式不良（佳）及个人心理发育（不健全）等因素，导致社会适应困难，一旦离开家庭，独立生活能力差，难以适应新的生活和学习环境，处理不好各种人际关系，从而阻碍了有益的信息交流，导致情绪压抑、苦闷烦恼。

以上这些亚健康症状无特异性，只是儿童亚健康状态或相关疾病的示警，家长需引起重视，还要通过就诊于相关科室，排除疾病后才能诊断为亚健康。

四、管理人群和目标

1. 管理人群

0 ~ 14岁处于亚健康状态的儿童。

2. 管理目标

（1）改善儿童亚健康状态，预防疾病的发生，拥有健康的身体。包括：身高体重适宜；营养均衡；充足睡眠；适宜的锻炼。

（2）情绪安定愉快。

（3）具有一定的社会适应能力及交往能力。

五、自助管理方案

（一）管理流程

详见第一章第三节中医健康管理相关内容。

（二）管理方法

1. 建立档案

记录自孩子出生各个时期各项生理指标，还要记录孩子的生活习惯、饮食情况、过敏情况，收集历次就医资料、历次体检结果，以及出现的非正常症状和体征。健康档案是个动态、连续的记录过程，有利于发现导致疾病发生及发展的关键因素，可早期预防，在没有明显症状出现前的发病早期，即儿童的亚健康状态，可动态观察医学信息的变化，做到对疾病的早发现、早治疗。

2. 监测评估

（1）居家监测

1）身高和体重：正常值参考见表 5-16、表 5-17。儿童时期要记录身高和体重的变化，对应生长曲线，如出现过高或过低均要引起重视。家长可以根据体重推测儿童的营养状态，各年龄组的大约体重可按下列公式推算：

小于 6 个月体重＝出生时体重（kg）＋ 0.7（kg）× 月龄数　　（5-1）

7 ~ 12 个月体重＝ 6（kg）＋ 0.25（kg）× 月龄数　　（5-2）

2 ~ 12 岁体重＝ 8（kg）＋ 2（kg）× 年龄　　（5-3）

标准体重正负 10% 为正常体重；正负 10% ~ 20% 为体重过重或过轻；正负 20% 以上为肥胖或体重不足。

儿童年龄越小身高增长越快，3 岁以下小儿立位测量不准确，应仰卧位测量身长。

正常新生儿出生时平均身高约 50cm，第 1 年平均增长约 25cm，第 2 年平均增长约 10cm，2 岁以后小儿可用下列公式粗略估算：

身高（cm）＝ 70（cm）＋ 7（cm）× 年龄　　（5-4）

儿童身高受很多因素影响，如果与同龄孩子相差很多，超过标准的正负 10% 需要引起注意，必要时进行骨密度等相关检测。

表 5-16　0 ~ 18 岁男孩身高、体重表

年龄	身高（cm）				体重（kg）			
	矮小	偏矮	标准	超高	偏瘦	标准	超重	肥胖
1 岁	71.2	73.8	76.5	79.3	9.00	10.05	11.23	12.54
2 岁	81.6	85.1	88.5	92.1	11.24	12.54	14.01	15.67
3 岁	89.3	93.0	96.8	100.7	13.13	14.65	16.39	18.37
4 岁	96.3	100.2	104.1	108.2	14.88	16.64	18.67	21.01
5 岁	102.8	107.0	111.3	115.7	16.87	18.98	21.46	24.38
6 岁	108.6	113.1	117.7	122.4	18.71	21.26	24.32	28.03
7 岁	114.0	119.0	124.0	129.1	20.83	24.06	28.05	33.08
8 岁	119.3	124.6	130.0	135.5	23.23	27.33	32.57	39.41

续表

年龄	身高(cm)				体重(kg)			
	矮小	偏矮	标准	超高	偏瘦	标准	超重	肥胖
9岁	123.9	129.6	135.4	141.2	25.50	30.46	36.92	45.52
10岁	127.9	134.0	140.2	146.4	27.93	33.74	41.31	51.38
11岁	132.1	138.7	145.3	152.1	30.95	37.69	46.33	57.58
12岁	137.2	144.6	151.9	159.4	34.67	42.49	52.31	64.68
13岁	144.0	151.8	159.5	167.3	39.22	48.08	59.04	72.60
14岁	151.5	158.7	165.9	173.1	44.08	53.37	64.84	79.07
15岁	156.7	163.3	169.8	176.3	48.00	57.08	68.35	82.45
16岁	159.1	165.4	171.6	177.8	50.62	59.35	70.20	83.85
17岁	160.1	166.3	172.3	178.4	52.20	60.68	71.70	84.45
18岁	160.5	166.6	172.7	178.7	53.08	61.40	71.73	84.72

表5-17　0～18岁女孩身高、体重表

年龄	身高(cm)				体重(kg)			
	矮小	偏矮	标准	超高	偏瘦	标准	超重	肥胖
1岁	69.7	72.3	75.0	77.7	8.45	9.40	10.48	11.73
2岁	80.5	83.8	87.2	90.7	10.70	11.92	13.31	14.92
3岁	88.2	91.8	95.6	99.4	12.65	14.13	15.83	17.81
4岁	95.4	99.2	103.1	107.0	14.44	16.17	18.19	20.54
5岁	101.8	106.0	110.2	114.5	16.20	18.26	20.66	23.50
6岁	107.6	112.0	116.6	121.2	17.94	20.37	23.27	26.74
7岁	112.7	117.6	122.5	127.6	19.74	22.64	26.16	30.45
8岁	117.9	123.1	128.5	133.9	21.75	25.25	29.56	34.94
9岁	122.6	128.3	134.1	139.9	23.96	28.19	33.51	40.32
10岁	127.6	133.8	140.1	146.4	26.60	31.76	38.41	47.15
11岁	133.4	140.0	146.4	153.3	29.99	36.10	44.09	54.78
12岁	139.5	145.9	152.4	158.8	34.04	40.77	49.54	61.22
13岁	144.2	150.3	156.3	162.3	37.94	44.79	53.55	64.99
14岁	147.2	152.9	158.6	164.3	41.18	47.83	56.16	66.77
15岁	148.8	154.3	159.8	165.3	43.42	49.82	57.72	67.61
16岁	149.2	154.7	160.1	165.5	44.56	50.81	58.45	67.93
17岁	149.5	154.9	160.3	165.7	45.01	51.20	58.73	68.04
18岁	149.8	155.2	160.6	165.9	45.26	51.41	58.88	68.10

2）头围和胸围：用软尺经眉弓上缘、枕部隆起绕头1周的长度为头围。新生儿平均约34cm，6个月时约42cm，1岁时约46cm，2岁时约48cm，5岁时约50cm，15岁时接近成人头

围，为 54 ~ 58cm。头围在 2 岁前最有价值，过大或过小均为生长发育异常。

用软尺由背部平肩胛骨下方，经乳头绕胸 1 周的长度为胸围。出生时，胸围平均约 32cm，比头围小 1 ~ 2cm，周岁时胸围与头围几乎相等，以后胸围超过头围，胸围可按下列公式粗略计算：

胸围（cm）＝头围＋年龄－ 1（cm）　　(5–5)

胸围过大或过小，均为生长发育异常，需要注意。如营养不良或患佝偻病则出现胸围过小。

3）囟门：分前囟和后囟。前囟为顶骨和额骨边线形成的菱形间隙，出生时约为 1.5 ~ 2cm，12 ~ 18 个月时闭合；后囟为顶骨和枕骨边缘形成的三角形间隙，出生时已闭合或很小，最迟在出生 6 ~ 8 周完全闭合。囟门闭合过早或过晚均需注意观察，必要时请就医诊断；正常囟门是平的，如囟门过于饱满甚至隆起常提示颅内压增高，见于脑积水、脑炎、脑肿瘤等；如凹陷见于脱水或极度消瘦，需注意观察。

4）牙齿：人的一生有两副牙齿，20 颗乳牙和 32 颗恒牙。小儿出生 4 ~ 10 个月乳牙开始萌出，12 个月尚未出牙者为异常，最晚 2 岁半乳牙出齐。

6 ~ 24 个月乳牙数＝月龄数－ 4（或 6）　　(5–6)

6 岁左右开始出第一颗恒牙，即第 1 磨牙（故称 6 岁磨牙），长在全排乳牙之后，7 ~ 8 岁乳牙开始按萌出顺序逐个脱落，换为恒牙，12 岁左右萌出第 2 磨牙，18 岁以后第 3 磨牙（智齿）萌出，有的人终生无第 3 磨牙，故只有 28 颗牙齿，因此恒牙数为 28 ~ 32 颗。

在恒牙萌生之前，乳牙行使着咀嚼、语言、维持颜面外形的作用，维护乳牙的健康很重要，如出现问题，轻者影响咀嚼、发音，重者出现疼痛炎症，甚至影响恒牙的萌出，建议开始长第一颗牙开始，每天清洁牙齿，每半年检查一次牙齿。

5）呼吸、脉搏、血压：呼吸，年龄越小呼吸越快，见表 5–18；脉搏，年龄越小脉搏越快，见表 5–19。

表 5–18　不同年龄小儿呼吸次数对照表

年龄	呼吸（次 / 分）
1 ~ 3 个月	45 ~ 40
4 ~ 6 个月	40 ~ 35
7 ~ 12 个月	35 ~ 30
1 ~ 5 岁	30 ~ 25
6 ~ 9 岁	25 ~ 20
10 ~ 12 岁	20 ~ 18

表 5–19　不同年龄小儿脉搏次数对照表

年龄	脉搏（次 / 分）
新生儿 ~ 1 岁	160 ~ 120
1 ~ 3 岁	120 ~ 100
3 ~ 5 岁	110 ~ 90
5 ~ 7 岁	100 ~ 80
7 ~ 12 岁	90 ~ 70

血压：年龄越小血压越低。一般收缩压不低于75mmHg，不能超过120mmHg，舒张压不能超过80mmHg。1岁以上小儿的正常血压，可用下列公式计算：

收缩压（mmHg）= 80 + 2× 年龄　（5-7）

舒张压（mmHg）=收缩压 ×2/3　（5-8）

6）视觉和听觉：从出生开始婴儿视力范围逐渐增加，追视能力和协调视物能力逐渐提高，5个月左右色觉完全发育成熟，直至7个月左右视力基本接近成熟。婴儿在第1个月会特别注意人类的声音，有人说话会扭头寻找，婴儿在1个月时听力完全成熟。从2个月起听觉和视觉之间的协调慢慢建立起来，小儿会把头或眼睛转向有声音的方向。

4 ~ 12岁的儿童因学习负担过重，升学压力大及电子产品使用过度，且又是生长发育高峰期，近视的发生率随年龄增长而增加，所以要监测儿童视力，出现视力下降应及时干预，预防近视的发生。

7）语言和动作发育：儿童语言发育顺序是发育阶段、咿呀发声阶段、单词单句阶段和成语阶段；儿童运动发育的规律一般是由上而下，由不协调到协调，由粗运动到精细运动。具体见表5-20。

表5-20　0 ~ 3岁儿童语言及运动发育规律

月龄	语言发育	动作发育
1月	听到声音能作出反应	趴着时能略抬起头
2月	能发出咕咕声	趴着时可以抬起头并保持一会儿
3月	会微笑了	可以稳当地抬着头
		能从俯卧翻身到仰卧
4月	你对他说话时，他能作出“咕咕”的回应	被扶着时可以用腿支撑身体重量
		从仰卧翻到俯卧
5月	喜欢自己练习，提高和降低声音	玩自己的小手小脚
6月	开始模仿发声	背后有支撑时能坐一阵子了
7月	能发出更多的声音组合以及不同的音调	能够不用支撑坐着
		能把东西拉向自己
8月	会对着父母叫“妈妈”“爸爸”，但还会搞混	开始会爬，但肚皮还要贴在地面上
		能够把物品从一只手递到另一只手
9月	可以含混不清地说话或发出某些音节	能扶着东西站着
10月	肢体语言：会摆手再见了	爬得熟练，肚皮能够离开地面
		能用拇指和食指捏取物品
11月	会叫“爸爸”“妈妈”，而且不会搞混	能够不扶东西自己站几秒钟
12月	肢体语言：能用手势表示自己想要什么	独立迈出人生第一步
13月	清晰地说出至少2个词	能不扶东西弯腰捡东西
14月	问问题的时候知道把语调上扬	能倒空容器里的东西
15月	掌握了5个词汇	会倒着走路，而且可能很喜欢
16月	肢体语言：会点头和摇头表示要和不要	会翻书，但可能一次翻几页
17月	词汇量在增加	喜欢玩骑着的玩具，如摇摆木马

续表

月龄	语言发育	动作发育
18月	会"读"书，已经能背出部分文字	会双脚交替踩踏板了
19月	会说一两个词的句子，如"宝宝走"	开始会跑了，不过跑的姿势和大孩子很不同
20月	可能有点"结巴"，这是因为宝宝的嘴巴跟不上大脑的速度	能把垃圾扔进垃圾桶
21月	话语中词和词之间会有很多停顿	能从矮台阶上跳下去了
22月	能听懂两步指令，如把积木捡起来递给妈妈	能向前踢球
23月	掌握了至少50个词汇	能搭4块积木
24月	有一半话，能让人听懂了	能自己上楼梯
25～26月	能说出大部分身体部位名称	能自己脱衣服
27～28月	大部分话语是清晰的	自己穿衣服
29～30月	开始能正确使用你、我、他这些代词	自己洗手擦手
31～32月	说出至少6个身体部位的名称	两手举球过肩并投出
33～34月	句子里有3个词了	能双脚离地跳
35～36月	句子里有4～5个词了	能自己开关拉链了
		开始学会拍球

8）症状体征：对于儿童在生长发育过程中出现的亚健康症状及体征进行监测记录。小龄的儿童需要家长进行评估，大龄的儿童可以通过自己感受评估，根据儿童亚健康的分类，观察所出现症状的频次和严重程度来评估。监测评价的主要依据是儿童亚健康的临床表现的症状和体征。

9）儿童心理行为发育问题预警征象问卷（附录6）、Achenbach儿童行为量表（CBCL）（见附录7）、饮食行为问卷（MBQ）（见附录8）、儿童自我意识量表（PHCSS）（见附录9）、核心自我评价量表（CSES）（见附录10）等：家长定期填写儿童发育预警征检查表、Achenbach儿童行为量表（CBCL）、饮食行为问卷，儿童自己填写儿童自我意识量表（PHCSS）、核心自我评价量表（CSES），对儿童的身心健康进行评估。

（2）定期体检：定期做常规体检（体检项目见第二章第八节儿童体检部分）。

常规体检时间：婴儿期至少4次，建议分别在3月龄、6月龄、8月龄和12月龄；3岁及以下儿童每年至少2次，时间在1岁半、2岁、2岁半和3岁；3岁以上儿童每年至少1次。具体可根据儿童情况，适当调整体检时间以监测儿童状态。

亚健康状态的儿童可以通过健康体检得到健康与疾病危险性评价及亚健康状态改善的指导，在专业人员的指导下密切监控危险因素，降低风险，及时采取干预措施，提高健康水平，预防疾病的发生。

3. 自助调养

（1）提高健康素养：了解儿童生理特点、变化规律等知识，根据儿童不同生理发育时期，掌握相关知识及常出现的亚健康状态，才能提高健康素养。

1）新生儿期：自胎儿娩出脐带结扎时开始至出生后满28天为新生儿期。这个时期的特点是脏腑柔弱，气血未充，胎儿从母体内转到母体外生活，要适应新环境，开始呼吸和调整循环，依靠自己的消化系统和泌尿系统摄取营养和排泄代谢产物，新生儿体重和身高增长迅速，新生儿要做好保暖、喂养、卫生等保健工作。要做好体表皮肤黏膜的清洁护理，口腔眼睛的擦拭，脐带的护理尤为重要。出生半小时左右即可给小儿吮吸乳房，尽早开乳，鼓励母乳喂养。

2）婴儿期：出生28天后至1周岁为婴儿期。这个时期的特点是生长发育特别迅速，对营养的需求量高，各脏腑功能日益发育和完善，但因小儿的脾常不足，消化吸收功能尚不完善，易发生呕吐、腹泻及营养不良等脾胃症状，因此要重视乳食喂养，预防脾胃症状发生。另外，因肺脏娇嫩，表卫未固，来自母体的免疫能力逐渐消失，而自身免疫又不健全，易感受外邪，发生时行疾病和肺系病证，要注意防护，增减衣服，防止感冒。

饮食：婴儿时期最初的6个月以母乳或配方奶粉为婴儿营养来源，这个时期要观察婴儿饮奶量，一般每个婴儿都有自己的饮食模式，不能摄入过多或过少。如过多，喝完奶后会吐出大部分或者全部奶，大便次数会增加；如过少，婴儿看起来并不满足，每日用尿布少于5次，大便不规律，或排便少。吐奶是婴儿时期常见的现象，但如果见婴儿呈喷射状呕吐，或者吐奶量过多甚至全部吐出，需就医治疗。6个月后开始添加辅食，建议从谷物开始添加，观察每种食物添加后婴儿的反应，排除引起过敏反应的食物。培养婴儿饮水习惯，不要饮用果汁等饮品，避免小儿对甜食上瘾，从而导致体重过度增长。

睡眠：婴儿的睡眠姿势，建议仰卧位，以免造成婴儿在睡眠中的呼吸问题；保证婴儿正常睡眠时间，睡眠时间太少或者嗜睡，均要找出引发的原因。

排便情况：如果婴儿出现每天排便6～8次或更多稀软、含水量很多的大便，或者排便次数减少，甚至几天一次或便质过硬，排出困难，均需要引起重视；另外要观察大便的颜色和质地，偶有变化是正常的，如果婴儿吃了特别多的谷物或不易消化的食物，消化过程会减慢，粪便可能偏绿色，如果服用了补铁剂，粪便有可能会变成深褐色，如果肛门周围有轻微破损，粪便表面会沾染血迹，但是如果粪便中有大量血迹、黏液或水，应立即就医。

口腔和皮肤：口腔内出现白色片状物，提示有可能患了鹅口疮，需注意婴儿口腔清洁护理，严重者就医治疗。婴儿期容易出现黄疸和皮疹，要注意观察婴儿皮肤的颜色和有无皮疹。婴儿期容易出现湿疹和尿布疹，要注意对婴儿皮肤的护理。

眼部：一些婴儿会出现一侧或者双侧鼻泪管部分或者全部堵塞，一般鼻泪管会在婴儿出生2周泪液开始分泌时打开，如果没有及时打开，就容易出现眼睛无故流泪、分泌黏液等症状，严重者会出现分泌一些黄绿色或白色分泌物，导致睫毛被糊住，婴儿出现清晨醒来睁不开眼睛，早期可以通过轻柔的按摩将鼻泪管打开，建议专业人员进行。

3）幼儿期：自1周岁后至满3周岁为幼儿期。此时小儿体格生长速度减慢，但功能方面的发育速度加快，如开始会走，活动范围增大，是语言、思维和适应外界环境能力迅速发展的时期，但对各种危险识别能力不足。由于外界环境接触增多，但自身免疫力很弱，亚健康形成机会增加，易发生传染病，以外感病症、肺系亚健康状态及病症为首，如发热、咳嗽、肺炎咳喘等。其次是脾胃病证，此期正处于由乳食向饭食过渡时期，若喂养不当，饮食失调，易损伤脾胃功能，如积滞、厌食、腹泻、便秘等。因此，要训练养成良好的卫生习惯，日常生活中家长要耐心教育，纠正不良习惯，如吮手指、脏手抓食物、坐在地上玩等，饭前便后要洗手，要防外感、慎起居、调饮食、讲卫生，才能减少相关亚健康的发生。

4）学龄前期：自3周岁至6～7周岁，为学龄前期。学龄前期是儿童生长发育的关键时期之一，要利用孩子体质增强的时机，为健康打牢基础。学龄前期体格发育体重增长减慢，身高增长加快，语言行为发育飞跃。此期的可塑性很强，应重视品德教育。应特别注意书写姿势的培养，保护好视力，还应注意口腔卫生，预防龋齿。

防止发生亚健康的根本措施在于加强锻炼，增强体质，也要调摄寒热，调节饮食，避免意外，讲究卫生。对幼儿期患病未愈的孩子要抓紧调治，如对反复呼吸道感染的患儿应辨证调补，改善体质，减少发病；对哮喘缓解期的患儿应扶正培本，控制发作；对厌食患儿应调节饮食，调脾助运，增进食欲；对于疳证患儿应食疗与药物兼施，健脾开胃，促进生长发育等。

5）学龄期：自 6 ~ 7 周岁至青春期（女孩 12 岁，男孩 13 岁）为学龄期。这个时期除了生殖系统其他系统器官发育接近成人。此期的淋巴系统发育加速，因此扁桃体肥大及发炎多见，要注意防护。近年来，小学生中近视眼、龋齿发病增多，有必要加强眼睛、口腔保健教育。端正坐、立、行姿势，养成餐后漱口、早晚刷牙、睡前不进食的良好习惯，配合眼保健操等锻炼方法，加强防治。还要保证孩子有充足的营养和睡眠时间，注意情绪和行为的变化，避免思想过度紧张，减少精神行为障碍的发生。

6）青春期：女孩 11 ~ 12 岁至 17 ~ 18 岁，男孩 13 ~ 14 岁至 18 ~ 20 岁，为青春期。是由儿童过渡到成人的发育阶段。青春期女孩月经来潮，男孩发生遗精，家长要教孩子学会正确处理。其生长发育出现第二次高峰，要保证充足的营养、足够的睡眠和必要的锻炼。青春期的神经内分泌调节不够稳定，常引起心理、行为、精神方面的不稳定，同时，生理方面的不断变化可能造成不安或易于冲动，环境改变接触增多也会带来适应社会的心理问题，易出现社会适应性亚健康，要根据心理、精神方面的特点，加强教育与引导，使其认识自我，了解自己的哪些变化属于正常的生理现象，避免过分紧张；引导孩子认识客观，正确处理好人际关系，以便能够顺利地融入社会，发展成对社会有用的人，树立正确的世界观、人生观、价值观及道德观。

（2）心态调整：通过语言、行为以及周围环境的作用，对亚健康状态儿童进行启发、教育、劝告，以缓解儿童的心理压力。可以通过语言的开导、移情易性、暗示解惑等，适当增加心理宣泄和保持平衡的途径，使儿童在精神上总有某些良好的寄托，避免陷入强烈或持久的情感波动状态，调理儿童心理亚健康状态。

（3）饮食调养

1）儿童饮食要定时定量。定量是指饮食要有节制，在儿童脾胃可承受范围，定时是指饮食要有规律，一般有较为固定的时间。

2）要平衡膳食，不能偏食。儿童饮食要荤素搭配，食物多样化，保证蛋白质供给，同时维生素和微量元素要摄入充足，适当补充碳水化合物和脂肪。

3）儿童要忌食辛辣生冷油腻甜等食物。

4）中医食疗：通过日常食物来治疗和预防疾病，调理亚健康状态。首先要知道食物的特性，知道食之有益的食物，也要懂得食之有害的食物，可以根据不同时期、不同亚健康状态来选择食物，合理安排，对儿童的生长发育及亚健康调理起到重要作用。

（4）运动保健：每天适当的劳动和运动，有利于气血的流通，提高抗病能力，也有助于儿童消化，促进食欲，并消耗多余的热量，预防肥胖。适合儿童的运动如下：

1）户外奔跑：是自由嬉戏式奔跑，如抓人游戏等，让孩子进行长跑或慢跑都是不适合的。

2）球类运动：踢球、运球、拍球、投球、躲避球等，能够促进孩子全身发育，但类似于网球等球拍式球类运动，不利于儿童的肌肉发育。

3）有氧运动：如健身操或舞蹈等，有助于儿童的形体发展，并锻炼肢体的灵活性、柔韧性，有效地提高身体素质。

4）游泳：学习游泳能有效地刺激神经系统、呼吸系统等身体多个系统的发育，促进身体肌肉的锻炼，增强儿童体质。

5）团队游戏：团队合作是需要从小培养的一种意识，孩子可以在团队中发现和展示自己的能力，能有效地培养儿童的秩序感和与他人的交往相处能力，有助于对社会的适应性。

（5）经络腧穴调理

推拿保健：运用推拿手法通过一列特定手法作用于小儿特定穴位或部位，通过经络系统和腧穴的作用调整机体的生理功能，达到防治疾病的目的。

操作方法如下：

A. 开天门：用拇指自两眉中间推至前发际处，两拇指自下而上交替直推 30 ～ 50 次。具有疏风解表，开窍醒脑，通鼻窍的作用。

B. 推坎宫：用两拇指自眉心向两侧眉梢分推，30 ～ 50 次。具有疏风解表，醒脑明目的作用。

C. 揉太阳穴：用两手中指端揉眉后凹陷处，30 ～ 50 次。具有疏风解表，清热，明目止头痛的作用。

D. 揉耳后高骨：用两手拇指或中指端揉耳后入发际处，乳突后缘高骨下凹陷中，30 ～ 50 次。具有疏风解表，安神除烦的作用。

E. 擦后颈部（擦大椎）：用手掌掌面在后颈部或大椎穴处做直线往返摩擦，以局部有温热感为度，注意力度适宜，避免擦破皮肤。具有温经通络，散寒止痛，安神定志的作用。

F. 摩腹：用手掌掌面附于腹部，以肚脐为中心，以腕关节连同前臂做反复环形有节律的顺时针摩动，不带动皮下组织运动，每次 3 ～ 5 分钟。具有温阳散寒，补益气血，健脾和胃，消食导滞的作用。

G. 捏脊：小儿取俯卧位，被捏部位裸露，家长双手呈半握拳状，拳心向下，拳眼相对，用两拇指指面的前 1/3 处或指面的桡侧缘着力，吸定并顶住患儿龟尾穴旁的肌肤，食、中两指的指面前按，拇、食、中三指同时用力将该处的皮肤夹持住并稍提起，然后双手交替用力，自下而上，一紧一松挤压向前移动至大椎穴处。具有调整阴阳，调和脏腑，调理气血，疏通经络的作用，是儿童保健重要手法。

H. 按揉足三里：足三里在小腿前外侧，犊鼻下 3 寸，距胫骨外缘一横指处。用拇指端或螺纹面着力，稍用力按揉 50 ～ 100 次。具有健脾和胃，调中理气，导滞通络，强壮身体的作用。

注意事项：家长在进行保健推拿时，要注意手法力度要轻柔，不宜过重；手法操作时必须使用介质，如滑石粉、痱子粉、抚触油等；推拿时间应根据患儿年龄大小、体质强弱而定，一般不超过 20 分钟，年龄小者，每次操作时间不宜过长，年龄大者，可以适当延长；皮肤有破损者不宜进行推拿。

（6）其他调养

1）充足睡眠。要养成科学的作息时间，保障充足的睡眠，养成早睡早起的习惯，儿童应晚上 10 点以前上床休息，早晨 8 点之前起床，生活习惯科学有规律，能有效地预防儿童亚健康。

2）要养成良好的卫生习惯，平时勤剪指甲，勤洗头，饭前便后要洗手，不吃不卫生的东西、卫生不合格的零食，每天坚持刷牙 2 次，保证牙齿健康，保持卧室空气流通，保证呼吸道健康。

3）合理的日光浴有助于维生素 D 的转化，可以有效预防佝偻病，对忧郁倾向的儿童也很有效。

4. 定期回顾和评价

（1）定期回顾日常监测的基础生理指标和症状的变化，分析其变化原因，针对性地调整生活方式。

（2）定期评价调整生活方式后指标和症状的变化情况，逐渐改善者继续完善生活方式，指标和症状无改善或持续加重者到医院就诊，进一步明确诊断。

六、医助管理方案

（一）管理流程和内容

见第一章第三节中医健康管理相关内容。

（二）管理方法

1. 建立档案

对就诊的患儿建立中医健康管理档案，儿童个人档案主要由儿童出现的健康问题记录和以预防为导向的周期性健康检查记录两部分组成。

2. 健康评估

凭借采集并记录的健康状况信息，对其进行汇总，可以清楚地了解儿童的健康状况，对健康危险因素及风险因子进行监测，发现并认识亚健康状态。

（1）健康危险因素评估：包括先天禀赋、生产史、喂养及饮食史、生长发育、生活习惯（睡眠、二便、卫生习惯等）、过敏史、家族史、既往史等危险因素评估。

（2）健康状态评估：体格测量：身高、体重、头围、BMI。

体格检查：一般情况（精神状态、面容、表情、步态）、皮肤、淋巴结、头颈部、眼、鼻、耳、口腔（黏膜、扁桃体、牙齿）、胸部、腹部、脊柱四肢、神经系统（四肢活动度、对称性、肌力、肌张力）。

健康体检：包括实验室及其他辅助检查（具体内容见第二章第八节儿童体检部分）。

通过对上述内容的检查，评估儿童发育水平、营养状况、视力及口腔健康状态，如出现异常，及时进行干预和调理。

3. 干预方法

（1）咨询指导：指导儿童家长培养儿童良好的生活习惯，纠正不正确的喂养方式，首先通过饮食、运动、心理等方面的指导改善其健康状况，并指导选择适合的调理方式进行自我调理，如果症状严重者可指导配合治疗进行调理。

（2）儿童偏颇体质调理：儿童亚健康状态是各种偏颇体质的组合，偏颇体质也是种种不同的亚健康类型的组合，改善偏颇体质是预防疾病的重要方法，不仅可以调整亚健康状态，还可以达到阻断健康状态向亚健康状态转变的目的。因此调理偏颇体质是防治亚健康的重要手段，还可以根据儿童体质类型进行日常生活管理，指导饮食、起居、运动等干预方法。

（3）非药物调理

1）推拿：根据儿童生理病理特点和儿童亚健康状态，对特定穴位施行特殊推拿手法，以调节脏腑功能，疏通经络，调和气血，平衡阴阳。疗效显著，无毒副作用，易于小儿接受。

2）刮痧：可用于养生保健和调理儿童亚健康状态，适用于小儿感冒发热、头痛、咳嗽、腹泻、食欲不振、生长发育迟缓、遗尿等。

3）拔罐：根据不同的亚健康状态和调理部位，选取不同的拔罐方式和穴位。

4）针刺：儿童常用毫针、皮肤针等刺激量较小的针法，一般不留针。另外还常用刺络放血疗法，如挑刺四缝调理小儿消化系统疾病，耳尖或少商放血用于小儿各种热证。注意有血液系统疾病者不宜使用针刺疗法。

5）艾灸：使用艾叶制成艾条、艾炷等，燃烧产生的艾热刺激人体穴位或特定部位，起到防病治病的作用，可以调整儿童亚健康状态。但注意儿童不可施灸时间过长，选穴数量要少，也不可频繁使用。

6）穴位敷贴：贴敷法对于纠正儿童偏颇体质和调理儿童亚健康状态具有良好的疗效。常用于食积、便溏、便秘、食欲不振、感冒、咳嗽、腹痛、遗尿、夜啼等亚健康状态。

7）佩饰：以一味或数味中药制成不同形状的佩饰之物，如肚兜、药枕、药囊等，通过口鼻黏膜、皮肤和腧穴，作用于经络和五脏六腑，以疏通经络、调和气血，平衡阴阳，达到调理亚健康状态和预防疾病的目的。注意有药物过敏者不宜使用。

（4）中药调理

1）中药辨证：按照中医辨证论治的方法，运用中药组方调理亚健康症状。

2）药膳：在中医理论的指导下，将中药与某些具有药用价值的食物相配，具有保健、预防、治疗等功效。

3）药浴：根据辨证论治选择药物，将药液或含有药液的水用于浸泡、洗浴全身或局部，可分为全身药浴和足浴等，药物透过皮肤、五官九窍、腧穴等部位直接吸收，根据不同儿童亚健康状态选择相应的药物配伍组方，可产生不同的调理治疗作用。

4. 随访和评价

（1）随访：针对不同的亚健康状态，设定主要的随访指标、目标和访视点，采用线上线下相结合的方法定期随访。线下随访是指面对面的检查、问诊、咨询、指导和健康教育，并按照随访要求进行记录；线上随访是指通过电话、微信、视频等方式进行随访，并作好记录。

随访间隔及内容：根据儿童的年龄和健康状况决定相应的随访时间。婴儿时期生长快，变化大，每月随访 1 次；幼儿时期，建议 3 个月 1 次；3 岁以上儿童可半年 1 次。如出现健康问题根据情况增加随访次数。随访内容包括儿童生长发育情况、健康状况、健康教育和生活方式指导、根据亚健康情况调整干预方法，如发现疾病状态及时就医。

（2）效果评价：根据随访结果，分析存在的健康问题和相关危险因素及其改善情况，对做得好的方面给予肯定，并明确指出生活方式中存在的问题，制定或修订完善中医健康管理方案和下一步随访跟踪计划，或针对性地给出进一步就诊建议。

七、儿童常见亚健康状态管理

（一）易感冒

易感冒是指小儿体质虚弱，卫表不固，易患感冒的一种亚健康状态。小儿往往抗病能力弱，易受外邪侵袭，不能耐受风寒暑湿之邪，稍有不慎就患感冒。

1. 判断依据

以易患感冒为主要不适表现，每月至少感冒 1 次，小儿往往有自汗，或动则汗出，或体力明显缺乏，稍微活动后就感觉疲劳不适，或伴有食欲欠佳，大便偏稀等症状。

2. 发生原因

（1）先天不足，后天失养。如孕育时父母体质虚弱，胎气不足；出生后喂养不当，偏食或厌食。

（2）病后气血亏虚，未能及时调理或调理不当。

3. 调理原则

固表培元，健脾益气，调和卫气。

4. 调理方法

（1）生活方式调理

1）注意儿童保暖，避免受凉，要穿棉质透气的衣物。

2）家居环境要清洁，避免灰尘或气味芳香刺激性的物品。

3）适当运动，增强体质，但不要做过度剧烈运动。

4）保证充足睡眠，注意休息。

（2）饮食调理

1）尽量避免食用易过敏食物，少吃冷饮、油腻、辛辣刺激的食物，少吃鱼、虾、蟹等海产品。

2）平时多食用具有健脾益气作用的食物，如小米、山药、香菇、鸡肉等。

3）平素多饮用生姜红糖水，姜10g切片，红糖适量，大火煮开10分钟，饮汤。

（3）药膳调理

黄芪蒸鸡

原料：嫩母鸡1只（1000g左右），黄芪30g，葱、生姜各10g，精盐1.5g，绍酒15ml，清汤500ml，胡椒粉2g。

制法与用法：母鸡杀后去毛，剖腹去内脏，剁去爪，洗净。先入沸水锅内焯至鸡皮伸展，再捞出用清水冲洗，沥干水待用。黄芪用清水冲洗干净，切成2mm厚的长片，塞入鸡腹内。葱洗净后切段，生姜洗净去皮，切片。鸡放入砂锅内，加入葱、姜、绍酒、清汤、精盐，用湿棉纸封口。上蒸笼用武火蒸，水沸后蒸1.5～2小时，至鸡肉熟烂，出笼后去黄芪，再加入胡椒粉调味，空腹食之。

功效：益气升阳，养血补虚。适用于脾虚食少，倦怠乏力，气虚自汗，易患感冒者。

（4）中药辨证调理

1）风寒型

症状：恶寒，无汗，头紧痛，鼻塞，流清涕，打喷嚏，咽不红，舌淡红，苔薄白，指纹淡红。

治法：辛温解表。

方药：荆防败毒散加减。常用药物有荆芥、防风、羌活、紫苏叶、前胡、桔梗、炙甘草等。

2）风热型

症状：恶风，有汗或少汗，头痛，鼻塞，流浊涕，打喷嚏，咽红肿痛，口渴，舌红，苔薄黄，指纹淡紫。

治法：辛凉解表。

方药：银翘散加减。常用药物有金银花、连翘、大青叶、薄荷、桔梗、牛蒡子、荆芥、淡豆豉、芦根、竹叶等。

3）暑湿型

症状：头晕痛，身困倦，胸闷，食欲不振，或有呕吐，泄泻，小便短黄，舌质红，苔黄腻，指纹紫滞。

治法：清暑解表。

方药：新加香薷饮加减。常用药物有香薷、金银花、连翘、厚朴、白扁豆等。

4）兼夹证

夹痰证候：伴有咳嗽较剧，痰多，喉间痰鸣。

加减药物：黄痰加桑叶、菊花、浙贝母；白痰加麻黄、杏仁、半夏、陈皮。

夹滞证候：伴有脘腹胀满，不思饮食，呕吐酸腐，口臭重，大便臭。

加减药物：加用保和丸。常用药物有神曲、焦山楂、炒麦芽、鸡内金、莱菔子、枳壳、大黄等。

（5）推拿调理

1）易患风寒感冒及风寒感冒前期调理

调理原则：疏风散寒。

处方：开天门24次，分推坎宫24次，揉太阳1分钟，揉耳后高骨1分钟，推三关200次，掐揉二扇门1分钟，揉一窝风1分钟，拿风池3次，拿肩井3次，捏脊5次。本方可疏散风寒，解表。

2）易患风热感冒及风热感冒前期调理

调理原则：清热解表。

处方：开天门24次，分推坎宫24次，运太阳1分钟，揉耳后高骨1分钟，清天河水100次，揉小天心1分钟，清肺经100次，退六腑30次，捏脊5次。

3）兼夹证

夹痰处方：清肺经300次，揉膻中1分钟，推膻中100次，分推膻中100次，分推肩胛骨50次。

夹滞处方：清板门200次，揉板门3分钟，逆运内八卦100次，推四横纹100次，分腹阴阳50次，捏脊6次。

（6）针灸调理

针法：取大椎、曲池、外关、合谷。适用于风热感冒。

灸法：取大椎、风门、肺俞用艾条依次灸5分钟，以皮肤温热为度，每日1次，多用于风寒感冒。

（7）药浴调理：香薷30g，柴胡30g，扁豆花30g，防风10g，金银花50g，连翘50g，淡豆豉50g，石膏50g，板蓝根50g。煎水取3000ml，候温沐浴。多用于暑湿感冒。

5. 就医指南

首先要预防感冒，家长平素可以从生活方式调理、饮食调理等方面入手，多加注意睡眠、穿衣、饮食、运动等方面，另外可以按照推拿调理内容对孩子进行保健。

如出现感冒症状，且症状较轻，家长不要盲目用药，应该让孩子多饮水多休息，饮食要清淡，感冒一般在7天之内自愈。具体如下：

3个月以下的儿童感冒，建议立即就医。

3个月以上的儿童感冒，要根据具体情况选择暂在家护理观察或就医。

儿童如只出现轻微流鼻涕、偶尔咳嗽几声，但精神状态好，饮食正常，正常玩耍、睡觉，一般情况7天左右逐渐好转，可尝试以下几点家庭护理：

（1）补充水分。可以给儿童多喝温开水、汤粥、果汁等，补充水分。

（2）多休息。尽量让儿童多休息，减少体能消耗，发病期间尽量不去幼儿园或学校。

（3）清洗鼻腔和口腔。感冒期间给儿童用清水或生理盐水清洗鼻腔和口腔。

（4）服用退热药。如出现发热症状，6 个月以上小儿，腋温≥ 38.5℃时，可服用退热药或退热栓，如布洛芬或对乙酰氨基酚。

儿童如果出现下列任意一种情况，请尽快就医：

（1）呼吸急促，看起来很费力，甚至呼吸困难。

（2）过度嗜睡，精神萎靡不振，哭闹或脾气变得暴躁。

（3）持续咳嗽，1 周未见好转。

（4）持续发热不退。

（5）出现耳部疼痛、耳朵流水等症状。

（6）出现呕吐、腹泻，无法进食。

（二）食欲不振

食欲不振，是指小儿较长时间对各种食物没有兴趣，不思饮食，或进食量较平时减少，食欲不佳，但持续时间不超过 2 周，且不包括各种疾病（胃肠道疾病、全身系统疾病等）导致的食欲不振。

1. 判断依据

（1）以食欲不振为主要表现，其他不适感均为继发，如腹胀、精神疲惫、头晕等。

（2）上述食欲不振情况持续发生但不超过 2 周。

（3）已引起小儿明显的不适，如学习效率下降、注意力不集中等。

（4）不是任何一种身体疾病或消化系统疾病的一部分。

（5）排除已诊断为厌食症及其他消化系统疾病（如肝炎、肠炎、各种胃溃疡）、心脏疾病、肾脏疾病、血液系统疾病等。

2. 发生原因

小儿脏腑娇嫩，脾常不足，多种原因均可影响脾胃的正常纳运功能而产生食欲不振。常见的原因有：

（1）饮食不节，喂养不当：缺乏喂养知识，过食肥甘厚味，如糖类、油炸等食物；或滥用滋补之品，损伤脾气，均可引起食欲不振。

（2）先天不足，后天失调：先天不足，肾气不足，脾胃虚弱，若后天再失于调养，脾胃虚怯，则食欲难以增进。

（3）多病久病，损伤脾胃：因消化系统疾病或其他疾病损伤脾气，或耗损胃阴，病愈后未能及时调理，脾运胃纳失健，可致食欲下降。

（4）情绪变化，肝郁伤脾：小儿神气怯弱，易受惊恐；或家长对其要求过高，多加限制；或家长对小儿娇养顺从，小儿稍有不遂则哭闹不已；或管教过严，均可使小儿情志抑郁，肝失条达，气机不畅，横逆犯脾而致食欲不振。

（5）紧张劳累，饮食不规律：小儿生活无规律，或课业负担过重，不能按时进食，或贪吃零食，饮食偏嗜，饥饱无度，导致脾胃损伤。

3. 调理原则

合理膳食，健脾和胃，调畅情志（条达肝木）。应注意个体体质类型等因素，辨证调理。

4. 调理方法

（1）生活方式调理

1）养成良好的生活习惯，合理安排生活作息时间，三餐要有规律，“乳贵有时，食贵有节”。

2）保持情绪乐观，避免不良刺激，平时保持小儿精神愉快乐观，进食前更应注意避免不良的精神刺激，不要在饭前批评或教训小儿。良好的情绪、乐观向上的心态能促进胃液的分泌，有助于消化。反之，悲伤忧郁或暴怒往往会导致消化液分泌不足，引起消化不良和吸收功能障碍。

（2）饮食调理

1）饮食上注重色、香、味、形和营养搭配，选购食物时要注意不断变换品种。菜肴应当清淡爽口，色泽鲜艳，并可适当选择具有酸味和辛香的食物，以增进食欲。

2）及时调控膳食结构，注意多食用含锌的食物。动物性食品是锌的主要来源，牛肉、羊肉、猪肉含锌丰富，鱼肉及其他海产品中含锌也不少。但注意避免用杂肉或肥肉做原料。可将瘦肉剁碎煲汤或蒸熟，加些葱、姜等调味食用。

3）避免过多食用对胃黏膜有损伤的食物，如油炸食品、辣椒、芥末、浓茶、浓咖啡、酒，以及过热、过甜的食物。

4）不要睡前进食（尤其是饱食），少吃零食，不要多吃太凉的食物。

5）要养成细嚼慢咽的习惯，以增加唾液分泌，从而有助于消化，增加食欲。

（3）药膳调理

山楂杨梅生姜饮

原料：山楂 80g，鲜杨梅 30g，生姜 15g。

制法与用法：先将生姜洗净，切成片，与洗净的山楂、杨梅同放入碗中，加精盐、白糖适量，调拌均匀，浸渍 1 小时后用沸水浸泡 15 分钟即可服食。分早、中、晚 3 次服用，同时嚼食山楂、杨梅、生姜。

功效：开胃消食，健脾导滞。适用于脾虚食滞者。

山药百合大枣粥

原料：山药 90g，百合 40g，薏苡仁 30g，大枣 15 枚，粳米适量。

制法与用法：将山药、百合、大枣、薏苡仁、粳米共煮粥。每日 2 次。

功效：滋阴养胃，清热润燥。适用于胃阴亏虚者。

砂仁羊肉汤

原料：砂仁 10g，白胡椒 3g，生姜数片，羊肉 500g。

制法与用法：将砂仁、白胡椒、生姜、羊肉共煮汤，熟后放入适量食盐服食，每周 3 次。

功效：健脾散寒，温胃理气。适用于脾胃虚寒者。

白术卤鸡胗

原料：净鸡胗 500g，葱段、姜片各 10g，药包 1 个（内装白术 10g、八角茴香 2g），料酒 10g，精盐 3g，味精 1g，醋 2g，芝麻油 10g。

制法与用法：鸡胗洗净，入沸水锅中焯透捞出；锅内放入清水 800ml，下入药包、葱段、姜片后烧开，煎煮 5 分钟左右捞出葱、姜，弃用，下入鸡胗、料酒烧开，卤煮至鸡胗熟烂捞出，沥去水，切成片，加入精盐、味精、醋、芝麻油拌匀即可食用。

功效：补气健脾，除胀宽中。适用于食少便溏、脘腹胀满者。

莲子猪肚

原料：猪肚 1 个，水发莲子 40 枚，香油、食盐、葱、生姜、蒜各适量。

制法与用法：将猪肚洗净，内装水发莲子（去心），用线缝合，放入锅内，加清水后炖熟透；

捞出晾凉，将猪肚切成细丝，同莲子一起放入盘中。将香油、食盐、葱、生姜、蒜等调料与猪肚丝、莲子拌匀，即可食用。

功效：健脾益胃，补虚益气。适用于脾胃虚弱者。

红枣橘皮汤

原料：红枣 50g，枸杞子 50g，橘皮 25g，冰糖 40g。

制法与用法：将红枣、枸杞子、橘皮洗净待用；水烧开后放入红枣、枸杞子、橘皮，大火煮滚 5 分钟左右，再改用小火烧至汁浓味香（约半小时），然后加入冰糖，捞出红枣、枸杞子和橘皮即可食用。

功效：健脾益胃，除胀宽中。适用于脾虚气滞者。

（4）中药辨证调理

1）饮食停滞证

症状：脘腹饱胀，不欲饮食，伴有嗳气，反酸，大便臭酸或秘结不通。舌苔厚腻，脉滑，指纹紫滞。

治法：消食化滞。

方药：保和丸加减。常用药物有山楂、神曲、法半夏、茯苓、陈皮、连翘、莱菔子等。

2）肝气犯胃证

症状：不思饮食，精神欠佳，伴有呃逆嗳气，胸胁胀闷或胀痛。舌苔薄白，脉弦。

治法：疏肝和胃，指纹青紫。

方药：逍遥散加减。常用药物有柴胡、白芍、白术、当归、茯苓、炙甘草等。

3）脾胃湿热证

症状：呕恶厌食，大便溏而不爽，伴有周身疲乏倦怠，小便短黄。舌质红，苔黄白而腻，脉濡数或滑，指纹紫。

治法：清热化湿。

方药：三仁汤加减。常用药物有杏仁、生薏苡仁、白仁、厚朴、半夏、竹茹、滑石、通草等。

4）胃阴不足证

症状：饥不欲食，口渴喜饮，伴有唇红干燥，大便干结，小便短少。舌红苔少，脉细数，指纹淡紫。

治法：滋阴养胃。

方药：益胃汤加减。常用药物有沙参、麦冬、生地黄、玉竹等。

5）脾胃气虚证

症状：不思饮食，食后腹胀，或进食少许即泛泛欲吐，气短懒言，倦怠乏力。舌淡苔白，脉缓弱，指纹淡。

治法：健脾益气。

方药：香砂六君子汤加减。常用药物有木香、砂仁、陈皮、法半夏、党参、白术、茯苓、甘草等。

6）脾胃虚寒证

症状：饮食无味，不知饥饿，脘腹隐痛，喜按喜暖，四肢不温，进食稍多则脘腹闷胀欲呕，神疲体倦，气短懒言。舌淡苔白，脉沉迟，指纹淡红。

治法：温中祛寒。

方药：黄芪建中汤加减。常用药物有黄芪、桂枝、白芍、生姜、大枣、炙甘草等。

（5）推拿调理：补脾经500次，揉板门2分钟，逆运内八卦100次，推四横纹200次，摩中脘3～5分钟，摩腹3～5分钟，按揉足三里1分钟，捏脊3～5次；兼情志不畅者加清肝经300次；脾胃虚寒者加推三关100次，揉一窝风1分钟；胃阴不足者加揉二马1分钟，清天河水100次。

（6）耳穴调理：取脾、胃、肝、神门、皮质下。用耳穴贴按在穴位上，每日按压5次，稍有疼痛感为度，每次压3分钟，隔日1次，双耳轮换，7天为1个疗程。

（7）贴敷调理：白蔻仁、神曲、麦芽、山楂、高良姜、陈皮各等份，共压细粉，用凡士林调成膏状备用。每次取莲子大药膏置于一块4.5cm×4.5cm橡皮膏中央，药膏对准脐心贴敷，四周粘牢。每次敷8～12小时，每日1次，10天为1个疗程。

5. 就医指导

如食欲不振仅轻度，孩子仍活泼如常，精神饱满，多为正常，不必过分担心，可自行调整饮食习惯，增强小儿食欲。如果孩子精神萎靡，食欲不振时间较长，并伴有恶心、呕吐、腹泻、发热等症状，必须到医院查明原因，由医生辨病治疗。1岁以下婴儿，特别是新生儿，如果出现食欲低下，必须尽早就医治疗。

（三）积滞

积滞是指以小儿不思乳食，腹胀嗳腐，大便酸臭或便秘为特征的肠胃疾病。该病没有明显的季节性，主要因小儿喂养不当，内伤乳食，停积胃肠，脾运失司引起。小儿各年龄组皆可发病，以婴幼儿多见。

1. 判断依据

（1）乳食不思或少思，脘腹胀痛，呕吐酸馊，大便溏泻、酸臭。

（2）烦躁不安，夜间哭闹，或有发热等症。

（3）有伤乳、伤食史。

（4）大便检查，有不消化食物残渣或脂肪球。

（5）排除肠梗阻、肠麻痹等引起的腹胀、便秘。

2. 发生原因

（1）积滞伤脾：过食肥甘生冷之品，或偏食挑食，以致脾胃受损，运化失职，外不能养筋脉，内不能滋脏腑，日久则成疳积。

（2）气血亏虚：素体虚弱，或久病失调，或偏食，则中焦不能运化腐熟乳食，致乳食停滞，壅聚中州，气血生化乏源，日久气血两亏而形成本病。

3. 调理原则

乳食内积之实证以消食导滞为主。脾虚夹积之虚中夹实证以健脾消食，消补兼施为法。

4. 调理方法

（1）饮食调理

1）注意饮食调节，喂食定时定量，食物选择易于消化和有营养的品种。掌握小儿的正常饮食规律，随年龄的递增，注意其供给的数量，不可过饥过饱和恣食生冷肥甘之品。断乳前后逐渐增加各种辅食。

2）注意饮食卫生，切实预防各种肠道传染病和寄生虫病的发生。

3）对于婴儿提倡母乳喂养。

（2）药膳调理

白萝卜汁

白萝卜 500g，切成细丝挤出汁，炖热后内服。每日 1 剂，分 2 次服用。适用于食肉过多而致的食积。

槟榔金橘饮

槟榔 10g，金橘 3 个。上 2 味打碎入锅，水煎 20 分钟，取汁加白糖适量调味。每日数次，代茶饮。适用于小儿食积兼有气滞者。

鸡内金粥

鸡内金 6g，干橘皮 3g，砂仁 3g，粳米 30g，白糖少许。先将前 3 味共研成细末，然后与粳米同煮粥，待熟时调入白糖。温服，早晚各 1 碗。适用于小儿消化不良、食积不化、疳积。

（3）中药辨证调理

1）乳食内积证

症状：不思乳食，食欲不振或拒食，脘腹胀满，疼痛拒按；或有嗳腐恶心，呕吐酸馊乳食，烦躁哭闹，夜卧不安，低热，肚腹热甚，大便秽臭。舌红苔腻，指纹紫滞。

治法：消乳消食，化积导滞。

方药：保和丸加减。常用药物有山楂、神曲、莱菔子、麦芽、陈皮、香附、砂仁、茯苓、半夏、连翘等。

2）脾虚夹积证

症状：神倦乏力，面色萎黄，形体消瘦，夜寐不安，不思乳食，食则饱胀，腹满喜按，呕吐酸馊乳食，大便溏薄、夹有乳凝块或食物残渣。舌淡红，苔白腻，脉沉细而滑，指纹青紫。

治法：健脾助运，消补兼施。

方药：健脾丸加减。常用药物有党参、白术、山楂、神曲、麦芽、枳实、陈皮等。

（4）推拿调理

1）乳食内积

处方：清补脾经 500 次，揉板门 3 分钟，推四横纹 200 次，逆运内八卦 100 次，揉中脘 3 分钟，分腹阴阳 50 次，揉天枢 2 分钟，按揉足三里 3 分钟，捏脊 6 次。

2）脾虚夹积

处方：补脾经 300 次，逆运内八卦 100 次，掐揉四横纹 5 次，推四横纹 200 次，摩中脘 2 分钟，摩腹 3 分钟，按揉足三里 2 分钟，捏脊 6 次。加减法：烦躁不安者加清肝经 200 次、揉小天心 2 分钟；口舌生疮者加清小肠 100 次；便溏者加上推七节骨 50 次、揉龟尾 1 分钟；便秘者加清大肠 100 次、推下七节骨 50 次、揉龟尾 1 分钟；五心烦热、盗汗者加补肾经 200 次、揉上马 3 分钟、清肝经 100 次。

（5）贴敷调理

炒大黄 30g，芒硝 20g，研粗末。混合装入布袋，外敷患儿脐腹部。用于食积之腹胀、腹痛、便秘者。

（四）口臭

口臭是指口腔中有难闻的酸腐臭味。但应排除口腔疾病如龋齿、牙周炎等，排除上呼吸道感染伴有口腔感染等，排除肝胆系统、泌尿系统等疾病引起的口腔异味。

1. 判断依据

（1）以口臭为几乎唯一不适感，他人可以嗅到明显的口腔异味，小儿自己亦可有口中黏腻、口苦等感觉。

（2）可伴有食欲不振，腹胀，大便秘结，小便色黄，舌苔厚腻。

（3）排除口腔疾病（如龋齿、牙周炎）和上呼吸道感染伴有口腔感染等疾病。

（4）排除慢性胃炎、肝脏疾病（如肝炎、肝硬化）、肾脏疾病（如肾衰竭）等引起的口腔异味。

2. 发生原因

（1）小儿属稚阴稚阳之体，生长发育迅速，多表现为脾常不足的特点，再加上小儿饮食不知自节，因此常为饮食所伤，胃火上升。

（2）小儿营养过剩和过食生冷肥甘、饥饱不调、食物不洁等不良饮食习惯，以及家长喂养不当等损伤脾胃。加之小儿多衣被厚实，湿热内蕴，脾不健运，胃火内炽；或胃火素旺，湿浊蒸腾，上冲口腔。

（3）内伤饮食，超过了小儿脾胃的运化能力，脾胃受损，必致积滞，积久不消，内蕴胃火，则又成为致病因素。

3. 调理原则

消食导滞，健脾和胃。

4. 调理方法

（1）生活方式调理

1）养成饭后漱口，早晚刷牙的习惯。

2）睡觉前不吃甜食。

（2）饮食调理

1）节制饮食，减少摄入，注意饮食卫生和科学饮食，少吃零食。

2）饮食宜清淡，可选用西瓜汁、芦根、乌梅、金橘饼、甜瓜子等。

3）忌辛辣刺激、温热、肥甘食品，如辣椒、羊肉、狗肉、牛肉、甜食等。

（3）药膳调理

参麦银花饮

原料：沙参、麦冬、金银花各 10g。

制法与用法：水煎代茶饮。

功效：清热生津。适用于小儿口臭之热盛少津者。

柚子里脊汤

原料：柚子数片（去衣取瓤），猪肉（里脊肉）100g，陈皮 9g。

制法与用法：上料加水煮成汤，加调味品，食肉喝汤，每日 1 剂，连服数天。

功效：清热泻火。适用于小儿口臭之胃热偏盛者。

罗汉果陈皮茶

原料：罗汉果 1 只，陈皮 6g。

制法与用法：煎汤代茶饮。

功效：清热除湿。适用于小儿口臭之湿热偏盛者。

百合绿豆羹

原料：百合、绿豆各适量。

制法与用法：上2味加水煮羹服食，连服数日。

功效：滋阴清热。适用于小儿口臭之阴虚胃热者。

（4）中药辨证调理

1）饮食停滞证

症状：脘腹胀满，不欲饮食，口臭，或大便酸臭，或大便秘结。舌苔厚腻，脉滑。

治法：消食化滞。

方药：保和丸加减。常用药物有山楂、神曲、莱菔子、麦芽、陈皮、香附、砂仁、茯苓、半夏、连翘等。

2）胃火（热）证

症状：胃脘嘈杂，渴喜凉饮，大便秘结，口臭，或消谷善饥，或牙龈肿痛。舌红苔黄，脉滑数。

治法：清胃泻火。

方药：泻心汤加减。常用药物有大黄、黄连、黄芩、麦冬、陈皮等。

（5）推拿调理：清补脾经300次，清胃经200次，清大肠100次，清天河水100次，推下七节骨50次，运内八卦50次，推四横纹100次，揉中脘3分钟，揉板门3～5分钟，按揉足三里3～5分钟。

（6）刮痧调理：在背部督脉、膀胱经、肺经、大肠经刮痧，用泻法，以出痧为度，经络交替轮换。

（7）拔罐调理：在肺俞、脾俞、大肠俞拔罐，每次5～10分钟，10次为1个疗程，进行2～3个疗程。

（8）其他调理方法

1）花生去除口臭：去皮花生仁，加开水炖，常服有除口臭的功效。

2）山楂去除口臭：山楂9～12g，煎汤作茶饮，可除口臭。

3）淘米水去除口臭：将淘米水烧开后用来漱口，能治疗口臭和口疮。

4）菊花茶去除口臭：菊花20g，加4杯水煮成菊花茶，经常饮用，可除肝、胃之火引起的口臭。

（五）便秘

便秘，是指小儿排出粪便的周期延长，每2～3天或更长时间排便一次，排便没有规律，或大便干燥，常有排便困难感或排便不尽感。不包括各种疾病（如肠道炎症、肠道息肉等）所导致的大肠功能紊乱而引起的便秘。在小儿亚健康状态中，便秘并不是疾病，而是一种症状。

1. 判断依据

（1）排便异常：主要临床表现为排便次数减少、排便困难，大部分便秘患儿表现为排便次数减少。由于排便次数少，粪便在肠内停留时间长，水分被充分吸收后变得干硬，排出困难。

（2）腹胀、腹痛：便秘患儿还常常出现腹痛、腹胀、食欲不振等胃肠道症状。腹痛常常位于左下腹和脐周，热敷或排便后可缓解。腹胀患儿常常并发食欲不振，周身不适，排便或排气后可缓解。

（3）排除其他可引起大便困难或排便时间延长的疾病。

2. 发生原因

（1）不良的饮食习惯

1）饮食过于精细，高脂肪、高蛋白食物摄入过多，膳食纤维摄入过少，蔬菜品种单调，水果摄入量明显不足。

2）进食量减少，每日进食量明显低于过去的水平，特别是有些肥胖小儿为了减肥而过度节食等。

3）平时不爱喝水，饮水量少等。

（2）不良的生活习惯

1）长期久坐，缺乏运动。

2）不良的排便习惯，如不按时排便、有意抑制便意等。

3）早晨起床晚，错过最佳排便时间。

（3）精神因素：相关精神因素可通过中枢神经产生中枢神经递质，作用于神经系统，使肠神经系统异常或影响消化道激素调节，从而导致排便障碍。如小儿负担过重，学习压力大，特别是不良的家庭因素（单亲家庭、家庭暴力等）而导致的生活习惯改变或环境改变等。

3. 调理原则

补养气血，健脾生津，增水行舟。

4. 调理方法

（1）生活方式调理

1）培养良好的生活习惯。养成每日晨起定时排便的良好习惯。每日排便1次，最好早晨定时蹲厕，排便时间应选择在晨起后1小时为佳，排便时间不要过长，最好在5分钟以内。

2）进行适当的体育锻炼。根据小儿身体情况制订锻炼计划，如散步、体操等。经常锻炼腹壁肌肉，做深呼吸以锻炼膈肌，以增加辅助排便的力量；也要加强肛提肌的锻炼，以利于排便时肛门正常的舒张。

3）精神调摄，保持精神愉快，情绪稳定，避免烦闷、忧虑、恼怒。

（2）饮食调理

1）要多饮水，多吃水果：含膳食纤维较多的水果对改善便秘的效果较好，如猕猴桃、西瓜、香蕉、柚子、橙子、大枣、桑葚、苹果等。苹果含有丰富的膳食纤维——果胶，因此苹果在通便方面能起到“双向调节”的作用，尤其适宜于小儿。但并非所有水果都能起到治疗便秘的作用，如山楂、乌梅等水果含有较多鞣酸，具有收敛作用，反而会加重便秘的症状。

2）多吃蔬菜和粗粮，多吃富含纤维素的食物：可多吃膳食纤维含量高的食物，如粗制的五谷杂粮，玉米、燕麦、荞麦有防治便秘的功效；蔬菜如红薯、萝卜、洋葱、蒜苗、芹菜、小白菜、番茄等，这类食物同时也富含B族维生素，可预防便秘。

3）补充适量油脂类食物：易出现便秘症状的小儿还可补充油脂类食物，炒菜时可多放点植物油，如花生油、核桃油、芝麻油、菜籽油等，植物油的分解产物脂肪酸具有刺激肠蠕动的作用。

4）经常饮用酸奶：酸奶可以有效缓解便秘，因为其中所含的乳酸杆菌能改善肠道的生态平衡。如易便秘者可将早餐的牛奶改成酸奶。若在酸奶中加入香蕉、草莓、猕猴桃、芦荟等，效果会更好。本病以肠道津亏、传导无力或气机郁滞为病理特点，故宜食清淡滑润之品，如蔬菜、水果、豆浆、麻油等。少食甘腻之品，以防滞中腻膈、助热伤津而加重病情。

5）饮食结构要做到合理，应适当增加润肠类食物，如植物油类、核桃仁、松子仁、芝麻等，以及含粗纤维的食物，如粗粮类、麦麸食品、豆类、芹菜、韭菜等，以增加肠道的蠕动功能。并可多食产气食品，如土豆、萝卜等，亦有通便之功效。

（3）药膳调理：排便不畅是本病的主要症状，但切不可单食泻下之品以通为快，应辨证用膳。

番泻鸡蛋汤

原料：番泻叶 0.5 ～ 2g，鸡蛋 1 个，菠菜少许，食盐、味精适量。

制法与用法：鸡蛋打入碗中搅散备用；番泻叶水煎，去渣留汁，倒入鸡蛋，加菠菜、食盐、味精，煮沸即成。晨起空腹一次服下，便通即止，不宜久服。

功效：泻热通便。适用于实热便秘者。

黄芪苏麻粥

原料：黄芪 10g，紫苏子 50g，火麻仁 50g，粳米 250g。

制法与用法：将黄芪、紫苏子、火麻仁洗净，烘干，打成细末，倒入 300ml 温水，用力搅匀，待粗粒下沉时取上层药汁备用；洗净粳米，以药汁煮粥，粥熟后分 3 次服下，可连服 1 周。

功效：益气润肠。适用于气虚便秘者。

柏子仁炖猪心

原料：柏子仁 15g，猪心 1 个，酱油适量。

制法与用法：将柏子仁放入猪心内，隔水炖熟，切片，加酱油少许即可食之。食不拘时，一个猪心可食 2 天，连服 2 周。

功效：养血，滋阴，润燥。适用于血虚便秘者。

苁蓉羊肾粥

原料：肉苁蓉 30g，羊肾 1 对，粳米 100g，葱、姜、盐、酱油、味精、香油、淀粉各适量。

制法与用法：羊肾切开，剔去筋膜，洗净细切，用酱油、淀粉拌匀备用。锅内加水适量，下肉苁蓉，熬 20 分钟，去渣留汁，再下羊肾、粳米入锅同煮至熟，放葱、姜、盐、酱油、味精、香油，搅匀即成。均分为 4 份，每日早晚各服 1 份，2 天服完，服前加温，连服 2 周。

功效：温阳通便。适用于阳虚便秘者。

牛乳蜂蜜芝麻饮

原料：牛乳 250ml，蜂蜜 30g，芝麻 15g。

制法与用法：先将芝麻炒香，研末备用；牛乳、蜂蜜混匀，煮沸后调入芝麻，每日晨起空腹饮用，久服无妨。饮牛奶后出现腹胀或腹泻者不宜。

功效：养阴生津，润肠通便。适用于阴精亏少之大便困难者。

（4）中药辨证调理

1）热结便秘

症状：大便干结，小便短赤，面红心烦，或兼有腹胀腹痛，口干口臭。舌红苔黄，脉滑数。

治法：清热润燥通便。

方药：三仁汤加减。常用药物有火麻仁、杏仁、柏子仁、生薏苡仁、厚朴、枳实、黄柏、甘草等。

2)气滞便秘

症状:排便不畅,嗳气频作,严重者腹中胀痛,纳食减少。舌苔薄腻,脉弦。

治法:理气行滞。

方药:运气通便汤加减。常用药物有黄芪、茯苓、白术、炒谷芽、炒麦芽、神曲、陈皮、炒莱菔子、枳壳、槟榔等。

3)气虚便秘

症状:虽有便意,但便后疲乏,大便并不干硬,头昏,面色㿠白,神疲气怯。舌淡嫩苔薄,脉弱。

治法:益气润肠通便。

方药:温脾润肠汤加减。常用药物有黄芪、何首乌、党参、肉苁蓉、枳实、杏仁、火麻仁、柏子仁、白芍、甘草等。

4)血虚便秘

症状:大便秘结,面色无华,头晕目眩。唇舌淡,脉细。

治法:补血润肠通便。

方药:滋阴润肠汤加减。常用药物有当归、白术、何首乌、黄精、山茱萸、玄参、生地黄、川芎、火麻仁、麦冬等。

5)阳虚便秘

症状:大便艰涩,排出费力,小便清长,面色苍白,四肢不温,喜热怕冷,腹中冷痛,腰脊冷重。舌淡苔白,脉迟。

治法:温阳通便。

方药:补元润通汤加减。常用药物有黄芪、白术、枳实、玄参、肉苁蓉、淫羊藿、槟榔、火麻仁、甘草等。

(5)推拿调理:清大肠300次,按揉膊阳池3分钟,推下七节骨100次,揉龟尾1分钟,揉中脘3分钟。实秘者加清补脾经300次、清胃经100次、清天河水100次、揉天枢3分钟、搓摩两胁3～5次;虚秘者清大肠改为补大肠,推下七节骨改为推上七节骨,加补脾经300次、推三关100次、补肾经300次、按揉足三里3～5分钟、捏脊6次。

(6)外治法调理:可对小儿进行灌肠,灌入肥皂水约300ml,温度37～41℃,嘱小儿左侧卧位保留15分钟,或中药煎水灌入。也可将蜂蜜少许倒入锅中,用温火加热2～3分钟,蜂蜜变得软稠后再捏成小指末节大小的椭圆形(可放于冰箱内备用),外涂少许香油后推入肛门内,20～30分钟后即可顺利排便。

5. 就医指导

吃母乳的儿童较少出现便秘,如出现便秘,应考虑母乳以外的因素,必要时要咨询医生。便秘严重者应及时就诊,在医生的指导下治疗;便秘伴有剧烈腹痛、腹胀及呕吐等症状,考虑有肠梗阻可能,应及时就诊;便秘伴有腹部包块者,应就医排除其他疾病。

(六)便溏

便溏,或称便稀,是指小儿排出的大便质地稀溏而不成形,甚则为水样、黏液样大便,外观无脓血;或排便次数增多,便稀、便秘交替,或伴有腹痛腹胀、食欲不振等症状,不包括相关疾病(如食物过敏或食物中毒、感染性肠炎及肝、胰等疾患)所导致的便溏。

1. 判断依据

（1）以便溏为几乎唯一不适感或主要症状，表现为大便稀薄，甚则为水样，可有腹胀腹痛，或排便后腹胀、腹痛缓解，症状持续时间在2周以上。

（2）可能引起恐惧、心烦、焦虑等多种症状，一般不影响睡眠。

（3）排除已经诊断为腹泻的疾病，如乳糖酶缺乏症（乳糖不耐受）、感染性腹泻、食物中毒等。

2. 发生原因

（1）小儿个性或心理脆弱，或有情志刺激，精神紧张，受到惊吓，或有恐惧事件影响等。

（2）进食过多高脂、油腻之物，或暴饮暴食，影响吸收。

（3）季节气候的突然变化，体质不佳者不能适应。

（4）长期营养不良而中气不足，脾气虚弱，运化不利；或痰湿壅结，湿困脾土，使脾失健运；或先天不足，肾气亏虚，脾阳失温。

3. 调理原则

益火培土，健脾利湿，温阳补肾。

4. 调理方法

（1）生活方式调理

1）注意季节、气候骤变等情况，随时增加衣服，避免受凉。

2）避免滥用抗生素、糖皮质激素。

3）心理负担重者可进行心理辅导，寻求心理支持，缓解心理痛苦，帮助减轻精神紧张、焦虑、恐惧、愤怒、抑郁等。

（2）饮食调理

1）长期营养不良、身体虚弱者应少量规则进食，予以低脂低纤维食物，循序渐进，增加饮食量。

2）尝试停用牛奶，或改用豆浆。

3）不进食生冷食物和含纤维多的食物，适当补充肠道酶类和促进代谢的物质，调节肠道微生态环境，如B族维生素、乳酶生、胃蛋白酶合剂等。

（3）药膳调理

薯蓣干姜粥

原料：干姜10g，山药6g，白糖少量。

制法与用法：将干姜、山药轧细过筛，加水调糊置炉上，用筷子搅动成粥，加少量白糖后服用。

功效：健脾温阳。适用于脾阳亏虚之便溏者。

四神补阳粥

原料：补骨脂10g，五味子6g，肉豆蔻2枚，干姜10g，粳米100g，大枣6枚。

制法与用法：取补骨脂、五味子、肉豆蔻（用面麸盖煨去油入药）、干姜，加水适量煎汤取清汁，加粳米、大枣共煮粥，粥熟食之。

功效：温补脾肾。适用于脾肾亏虚之便溏者。

山药苡仁粥

原料：糯米30g，山药30g，薏苡仁15g，红糖少许。

制法与用法：取糯米、山药、薏苡仁共煮粥，粥将熟时加红糖少许，稍煮即可服用。

功效：健脾利湿。适用于脾虚湿盛之便溏者。

姜糖饮

原料：鲜姜15g或干姜6g，红糖30g。

制法与用法：姜打碎或切细，加入红糖，用开水冲服。

功效：温中祛寒。适用于腹部受寒或过食生冷而致大便稀溏、臭味不甚、腹痛喜温者。

（4）中药辨证调理

1）寒湿型

症状：便稀如水，腹痛肠鸣，脘闷食少，或兼有风寒表证。舌苔白腻，脉濡缓。

治法：解表散寒，芳香化湿。

方药：藿香正气散加减。常用药物有藿香、紫苏叶、白芷、厚朴、大腹皮、法半夏、陈皮、茯苓、甘草等。

2）湿热型

症状：腹痛即泻，泻下急迫，肛门有灼热感，口渴，尿短黄。舌苔黄腻，脉濡数。

治法：清热利湿。

方药：葛根芩连汤加减。常用药物有葛根、黄芩、黄连、金银花、茯苓、绵茵陈、藿香、车前子、木香、火炭母、甘草等。

3）伤食型

症状：腹痛肠鸣，泻下粪便酸臭，嗳腐酸臭，不思饮食。舌苔厚腻，脉滑。

治法：消食导滞。

方药：保和丸加减。常用药物有山楂、神曲、法半夏、茯苓、陈皮、连翘、布渣叶、麦芽、甘草等。

4）肝郁型

症状：便稀发作与情绪有关，脘胁胀闷，嗳气食少，腹痛肠鸣，腹痛即泻，泻后痛减。舌苔薄白，脉弦细。

治法：抑肝扶脾。

方药：痛泻要方加减。常用药物有白芍、白术、防风、陈皮、茯苓、柴胡、枳壳、佛手、甘草等。

5）脾虚型

症状：大便时溏时泻，完谷不化，食少脘胀，面色萎黄，肢倦乏力。舌淡，脉细弱。

治法：健脾益胃。

方药：参苓白术散加减。常用药物有党参、白术、茯苓、山药、扁豆、陈皮、砂仁、薏苡仁、鸡内金、黄芪、神曲、炙甘草等。

6）肾虚型

症状：黎明之前腹痛，肠鸣腹泻，泻后则安，形寒肢冷，腰腿酸软。舌淡，脉沉细。

治法：温肾健脾，固涩止泻。

方药：四神丸加味。常用药物有补骨脂、吴茱萸、肉豆蔻、五味子、熟附子、炮姜、党参、白术、炙甘草等。

（5）推拿调理：补脾经500次，补大肠300次，清小肠100次，摩腹3～5分钟，揉脐3分钟，推上七节骨50次，揉龟尾3分钟，揉外劳宫3分钟，推三关100次，揉板门3～5分钟，揉肾俞3分钟，揉脾俞3分钟，按揉足三里3～5分钟，捏脊5～7次。如湿热和伤食泻，补脾经改为清补脾，补大肠改为清大肠，推上七节骨改为推下七节骨，去推三关、外劳宫，加推六腑、清天河水。

（6）敷贴

暖脐调理膏

方药：白胡椒、炒白术、丁香、吴茱萸、肉桂、砂仁、石榴皮等。每贴重3g。

功能：健脾和胃，温中散寒，理气止痛。适用于因食寒饮冷所致泄泻、脘腹胀满者，或因脾胃虚寒所致泄泻、腹痛者。

用法用量：外用，贴于脐部，每次1贴，24小时换药1次。

（7）外治法调理：针刺四缝穴配合捏脊法。先将四缝穴周围皮肤局部消毒，用三棱针或粗毫针针刺，刺后挤出黄白色黏液。再让小儿俯卧，做捏脊3 ~ 6遍，每日1次。

（8）其他方法调理：用暖水袋或电热宝，温度适宜，熨肚脐及周围。

5. 就医指导

如轻度腹泻，无发热、脱水等症状，精神状态良好，正常吃喝、玩耍、睡觉可按照如下方式护理。

母乳喂养的儿童腹泻，继续母乳喂养；配方奶粉喂养的儿童腹泻，按原配方喂养。

添加辅食的儿童腹泻，尽量给予清淡易消化的食物；适当补充水分，预防脱水。

如果轻度腹泻伴有发热，但无脱水症状，精神状态良好，能正常吃喝、玩耍、睡觉，可给予儿童布洛芬或对乙酰氨基酚等退热药。

如果出现下列1种情况，需尽快就医：①频繁拉水样便，大便带血；②发热持续1 ~ 2天；③呕吐持续12 ~ 24小时无法进食、水，腹泻超过2天；④出现任何脱水症状；⑤腹胀明显，精神欠佳；⑥拒绝喝水或进食；⑦严重的腹痛；⑧伴有皮疹或黄疸等。

如果儿童腹泻超过24小时，没有任何好转迹象或出现家长无法判断的症状，应立即咨询医生。

（七）腹痛

腹痛为小儿常见的证候，可见于任何年龄与季节。婴幼儿不能言语，腹痛常表现为啼哭。多为胃脘以下、脐之四旁以及耻骨以上部位发生的疼痛，包括大腹痛、脐腹痛、少腹痛和小腹痛。大腹痛是指胃脘以下、脐部以上腹部的疼痛；脐腹痛是指脐周部位的疼痛；少腹痛是指小腹两侧或一侧疼痛；小腹痛是指下腹部的正中部位疼痛。腹痛是儿科临床最常见的症状之一。

1. 判断依据

（1）哭闹不安，面色青白，小便清长，大便清稀，舌淡苔白，指纹色红。

（2）脾胃虚寒，腹痛隐隐，时作时止，喜温喜按，面色萎黄，神疲乏力，形体消瘦，舌淡苔白，指纹色淡。

（3）乳食积滞，腹部胀满，疼痛拒按，嗳腐吞酸，舌苔厚腻，脉滑，指纹沉滞。

（4）排除器质性病变、外科疾病引起的腹痛，可做腹部彩超检查。

2. 发生原因

（1）感受寒邪：由于护理不当，或气候突变，风寒之邪，侵入腹部。寒为阴邪，主收引，凝而不散，搏结于肠间，以致气机阻滞，不通则痛。

（2）脾胃虚弱：素体阳虚或久病虚弱，以致脾阳不振，运化失司，寒湿滞留，气机不畅而引起腹痛。

(3)乳食积滞：由于乳食不节，恣食生冷之品，或饱食强食，或临卧多食，或乳食杂进，食滞中焦，气机受阻，以致腹痛。

3. 调理原则

调理气机，疏通经络。

4. 调理方法

(1)生活方式调理

1)注意气候变化，防止感受外邪，避免腹部受凉。

2)饮食要有节制，注意饮食卫生，不宜过食瓜果生冷，忌食寒凉之物。

(2)药膳调理

茴香蛋

小茴香 10g，炮姜 8g，加水煎煮，打入荷包蛋 2 个，煮熟即可服用。适用于寒性腹痛。

橘核茶

橘核、荔枝核各 15g，加水适量煮汁，代茶饮，可加入少许红糖调味。适用于气滞腹痛。

(3)中药辨证调理

1)食(乳)积腹痛

症状：腹痛时作时止，多于进食时腹痛明显，平素口臭，纳差，呕恶，大便不调，或干或稀，或有酸臭气味，面色萎黄，体瘦。舌质淡红，苔薄白或白腻，指纹略紫、滞，脉滑。

治法：消食导滞，行气止痛。

方药：保和丸加减。常用药物有神曲、炒莱菔子、半夏、陈皮、茯苓、连翘等。

2)虚寒腹痛

症状：腹痛多痛势绵绵，喜暖喜按，平素多喜食生冷，幼儿不能自诉则啼哭不已，饮食尚可，形体瘦弱。舌质淡红，苔薄白而润，指纹淡红，脉沉缓。

治法：温中散寒，理气止痛。

方药：理中丸加减。常用药物有党参、白术、干姜、炙甘草、丁香、吴茱萸等。

3)寒积腹痛

症状：多为突发性腹痛，持续剧烈，喜暖喜按但不缓解，畏寒肢冷，口淡不渴。舌质淡红，苔薄白而润，脉沉而无力。

治法：温中散寒，缓急止痛。

方药：养脏汤加减。常用药物有当归、沉香、木香、丁香、肉桂、川芎、白芍、炙甘草等。

(4)推拿调理

1)感受寒邪调理

处方：推三关 50 次，揉外劳宫 2 分钟，揉一窝风 2 分钟，摩腹 30 次，拿肚角 7 次，按揉足三里 2 分钟。

2)脾胃虚寒调理

处方：补脾经 100 次，补肾经 100 次，推三关 50 次，揉外劳宫 3 分钟，揉中脘 2 分钟，揉脐 2 分钟，按揉足三里 2 分钟。

3)乳食积滞调理

处方：清、补脾经各 100 次，清大肠 100 次，揉板门 5 分钟，逆运内八卦 30 次，分腹阴阳 24 次，揉天枢 2 分钟，拿肚角 3 次，按揉足三里 20 次。

（5）针灸调理：针刺足三里、合谷、中脘。寒证腹痛者加灸神阙，食积者加里内庭，呕吐者加内关。单侧或双侧针刺，急速进针，平补平泻，留针时间依据小儿承受能力而定。

（6）贴敷调理：广木香、高良姜、肉桂各 2g，陈皮 3g，丁香 1g，共研细末。每次用 2g，以米醋或凡士林混合成膏，摊于两层纱布中间，敷于神阙。24 小时更换，3 天为 1 个疗程。适用于寒性腹痛。

（7）外治法调理

1）小麦麸皮 500g，加 5 ~ 6 枚切碎葱根或葱白，拌匀，放锅内加热，布包热敷腹部。适用于寒积腹痛。

2）香附 60g，食盐 6g，生姜 9g，混合捣烂炒热，用布包成 2 份，轮流熨腹部。适用于寒积气滞腹痛。

3）用炒热食盐，以布包裹，从上腹到下腹，反复多次热敷肌表，或用吴茱萸炒热，布包熨腹部。适用于虚寒腹痛。

5. 就医指导

剧烈或持续腹痛者应卧床休息，严重者需就医，随时查腹部体征，并做必要的辅助检查，以便进行鉴别诊断和及时处理。

急诊指征：①小儿突发剧烈难忍的腹痛，表情痛苦，坐卧不安或屈体捧腹；②腹痛伴腹部膨隆，停止排气排便等；③伴频繁大量腹泻，有口干、眼窝凹陷、虚弱、精神萎靡等脱水表现；④伴持续或大量便血；⑤伴高热、寒战；⑥伴大汗淋漓、面色苍白、意识模糊、昏迷等。或出现其他危急的情况，须及时拨打急救电话进行急诊处理。

门诊就医指征：①小儿反复或持续出现腹部疼痛，或有加重的倾向；②伴有腹胀、恶心、呕吐、食欲下降甚至厌食等；③伴大便异常，如水样便、黑便、脓血便、果酱样大便等；④伴逐渐加重的排便或排尿困难；⑤伴发热、乏力、不停哭闹等；⑥检查腹部有包块；⑦小儿有进食污染食物的病史，出现明显腹痛；⑧出现其他严重、持续或进展性症状或体征。以上情况均需及时就医诊治。

（八）腹胀

腹胀即腹部膨胀，可由肠腔、腹腔内积气或腹肌无力等引起。小儿腹胀以气胀最为多见。

1. 判断依据

幼儿腹胀比较多见，腹部看起来鼓鼓胀胀的，幼儿也因腹胀难受而烦躁不安、哭闹或挠肚皮等。小儿一般情况良好，无排便异常等。

2. 发生原因

喂养不当、消化不良、肠道感染及一些外科疾病均可引起腹胀。

3. 调理原则

消食导滞，燥湿健脾，行气和胃，补气健脾。

4. 调理方法

（1）生活方式调理

1）积极预防，避免喂养不当或消化不良而引起腹胀。

2）多喝温开水。

3）饭后慢慢散步，保持适当运动。

4）心情轻松不紧张；适度缓和的按摩。

（2）饮食调理

1）提倡母乳喂养，积极防治胃肠道感染，防治便秘。

2）少量多餐，细嚼慢咽；多吃富含纤维素的食物，如蔬菜、水果等；应避免吃易产气的食物，如豆类、蛋类及其制品，油炸食物，马铃薯等，以及太甜或太酸的食物、辛辣刺激的食物等。

3）睡前喝些酸奶，酸奶中的保加利亚乳酸杆菌能维护肠道菌群的生态平衡，形成生物屏障，可抑制有害菌对肠道的入侵。

（3）药膳调理

萝卜酸梅汤

鲜萝卜 250g（切薄片），酸梅 2 粒，加清水三碗煎成一碗半，去渣取汁，加少许食盐调味饮用。具有宽中行气、化积滞、下气生津、清热化痰的作用，适用于饮食积滞或进食过饱引起的胸闷、胃灼热、腹胀、胁痛、烦躁、气逆等症。

冬瓜皮鲫鱼汤

取冬瓜皮 100g，鲫鱼 1 条，共煮，炖烂服食，隔日 1 次，连用 3 ～ 5 次。适用于脾虚积食、腹胀、水肿等症。

麦芽山楂饮

炒麦芽 10g，炒山楂片 3g，红糖适量。取炒麦芽、炒山楂加水 1 碗共煎 15 分钟取汁，加入红糖调味即可。饭前、饭后饮用均可。适用于小儿消食不良、食欲不振、肚腹胀满等症。

（4）中药辨证调理

1）食积气滞证

症状：饮食积滞，腹部胀满，嗳气吐酸，胃中嘈杂不舒，不思饮食。

治法：消食导滞。

方药：保和丸加减。常用药物有山楂、神曲、麦芽、莱菔子、陈皮、制半夏、茯苓、连翘等。

2）脾虚湿盛证

症状：湿邪阻滞脾胃，腹胀，食少，便溏，身重，乏力，舌苔厚腻。

治法：燥湿健脾，行气消胀。

方药：香砂枳术丸加减。常用药物有苍术、厚朴、陈皮、香附、砂仁、甘草等。

3）肝郁气滞证

症状：脾胃气滞，脘腹胀闷疼痛，呕吐酸水。

治法：行气和胃，疏肝燥湿。

方药：木香顺气丸加减。常用药物有木香、香附、砂仁、青皮、苍术、厚朴、陈皮、枳壳、槟榔、生姜、甘草。

4）脾胃气虚证

症状：脾胃虚弱，倦怠无力，消化不良，脘腹饱胀，不思饮食，大便稀溏。

治法：补气健脾，消食开胃。

方药：人参健脾丸加减。常用药物有人参、白术、陈皮、枳壳、神曲、麦芽、山楂等。

（5）推拿调理：幼儿仰卧位，顺时针摩中脘 100 次（约 5 分钟），直推中脘 100 次，分腹阴阳 50 次，摩神阙，摩腹 5 分钟。按揉足三里 1 分钟，推脾经 300 次；揉板门 2 分钟；捏脊 5 遍。

（6）针灸调理

取穴：内庭、太冲、天枢、内关。

功效:诸穴合用具有清热降浊、理气宽中、行气化滞的作用。

(7)贴敷调理

1)取麸片 50g、食醋 20ml、碎食盐 10g,放入锅内炒至麸片微黄为度,再放入 1 ~ 2cm 长的大葱白 7 ~ 10 个、白萝卜片 30g,切碎,稍加热至葱白变软即成。混匀制备物,敷幼儿脐部,外用纱布固定。分 5 ~ 7 次使用,每隔 6 ~ 8 小时更换一次。

2)葱 150 ~ 200g,食用粗盐 250g,一起放入铁锅中炒,至出现白色油光(此时温度为 40 ~ 50℃)即可。然后立即将炒好的葱均匀地撒布在双层毛巾中,敷于腹部。一般敷后 1 ~ 2 小时即开始排气,腹胀消失,最快者半小时内即见效。如至次日腹胀仍未全部消除,可重复施行。此法对幼儿无不良反应。

3)大黄 30g,牵牛子 60g,槟榔 30g,党参 15g,朱砂 15g,共研细末,用醋调和成糊状,取适量敷脐,用纱布、胶布固定,每日换药 1 次,3 天为 1 个疗程。

4)取大葱带根须半段、花椒 10 粒、生姜 10g,洗净,一起捣碎,用纱布包裹敷盖幼儿脐部,一般 15 ~ 30 分钟后幼儿腹胀可缓解。

(8)耳穴调理

取穴:肝、十二指肠、小肠、艇中、三焦。

功效:诸穴合用具有疏肝解郁、化痰降气、调脏腑、助消化的作用。

5. 就医指导

儿童腹胀是常见的症状,大多数如果没有严重的问题,一般与饮食结构、饮食习惯有关系,可根据不同原因及不同年龄,采取适当的措施即可明显缓解。但如果腹胀的同时出现剧烈的呕吐、腹痛,甚至精神萎靡、嗜睡等症状,需及时就医。

(九)夜眠不安

夜眠不安是指少儿经常夜间入睡后易醒,时哭时止,或睡眠不实,醒后常可再入睡,或时睡时醒,但白天能安静睡眠的一种亚健康状态。持续时间在 2 周以上。新生儿每日需要睡眠 18 ~ 20 小时,到 1 周岁仍要 14 ~ 15 小时,足够的睡眠是少儿健康的重要保证。

1. 判断依据

(1)以夜眠不安为几乎唯一不适感。入睡正常,但入睡后易醒,时有哭闹。

(2)饮食正常,大、小便正常,小儿白天睡眠情况良好。

(3)大龄儿童可有晨起后疲乏,全身不适,白天困倦,学习或精神活动效率下降。

(4)上述情况发生持续 2 周以上。

(5)排除各种疾病或饥饿、尿布潮湿、衣着过冷过热等引起的夜眠不安。

2. 发生原因

(1)睡眠环境不良或突然改变。初生儿由羊水包裹的胎内环境转化为襁褓之中的胎外环境,又因脏腑幼嫩,阴阳二气稚弱,调节及适应能力差,故而夜眠不安;或迁居异处,睡眠环境突然改变,亦可导致夜眠不安。

(2)胎禀脏气失和,喂养调护失宜。由于先天禀赋有偏,后天调护不当导致脾寒、心热,或脾虚伤食,心肾两虚,阳浮于上,皆可导致夜眠不安。

(3)不良生活习惯,不规律的作息时间,学习紧张,课业负担过重,睡眠时间不固定,或遭遇重大事件,产生心理、精神压力。

3. 调理原则

调心，清热，安神，交通心肾。

4. 调理方法

（1）生活方式调理

1）养成良好的生活习惯，按时作息，进行规律运动。改善睡眠环境。家长不要在睡眠前教训小儿，入睡前1小时应让小儿安静下来，睡前不要玩得太兴奋。

2）要注意小儿的防寒保暖，但也不要衣被过暖。注意避免惊吓。不能通宵开灯睡觉，不可将婴儿抱在怀中睡眠，要养成良好的睡眠习惯。

（2）饮食调理：饮食定时定量，营养全面均衡。

（3）药膳调理

夜交藤丹参蜜饮

原料：夜交藤30g，丹参30g，蜂蜜15g。

制法与用法：将夜交藤、丹参切段，晒干，入锅，加水适量，煎煮30分钟，去渣取汁，待滤汁转温后调入蜂蜜即成，每晚临睡前顿服。

功效：宁心安神。适宜于夜眠不安兼有心慌者。

茯神牛奶饮

原料：茯神粉10g，鲜牛奶200g。

制法与用法：将茯神粉用少量凉开水化开，再将煮沸的鲜牛奶冲入即成，早、晚分服。

功效：宁心安神，补充钙质。适宜于夜眠不安兼有缺钙者。

鲜花生叶茶

原料：鲜花生叶600g。

制法与用法：将花生叶洗净，晒干，揉碎成粗末。每次取5g，放入茶杯中，加入沸水冲泡，代茶频频饮用。

功效：安神催眠。适宜于各种夜眠不安者。

柏子仁合欢茶

原料：柏子仁15g，合欢花6g。

制法与用法：将柏子仁、合欢花放入茶杯中，用沸水冲泡，加盖焖10分钟，代茶频频饮用。

功效：安神催眠。适宜于各种失眠者。

茯苓枣仁粥

原料：茯苓20g，枣仁10g，粳米100g，白糖20g。

制法与用法：将茯苓烘干，研成细末；枣仁去小壳，研末备用粳米淘净，与茯苓粉、枣仁末同入锅中，以小火煮成稠粥，粥将成时兑入白糖即成，早、晚分食。

功效：宁心安神，健脾催眠。适宜于心脾两虚之夜眠不安者。

甘麦大枣汤

原料：浮小麦30g，大枣10g，炙甘草5g。

制法与用法：将以上3味药同入锅中，加水适量，煮成稠汤，早、晚分服。

功效：补养心气，宁心安神。适宜于各种夜眠不安者。

百合绿豆乳

原料：百合、绿豆各50g，冰糖、牛奶少量。

制法与用法：将百合、绿豆、冰糖共煮熟烂后，加少量牛奶即成，早晚分服。

功效：清心除烦，镇静催眠。适宜于夜眠不安兼有心火亢盛者。

灯心竹叶汤

原料：灯心 5g，竹叶 3g。

制法与用法：水煎取汁，代水饮用。

功效：清心，除烦，安神。适用于小儿夜眠不安。

（4）中药辨证调理

1）心脾两虚型

症状：多梦易醒，心慌健忘，饮食无味，面色无华，疲倦乏力。

治法：补益心脾。

方药：归脾汤加减。常用药物有白术、茯神、黄芪、龙眼肉、酸枣仁、人参、远志、炙甘草等。

2）阴虚火旺型

症状：心烦失眠，头晕耳鸣，口干，手心或脚心热，或有腰酸梦遗，心慌健忘。

治法：补心安神。

方药：黄连阿胶汤加减。常用药物有黄连、阿胶、黄芩、白芍、鸡子黄等。

3）心虚胆怯型

症状：心慌多梦，噩梦较多，易惊醒。

治法：益气镇静，安神定志。

方药：安神定志丸加减。常用药物有茯苓、茯神、人参、远志、石菖蒲、龙齿等。

4）脾胃不和型

症状：失眠多梦，脘闷打嗝，腹中不舒，或大便不通，腹痛。

治法：消导和胃，清热化痰。

方药：保和丸加减。常用药物有山楂、神曲、半夏、茯苓、陈皮、连翘、莱菔子、炒麦芽等。

（5）推拿调理：捣小天心 100 次，清肝经 300 次，掐五指节 5 次，揉五指节 20 次，摩百会 3 分钟，开天门 100 次，推坎宫 100 次，揉太阳 1 分钟，揉耳后高骨 1 分钟。心脾两虚加补脾经、补肾经；阴虚火旺者加揉二马、清天河水；心虚胆怯者加推揉印堂；脾胃不和者加补脾土、摩腹；心火亢盛者加清小肠、清天河水、揉内劳宫。

（6）针灸调理

1）针刺四缝：用三棱针点刺进入皮下，挤出黄白色透明样黏液或使其出血，隔日 1 次，3 ～ 5 次为 1 个疗程。

2）中冲放血：在双侧中冲穴点刺放血，出血 2 ～ 3 滴，隔日 1 次。适用于心火亢盛者。

（7）耳穴调理：王不留行籽压耳穴。取脾、心、肝、神门、内分泌、交感，用 75% 酒精棉球消毒后，用拇指、食指捏揉耳部 3 ～ 5 遍，再用 0.5cm × 0.5cm 大小的胶布固定王不留行籽。2 日 1 次，双耳交替。

（8）贴敷调理：吴茱萸、栀子各 5g，共研细末，鸡蛋 1 个，取其蛋清，将药末调制成 2 个药饼，于晚间睡前敷双足涌泉穴，以绷带包扎或用胶布固定，次晨除去。如未见效，可继续使用。

（9）其他外治法调理

药枕法：取白茯苓 50g，白菊花 80g，钩藤 80g，淡竹叶 50g，灯心草 50g，琥珀 20g，五味子 10g。打碎后装入一布袋中，夜间枕用，早晨将药袋装入塑料袋内密封，次夜继用。

（十）流涎

小儿流涎俗称流口水，是指口中唾液不自觉从口内流溢出的一种病症。婴儿期内由于牙齿萌出等原因出现流涎，多为生理现象，不为病态，随着生长发育，大约在1岁以后流涎的现象就会逐渐消失。此外，当过食油腻之品后或脾胃虚弱时，也会流涎不止。流涎的中医病机主要为脾胃湿热或脾虚失约。

1. 判断依据

（1）在1岁以后仍有口中唾液不自觉从口内流溢出的表现。

（2）生长发育、动作、智力均未明显落后于同年龄儿童。

（3）平素喜食肥甘厚腻或纳食不佳、纳少。

（4）排除可引起流涎的口腔疾病、咽部疾病、脑部疾病、面瘫等的疾病。

2. 发生原因

婴幼儿时期流涎的原因有很多，有的在出生后2～4个月开始流涎，以后越来越多，特别是在5～6个月时更加明显，这是由于初生时唾液腺发育不完全，到3～4个月以后发育逐渐成熟，唾液分泌逐渐增加，到5～6个月出牙时又刺激到了局部的神经，使唾液腺分泌更多，而这时小儿尚不习惯咽唾液，所以唾液不断往外流，这是正常的生理现象，随着年龄的增长，孩子能够吞咽过多的唾液后，这种现象会自行消失。如果1岁以上仍流口水，而生长、智力和动作发育均无明显落后，则为亚健康状态，多由于过食肥甘厚腻，湿热困脾，或是由于后天失养，脾气不充，水液代谢失其制约，其均可导致水道不利，水湿上溢于口。

3. 调理原则

化湿健脾。

4. 调理方法

（1）生活方式调理

1）多饮水。家长应少量多次喂水，以保持口腔黏膜湿润；注意清洁口腔，预防外感，寒温适度，适时增减衣物。

2）注意卫生。每次喂食前注意洗手，以防将手上的病原体带入小儿口腔而引起感染，并要注意消毒用餐器具，尤其是奶嘴、奶瓶、奶锅、杯、匙等器具，一般清洗后煮沸消毒20分钟即可。

3）保持口周清洁。随时用清洁的纯棉干布或毛巾拭干婴幼儿外流的口水，注意动作轻柔，以免损伤局部皮肤，用过的手帕需要经常烫洗。

（2）饮食调理：保证饮食营养及时添加辅食，帮助小儿锻炼吞咽，注意少食辛辣油腻之品及零食。

（3）药膳调理

摄涎饼

原料：炒白术20～30g，益智仁20～30g，鲜生姜50g，白糖50g，面粉适量。

制法：将炒白术和益智仁研成细末，生姜洗净后捣烂绞汁，将炒白术末、益智仁末同面粉、白糖和匀，加入姜汁和清水和匀，做成小饼，放入锅内烙熟后食用。

功效：健脾摄涎。适用于脾虚失约型流涎者。

苡仁山楂汁

原料：薏苡仁100g，生山楂20g，水650ml。

制法：一同放入锅中，文火煎煮1小时，浓缩汤汁，空腹饮用。

功效：祛湿健脾。适用于脾胃湿热型流涎者。

（4）中药辨证调理

1）脾胃湿热型

症状：喜食肥甘厚腻之品，流涎多，口干不欲饮，或口甜而黏，饥而不欲食，纳呆，身重肢倦，小便色黄，大便不畅。舌红，苔黄腻，脉滑数。

治法：清热利湿，健脾和胃。

方药：三仁汤加减。常用药物有杏仁、半夏、滑石、生薏苡仁、通草、白蔻仁、竹叶、厚朴等。

2）脾虚失约型

症状：流涎多，不自觉从口中溢出，面色萎黄，易疲倦，懒言，大便稀溏。舌淡，苔薄白，脉略细小。

治法：益气健脾。

方药：补中益气汤加减。常用药物有黄芪、人参、白术、炙甘草、当归、陈皮、升麻、柴胡、生姜、大枣等。

（5）推拿调理：推脾经300～500次（脾胃湿热型清补脾经；脾虚失约型补脾经），揉板门300次，逆运内八卦100次，顺时针方向按摩5分钟，分腹阴阳40次，按揉足三里，按揉脾俞、胃俞各1分钟，捏脊6次。

（6）贴敷调理

1）天南星100g，碾碎后加入白醋25～50ml，充分和匀，取蚕豆大小两团，夜间敷于两脚涌泉穴，用胶布固定，晨起去掉药物。每日1次，一般3～4次即可见效。

2）吴茱萸、胡黄连各6g，共为细末，加适量醋、面粉共调，敷足心过夜，第2日早取下，次夜再敷，一般3～4次即可。

5. 就医指导

小儿流涎，伴有精神呆滞，反应较慢；或舌头伸出口外；或年龄大于1岁，流涎现象仍然存在或加重应及时于神经内科就诊。小儿唾液为黄色或者血色，并伴有臭味；或小儿哭闹、拒食，口腔黏膜破损、出血等，应及时就医。

（十一）过敏倾向

过敏就是机体对某种或某类物质产生不适应的症状，如呼吸急促、周身起疹子或风团、瘙痒等。此类物质相对机体而言就是过敏原，接触到这些物质时，身体会产生抗体来防止侵害；过敏体质患儿，常常对普通物质敏感，出现过敏倾向。实验表明，当机体免疫力低下时，容易过敏，《黄帝内经》所谓“正气存内，邪不可干”“精神内守，病安从来”也就是这个道理。

1. 判断依据

（1）可有过敏性疾病家族史。

（2）主要表现为流清涕、打喷嚏、鼻塞、鼻痒、咳嗽或喘息等。晨起或夜间突然发作，可自行缓解。鼻部症状往往在早晨加剧，而哮喘往往在夜间加重。某些易过敏儿童还伴有过敏性结膜炎的症状，如眼痒、流泪，或可伴发少量皮疹。

（3）达不到过敏性疾病的诊断标准。

2. 发生原因

（1）内因责之于先天禀赋不足，抵御外邪能力差，这是主要原因。

（2）外因包括海鲜辛辣食品、草莓、菠萝、芒果、花粉、尘螨、寒冷天气等外界的刺激。

3. 调理原则

健脾益气，补肺固肾，疏风祛邪。

4. 调理方法

（1）生活方式调理

1）适当进行体育锻炼和户外活动，呼吸新鲜空气和晒太阳，以增强体质，作息有常。

2）气候较冷时注意保暖，及时增减衣服，防止感冒。

3）避免吸入烟尘、花粉和刺激性气体，避开过敏原。

4）发作时应保持安静，尽量减少患者的紧张心情，保持室内空气的新鲜。

（2）饮食调理

1）清淡饮食，忌海鲜、过甜、过咸及生冷之物。

2）多吃提高免疫力的食物。每日至少吃 1 ~ 2 碗深绿色叶菜；每日吃 1 份红、橘或黄色蔬菜；每日吃大蒜是健康的习惯；每日吸取一定的优质的动植物性蛋白质；燕麦和大麦，可抗氧化。

（3）药膳调理

蒸柚子鸡

原料：青柚子 1 个，仔鸡 1 只。

制法：仔鸡宰杀后，洗净切块备用；切开柚子顶盖，掏去柚瓤；将鸡块塞入柚子内，盖上顶盖置碗中，隔水蒸 3 小时左右，吃鸡肉饮汤。

服法：每日 1 次，每次 1 只，连服数日。

功效：止咳平喘，补益脾肺。适用于久喘体虚者。

乌鸡栗子滋补汤

原料：乌鸡 1 只，板栗 200g，红枣 15 枚，枸杞子适量，姜一小块，盐适量。

制法：将乌鸡纵向从背部一切为二，入冷水中，水开后捞出；砂锅中入半锅热水，放入焯过的乌鸡，加入姜片，大火烧开转小火炖制；红枣和枸杞子用温水浸泡；乌鸡炖半小时后加入板栗，再炖半小时后加入红枣和枸杞子，再炖半小时左右，最后加入盐即可。

功效：健脾益肾，滋补气血。适用于脾胃不健、肾精亏虚、气血不足者。

仁薏莱糊

原料：甜杏仁 15g，桃仁 10g，薏苡仁 15g，莱菔子 10g，黄砂糖 20g，面粉 20g。

制法：将杏仁、桃仁、薏苡仁、莱菔子研成粉末或加清水少许磨成浆，加黄砂糖、面粉调匀，放入锅中，加清水 400 ~ 500ml，边煮边搅拌，煮熟即可。

用法：每日 1 剂，一次食完，或分 2 次温食，食至哮喘缓解为止。

功效：清热化痰，降气平喘。适用于痰热哮喘，症见咳嗽气喘，喉间痰鸣，痰黄而稠，或伴有发热，面红，唇红，大便干结或便秘，舌苔薄黄或黄腻。

白果杏仁粥

配方：白果 10g，甜杏仁 10g，粳米 30g，黄砂糖 20g 或食盐 5g。

制法：将白果、杏仁、粳米洗净，放入锅中，加清水适量，煮至米烂熟，然后根据喜好，喜食甜者加砂糖，喜食咸者加食盐调匀即可。

用法：趁热食用，每日 1 剂，一次食完，或分 2 次食完，食至哮喘缓解为止。

功效：化痰止咳，降气平喘。适用于哮喘发作期，症见咳嗽气喘，喉间痰鸣，无发热。

（4）中药辨证调理

1）肺脾气虚型

症状：反复感冒，面色苍白，气短乏力，倦怠懒言，容易出汗，胃纳不香，面白少华，便溏。苔薄白，脉细无力。

治法：健脾益气，补肺固表。

方药：人参五味子汤合玉屏风散加减。常用药物有太子参、黄芪、茯苓、白术、山药、防风等。

2）脾肾阳虚型

症状：动则喘促咳嗽，气短心悸，面色苍白，形寒肢冷，脚软无力，腹胀纳差，大便溏泻。舌质淡，苔薄白，脉细弱。

治法：健脾温肾，固摄纳气。

方药：金匮肾气丸加减。常用药物有附子、肉桂、鹿角片、山茱萸、熟地黄、淫羊藿、怀山药、茯苓、五味子等。

3）肺肾阴虚型

症状：咳嗽时作，无力，咳痰不爽，面色潮红，夜间盗汗，消瘦气短，手足心热，夜尿多。舌质红，苔花剥，脉细数。

治法：养阴清热，补益肺肾。

方药：麦味地黄丸加减。常用药物有麦冬、百合、五味子、山茱萸、熟地黄、枸杞子、怀山药、牡丹皮、茯苓。

（5）推拿调理：补脾经 200 次，补肺经 50 次，补肾经 200 次，推三关 100 次，揉外劳宫 100 次，揉肺俞 30 次，分推膻中 1 分钟，摩中脘 3 分钟，揉丹田 2 分钟，按揉足三里 60 次，捏脊 6 次，拿肩井 5 次。

（6）贴敷调理：白芥子 21g，延胡索 21g，甘遂 12g，细辛 12g。共研细末，分成 3 份，每隔 10 天使用一份。用时取药末 1 份，加生姜汁调匀，如 1 角硬币大小，分别贴在肺俞、心俞、膈俞、膻中穴处，贴 2 ~ 4 小时后揭去。若贴后皮肤发红，局部出现小疱疹，可提前揭去。贴药时间为每年夏天的初中末三伏，连用 3 年。

5. 就医指导

有过敏倾向的小儿，应及时查找过敏原，进行防治。儿童过敏除了皮肤表现，还会有气道痉挛及胃肠道症状，症状更加严重，一旦出现急症、重症要立即就医，不可延误。

1）过敏出现在皮肤表现为以红、肿、瘙痒为特征的发炎性皮肤病，出现皮疹后小儿会反复抓挠，哭闹烦躁，严重时还会造成食欲不振，影响精神状态，要及时就医。

2）过敏出现在呼吸系统会出现鼻炎、哮喘、喉头水肿及支气管痉挛，造成急性气道梗阻，表现为呼吸困难，严重者会出现血压下降、休克甚至死亡，如出现上述症状须立即急诊就医。

3）过敏出现在胃肠道会出现恶心、呕吐、腹痛、肠痉挛、腹泻等症状，需立即就诊。

（十二）矮小倾向

在整个小儿时期，机体的生长发育是不断进行的，但也存在着明显的阶段性。小儿出生后前半年内是生长最快的时期，尤其是在前3个月。出生半年后生长速度减慢，到青春期是身高的增长的第二高峰。一年四季中春天是小儿身高增长的黄金季节。一天中小儿身高增长的黄金时间一般在子时以后，晚上10点以后是小儿生长激素分泌最旺盛的时候。

生长发育的标准不是绝对的，不仅有一定的范围，而且有个体的差异。在正常标准范围内，体格生长个体差异随着年龄而逐渐加大。到青春期后期则差异更大。因此，标准值不是绝对的、不变的，不可生搬硬套用数字来判断生长发育是否正常。

1. 判断依据

小儿的身高较正常值偏低。

2. 发生原因

小儿的生长发育受内外两个方面因素的影响。大多数国家的小儿的身高、体重平均水平自19世纪起就有明显增长。据相关调查研究发现，现入学儿童平均身高较20世纪初增高了5～10cm。

（1）遗传因素：父母的种族、身高、外貌特征等对小儿的生长发育影响是非常重要的。但是遗传因素不是绝对的，父母遗传因素对孩子身高的影响约占70%，一般来讲，父母遗传因素是无法改变的。

（2）外界因素：对于小儿生长发育有很大的影响，常见的有以下几种。

1）营养失衡：营养对于小儿生长发育十分重要，乳儿期营养不良可影响生长发育，而且年龄越小影响越显著。小儿生长发育需要蛋白质、脂肪、糖类等各种营养元素。但目前城市中约80%以上的孩子存在营养摄入严重失衡的情况，一天当中摄入量最多的是油炸食品、膨化食品、碳酸饮料等食物。

2）睡眠不足：是引发孩子发育不良、身材矮小的重要原因。因为缺乏良好的休息，将严重抑制孩子体内生长激素的分泌。而现在学生课业负担重，家长往往为督促孩子学习，导致孩子晚上10点之前无法入睡。

3）缺乏运动：是导致小儿个子矮小的另一个重要原因。由于学习压力大，以及孩子迷恋电脑、网络游戏等原因，孩子的运动时间越来越少，从而影响孩子的生长发育。

4）疾病影响：母亲在妊娠早期患病毒感染性疾病、中毒等可影响胎儿发育，可导致畸形和先天性疾病。孕期营养不良可导致早产或胎儿在子宫内生长障碍。另外，长期消耗性疾病对于小儿生长发育的影响极大，如佝偻病、贫血等均可使小儿生长发育迟缓。

3. 调理原则

健脾益气，培元固本，促进生长。

4. 调理方法

（1）生活方式调理

1）不喝或少喝不利于长高的饮料，偏爱饮用碳酸饮料的儿童容易出现发育迟缓。

2）合适的体育锻炼有助于孩子长高。例如压腿抻筋、摸高蹦跳、游泳等。避免俯卧撑、引体向上、举哑铃、举杠铃、负重过度等。

3）适度地服用钙、锌等有利于长高的药物。

（2）饮食调理：春季可适当增加高蛋白食物，有利于小儿长高，如猪肝、猪肾、瘦肉、鱼、虾、黄豆等；微量元素锌含量高的食物有利于小儿长高，如牡蛎、蛤蜊、花生、核桃、瓜子等；含钙高的食物有利于小儿长高，如牛奶等。

（3）药膳调理

黄芪猪肝骨头汤

原料：黄芪30g，五味子3g，猪肝50g，猪腿骨（连骨髓）500g。

制法：先将猪腿骨敲碎，与五味子、黄芪一起加水煮沸，再改用文火煮1小时，滤去骨片与药渣，将猪肝切片入汤内煮熟，即可食用。

鹿筋附片汤

原料：鹿茸100g，附片30g，猪蹄2只。

制法：将鹿茸切薄片，猪蹄洗净，上3味同入锅，微火煮数沸，调味食用。

栗子糕

原料：生板栗500g，白糖250g。

制法：先将板栗加水煮半小时，待凉，剥去皮，放在碗内再蒸40分钟，趁热用勺将板栗压拌成碎泥，加入白糖搅匀，再把栗泥填平成饼状，摆在盘中即成色味俱佳的食品，可供患儿经常服用。

（4）中药辨证调理

1）胆气怯弱证

症状：胆怯易惊，善惊易恐，遇惊则加重，坐卧不安，心神不宁，少寐多梦。舌淡，苔薄白，脉动数或弦。

治法：温胆宁神。

方药：温胆汤加减。常用药物有生姜、半夏、陈皮、竹茹、枳壳、炙甘草等。

2）脾气虚弱证

症状：面色萎黄，语声低微，气短乏力，食少便溏。舌淡苔白，脉虚弱。

治法：健脾益气。

方药：四君子汤加减。常用药物有人参、白术、甘草、茯苓等。

3）肾气虚弱证

症状：发育相对迟缓，头发稀少枯黄，筋骨痿软，口燥咽干，手足心热。舌淡苔白，脉沉细弱。

治法：补肾壮骨。

方药：六味地黄丸加减。常用药物有熟地黄、山药、山茱萸、茯苓、泽泻、牡丹皮等。

（5）推拿调理：按揉百会穴20～50次，开天门50次，推坎宫50次，推三关100～300次，补脾经300次，补肾经300次，顺时针摩腹3分钟，按揉足三里、涌泉穴1分钟，捏脊3～8遍。

（6）贴敷调理：穴位贴敷通过选取温肾助阳，强筋健骨的中药材，制成膏剂，敷贴于命门或涌泉穴，贴敷4～6小时，也可于夜间临睡前（晚上10点前）贴上，次日晨起取下。

5. 就医指导

引起身材矮小的原因很多，如果发现小儿明显比同龄儿童矮小，必须要先查明原因，排除睡眠、营养、运动、遗传等因素的影响，可到医院做左手腕掌指的X线检查，了解骨龄，判断儿童骨骼生长情况、骨骺闭合程度和生长潜力。可就医，由医生来检查，明确发育矮小的原因，并制定合理的调理和治疗方案。

（十三）假性近视

通常把近视分为真性近视和假性近视。假性近视是指睫状肌调节过强或调节痉挛，使孩子视力在短时间内突然减退，且不稳定，经过休息或点药后可解除痉挛，视力可以提高。多见于在看书、写字时具有不良习惯的儿童。

1. 判断依据

（1）临床表现为视远物模糊，视力低于 5.0（1.0）的正常值，经休息调理和使用麻痹剂松弛调节后，视力可恢复正常值。

（2）排除眼部器质性病变和药物影响造成的近视。

2. 形成原因

现代医学认为，假性近视多为连续用眼时间过长，或看书光线太强、太暗，或行走看书，或写字看书时坐姿不正确等原因，造成调节和辐辏的频率及时间增加，睫状肌和眼外肌经常处于高度紧张状态，调节作用过度发挥造成睫状肌痉挛，从而引起一时性视力减退。

中医学认为，假性近视属"能近怯远"范畴。多因先天禀赋不足，后天发育不良，劳心伤神，使心、脾、肝、肾不足，脏腑功能失调，以致目系失养，功能减退是其发生发展之本；不注意用眼卫生，过度用眼，目系劳损，经络气血涩滞，目失所养，是其发生发展之标。

3. 调理原则

以补脾益肾为主，兼以行气活血，养肝明目。

4. 调理方法

（1）生活方式调理

1）应控制使用电子产品，使用时眼睛与屏幕保持一定距离，屏幕亮度适中，课余时间使用电子产品学习 30 ～ 40 分钟后，应休息远眺放松 10 分钟，非学习目的使用电子产品单次不宜超过 15 分钟，每天累计不宜超过 1 小时。坚持做眼保健操，保持良好的用眼卫生习惯，尽量避免长时间注视。

2）正确的读写姿势：读书写字要保持正确的读写姿势，使用适合自己坐高的桌椅，应有良好的照明，并保持"三个一"的正确姿势，即眼睛离书本一尺，胸口离桌沿一拳，握笔的手指离笔尖一寸，读写姿势做到头正、腰挺、背直。读写连续用眼时间不宜超过 40 分钟。

3）户外运动：可有效预防近视，青少年要坚持充足的白天户外活动，每天进行 2 小时以上。

4）充足睡眠：要保证充足的睡眠，初中生每日睡眠时间要达 9 小时。

5）坚持远眺：当孩子看书、写字、学习 1 小时之后，要让其抬起头来从窗户向远处眺望，或到室外向尽量远的地方眺望，能看各种花草或树木更好。每次最少眺望 10 ～ 15 分钟，每日 3 次。

（2）饮食调理：要注意营养均衡，不挑食，不偏食，不暴饮暴食，少吃糖，多吃新鲜蔬菜水果。

1）多进食健脾养胃、补益气血的食物，如龙眼肉、山药、胡萝卜、红薯、芋头、菠菜、小米、玉米、桑葚、黑豆、红枣、核桃仁、黑枣等，以及动物肝脏、鸡蛋、鸡肉、猪肉、牛肉、鱼类等。

2）注意钙质补充。

3）注意硒的摄入。含硒多的食物有动物肝脏、蛋、鱼、鸡肉、贝类、大豆、蘑菇、芦笋、荠菜、胡萝卜等。

4）补充铬元素。缺铬会造成视力减退和近视。含铬较多的食物有胚芽米、米糠、苹果皮、红糖、海产品、坚果等。

5）适量补充锌。视网膜、脉络膜含锌量最高，锌参与视网膜内维生素A还原酶的组成和功能的发挥，该酶与视黄醛的合成有关，而视黄醛又直接影响视力。含锌较多的食物有牡蛎、瘦肉、动物肝脏、南瓜子、苹果等。

（3）药膳调理

羊肝汤

原料：羊肝200g，枸杞子、熟地黄、山茱萸、当归、丹参、天冬、白芍各10g，红参5g。

制法与用法：上料洗净，入锅一同煎煮，调味后喝汤食肝。

功效：养肝补血。治疗肝血不足型假性近视。

龙眼枸杞蒸仔鸡

原料：童子鸡1只，龙眼肉、枸杞子、红枣各30g。

制法与用法：童子鸡去内脏后纳入龙眼肉、枸杞子、红枣，上锅蒸熟，调味食用。

功效：养血健脾，益肝明目。

核桃枣杞鸡蛋羹

原料：核桃仁（去皮，微炒）300g，红枣（去核）250g，枸杞子150g，鲜猪肝200g，鸡蛋2个，糖适量。

制法与用法：将核桃仁、红枣、枸杞子与鲜猪肝一同切碎，放瓷盆中加少许水，隔水炖半小时备用。每日取2～3汤匙，打入2个鸡蛋，加糖适量蒸熟即成。

功效：益肾补肝，养血明目。

牡蛎蘑菇紫菜汤

原料：鲜牡蛎肉250g，蘑菇200g，紫菜30g，生姜、麻油、盐各适量。

制法与用法：先将蘑菇、生姜入锅加水煮沸15分钟，再入牡蛎、紫菜，略煮，调入上述佐料，连汤吃下。

功效：滋肾养肝，补血明目。

（4）中药辨证调理

1）心阳不足证

症状：视近清楚，视远模糊，伴失眠健忘，神疲乏力。舌淡苔薄，脉弱。

治法：补益心气，安神定志。

方药：定志丸加减。常用药物有太子参、茯苓、石菖蒲、远志、甘草等。

2）脾气虚弱证

症状：视近清楚，视远模糊，不耐久视，体弱乏力，食欲不振。舌淡苔白，脉弱。

治法：健脾益气。

方药：参苓白术散加减。常用药物有太子参、炒白术、茯苓、桔梗、山药、甘草、白扁豆、莲子肉、砂仁、薏苡仁等。

3）肝肾两虚证

症状：能近怯远，眼前黑影飘动，头晕耳鸣，腰膝酸软。舌淡，脉细弱或弦细。治法：滋补肝肾。

方药：石斛夜光丸加减。常用药物有石斛、人参、山药、茯苓、甘草、肉苁蓉、枸杞子、菟丝子、熟地黄、生地黄、麦冬、五味子、天冬、苦杏仁、防风、川芎、枳壳(炒)、黄连等。

4）肝血不足证

症状：远视力下降，不耐久视，视物变形，眼底可见黄斑部萎缩或出血，面色无华。舌淡白苔薄，脉弱。

治法：滋补肝血。

方药：补肝汤加减。常用药物有当归、白芍、川芎、熟地黄、木瓜、麦冬、防风、菊花、枸杞子、酸枣仁等。

（5）推拿调理：推拿处方：开天门、推坎宫、揉太阳、揉耳后高骨各100次，揉睛明、四白、球后、攒竹、鱼腰各1分钟，按揉百会、四神聪、风池各1分钟，疏通头眼部经络，使气血通畅；拿肩井、拿揉肩颈部1分钟。如肝肾亏虚者加按揉脾俞、肾俞、命门各2分钟，擦腰骶部，以透热为度；脾胃虚弱者加按揉脾俞、胃俞、中脘各1分钟，摩腹3分钟；心气不足者加按揉心俞、膈俞各1分钟，点按神门、内关各1分钟；气滞血瘀者加按揉太冲、膈俞等。

（6）耳穴调理：采用耳穴压籽法治疗近视，取穴神门、心、肝、肾、眼，探其相应的敏感点，用胶布将王不留行籽固定在相应的穴位上，嘱患者自行按压，每日3～4次，每次按压20次，按压时以自觉酸、麻、胀、热、痛为佳。

（于世亭）

第三节　老年人亚健康中医健康管理

一、概述

亚健康状态是指介于健康与疾病之间的一种中间状态，指主观感觉不适而临床未能查出明确病因或诊断为疾病的临床前期阶段。亚健康在中华中医药学会2006年组织起草、发布的《亚健康中医临床指南》中的定义为“人体处于健康和疾病之间的一种状态”。目前亚健康问题更多关注在中青年上，但是老年人由于所处的生活环境与特殊的健康状态，属亚健康的多发人群。WHO提出的关于健康的概念：“健康不仅仅是没有疾病和不虚弱，而且是身体上、心理上和社会适应能力上三方面的完美结合。”所以老年人亚健康是指在不考虑其他疾病的前提下，老年人身心（生理和心理）出现衰老超过正常生理功能减退引起的情况，并且伴有各种自我感觉不适的状态。

WHO的一项全球调查结果显示，全世界真正健康的人群仅占人口的5%，非健康人群占20%，而处于亚健康状态的人群占75%。随着国家经济水平和医疗水平的发展，人口寿命在不断延长，老年人口在总人口中的比例在不断加大。人口老龄化问题持续加深，由此给社会经济的发展带来了重大挑战。此前，习近平总书记在十九大报告中指出：实施健康中国战略，积极应对人口老龄化，推进医养结合，加快老龄事业和产业发展。老年人群由于身体机能衰退、免疫能力下降，其在生理、心理等方面的患病因素也不断增加，这是导致老年人群亚健康的重要原因。因此，老年人亚健康状态的预防与尽早发现干预，是保障老年人生理与心理全面健康的重要途径。

随着健康服务模式的不断迭代升级，中医健康管理得到了广泛的应用，其在传统中医理论基础之上，将中医诊疗手段与现代健康管理体系进行有机结合，突出实现健康养生、未病先防等功能，对调节老年人亚健康状态有着非常显著的功效。目前的传统模式下，养老体系不能看病，医疗体系不能养老，老年人看病需要在住处与医院之间进行多次往返，既耽误了医治的及时性与时效性又加重子女陪护的负担。在这样的背景下，国家提出医养一体化发展，《国务院关于加快发展养老服务业的若干意见》中提出要积极推进医疗卫生与养老服务相结合，要探索医疗机构与养老机构合作新模式。目前，国内的健康管理市场仍处于初级发展阶段，存在很多问题：①国内的健康管理形式单一，实施机构主要是健康管理公司和医院的体检中心，管理不规范。②健康体检至今仍以疾病指标为主，机体的功能状态的监测较少，亚健康分析缺乏。③健康管理体系和技术等都与国际水平存在差距。④健康管理行业专业人才匮乏，专业化程度不高。⑤健康管理信息系统数据管理缺乏统一的标准和规范，行业信息同步较少。⑥我国健康管理相关法律法规仍不健全。

由于人们生活节奏和生活环境的一系列发展与改变，人们承受着经济和社会快速发展所带来的巨大压力，导致亚健康人群越来越庞大，加之老年人特有的生理特点，严重地影响了其生活的质量，西医学认为，亚健康是介于健康与疾病之间的中间状态，如不及时加以干预则有可能进一步发展为疾病，心理亚健康甚至会危及老年人的生命。且由于现在亚健康的原因不明确，临床中缺少有效的、系统的应对亚健康的治疗方案，这也常常会引起患者的不满情绪，引发医患矛盾，同时亚健康人群的症状难以得到缓解，尤其是老年亚健康人群，对于其心理更是一种折磨。因此对于亚健康状态的研究以及建立有效的防治亚健康状态的管理方案需求迫切。

二、老年人亚健康危险因素

1. 社会及心理因素

老年人常对心理、家庭、社会环境压力不善于自我调适。人到老年，将面临许多新的情况和新的问题。老年人必须自觉地适应变化的客观情况，这也就是老年社会化过程。有一些老年人则发生社会化障碍，表现为“退休综合征”。一些老年人感到很不适应，以往工作紧张，很有规律，也很充实。现在不必上班，无所事事，从而忧心忡忡，惘怅骤至，从较多的人际交往到狭小的家庭圈子，面对这种生活方式、交往方式的变化，许多老人感到茫然，产生烦躁、抑郁情绪，自感身体不适。一定范围、一定程度上的老年歧视，也是引起老年社会化障碍的重要原因。以上这些忧郁感、失落感、孤独感等心理情绪交织在一起，容易产生不同程度的孤独、自卑、迷惘、空虚、苦恼、不安等消极心理状态。这些消极心理，既是亚健康的表现，又是导致疾病的诱因。

2. 中医体质因素

老年人亚健康主要表现在功能上，如乏力困倦、肌体酸痛、失眠憔悴、机能下降、功能紊乱等。处于亚健康状态的老年人经常感到体力不支、容易疲劳，不想多动，缺乏活力和朝气。有的经常感到头昏眼花，总有睡意，去医院检查，也查不出什么病来。有的经常失眠，睡不长，睡不深。诸多表现各有不同，很多都与先天和后天生活习惯所形成的体质有关。中医认为体质偏颇会出现不同不适症状，老年亚健康的发生与体质偏颇有一定关系，老年人常存在血瘀质，表现为色素沉着、皮肤粗糙等，这些都是典型血瘀症状。现代研究认为，亚健康的病理生理基础是循环障碍。因此，血瘀既是亚健康的表现，也是导致疾病的诱因。

3. 生理因素

衰老是老年人的一大生理特点，老年人亚健康与衰老有很大联系。衰老的机体形态功能退化，适应能力减弱，自稳性、抵抗力下降，体内、外的一些刺激甚至是正常的刺激也容易导致机体内环境失衡，引起亚健康的各种症状。从逐步衰老的角度讲，老年本身对健康就构成威胁。老年人的细胞组织与器官在形态与功能上，随增龄而出现一系列退行性变化。这势必导致全身各个系统功能逐步下降，导致其适应能力、储备能力和防病能力日渐下降，即使“健康”的老年人，实际上也都存在或多或少的潜在的功能不全。

4. 不良生活方式等因素

不良的生活方式也是导致老年亚健康发生的原因之一，现在科技飞速发展，老年人也大量接触电子产品，例如手机的发展在便利生活的同时也对我们的生活产生了一些不良影响，晚上使用手机观看视频及浏览新闻后容易产生失眠的问题，尤其是老年人，长期熬夜会让其产生头晕、焦虑的症状，还有多油、多盐饮食，吸烟、喝酒等不良嗜好，均是引起老年人亚健康的因素。

三、老年人亚健康分类及表现

相关研究将老年人亚健康状态分为 3 种类型，主要表现为身体症状亚健康状态、精神症状亚健康状态、社会适应亚健康状态。中华中医药学会发布的《亚健康中医临床指南》中指出，根据亚健康状态的临床表现，将其分为以下几类：①以疲劳，或睡眠紊乱，或疼痛等躯体症状表现为主；②以抑郁寡欢或焦躁不安、急躁易怒或恐惧胆怯，或短期记忆力下降、注意力不能集中等精神心理症状表现为主；③以人际交往频率减低，或人际关系紧张等社会适应能力下降表现为主。上述 3 条中的任何 1 条持续发作 3 个月以上，并且经系统检查排除可能导致上述表现的疾病者，可分别被判断为处于身体症状亚健康、精神症状亚健康、社会适应亚健康状态，临床上上述 3 种亚健康表现常常相兼出现。

（一）西医学各系统表现

西医学认为老年人亚健康状态表现为自主神经功能紊乱，以内分泌功能变化和机体各器官功能性变化为主，主要表现为精神、胃肠道、心血管及肌肉等四大方面的症状。精神不振、情绪低落、抑郁寡欢或急躁易怒、反应迟钝、失眠多梦或嗜睡、记忆力减退、注意力不集中、烦躁焦虑、头昏、头沉、头痛、心律不齐、心慌心悸、胸闷等；乏力疲劳、出汗短气、食欲不振、腰腿酸软、性欲减退、小便清长、手足发凉或麻木、易感冒等；不能较好地承担相应的社会角色，工作、学习困难，人际关系紧张，家庭关系不和谐，难以进行正常的社会交往，同时老年人由于各系统的生理发生一系列变化，从而在各组织器官有不同程度的体现。

1. 呼吸系统

老年人肺通气和换气功能降低，对缺氧和酸碱失衡的调节活动都降低。呼吸道防御功能（如呼吸道黏膜损害后修复能力下降、咳嗽效率降低等）及免疫功能明显下降，则易发生呼吸系统感染。

2. 循环系统

随着增龄，心肌纤维组织增多，心肌细胞增大，心肌硬化，顺应性降低。老年人心输出量减低，瓣膜退化导致功能减退，易发生心功能不全。心肌兴奋性、传导性和收缩性均减弱，容易发生心律不齐。

3. 消化系统

由于牙齿缺损，口腔黏膜萎缩，唾液分泌减少，咀嚼力减低，括约肌松弛，胃肠运动减弱，排空迟缓，可出现食欲减退，消化障碍，铁吸收障碍，出现贫血。

4. 神经系统

外周神经传导速度减低，使感觉减退、触觉和温觉阈值下降、深部腱反射减弱甚至消失。脑细胞减少，脑室扩大，易出现脑萎缩。血脑屏障功能下降，脑血流量和氧耗量降低，可出现睡眠生理时期变化、近期记忆力严重减退、注意力不集中、性格偏执等表现。部分老年人脑内乙酰胆碱水平下降，β 淀粉样蛋白沉积形成细胞外老年斑和 tau 蛋白过度磷酸化形成神经细胞内神经原纤维缠结，以及神经元丢失伴胶质细胞增生等，导致痴呆的发生。

5. 泌尿系统

膀胱肌萎缩，容量减少，括约肌萎缩，易出现尿频、尿失禁。肾单位减少，肾动脉硬化，肾血流降低，导致肾功能下降，调节酸、碱和水电解质代谢的作用减弱。肾储备减少，易受药物毒性作用的损伤。大多数药物经肾脏排泄，老年人肾功能有生理性减退，用药应从小剂量开始。

6. 内分泌系统

老年人的内分泌腺体对刺激的反应程度低，反应时间慢。垂体重量减轻，体积下降。甲状腺合成及分泌减少，使机体的应激能力明显减弱。性腺活动降低，分泌减少。靶细胞对激素的敏感性降低，通过反馈作用，增加激素分泌，长期刺激促使敏感性进一步下降，形成恶性循环。

7. 骨骼系统

由于缺钙，骨密度降低，容易发生骨折，而且骨折后愈合缓慢。

8. 感官系统

老人常食之无味；视觉方面，近距离的视力变差，对黑暗的适应能力降低，晶状体会变黄及不透明，眼睛深浅感觉会减退，对比色的敏感度下降。

（二）中医学证型表现

中医认为老年人亚健康多与其体质的偏颇，以及其阴阳失衡，机能减退有关系，《亚健康中医临床指南》中指出，亚健康状态的发生是由先天不足、劳逸失度、起居失常、饮食不当、情志不遂、居处不慎、年老体衰等因素，引起机体阴阳失衡、气血失调、脏腑功能失和所致。具体表现为：

1. 肝气郁结证

胸胁满闷，喜太息，周身窜痛不适，时发时止，情绪低落和（或）急躁易怒，咽喉部异物感，月经不调，痛经，舌苔薄白，脉弦。

2. 肝郁脾虚证

胸胁满闷，喜太息，周身窜痛不适，时发时止，情绪低落和（或）急躁易怒，咽喉部异物感，周身倦怠，神疲乏力，食欲不振，脘腹胀满，便溏不爽，或大便秘结，舌淡红或暗，苔白或腻，脉弦细或弦缓。

3. 心脾两虚证

心悸胸闷，气短乏力，自汗，头晕头昏，失眠多梦，食欲不振，脘腹胀满，便溏，舌淡苔白，脉细或弱。

4. 肝肾阴虚证

腰膝酸软，疲乏无力，眩晕耳鸣，失眠多梦，烘热汗出，潮热盗汗，月经不调，遗精早泄，舌红少苔，或有裂纹，脉细数。

5. 肺脾气虚证

胸闷气短，疲乏无力，自汗畏风，易于感冒，食欲不振，腹胀便溏，舌淡，苔白，脉细或弱。

6. 脾虚湿阻证

神疲乏力，四肢困重，困倦多寐，食欲不振，腹胀便溏，面色萎黄或白，舌淡苔白腻，脉沉细或缓。

7. 肝郁化火证

头胀头痛，眩晕耳鸣，胸胁胀满，口苦咽干，失眠多梦，急躁易怒，舌红苔黄，脉弦数。

8. 痰热内扰证

心悸心烦，焦虑不安，失眠多梦，便秘，舌红苔黄腻，脉滑数。

四、管理人群和目标

1. 管理人群

亚健康状态的老年人。

2. 管理目标

改善亚健康症状，提高老年人健康水平，降低疾病发生风险，宣传健康积极的生活方式，减少家庭与社会的医疗支出，提高老年人生活质量，满足老年人身体和心理的双重健康。

五、自助和医助管理方案

同第四章第三节相关内容。

六、常见老年人亚健康状态管理

定期接受健康教育，掌握科学监测方法，了解老年亚健康的影响因素，强化全方位的生活方式干预，包括营养指导、运动处方、心理指导等。了解老年人生理状态和病理状态，从而区分老年人亚健康状态，学习由中医不同体质而产生的不同症状如何调养。

（一）腰痛

腰痛指因外感、内伤或挫闪导致腰部气血运行不畅，或失于濡养，引起腰脊或脊旁部位疼痛的症状。老年腰痛多与筋脉闭阻，腰府失养，或气滞血瘀，经脉不通有关。

1. 判断依据

（1）急性腰痛，病程较短，轻微活动即可引起一侧或两侧腰部疼痛加重，脊柱两旁常有明显的按压痛。

（2）慢性腰痛，病程较长，缠绵难愈，腰部多隐痛或酸痛。常因体位不当、劳累过度、天气变化等因素而加重。

（3）本病常有居处潮湿阴冷、涉水冒雨、跌扑闪挫或劳损等相关病史。

2. 调理原则

腰痛治疗当分标本虚实。感受外邪属实，治宜祛邪通络，根据寒湿、湿热的不同，分别予以温散或清利；外伤腰痛属实，治宜活血祛瘀，通络止痛为主；内伤致病多属虚，治宜补肾固本为主，兼顾肝脾；虚实兼见者，宜辨主次轻重，标本兼顾。

3. 调理方法

（1）健康指导：预防腰痛，应注意在日常生活中要保持正确的坐、卧、行体位，急性腰痛，应及时治疗，愈后注意休息调养，以巩固疗效。慢性腰痛除药物治疗外，注意腰部保暖，或加用腰托固护，避免腰部损伤。

（2）生活方式调整：劳逸适度，不可强力负重，避免腰部跌仆闪挫。避免坐卧湿地，暑季湿热郁蒸时，亦应避免夜宿室外。

（3）饮食生活调摄：避免贪冷喜凉、涉水冒雨，身汗出后即应换衣擦身，或服用生姜红糖茶，以发散风寒湿邪。

（4）运动疗法：避免劳欲太过，防止感受外邪，经常活动腰部，或进行腰部自我按摩、打太极拳等医疗体育活动，有助于腰痛的康复。锻炼强度视身体情况而定，不宜进行大强度、大负荷运动。

（5）心理调摄：保持乐观心态，努力克服浮躁情绪。

（6）经络腧穴保健：选取腰背夹脊穴或阿是穴。可让家人采用指揉法。每个穴位操作 2 ~ 3 分钟，每日操作 1 ~ 2 次。或借助工具敲打，每次 100 下，每日 3 次。

4. 中医辨证治疗

（1）寒湿型

症状：腰部冷痛重着，转侧不利，逐渐加重，静卧病痛不减，寒冷和阴雨天则加重。舌质淡，苔白腻，脉沉而迟缓。

治法：散寒行湿，温经通络。

方药：甘姜苓术汤加减。本方有温中、散寒、化湿的作用，适用于寒湿闭阻经脉而致腰脊疼痛之证。

（2）湿热型

症状：腰部疼痛，重着而热，暑湿阴雨天气症状加重，活动后或可减轻，身体困重，小便短赤。苔黄腻，脉濡数或弦数。

治法：清热利湿，舒筋止痛。

方药：四妙丸加减。本方有清利湿热、舒筋通络、强壮腰脊的作用，适用于湿热壅遏经脉不舒，腰脊疼痛之证。

（3）瘀血型

症状：腰痛如刺，痛有定处，痛处拒按，日轻夜重，轻者俯仰不便，重则不能转侧。舌质暗紫，或有瘀斑，脉涩。部分患者有跌仆闪挫病史。

治法：活血化瘀，通络止痛。

方药：身痛逐瘀汤加减。本方有活血通络止痛的作用，适用于腰部外伤，瘀血阻脉，腰痛如刺之证。

（4）肾虚型

1）肾阴虚型

症状：腰部隐隐作痛，酸软无力，缠绵不愈，心烦少寐，口燥咽干，面色潮红，手足心热。舌红少苔，脉弦细数。

治法：滋补肾阴，濡养筋脉。

方药：左归丸加减。本方有滋阴补肾、强壮腰脊的作用，适用于肾阴亏虚，腰脊失于濡养、腰痛绵绵，五心烦热之证。

2）肾阳虚型

症状：腰部隐隐作痛，酸软无力，缠绵不愈，局部发凉，喜温喜按，遇劳更甚，卧则减轻，常反复发作，少腹拘急，面色㿠白，肢冷畏寒。舌质淡，脉沉细无力。

治法：补肾壮阳，温煦经脉。

方药：右归丸加减。本方有补肾壮腰、温养命门火的作用，适用于肾阳不足，筋脉失于温煦，腰痛绵绵，拘急肢冷之证。

（二）老年男性前列腺增生倾向

同男性亚健康管理。

（三）视物模糊及目涩

老年人随身体各方面功能下降，出现患眼干涩不爽，频频瞬目，视物模糊或轻微畏光的症状。

1. 调理原则

滋补肝肾，健脾除湿。

2. 调理方法

（1）健康指导：提倡劳逸结合，不要过于劳作，以免损伤正气。平时应避免汗出受风。居室环境应采用明亮的暖色调。

（2）生活方式指导：避免熬夜，避免过用目力及风沙烟尘。

（3）饮食调摄：少食辛辣炙煿之品，以免化热伤阴。宜选用甘凉滋润的食物，如鸭肉、猪瘦肉、百合、黑芝麻、蜂蜜、荸荠、鳖、海蜇、海参、甘蔗、银耳、燕窝等。少食温燥、辛辣、香浓的食物，如羊肉、韭菜、茴香、辣椒、葱、蒜、葵花子、酒、咖啡、浓茶，以及荔枝、龙眼、樱桃、杏、大枣、核桃、栗子等。

（4）运动指导：宜做中小强度的运动项目，控制出汗量，及时补充水分。不宜进行大强度、大运动量的锻炼，避免在炎热的夏天或闷热的环境中运动。可选择八段锦，在做完八段锦整套动作后将“摇头摆尾去心火”和“两手攀足固肾腰”加做 1 ～ 3 遍。也可选择太极拳、太极剑等。

（5）心理调摄：宜加强自我修养、培养自己的耐性，尽量减少与人争执、动怒，不宜参加竞争胜负的活动，可在安静、幽雅环境中练习书法、绘画等。

（6）经络腧穴保健：可选睛明、上睛明、攒竹、四白、承泣、太阳、丝竹空、阳白等眼周穴，每次选 3 ～ 4 穴，采用揉按手法，每日 2 ～ 3 次。

3. 中医辨证治疗

（1）邪热留恋型

症状：常见于暴风客热或天行赤眼治疗不彻底，微感畏光流泪，少许眼眵，干涩不爽，白睛遗留少许赤丝细脉，迟迟不退，睑内亦轻度红赤。舌质红，苔薄黄，脉数。

治法：清热利肺。

方药：桑白皮汤加减。若阴伤而无湿者，可去方中之茯苓、泽泻。

（2）肺阴不足型

症状：眼干涩不爽，不耐久视，白睛如常或稍有赤脉，黑睛可有细点星翳，反复难愈，可伴干咳少痰，咽干便秘。苔薄少津，脉细无力。

治法：滋阴润肺。

方药：养阴清肺汤加减。可于方中加太子参、五味子以益气养阴；黑睛有细点星翳者，可加蝉蜕、菊花、密蒙花以明目退翳。

（3）脾胃湿热型

症状：眼内干涩隐痛，眦部常有白色泡沫样眼眵，白睛稍有赤脉，病程持久难愈；可伴口黏或口臭，便秘不爽，溲赤而短。苔黄腻，脉濡数。

治法：清利湿热，宣畅气机。

方药：三仁汤加减。若白睛赤脉稍显者，可加黄芩、桑白皮、地骨皮、牡丹皮以清热泻肺、凉血退赤。

（4）肝肾阴虚型

症状：眼内干涩不爽，双目频眨，畏光，白睛隐隐淡红，久视后则诸症加重，黑睛可有细点星翳；可伴口干少津，腰膝酸软，头晕耳鸣，夜寐多梦。舌红，苔薄，脉细。

治法：补益肝肾，滋阴养血。

方药：杞菊地黄丸加减。口干少津明显者，可加五味子、玄参、沙参以养阴生津；白睛隐隐淡红者，可加地骨皮、桑白皮以清热退赤。

（四）失眠

失眠主要由饮食不节、情志失常、劳逸失调、病后体虚等因素影响了营卫阴阳的正常运作，导致阴阳失交，心神调节失常所致。其病位主要在心，与肝、脾、肾密切相关。

1. 调理原则

辨虚实，辨病位。补虚泻实，调整脏腑阴阳。

2. 调理方法

（1）健康指导：生活规律，按时作息，养成良好的睡眠习惯。寻找失眠的原因，去除因脑或全身疾病引起不寐的各种继发性因素。

（2）生活方式指导：注意居处环境的安静。居室或周围环境应安静，设法尽量避免和消除周围的噪声，睡前不宜过多吸烟或过饮浓茶及听音乐，以免引起兴奋而难以入睡。

（3）饮食调摄：睡前不饮酒、浓茶、咖啡。食疗：龙眼肉 500g，白糖 50g。将龙眼肉放碗中加白糖，反复蒸、晾 3 次，使色泽变黑，将龙眼肉再拌入少许白糖，装瓶备用。每日 2 次，每次 4 ~ 5 颗，连服 7 ~ 8 天。上法适用于心脾亏虚之失眠证。

（4）运动指导：宜做中小强度的运动项目，控制出汗量，及时补充水分。不宜进行大强度、大运动量的锻炼，避免在炎热的夏天或闷热的环境中运动。可选择八段锦，在做完八段锦整套动作后将“摇头摆尾去心火”和“两手攀足固肾腰”加做 1 ~ 3 遍。也可选择太极拳、太极剑等。

（5）心理调摄：心情舒畅；避免脑力劳动过度、精神紧张，保持良好的精神状态。睡眠前抛开杂念，调畅情志，放松心情，保持平稳的心态，对睡眠大有帮助。正确对待失眠，消除对失眠的恐惧心理，树立“少睡一晚也无碍”的观念。

（6）经络腧穴保健：每晚临睡前，温水泡脚 30 分钟，揉两侧涌泉穴各 30 次。针灸疗法：主穴为神门、内关、三阴交、足三里、安眠、心俞，每次取 2 ~ 3 穴，中、强刺激捻转，留针 20 分钟。

3. 中医辨证治疗

（1）肝火扰心型

症状：不寐多梦，甚则彻夜不眠，急躁易怒，伴头晕头胀，目赤耳鸣，口干，不思饮食，便秘溲赤。舌红苔黄，脉弦而数。

治法：疏肝泻火，镇心安神。

方药：龙胆泻肝汤加减。龙胆草、黄芩、栀子、泽泻、车前子、当归、生地黄、柴胡、甘草、生龙骨、生牡蛎、灵磁石。

（2）痰热扰心型

症状：心烦不寐，胸闷脘痞，泛恶嗳气，伴口苦，头重，目眩。舌偏红，苔黄腻，脉滑数。

治法：清化痰热，和中安神。

方药：黄连温胆汤加减。半夏、陈皮、茯苓、枳实、黄连、竹茹、龙齿、珍珠母。

（3）心脾两虚型

症状：不易入睡，多梦易醒，心悸健忘，神疲食少，面色少华。舌淡苔薄，脉细无力。

治法：补养心脾，养血安神。

方药：归脾汤加减。党参、白术、甘草、当归、黄芪、远志、酸枣仁、茯神、龙眼肉、木香。

（4）心肾不交型

症状：心烦不寐，入睡困难，心悸多梦，伴头晕耳鸣，腰膝酸软，潮热盗汗，五心烦热，咽干少津，男子遗精，女子月经不调。舌红苔少，脉细数。

治法：滋阴降火，交通心肾。

方药：六味地黄丸合交泰丸。熟地黄、山萸肉、山药、泽泻、茯苓、牡丹皮、黄连、肉桂。

（5）心胆气虚型

症状：虚烦不寐，触事易惊，终日惕惕，胆怯心悸，伴气短自汗，倦息乏力。舌淡，脉弦细。

治法：益气镇惊，安神定志。

方药：安神定志丸合酸枣仁汤。人参、茯苓、甘草、茯神、远志、龙齿、石菖蒲、川芎、酸枣仁、知母。

（五）肥胖

老年人多由于脏腑功能减退，又过食肥甘厚腻，脾胃运化功能减弱，积聚生痰；或脾虚失治，阳气衰弱，久之损害肾阳，从而导致脾肾阳虚，脾虚不能运化水湿，肾虚不能化气行水，水湿痰浊内停，浸淫肌肤而导致肥胖。

1. 调理原则

化痰除湿，补脾益肾。

2. 调理方法

（1）健康指导：生活规律，按时作息，养成良好的生活习惯。寻找肥胖的原因，辨别因器质性病变而引发的肥胖。

（2）生活方式指导：居处环境应干燥，不宜潮湿，穿着衣物尽量宽松，质地可以棉、麻、丝为主，有利于汗液蒸发，祛除体内湿气。

（3）饮食调摄：宜选用健脾助运、祛湿化痰的食物，如冬瓜、白萝卜、薏苡仁、赤小豆、荷叶、山楂、生姜、荠菜、紫菜、海带、鲫鱼、鲤鱼、鲈鱼、文蛤等。少食肥、甜、油、黏（腻）的食物。冬瓜海带薏米排骨汤具有健脾祛湿、化痰消浊的功效，适合痰湿体质腹部肥满的老年人食用。

（4）运动指导：老年肥胖人群宜长期坚持运动锻炼，但不宜在阴雨季节、天气湿冷的气候条件下运动，尤其在冬季要注意头部及颈部的保暖。可选择快走等易于掌握的运动，具体运动强度应依据老年人自身情况而定，尤其是患有冠心病的老年人，更要注意其身体承受能力，而不能一味追求减重。

（5）心理调摄：保持心情愉悦，培养广泛的兴趣爱好。

（6）经络腧穴保健：选取健脾祛湿、益肾的穴位进行按摩，如足三里、丰隆、三阴交，可采用指揉法，每穴揉按2～3分钟，每日操作1～2次。

3. 验方

清平减肥茶：山楂、枸杞子、瓜蒌、甘草。

芙蓉降脂减肥灵：山楂、神曲、法半夏、茯苓、萝卜子、荷叶、陈皮、白术、人参。

减肥轻身汤：茉莉花、玫瑰花、荷叶、决明子、枳壳、泽兰、泽泻、桑葚、补骨脂、首乌。

三花减肥茶：玫瑰花、茉莉花、代代花、川芎、荷叶。

海藻轻身汤：海藻、夏枯草、白芥子、薏苡仁、山楂、泽泻、茵陈、甘草。

（王赫麟）

第四节 女性亚健康中医健康管理

一、概述

2000年中华中医药学会发布的《亚健康中医临床指南》中对亚健康状态的定义是指人体处于健康和疾病之间的一种状态。处于亚健康状态者，不能达到健康的标准，表现为一定时间内的活力降低、功能和适应能力减退的症状，但不符合现代医学有关疾病的临床或亚临床诊断标准。

通常认为，女性亚健康常见评估指标和症状可包括：精神紧张，焦虑不安；容易激动，无事自烦；懒于交往，情绪低落；体重减轻，体虚力弱；记忆减退，熟人忘名；晨起有不快感；咽喉部异物感等。

20世纪80年代苏联学者布赫曼教授将处于健康和疾病之间的状态称为“第三状态”，国内学者将其称为“亚健康状态”。随着社会快速发展，人们生活方式也在不断发生变化，且处于亚健康状态的人数日益增多，受到世界范围内医学界研究人员广泛关注。

中医学认为，人体健康的标志即阴阳平衡，也是人类与自然环境、社会环境之间的动态平衡，遂有“阴平阳秘，精神乃治”这一说法。人体从健康到亚健康，再到疾病、死亡，是一个渐进的、连续的过程，中医学里虽没有亚健康状态这一概念，但与之对应的是人体由阴平阳秘到阴阳失衡，再到阴阳离决这一动态过程。从健康到疾病的过渡状态被称为亚健康状态，也就是中医学中的未病状态或者欲病状态。

有数据显示，目前我国处于疾病状态的人数约占15%，完全健康的人数也只占15%，其余70%人口都处于亚健康状态。多项研究指出，现阶段处于亚健康状态的人口呈逐年递增趋势，而中青年正处于人生中关键的学习、工作、进步期，其面临的工作、生活、家庭压力更为突出，亚健康状态也更为明显。单纯以女子为调查对象的亚健康流行病学调查资料不多，有研究者对台州医学院493名女医学生的亚健康现况及相关因素进行了调查，结果显示女医学生亚健康发生率为42.5%，亚健康组不适应、抑郁、焦虑、敏感、紧张的康奈尔医学指数得分均比健康组高。陈爱民等对深圳女大学生的调查显示，亚健康人群比例较高，主要表现为注意力难集中，记忆力减退，对自己的健康担心，精神不振，困倦，情绪不稳定等。张晓冬等在对950例围绝经期妇女的睡眠质量及心理健康状况现况调查中发现，围绝经期妇女的躯体化症状、强迫症状及抑郁症状比较突出。韩秋菊等对1053名知识女性采用测试及月经状况调查，发现随着亚健康状态的加重月经异常的发生率增加，周期、经期、经量异常和痛经的发生率都增加，月经异常的知识女性存在明显的心理障碍，表现在躯体化、强迫症状、人际关系、焦虑、抑郁、偏执等。李洁明等对广东省各地区的数名围绝经期妇女进行调查发现，出现心理症状的表现为失眠、烦躁、容易激动、不开心或忧郁等，与年龄、职业、月经、孕次等因素密切相关。在这些流行病学调查中，从女大学生、女白领到围绝经期女性，包括了不同的社会阶层和不同的年龄阶段，她们中处于亚健康的人数比例较高，其症状多表现为情绪的焦虑、忧郁、烦躁、睡眠障碍等各种慢性心理应激症状以及月经的异常。

亚健康虽然没有达到疾病状态，但其对人们生活仍有严重影响。一方面亚健康人群症状比较明显，学习和工作效率下降，影响生活质量，另一方面机体长期功能失调而导致神经、内分泌、免疫系统及其他脏腑功能的紊乱，尤其是女性，在家庭中发挥重要作用，女性亚健康会影响整个家庭的身心健康。从中医角度来说，亚健康人群多存在偏颇体质，脏腑功能失调日久会产生病理产物，进而导致疾病的发生。所以针对亚健康状况进行科学管理，对于提高生活质量、降低疾病发生率具有重要意义。

二、亚健康分类

目前所查阅的文献和著作中尚未有专门针对女性亚健康分类的论述，根据《亚健康中医临床指南》，亚健康主要分为生理亚健康、心理亚健康和社会适应亚健康三类。

（一）生理亚健康

疲劳性亚健康：以持续3个月以上的疲劳乏力为主要表现，并排除一切可能导致疲劳的疾病（如病毒性肝炎、肿瘤、糖尿病、重度抑郁等）。其包括睡眠失调性亚健康；疼痛性亚健康；其他症状亚健康；另外，也有根据西医生理病理特点进行分类的，如易感冒性亚健康、心肺功能低下性亚健康、消化不良性亚健康、内分泌代谢紊乱性亚健康等。

（二）心理亚健康

最常见的表现是精神萎靡不振、心情抑郁或情绪急躁、紧张、焦虑不安、注意力难以集中、记忆力减退、反应迟钝、精力下降等。最常见的类型有焦虑性亚健康、抑郁性亚健康、恐惧或嫉妒性亚健康、记忆力下降性亚健康。

（三）社会适应亚健康

以持续3个月以上的人际交往频率减低或人际关系紧张等社会适应能力下降为主要表现。常表现为社会适应能力差和人际关系不稳定。

成年女性需要面对的问题有很多，如工作环境变换、复杂的人际关系处理、建立家庭、养育子女、工作压力、知识更新等，一旦不能适应这些情况，就会陷入不良情绪当中。

三、女性亚健康危险因素

（一）体质因素

阳虚质、气郁质是复发性流产的易感体质；胎漏、胎动不安患者主要的体质类型是阳虚质、气虚质及阴虚质，《景岳全书·妇人规》说："凡妊娠之数见堕胎者，必以气脉亏损而然……况妇人肾以系胞……凡胎孕不固，无非气血损伤之病，盖气虚则提摄不固，血虚则灌溉不周，所以多小产。"指出胎动不安、滑胎以肾阳虚、气血虚弱为主，是由先天禀赋不足和后天素体虚弱及饮食等耗伤气血引起的。此外，体质强健者，病轻而易治；体质虚弱者，病重而难愈。由此可见，无论慢性疾病还是女性常见病、多发病，均与体质因素高度相关。

（二）心理因素

美国心脏之父怀特提出"No hurry, no worry, no hypertension"（没有着急，没有烦恼，就没有高血压），在西方被认为是心理防病的圭臬之言，这与《黄帝内经》中的"恬惔虚无，真气从之，精神内守，病安从来"的论述都说明心理因素对疾病预防的重要作用。

内伤七情之中，以怒、思、恐对女性亚健康状态影响最显著。女性的经带胎产孕乳耗伤阴血，而肝藏血，主疏泄，所以肝血虚影响肝的疏泄功能，女性容易出现心情抑郁、情绪不宁等情志变化，进一步发展为气血两虚（气血同源）、气滞血瘀（气滞则血瘀）、痰瘀互结（肝气乘脾，脾失健运），初期可能出现情绪不宁、慢性疲劳、乳房胀痛、月经不规律等一些亚健康症状，日久可导致焦虑抑郁、月经不调、癥瘕积聚等疾病的发生。忧思不解则气结，气结血滞，可致闭经、月经不调、癥瘕等。惊恐过度，常使气下、气乱，失去对血的统摄和调控，可致月经过多、崩漏、胎动不安、堕胎、小产等。

（三）社会生活因素

《黄帝内经》通过"以酒为浆，以妄为常，醉以入房，以欲竭其精，以耗散其真，不知持满，不时御神，务快其心，逆于生乐，起居无节，故半百而衰也"，说明如人破坏自然规律、生活无度，必然以健康为代价。

一些不科学的生活习惯导致人体阴阳失衡，脏腑功能失调，开始可能仅仅是一些亚健康症状，日久则会导致疾病的发生。

1. 六淫所伤

风寒暑湿燥火之六气，若出现太过或不及，即成六淫。若六气不顺，寒温不适，燥湿不调，再加上不知调摄，则损伤脏腑功能，适应能力下降。《素问·四气调神大论》曰："逆春气则少阳不生，肝气内变；逆夏气则太阳不长，心气内洞；逆秋气则太阴不收，肺气焦满；逆冬气则少阴不藏肾气独沉……以从其根，故与万物沉浮于生长之门。逆其根则伐其木，坏其真矣……逆之则灾害生，从之则苛疾不起，是谓得道。"如女性感受寒邪、冒雨涉水或过食生冷，则血为寒凝，血行不畅，胞脉阻滞，可出现月经后期、痛经、闭经、癥瘕等。若感受热邪、五志过极化火、过服辛辣助阳之品，都可导致阳热内盛；出现月经前期、月经延长等。

2. 劳逸失度

劳逸适度对保持人体阴阳平衡至关重要。劳力过度易耗气伤形，耗气过多，易致脾肺气虚，常见少气懒言、神疲体乏、汗出喘息等症状；长时间筋骨、关节、肌肉运动过度，易致形体组织损伤，正如《素问·宣明五气论》云："久视伤血，久卧伤气，久坐伤肉，久立伤骨，久行伤筋。"劳神过度，可损伤心脾，耗伤气血，现代人们每多秉烛夜游，或深夜工作，此阳入于阴之时，日久则耗伤阴血，出现失眠、多梦、纳呆、腹胀等症。过度安逸可致气机壅滞，失于畅达；阳气不振，正气虚弱。若房劳多产（早婚、房事不节、产多乳众），都可损伤肾气，耗伤气血，能引起月经病、带下病、胎动不安等。经期繁劳过力，可致经期延长或月经过多。若孕期持重过劳，易致胎动不安、堕胎、小产；反之，过度安逸，则气血凝滞，易成滞产。产后持重、操劳过早，易致子宫脱垂。妇女在经期、孕期登高持重，或跌仆闪挫，易致崩漏、胎动不安等。

3. 饮食不节

饮食不节，饥饱失时，过食五味，致"饮食自倍，肠胃乃伤"（《素问·痹论》）。嗜食肥甘厚腻、酗酒之人，易致湿热内生。湿为阴邪，热为阳邪，痰邪则介于二者之间，热毒缓灼津液，使湿热之邪化为痰邪，此阶段伏毒已深入气血，病势加重。痰邪迫血妄行，并与湿邪、热邪胶结，化无形为有形，形成肿块。根据国际癌症研究机构的专著，饮酒与口腔癌、咽喉癌、食管癌、大肠癌、肝癌（肝细胞癌）和女性乳腺癌的发病具有剂量依赖性，饮酒与癌症风险之间的关系是单向的。在女性中，超过三分之二的酒精致死是由肝硬化和癌症引起的（30.7%）；其中最大的比例（21%）是乳腺癌，缺血性心脏病以外的心血管疾病是第三大病因。嗜食生冷，易致寒湿内停，损伤脾胃，脾失健运，日久脾胃气虚甚则气虚及阳，后天之本不足则不能灌溉四旁，可致诸脏亏虚，女性可出现痛经、闭经、带下病等。如《脾胃论》云："饮食不节则胃病，胃病则气短精神少……脾胃之气既伤……而诸病之所由生也。"

4. 情志所伤

"怒则气上，喜则气缓，悲则气消，恐则气下，惊则气乱，思则气结"（《素问·举痛论》），喜、怒、忧、思、悲、恐、惊七种情志变化超过了人体生理和心理的适应能力，导致脏腑功能失调，导致亚健康或疾病。如肝为将军之官，性喜条达舒畅而恶抑郁，主疏泄而调畅气机。情志不遂，则致肝失条达，气机郁结，木郁则土壅或肝木横逆克土则脾失健运，日久则可致脏腑气机功能紊乱，疾病丛生可出现月经先后无定期、胎动不安、不孕等症。

5. 年老体衰

《素问·上古天真论》曰："女子五七，阳明脉衰，面始焦，发始堕。女子六七，三阳脉衰于上，面皆焦，发始白。男子五八，肾气衰，发堕齿槁。男子六八，阳气衰竭于上，面焦，发鬓颁白。"年老之人，易表现脾肾阳虚或肝肾阴虚。肾虚阳亏，不能温煦脾阳，脾肾阳虚，先后天之本均不足，则五脏皆失所养，疾病丛生；肾虚精亏，肝失所养，肝肾阴虚，不能濡养脏腑，则脏腑功能不足。若兼夹六淫邪毒，导致病机转化，或虚实夹杂，或表里同病，或寒热并见。另外肾为先天之本，人到老年，肾中精气逐渐减少，虽然机体没有病变，但已处于亚健康状态。

四、管理人群和目标

1. 管理人群

亚健康状态的成年女性。

2. 管理目标

改善亚健康症状，提高生活质量，预防疾病发生。

五、自助管理方案

（一）管理流程和内容

详见第一章第三节中医健康管理相关内容。

(二)管理方法

1. 建立档案

收集家庭健康记录表(附录1)、历年健康体检报告、中医体质辨识报告、历次就医资料、家庭功能评估表(附录2)、焦虑抑郁自评量表(附录3)、健康自测问卷(附录4)等健康相关的资料,定期进行乳房自查、及时记录经带胎产情况及出现的亚健康症状,连续动态了解自身的健康状况,定期回顾分析亚健康状态可能的危险因素,及时调理亚健康状态。

2. 监测评估

居家监测除了常规监测项目,女性应关注月经变化(如月经的经量、经色、周期等)、带下情况(气味、量、色、质等,是否有外阴阴道瘙痒等)、乳房情况(定期进行乳腺自查,乳房疼痛或乳房肿块等)、性生活情况(性交痛、性冷淡等)、泌尿系感染的情况(尿频、尿痛、尿急等),育龄期女性要注意是否妊娠,绝经后女性要注意经断复来、尿失禁的问题等,此外还应注意性格与心理健康、家庭与社会关系等,并作好相关记录。

3. 自助调养

(1)提高健康素养:中医认为五脏是机体生命活动的中心,人体生长、发育、衰老与五脏密切相关。同时《素问·上古天真论》中也指出经络对女性的生长发育的重要作用。如张景岳云:"经本阴血,何脏无之,唯脏腑之血皆归冲脉,而冲为五脏六腑之海,故经言太冲脉盛,则月事以时下,此可见冲脉为月经之本也。"《诸病源候论》中即立"月水来腹痛候",认为妇人月水来腹痛者,由劳伤血气,以致体虚、受风冷之气客于胞络,损伤冲任之脉,临床以寒客胞宫气滞血安最为多见,治疗时选任冲两脉,疏松经络,调和气血,使经脉气血得以畅通,疼痛得以缓解。

《医宗金鉴·妇科心法要诀》:"男妇两科同一治,所异调经崩带症,嗣育胎前并产后,前阴入疾不相同。"经带胎产乳不同阶段有不同的特点:月经期,阴血下注,阳气偏盛,此时应保证充足的睡眠以养阴,并应调畅情志,防止肝失疏泄,影响睡眠。妊娠期,"血感不足,气易偏盛",月经停止来潮,脏腑、经络的阴血,下注冲任,以养胎元。此时血聚于胞宫以养胎,血易感不足,肝气上逆,胃易失和降,出现饮食偏嗜、恶心呕吐、晨起头晕等。产褥期,因分娩时用力汗出和产创出血,损伤阴液,"阴血骤虚,阳气易浮",此时身体处于多虚多瘀的状态,容易出现产后血晕、发热、身痛、恶露不绝等。

经带胎产孕乳的特殊生理功能导致女性容易气血不足,女子以肝为先天,所以临床常见肝血虚、肝郁气滞,由于肝气的条达失畅,藏血功能失司,致肝血不足或血行不畅,均可引起一系列的亚健康症状,如月经的异常、疲劳、双目干涩酸胀、心理的问题。

百病生于气,气的升降出入又有赖于肝的疏泄功能。肝主疏泄,其气主升主动,是气机疏通、畅达、升发的重要因素。肝疏泄有度则气机调畅,气血调和,经络通利,脏腑组织功能正常,病无由生,人体就健康,反之则疾病由生。

如疲劳:疲劳的主要表现为肢体无力,运动能力下降。《素问·六节藏象论》曰:"肝者,罢极之本,魂之居也,其华在爪,其充在筋。"肝是产生疲劳的根本。因为肝气不舒,气血不能条达,机体内外各部不能濡养。

肝开窍于目,双目能视全赖于肝阴血的濡养。故双目干涩、酸胀与肝阴血不足密切相关。肝主魂,睡眠与心肝有关。血脉充足则魂有所藏。在亚健康女性中,睡眠状况与肝密切相关。

如亚健康女性的绝经年龄偏早，这与女性长期肝不舒，造成肝肾虚损，不能正常疏泄有关。女性兼顾社会家庭婚姻等多重角色，处于高负荷状态，影响肝的疏泄条达，致肝气郁结、肝血不足、瘀滞。

现代生活节奏快，精神压力大，社会竞争尤其激烈，女性兼顾社会家庭婚姻等多重角色，这种高负荷使其体力和精力透支，不良的生活方式和精神刺激往往影响肝的疏泄条达，进而影响脾之健运，出现胁胀、情志抑郁、腹胀、便溏、弦脉等表现。

育龄女性需要了解妊娠的一些变化，及时发现正常和异常妊娠。妊娠试验阳性确诊妊娠后，异位妊娠会出现阴道不规则流血（多有 6 ～ 8 周停经史），突然出现腹痛，常表现为一侧下腹部隐痛或酸胀感，或突感一侧下腹部撕裂样疼痛。随着孕周增加，子宫会逐渐增大，如果子宫增大不明显或不大反减小，要警惕胎萎不长或胎死腹中等可能。

女性常见的疾病乳腺癌、宫颈癌可防可控。日常生活中应注意观察自身变化。如女性可以通过乳腺自查的方式对乳腺疾病进行自我初步筛查：乳腺癌虽然早期一般不会出现较大征兆，但部分患者会出现乳房肿块、乳头溢液、乳头异常、乳晕异常以及乳房皮肤改变等症状。女性如出现阴道接触性出血，或不规则阴道流血，或阴道有白色或血性、稀薄如水样或腥臭排液，或出现尿频、尿急、便秘等就要警惕宫颈病变的可能。

女性要了解自己的体质状况，并在日常生活中按照体质调整日常饮食起居运动。

（2）饮食调养：注意均衡饮食，参照《中国居民膳食指南（2016）》；根据女性体质调整饮食，见第四章第一节和第五章第一节。

根据女性自身不同时期生理特点调整饮食，例如：月经量多、妊娠哺乳期饮食注意含铁多的食物等；绝经期前后女性饮食应注意增加钙的摄入，适量补充雌激素（植物雌激素），女性绝经前后罹患骨质疏松和心脏病的概率大大增加，饮食中补充植物雌激素（主要指豆制品）和钙可以减低骨质疏松性骨折和心脏病的风险。便秘多见于老年女人，可适当摄入提高粪便的含水量（如水溶性膳食纤维）、促进胃肠道蠕动（不溶性膳食纤维）的成分，如双歧杆菌、膳食纤维、玉米纤维、怀山药等。

（3）情志调摄：日常生活可通过培养兴趣爱好、加强体育锻炼等，保持精神愉快、避免情绪波动或发脾气，勿过忧思，节制房事，以养精神，促进心理健康。成敬等人测定 77 例女性生殖器官恶性肿瘤患者的人格特征及其他社会心理特征，结果显示，恶性肿瘤组艾森克个性问卷的神经质分级显著地高于良性肿瘤组和健康对照组，提示患者性格具有神经质、情绪不稳的特征。女子患郁病多，与其经带胎产乳的生理功能有关，流行病学调查中，从女大学生、女白领到围绝经期女性，包括了不同的社会阶层和不同的年龄阶段，她们中处于亚健康的人数比例较高，其症状多表现为情绪的焦虑、忧郁、烦躁、睡眠障碍等各种慢性心理应激症状，以及月经的异常。这与中医的肝藏血、疏泄失司的功能密切相关，也与肾精亏损、脾胃虚薄等脏腑功能失调有关，所以在调整心态的同时，更重要的是调理体质和脏腑功能；女性在家庭中的角色经常需要协调各种家庭社会关系，例如需要处理婆媳关系，所以需要努力学习相关科学知识，如社交礼仪、沟通方法等，加强个人修养，提高辨别能力，学会不同角度观察问题；有目的地丰富个人生活经历，学会缓解心理应激的技巧；提高个人的社会忍耐力，从而改善社会适应能力；建立友善的人际关系，协调友善的人际关系；培养健全的性格等。

（4）起居调摄

1）充足睡眠。要养成科学的作息时间，保障充足的睡眠，养成早睡早起的习惯，生活习惯科学有规律。“昼则养阳，夜则养阴”，若熬夜，会耗伤阴血，日久会出现健忘、月经不调等症；若感受寒邪、冒雨涉水或过食生冷，则血为寒凝，血行不畅，胞脉阻滞，可出现月经后期、痛经、闭经、癥瘕等。过食寒凉生冷食物，可致痛经、闭经、带下病等。

2）要养成良好的卫生习惯，平时勤剪指甲，勤洗头，饭前便后要洗手，注意性生活卫生。如不洁性行为可能会导致阴道炎，增加HPV感染的风险，甚至增加感染性病和HIV的可能。

（5）运动保健：有氧运动是女性最适宜的运动。每日适当的劳动和运动，可舒筋活血，促进机体新陈代谢，提高抗病能力，促进食欲，减轻压力，推迟衰老。研究证明，坚持每日活动60分钟，可以恢复其所丧失健康的20%，高血压发病平均推迟10年。医学流行病学的研究也反复证明：体育运动在很大程度上可有效预防高血压、冠心病、骨质疏松、结肠癌、乳腺癌等慢性非传染性疾病。10分钟分段运动其效应也相当于持续30分钟的身体活动。现有累积爬楼梯层数的证据，提示男性每周125层楼梯，女性85～100层，每次至少5层，有助于改善心血管系统的健康水平。中年女性人群的研究中可见，承重的身体活动对于提高骨量峰值有重要意义。在有关的对照研究中，参加身体活动的程度、有氧工作能力和肌肉力量都与骨密度呈正相关。

1）快走、慢跑：每次30～40分钟，每周3～4次。

2）有氧运动：如健身操、瑜伽或舞蹈等，有助于锻炼肢体的灵活性、柔韧性，有效地提高身体素质。

3）游泳：学习游泳能有效地改善神经系统、呼吸系统等身体多个系统的功能，促进身体肌肉的锻炼。

4）团队运动：团队合作是一种意识，可以在团队中发现和展示自己的能力，能有效地培养与他人的交往相处能力，有助于对社会的适应性。

运动原则：合理选择有益健康的身体活动量（包括活动的类型、频度、时间、强度和总量），应遵循区别对待、因人而异，循序渐进、量力而行，持之以恒、安全第一的原则。孕期或产后及老年女性不可过分追求运动方式、时间等；经期运动也要适度；不同体质的女性在运动时也要根据体质特点量力而为，如气虚体质女性切不可运动时大汗淋漓，如运动过度则会耗气伤阳，而出现或加重心慌、乏力等不适表现。

4. 定期回顾评价

根据居家监测内容，定期自我评价身体、心理状况和家庭功能，及时调整生活方式或及时就医。

六、医助管理方案

（一）管理流程和内容

详见第一章第三节中医健康管理相关内容。

（二）管理方法

1. 建立档案

根据患者需求为亚健康女性建立中医健康管理档案：包括健康风险评估调查问卷、中医体质辨识报告、健康体检报告等健康相关资料。妥善保管各项监测资料，作为复诊随访的依据。根据不同年龄段定期进行例行全面体格检查，相关检查及化验结果均要保存在健康档案中。

2. 风险评估

针对所采集到的信息和体检结果进行风险因素、健康状况和不同年龄段的重点疾病风险评估，评估女性亚健康患者生活中存在的健康风险、亚健康状况有无变化、是否存在器质性疾病及乳腺癌、宫颈癌等常见疾病的风险。对于已经明确诊断或需要进一步检查明确诊断的患者，转入相应专科进一步诊断治疗。

女性亚健康患者问诊需要关注其既往史（如结核等）、月经情况（初潮年龄、月经周期、经期天数、经期的量色质、有无痛经、末次月经、闭经日期、绝经年龄等）、婚姻情况（已婚或未婚、有性生活的年龄、性生活情况、配偶健康状况、夫妻关系等）、生育情况（妊娠次数及生育次数、流产次数，有无死胎、死产、围产期感染，计划生育情况等）、家族情况（有无与遗传相关的疾病，如血友病、精神病等）、习惯与嗜好（吸烟等）、冶游史（有无不洁性交、是否患过淋病性尿道炎、尖锐湿疣等）等。

女性健康体检需要在基本查体和体检项目的基础上，增加妇科彩超（盆腔）、妇科指诊（肛诊）、宫颈防癌筛查［液基薄层细胞检测和（或）HPV 检查］、阴道分泌物检查（解脲支原体、沙眼衣原体检查等）、性激素六项测定、乳腺彩超 / 乳腺钼靶检查等项目。

3. 干预方法

（1）女性偏颇体质调理：体质是每个人在形态结构、生理功能和心理状态等方面相对稳定的固有特质，体质禀受于先天，得养于后天，平和质属于健康体质，而偏颇体质处于阴阳、气血或脏腑的失调状态。日常生活中不重视自我体质管理，偏颇体质逐渐由单一的体质类型转变为复杂的兼夹体质，并逐渐出现明显的亚健康症状，可见调理偏颇体质在调治亚健康中发挥重要作用。所以医生应根据体质的偏颇状况给出包括饮食、起居、身体活动、经络调理等方面的指导，纠正偏颇体质，改善亚健康症状，预防疾病发生。

（2）中药调理

1）中药辨证调理：按照中医辨证论治的方法，运用中药组方进行亚健康症状的调理。

2）药膳调理：在中医理论的指导下，将中药与某些具有药用价值的食物相配，具有保健、预防、治疗等功效。

3）敷贴调理：贴敷法对于纠正偏颇体质和调理亚健康状态具有良好的疗效。常用于肥胖、湿热质等亚健康状态。

4）药浴调理：根据辨证论治选择药物，将药液或含有药液的水用于浸泡、洗浴全身或局部，可分为全身药浴和足浴等，药物透过皮肤、五官九窍、腧穴等部位直接吸收，根据不同女性亚健康状态选择相应的药物配伍组方，可产生不同的调理治疗作用。

（3）经络腧穴调理

1）推拿调理：根据女性生理病理特点和女性亚健康状态，对特定穴位施行特殊推拿手法，以调节脏腑功能，疏通经络，调和气血，平衡阴阳。疗效显著，无毒副作用。

2）刮痧调理：刮痧可用于养生保健和调理女性亚健康状态，适用于经前乳房胀痛等。

3）拔罐调理：根据不同的亚健康状态和调理部位，选取不同的拔罐方式和穴位。

4. 随访和评价

（1）随访：根据女性不同年龄和健康状况设定访视点，采用线上线下相结合的随访方法，门诊医生利用患者就诊开展患者管理，并按照随访要求进行记录或医护人员通过上门服务进行患者管理，并按要求记录；线上随访，可以通过电话、微信等方式进行随访，并记录。

（2）效果评价：按照上述随访情况评估女性的健康状况，分析存在的健康问题和相关危险因素，根据情况调整干预方案并继续监测。

七、女性常见亚健康状态管理

（一）经前乳胀

经前乳胀，以青春期或育龄期妇女多见，其发生率不断上升，应早期干预，以防其转变成乳腺炎、乳腺小叶增生等乳房疾病。

1. 判断依据

（1）乳房胀痛伴随月经周期而发，为本症判断依据。一般发生在临经前3～7天，或在经后半个月左右即发生乳胀，有少数从排卵后（在下次来月经前2周左右，即12～16天时的排卵期）即开始乳痛，易经前2～3日达高峰，至月经来后1～2天才消失。

（2）以乳胀为其主要表现，经期乳房作胀、疼痛，可兼有灼热感，或胸胁闷胀，或精神抑郁，时时叹息，或烦躁易怒，或小腹胀痛等症状。

（3）上述症状引起了明显的苦恼，并不同程度地影响了工作和生活。

（4）应除外由其他乳房疾病引起的经前乳胀，如急慢性乳腺炎、乳腺增生、乳腺癌等。

2. 发生原因

（1）精神因素：经常精神紧张、抑郁者很容易引起经前乳房胀痛。

（2）生活习惯：生活饮食没有规律，经常昼夜颠倒，嗜食肥甘厚味、辛辣、过酸、过咸食物，经常饮用咖啡等刺激性饮料，胸罩选择和穿戴不合理等，都容易导致经前乳房胀痛。

（3）性生活因素：这与性生活时乳房生理变化有关。性欲淡漠或者性生活不和谐者，因此达不到性满足，乳房的充血、胀大就不容易消退，或消退不完全，持续性充血，加之经前期气血旺盛会使乳房胀痛。

（4）服用避孕药后体内激素水平异常，可造成乳腺肿块及乳房疼痛。

3. 调理原则

经前乳房胀痛主要是生活规律和精神情志等因素综合作用的结果。所以对其的干预应该以改善生活质量，规律生活，调畅情志为主要手段。

4. 调理方法

（1）心理调摄：加强对经前乳胀的心理调理，逐步消除其心理上的抑郁情绪，提高心理愉快度水平；改善其人际关系，使之多与人交流，以营造良好的生活和工作环境。

（2）健康教育：应保持心情舒畅，精神饱满，生活起居要有规律，适当参加运动，劳逸结合；宜保持挺胸收腹的良好姿势，合理选择和使用胸罩，尽量不要束胸或穿紧身衣，平时可以适当进行乳房的自我按摩，以改善局部血液循环。

（3）运动调理：坐位，头部转动，从右至左，又从左至右缓慢进行；头前屈，下颌向胸，头后仰，眼望上方；头右侧屈左转，眼望上方；头左侧屈并右转，眼望上方；头部轻松绕旋。坐位，耸肩，使与耳接近，最初左、右分别做，以后两肩同时做。

（4）饮食调摄：饮食要有规律，定时定量，营养全面均衡。可选用疏肝解郁类的食疗验方。

陈皮茯苓糕

原料：陈皮10g，茯苓粉20g，糯米粉300g，白糖100g，红糖100g。

制法：将洗净的陈皮切碎后，与茯苓粉、糯米粉、红糖、白糖同放入盆中，加清水适量，充分搅拌均匀，倒入浅方盘中，用大火隔热蒸熟，取下冷却后切成小块即可食用。

功效：疏肝解郁，理气止痛。适宜于经前期乳房胀痛，胸胁胀闷，常叹息，易发怒者。

金针菇粉丝排骨汤

原料：金针菇 100g，排骨 200g，粉丝 50g，葱、油、盐适量。

制法：金针菇去硬蒂，洗净浸软，备用。粉丝洗净浸软，切成四寸长小段备用。烧热锅，加入开水适量，放入排骨煮 30 分钟后加入金针再煮 5 分钟，加入粉丝煮 2 分钟，下葱段调味，便可食用。

功效：理气解郁。适宜于经前期乳房胀痛，郁郁不乐，常叹息，胸胁胀闷不舒者。

麦芽贝母杏仁汤

原料：麦芽 40g，贝母 15g，杏仁 15g。

制法：上 3 味加水煎至适量。

功效：理气止痛。适宜于经前乳胀痛较甚，胸胁闷胀，郁郁不欢者。

二枣山楂汤

原料：山楂 15g，红枣 30g，酸枣仁 20g。

制法：上 3 味加水 3 碗共煎汤，煮至 1 碗。

功效：理气活血止痛。适宜于经前乳房胀痛，胁肋窜痛，郁闷不舒者。

（5）中医辨证治疗

肝气郁结

症状：经前乳房胀满疼痛而硬，甚则痛不可触衣；或阴中抽搐，或痛经，或婚久不孕。经前常喜叹息，烦躁易怒，胸胁少腹胀痛。舌暗红或尖边红，苔薄白或微黄，脉弦或弦数。

治法：疏肝解郁，和胃消导。

方药：逍遥散加减。常用药物有当归、白芍、柴胡、薄荷、甘草、生姜等。

肝郁化火证

症状：经前乳房胀痛，乳头痒痛，烦躁，尿黄便结，舌红，苔黄。

治法：疏肝清热，理气止痛。

方药：丹栀逍遥散加减。常用药物有当归、白芍、柴胡、茯苓、牡丹皮、栀子、鸡内金、蒲公英等。

肝肾阴虚

症状：经前或经时乳房胀痛不硬，或乳腺发育不良，或月经过少，或婚久不孕。形瘦，两目干涩，五心烦热，咽干口燥，头晕耳鸣，腰膝酸软。舌红，少苔，脉细弦略数。

治法：滋肾养肝，和胃通络。

方药：一贯煎加味。常用药物有北沙参、麦冬、当归、生地黄、川楝子、枸杞、鸡内金、麦冬、天冬、白芍、山药。

（6）推拿调理：患者俯卧，施术者站于其旁，用手掌揉腰背肝俞、脾俞、肾俞数次，揉拿双下肢后侧，按压承山穴。患者仰卧，施术者用手掌根部在腹部做左右方向的推揉数次，并用一手指按压中脘，另一手指按压关元，两手配合、一起一伏，交替按压数次，动作要缓慢，用力达于深层。最后用拇指推印堂至太阳穴，揉眉弓、百会、风池穴数次。并可自己按摩胸腹部 20 ~ 30 次。

（7）乳房按摩：轻轻按摩乳房，可使过量的体液再回到淋巴系统。按摩时，先将肥皂液涂在乳房上，沿着乳房表面旋转手指，约成1个硬币大小的圆。然后用手将乳房压入再弹起，这对防止乳房不适有极大的好处。

（8）针灸调理

治法：疏肝和胃，理气止痛。

取穴：肝俞、太冲、中脘、膻中、三阴交。

操作：毫针针刺，平补平泻。

（二）月经失调

月经失调是指月经失去正常规律性，泛指由各种生物、社会、行为、情绪等因素引起的月经改变，包括初潮年龄的提前、延后和月经周期、经期与经量的变化。本症是女性最常见的亚健康症状之一，常见于青年女性及夫妻长期分居女性。

1. 判断依据

（1）月经先期或后期，即月经提前或错后7天以上；或月经先后不定期，即月经周期或前或后，没有规律；或月经量过多或过少；或色、质改变异常，与经期、经量异常同时发生。

（2）引起了明显的不适感，不同程度地影响了工作、生活、学习以及家庭和谐等。

（3）应除外临床确诊的月经失调疾病（如功能失调性子宫出血、闭经、痛经、经前期紧张综合征、围绝经期综合征等）；或其他疾病所导致的月经失调，如生殖器官局部的炎症、肿瘤及发育异常、营养不良，其他内分泌功能失调，如甲状腺、肾上腺皮质功能异常、糖尿病、席汉氏病等，肝脏疾患，使用了治疗精神病的药物、内分泌制剂等。

2. 发生原因

（1）精神情志因素：生活工作压力大、经常忧郁寡欢，闷闷不乐，或心烦易怒等。

（2）生活习惯因素：生活经常没有规律，起居无常，饮食不节。

（3）吸烟：尼古丁能降低性激素的分泌量，干扰与月经有关的生理过程，引起月经不调。

（4）滥用药：滥用或经常大量使用抗生素，可致月经失调。

（5）便秘：直肠内大便过度充盈后，子宫颈被向前推移，子宫体则向后倾斜。子宫长久保持在后倾位置易诱发月经紊乱。

（6）噪声和电磁波：二者对女性的内分泌和生殖功能产生不良影响，导致内分泌紊乱，引起月经失调。

（7）贪凉：女性经期受寒，会使盆腔内的血管收缩，导致卵巢功能紊乱，可引起月经失调。

（8）肥胖：肥胖者痰多，容易阻滞气血而引起月经不调。

3. 调理原则

引起月经失调的原因比较多，有生物、社会、行为、情绪等因素，其中社会和行为原因可通过情绪反应而影响月经。所以，对其除了去除诱因、综合干预外，应该十分重视调畅情志在其中的重要作用。

4. 调理方法

（1）健康教育：加强对妇女月经期卫生知识的宣传教育。使其了解女性生理及解剖知识，消除对月经生理现象的神秘感或不洁感。经期要防寒避湿，避免淋雨、涉水、游泳、喝冷饮等，尤其要防止下半身受凉，注意保暖。

（2）调畅情志：情志的变化对女性月经来潮有很大的影响，若长期情志不遂、急躁易怒、忧郁惊恐，都可以伤及心脾而致月经不调，在月经期更为明显。因此，要注意调节情绪、平心静气、遇事勿怒、泰然处之。

（3）节制房事：控制房事的次数，房事不可过频，频则双方皆伤精血，肾中精血亏少，肾气不固，则经行量多不止；行经期间，绝对禁止行房事，否则易致感染和出血。

（4）培养良好的生活习惯：有规律的生活作息，劳逸结合；戒烟酒和少食刺激性物品；减少电脑、手机、微波炉等的使用次数，以减少电磁波的辐射伤害。

5. 饮食调摄

（1）针对月经失调的不同表现，应该注意不同的饮食。

1）月经先期者，应少吃辛香料和肉、葱、洋葱、青椒，多吃青菜。

2）月经后期者，少吃冷食，多食温热食品及肉类。经期第1、2天最好吃姜炒鸡肝或猪肝，多服用补血的食品。

3）月经前烦躁不安、便秘、腰痛者，宜大量摄食促进肠蠕动及代谢之物，如生青菜、豆腐等，以调节身体不适状态。

4）月经后容易眩晕、贫血者，在经前可摄取姜、葱、香料等，在经后宜多吃小鱼以及多筋的肉类、猪牛肚等，以增强食欲、恢复体力。

（2）针对月经周期的不同阶段，给予合适的饮食，有利于月经的正常。

1）月经来潮的前1周的饮食宜清淡，易消化，富营养。可以多吃豆类、鱼类等高蛋白食物，并增加绿叶蔬菜、水果，也要多饮水，以保持大便通畅，减少骨盆充血。

2）月经来潮初期时，女性常会感到腰痛，不思饮食，这时不妨多吃一些开胃、易消化的食物，如枣、面条、薏米粥等。

3）月经期要吃营养丰富、容易消化的食物，以利于营养物质的补充，多饮水，多吃蔬菜，可以保持大便通畅，这样也可以减少盆腔充血。

4）月经期会损失一部分血液。因此，月经后期需要多补充含蛋白质及铁、钾、钠、钙、镁的食物，如肉、动物肝、蛋、奶等。

（3）食疗验方

黑木耳红枣茶

原料：黑木耳30g，红枣20枚。

制法：黑木耳红枣共煮汤服之。每日1次，连服。

功效：补中益气，养血止血。适宜于气虚型月经出血过多者。

茴香酒

原料：小茴香、青皮各15g，黄酒250g。

制法：将小茴香、青皮洗净，入酒内浸泡3天，即可饮用。每次15～30g，每日2次，如不耐酒者，可以醋代之。

功效：疏肝理气。适宜于月经后期、先期、先后不定期，经色正常、无块，行而不畅，乳房及小腹胀痛等症者。

黄芪粥

原料：黄芪30g，粳米100g。

制法：先煎黄芪去渣，下米同煮作粥，空腹服食。

功效：补气，补血，强身。适宜于气虚不摄血之月经过多者。

当归鸡蛋汤

原料：当归 9g，鸡蛋 2 个，红糖 50g。

制法：当归煎水取汁后，打入鸡蛋煮熟，入红糖调匀。每次经净后服食 1 次。

功效：滋阴润燥，补血。适宜于血虚之月经过少者。

6. 中医辨证治疗

（1）脾气虚

症状：月经经期提前，或量多，色淡红，质清稀，神疲肢倦，气短懒言，纳少便溏，舌淡红，苔薄白，脉细。

治法：补脾益气，摄血调经。

方药：补中益气汤加减。常用药物有党参、黄芪、白术、当归、陈皮、升麻、柴胡、甘草。

（2）血虚证

症状：月经经期延后，或量少，色淡红，质清稀。或伴有头晕眼花、心悸少寐，舌质淡红，脉细。

治法：补血益气调经。

方药：大补元煎加减，常用药物有党参、黄芪、白术、当归、杜仲、枸杞、炙甘草；或滋血汤加减，常用药物有党参、山药、黄芪、川芎、当归、白芍、熟地黄。

（3）阴虚血热

症状：经来先期，量少或量多，色红，质稠。或伴手足心热，咽干口燥，舌质红，苔少，脉细数。

治法：养阴清热调经。

方药：两地汤加减。常用药物有生地黄、地骨皮、玄参、麦冬、阿胶、白芍。

7. 足疗疗法

采用全足施术，重点加强肾上腺、肾、腹腔神经丛、垂体、肝、脾、子宫及卵巢等反射区的刺激。每次治疗时间双足共 40 ~ 50 分钟，1 日 1 次，10 次为 1 个疗程。术后嘱其饮温开水 500ml，以促进体内有害物质的排出。

8. 针灸

（1）耳针疗法：子宫、盆腔、卵巢、内分泌、皮质下、肝俞、脾俞、肾俞。月经过少加附件、三焦、交感、下腹。每次取 3 ~ 5 穴，中强刺激，留针 30 分钟，每日 1 次，两耳交替使用。亦可埋针或压豆。

（2）梅花针疗法：月经先期或先后不定期可叩刺足三阴经及冲脉、任脉、督脉、带脉，以及下腹部和腰以下骶部的循行线，以皮肤潮红为度，每日 1 次。

（3）艾灸疗法：取穴为关元、气海、三阴交。经迟者加血海、归来；经乱者肾俞、肝俞、脾俞、足三里；经多者加神阙、隐白、大敦。可选艾炷灸、艾炷隔姜灸、艾条灸及温针灸等。

9. 气功疗法

根据病情可选用放松功、调理冲任功、保健功、六字诀、意气功、太极内功、强壮功等。

10. 推拿调理

（1）内功推拿疗法：擦腰骶、八髎、少腹，点腰眼，捏拿肚角以通调冲脉、任脉、督脉、带脉诸脉。月经先期体壮者手法宜重，月经后期体弱者手法宜轻。擦八髎要热透少腹，并加擦脾俞、胃俞；肝郁者加擦两胁肋，点揉章门、期门。

（2）捏脊疗法：常规捏脊，提脾俞、膈俞。

（3）按压疗法：按压十七椎穴（位于第5腰椎棘突下）。经前者用指端按揉和压放合谷、足三里、三阴交各100次，继以循按手阳明大肠经、足阳明胃经、足少阴肾经数遍，再按揉天枢、肾俞各50～100次，最后以掌面按揉关元2～3分钟，每日1次。

（4）针灸疗法：关元、中极、肾俞、三阴交、足三里、血海穴，取3～4个穴，每穴灸1～2壮，灸后留针5分钟。每日1次，10次为1个疗程，经期暂停。

（5）按摩推拿疗法：腰背部按揉数次，再以双手拇指点按肾俞、命门、八髎穴，至有酸胀感为度，然后再提拿肾俞数次；点按气海、三阴交穴，至有酸胀感为度，再按揉小腹部数次。每日1次，30次为1个疗程。宜在经期前后进行。

（三）带下病

带下量多是指女性阴道内分泌物增多，并伴有不同程度的颜色、质地、气味的改变。多见于气虚质、阳虚质及痰湿质者。

1. 判断依据

（1）阴道分泌物较平常增多，并伴有不同程度的颜色、质地和气味的改变。

（2）应排除由于阴道炎、子宫颈炎、盆腔炎、妇科肿瘤、性病等疾病引起的带下增多。

2. 发生原因

（1）卫生习惯不良：不注意对外阴、内裤、浴盆、坐便器等用品的清洗，而易引起感染导致带下异常。

（2）性生活不当：在性生活过程中没有洗手，同房前未清洗外生殖器，男方患有包皮过长或包茎，同房后懒于排尿和清洗，引起感染致带下异常。

（3）肥胖者多脾气虚或脾肾两虚，水湿失运，痰多湿盛，易致下焦湿盛则带下异常。

3. 健康教育

注意卫生，保持外阴和内裤的清洁。外阴瘙痒者要勤剪指甲、勤洗手、防止感染或抓破皮肤；衣着宽松，女性内裤宜柔软，每日更换，并用开水烫洗，于阳光下暴晒消毒；毛巾、浴盆应专用，不要坐浴或盆浴，防止污水进入阴道引起感染；树立正确的性观念，房事有节，洁身自爱。月经期间应该禁房事，丈夫有外阴瘙痒者，可同时进行调理，以免交叉感染；运动，防止肥胖；经期勿冒雨涉水和久居阴湿之地，以免感染湿邪；做好计划生育工作，避免早婚多产，避免多次人工流产。

4. 饮食调理

芪术莲米炖乌鸡

原料：黄芪30g，白术20g，莲米50g，乌鸡1只。

制法：将黄芪、白术用布包好，塞入洗好的乌鸡腹内，放入炖锅中，再入莲米及调味品，加水适量，用文火炖至鸡肉烂熟，拣去药包，吃鸡肉、莲米，喝汤，随量食用。

功效：健脾益气，除湿止带。适宜于脾虚带下量多者。

杜仲二仙炖猪腰

原料：杜仲15g，益智仁15g，核桃仁20g，猪腰子2只，调味品适量。

制法：先将猪腰剖开，去除脏腺，洗净后切小块。上述中药用水洗净，与猪腰块共放入炖锅中，加水适量，大火煮沸，加入料酒、葱花、姜末，改用文火炖至猪腰烂熟。加入精盐、味精少许，再炖片刻即可。吃猪腰、核桃仁，喝汤，分2次吃完，每日1剂。

功效：温肾培元，固涩止带。适宜于肾虚带下量多者。

二子百合炖瘦肉

原料：干莲子30g，枸杞20g，百合20g，猪瘦肉150g。

制法：先将干莲子用水浸泡2小时后去心，百合、枸杞冲洗干净，猪瘦肉洗净切片，共放炖锅中，加适量水和适量植物油，大火煮沸后改用小火。炖至猪肉及药材熟烂后，加盐、味精少许拌匀即可。早晚2次当点心食用，每日1剂。

功效：固肾滋阴，清热止带。适宜于肾虚有热带下量多者。

5. 中医辨证治疗

（1）脾气虚

症状：带下量多，色白或淡黄，质稀薄，无臭气，绵绵不断，神疲倦怠，四肢欠温，纳少便溏，舌质淡，苔白腻，脉缓弱。

治法：健脾益气，升阳除湿。

方药：完带汤加减。常用药物有白术、党参、白芍、苍术、甘草、陈皮、柴胡、车前子。

（2）肾阳虚

症状：带下量多，色白清冷，稀薄如水，淋漓不断，头晕耳鸣，腰痛如折，畏寒肢冷，小腹冷感，小便频数，夜间尤甚，大便溏薄，面色晦暗，舌淡润，苔薄白，脉沉细而迟。

治法：温肾助阳，涩经止带。

方药：金匮肾气丸（制附子3g，肉桂5g，熟地黄10g，山茱萸10g，山药10g，茯苓8g，牡丹皮8g，泽泻10g）或右归丸。

（3）湿热下注

症状：带下量多，色黄，黏稠，有臭气。或伴阴部瘙痒，胸闷心烦，口苦咽干，纳食较差，小腹或少腹作痛，小便短赤，舌红，苔黄腻，脉濡。

治法：清热利湿止带。

方药：止带方或萆薢渗湿汤加减。常用药物有猪苓、茯苓、车前子、泽泻、茵陈、赤芍、牡丹皮、黄柏、栀子、牛膝。

（4）阴虚夹湿

症状：带下量不甚多，色黄或赤白相兼，质稠或有臭气，阴部干涩不适，或有灼热感，腰膝酸软，头晕耳鸣，颧赤唇红，五心烦热，失眠多梦，舌红，苔少或黄腻，脉细数。

治法：滋阴益肾，清热祛湿。

方药：知柏地黄丸加减。常用药物有知母、黄柏、熟地黄、山茱萸、山药、茯苓、泽泻、芡实、金樱子等。

附：带下过少中医辨证治疗

（1）肾阴亏损证

症状：带下量少，甚或全无，阴道干涩，性交涩痛，头晕耳鸣，腰酸腿软，手足心热，烘热汗出，心烦少寐，口燥咽干，月经错后，经量过少，舌红苔少，脉细数。

治法：补肾益阴，养血润燥。

方药：固阴煎酌加麦冬、覆盆子、枸杞子、生龟板、生牡蛎等。

（2）血瘀津亏证

症状：带下量少，阴道干涩，性交疼痛，精神抑郁，烦躁易怒，小腹或少腹疼痛拒按，胸胁乳房胀痛，经量过少或闭经，舌质紫暗，或舌边瘀斑，脉弦涩。

治法：活血化瘀，佐以滋阴。

方药：膈下逐瘀汤酌加麦冬、覆盆子、枸杞子、生牡蛎等。

6. 中医特色技术

（1）针刺：取关元、中极、三阴交（双侧）、血海（双侧）、子宫（双侧）、足三里（双侧）。脾阳虚证加肾俞、小肠俞；肾阳虚证加上髎、次髎、下髎；阴虚夹湿证加曲骨、中极；湿热下注证加关元、气海、阴交；湿毒蕴结证加冲门、气冲、带脉、五枢。

（2）艾灸：根据病情和证型，选择应用艾灸、温盒灸、雷火灸等疗法。可应用多功能艾灸仪治疗。可在起针后，在小腹部穴位施以艾灸至皮肤红润，或在腹部穴位施以温针灸，非月经期也可用艾炷隔姜灸，每次 5 ~ 7 壮。

（3）直肠给药：妇炎灵 3 号：三棱、莪术、丹参、刘寄奴、乌药、元胡、当归、生地黄、琥珀、肉桂、赤芍、穿山甲。随症加减。上方水煎取液，适宜温度，每日 1 次保留灌肠（中药灌肠或直肠滴注）。

（4）中药外治：阴内外痒痛明显者，可用鹤虱 25g、百部 25g、黄柏 15g、雄黄 15g、枯矾 10g、苦参 25g、蛇床子 25g，每日 1 剂，水煎滤过，熏洗于患处。外阴、阴内痛痒或糜烂：苦参 25g、蛇床子 25g、鹤虱 25g、百部 25g、黄柏 15g、枯矾 10g，每日 1 剂，水煎滤过，熏洗于患处。

外涂药：枯矾 10g、儿茶 10g、雄黄 15g、龙骨 15g、冰片 5g、黄柏 10g。共研细面，徐徐涂于患处，能起到杀菌止痒生肌之效。

（5）耳穴贴压：取穴子宫、卵巢、内分泌、肾、脾。

7. 预防调护

应禁房事，外阴瘙痒时，切忌用热水烫洗，以免使皮肤、黏膜破损造成继发感染；换下的内裤、浴巾和脚盆，必须用开水烫洗；要穿宽松、透气的裤子，尤其是内裤不宜过小或太紧，也不能穿化纤织品做的内裤，内裤的面料应以吸湿性、透气性均好的棉、麻织品为佳。

阴道本身已经有“自洁”的作用，可以在一定程度上保护妇女的生殖系统，随意使用消毒剂冲洗阴道，反而有可能破坏阴道的防御功能。所以女性不要盲目使用一些阴部洗液，它有可能会破坏阴道原本平衡的微生态环境，建议在医生的指导下使用。

（吕　娜）

第五节　男性亚健康中医健康管理

一、概述

亚健康状态是一种介于疾病和健康之间的过渡状态，主要表现在生理亚健康、心理亚健康和社会适应亚健康三个方面。只要思想重视，调理得当，亚健康可以向健康转化，反之则会逐渐发展为疾病。

男性尤其是中年男性是社会的栋梁，是社会发展的主要推动者，男性面对更激烈的社会竞争、承担着更大的家庭责任、有更强的事业心，所以更容易因生活不规律、吸烟、饮酒、加班、熬夜等透支体力，损害脏器功能，导致亚健康的发生。一项关于男性性健康调查显示，六成男性处于性亚健康状态，这项男性对生活事件和性态度的多国研究（MALES）中有关中国男性的调查，是在北京、广州两地选取 2055 名 20 ~ 75 岁的男性进行调查。大多不达标的调查对象表示，由于害羞，或认为性生活不重要等，不重视处于亚健康状态的性生活问题，久而久之，性生活质量越来越低，最终引起夫妻间感情、家庭不和谐，甚至导致离婚。

《中国吸烟危害健康报告2020》中指出，吸烟可增加呼吸系统疾病、恶性肿瘤、心脑血管疾病、糖尿病的发病风险，我国2018年15岁以上人群吸烟率为26.6%，其中男性吸烟率为50.5%。国际癌症研究机构Harriet Rumgayden等人的研究及其他的多项研究表明，酒精使用与包括癌症在内的多种伤害和疾病有关，并且是全球疾病负担的主要风险因素，而北京大学公共卫生学院李立明等的研究显示，33%（69897/210205）的男性在大多数时间内饮酒，而且主要是烈酒，女性只有2%（6245/302510）。

同时，相对于女性，男性健康意识相对淡薄，也更容易忽视日常生活中出现的疲劳、头痛、胸闷、耳鸣目眩、睡眠障碍、烦躁易怒、食欲不振等亚健康症状和体检报告中血脂、血尿酸、血压、血糖、体重指数等异常指标，对于性功能障碍，更是由于不方便就医等原因被忽视。

亚健康虽不是疾病，但对男性的生活质量有极大的影响，进一步发展会导致器质性疾病的发生，所以男性的亚健康问题应受到社会的广泛重视，男性自身也要增强健康意识和掌握调控亚健康的知识和技能。实践证明，把中医健康管理融入日常生活中，随时发现并及时调理亚健康状态，对于预防疾病、提高生活质量、减轻家庭和社会负担具有重要意义，应大力推广。

二、男性亚健康危险因素

1. 禀赋因素

中医体质学中八种偏颇体质附加兼夹体质都属于亚健康状态。体质因素与先天禀赋和后天环境习惯有密切关系。

阳虚质、气虚质卫外功能弱，是外邪易感人群，正气不足，对疫疠之气缺乏抵御能力；痰湿质、湿热质、血瘀质是中风病多发体质；阴虚质是消渴病的多发体质；特禀质是过敏性疾病多发体质。阳虚质与气虚质兼夹，在北方寒冷地区多见，同时以“三高”为主症的代谢类疾病在这类亚健康兼夹体质人群中多发；湿热质与气郁质兼夹体质常见于男性不育患者；由此可见，无论感染性疾病还是慢性疾病，对人体生命具有高度危险的疾病与体质因素高度相关。我们也可以从中医体质学出发，对亚健康人群进行提前预判，重点防治，从而降低男性病和男性易感疾病的发生。

2. 情志因素

男性的亚健康状态包括生理亚健康、心理亚健康、社会适应亚健康。影响男性心理的因素不仅仅是情感问题，还有思维、人际关系、营养睡眠等多个方面。人的意识、思维以及精神是人体生理功能的重要组成部分，而且在一定条件下影响着人的躯体健康。人体生理功能是心理、身体和社会一体化的协调平衡。

中医学认为“心主神明”是人体基础的生理功能，意、志、思、虑和辨别事物的“智”，都是“神”的功能。所有神的功能均建立在“两精相搏”的基础之上，体现出中医学心身并重的思想。调节亚健康预防以及治疗时，必须坚持身心并治的原则。亚健康状态重要的防治前提是维持人体正常的心理平衡、调控精神情志、防止受到异常的精神刺激，提高抵御外部因素影响的能力。

精神心理问题表现在由不安全感、不信任、不满足引发的愤怒、抑郁、焦虑等不良情绪和由此导致的整体症状。男性在意识、思想、情感及行为等方面，与外部出现冲突和争执升级为不可控制的争斗，这种局面诱发了个人社交恐惧及面对人群的不安心理。心境忧郁苦闷，对生活失去兴趣，躯体难以平静，饮食、睡眠、性生活情趣失调，出现失望、悲观、与忧郁联系的其他感知及躯体方面的问题。男性心理亚健康状态都由此引发，由轻到重，可引起男性勃起功能障碍、消化系统疾病、男性更年期综合征等疾病。

3. 行为因素

行为因素有饮食、不良病感行为、日常损害健康行为等(管理同第四章第五节男性中医健康管理)。

4. 生理因素

生理因素包括年龄、性别、病史、生育史。过度疲劳造成的精力、体力透支。由于竞争的日趋激烈，人们用心、用脑过度，身体的主要器官长期处于入不敷出的非正常负荷状态。现代疾病心脑血管疾病、肿瘤等的前期，在发病前，人体在相当长的时间内不会出现器质性病变，但在功能上已经发生了障碍，如胸闷气短、头晕目眩、失眠健忘等。身体的自老化：表现出体力不足、精力不支、身体适应能力降低。人体生物周期中的低潮时期，即使是健康人，也会在一个特定的时期内处于亚健康状态。

5. 环境因素

在中国传统观念中，男性是家族传承与祭祀的主体。男性往往被家庭与社会赋予更高的期望，因此在社会工作、人际交往中负担更重。这种社会生活现实情况引发了男性不良生活习惯：过度烟酒、饮食不规律、作息时间不规律。男女性别差异导致社会分工差异，男性更多承担更危险更加艰苦的工作，如飞行员、公安干警、军人、重体力劳动者，职业工作环境因素也是导致男性亚健康的另一原因；男性在家庭中的身体优势意识，会使其忽视健康问题，也是身体处于亚健康状态和不能合理认知的原因。

改变男性亚健康状态，要从改善生活方式开始，关键在于调控饮食，调慎起居，做到劳逸结合，符合治未病思想所提倡的保持合理的作息、养成良好的生活习惯、形成科学的饮食结构，是男性身体得以保持健康，提高生命质量的重要条件。

6. 医药因素和其他因素

同第四章第五节男性中医健康管理。

三、判断标准

(一)生理亚健康

最常见的表现是精神萎靡不振、心情抑郁或情绪急躁、紧张、焦虑不安、注意力难以集中、记忆力减退、反应迟钝、精力下降等。最常见的类型有：

(1)疲劳性亚健康：以持续3个月以上的疲劳无力为主要表现，并排除一切可能导致疲劳的疾病(如病毒性肝炎、肿瘤、糖尿病、重度抑郁等)。

(2)睡眠失调性亚健康：以持续3个月以上的失眠(入睡困难或多梦，易惊醒，或睡眠不实，或早醒，或醒后难以入睡等)，或嗜睡，晨起时有明显不快感，或不解乏的睡眠为主要表现，并排除可能导致失眠紊乱的各种疾病(重度抑郁、睡眠呼吸暂停综合征、发作性睡眠病等)。

(3)疼痛性亚健康：以持续3个月以上的各种疼痛为主要表现，并排除可能导致疼痛的各种疾病。头痛：多为全头部或额部、颞部、枕部的慢性、持续性的钝痛、胀痛、压迫感、紧箍感，属于肌紧张性头痛，伴有头晕或眩晕。其他部位疼痛：咽喉痛、肩颈部僵硬疼痛、肌肉酸痛、关节疼痛等。

（4）其他症状亚健康：以持续3个月以上的其他任何症状为主要表现，并排除可能导致这些症状的各种疾病。

（5）另外，也有根据西医生理病理特点进行分类的，如易感冒性亚健康、心肺功能低下性亚健康、消化不良性亚健康、内分泌代谢紊乱性亚健康等。

（二）心理亚健康

1. 焦虑性亚健康

有持续3个月以上的焦虑情绪，并且不满足焦虑症的诊断标准。焦虑情绪是一种具体指向的心理紧张和不愉快的情绪，主要表现为精神焦虑不安，急躁易怒，恐慌，可伴有失眠、噩梦及血压增高、心率增快、口干、多汗、肌肉紧张、手抖、尿频、腹泻等自主神经症状，也可因这些躯体不适而产生疑病和忧郁。

2. 抑郁性亚健康

有持续3个月以上的抑郁情绪，并且不满足抑郁症的诊断标准。抑郁情绪是一种消极情绪，主要表现为情绪低落、抑郁寡欢、兴趣减低、悲观、冷漠、自我感觉很差和自责，还可以有失眠、食欲和性欲减低、记忆力下降、体重下降、兴趣丧失、缺乏活力等，有的甚至产生自杀欲念。

3. 恐惧或嫉妒性亚健康

有持续3个月以上的恐惧情绪，并且不满足恐惧症的诊断标准。主要表现为恐惧、胆怯等不良情绪，还有嫉妒、神经质、疑病、精神不振、记忆力减退、注意力不集中、失眠、健忘、想象力贫乏、情绪激动、遇小事容易发脾气、爱钻牛角尖、过于在乎别人对自己的评价等。

4. 记忆力下降性亚健康

以持续3个月以上的近期记忆力下降，或不能集中注意力做事情为主要表现，且排除器质性疾病或非器质性精神类疾病者。

（三）社会适应亚健康

以持续3个月以上的人际交往频率减低或人际关系紧张等社会适应能力下降为主要表现。常表现为社会适应能力差和人际关系不稳定。

成年男性需要面对的问题有很多：如工作任务重，精神压力大；工作节奏快，生活无规律；对新生活或工作环境适应性差；久坐、过度用脑和缺少体力活动；单身、离异、丁克家庭、再婚；特殊职业，如运动员、公安干警、军事作业人员等；遭遇突发事件或受精神打击；有不良生活习惯和恶习，如嗜烟、酗酒、嗜赌。一旦不能适应这些情况，就会陷入不良情绪当中。

四、管理人群和目标

1. 管理人群

亚健康状态的男性，包括：工作任务重，精神压力大者；工作节奏快，生活无规律者；对新生活或工作环境适应性差者；久坐、过度用脑和缺少体力活动者；单身、离异、丁克家庭、再婚者；特殊职业人群，如运动员、公安干警、军事作业人员等；遭遇突发事件或受精神打击人群；有不良生活习惯和恶习者，如嗜烟、酗酒、嗜赌者。

2. 管理目标

（1）改善男性亚健康状态，预防疾病的发生，拥有健康的身体。

（2）情绪安定。

（3）提高一定的社会适应和交往能力。

五、自助管理方案

（一）管理流程

详见第一章第三节中医健康管理相关内容。

（二）管理方法

1. 建立档案

收集家庭健康记录表（附录1）、历年健康体检报告、中医体质辨识报告、历次就医资料、家庭功能评估表（附录2）、焦虑抑郁自评量表（附录3）、健康自测问卷（附录4）等健康相关的资料，连续动态了解自身的健康状况，定期回顾分析亚健康状态可能的危险因素，科学调理亚健康状态，预防疾病发生。

2. 监测评估

（1）监测内容：生理常数、症状体征、家庭功能和健康状况评估表、焦虑量表、日常生活能力量表。

1）一般情况调查：包括年龄、文化程度、经济收入、婚姻状况；既往史、家族史、婚育史调查，是否有肿瘤、代谢类疾病、免疫系统疾病遗传倾向；是否有不安全性行为和性伴侣是男性；是否有骨关节病和软伤类疾病史（依靠自我感知无法保证复发风险）；是否有慢病既往史，有症状或体检指标未在正常范围，是否有高血压、糖尿病家族史（一、二级亲属）；是否有家族遗传性疾病史，无明显症状，如强直性脊柱炎；是否慢病常年药物治疗或透析治疗。

2）生活习惯调查：是否有以下情况：饮食特殊偏嗜，烟酒茶等嗜好、不良嗜好，长期过量饮酒（每日饮白酒≥100ml，啤酒≥640ml且每周饮酒4次以上）；长期嗜饮浓茶或咖啡；工作生活不规律，作息时间不能保证，睡眠不足6小时；生活与工作环境，空气、水、噪声、土壤、辐射等污染；运动方式与运动量是否过多或不足，运动方法合理性、运动损伤的防护；性格与心理健康、性生活质量与频率、家庭与社会关系等。

（2）监测周期：男性未病健康体检的频率应该是1年1次，已病高危人群半年至少监测1次，特殊疾病每3个月1次。

3. 自助调养

（1）提高健康素养：了解男性生理特点、变化规律和亚健康相关知识。

（2）情志调养：日常生活保持精神轻松愉快，生活作息规律，避免情绪波动或发脾气，勿过忧思，节制房事，以养精神。

（3）饮食调养：饮食要定时定量，三餐规律，忌暴饮暴食；要平衡膳食，要荤素搭配，食物多样化，保证蛋白质供给，适当补充碳水化合物和脂肪；少食辛辣生冷油腻甜等食物。

（4）运动调养：适度的身体活动，避免过劳过逸。每天适当的劳动和运动，有利于气血的流通，提高抗病能力，促进食欲，减轻压力。如快走、慢跑、球类运动、健身操或舞蹈等，有助于锻炼肢体的灵活性、柔韧性，有效地提高身体素质；游泳能有效地改善神经系统、呼吸系统等身体多个系统的功能，促进身体肌肉的锻炼；团队运动提高团队合作意识，可以在团队中发现和展示自己的能力，能有效地培养与他人的交往相处能力，有助于对社会的适应性。

（5）经络腧穴调养：针对亚健康的调治应体现自然、安全、有效、无副作用的原则，具有中医特色的针灸、按摩恰恰体现了这一原则，通过刺激经络和腧穴，调节机体脏腑、气血、经络的阴阳平衡，泻其有余，补其不足，使机体处于"阴平阳秘，精神乃治"的健康状态。针、灸、按摩属于中医3种不同类型的治疗方法，均以施手法为主，各有所长，针刺有补有泄；灸法长于温补、温通；按摩侧重筋骨关节。

（6）其他调养

保证充足睡眠：要养成科学的作息时间，保障充足的睡眠，养成早睡早起的习惯，生活习惯科学有规律，能有效地预防男性亚健康。

要养成良好的卫生习惯：平时勤剪指甲，勤洗头，饭前便后要洗手，不吃不卫生的东西，保持卧室空气流通，保证呼吸道健康。

4. 定期回顾评价

根据居家监测内容，定期自我评价身体、心理状况和家庭功能，及时调整生活方式或及时就医。

六、医助管理方案

（一）管理流程和内容

详见第一章第三节中医健康管理相关内容。

（二）管理方法

1. 建立档案

根据患者需求为亚健康男性建立中医健康管理档案，包括健康风险评估调查问卷、中医体质辨识报告、健康体检报告等健康相关资料。妥善保管各项监测资料，作为复诊随访的依据。根据不同年龄段定期进行例行全面体格检查，相关检查及化验结果均要保存在健康档案中。

2. 风险评估

针对所采集到的信息和体检结果进行风险因素、健康状况和不同年龄段的重点疾病风险评估，评估男性亚健康患者生活中存在的健康风险、亚健康状况有无变化、是否存在器质性疾病的风险。对于已经明确诊断或需要进一步检查明确诊断的患者，转入相应专科进一步诊断治疗。

3. 干预方法

（1）咨询指导建立健康的生活方式：保持良好的心态，合理膳食，劳逸结合，适量运动。

1）精神和心理方面的调整：保持心境平和，心情开朗，豁达，培养乐观向上的情绪，善于发现生活之美，以宽容大度的态度处世，无贪求杂念，不要有过度的妄想，不要计较得失，另外配偶和家人要多给予关心体贴、安慰、开导和鼓励。

2）合理膳食：减少食入含糖高的食物，少吃高脂肪食物，避免刺激性食物，多吃富含蛋白质、钙和维生素的食物，注意营养的合理搭配；食海参、鱼肚、核桃、芝麻、虾、淡菜、羊肉、羊肾、麻雀、韭菜可改善性腺功能，当性腺功能改善后，可以从根本上减轻男性更年期的各种症状；食猪心、羊肾、大枣、怀山药、桂圆、桑葚、茯苓、葵花瓜子等有改善神经系统功能和心脏功能的作用；鸡鱼兔肉易于吸收，奶与豆制品含钙量高，新鲜蔬菜和水果可提供大量维生素和纤维素。

3）劳逸结合，适量运动：进行有规律的、适当的有氧运动可提高机体的摄氧量，增进心肺功能。

4）保持规律、良好的生活习惯是改善男性更年期症状的重要因素之一：少喝酒，不吸烟，不久坐，不穿紧身裤，少洗桑拿浴，避免受凉和摔倒，保证充足的睡眠，保持适宜的性生活，参加一些活跃身心的活动。

（2）偏颇体质调理：男性亚健康状态是各种偏颇体质的组合，偏颇体质也是种种不同的亚健康类型的组合，改善偏颇体质是预防疾病的重要方法，不仅可以调整亚健康状态，还可以阻断健康向亚健康状态的转变。因此调理偏颇体质是防治亚健康的重要手段，还可以根据男性体质类型进行日常生活管理，指导饮食、起居、运动等干预方法。具体调理方法参见偏颇体质管理。

（3）非药物调理：推拿、刮痧、拔罐、针刺、埋线、艾灸、穴位贴敷等。

1）推拿调理：根据男性生理病理特点和男性亚健康状态，对特定穴位施行特殊推拿手法，以调节脏腑功能，疏通经络，调和气血，平衡阴阳。

2）刮痧调理：刮痧可用于养生保健和调理男性亚健康状态。

3）拔罐调理：根据不同的亚健康状态和调理部位，选取不同的拔罐方式和穴位。

（4）中药调理

1）中药辨证调理：按照中医辨证论治的方法，运用中药组方进行亚健康症状的调理。

2）药膳调理：在中医理论的指导下，将中药与某些具有药用价值的食物相配，具有保健、预防、治疗等功效。

3）贴敷调理：贴敷法对于纠正偏颇体质和调理亚健康状态具有良好的疗效。常用于遗尿、肥胖、湿热质等亚健康状态。

4）药浴调理：根据辨证论治选择药物，将药液或含有药液的水浸泡、洗浴全身或局部，可分为全身药浴和足浴等，药物透过皮肤、五官九窍、腧穴等部位直接吸收，根据不同男性亚健康状态选择相应的药物配伍组方，可产生不同的调理治疗作用。

4. 随访和评价

（1）随访：根据男性不同年龄和健康状况设定访视点，采用线上线下相结合的随访方法，门诊医生利用患者就诊时开展患者管理，并按照随访要求进行记录或医护人员通过上门服务进行患者管理，并按要求记录；线上随访，可以通过电话、微信等方式进行随访，并记录。

（2）效果评价：按照上述随访情况评估男性的健康状况，分析存在的健康问题和相关危险因素，根据情况调整干预方案并继续监测。

（张宝兴）

第六章　疾病中医健康管理

第一节　肥胖症中医健康管理

一、概述

《中国成人超重和肥胖症预防控制指南(试行)》中对肥胖症的定义是:由于多种原因造成体内脂类堆积过多和(或)分布异常,导致体重异常增加,并伴有头晕乏力、神疲懒言、少动气短等症状的一组代谢症候群。肥胖是由食欲和能量调节紊乱引起的疾病,与遗传、心理、生理、病理、文化环境、膳食结构等多种因素有关。肥胖的特点是体内脂肪细胞的体积和数量增加,体脂异常增高,与其他组织失去正常比例,常表现为体重增加,超过了相应身高所对应的标准体重。肥胖按其病因不同,可分为原发性肥胖和继发性肥胖两大类,原发性肥胖通常称为单纯性肥胖,是指非病因引起的肥胖,占肥胖的95%;继发性肥胖是指由各种神经内分泌疾病、药物等引起的肥胖,占肥胖的5%。超重和肥胖严重影响了人们身体和心理健康。

据统计,全世界肥胖症的发病率正以每5 ~ 10年翻一番的速度增长,并呈年轻化趋势。肥胖症造成的直接或间接死亡人数已达每年30万。我国各地人群超重与肥胖的发生率差异较大,北方高于南方,沿海大、中城市高于内地农村,经济发达地区偏高,超重与肥胖的发生率分别为51.1%、8.7%。

肥胖症的发生与遗传、心理、生理、病理、文化环境、膳食结构等多种因素有关。肥胖症与2型糖尿病、心血管疾病、某些肿瘤等疾病有明显的相关性。肥胖症的并发症主要有冠心病、糖尿病、高脂血症、高血压、胆结石、关节病、痛风、不孕、癌症等,肥胖症患者的死亡率明显高于非肥胖症患者。

二、肥胖症发生的危险因素

超重和肥胖症是能量的摄入超过能量消耗以致体内脂肪过多蓄积的结果。因此,减少由膳食摄入的能量、加强体力活动以增加能量消耗,控制能量平衡是保持健康的基本条件。科学研究发现,不同个体对能量摄入、食物的生热作用和体重调节反应不同,受遗传特点(如生理、代谢)和生活方式(如社会、行为、文化、膳食、活动量和心理因素)影响。即使存在遗传因素影响,肥胖症的发生发展也是环境因素及生活方式等多种因素间相互作用的结果。也就是说,肥胖症是一种多因子引起的复杂疾病,不能简单地用单一因素来解释肥胖症的病因。

（一）遗传因素

多项研究表明单纯性肥胖具有遗传倾向，肥胖者的基因可能存在多种变化或缺陷。一些对双胞胎、领养子女家庭和家系的调查发现，肥胖有一定的家族聚集性。双亲均为肥胖者，子女中有70%～80%的人表现为肥胖，双亲之一（特别是母亲）为肥胖者，子女中有40%的人较胖。人群的种族、性别和年龄差别对致肥胖因子的易感性不同。研究表明遗传因素对肥胖症形成的作用约占20%～40%。

（二）生活方式因素

1. 进食过量

工业发达国家的肥胖症患病率远远高于不发达国家，其原因之一是发达国家人群的能量和脂肪摄入（尤其是饱和脂肪的摄入量）大大高于不发达国家。已有研究证明含脂肪多而其他营养素密度低的膳食，引起肥胖症的可能性最大。因此限制总能量和脂肪摄入量是控制体重的基本措施。进食行为也是影响肥胖症发生的重要因素。不吃早餐常常导致其午餐和晚餐时摄入的食物较多，而且一日的食入总量增加。我国的膳食指南提出，三餐的食物能量分配及间隔时间要合理，一般早、晚餐各占30%，午餐占40%。晚上吃得过多而运动相对较少，会使多余的能量在体内转化为脂肪而储存起来。胖人的进食速度一般较快；而慢慢进食时，传入大脑摄食中枢的信号可使大脑做出相应调节，较早出现饱足感而减少进食。此外，进食行为不良，如经常性的暴饮暴食、夜间加餐、喜欢零食，尤其是感到生活乏味或在看电视时进食过多零食，是许多人发生肥胖症的重要原因。由于食物来源比较丰富，家庭中的备餐量往往超出实际需要量较多，为了避免浪费而将多余的食物吃下，也可能是造成进食过量的原因之一。

2. 体力活动过少

随着现代交通工具的日渐完善，职业性体力劳动和家务劳动量减轻，人们处于静态生活的时间增加。大多数肥胖者相对不爱活动；坐着看电视是许多人在业余时间的主要休闲消遣方式，成为发生肥胖症的主要原因之一；另外，某些人因肢体伤残或患某些疾病而使体力活动减少；某些运动员在停止经常性锻炼后未能及时相应地减少其能量摄入，都可能导致多余的能量以脂肪的形式储存起来。经常性体力活动或运动不仅可增加能量消耗，而且可使身体的代谢率增加，有利于维持机体的能量平衡，还可以增强心血管系统和呼吸系统功能。多进行有氧的中、低强度体力活动，如走路、慢跑、游泳、打羽毛球等。另外，经常锻炼者比不经常锻炼者的静息代谢率高；在进行同等能量消耗的运动时，经常锻炼者能更多地动员和利用体内储存的脂肪，更有利于预防超重和肥胖症的发生。

（三）社会因素

全球肥胖症患病率的普遍上升与社会环境因素的改变有关。经济发展和现代化生活方式对进食模式有很大影响。在中国，随着家庭成员减少、经济收入增加和购买力提高，食品生产、加工、运输及贮藏技术有所改善，可选择的食物品种更为丰富。随着妇女更广泛地进入各行各业，在家为家人备餐的机会日益减少；加上家庭收入增加，在外就餐和购买现成的加工食品及快餐食品的情况增多，其中不少食品的脂肪含量过多。特别是经常去饭店参加“宴会”和“聚餐”者，常常进食过量。在遇到烦恼、愤怒等不顺心事时，有人往往以进食消愁。此外，经常性地吃肉过多（尤其是猪肉，含较多脂肪和蛋白质）容易导致消化器官（肠、肝脏）和肾脏负担过重和脂肪在体内蓄积，也不利于健康。

政策、新闻媒体、文化传统以及科教宣传等，对膳食选择和体力活动都会产生很大影响。新闻媒体（包括电视、广播和印刷的宣传材料）在现代消费群体中有举足轻重的作用，电视广告对儿童饮食模式的影响甚至起着第一位的作用。然而广告中所宣传的食品，许多是高脂肪、高能量和高盐的方便食品和快餐食品。目前有些广告对消费者尤其是对儿童饮食行为的误导不容忽视。

三、肥胖症的诊断及鉴别诊断

（一）肥胖症的诊断

参考《肥胖症基层诊疗指南（2019 年）》。

肥胖症的诊断方法：肥胖症的诊断方法有人体测量法、物理测量法和化学测量法。肥胖症的诊断指标主要有标准体重、BMI、腰围、腰臀比、体脂等。

标准体重：成年人标准体重（kg）=［身高（cm）－ 100］×0.9

儿童标准体重（kg）=（年龄 ×2）＋ 8

BMI：BMI =体重（kg）/［身高（m）］^{2}

BMI 应在 18.5 ～ 23.9kg/m^2 范围内，＜ 18.5kg/m^2 为体重过低，在 24.0 ～ 27.9kg/m^2 范围内为超重，≥ 28.0kg/m^2 为肥胖。

腰臀比：指腰围和臀围的比值。WHO 提出，腰臀比男性＞ 1.0、女性＞ 0.85，则被定义为腹部脂肪堆积。

腰围：WHO 定义男性腰围＞ 94cm，女性腰围＞ 80cm 为肥胖；我国定义男性腰围≥ 90cm，女性腰围≥ 85cm 为肥胖。

体脂测定：男性体脂率＞ 25%，女性体脂率＞ 30% 即为肥胖。

脂肪细胞测定：脂肪细胞数增高，超声波检查皮脂厚度增加。

1. 诊断依据

（1）体重超出标准体重 20% 以上，或 BMI 超过 24kg/m^2，排除肌肉发达或水分潴留因素，即可诊断为本病。

（2）初期轻度肥胖仅体重增加 20% ～ 30%，常无自觉症状。中重度肥胖常见伴随症状，如神疲乏力、少气懒言、气短气喘、腹大胀满、苔厚腻等。

2. 临床表现

轻至中度原发性肥胖可无自觉症状，重度肥胖者多有神疲、倦怠、气短、自汗、嗜睡、打鼾、食欲亢进、容易饥饿、闭经、阳痿、心悸、怕热、多汗、腰背痛、关节痛等诸多症状，也可伴有高血压、糖尿病、痛风等疾病。

男性肥胖者脂肪分布以颈项部、躯干部和头部为主，女性则以腹部、下腹部、乳房及臀部为主。肥胖者的特征是身材矮胖浑圆，双下颏，颈粗短，向后仰头时枕部皮褶明显增厚，胸圆，肋间隙不显，双乳因皮下脂肪厚而增大，站立时腹部向前凸出而高于胸部平面，脐孔深凹，儿童肥胖者外生殖器埋于会阴皮下脂肪中而使阴茎显得细小而短；手指、足趾粗短，骨突不明显。

上身性肥胖（也称向心性肥胖、中心性肥胖）：常表现为苹果型，脂肪主要在腹壁和腹腔内蓄积过多，对代谢影响很大。它既是一个独立的疾病，又是多种慢病的重要危险因素，如2型糖尿病、心脑血管疾病、肿瘤等疾病。

下身性肥胖：常表现为鸭梨型，多见于女性，主要是以臀部和大腿肥胖为主，危险性相对较小。

3. 相关检查

肥胖患者一般应做相关检查，以便与相关疾病进行鉴别，明确是否存在并发症，并明确肥胖的病因。

（1）测量身高、体重、血压。

（2）血脂分析。

（3）测定空腹血糖、葡萄糖耐量试验、血清胰岛素、皮质醇。

（4）检查肝脏B超，肝、肾功能。

（5）测定抗利尿激素。

（6）测定雌二醇、睾酮、黄体生成素。

（7）检查心电图、心功能、眼底循环及微循环。

（8）为排除继发性肥胖症，可考虑做头颅X线摄片，显示蝶鞍是否扩大，骨质是否疏松；或做头颅、双肾上腺CT扫描，测定甲状腺激素（T_3）、甲状腺素（T_4）、促甲状腺激素（TSH），以排除内分泌功能异常引起肥胖症的可能性。

（二）肥胖症的鉴别诊断

肥胖症诊断确定后需结合病史、体征及实验室检查等排除继发性肥胖症。

1. 皮质醇增多症

主要临床表现有向心性肥胖、满月脸、多血质、紫纹、痤疮、糖代谢异常、高血压、骨质疏松等。需要测定血、尿皮质醇，根据血、尿皮质醇水平，皮质醇节律及小剂量地塞米松抑制试验结果等加以鉴别。

2. 甲状腺功能减退症

可能由于代谢率低下，脂肪动员相对较少，且伴有黏液性水肿而导致肥胖。可表现为怕冷、水肿、乏力、嗜睡、记忆力下降、体重增加、大便秘结等症状，需测定甲状腺功能以助鉴别。

3. 下丘脑或垂体疾病

可出现一系列内分泌功能异常的临床表现，宜进行垂体及靶腺激素测定和必要的内分泌功能试验、检查视野、视力，必要时需做头颅（鞍区）磁共振检查。

4. 胰岛相关疾病

由于胰岛素分泌过多，脂肪合成过度。包括2型糖尿病早期、胰岛β细胞瘤和功能性自发性低血糖症。临床表现为交感神经兴奋症状和（或）神经缺糖症状。交感神经兴奋症状包括饥饿感、心悸、出汗、头晕、乏力、手抖；神经缺糖症状包括精神行为异常、抽搐、意识改变。进一步行血糖、胰岛素、C肽、延长口服葡萄糖耐量试验（OGTT），必要时行72小时饥饿试验，胰腺薄层CT扫描。

5. 性腺功能减退

可有性功能减退、月经稀发或闭经、不育、男性乳房发育等。部分肥胖女性合并有多囊卵巢综合征，表现为月经稀发或闭经、多发痤疮（尤其是下颌和胸背部痤疮）、多毛、卵巢多囊样改变等。建议检查垂体促性腺激素和性激素、妇科B超、睾丸B超等。

其他类型少见的肥胖症，可结合其临床特点分析判断。

四、管理人群和目标

（一）管理人群

诊断为肥胖症的人群。

（二）管理目标与原则

1. 管理目标

（1）控制体重。

（2）调整整体功能状态，预防伴发其他的相关疾病。

（3）减少就诊次数和住院次数，降低医疗费用。

2. 管理原则

分期、分级、联合、综合，即根据肥胖症发病的不同原因、不同严重程度，多种方法联合，注重整体状态，突出个性化管理。

五、自助管理方案

（一）管理流程与内容

详见第一章第三节中医健康管理相关内容。

（二）管理方法

1. 建立肥胖健康管理档案

收集家庭健康记录表（附录1）、历年健康体检报告、中医体质辨识报告、历次就医资料、家庭功能评估表（附录2）等健康相关资料，每日测量体重、腰围，定期测量血压、心率，连续动态了解自身的健康和体重状况，定期回顾分析并减少肥胖的危险因素，达到科学减重、预防肥胖相关疾病的目的。

2. 监测评估

1）体重和腰围：定期测量体重和腰围，维持正常的体重，保持健康的体态。正常体重指BMI在18.5～23.9kg/m^{2}范围内，＜18.5kg/m^{2}为体重过低，在24.0～27.9kg/m^{2}范围内为超重，≥28.0kg/m^{2}为肥胖。此外，男性腰围≥90cm、女性腰围≥85cm为中心性肥胖。

2）血压和心率：推荐使用经过验证的上臂式电子血压计，每年至少校准1次。不推荐腕式血压计、手指血压计等其他部位的电子血压测量设备。建议早晨起床后1小时内或晚上就寝前测量血压，早晨测量应在服降压药物及早餐前、排尿后测量坐位血压。建议记录每次测量血压的日期、时间、收缩压、舒张压和心率。

3）症状体征：定期记录症状与体征的变化情况，及时记录新出现的症状与体征，为医生诊治提供准确可靠的临床依据。

4）家庭功能和健康状况评估表、焦虑量表：定期填写家庭功能和健康状况评估表、焦虑量表等，自我评估家庭和自身身心健康状况。

3. 自助调养

（1）自助调养方案：对于初次诊断肥胖的患者，根据辨识结果分析致病风险因素，进行干预管理，改变生活习惯，采取三低饮食（低脂、低糖、低盐），禁饮酒，适当运动，保持理想体重，进行情绪管理，配合药膳食疗，做到能量平衡、膳食结构平衡、营养素平衡、餐食平衡、吃动平衡。根据个体化差异，制订饮食计划，减少总能量摄入的量，进行膳食结构的改变，避免高蛋白质、高脂肪的摄入，增加谷类、膳食纤维、维生素、矿物质的摄入。吃动平衡，也是行为干预中重要的一方面。肥胖与行为方式密切相关，进食过快、暴饮暴食、吃夜宵、缺乏运动、生活压力大和不良生活方式都会导致肥胖。通过平衡膳食，营养补充，合理运动如散步、慢跑、打太极拳、做广播操等，进而走向健康之路。

（2）合理膳食：依据《中国居民膳食指南（2016）》推荐的原则，超重和肥胖的个体需要调整其膳食以达到减少热量摄入的目的。合理的饮食方案包括合理的膳食结构和摄入量。减重膳食构成的基本原则为低能量、低脂肪、适量蛋白质、含复杂糖类（如谷类），增加新鲜蔬菜和水果在膳食中的比重，避免进食油炸食物，尽量采用蒸、煮、炖的烹调方法，避免加餐、饮用含糖饮料。合理的减重膳食应在膳食营养素平衡的基础上减少每日摄入的总热量。

1）保持热量均衡分配，饥饱不宜过度，不要偏食，切忌暴饮暴食或塞饱式进餐，改变晚餐丰盛和入睡前吃夜宵的习惯。

2）每日饮水 1500 ~ 1700ml（约 7 ~ 8 杯）：饮水时间应分配在一天中的任何时刻，喝水应少量多次，每次 200ml 左右（1 杯）。早晨起床后可空腹喝一杯水，睡觉前可喝一杯水，运动后应根据需要及时补充足量的饮水。少饮含糖多的饮料，多喝茶；咖啡可刺激胃液分泌并增进食欲，但也不宜多饮。

3）每日摄入谷类、薯类及杂豆 250 ~ 400g：包括小麦面粉、大米、玉米、高粱等及其制品，如米饭、馒头、烙饼、玉米面饼、面包、饼干、麦片等。薯类 50 ~ 100g，包括红薯、马铃薯等，可替代部分粮食。杂豆 50 ~ 150g，包括大豆以外的其他干豆类，如红小豆、绿豆、芸豆等。谷类、薯类及杂豆是膳食中能量的主要来源。建议每次摄入 50 ~ 100g 粗粮或全谷类制品，每周 5 ~ 7 次。

4）每日摄入蔬菜类 300 ~ 500g：深色蔬菜是指深绿色、深黄色、紫色、红色等颜色深的蔬菜，一般含维生素和植物化学物质比较丰富，因此在每日建议的 300 ~ 500g 新鲜蔬菜中，深色蔬菜最好占一半以上（常见的深绿色蔬菜：菠菜、油菜、芹菜叶、空心菜、莴笋叶、芥菜、西蓝花、小葱、茼蒿、韭菜、萝卜缨等；常见的红色、橘红色蔬菜：西红柿、胡萝卜、南瓜、红辣椒等；常见的紫红色蔬菜：红苋菜、紫甘蓝等）。

5）水果至少应该有 2 种，每日水果摄入量为 200 ~ 350g，在鲜果供应不足时可选择一些含糖量低的纯果汁或干果制品。

6）进食一定量的优质蛋白：每周吃鱼 280 ~ 525g；畜禽肉 280 ~ 525g，蛋类 280 ~ 350g，平均每日摄入总量为 120 ~ 200g。提倡多吃鱼、鸡、兔、牛肉。

7）每日摄入奶类及奶制品 300g（建议量相当于液态奶 300g、酸奶 360g、奶粉 45g），建议选择脱脂或低脂奶。

8）大豆类及坚果 30 ~ 50g：由于坚果的蛋白质与大豆相似，可吃 5 ~ 10g 坚果替代相应量的大豆。

9）食用油保持以植物油为主（植物油包括花生油、豆油、菜籽油、芝麻油、调和油等），每人每日食用量以 20 ~ 30g 为宜，少食用动物油（包括猪油、牛油、黄油等）。

10）低盐：饮食清淡，食盐量限制在6g以下为宜。减少烹调用调料和含盐高的腌制品（如食盐、酱油、味精、咸菜、咸鱼、咸肉、酱菜等）。要特别注意隐藏在加工食品中的食盐（罐头、快餐食品、方便食品、各种熟食品和用发酵粉或碱制作的馒头、糕点、饼干、挂面等），蔬菜中含钠多的蔬菜有芹菜、茴香等。

11）控制糖类及总热量的摄入：每日摄入不超过50g，最好控制在25g以下。油炸食品、糖果、甜点和含糖饮料等脂肪、热量高，单糖、果糖的含量高。

（3）适量运动：运动是减重治疗中不可或缺的一部分。长期规律运动有利于减轻腹型肥胖，控制血压，进而降低心血管疾病风险。运动治疗应在医师指导下进行。运动前需进行必要的评估，尤其是心肺功能和运动功能的医学评估（如运动负荷试验等）。运动项目的选择应结合患者的兴趣爱好，并与患者的年龄、存在的合并症和身体承受能力相适应。运动量和强度应当逐渐递增，同时要养成健康的生活习惯，培养活跃的生活方式，如增加日常身体活动，减少静坐时间，将有益的体育运动融入日常生活中。运动时间安排在晚餐前2小时进行，有研究表明其效果佳。

下面介绍几种简单有效的运动方式：

1）跳绳：从运动量来说，持续跳绳10分钟，与慢跑30分钟或跳健身操20分钟相差无几。法国健身专家专门为女性设计了“跳绳渐进计划”：初学者，仅在原地跳1分钟；3天后即可连续跳3分钟；3个月后可连续跳10分钟；半年后每日可实行“系列跳”，直到1次连续跳上半小时。一次跳半小时，相当于慢跑90分钟的运动量，已是标准的有氧健身运动。

2）骑自行车或溜旱冰：可促进腿与上肢的锻炼。骑自行车或溜旱冰每周3～4次，每次持续半小时。

3）上楼梯：上班最好不坐电梯，每周爬3～4次楼梯，每次运动30分钟，便可消耗热量，有助于强健小腿、大腿及股部肌肉。

4）快步走：每周最低限度3次，每次连续步行30分钟以上，可进行户外行走，也可以室内摆动手臂及原地踏步。

5）跳舞：每周3～4次，也是减肥的方法，但记住应有充分准备，防止扭伤。每次30分钟，动作可大些。

6）家务：这是建设性又有效的减肥方法，并可消耗多余的热量，如打扫卫生、手洗衣服、洗刷地板等。

7）办公室体操：坐在椅子上，收紧腹肌，强力伸背；或将腿伸直，然后做勾脚尖、绷脚尖的运动，可有美化小腿的作用。

8）游泳：游泳1小时，消耗2303千焦的热量。游泳是减轻体重的有效方法之一。

女性游泳注意事项：忌饭前饭后游泳；忌剧烈运动后马上游泳；忌月经期游泳；忌疾病状态下游泳。

4. 定期回顾评价

（1）定期回顾日常监测的基础生理指标和症状的变化，或者所患疾病的症状及相关指标的变化，分析其变化的原因，针对性地调整生活方式。

（2）定期评价调整生活方式后指标和症状的变化情况，逐渐改善者继续完善生活方式，指标和症状无改善或持续加重者到医院就诊，进一步明确诊断。

六、医助管理方案

（一）管理服务流程和内容

详见第一章第三节中医健康管理相关内容。

（二）管理方法

1. 建立肥胖健康管理档案

对前来就诊的肥胖患者建立肥胖中医健康管理档案：包括中医体质辨识报告、健康体检报告、家庭健康记录表等健康相关资料。妥善保管各项监测资料，作为复诊随访的依据。尤其对服用药物的患者，要准确记录用药剂量、用药开始日期、症状明显改善日期、体重、腹围等的监测情况，做到定期复诊和例行必要的检查。并要求肥胖患者每年例行全面体格检查，结合个体情况必要时还应做肥胖合并症相关检查，均要保存在健康档案中。

体质辨识：根据中医体质辨识理论，判定患者体质类型，建立中医健康档案，依据“中医健康状态辨识”系统，确定健康状态，包括生理病理特点、体质、健康状态要素、疾病风险等。

2. 健康风险评估

风险评估包括病史采集、常规健康体检、肥胖水平分级。除了对肥胖患者进行疾病风险预警外，尚需对一般健康管理人群进行肥胖风险评估。肥胖的高危人群包括一级亲属中有肥胖史、长期久坐的人群等。对于高危人群，建议定期进行筛查，通过血脂、血压、血糖、血尿酸检测等，及早发现合并症。

（1）病史采集

1）现病史：肥胖发生的年龄，进展速度，体重最高水平和一般水平，伴随症状，药物使用情况及治疗反应等。

2）个人史：生活方式（包括饮食、饮酒、吸烟等），体力活动，已婚女性注意询问避孕药的使用情况。

3）既往史：是否有继发性肥胖相关疾病病史，了解有无胆囊疾病、胃食管反流病、高尿酸血症和痛风、骨关节病、静脉血栓、生育功能受损（女性出现多囊卵巢综合征，男性多有阳痿不育、类无睾症）等。

4）家族史：一级亲属是否有肥胖史。

5）药物应用史：抗精神病类药物、激素类药物如皮质激素或避孕药、胰岛素和磺脲类降糖药物、某些 α 和 β 受体阻滞药等降压药物。

6）社会心理因素：了解家庭、工作、个人心理、文化程度等情况。

（2）常规健康体检

1）体格检查：规范多次测量身高、体重和腰围。测量血压、心率、心律。

2）辅助检查：根据个人病情需要及医疗机构实际情况选择检查项目。

基本项目：血常规、尿常规、血生化（包括空腹血糖、血脂、血肌酐、血尿酸、血钾等）、心电图。

推荐项目：血脂分析、葡萄糖耐量试验、血清胰岛素、皮质醇、肝脏B超、肝功能、肾功能、抗利尿激素、雌二醇、睾酮、黄体生成素、心功能、眼底循环及微循环。还可考虑做头颅X线摄片，显示蝶鞍是否扩大，骨质是否疏松；或做头颅、双肾上腺CT扫描，测定 T_3、T_4、TSH，以排除内分泌功能异常引起肥胖的可能性。

（3）肥胖水平分级：见表6-1、表6-2。

表6-1　BMI值诊断肥胖的标准

分类	BMI值（kg/m^2）
肥胖	≥ 28.0
超重	24.0 ~ 27.9
体重正常	18.5 ~ 23.9
体重过低	< 18.5

表6-2　腰围诊断中心性肥胖的标准　　单位：cm

分类	男性腰围	女性腰围
中心性肥胖前期	85 ~ 89	80 ~ 84
中心性肥胖	≥ 90	≥ 85

3. 中西医干预方案

针对不同健康状态要素，系统推荐自助干预方案，健康管理师对方案进行确认优化，包括饮食调养、运动保健、情志调节、穴位调养、起居调摄等方面的中医药保健指导。西医全科管理的治疗目标：有效控制体重，预防肥胖的各种并发症，积极治疗其他伴发的相关疾病。

（1）西医治疗：药物疗法包括食物能量摄入抑制剂；胃肠道脂肪吸收抑制剂；通过外周组织产热而增加能耗的物质；刺激脂肪代谢，减少甘油三酯合成的物质。手术疗法包括腹部抽脂肪等。临床根据不同的肥胖症患者情况，采用他助方案具体如下：

1）无症状肥胖症一般无须用药治疗，但应控制饮食，避免诱因，并密切随访，也可采用非药物疗法。

2）中、重度肥胖患者可采用非药物疗法，若效果不显，可结合药物疗法，如采用食物能量摄入抑制剂以抑制食欲、增加饱腹感，或采用胃肠道脂肪吸收抑制剂和刺激脂肪代谢、减少甘油三酯合成的物质以减少脂肪的吸收、促进脂肪的代谢。

3）并发合并症的患者，如伴发高血压、糖尿病、高脂血症、心脑血管疾病等，应长期有效地控制体重，积极治疗伴发病。

4）重度肥胖患者必要时可采取手术疗法，如腹部抽脂肪、胃部分切除等。

（2）中医治疗：中医治疗包括药物治疗和非药物治疗。非药物疗法包括针刺疗法、耳穴贴压法、艾灸疗法、指针减肥法、推拿按摩、拔罐、药茶药浴等方法。

1）辨证论治：肥胖多因年老体弱、过食肥甘、缺乏运动、先天禀赋等导致气虚阳衰、痰湿瘀滞。肥人多痰湿，其病机总属阳气虚衰、痰湿偏盛。病位主要在脾与肌肉，与肾虚关系密切，亦与心肺的功能失调及肝失疏泄有关。肥胖常见病位为经络、脾、肝、肾；常见病性为湿、痰。肥胖病变与脾虚关系尤为密切。

肥胖多属本虚标实之候。本虚多为脾肾气虚，或兼心肺气虚；标实为痰湿膏脂内停，或兼水湿、血瘀、气滞等。临床常有偏于本虚及标实之不同。治疗上补虚常用健脾益气，泻实常用祛湿化痰，结合行气、利水、消导、通腑、化瘀等法，以祛除体内病理性痰浊、水湿、瘀血、膏脂等。其中祛湿化痰法是治疗本病的最常用方法，贯穿于治疗过程的始终。

A. 胃热滞脾证

症状：多食，消谷善饥，形体肥胖，脘腹胀满，面色红润，心烦头昏，口干口苦，胃脘灼痛，嘈杂，得食则缓，舌红，苔黄腻，脉弦滑。

治法：清胃泻火，佐以消导。

方药：小承气汤合保和丸加减。常用药物有制半夏、橘红、茯苓、甘草、枳实、天南星。

B. 痰湿内盛证

症状：形盛体胖，身体重着，肢体困倦，胸膈痞满，痰涎壅盛，头晕目眩，口干而不欲，嗜食肥甘醇酒，神疲嗜卧，苔白腻或白滑，脉滑。

治法：燥湿化痰，理气消痞。

方药：导痰汤加减。常用药物有半夏、陈皮、茯苓、枳实、胆南星、甘草。

C. 脾虚不运证

症状：肥胖臃肿，神疲乏力，身体困重，胸闷脘胀，四肢轻度浮肿，晨轻暮重，劳累后明显，饮食如常或偏少，既往多有暴饮暴食史，小便不利，便溏或便秘，舌淡胖，边有齿印，苔薄白或白腻，脉濡细。

治法：健脾益气，渗利水湿。

方药：参苓白术散合防己黄芪汤加减。常用药物有白术、山药、人参、茯苓、砂仁、薏苡仁、桔梗、白扁豆、防风、黄芪、甘草。

D. 脾肾阳虚证

症状：形体肥胖，颜面虚浮，神疲嗜卧，气短乏力，腹胀便溏，自汗气喘，动则更甚，畏寒肢冷，下肢浮肿，夜尿频多，舌淡胖，苔薄白，脉沉细。

治法：温补脾肾，利水化饮。

方药：真武汤合苓桂术甘汤加减。常用药物有茯苓、白术、芍药、生姜、附子、桂枝、甘草。

2）传统非药物疗法

A. 推拿：可每周治疗 3 次，每次 30 分钟，3 个月为 1 个疗程。或每日 1 次，15 次为 1 个疗程，间歇 7 日。继续第 2 个疗程。

B. 针灸：可选取常用穴位，曲池、合谷、公孙、内庭、支沟、大肠俞、小肠俞、二间、上脘、下脘、至阳；耳穴配口、饥点、肺。以上均为隔日 1 次，每次留针 20 ～ 30 分钟，10 次为 1 个疗程。

C. 刮痧疗法：主穴区：腹部、督脉及膀胱经。配穴区：肥胖部位、足三里、梁丘、大肠俞、血海、三阴交、上巨虚、下巨虚。

D. 穴位贴敷：花黄减肥膏、尹氏穴位贴敷等。花黄减肥膏处方：厚朴花、代代花、枳壳、苍术各 30g，小茴香、大黄各 150g。用法：将上药加清水煎 3 次，3 次煎液合并，浓缩成膏状，制成 $6cm^2$ 药饼，装入稀薄布袋里备用。用时取药袋贴敷于中脘、神阙穴上，外用包扎固定。15 ～ 20 天换药 1 次。尹氏穴位贴敷处方：制南星、大黄、三棱、莪术、冰片，按 3 ∶ 3 ∶ 3 ∶ 3 ∶ 1 的比例研成粉末，加甘油调成膏状，大小约 1.5cm × 1.5cm，厚度约 0.3cm，敷于中脘、关元、气海、天枢、水道、大横穴上。用胶布固定。每日 1 次。每次 6 ～ 8 小时。

4. 随诊和评价

（1）随访：随诊时应强调自助与他助相结合，线上线下相结合的方法，让患者了解该种治疗可能出现的副作用，副作用一旦出现应及早报告。向患者解释自助的重要性，使之理解中医健康管理的意义，自觉地付诸实践，长期坚持。每次评估中医状态的变化情况，并及时调整自助方案。

随诊间隔：由健康管理师视具体情况而定。可安排每 1 ~ 2 个月随诊 1 次，较复杂病例随诊的时间间隔相应缩短。经治疗后，症状缓解，体重降低达到目标水平，其他危险因素得到控制，可以减少随诊次数，可每 3 ~ 6 个月随诊 1 次。若管理 6 个月，肥胖合并症及相关状态仍未达目标，应考虑请专家会诊。

（2）效果评价：患者治疗一段时间后，为了评估治疗效果，使体重稳定地维持于目标水平及保持良好的健康状态，及时调整治疗方案，随诊中除密切监测 BMI、患者的其他危险因素、临床情况的改变以及观察疗效外，健康管理师还要与患者建立良好的关系，向患者进行宣教，让患者了解自己的病情，包括肥胖的危险因素及同时存在的临床情况，以取得满意疗效。

（3）三级预防

一级预防：面向一般人群，建议养成合理的膳食习惯，控制总热能的摄入量，适当运动，保持心情舒畅。

二级预防：针对有肥胖危险因素的人群进行早期筛查，状态分类，针对欲病人群做到早发现、早预防。

三级预防：针对肥胖患者及肥胖合并症患者进行建档、健康教育，规范化治疗及随访，早发现、早干预。加强患者对自身肥胖的管理，防止进一步加重。

（付　琳）

第二节　血脂异常中医健康管理

一、概述

《中国成人血脂异常防治指南（2016 年修订版）》指出血脂是血浆中的胆固醇、甘油三酯（TG）和类脂（如磷脂）等的总称。血脂异常通常指血浆中胆固醇和（或）TG 水平升高，也包括高密度脂蛋白胆固醇（HDL-C）降低在内的各种血脂异常。与临床密切相关的血脂主要是胆固醇和 TG。以低密度脂蛋白胆固醇（LDL-C）或血清总胆固醇（TC）升高为特点的血脂异常是动脉粥样硬化性心血管疾病（ASCVD）重要的危险因素；降低 LDL-C 水平，可显著减少 ASCVD 的发病及死亡危险。其他类型的血脂异常，如 TG 增高或 HDL-C 降低与 ASCVD 发病危险的升高也存在一定的关联。血脂异常在中医学文献中没有明确记载，散见于“肥胖”“消瘅”“胸痹”“眩晕”之中。

近 30 年来，中国人群的血脂水平逐步升高，血脂异常患病率明显增加。2012 年中国营养与健康调查结果显示成人血清 TC 平均为 4.50mmol/L，高胆固醇血症的患病率为 4.9%；TG 平均为 1.38mmol/L，高甘油三酯血症的患病率为 13.1%；HDL-C 平均为 1.19mmol/L，低高密度脂蛋白胆固醇血症的患病率为 33.9%，我国成人血脂异常总体患病率高达 40.40%。血脂异常的总体患病率逐年升高，并呈现年轻化趋势，研究表明中国儿童青少年高胆固醇血症患病率也明显升高，预示未来中国成人血脂异常患病情况及相关疾病负担将继续加重。血脂异常的高患病率及相关疾病将给国家、社会及家庭带来沉重的负担。血脂异常是冠心病、脑血管疾病和外周血管疾病的主要危险因素之一，是动脉粥样硬化发生的独立的危险因素。研究表明人群血清胆固醇水平的升高将导致 2010 ~ 2030 年间我国心血管病事件约增加 920 万例。《中国心血管健康与疾病报告 2020》指出，中国心血管病患病率处于持续上升阶段，推算心血管病患者数已达3.3亿人。2018年心血管病死亡居我国城乡居民总死亡原因的首位，农村和城市心血管病分别占死因的46.66%和43.81%。心血管疾病的患病人数越来越多，对人体健康及生命的危害越来越大，而血脂异常是导致心脑血管疾病最重要的危险因素。目前，血脂异常防治现状呈现"三低一高"，知晓率低、治疗率低、控制率低、患病率高。研究表明中国成年人血脂异常知晓率为10.93%，治疗率为6.84%，控制率为3.53%。提高血脂异常的知晓率、治疗率和控制率，有效控制血脂异常，对我国ASCVD防控具有重要意义。

二、血脂异常的诊断及分类

（一）血脂异常的诊断

参照《中国成人血脂异常防治指南》。

1. 血脂检测项目

临床上血脂检测的基本项目为TC、TG、LDL-C和HDL-C。其他血脂项目如载脂蛋白A1（ApoA1）、载脂蛋白B（ApoB）和脂蛋白(a)[Lp(a)]的临床应用价值也日益受到关注。

（1）TC：是指血液中各种脂蛋白所含胆固醇之总和。影响TC水平的主要因素：①年龄与性别：TC水平常随年龄而上升，但70岁后不再上升甚或有所下降，中青年女性低于男性，女性绝经后TC水平较同年龄男性高。②饮食习惯：长期高胆固醇、高饱和脂肪酸摄入可使TC升高。③遗传因素：与脂蛋白代谢相关酶或受体基因发生突变，是引起TC显著升高的主要原因。TC对动脉粥样硬化性疾病的危险评估和预测价值不及LDL-C精准。④体质因素：研究显示阳虚质、阴虚质是TC升高的危险体质。

（2）TG：TG水平受遗传和环境因素的双重影响，与种族、年龄、性别、生活习惯（如饮食、运动等）以及体质因素（如痰湿质）有关。与TC不同，TG水平个体内及个体间变异大，同一个体TG水平受饮食和时间等因素的影响，所以同一个体在多次测定时，TG值可能有较大差异。人群中血清TG水平呈明显正偏态分布。TG轻至中度升高常反映VLDL及其残粒（颗粒更小的VLDL）增多，这些残粒脂蛋白由于颗粒变小，可能具有直接致动脉粥样硬化作用。但多数研究提示，TG升高很可能是通过影响LDL或HDL的结构而具有致动脉粥样硬化作用。调查资料表明，血清TG水平轻至中度升高者患冠心病危险性增加。当TG重度升高时，常可伴发急性胰腺炎。

（3）LDL-C：胆固醇占低密度脂蛋白（LDL）比重的50%左右，故LDL-C浓度基本能反映血液LDL总量。影响TC的因素均可同样影响LDL-C水平。LDL-C增高是动脉粥样硬化发生、发展的主要危险因素。LDL通过血管内皮进入血管壁内，在内皮下层滞留的LDL被修饰成氧化型LDL，巨噬细胞吞噬氧化型LDL后形成泡沫细胞，后者不断增多、融合，构成动脉粥样硬化斑块的脂质核心。动脉粥样硬化病理虽表现为慢性炎症性反应特征，但LDL很可能是这种慢性炎症始动和维持的基本要素。一般情况下，LDL-C与TC相平行，但TC水平也受HDL-C水平影响，故最好采用LDL-C作为ASCVD危险性的评估指标。

（4）HDL-C：高密度脂蛋白（HDL）能将外周组织如血管壁内胆固醇转运至肝脏进行分解代谢，即胆固醇逆转运，可减少胆固醇在血管壁的沉积，起到抗动脉粥样硬化作用。因为 HDL 中胆固醇含量比较稳定，故目前多通过检测其所含胆固醇的量，间接了解血中 HDL 水平。HDL-C 高低也明显受遗传因素影响。严重营养不良者，伴随血清 TC 明显降低，HDL-C 也低下。肥胖者 HDL-C 也多偏低。吸烟可使 HDL-C 下降。糖尿病、肝炎和肝硬化等疾病状态可伴有低 HDL-C。高 TG 血症患者往往伴有低 HDL-C。而运动和少量饮酒会升高 HDL-C。大量的流行病学资料表明，血清 HDL-C 水平与 ASCVD 发病危险呈负相关。

（5）ApoA1：正常人群血清 ApoA1 水平多在 1.2 ~ 1.6g/L 范围内，女性略高于男性。HDL 颗粒的蛋白质成分即载脂蛋白约占 50%，蛋白质中 ApoA1 约占 65% ~ 75%，而其他脂蛋白中 ApoA1 极少，所以血清 ApoA1 可以反映 HDL 水平，与 HDL-C 水平呈明显正相关，其临床意义也大体相似。

（6）ApoB：正常人群中血清 ApoB 多在 0.8 ~ 1.1g/L 范围内。正常情况下，每一个 LDL、中密度脂蛋白（IDL）、极低密度脂蛋白（VLDL）和 Lp（a）颗粒中均含有 1 分子 ApoB，因 LDL 颗粒占绝大多数，大约 90% 的 ApoB 分布在 LDL 中。血清 ApoB 主要反映 LDL 水平，与血清 LDL-C 水平呈明显正相关，两者的临床意义相似。在少数情况下，可出现高 ApoB 血症而 LDL-C 浓度正常的情况，提示血液中存在较多小而密的 LDL（sLDL）。当高甘油三酯血症时（VLDL 高），sLDL（B 型 LDL）增高。与大而轻 LDL（A 型 LDL）相比，sLDL 颗粒中 ApoB 含量较多而胆固醇较少，故可出现 LDL-C 虽然不高，但血清 ApoB 增高的所谓"高 ApoB 血症"，它反映 B 型 LDL 增多。所以，ApoB 与 LDL-C 同时测定有利于临床判断。

（7）Lp（a）：血清 Lp（a）浓度主要与遗传有关，基本不受性别、年龄、体重和大多数降胆固醇药物的影响。正常人群中 Lp（a）水平呈明显偏态分布，虽然个别人可高达 1000mg/L 以上，但 80% 的正常人在 200mg/L 以下。通常以 300mg/L 为切点，高于此水平者患冠心病的危险性明显增高，提示 Lp（a）可能具有致动脉粥样硬化作用。此外，Lp（a）增高还可见于各种急性时相反应、肾病综合征、糖尿病肾病、妊娠和服用生长激素等。在排除各种应激性升高的情况下，Lp（a）被认为是 ASCVD 的独立危险因素。

2. 血脂合适水平和异常切入点

血脂异常的主要危害是增加 ASCVD 的发病危险。《中国成人血脂异常防治指南（2016 年修订版）》对我国人群血脂成分合适水平及异常切点的建议（表 6-3）基于多项对不同血脂水平的中国人群 ASCVD 发病危险的长期观察性研究结果，包括不同血脂水平对研究人群 10 年和 20 年 ASCVD 累积发病危险的独立影响；也参考了国际范围内多部血脂相关指南对血脂成分合适水平的建议及其依据。需要强调的是，这些血脂合适水平和异常切点主要适用于 ASCVD 一级预防的目标人群。

表 6-3　中国 ASCVD 一级预防人群血脂合适水平和异常分层标准　　单位：mmol/L（mg/dl）

分层	TC	LDL-C	HDL-C	非 HDL-C	TG
理想水平		＜ 2.6		＜ 3.4	
合适范围	＜ 5.2	＜ 3.4		＜ 4.1	＜ 1.7
边缘升高	≥ 5.2 且＜ 6.2	≥ 3.4 且＜ 4.1		≥ 4.1 且＜ 4.9	≥ 1.7 且＜ 2.3
升高	≥ 6.2	≥ 4.1		≥ 4.9	≥ 2.3
降低			＜ 1.0		

注：ASCVD，动脉粥样硬化性心血管疾病，包括急性冠状动脉综合征、稳定性冠心病、血运重建术后、缺血性心肌病、缺血性脑卒中、短暂性脑缺血发作、外周动脉粥样硬化病等。

（二）血脂异常的分类

血脂异常通常指血清中胆固醇和（或）TG 水平升高，俗称高脂血症。实际上血脂异常也泛指包括低 HDL-C 血症在内的各种血脂异常。血脂异常分类比较复杂，最简单的有病因分类和临床分类两种，最实用的是临床分类。

1. 血脂异常病因分类

（1）继发性高脂血症：是指由于其他疾病所引起的血脂异常。可引起血脂异常的疾病主要有肥胖症、糖尿病、肾病综合征、甲状腺功能减退症、肾功能衰竭、肝脏疾病、系统性红斑狼疮、糖原累积症、骨髓瘤、脂肪萎缩症、急性卟啉病、多囊卵巢综合征等。此外，某些药物如利尿剂、非心脏选择性 β 受体阻滞剂、糖皮质激素等也可能引起继发性血脂异常。

（2）原发性高脂血症：除了不良生活方式（如高能量、高脂和高糖饮食、过度饮酒等）与血脂异常有关，大部分原发性高脂血症是由单一基因或多个基因突变所致。由基因突变所致的高脂血症多具有家族聚集性，有明显的遗传倾向，特别是单一基因突变者，故临床上通常称为家族性高脂血症。

2. 血脂异常临床分类

从实用角度出发，血脂异常可进行简易的临床分类（表 6-4）。

表 6-4 血脂异常的临床分类

血脂异常类型	TC	TG	HDL-C	相当于 WHO 表型
高胆固醇血症	增高			Ⅱa
高甘油三酯血症		增高		Ⅳ、Ⅰ
混合型高脂血症	增高	增高		Ⅱb、Ⅲ、Ⅳ、Ⅴ
低 HDL-C 血症			降低	

三、管理人群和目标

1. 管理人群

诊断为血脂异常的患者。

2. 管理目标

（1）早期检出血脂异常的个体，监测其血脂水平变化，是有效实施 ASCVD 防治措施的重要基础。

（2）识别出中青年 ASCVD 高危个体，对包括血脂在内的危险因素进行早期干预。

（3）防控 ASCVD，降低心肌梗死、缺血性卒中或冠心病死亡等心血管疾病临床事件的发生率。

四、自助管理方案

（一）管理流程和内容

详见第一章第三节中医健康管理相关内容。

（二）管理方法

1. 建立档案

对前来就诊的血脂异常患者建立中医健康管理档案，收集包括中医体质辨识报告、健康体检报告、家庭健康记录表等健康资料。妥善保管各项监测资料，作为复诊随访的依据。尤其对服用药物的患者，要准确记录用药剂量、用药开始日期、症状明显改善日期、血脂等的监测情况，做到定期复诊和例行必要的检查。并要求血脂异常患者每年例行全面体格检查，结合个体情况定期复查血脂情况，并要保存在健康档案中。

2. 监测与评估

（1）居家监测

1）生理指标

体重和腰围：定期测量体重和腰围，维持正常的体重，保持健康的体态。详见肥胖症中医健康管理。

血压和心率：定期测量血压。详见高血压中医健康管理。

血糖：定期测量血糖，详见糖尿病中医健康管理。

2）症状体征：定期记录症状与体征的变化情况，及时记录新出现的症状与体征，为医生诊治提供准确可靠的临床依据。

3）家庭功能和健康状况评估表、焦虑量表：定期填写家庭功能和健康状况评估表、焦虑量表等。

（2）西医全面体检和中医体质辨识

1）西医体检：每年一次常规体检（见健康评估部分），注意心脑血管疾病相关指标监测，详见医助管理。

2）中医体质辨识：每6个月进行一次中医体质辨识，及时了解体质转化情况，根据辨识结果调整自助方案。

3. 自助调养

（1）了解血脂异常知识：定期接受健康教育，掌握血脂监测方法，了解血脂的影响因素，强化全方位的生活方式干预，包括营养指导、运动处方、心理指导、戒烟干预等，预防心血管病事件。

（2）饮食调养：在满足每日必需营养和总能量需要的基础上，当摄入饱和脂肪酸（肥肉、全脂奶、奶油、猪油、牛油、猪肠、牛腩及肉类外皮等）和反式脂肪酸的总量超过规定上限时，应该用不饱和脂肪酸（各种植物油类，如花生油、豆油、菜籽油等）来替代。建议每日摄入胆固醇小于300mg，尤其是ASCVD等高危患者，摄入脂肪不应超过总能量的20%～30%。一般人群摄入饱和脂肪酸应小于总能量的10%；而高胆固醇血症者饱和脂肪酸摄入量应小于总能量的7%，反式脂肪酸摄入量应小于总能量的1%。高甘油三酯血症者更应尽可能减少每日摄入脂肪总量，每日烹调油应少于30g。脂肪摄入应优先选择富含ω-3多不饱和脂肪酸的食物（如深海鱼、鱼油、植物油）。

建议每日摄入碳水化合物占总能量的50%～65%。选择使用富含膳食纤维和低升糖指数的碳水化合物替代饱和脂肪酸，每日饮食应包含25～40g膳食纤维（其中7～13g为水溶性膳食纤维）。碳水化合物摄入以谷类、薯类和全谷物为主，其中添加糖摄入不应超过总能量的10%（对于肥胖和高甘油三酯血症者要求比例更低）。食物添加剂如植物固醇/烷醇（2～3g/d）、水溶性/黏性膳食纤维（10～25g/d）有利于血脂控制，但应长期监测其安全性。

1）保持热量均衡分配，饥饱不宜过度，不要偏食，切忌暴饮暴食或塞饱式进餐，改变晚餐丰盛和入睡前吃夜宵的习惯。

2）主食应以谷类为主，粗细搭配。粗粮中可适量增加玉米、莜面、燕麦等成分，保持糖类供热量占总热量的60%以上。

3）增加豆类食品，提高蛋白质利用率，以干豆计算，平均每日应摄入25g以上，或豆腐干45g或豆腐75～150g。

4）在动物性食物的结构中，增加含脂肪酸较低而含蛋白质较高的动物性食物，如鱼、禽、瘦肉等，减少陆生动物脂肪，最终使动物性蛋白质的摄入量占每日蛋白质总摄入量的15%，每日总脂肪供热量当超过总热量的30%。

5）烹调时，应采用植物油，如豆油、玉米油、葵花籽油、茶油、芝麻油等。每人每日用量以20～25g为宜。

6）膳食中胆固醇含量不宜超过300mg/d。

保证每人每日摄入的新鲜水果及蔬菜达400g以上，并注意增加深色或绿色蔬菜比例，而水果至少应该有2种。

7）减少精制米、面、糖果、甜糕点的摄入，以防摄入热量过多。

8）膳食成分中应含有足够的维生素、矿物质、植物纤维及微量元素，但应适当减少食盐摄入量。

9）少饮含糖多的饮料，多喝茶；咖啡可刺激胃液分泌并增进食欲，也不宜多饮。

10）具有降血脂作用的食物：燕麦、大豆及其制品、鱼类（尤其是沙丁鱼、金枪鱼、鲭鱼等。专家指出每周吃2～3次鱼有降脂及抗动脉硬化效果）、苹果、花生、蘑菇、香菇及木耳、大蒜、洋葱及海带、生姜、茶叶、蜜橘、酸奶、茄子、山楂、柿子、芹菜、甲鱼、玉米油、葵花籽、海藻等。

（3）调整心态：精神调养对改善血脂异常重要，在日常生活中保持平和的心态，情绪舒畅。多与家人朋友交流，从事力所能及的劳动。可根据个人爱好，选择广场舞、下棋、书法、绘画、听音乐阅读、旅游、种植花草等活动，释放不良情绪。

（4）起居调摄：起居宜规律，睡眠要充足，劳逸相结合，穿戴求自然。远离潮湿，衣着宽松。在湿冷的气候条件下，要减少户外活动，避免受寒雨淋，保持居室干燥。平时应多进行户外活动，以舒展阳气，通达气机。

（5）运动保健

1）适合健身的体育项目：打太极拳、练气功、散步、慢跑、快走、骑车、游泳、登山、练健身操、扭秧歌、跳舞、打门球、打羽毛球、练倒走等。其中，走跑锻炼是治疗血脂异常的一种有效的运动，可作为首选的调脂运动方式。走跑锻炼的形式包括走或跑，其动作要求为抬头挺胸收腹、双眼平视、肩部放松、肘部弯曲约90°，并随走跑节奏前后摆动。

2）降低血脂的运动时间：晚饭前0.5～1小时，进行运动是降脂患者的最佳的时间；尤其进食大餐或高脂餐前12小时运动效果最好，因此早上进食大餐者晚上锻炼效果最好，而晚上进食大餐者在早上锻炼获益最大。每次锻炼的有效运动时间达到30分钟，即可起到有效改善血脂异常的作用，达到60分钟则效果更好。故建议血脂异常患者在按上述运动处方锻炼时，在身体能够承受的情况下，适当加长运动时间，以获得更好的血脂改善效果。每次锻炼的持续时间比运动强度更为重要，较为全面的血脂状况改善要在较长的锻炼周期（6个月）后才能出现。

3）掌握运动强度：运动时心率为本人最高心率的60%～70%，约相当于50%～60%的最大摄氧量。一般40岁心率控制在140次/分；50岁心率控制在130次/分；60岁以上心率以 120 次 / 分为宜。

4）适当的运动频率：每天锻炼 1 次，每周锻炼 5 天。中老年人特别是老年人由于机体代谢水平降低，疲劳后恢复的时间延长，因此运动频率可视情况增减，一般以每周 3 ～ 4 次为宜。

5）高脂血症患者运动注意事项：对于 ASCVD 患者应先进行运动负荷试验，充分评估其安全性后，再进行身体活动。

（6）控制体重（可参见肥胖的健康管理）：肥胖是血脂异常的重要危险因素。血脂代谢紊乱的超重或肥胖者的能量摄入应低于身体能量消耗，以控制体重增长，并争取逐渐减少体重至理想状态。减少每日食物总能量（每日减少 300 ～ 500kcal），改善饮食结构，增加身体活动，可使超重和肥胖者体重减少 10% 以上。维持健康体重（BMI：20.0 ～ 23.9kg/m^2），有利于血脂控制。

（7）戒烟：完全戒烟和有效避免吸入二手烟，有利于预防 ASCVD，并升高 HDL-C 水平。如一时难戒，每日吸烟量最好限制在 5 支以内。吸烟级别的评定：0 级：不吸烟；1 级：吸烟量≤ 100 支年；2 级：100 支年＜吸烟量≤ 200 支年；3 级：吸烟量＞ 200 支年（支年为每日吸烟支数 × 吸烟年数，该支年为国际公认的吸烟指数指标）。

（8）限制饮酒：中等量饮酒（男性每日 20 ～ 30g 乙醇，女性每日 10 ～ 20g 乙醇）能升高 HDL-C 水平。但即使少量饮酒也可使高甘油三酯血症患者 TG 水平进一步升高。提倡限制饮酒。

（9）经络调理：根据患者情况，适当选用。

1）穴位按摩：太白、水泉、太溪、昆仑、三阴交、肾俞、复溜、太冲、行间、内关等。

2）耳穴贴压：交感、肝、脾、肾、内分泌、神门、肾上腺、耳舟部、对耳轮部等相应部位，每次取穴 3 ～ 4 穴，王不留行籽贴压，每日 1 次，两耳交替进行。

4. 定期回顾评价

根据居家监测内容，定期自我评价身体、心理状况和家庭功能，及时调整生活方式或及时就医。

五、医助管理方案

（一）管理流程和内容

详见第一章第三节中医健康管理相关内容。

（二）管理方法

1. 建立档案

对前来就诊的血脂异常患者建立中医健康管理方案：包括一般信息采集、生活方式问卷、西医相关检查结果采集、体质辨识、健康风险评估、中西医干预、追踪随访、效果评价等健康相关资料。妥善保管各项监测资料，作为复诊随访的依据。尤其对服用降脂药的患者，要准确记录用药剂量、用药开始日期、症状明显改善日期、血脂监测情况等，做到定期复诊和例行必要的检查。并要求血脂异常患者每年例行全面体格检查，结合个体情况必要时还应做心脑血管疾病相关检查，均要保存在健康档案中。

2. 风险评估

风险评估包括病史采集、常规健康体检、总体心血管危险评估。

（1）病史采集：主要了解与个人身份相关的信息，包括姓名、性别、出生日期、身份证号、工作单位、本人电话、联系人姓名、联系人电话、民族、血型、文化程度、职业、婚姻状况、医疗费用支付方式等。家族史：通过了解父母和兄弟姐妹是否患有某种明确的疾病以及发病时的具体年龄，分析是否患有与遗传相关的疾病。个人健康史：通过了解个人现病史、过敏史、用药史、手术史、月经生育史，以及最近3个月的躯体症状等，以便对当前的健康状况有一个基本判断。生活方式：生活方式信息是了解和评估当前健康状况和未来风险的重要依据，是实施健康管理的主要内容，因此也是信息采集的核心内容，生活方式信息主要包括吸烟、饮酒、运动、心理、睡眠以及与之相关的环境等。

（2）常规健康体检：①体格检查：除常规物理检查外，血脂异常体格检查应该重点关注血压、心率、体重指数、腰围及臀围等与血脂异常相关的体征。②辅助检查：血液生化[TC、TG、HDL-C、LDL-C、ApoA、ApoB、Lp（a）、血同型半胱氨酸、空腹血糖、尿酸和肌酐]、全血细胞计数和血红蛋白、尿液分析（蛋白质、糖和尿沉渣镜检）、心电图、超声心动图、颈动脉超声、下肢血管超声、眼底检查、动脉硬化检测等。

（3）总体心血管危险评估：LDL-C或TC水平对个体或群体ASCVD发病危险具有独立的预测作用，但个体发生ASCVD危险的高低不仅取决于胆固醇水平高低，还取决于同时存在的ASCVD其他危险因素的数目和水平。相同LDL-C水平个体，其他危险因素数目和水平不同，ASCVD总体发病危险可存在明显差异。更重要的是，ASCVD总体危险并不是胆固醇水平和其他危险因素独立作用的简单叠加，而是胆固醇水平与多个危险因素复杂交互作用的共同结果。这导致同样的胆固醇水平可因其他危险因素的存在而具有更大的危害。全面评价ASCVD总体危险是防治血脂异常的必要前提。评价ASCVD总体危险，不仅有助于确定血脂异常患者调脂治疗的决策，也有助于临床医生针对多重危险因素，制定出个体化的综合治疗决策，从而最大程度降低患者ASCVD总体危险。

在进行危险评估时，已诊断ASCVD者直接列为极高危人群；符合如下条件之一者直接列为高危人群：LDL-C ≥ 4.9mmol/L（190mg/dl），1.8mmol/L（70mg/dl）≤ LDL-C ＜ 4.9mmol/L（190mg/dl）且年龄在40岁及以上的糖尿病患者。符合上述条件的极高危和高危人群不需要按危险因素个数进行ASCVD危险分层。不具有以上3种情况的个体，在考虑是否需要调脂治疗时，应按照ASCVD危险评估流程图（图6-1）的流程进行未来10年间ASCVD总体发病危险的评估。

极高危：①明确心血管疾病，包括陈旧性心肌梗死、急性冠脉综合征、冠脉血运重建以及其他血运重建、脑卒中及短暂性脑缺血发作、外周动脉疾病及心血管检查中发现明显斑块；②糖尿病合并靶器官损伤，如蛋白尿等，伴有吸烟、高血压、血脂异常等重要危险因素；③严重的慢性肾脏疾病；④10年致命性心血管疾病风险≥10%。

高危：①单一风险因素显著升高，特别是胆固醇＞8mmol/L，如家族性高胆固醇血症或血压＞180/110mmHg；②大部分糖尿病患者（年轻的1型糖尿病可能属于中低危）；③慢性肾病3期[GFR30 ~ 59ml/（min·1.73m^2）]；④5% ≤ 10年致命性心血管疾病风险＜10%。

中危：1% ≤ 10年致命性心血管疾病风险＜5%。

低危：10年致命性心血管疾病风险＜1%。

符合下列任一条件者，可直接列为高危或极高危人群
极高危：ASCVD 患者
高危：(1) LDL-C ≥ 4.9mmol/L 或 TC ≥ 7.2mmol/L
(2) 糖尿病患者 1.8mmol/L ≤ LDL-C<4.9mmol/L 或 3.1mmol/L ≤ TC<7.2mmol/L 且年龄≥ 40 岁

↓

不符合者，评估 10 年 ASCVD 发病危险

危险因素个数 *		血清胆固醇水平危险分层（mmol/L）		
		3.1 ≤ TC < 4.1（或）1.8 ≤ LDL-C<2.6	4.1 ≤ TC<5.2（或）2.6 ≤ LDL-C<3.4	5.2 ≤ TC<7.2（或）3.4 ≤ LDL-C<4.9
无高血压	0 ~ 1 个	低危（< 5%）	低危（< 5%）	低危（< 5%）
	2 个	低危（< 5%）	低危（< 5%）	中危（5% ~ 9%）
	3 个	低危（< 5%）	中危（5% ~ 9%）	中危（5% ~ 9%）
有高血压	0 个	低危（< 5%）	低危（< 5%）	低危（< 5%）
	1 个	低危（< 5%）	中危（5% ~ 9%）	中危（5% ~ 9%）
	2 个	中危（5% ~ 9%）	高危（≥ 10%）	高危（≥ 10%）
	3 个	高危（≥ 10%）	高危（≥ 10%）	高危（≥ 10%）

↓

ASCVD10 年发病危险为中危且年龄小于 55 岁者，评估余生危险

具有以下任意 2 项及以上危险因素者，定义为高危：
收缩压≥ 160mmHg 或舒张压≥ 100mmHg；非 HDL-C ≥ 5.2 mmol/L；HDL-C < 1.0 mmol/L；
BMI ≥ 28kg/m^2；吸烟。

图 6-1　ASCVD 危险评估流程图

注：* 包括吸烟、低 HDL-C 及男性≥ 45 岁或女性≥ 55 岁。慢性肾病患者的危险评估及治疗请参见特殊人群血脂治疗。括号中的百分数为未来 10 年患血管疾病的风险百分比。

3. 干预方法

（1）西医治疗：临床上应根据个体 ASCVD 危险程度，决定是否启动药物调脂治疗。将降低 LDL-C 水平作为防控 ASCVD 危险的首要干预靶点，非 HDL-C 可作为次要干预靶点。

调脂治疗需设定目标值：极高危者 LDL-C ≤ 1.8mmol/L；高危者 LDL-C ≤ 2.6mmol/L；中危和低危 LDL-C ≤ 3.4mmol/L。LDL-C 基线值较高不能达目标值者，LDL-C 至少降低 50%。极高危患者 LDL-C 基线在目标值以内者，LDL-C 仍应降低 30% 左右。

临床调脂达标，首选他汀类调脂药物。起始宜应用中等强度他汀，根据个体调脂疗效和耐受情况，适当调整剂量，若胆固醇水平不能达标，与其他调脂药物联合使用。

（2）中医治疗

1）中医体质调理：体质决定于先天禀赋和饮食、起居、运动等后天因素，不同的体质类型有不同的发病倾向，在饮食、起居、运动等方面有不同的干预方法，所以根据体质类型，做

好日常生活管理，对于未病先防、已病防变、瘥后防复均具有重要意义。血脂异常患者一般发病时体质较复杂，虚实夹杂，在日常调理中更应该重视虚性体质的调理，提升脏腑功能，减少各种病理产物的积聚，对于改善血脂水平、预防心脑血管疾病的发生具有重要意义。体质辨识与偏颇体质调理需要参见第五章第一节偏颇体质中医健康管理。

2）中医辨证施治：参照中华中医药学会心病分会《血脂异常中医诊疗标准》将血脂异常分为痰浊阻遏证、气滞血瘀证、脾肾阳虚证、肝肾阴虚证四型。

A. 痰浊阻遏证

症状：形体肥胖，头重如裹，胸闷，呕恶痰涎肢麻沉重，心悸，失眠，口淡，食少，舌淡，边有齿痕，苔白滑腻，脉濡滑。

治法：燥湿祛痰。

方药：二陈汤合胃苓汤加减。常用药物有陈皮、制半夏、茯苓、薏苡仁、苍术、白术、猪苓、莱菔子、厚朴、泽泻。

药膳：苡仁楂荷饮。原料：炒薏苡仁 30g，荷叶 10g，山楂 15g。制法：将炒薏苡仁、荷叶、山楂共入锅中，加水煮汤。代茶饮。功效：薏苡仁性微温，味甘、淡，能健脾利水。荷叶性平，味苦、涩，可健脾升清，清暑利湿。山楂性微温，味酸、甘，可消食化积，活血散瘀，行气健胃。现代研究表明，薏苡仁有降血脂、减肥的作用；荷叶同山楂都具有降血脂、降胆固醇的作用。本方适用于高血脂前期属于痰湿浊阻者。冬瓜香菇菜，原料：冬瓜 200g，香菇 50g，调味品适量。制法：冬瓜去皮洗净，切成小方块。香菇用水发开，去蒂柄，洗净，切成丝。葱、姜洗净切丝，锅中放植物油适量，烧热后下葱、姜爆香，再下冬瓜、香菇和泡香菇的水，焖烧数分钟，待熟时调入食盐、味精等，翻炒几下即可。功效：下气消痰，利水渗湿，降脂减肥。适宜于高脂血症、肥胖症等。荠菜炒冬笋，原料：冬笋 300g（去壳、根，切片），荠菜 150g。制法：起油锅下入原料煸炒，并加入精盐、味精等调料。功效：清热利水，降脂降压。适宜于各种高血脂、高血压、水肿、便血、尿血等症。

B. 气滞血瘀证

症状：胸胁胀闷，走窜疼痛，心前区刺痛，心烦不安，舌尖边有瘀点或瘀斑，脉沉涩。

治法：行气活血。

方药：血府逐瘀汤加减。常用药物有桃仁、红花、当归、川芎、赤芍、生地黄、牛膝、柴胡、枳壳、郁金、桔梗。

药膳：三七百合煨兔肉，原料：三七 5g，百合 30g，兔肉 250g，料酒、葱花、姜末、精盐、味精、五香粉各适量。制法：三七洗净，切片，晒干或烘干，研成极细末，备用。百合拣洗干净，放入清水中浸泡，待用。再将兔肉洗净，切成小块，放入水中，大火煮沸，撇去浮沫，加入百合瓣、料酒、葱花、姜末，改用小火，煨煮至兔肉、百合熟烂酥软，趁热加放三七粉、精盐、味精、五香粉适量，调匀即成。功效：清热除烦，化痰降浊，活血降脂。主治各种类型的高脂血症。山楂红曲决明子代茶饮，原料：山楂 20g，红曲 10g，决明子 15g。制法：开水冲泡，代茶饮。功效：长期饮用可以预防血脂的升高和缓解轻度血脂高的情况。

C. 脾肾阳虚证

症状：畏寒肢冷，眩晕，倦怠乏力，便溏，食少，脘腹作胀，面肢浮肿，舌淡质嫩，苔白，脉沉细。

治法：健脾益肾。

方药：附子理中汤合苓桂术甘汤加减。常用药物有制附子、人参、白术、炮姜、炙甘草、茯苓、桂枝。

药膳：韭菜炒虾仁，韭菜250g，鲜虾仁100g，麻油倒入锅中，烧至四成热，加入鲜虾仁翻炒片刻，放入切好的韭菜，再放入胡椒粉，食盐少许，再翻炒几下，熟即出锅。当归生姜羊肉汤，当归20g，生姜30g，冲洗干净，用清水浸软，切片备用。羊肉500g去筋膜，放入开水锅中略烫，除去血水后捞出，切片备用。当归、生姜、羊肉放入砂锅中，加清水、料酒、食盐，旺火烧沸撇去浮沫，再改用小火炖至羊肉熟烂即成。

D. 肝肾阴虚证

症状：眩晕耳鸣，腰酸膝软，五心烦热，口干，健忘，失眠，舌质红，少苔，脉细数。

治法：滋补肝肾。

方药：杞菊地黄丸加减。常用药物有生地黄、山药、茯苓、山茱萸、牡丹皮、泽泻、枸杞子、制何首乌。

药膳：杞菊茶，原料：枸杞子10g，菊花10g。制法：开水冲泡，代茶饮。黑耳翡翠鱼，原料：黑木耳10g，鲜荸荠100g，鲜菠菜500g，净鱼肉150g，鸡蛋清1个，调料适量。黑木耳温水发软，去杂质去蒂。鲜荸荠去皮切成丁。鲜菠菜洗净，绞取生汁。净鱼肉（鲤鱼、草鱼均可），切成丁，放入碗中，拌玉米粉或红薯粉适量，注入菠菜汁，打入鸡蛋清拌匀。锅中放酱油、玉米油各15g，烧热后下拌鱼丁快炒，放盐少许，糖、醋适量，下荸荠丁、黑木耳炒匀即成。佐餐食用，每日1次吃完。

3）非药物疗法

A. 针刺调治

取穴内关。方法：毫针针刺，快速进针，施提插加小幅度捻转手法，得气后留针20分钟，其间每5分钟以同样手法行针1次，每次2分钟。疗程：隔日1次，左右穴位交替，10次为1个疗程。休息3 ~ 5天后再行第2个疗程。

取穴公孙、三阴交、曲泉、中脘。方法：针刺得气后，留针15 ~ 20分钟。亦可加电针（频率为8 ~ 10Hz的交流脉冲），持续15分钟。疗程：每周治疗2次，8 ~ 10次为1个疗程。

B. 穴位贴敷调治

泽泻降脂膏（《集验百病良方》组方）：泽泻30g，丹参20g，生山楂30g，黄精、虎杖、荷叶、莱菔子各15g，龙胆草30g。穴位：神阙、期门、中脘、阳陵泉。操作：上药研为细末，用米醋适量调匀搅拌成糊膏状。适量外敷。每日换药1次，10次为1个疗程。

消脂贴组方：丹参100g，山楂150g，川芎100g，蒲黄100g，茺蔚子50g，首乌150g，枸杞150g，决明子100g，泽泻100g，茵陈100g，苍术100g，虎杖100g，毛冬青20g，陈皮20g，梧桐叶20g，葛根100g，檀香20g，冰片20g。穴位：膻中、中脘、内关、曲池、合谷、丰隆、足三里、三阴交等。操作：以上诸药预处理后，粉碎过筛加入适量凡士林调和成膏剂。每个穴位取5g膏剂外敷，每日2次，1个月为1个疗程。

C. 刮痧调治

刮背部：患者取坐位，用直线刮法轻刮膀胱经一线，从玉枕经天柱、大杼、风门、肺俞到厥阴俞。身体消瘦、椎体棘突明显突出者，宜用刮痧板的边角，由上向下依次点压按揉每一个椎间隙3 ~ 5次，以局部有酸胀感为宜。

刮上肢：患者取坐位，用直线刮法，刮上肢手阳明大肠经经脉循行线，一手牵拉前臂，另一手握刮板，由肩上的肩髃向下刮，经过曲池，直到合谷，每侧各10 ~ 20次，在肩髃、曲池穴位处可稍加力重刮，其他部位轻手法相连，合谷穴处将用刮痧板棱角点压按揉3 ~ 5次。

刮下肢：患者取仰卧位。①用直线刮法，刮拭足阳明胃经循行线，从足三里刮至条口，每侧刮 10 ～ 20 次，在条口穴可稍加力重刮。②用直线刮法，刮拭足太阴脾经循行线，从阴陵泉刮至三阴交，每侧刮 10 ～ 20 次。③点压按揉足背部厥阴肝经行间穴 10 ～ 20 次，也可用角刮法短距离刮拭。

D. 耳穴调治：取穴：神门、内分泌、皮质下、肾上腺、心、脑、胆。操作：选用王不留行籽以胶布固定，每日多次按压，三餐后及睡前重点按压，以适度的压力刺激耳穴，贴压 4 天为 1 次，8 次为 1 个疗程。

E. 背俞穴埋线加耳针疗法

选穴：取背俞穴脾俞、肝俞、胆俞、胃俞。随证配穴：痰浊阻遏配膀胱俞。

耳针治疗：内分泌、胰、胆、脾、交感。

埋线：患者洗干净背部皮肤，取俯卧位，充分暴露背部，由助手根据骨度选穴位。在一侧的穴位皮肤上常规消毒，助手在已消毒的穴位皮肤上注射利多卡因约 2ml。局部麻醉后，施术者左手持无菌镊子夹紧备用的羊肠线，右手持无菌埋线针，针尖穿过皮肤后与脊柱呈 45° 角，将羊肠线埋入，待线头见不到时，针再进入 0.3 ～ 0.4cm，然后快速拔针，用干棉球按压针孔数分钟以防止针孔出血，最后再常规消毒埋线部位皮肤 1 次。耳针治疗：患者取端坐位，选用经过高压消毒过的 0.3mm × 13mm 不锈钢毫针，耳穴皮肤严格消毒，施术者右手持针，左手抵着被施针耳郭的背部，针尖进入皮肤下与耳骨之间，用捻转平补平泻手法，每 5 分钟行针 1 次，留针 25 分钟。两侧耳穴交替使用，每天治疗 1 次，12 次为 1 个疗程，间隔 3 天再进行第 2 个疗程。

4. 随访和评价

（1）随访：饮食与非药物治疗者，开始 3 个月应复查血脂水平，如血脂控制达到建议目标，则继续非药物治疗，但仍须每 6 个月复查，长期达标者可每年复查 1 次。服用调脂药物者，需要进行更严密的血脂监测。

首次服用调脂药者，应在用药 6 周内复查血脂及转氨酶和肌酸激酶。如血脂能达到目标值，且无药物不良反应，逐步改为每 6 ～ 12 个月复查 1 次；如血脂未达标且无药物不良反应，每 3 个月监测 1 次。每当调整调脂药种类或剂量时，都应在治疗 6 周内复查。

（2）效果评价：初诊时给患者设定目标值，患者治疗 3 个月后进行评估。如血脂稳定于目标水平，可依原方案继续治疗；如血脂未达到目标水平，则及时调整治疗方案。随诊中密切监测肝功能及患者的其他心血管危险因素。

（左冬冬）

第三节　高尿酸血症与痛风中医健康管理

一、概述

《中国高尿酸血症与痛风诊疗指南（2019）》指出高尿酸血症是嘌呤代谢紊乱引起的代谢异常综合征。无论男性还是女性，非同日 2 次血尿酸水平超过 420 μmol/L 称为高尿酸血症。血尿酸超过其在血液或组织液中的饱和度可在关节局部形成尿酸钠晶体并沉积，诱发局部炎症反应和组织破坏，即痛风；可在肾脏沉积引发急性肾病、慢性间质性肾炎或肾结石，称为尿酸性肾病。许多证据表明，高尿酸血症和痛风是慢性肾病、高血压、心脑血管疾病及糖尿病等疾病的独立危险因素，是过早死亡的独立预测因子。该病当属“历节病”“痹病”范畴。

随着经济快速发展和人群生活方式的明显改变，中国高尿酸血症和痛风患病率显著增高，根据最新研究结果，高尿酸血症患者已占总人口的13.3%，而痛风患病率在1% ~ 3%，且逐年上升。近年研究认为，痛风/高尿酸血症与多种慢性病的发生发展密切相关，如代谢性疾病，心、脑血管病和肾脏疾病等，因此已被多学科认识和重视。

高尿酸血症与痛风是一个连续、慢性的病理生理过程，其临床表型具有显著的异质性。随着新的更敏感、更特异的影像学检查方法的广泛应用，无症状高尿酸血症与痛风的界限渐趋模糊。因此，对其管理也应是一个连续的过程，需要长期甚至是终身的病情监测与管理。

二、高尿酸血症与痛风发病的危险因素

高尿酸血症与痛风发病危险因素包括年龄、性别、遗传素质、不良的饮食习惯、肥胖、高脂血症、糖耐量异常、高胰岛素血症、肾功能不全等，而暴饮暴食、劳累感染、手术、外伤、使用利尿剂以及受寒等因素可诱发痛风的急性发作。

1. 不良的饮食习惯

痛风是与生活方式相关的疾病，与长期高热量饮食密切相关。与西方饮食（指大量摄入红肉及加工肉类、炸薯条、精粮、甜食和餐后甜点）相比，DASH饮食（指大量摄入水果、蔬菜、坚果、豆类、低脂奶制品和全麦/杂粮，限制摄入钠、含糖甜食及饮料、红肉及加工肉类）明显降低痛风发生率。调查分析显示，富含果糖的饮料和水果明显增加血尿酸水平，与痛风发病风险呈正相关。有研究提示，豆类食品的嘌呤含量因加工方式而异，因此不推荐也不限制豆制品的摄入。

2. 超重和肥胖

研究显示，体重增加是痛风发生的独立危险因素。体重减轻则有保护作用。调查分析也表明，体重下降可显著提高尿酸控制的达标率，降低痛风急性发作频率。

3. 过量饮酒

调查分析显示，酒精摄入与痛风发病风险呈正相关，其中重度饮酒者，痛风发病风险增加2.64倍。

4. 体质偏颇因素

研究显示痰湿质、气虚质及湿热质人群血尿酸水平显著升高。另有研究显示痰湿质、血瘀质为痛风的危险体质。

三、高尿酸血症与痛风的诊断及鉴别诊断

（一）高尿酸血症的诊断

1. 诊断标准

非同日、2次血尿酸水平超过420 μmol/L（成年人，无论男性还是女性）。

2. 分型

高尿酸血症分为肾脏排泄不良型、肾脏负荷过多型、混合型和其他型。

（二）痛风的诊断

诊断标准：2015年美国风湿病学会/欧洲抗风湿联盟制订的痛风分类标准（表6-5）。

表 6-5 2015 年美国风湿病学会 / 欧洲抗风湿联盟痛风分类标准

项目	内容	评分(分)
临床特点	受累关节分布:曾有急性症状发作的关节 / 滑囊部位(单或寡关节炎)[a]	
	·踝关节或足部(非第一跖趾关节)关节受累	1
	·第一跖趾关节受累	2
	受累关节急性发作时症状:①皮肤发红(患者主诉或医生查体);②触痛或压痛;③活动障碍	
	·符合上述 1 个特点	1
	·符合上述 2 个特点	2
	·符合上述 3 个特点	3
	典型的急性发作:①疼痛达峰 < 24 小时;②症状缓解 ≤ 14 天;③发作间期完全缓解;符合上述 ≥ 2 项(无论是否抗炎治疗)	
	·首次发作	1
	·反复发作	2
	痛风石证据:皮下灰白色结节,表面皮肤薄,血供丰富;典型部位:关节、耳郭、鹰嘴滑囊、手指、肌腱(如跟腱)	
	·没有痛风石	0
	·存在痛风石	4
实验室检查	血尿酸水平:非降尿酸治疗中、距离发作 > 4 周时检测,可重复检测;以最高值为准	
	· < 240 μmol/L (< 4mg/dl)	–4
	·240 ~ < 360 μmol/L (4 ~ < 6mg/dl)	0
	·360 ~ < 480 μmol/L (6 ~ < 8mg/dl)	2
	·480 ~ < 600 μmol/L (8 ~ < 10mg/dl)	3
	· ≥ 600 μmol/L (≥ 10mg/dl)	4
	关节液分析:由有经验的医生对有症状关节或滑囊进行穿刺及偏振光显微镜检查	
	·未做检查	0
	·尿酸钠晶体阴性	–2
影像学特征	有或曾有症状的关节或滑囊处尿酸钠晶体的影像学证据:关节超声"双轨征"[b],或双能 CT 的尿酸钠晶体沉积[c]	
	·无(两种证据)或未做检查	0
	·存在(任一证据)	4
	痛风相关关节破坏的影像学证据:手 / 足 X 线存在至少一处骨侵蚀(皮质破坏,边缘硬化或边缘突出)[d]	
	·无或未做检查	0
	·存在	4

注:存在至少一次外周关节或滑囊的肿胀、疼痛或压痛可以使用这个分类标准进行诊断;如果采用偏振光显微镜检查证实(曾)有症状关节或滑囊或痛风石中存在尿酸钠晶体,可以确定患者的痛风诊断;如果没有条件接受关节穿刺检查,可根据临床表现计分,累计 ≥ 8 分者可以临床诊断痛风;a. 外周关节或滑囊发作肿胀、疼痛和(或)触痛;b. 透明软骨表面的不规则强回声,且与超声探头角度无关,如在改变超声探头角度后"双轨征"消失,则为假阳性;c. 通过 80kV 和 140kV 两个能量进行扫描,采用特定软件进行物质分解算法,将关节及关节周围的尿酸钠晶体标上绿色伪色,需鉴别甲床、亚毫米、皮肤、运动、射线硬化和血管伪影与尿酸钠沉积的区别;d. 骨侵蚀需除外远端趾间关节和"鸥翼征"。

亚临床痛风:无症状高尿酸血症患者,关节超声、双能 CT 或 X 线发现尿酸钠晶体沉积和(或)痛风性骨侵蚀。

难治性痛风：指具备以下 3 条中至少 1 条：①单用或联合用常规降尿酸药物足量、足疗程，血尿酸仍≥ 360 μmol/L；②接受规范化治疗，痛风仍每年发作 2 次或 2 次以上；③存在多发性和（或）进展性痛风石。

（三）痛风的鉴别诊断

高尿酸血症是痛风发作的重要基础，痛风患者在其发病过程中必在某一阶段有高尿酸血症表现，但部分患者急性发作时血尿酸不高。由于痛风患病率逐渐升高，已成为炎性关节病中的最常见病因，同时临床工作中症状不典型的痛风患者、血尿酸不高的患者也并不少见，因此对于考虑炎性关节病，但临床难以确诊具体病因的患者，通过关节滑液穿刺、晶体镜检进行诊断及鉴别诊断至关重要。急慢性痛风性关节炎的鉴别诊断见表 6-6。另外，对于引起高尿酸血症的病因诊断，包括痛风患者的共病评估都需要综合考虑，必要时需要及时转诊至专科明确诊断和确定治疗方案。

表 6-6　急慢性痛风性关节炎的鉴别诊断

项目	鉴别疾病
急性痛风关节炎	其他晶体性关节炎，如假性痛风（焦磷酸钙晶体沉积病）、碱性磷酸钙结晶沉积病等 感染性关节炎，如化脓性关节炎、莱姆关节炎、淋病性关节炎等 创伤 反应性关节炎 结节病 其他慢性炎症性关节炎的不典型表现，如类风湿关节炎
慢性痛风关节炎	类风湿关节炎或其他慢性炎症性关节炎 假性痛风 骨关节病 莱姆关节炎 不典型慢性感染，如结核、布氏杆菌病等

四、管理人群和目标

1. 管理人群

诊断为高尿酸血症与痛风的患者。

2. 管理目标

（1）迅速有效地缓解和消除急性发作症状。

（2）调整整体功能状态，预防高尿酸血症和痛风病复发，预防伴发其他的相关疾病。

（3）减少就诊次数和住院次数，降低医疗费用。

五、自助管理方案

（一）管理流程和内容

详见第一章第三节中医健康管理相关内容。

（二）管理方法

1. 建立档案

对前来就诊的高尿酸血症与痛风患者建立中医健康管理档案，收集包括中医体质辨识报告、健康体检报告、家庭健康记录表等健康资料。妥善保管各项监测资料，作为复诊随访的依据。尤其对服用药物的患者，要准确记录用药剂量、用药开始日期、症状明显改善日期、血尿酸等的监测情况，做到定期复诊和例行必要的检查。并要求高尿酸血症与痛风患者每年例行全面体格检查，结合个体情况定期复查血尿酸情况，并要保存在健康档案中。

2. 监测评估

（1）居家监测

1）生理指标

体重和腰围：定期测量体重和腰围，维持正常的体重，保持健康的体态。详见肥胖症中医健康管理。

血压和心率：定期测量血压。详见高血压中医健康管理。

血糖：定期测量血糖，详见糖尿病中医健康管理。

2）症状体征：定期记录症状与体征的变化情况，及时记录新出现的症状与体征，为医生诊治提供准确可靠的临床依据。

3）家庭功能和健康状况评估表、焦虑量表：定期填写家庭功能和健康状况评估表、焦虑量表等。

（2）西医全面体检和中医体质辨识

1）西医体检：每年一次常规体检（见健康评估部分），注意高血压、糖尿病、血脂异常、心脑血管疾病相关指标监测，详见医助管理。

2）中医体质辨识：每6个月进行一次中医体质辨识，及时了解体质转化情况，根据辨识结果调整自助方案。

3. 自助调养

（1）了解高尿酸血症与痛风知识：对所有痛风及高尿酸血症患者和有危险因素或已出现临床症状、器官损害的患者进行相关基本知识教育，走出常见误区，如痛风及高尿酸血症可能存在的危害、高尿酸血症与肾脏病的相互关系、对痛风及高尿酸血症相关药物使用的正确认识、生活方式改善对治疗的意义等。避免发作诱因，如应避免高嘌呤饮食、酒精、外伤、劳累、寒冷、应激、手术、腹泻、脱水等。

（2）饮食调理：高尿酸血症和痛风患者的饮食方案也需遵循《中国居民膳食指南（2016）》的饮食原则。推荐原则包括食物多样，吃动平衡，多吃蔬果、奶类、大豆，适量吃鱼、禽、蛋、瘦肉，少盐少油控糖，足量饮水，限酒，杜绝浪费等。饮食应以低嘌呤食物为主，严格控制嘌呤含量高的食物，肥胖患者必须减少热量的摄取。目前强调每日饮食嘌呤含量控制在200mg以下，避免摄入高嘌呤动物性食品（如动物内脏、甲壳类、浓肉汤和肉汁等），限制或减少红肉摄入。需明确告知患者避免、限制和鼓励的食物种类。具体的饮食建议见表6–7。建议每日饮水量维持在2000ml以上，应避免饮用含果糖饮料或含糖软饮料、果汁和浓汤，可以饮用水、茶或不加糖的咖啡。

表6–7　高尿酸血症和痛风患者的饮食建议

饮食建议	内容
避免摄入	动物内脏 甲壳类 浓肉汤和肉汁 酒（急性发作期和慢性痛风石者）

续表

饮食建议	内容
限制摄入	红肉 鱼 含果糖和蔗糖的食品 酒（尤其是啤酒和烈性酒），酒精总量男性≤ 28g/d，女性≤ 4g/d（14g 纯酒精约合 1 个酒精单位）
鼓励摄入	脱脂或低脂奶制品（300ml/d） 鸡蛋 1 个 / 天 新鲜蔬菜 500g/d 低生糖指数谷物（粗粮、豆类） 饮水≥ 2000ml/d（包括茶和咖啡）

（3）心态调整：注意保持情绪调畅，避免高压、应激生活方式，遇到情绪压力及时疏解。

（4）起居调摄：由于血尿酸在低于 28℃的条件下容易结晶为尿酸石，因此为避免痛风发生，嘱该人群注意避寒，不宜冬泳，春、秋、冬季谨慎选择游泳，涉冷水后马上处理湿冷衣物、鞋袜并及时取暖。平素注意保持皮肤四肢干燥温暖，以避免痛风结石的形成。

（5）运动保健：高尿酸血症患者除日常生活的活动外，进行每周 4 ～ 7 天，每日累计 30 ～ 60 分钟的中等强度运动（如步行、慢跑、骑自行车、游泳、太极拳等）。运动形式可采取有氧、阻抗和伸展等。以有氧运动为主，无氧运动作为补充。运动强度须因人而异，常用运动时最大心率来评估运动强度，中等强度运动为心率能达到最大心率［最大心率（次 / 分）= 220 －年龄］60% ～ 70% 的运动。高危患者运动前需进行评估。

对于痛风性关节炎患者来说，尽管疼痛和功能限制会让运动更困难，但是规律的锻炼对于患者仍是非常必要的。运动可以减轻疼痛、维持关节周围的肌肉力量和耐力，有利于减轻疼痛、减轻关节的僵硬，预防功能下降，降低心脑血管事件发生率，并改善精神状态和生命质量。

痛风性关节炎急性发作期：指导患者合理休息与关节周围肌肉等长收缩锻炼。发作关节避免负重活动，适当进行等长肌肉收缩训练，维持肌肉状态。以膝关节为例，急性期宜休息，尽量避免长时间站立、步行等膝关节负重活动。行直腿勾脚训练等，维持膝关节周围肌肉状态。

痛风性关节炎非急性发作期：指导患者进行运动锻炼及关节功能康复训练。为慢性痛风性关节炎的患者制定处方的时候，应该遵循：从尽可能只诱发患者轻微疼痛［如数字评分法（NRS）评分为 2 ～ 3 分］的强度开始，逐渐增加剂量，达到维持健康的目的。具体的运动处方包括有氧运动、抗阻训练及柔韧性训练，可参考 FITT 原则：

1）F（频率）：有氧运动 3 ～ 5 次 / 周，抗阻训练 2 ～ 3 次 / 周，柔韧性训练每天进行。

2）I（强度）：轻度至中等强度的有氧运动和低强度的抗阻训练，对于年龄≥ 45 岁、合并多个心脑血管危险因素者，建议先行运动测试。

3）T（时间）：每周≥ 150 分钟。

4）T（类型）：应当强调有氧运动。

对于关节功能受限严重的患者，建议康复科就诊，指导关节周围肌肉训练（加强关节周围各肌肉的力量，以膝关节为例，需要训练股四头肌、腘绳肌、胫骨前肌和小腿三头肌，其中股四头肌最为重要）和关节活动度训练（对受累关节及周围肌肉进行持续的牵伸，最大程度恢复关节活动度，以踝关节为例，背屈受限最为常见，应重点加强背屈关节活动，并牵伸小腿三头肌）。

（6）控制体重：超重和肥胖会诱发或并发许多常见慢性疾病，如高血压、冠心病、脑血管病、糖尿病、血脂异常、脂肪肝、高尿酸血症 / 痛风等。肥胖尤其是腹型肥胖与高尿酸血症关系密切，应对所有痛风及高尿酸血症的患者评估体重情况，并指导居民合理控制体重，具体请参考肥胖的中医健康管理内容。

（7）严格控酒：酒精摄入呈剂量依赖性地增加痛风发作频率，啤酒和烈性酒均可增加痛风发作频率，饮用红酒是否增加痛风发作频率目前有争议。长期大量饮酒可导致血乳酸增高进一步影响尿酸排泄；可造成嘌呤摄入增多；饮酒时常进食高嘌呤食物，酒能加快嘌呤的代谢，导致体内血尿酸水平增高而诱发痛风性关节炎的急性发作。2012 年美国风湿病学会（ACR）痛风诊疗指南推荐，痛风急性发作期和慢性痛风石性关节炎的患者应避免饮酒。痛风间歇期血尿酸水平达标后仍应控制酒精的摄入：男性每日不宜超过 2 个酒精单位，女性每日不宜超过 1 个酒精单位（1 个酒精单位≈ 14g 纯酒精，即酒精度数为 12% 的红葡萄酒 145ml、酒精度数为 3.5% 的啤酒 497ml 或酒精度数为 40% 的蒸馏酒 43ml）。

（8）经络调理：根据患者情况，适当选用。

1）穴位按摩：太白、水泉、太溪、昆仑、三阴交、肾俞、复溜、太冲、行间、内关等。

2）耳穴贴压：交感、肝、脾、肾、内分泌、神门、肾上腺、耳舟部、对耳轮部等相应部位，每次取 3 ～ 4 穴，王不留行籽贴压，每日 1 次，两耳交替进行。

4. 定期回顾评价

根据居家监测内容，定期自我评价身体、心理状况和家庭功能，及时调整生活方式或及时就医。

六、医助管理方案

（一）管理流程和内容

详见第一章第三节中医健康管理相关内容。

（二）管理方法

1. 建立档案

对前来就诊的高尿酸血症与痛风患者建立高尿酸血症与痛风中医健康管理方案：包括一般信息采集、生活方式问卷、西医相关检查结果采集、体质辨识、健康风险评估、中西医干预、追踪随访、效果评价等健康相关资料。妥善保管各项监测资料作为复诊随访的依据。尤其对服用药物的患者，要准确记录用药剂量、用药开始日期、症状明显改善日期等，做到定期复诊和例行必要的检查。并要求高尿酸血症与痛风患者每年例行全面体格检查，结合个体情况必要时还应做心脑血管疾病相关检查，均要保存在健康档案中。

2. 风险评估

风险评估包括病史采集、常规健康体检、并发症及伴发疾病筛查与评估。

（1）病史采集：①病史：发病年龄，血尿酸水平，是否发生过痛风，伴随症状，降尿酸药物使用情况及治疗反应。②个人史：生活方式（包括饮食、饮酒、吸烟等），体力活动，已婚女性注意询问避孕药的使用情况。③既往史：了解有无肾脏疾病、冠心病、心力衰竭、脑血管疾病、外周血管疾病、糖尿病、血脂异常等病史。④家族史：询问高尿酸血症、痛风、高血压、糖尿病、冠心病、脑卒中等家族史及其发病年龄。⑤社会心理因素：了解家庭、工作、个人心理、文化程度等情况。

（2）常规健康体检：①体格检查：除常规物理检查外，体格检查应该重点关注血压、心率、心律、体重指数、腰围及臀围、有无关节肿胀、活动受限及关节压痛等体征。②辅助检查：血液生化（血尿酸、空腹血糖、甘油三酯、高密度脂蛋白胆固醇、低密度脂蛋白胆固醇、血同型半胱氨酸和肌酐等）、全血细胞计数和血红蛋白、尿液分析（尿 pH 值、尿蛋白）、关节超声、双能 CT 或 X 线、泌尿系超声等检查。

（3）并发症及伴发疾病筛查与评估：高尿酸血症患者应进行并发症（关节炎、肾功能不全、泌尿系结石、痛风石）的筛查。同时进行伴发疾病（高血压、糖尿病、血脂异常、肥胖、冠心病、脑卒中、心功能不全等）的筛查与评估。

3. 干预方法

（1）西医治疗：建议无症状高尿酸血症患者出现下列情况时开始降尿酸药物治疗：血尿酸水平≥ 540 μmol/L 或血尿酸水平≥ 480 μmol/L 且有下列合并症之一：高血压、脂代谢异常、糖尿病、肥胖、脑卒中、冠心病、心功能不全、尿酸性肾石病、肾功能损害（≥ CKD2 期）。痛风患者，建议血尿酸≥ 480 μmol/L 时开始降尿酸药物治疗。血尿酸≥ 420 μmol/L 且合并下列任何情况之一时起始降尿酸药物治疗：痛风发作次数≥ 2 次 / 年、痛风石、慢性痛风性关节炎、肾结石、慢性肾脏疾病、高血压、糖尿病、血脂异常、脑卒中、缺血性心脏病、心力衰竭和发病年龄＜ 40 岁。

血尿酸控制目标值：高尿酸血症患者无合并症者，建议血尿酸控制在 420 μmol/L 以下，伴合并症时，建议控制在 360 μmol/L 以下。建议痛风患者控制血尿酸在 360 μmol/L 以下，合并上述情况（痛风发作次数≥ 2 次 / 年、痛风石、慢性痛风性关节炎、肾结石、慢性肾脏疾病、高血压、糖尿病、血脂异常、脑卒中、缺血性心脏病、心力衰竭和发病年龄＜ 40 岁）之一时，控制血尿酸水平在 300 μmol/L 以下。

选择降尿酸药物时，应综合考虑药物的适应证、禁忌证和高尿酸血症的分型。推荐别嘌醇、非布司他或苯溴马隆为痛风患者降尿酸治疗的一线用药；推荐别嘌醇或苯溴马隆为无症状高尿酸血症患者降尿酸治疗的一线用药；单药足量、足疗程治疗，血尿酸仍未达标的患者，可考虑联合应用两种不同作用机制的降尿酸药物，不推荐尿酸氧化酶与其他降尿酸药物联用。

（2）中医治疗

1）中医体质调理：体质决定于先天禀赋和饮食、起居、运动等后天因素，不同的体质类型有不同的发病倾向，在饮食、起居、运动等方面有不同的干预方法，所以根据体质类型，做好日常生活管理，对于未病先防、已病防变、瘥后防复均具有重要意义。高尿酸血症与痛风患者一般发病时体质较复杂，虚实夹杂，在日常调理中更应该重视虚性体质的调理，提升脏腑功能，减少各种病理产物的积聚，对于改善血尿酸水平、减少合并症的发生具有重要意义。体质辨识与偏颇体质调理需要参见第五章第一节偏颇体质中医健康管理。

2）中医辨证施治：中华人民共和国中医药行业标准《中医病证诊断疗效标准》将痛风分为湿热蕴结证、瘀热阻滞证、痰浊阻滞证、肝肾阴虚证四型。

A. 湿热蕴结证

症状：关节红肿热痛，病势较急，拒按，局部灼热，得凉痛减，肿胀疼痛剧烈，筋脉拘急，手不可近，更难下床活动，日轻夜重，伴发热口渴，心烦不安，小便短黄，舌红苔黄或腻，脉滑数或弦数。

治法：清热除湿，活血通络。

方药：白虎桂枝汤加二妙散加减。常用药：生石膏、知母、粳米、桂枝、苍术、黄柏、防己、秦艽、桑枝、芍药、甘草。外治法：发热时单纯冰敷或用双柏散冰敷患处以物理降温。

药膳：赤小豆山药粥，原料：赤小豆 60g，山药 50g，薏苡仁 25g，莲子 25g，糯米 60g，大枣 10 枚，白糖适量。制法：将赤小豆、山药、薏苡仁、莲子、糯米、大枣洗净后，一同放入砂锅中，加清水适量，大火煮沸，再文火煮至熟，调入白糖稍炖即可。功效：清热解毒，健脾利湿。薏仁粥，原料：薏苡仁 30g，糯米 30g，冰糖适量。制法：先将薏苡仁冷水浸泡四五个小时，糯米浸泡 30 分钟，再将薏苡仁和糯米洗净，一起放入砂锅中，加清水适量，用文火煎煮成粥，加入冰糖再煮片刻即可。功效：除痹消肿。

B. 瘀热阻滞证

症状：关节红肿刺痛，局部肿胀变形，屈伸不利，周围局部有硬结或痛风石，肌肤干燥，舌紫暗或有紫斑，苔薄黄，脉细涩或沉弦。

治法：清热散瘀，通络止痛。

方药：枝藤汤加减。常用药：枝藤、忍冬藤、牛膝、熟地黄、牡丹皮、白芍、乳香、没药、红花。

药膳：荷叶山药赤豆粥。原料：鲜荷叶 1 张，山药 30g，赤小豆 30g，粳米 50g。将鲜荷叶洗净，保持整张的完整。将山药研成粉末，赤小豆淘洗净。先煮赤小豆、粳米，待赤小豆软烂时，加山药粉搅匀，同时用荷叶盖上，再煮 15 分钟，使粥成嫩绿色即成。当主食，早、晚食用。

C. 痰浊阻滞证

症状：关节疼痛日久不愈，反复发作，肌肉关节肿胀刺痛，甚则关节漫肿，屈伸不利，肢体麻痹和重着，或关节僵硬变形，或在关节附近形成黄白色、大小不一的皮下结节，初起质软，后坚硬如石，常使表皮菲薄而破溃，伴目眩，面浮足肿，眼睑水肿，或胸脘痞闷，痰多，舌胖色淡或暗，苔白腻，脉缓或弦滑。

治法：健脾除湿，化痰通络。

方药：薏苡仁汤加味。常用药：薏苡仁、当归、苍术、川芎、桂枝、独活、防风、羌活、麻黄。

药膳：平胃散代茶饮，药物组成：苍术 10g、厚朴 10g、陈皮 10g、炒甘草 10g。服用方法：日 1 剂，水煎 500ml 代茶饮。连续饮用 14 天为 1 个疗程。功效：燥湿运脾，消胀除满。薏苡仁山药汤，原料：薏苡仁 50g，山药 15g，梨 20g，冰糖适量。制法：将薏苡仁洗净，山药、梨洗净切片，一起放入砂锅中，加适量清水，大火煮沸后文火煎 1 ~ 1.5 小时，去渣留汁，加冰糖调味即可。功效：化痰除湿，舒筋通络。

D. 肝肾阴虚证

症状：痛风日久，关节疼痛反复发作，时轻时重，肤麻木不仁甚或关节肿胀变形，不可屈伸，可见痛风结节，重者疼痛，昼轻夜甚，腰膝酸软，肢体活动不便，时有低热，伴神疲乏力，头晕耳鸣，颧红口干，舌质红，少苔或苔薄白，脉沉细数或脉沉无力。

治法：滋阴降火，益精填髓。

方药：杞菊地黄汤加减。常用药：熟地黄、山茱萸、山药、牡丹皮、芍药、泽泻、枸杞子、菊花、杜仲、海风藤、女贞子、牛膝、苍术。

3）非药物疗法

A. 推拿调治

选穴：选取双侧血海、足三里、三阴交、太冲、丰隆、涌泉、曲池等穴。

施术方法：每次端坐，用两手拇指或以按摩棒分别按摩点按穴位各1分钟，以酸痛为度。注意用力适度，避免肌肉组织的损伤。

B. 针刺调治

患者体位：仰卧位。

取穴：天枢、大横、气海、关元、下脘、太乙、大巨、水道。脾虚加足三里、丰隆；肾虚加三阴交、太冲。

施术消毒：施术前医生应用肥皂水洗净双手，再用酒精棉球擦拭，或用润肤皂液洗手后，双手涂抹免洗手消毒凝胶后，才可持针操作。在施术部位，应用75%酒精棉球从进针的中心点向外扩展绕圈擦。已消毒的皮肤应避免再接触污物，以防重新污染。

进针法：直刺，约1.5寸，至针下稍有抵抗感即停止进针。

行针：提插：上下幅度不超过0.5cm，频率120次/分，每穴行针15秒，每10分钟行针1次，平补平泻。

得气：医者针下稍有抵抗感即为得气，患者穴位感到胀、微痛为得气。

留针：留针30分钟。

禁忌说明：服用抗凝药物或其他原因有出血倾向者不宜针刺；皮肤过敏、皮肤感染、皮肤溃疡部位不宜针刺。

疗程说明：第1～10日每日针刺1次，连续10日，第11～30日隔日针刺1次。30日为1个疗程。连续调理3个疗程效果最佳。

C. 耳穴调治

取穴：交感、肝、脾、肾、内分泌、神门、肾上腺、耳舟部、对耳轮部等相应部位。

方法：每次取穴3～4穴，王不留行籽贴压，每日1次，两耳交替进行。

D. 足浴调治

施术前准备：环境要求：保持环境安静，清洁卫生，温度适宜。足浴器要求使用安全、光滑、无毒、不易碎、具有保温功能的足浴器，每次足浴更换内置一次性塑料袋。体位：以坐卧位为宜。药物选择：透骨草15g、仙鹤草15g、茜草15g、威灵仙15g、怀牛膝10g、木瓜10g、黄柏10g、革薢10g、当归10g、秦艽10g。脾虚加苍术15g、白术15g，肾虚加杜仲10g、川断15g。水煎3次，每次水沸后煎煮20分钟，共取汁约3000ml。用药量：每次1剂。用水要求：宜用纯净水、自来水。

施术方法：足浴液温度要求：将药液注入足浴器内，加入适量热水，温度要求为38～45℃，有特殊情况可选择与之相适应的温度。浸泡的深度：达到温度后受术者将双足放入足浴器内泡洗。需浸泡至踝关节上10cm左右。时间要求：浸泡时间宜30分钟左右，周身微微出汗为宜。

施术后处理：足浴后用干毛巾擦净并包裹双足，宜饮适量温开水。

注意事项：足浴出汗应适宜，取微微汗出，利于驱除机体寒湿之邪，避免大汗淋漓，耗气伤津；足浴时由于足部血管受热扩张，使头部血液供应量减少，患者可能会出现头晕的症状，这时候应暂停足浴，让患者平卧片刻后，症状就可以消失。如果操作中因水温不当导致烫伤，或使用的药物引起了皮肤的过敏，应该立即停止足浴的治疗，必要时转皮肤科治疗。

禁忌说明：足、小腿部皮肤有溃破、伤口或手术后刀口未愈合者不宜足浴；皮肤敏感不宜足浴。

疗程说明：每日 1 次，连续 7 日为 1 个疗程。

4. 随访和评价

（1）随访：随诊时应强调自助与医助相结合，让患者了解该种治疗可能出现的副作用，副作用一旦出现应及早报告；向患者解释自助的重要性，使之理解中医健康管理的意义，自觉地付诸实践，长期坚持。

随诊间隔：根据患者的血尿酸水平和关节炎的发作情况，由健康管理师视具体情况而定。若患者血尿酸＜ 300 μmol/L，可安排每 1 ～ 3 个月随诊 1 次；若血尿酸＞ 420 μmol/L，则每个月至少随诊 1 次。较复杂病例随诊的时间间隔相应缩短。经治疗后，症状缓解，关节炎不再发作，痛风石逐渐被吸收，血尿酸降低达到目标水平，其他危险因素得到控制，可以减少随诊次数，可每 2 ～ 3 个月随诊 1 次。若管理 6 个月，血尿酸及相关状态仍未达目标，应考虑将患者转至风湿病专科门诊或请专家会诊。每次评估中医状态变化情况，及时调整自助方案。

（2）效果评价：对患者治疗一段时间后，为了评估治疗效果，使血尿酸稳定地维持于目标水平及保持良好的健康状态，应及时调整治疗方案。健康管理师随诊中除密切监测血尿酸、患者的其他危险因素、临床情况的改变以及观察疗效外，还要与患者建立良好的关系，向患者进行宣教，让患者了解自己的病情，包括痛风的危险因素及同时存在的临床情况，以取得满意疗效。

（左冬冬）

第四节　糖尿病中医健康管理

一、概述

糖尿病是指由于胰岛素分泌绝对或相对不足，以及机体靶组织或靶器官对胰岛素敏感性下降，引起的以血糖水平升高，可伴有血脂异常等为特征的代谢性疾病。随着人口老龄化和生活方式的不断变化，相应的疾病谱发生了巨大的变化，糖尿病的发病率也越来越高，已成为继肿瘤、心血管疾病之后的第三位严重的慢性非传染性疾病。我国糖尿病的发病率持续增长，已成为世界上糖尿病患病人数最多的国家。如不及时对糖尿病进行正确治疗，会引发心脑血管疾病、失明、足坏疽、尿毒症等严重疾病。糖尿病属于中医“脾瘅”“消渴”等范畴。

我国糖尿病以 2 型糖尿病为主，1 型糖尿病及其他类型糖尿病少见。2013 年全国调查中 2 型糖尿病患病率为 10.4%，男性高于女性（11.1% ： 9.6%）。各民族间的糖尿病患病率存在较大差异：满族 15.0%、汉族 14.7%、维吾尔族 12.2%、壮族 12.0%、回族 10.6%、藏族 4.3%。经济发达地区的糖尿病患病率明显高于不发达地区，城市高于农村（12.0% ： 8.9%）。未诊断的糖尿病比例较高。2013 年全国调查中，未诊断的糖尿病患者占总数的 63%。肥胖和超重人群糖尿病患病率显著增加，肥胖人群糖尿病患病率升高了 2 倍。2013 年按 BMI 分层显示，BMI ＜ 25kg/m^2 者糖尿病患病率为 7.8%，25kg/m^2 ≤ BMI ＜ 30kg/m^2 者糖尿病患病率为 15.4%，BMI ≥ 30kg/m^2 者糖尿病患病率为 21.2%。

2010年,中华医学会糖尿病学分会同国际糖尿病联盟联合发布的一项中国糖尿病对社会经济影响研究的结果表明,因糖尿病导致的直接医疗开支已占我国医疗总开支的13%,达1734亿元。由此可以看出,糖尿病已经不只是一个单纯的医学难题,已经逐渐演变成为摆在我国政府面前的一个经济学难题。

二、糖尿病流行的影响因素

1. 城市化

随着经济的发展,我国的城市化进程明显加快,城镇人口占全国人口比例从2000年的34%上升到2016年的57%。城市化导致人们生活方式改变,体力活动明显减少,生活节奏的加快也使得人们长期处于应激环境,这都与糖尿病的发生密切相关。

2. 老龄化

我国60岁以上老年人的比例逐年增加,2000年为10%,到2006年增加到13%,2008年、2013年的调查中60岁以上的老年人糖尿病患病率均在20%以上。

3. 超重肥胖患病率增加

《中国居民营养与慢性病状况报告(2015年)》显示,全国18岁及以上成人超重率为30.1%,肥胖率为11.9%,比2002年上升了7.3个和4.8个百分点,6 ~ 17岁儿童青少年超重率为9.6%,肥胖率为6.4%,比2002年上升了5.1个和4.3个百分点。

4. 中国人的遗传易感性

2型糖尿病的遗传易感性存在着种族差异。与高加索人比较,在调整性别、年龄和BMI后,亚裔人糖尿病的风险增加60%。在发达国家及地区居住的华人糖尿病的患病率显著高于高加索人。目前全球已经定位超过100个2型糖尿病易感位点,其中仅30%在中国人群中得到验证,另外在中国人中发现*PAX4*、*NOS1AP*等多个2型糖尿病易感基因,这些基因可增加中国人2型糖尿病发生风险达5% ~ 25%。与中国人2型糖尿病显著相关的40个易感位点构建的遗传评分模型可应用于预测中国人2型糖尿病的发生,且主要与胰岛β细胞功能衰退有关。

5. 体质因素

研究显示痰湿质为2型糖尿病的危险体质。

6. 糖尿病主要危险因素

糖尿病的发生风险高低主要取决于危险因素的数目和危险度,有些因素不可改变,另一些是可改变的(表6-8)。糖尿病前期患者应通过饮食控制和运动以降低糖尿病的发生风险。

表6-8 糖尿病的危险因素

不可改变的危险因素	可改变的危险因素
年龄	糖尿病前期(糖耐量异常或合并空腹血糖受损)(最重要的风险因素)
家族史或遗传倾向	代谢综合征(MS)
种族	超重、肥胖、抑郁症
妊娠糖尿病史或巨大儿生产史	饮食热量摄入过高体力活动减少
多囊卵巢综合征	可增加糖尿病发生风险的药物
宫内发育迟缓或早产	致肥胖或糖尿病的社会环境

三、糖尿病的诊断及鉴别诊断

（一）糖尿病的诊断

1. 糖尿病的诊断标准

糖尿病的临床诊断应依据静脉血浆血糖检测结果。目前国际通用的诊断标准和分类是 WHO（1999 年）标准。糖尿病诊断和糖代谢状态分类标准见表 6–9 和表 6–10。

表 6–9　糖尿病的诊断标准

诊断标准	静脉血浆葡萄糖（mmol/L）
（1）典型糖尿病症状（烦渴多饮、多尿、多食、不明原因的体重下降）加上随机血糖	≥ 11.1
或加上	
（2）空腹血糖	≥ 7.0
或加上	
（3）葡萄糖负荷后 2 小时血糖	≥ 11.1
无典型糖尿病症状者，需改日复查确认	

注：空腹状态指至少 8 小时没有进食热量；随机血糖指不考虑上次用餐时间，一天中任意时间的血糖，不能用来诊断空腹血糖异常或糖耐量异常。

表 6–10　糖代谢状态分类（WHO1999）

糖代谢分类	静脉血浆葡萄糖（mmol/L）	
	空腹血糖	糖负荷后 2 小时血糖
正常血糖	< 6.1	< 7.8
空腹血糖受损（IFG）	≥ 6.1 且 < 7.0	< 7.8
糖耐量异常（IGT）	< 7.0	≥ 7.8 且 < 11.1
糖尿病	≥ 7.0	≥ 11.1

注：IFG 和 IGT 统称为糖调节受损，也称糖尿病前期。

2. 糖尿病常见并发症的诊断标准

（1）糖尿病肾病的诊断标准：采用 2012 年美国国家肾脏病基金会 K/DOQI 标准。糖尿病患者出现微量白蛋白尿（尿蛋白 / 肌酐为 30 ~ 300mg/g 或 24 小时尿蛋白定量为 30 ~ 300mg）或大量白蛋白尿（尿蛋白 / 肌酐> 300m/g 或 24 小时尿蛋白定量> 300mg），1 ~ 6 个月连续多次检测尿标本，2 次检查异常，或 3 次以上检测的平均值异常（排除泌尿系感染、运动、原发性高血压、心力衰竭以及水负荷增加等因素，以及引起蛋白尿的原发性肾脏疾病或其他继发性肾病）方可诊断。

（2）糖尿病周围神经病变的诊断标准：可根据病史、临床表现，结合体检和电生理学检查资料进行诊断。其中，除病史和临床表现外，物理学检查、感觉定量试验（QST）和神经传导速度（NCS）中至少 2 项异常才能确诊。

（3）糖尿病合并心脏病的诊断标准：根据糖尿病病史临床表现、理化检查及心脏功能才能做出诊断。常见有糖尿病冠心病、糖尿病心肌病。

（4）糖尿病视网膜病变的诊断标准：根据糖尿病病史中医症状、散瞳眼底检查及荧光素眼底血管造影（FFA）等做出诊断。

（5）糖尿病足的诊断标准：有明确的糖尿病病史并且有肢端病变者（皮肤干燥、瘙痒、趾甲变形、肢端低温、动脉搏动减弱、间歇性跛行及静息痛等缺血表现，或肢端刺痛、灼痛、麻木、感觉迟钝或丧失等神经损伤表现，或肢端见各种类型坏疽或坏死）。

（6）糖尿病胃肠病变的诊断标准：糖尿病病史兼有恶心呕吐、胃脘部痞闷不舒、胀满、嗳气吞酸、纳差腹泻等，辅助检查提示胃肠动力紊乱，且排除基础胃肠道疾病等后予以诊断。

（二）糖尿病的鉴别诊断

1.1 型和 2 型糖尿病的主要鉴别点

血糖水平不能区分 1 型糖尿病和 2 型糖尿病。即使是被视为 1 型糖尿病典型特征的糖尿病酮症酸中毒（DKA）在 2 型糖尿病中也会出现。在患者起病初期进行分类有时的确很困难。目前诊断 1 型糖尿病主要根据临床特征。1 型糖尿病具有以下特点：发病年龄通常小于 30 岁；三多一少症状明显；以酮症或酮症酸中毒起病；体型非肥胖；空腹或餐后的血清 C 肽浓度明显降低；出现自身免疫标志：如谷氨酸脱羧酶抗体（GADA）、胰岛细胞抗体（ICA）、人胰岛细胞抗原 2 抗体（IA-2A）、锌转运体 8 抗体（ZnT8A）等。如果不确定分类诊断，可先做一个临时性分类用于指导治疗。然后依据对治疗的反应以及随访观察其临床表现，再重新评估、分型。在 1 型糖尿病中，有一种缓慢进展的亚型，即成人隐匿性自身免疫糖尿病（LADA），在起病早期与 2 型糖尿病的临床表现类似，需要依靠 GADA 以及其他胰岛自身抗体的检测才能明确诊断。

2. 胰岛 β 细胞功能遗传性缺陷所致特殊类型糖尿病

（1）线粒体基因突变糖尿病：线粒体基因突变糖尿病是最为多见的单基因突变糖尿病，占中国成人糖尿病中的 0.6%。绝大多数线粒体基因突变糖尿病是由线粒体亮氨酸转运 RNA 基因［tRNALeu（UUR）］上的线粒体核苷酸序位 3243 上的 A → G（A3243G）突变所致。最为常见的临床表现为母系遗传、糖尿病或伴耳聋。对具有下列一种尤其是多种情况者应疑及线粒体基因突变糖尿病：①在家系内糖尿病的传递符合母系遗传。②起病早伴病程中胰岛 β 细胞分泌功能明显进行性减低或尚伴体重指数低且胰岛自身抗体检测阴性的糖尿病者。③伴神经性耳聋的糖尿病者。④伴中枢神经系统、骨骼肌表现、心肌病、视网膜色素变性、眼外肌麻痹或乳酸性酸中毒的糖尿病患者或家族中有上述表现者。对疑似者首先应进行 tRNALeu（UUR）A3243G 突变检测。

（2）青少年的成人起病型糖尿病（MODY）：是一种以常染色体显性遗传方式在家系内传递的早发但临床表现类似 2 型糖尿病的疾病。MODY 是临床诊断。目前通用的 MODY 诊断标准是三点：①家系内至少三代直系亲属内均有糖尿病患者，且其传递符合常染色体显性遗传规律。②家系内至少有一个糖尿病患者的诊断年龄在 25 岁或以前。③糖尿病确诊后至少在 2 年内不需使用胰岛素以控制血糖。

四、管理人群和目标

1. 管理人群

诊断为糖尿病的患者。

2. 管理目标

（1）提高糖尿病的检出率，尽早发现和处理糖尿病。

（2）纠正或减少可控制的糖尿病危险因素，预防或降低糖尿病的发生。

（3）降低糖尿病患者慢性并发症的发生率及其病死率和致残率，改善糖尿病患者的生活质量。

五、自助管理方案

（一）管理流程和内容

详见第一章第三节中医健康管理相关内容。

（二）管理方法

1. 建立档案

对前来就诊的糖尿病患者建立中医健康管理档案，收集中医体质辨识报告、健康体检报告、家庭健康记录表（附录1）等健康资料。妥善保管各项监测资料，作为复诊随访的依据。尤其对服用药物的患者，要准确记录用药剂量、用药开始日期、症状明显改善日期、血糖等的监测情况，做到定期复诊和例行必要的检查。并要求糖尿病患者每年例行全面体格检查，定期检查糖尿病合并症情况，并要保存在健康档案中。

2. 监测与评估

（1）居家监测

1）生理指标

A. 血糖监测：是糖尿病综合管理和教育的组成部分，建议所有糖尿病患者均需进行血糖监测。血糖监测的频率应根据患者病情的实际需要来决定，兼顾有效性和便利性。例如每天轮换进行餐前和餐后2小时的配对血糖监测，能够改善患者的HbA1c水平，且不影响生活质量。具体原则如下：因血糖控制非常差或病情危重而住院治疗者应每天监测4～7次血糖或根据治疗需要监测血糖；采用生活方式干预控制糖尿病的患者，可根据需要有目的地通过血糖监测了解饮食控制和运动对血糖的影响来调整饮食和运动；使用口服降糖药者可每周监测2～4次空腹或餐后2小时血糖；使用胰岛素治疗者可根据胰岛素治疗方案进行相应的血糖监测：使用基础胰岛素的患者应监测空腹血糖，根据空腹血糖调整睡前胰岛素的剂量，使用预混胰岛素者应监测空腹和晚餐前血糖，根据空腹血糖调整晚餐前胰岛素剂量，根据晚餐前血糖调整早餐前胰岛素剂量，空腹血糖达标后，注意监测餐后血糖以优化治疗方案。

B. 血压和心率：定期监测血压和心率，详见高血压中医健康管理。

C. 体重和腰围：定期测量体重和腰围，维持正常的体重，保持健康的体态。对于超重或肥胖者，首先应积极采取增加运动、减少能量摄入等生活方式干预，将BMI降至正常范围，特别是要减少腹部脂肪，具体方法参见第六章第一节肥胖症中医健康管理。对不明原因的消瘦更要引起重视，查找原因，补充营养。

2）症状体征：定期记录症状与体征的变化情况，及时记录新出现的症状与体征，为医生诊治提供准确可靠的临床依据。

3）家庭功能和健康状况评估表、焦虑量表：定期填写家庭功能和健康状况评估表、焦虑量表等。

（2）西医全面体检和中医体质辨识

1）西医体检：每年1次常规体检（见健康评估部分），注意糖尿病合并症相关指标监测，详见医助管理。

2）中医体质辨识：每6个月进行1次中医体质辨识，及时了解体质转化情况，根据辨识结果调整自助方案。

3. 自助调养

（1）了解糖尿病知识：糖尿病是一种长期慢性疾病，患者日常行为和自我管理能力是糖尿病控制与否的关键之一，因此，糖尿病的控制不是传统意义上的治疗而是系统的管理。定期接受糖尿病健康教育，了解糖尿病的自然进程、糖尿病的临床表现、糖尿病的危害及如何防治急慢性并发症，明确个体化的治疗目标，掌握个体化的生活方式干预措施和饮食计划、规律运动和运动处方以及血糖监测具体操作技巧等。

（2）饮食调养：医学营养治疗是糖尿病的基础治疗手段，包括对患者进行个体化营养评估、营养诊断、制订相应营养干预计划，并在一定时期内实施及监测。此治疗通过调整饮食总能量、饮食结构及餐次分配比例，有利于血糖控制，有助于维持理想体重并预防营养不良发生，是糖尿病及其并发症的预防、治疗、自我管理以及教育的重要组成部分。

1）医学营养治疗的目标

A. 维持健康体重，超重 / 肥胖患者减重的目标是 3 ~ 6 个月减轻体重的 5% ~ 10%。消瘦者应通过合理的营养计划达到并长期维持理想体重。

B. 供给营养均衡的膳食，满足患者对微量营养素的需求。

C. 达到并维持理想的血糖水平，降低 HbA1c 水平。

D. 减少心血管疾病的危险因素，包括控制血脂异常和高血压。

2）膳食营养因素

A. 能量：糖尿病前期或糖尿病患者应当接受个体化能量平衡计划，目标是既要达到或维持理想体重，又要满足不同情况下营养需求。超重或肥胖的糖尿病患者，应减轻体重，不推荐 2 型糖尿病患者长期接受极低能量（$<$ 800kcal/d）的营养治疗。

B. 脂肪：膳食中由脂肪提供的能量应占总能量的 20% ~ 30%。饱和脂肪酸摄入量不应超过饮食总能量的 7%，尽量减少反式脂肪酸的摄入。单不饱和脂肪酸是较好的膳食脂肪酸来源，在总脂肪摄入中的供能比宜达到 10% ~ 20%。多不饱和脂肪酸摄入不宜超过总能量摄入的 10%，适当增加富含 n–3 脂肪酸的摄入比例。参考《中国居民膳食指南（2016）》，应控制膳食中胆固醇的过多摄入。

C. 碳水化合物：膳食中碳水化合物所提供的能量应占总能量的 50% ~ 65%。对碳水化合物的数量、质量的体验是血糖控制的关键环节。低血糖指数食物有利于血糖控制，但应同时考虑血糖负荷。糖尿病患者适量摄入糖醇和非营养性甜味剂是安全的。过多蔗糖分解后生成的果糖或添加过量果糖易致甘油三酯合成增多，不利于脂肪代谢。定时定量进餐，尽量保持碳水化合物均匀分配。控制添加糖的摄入，不喝含糖饮料。

D. 蛋白质：肾功能正常的糖尿病患者，蛋白质的摄入量可占供能比的 15% ~ 20%，保证优质蛋白质比例超过三分之一。推荐蛋白质摄入量约 0.8g/（kg · d），过高的蛋白摄入[如 $>$ 1.3g/（kg · d）]与蛋白尿升高、肾功能下降、心血管及死亡风险增加有关，低于 0.8g/（kg · d）的蛋白质摄入并不能延缓糖尿病肾病进展，已开始透析患者蛋白质摄入量可适当增加。蛋白质来源应以优质动物蛋白为主，必要时可补充复方 α – 酮酸制剂。推荐摄入范围内，单纯增加蛋白质不易引起血糖升高，但可能增加胰岛素分泌反应。

E. 饮酒：不推荐糖尿病患者饮酒。若饮酒应计算酒精中所含的总能量。女性一天饮酒的酒精量不超过 15g，男性不超过 25g（15g 酒精相当于 350ml 啤酒、150ml 葡萄酒或 45ml 蒸馏酒）。每周不超过 2 次。应警惕酒精可能诱发的低血糖，避免空腹饮酒。

F. 膳食纤维：豆类、富含纤维的谷物类（每份食物 $\geqslant$ 5g 纤维）、水果、蔬菜和全谷物食物均为膳食纤维的良好来源。提高膳食纤维摄入对健康有益。建议糖尿病患者达到膳食纤维每日推荐摄入量,即 10 ~ 14g/1000kcal。

G. 钠:食盐摄入量限制在每日 6g 以内,每日钠摄入量不超过 2000mg,合并高血压的患者更应严格限制摄入量。同时应限制摄入含钠高的调味品或食物,例如味精、酱油、调味酱、腌制品、盐浸等加工食品等。

H. 微量营养素:糖尿病患者容易缺乏 B 族维生素、维生素 C、维生素 D 以及铬、锌、硒、镁、铁、锰等多种微量营养素,可根据营养评估结果适量补充。长期服用二甲双胍者应预防维生素 B_{12} 缺乏。不建议长期大量补充维生素 E、维生素 C 及胡萝卜素等具有抗氧化作用的制剂,其长期安全性仍待验证。

I. 膳食模式:不同的膳食干预模式要求在专业人员的指导下,结合患者的代谢目标和个人喜好(如风俗、文化、宗教、健康理念、经济状况等),设计个体化的饮食治疗方案。合理膳食模式指以谷类食物为主、高膳食纤维摄入、低盐低糖低脂肪摄入的多样化膳食模式。

(3)调整心态:情志失调,长期郁怒,能导致气机郁结,气血逆乱,郁久化火,伤津耗液,最终导致糖尿病发生。许多糖尿病患者在发病前或发病初期,常有抑郁悲怒等七情所伤的表现。当人处于紧张、焦虑、恐惧或受惊吓等情绪时,交感神经兴奋,肾上腺素分泌,会抑制胰岛素分泌。若不良情绪长期存在,则可能引起胰岛 β 细胞功能障碍,使胰岛素分泌不足的倾向被最终固定,进而导致糖尿病。因此,保持情绪乐观,要正确对待工作和生活,恬惔虚无,怡情悦志,胸襟开阔,保持情志的正常,促使血糖的控制和康复。

(4)起居调摄:人与自然息息相关,因此,养生应做到生活起居遵循自然规律,起居有时,保持充足的睡眠;并充分认识风寒湿燥暑等外邪致病的规律及特点,做到"虚邪贼风,避之有时"。起居失常会使人体气机逆乱,损伤正气,燥热之邪易于侵人,损耗阴液;同时过劳伤阴,转生内热,内热又耗阴津,二者互为因果,导致糖尿病的发生。

(5)运动保健:运动锻炼在 2 型糖尿病患者的综合管理中占重要地位。规律运动有助于控制血糖,减少心血管危险因素,减轻体重,提升幸福感,而且对糖尿病高危人群一级预防效果显著。流行病学研究结果显示规律运动 8 周以上 2 型糖尿病患者的 HbA1c 可降低 0.66%;坚持规律运动 12 ~ 14 年的糖尿病患者病死率显著降低。

2 型糖尿病患者运动时应遵循以下原则:①运动治疗应在医师指导下进行。运动前要进行必要的评估,特别是心肺功能和运动功能的医学评估(如运动负荷试验等)。②成年 2 型糖尿病患者每周至少进行 150 分钟(如每周运动 5 天,每天 30 分钟)中等强度(50% ~ 70% 最大心率,运动时有点用力,心跳和呼吸加快但不急促)的有氧运动。研究发现即使一次进行短时的体育运动(如 10 分钟),累计 30min/d,也是有益的。③中等强度的体育运动包括快走、打太极拳、骑车、乒乓球、羽毛球和高尔夫球。较大强度运动包括快节奏舞蹈、有氧健身操、慢跑、游泳、骑车上坡、踢足球、打篮球等。④如无禁忌证,每周最好进行 2 ~ 3 次抗阻运动(两次锻炼间隔≥ 48 小时),锻炼肌肉力量和耐力。锻炼部位应包括上肢、下肢、躯干等主要肌肉群,训练强度为中等。联合进行抗阻运动和有氧运动可获得更大程度的代谢改善。⑤运动项目要与患者的年龄、病情及身体承受能力相适应,并定期评估,适时调整运动计划。记录运动日记,有助于提升运动依从性。运动前后要加强血糖监测,运动量大或激烈运动时应建议患者临时调整饮食及药物治疗方案,以免发生低血糖。⑥健康的生活习惯。培养活跃的生活方式,如增加日常身体活动,减少静坐时间,将有益的体育运动融入日常生活中。⑦空腹血糖 > 16.7mmol/L、反复低血糖或血糖波动较大、有糖尿病酮症酸中毒等急性代谢并发症、合并急性感染、增殖性视网膜病变、严重肾病、严重心脑血管疾病（不稳定型心绞痛、严重心律失常、一过性脑缺血发作）等情况下禁忌运动，病情控制稳定后方可逐步恢复运动。

（6）戒烟：吸烟有害健康。吸烟与肿瘤、糖尿病、糖尿病大血管病变、糖尿病微血管病变、过早死亡的风险增加相关。研究表明2型糖尿病患者戒烟有助于改善代谢指标、降低血压和白蛋白尿。每一位吸烟的糖尿病患者应停止吸烟或停用烟草类制品。询问每位患者每日吸烟数量及吸烟习惯等，并应用清晰、强烈、个性化方式建议其戒烟；评估吸烟者的戒烟意愿后，帮助吸烟者在1～2周的准备期后采用“突然停止法”开始戒烟；指导患者应用戒烟药物对抗戒断症状，如尼古丁贴片、尼古丁咀嚼胶（非处方药）、盐酸安非他酮缓释片和伐尼克兰；对戒烟成功者进行随访和监督，避免复吸。

4. 定期回顾评价

根据居家监测内容，定期自我评价身体、心理状况和家庭功能，及时调整生活方式或及时就医。

六、医助管理方案

（一）管理流程和内容

详见第一章第三节中医健康管理相关内容。

（二）管理方法

1. 建立档案

对前来就诊的糖尿病患者建立糖尿病中医健康管理方案：包括一般信息采集、生活方式问卷、西医相关检查结果采集、体质辨识、健康风险评估、中西医干预、追踪随访、效果评价等健康相关资料。妥善保管各项监测资料，作为复诊随访的依据。要准确记录用药剂量、用药开始日期、症状明显改善日期、血糖监测情况等，做到定期复诊和例行必要的检查。并要求糖尿病患者每年例行全面体格检查，结合个体情况必要时还应做糖尿病合并症相关检查，均要保存在健康档案中。

2. 风险评估

风险评估包括病史采集、常规健康体检、综合评估心血管疾病总体风险。

（1）病史采集：糖尿病发病时的年龄和特征（如有无糖尿病症状、酮症、是否为糖尿病酮症酸中毒起病、是否为体检时发现）；进餐模式，营养状态，体重变化，睡眠习惯（模式和时间），运动习惯；营养教育的来源和需求；儿童和青少年要了解生长发育情况；补充和替代医学应用的情况；筛查社会心理问题和其他影响糖尿病患者自我管理的问题（如经济、后勤、社会资源）；吸烟史，饮酒史，药物滥用史；糖尿病教育，自我管理，支持来源和需求；既往的治疗方案和治疗效果（如HbAlc记录），目前治疗情况包括药物、药物服用的依从性及所存在的障碍评估，饮食和运动的方案以及改变生活方式的意愿；血糖监测结果和患者应用监测数据的情况；糖尿病酮症酸中毒发生史：发生频率、严重程度及原因；低血糖发生史：发作时的意识、严重程度、频率及原因；糖尿病相关并发症和合并症史，微血管并发症：糖尿病视网膜病变、糖尿病肾病、神经病变（感觉性神经病变包括足部病变史；自主神经性神经病变包括性功能障碍和胃轻瘫）；大血管并发症：冠心病、脑血管疾病、外周动脉疾病；合并症：高血压、血脂异常、高尿酸血症等。

（2）常规健康体检：①体格检查：除常规物理检查外，体格检查应该重点关注血压、心率、心律、体重指数、腰围及臀围等与糖尿病相关的体征。②辅助检查：血糖、糖化血红蛋白、餐后2小时血糖、血脂、肝功能、肾功能、尿常规、血常规、尿微量白蛋白、心电图、超声心动图、颈动脉超声、下肢血管超声、眼底检查、胸部X线、动脉硬化检测及神经病变相关检查等。

（3）综合评估心血管疾病总体风险：糖尿病确诊时及以后，至少应每年评估心血管病变的风险因素，评估的内容包括心血管病现病史及既往史、年龄、有无心血管风险因素（吸烟、高血压、血脂紊乱、肥胖特别是腹型肥胖、早发心血管疾病的家族史）、肾脏损害（尿白蛋白排泄率增高等）、心房颤动（可导致脑卒中）。静息时的心电图检查对2型糖尿病患者心血管疾病的筛查价值有限，对大血管疾病风险较高的患者应进一步检查来评估心脑血管病变情况。

3. 干预方法

（1）西医治疗

高血糖的治疗：生活方式干预是2型糖尿病的基础治疗措施，应贯穿于糖尿病治疗的始终。如果单纯生活方式干预不能使血糖控制达标，应开始单药治疗，2型糖尿病药物治疗的首选是二甲双胍。若无禁忌证，二甲双胍应一直保留在糖尿病的治疗方案中。不适合二甲双胍治疗者可选择 α－糖苷酶抑制剂或胰岛素促泌剂。如单独使用二甲双胍治疗而血糖仍未达标，则可进行二联治疗，加用胰岛素促泌剂、α－糖苷酶抑制剂、二肽基肽酶-4（DPP-4）抑制剂、噻唑烷二酮类药物（TZDs）、钠－葡萄糖协同转运体（SGLT2）抑制剂、胰岛素或胰高血糖素样肽-1（GLP-1）受体激动剂。上述不同机制的降糖药物可以3种药物联合使用。如三联治疗控制血糖仍不达标，则应将治疗方案调整为多次胰岛素治疗（基础胰岛素加餐时胰岛素或每日多次预混胰岛素）。采用多次胰岛素治疗时应停用胰岛素促泌剂。

理想控制目标：①血浆葡萄糖：空腹4.4 ～ 6.1mmol/L（良好），≤ 7.0mmol/L（一般）。② HbA1c：＜ 6.5%（良好），6.5% ～ 7.5%（一般）。③血压：＜ 130/80mmHg。④血脂：总胆固醇＜ 4.5mmol/L，HDL-C ＞ 1mmol/L，甘油三酯＜ 1.5mmol/，LDL-C ＜ 2.5mmol/L。血糖控制目标必须个体化，对生活自理能力差的患者以及老年患者，尤其是常易发生低血糖的患者，不必勉强追求理想控制目标而以不发生危害性更大的低血糖为宜。

（2）中医治疗

1）中医体质调理：体质决定于先天禀赋和饮食、起居、运动等后天因素，不同的体质类型有不同的发病倾向，在饮食、起居、运动等方面有不同的干预方法，所以根据体质类型，做好日常生活管理，对于未病先防、已病防变、瘥后防复均具有重要意义。糖尿病患者一般发病时体质较复杂，虚实夹杂，在日常调理中更应该重视虚性体质的调理，提升脏腑功能，减少各种病理产物的积聚，对于改善血糖水平、减少合并症的发生具有重要意义。

2）中医辨证施治

A. 肺热津伤证

症状：口渴多饮，口舌干燥，尿频量多，烦热多汗，舌边尖红，苔薄黄，脉洪数。

治法：清热润肺，生津止渴。

代表方：消渴方加减。常用药：天花粉、葛根、麦冬、生地黄、藕汁、黄连、黄芩、知母。

药膳：葛根方。原料：葛根、粳米。制法：1份葛根，2份粳米，如常法同煮粥。早、晚分餐食用。功效：清热润肺，生津止渴。葛根性凉，味甘、辛，能清热生津。《神农本草经》谓其“主消渴”。现代研究表明，葛根具有降血压、降血糖、增加冠脉血流量和脑血流量等作用。

本方适用于糖尿病烦渴多饮、咽干灼热、小便频数者。

B. 胃热炽盛证

症状：多食易饥，口渴，尿多，形体消瘦，大便干燥，苔黄，脉滑实有力。

治法：清胃泻火，养阴增液。

代表方：玉女煎加减。常用药：生石膏、知母、黄连、栀子、玄参、生地、麦冬、川牛膝。

药膳：苦瓜拌海米。原料：苦瓜 250g，海米 75g，豆豉 50g，香菜少许。制法：海米用温水浸泡 1 小时，切成细末；苦瓜对切，去瓤、子，切成细丝，用沸水烫过。将海米、苦瓜放入碗中，再放入豆豉拌匀，然后加入盐、味精、醋拌匀后加香菜少许即可。功效：降血糖、降血脂、降血压。适宜于有高血糖、高血脂、高血压者。

C. 气阴亏虚证

症状：口渴引饮，能食与便溏并见，或饮食减少，精神不振，四肢乏力，体瘦，舌质淡红，苔白而干，脉弱。

治法：益气健脾，生津止渴。

代表方：七味白术散加减。常用药：黄芪、党参、白术、茯苓、山药、甘草、木香、藿香、葛根、天冬、麦冬。

药膳：山药薏苡仁粥。原料：山药 60g，薏苡仁 30g。制法：将山药、薏苡仁共入锅中，加适量水煮成粥。作为主餐食用。功效：山药能补气益阴，健脾固肾。山药中含有的淀粉酶有水解淀粉为葡萄糖的作用，对糖尿病有一定的疗效。薏苡仁可利水渗湿、健脾止泻。薏苡仁含糖量低于大米，而蛋白质、维生素含量为大米的 3 倍，还含有薏苡仁素，为“药食兼用”的保健营养品，有抗癌、利尿、降糖的作用，尤其适于以尿多、肥胖为主要症状的高血压兼糖尿病者。二物合用，共奏益气养阴，健脾固肾，利水渗湿之效。本方适用于糖尿病多食易饥、口渴多饮、大便干结者。荷叶山药赤豆粥，原料：鲜荷叶 1 张，山药 30g，赤小豆 30g，粳米 50g。制法：将鲜荷叶洗净，保持整张的完整。将山药研成粉末，赤小豆淘洗净。先煮赤小豆、粳米，待赤小豆软烂时，加山药粉搅匀，同时用荷叶盖上，再煮 15 分钟，使粥成嫩绿色即成。当主食，早、晚食用。功效：本方有降四高症的作用，山药能健脾益气，降血糖。赤小豆清利湿热，能降血脂、降血尿酸。荷叶芳香化湿除浊，有降血脂、减肥的作用。几味药食配合，其综合作用能有效地防止四高症。

D. 肾阴亏虚证

症状：尿频量多，混浊如脂膏，或尿甜，腰膝酸软，乏力，头晕耳鸣，口干唇燥，皮肤干燥，瘙痒，舌红苔少，脉细数。

治法：滋阴固肾。

代表方：六味地黄丸加减。常用药：熟地黄、山萸肉、枸杞子、五味子、山药、茯苓、泽泻、牡丹皮。

药膳：猪胰海参蛋。原料：海参、猪胰、鸡蛋各适量。制法：将海参泡发，切成片。猪胰洗净，切成片。把海参、猪胰同炖，熟烂后加入鸡蛋，加调料调味。佐餐食用。功效：猪胰能健脾降糖，以脏补脏，可产生补虚和引经的作用，达到扶正祛邪治疗糖尿病的功效。现代研究表明，猪胰能调整胰腺的功能，有类似胰岛素的作用。海参性温，味甘、咸，能补肾益精，养血润燥。诸物合用，共奏补肾益精，健脾降糖之效。本品对肾阴不足之消渴病显效。

E. 阴阳两虚证

症状：小便频数，混浊如膏，甚至饮一溲一，面容憔悴，耳轮干枯，腰膝酸软，四肢欠温，畏寒肢冷，阳痿或月经不调，舌苔淡白而干，脉沉细无力。

治法：滋阴温阳，补肾固涩。

代表方：金匮肾气丸加减。常用药：熟地黄、山萸肉、枸杞子、五味子、山药、茯苓、附子、肉桂。

药膳：二豆荞麦粥。原料：黄豆、黑豆各50g，荞麦仁300g，核桃仁、花生仁各65g，红枣25g。制法：将上述原料用清水泡半天，放入压力锅中煮，可加少许盐，也可放少许姜和瘦猪肉。每日食2次，中晚餐各1小碗（吃渣喝汤）。功效：降低和清除胆固醇，增强胰腺分泌胰岛素的功能。适宜于高血糖者。

消渴多伴有瘀血的病变，故对于上述各种证型，尤其是对于舌质紫暗或有瘀点瘀斑，脉涩或结或代及兼见其他瘀血证候者，均可酌加活血化瘀的药物，如丹参、川芎、郁金、红花、泽兰、鬼箭羽、山楂等，或配用降糖活血方（方中用丹参、川芎、益母草活血化瘀，当归、赤白芍养血活血，木香行气导滞，葛根生津止渴）。

F. 并发症治疗：白内障、雀盲、耳聋，主要病机为肝肾精血不足，不能上承耳目，宜滋补肝肾，益精补血，可用杞菊地黄丸或明目地黄丸。

对于并发疮毒痈疽者，则治宜清热解毒，消散痈肿，用五味消毒饮。在痈疽的恢复阶段，则治疗上要重视托毒生肌。

（3）非药物疗法

1）推拿调治

取穴：膈俞、胰俞、肝俞、胆俞、脾俞、胃俞、肾俞；腹部、手部和足部的胰反射区。

方法：基本手法为一指禅、捏、揉、捻、摩、擦法。患者仰卧，医生先摩患者腹部，时间约5分钟。患者俯卧，医生以一指禅推法在两侧膀胱经治疗，自肠俞至肾俞，往返操作，以局部明显压痛点为治疗重点，约10分钟。然后在膀胱经用擦法，以透热为度。捏揉掌心第4掌骨与掌中纹相交处5分钟，此为手部胰反射区。捏揉时，医生意念应存想患者上腹部，使患者上腹部有温热舒适感。捏揉足底内缘，第一趾骨小头区域5分钟，此为足部胰反射区。捏揉时，医生意念亦应存想患者上腹部，使患者上腹部有酸胀舒适感。疗程：每日或隔日1次，10次为1个疗程。

腹部按摩：患者仰卧，两手顺胸腹两侧平伸，肌肉放松。医生站或坐在患者右侧进行操作。旋转揉按阑门、建里、气海、带脉、章门、梁门、天枢，抓提任脉。以平补平泻为主，顺序按摩15～20分钟，然后重点施治。如症见烦渴多饮者，应以左梁门、左章门穴区为重点，用泻法，反复揉按3～5分钟；如症见多食多饮者，应以中脘、建里穴区为重点，用泻法或调补兼施，反复揉按2～3分钟；如症见多尿为主者，应以水分、关元、中极穴区为重点，用补法，反复揉按3～5分钟。

腰背部推按：患者取坐位或俯卧位，按摩医生站在患者背后或适当位置上，由上而下进行操作。推按肩井、哑门、风府、大椎、风门、肺俞、膏肓、脾俞、肾俞。按顺序推拿，以直推和分推为主，时间为3～5分钟，然后重点按背部的腧穴。上消以肺俞、心俞、膈俞、肝俞、脾俞为主；中消以胃俞、脾俞、肝俞、肾俞为主；下消以肾俞、肺俞、肝俞为主。反复推、点按、抓揉，时间为5～10分钟。

2）刮痧调治

刮背部：主要刮拭背部足太阳膀胱经的循行区域。取俯卧位，首先用直线刮法，刮拭脊柱正中旁开2～4指的区域，从风门穴开始，沿着脊柱两侧刮至肾俞穴，每侧各刮20～30

次即可。再用点压法或角刮法重点刮拭肺俞、肝俞、脾俞、肾俞，每穴揉按 10 ~ 20 次。

刮腹部：主要刮拭腹部正中任脉循行区域，用刮痧板的边刮拭肚脐下气海至关元穴区域，刮拭 20 ~ 30 次即可。

刮上肢：取坐位，用左手抬起患者的上肢，右手握刮痧板，使用刮痧板的角刮拭前臂外侧手阳明大肠经的循行区域，从肘横纹的曲池刮至手腕部；然后用刮痧板的边刮拭大小鱼际，每一部位刮拭 10 ~ 20 次即可；之后用刮痧板的角点压按揉合谷穴 3 ~ 5 次。

刮下肢：主要刮拭小腿足阳明胃经循行区域。患者取坐位，屈腿，用刮痧板的角沿着小腿从足三里刮到外踝上的丰隆穴，每侧刮 20 ~ 30 次即可，然后用刮痧板的角点压按揉足阳明胃经的足三里穴、足太阴脾经的三阴交、足少阴肾经的太溪穴、足厥阴肝经的太冲穴，每穴点压按揉 5 ~ 10 次。

3）针刺调治：取穴肺俞、脾俞、肾俞、三焦俞、胰俞、足三里、三阴交、中脘、曲池、太溪。方法：背俞穴，宜斜刺 0.5 ~ 0.8 寸，轻浅进针，平补平泻。足三里、三阴交、关元、中脘平补平泻，曲池以泻法，太溪以补法。留针 30 分钟。疗程：隔日 1 次，12 次为 1 个疗程。

取穴肺俞、脾俞、肾俞、胰俞、太渊、太溪、太白。背俞穴与原穴相配取穴。方法：用提插捻转手法，以得气为度。背俞穴不留针，原穴留针 30 分钟，手足左右交叉配穴，留针期间行针 1 次。疗程：针刺隔日 1 次，12 次为 1 个疗程。

4）艾灸调治：取穴膈俞、脾俞、肾俞、三焦俞、中脘、气海、阳池、足三里、三阴交。方法：用艾条温和灸，每次灸 5 ~ 6 穴，每穴 5 ~ 10 分钟，灸至局部皮肤潮红为度。

5）耳穴调养：取穴内分泌、肾上腺、脾、肾、胃、皮质下、神门。方法：每次用 2 ~ 3 穴，交替使用。毫针中强刺激，留针 15 分钟。疗程：每日或隔日 1 次，10 次为 1 个疗程。取穴胰、胆、内分泌、肾、三焦、耳迷根、耳神门、心、肝。方法：毫针轻刺激，每次 3 ~ 5 穴，留针 20 分钟。疗程：隔日 1 次，10 次为 1 个疗程。

4. 随访评价

（1）随访时应强调自助与医助相结合，向患者解释自助对于消渴病的重要意义，使之理解中医健康管理的意义，自觉地付诸实践，长期坚持。

随诊间隔：根据糖尿病患者的血糖水平和并发症发病情况，由健康管理师视具体的情况而定。在患者发病的急性期或兼有严重的并发症时，应至少每周随访 1 次；若血糖情况稳定达到目标水平，并发症与危险因素得到控制，则可考虑适当延长随访间隔。

（2）效果评价：患者治疗一段时间后，为了评估治疗效果，并且深入了解患者的健康状况，使血糖稳定地维持于目标水平及保持良好的健康状态，及时调整治疗方案，随诊中除密切监测血糖及相关健康指标、患者其他危险因素和临床情况的改变，以及观察疗效外，健康管理师还要与患者建立良好的关系，向患者进行宣教，让患者了解自己的病情，包括糖尿病的危险因素及同时存在的临床情况，以取得满意效果。

（左冬冬）

第五节 高血压中医健康管理

一、概述

高血压是以体循环动脉压升高为主要临床表现的心血管综合征，临床上分为原发性高血压(即高血压病)和继发性高血压。高血压的发生涉及多种因素,包括遗传因素和环境因素两个方面,它既是一种独立的疾病,又是其他心血管病的最重要的危险因素,可损伤心、脑、肾等重要脏器的结构和功能,最终导致这些脏器的功能衰竭。高血压属于中医学“水肿”“头痛”“眩晕”等范畴。

高血压的患病率和患者数是衡量流行程度的主要指标。自1958年起开展的6次全国性调查显示我国高血压患病率和患者数持续增加。《中国居民营养与慢性病状况报告(2015年)》显示,我国18岁及以上居民的高血压患病率为25.2%,高血压现患者人数超过2.7亿。《中国心血管病报告2018》显示,我国18岁及以上居民的高血压患病率为27.9%,高血压患病率随年龄增加而明显升高,65岁及以上人群的高血压患病率超过50%。高血压患病年轻化趋势日益显著,18 ~ 24岁、25 ~ 34岁和35 ~ 44岁人群高血压患病率分别为3.5%、5.8%和14.1%。我国高血压患病率还存在较大的地区差异,整体呈现北方高、南方低,且大城市如北京、天津、上海等更高。18岁及以上居民的高血压知晓率为51.6%、治疗率为45.8%、控制率为16.8%,我国高血压整体防治状况仍有待进一步改善。

心脑血管疾病在我国居民死亡原因中位列第一,而高血压是心脑血管疾病死亡的最重要的危险因素。高血压带来了沉重的疾病负担,中国疾病预防控制中心的一项研究报告显示,2017年我国因高血压死亡的人数达254万,其中约69%为脑卒中死亡、54%为缺血性心脏病死亡、41%为其他心血管疾病死亡,另外43%的慢性肾脏病死亡可归因于高血压。还有研究显示高血压是老年性痴呆的高危因素。由此可见,有效控制高血压,对我国心脑血管疾病的防治具有重要意义。

二、高血压危险因素

高血压的主要影响因素包括遗传、年龄、超重/肥胖、高盐摄入、吸烟、过量饮酒、运动量不足、长期精神紧张、空气污染等。个体具有的危险因素越多,程度越严重,血压水平越高,高血压患病风险越大。

1. 膳食与血压

不健康的饮食习惯是高血压的重要危险因素,高盐、高脂饮食可导致血压升高。无论在成年人还是儿童和青少年中,钠的摄入量与血压水平和高血压患病率均呈正相关,多个荟萃分析结果显示减少食盐摄入量可降低血压,预防高血压发生。目前WHO推荐量为每人每日食盐摄入量小于5.0g。膳食纤维可以降低钠盐吸收,增加钠离子排出,抑制血压升高。增加不饱和脂肪酸(如大豆油、橄榄油、茶油等植物油以及鱼油)摄入和减少饱和脂肪酸(如猪油、黄油等)的摄入有利于降低血压。过量饮酒可增加血压升高的风险。根据《中国居民膳食指南(2016)》,中国人危险饮酒指平均每日纯酒精摄入量为男性41 ~ 60g、女性21 ~ 40g,有害饮酒指平均每日纯酒精摄入量男性> 60g、女性> 40g。我国18岁及以上居民饮酒者中有害饮酒率为9.3%。限制饮酒与血压下降显著相关,酒精摄入量平均减少67%,收缩压下降约3.3mmHg(1mmHg = 0.133kPa),舒张压下降约2mmHg。

2. 吸烟与血压

吸烟可导致血压升高、心率加快,吸烟者的收缩压和舒张压均明显高于不吸烟者,有高血压家族史、肥胖、血脂异常的吸烟者患高血压的风险更高。吸二手烟也可导致血压升高、高血压患病率增加,且对女性影响尤甚。我国人群调查结果显示,丈夫吸烟的女性患高血压的风险是丈夫不吸烟者的1.28倍。戒烟可显著降低高血压患者心脑血管疾病进展的风险，使冠心病患者的远期病死率降低36%，戒烟并控制血压可使人群缺血性心脏病的发病风险降低2/3。

3. 超重/肥胖与血压

正常体重是指BMI为18.5 ~ 23.9kg/m²，且男性腰围＜90cm、女性腰围＜85cm。超重和肥胖可增加高血压和心脑血管疾病的患病风险，尤其是中心性肥胖。肥胖者发生高血压的风险是BMI正常者的3倍。BMI平均每增加10kg/m²，男性收缩压升高17mmHg、女性升高14mmHg。近年来我国居民超重和肥胖的比例明显增加，《中国居民营养与慢性病状况报告（2015年）》显示，我国18岁及以上居民超重率和肥胖率分别达30.1%和11.9%。

4. 运动与血压

积极规律的运动可降低高血压的患病风险，改善体质和健康水平。大量证据显示，高血压患者可从适量运动中获益，适量运动可降低高血压患者心脑血管疾病进展的风险。规律的（每周≥3天）、每次持续一段时间的（30 ~ 45分钟或以上）中等强度运动可使收缩压下降5 ~ 17mmHg，舒张压下降2 ~ 10mmHg。

5. 精神心理因素与血压

高血压发病与长期精神紧张、焦虑、高负荷压力等因素显著相关。在应激状态下，心率、血压、体温、肌肉紧张度、代谢水平等均可能发生显著变化。长期或慢性、反复出现、不可预期的应激因素往往是导致高血压的重要因素，对持续存在应激的人群，应加强评估与筛查应激水平及心身健康状况。焦虑、抑郁状态可增加高血压的患病风险。一项包括45.5万人为期5年的研究发现，焦虑使高血压患病风险增加约2倍，抑郁使女性高血压患病风险增加约3.5倍。另一方面，高血压患者更容易出现焦虑、抑郁症状。北京市一项调查研究发现，在2274例高血压患者中，发生焦虑、抑郁的比例分别为32.5%、5.7%。焦虑和抑郁症状可影响高血压的治疗效果，直接降低高血压非药物治疗（如生活方式干预）效果约34%，增加高血压药物治疗的不依从性约7%，重度焦虑的高血压患者不依从性风险增加1.56倍。

6. 体质因素

研究显示阴虚质与痰湿质为高血压的危险体质，而平和质为高血压的保护体质。

三、高血压的诊断和鉴别诊断

1. 高血压的诊断

（1）诊室血压：在未服用降压药物的情况下，非同日3次测量收缩压≥140mmHg和（或）舒张压≥90mmHg，可诊断为高血压。如目前正在服用降压药物，血压虽＜140/90mmHg，仍诊断为高血压。

（2）动态血压监测：24小时平均血压≥130/80mmHg，或白天血压≥135/85mmHg，或夜间血压≥120/70mmHg，可诊断为高血压。

（3）家庭自测血压：连续监测5 ~ 7天，平均血压≥135/85mmHg，可诊断为高血压。

（4）隐匿性高血压和白大衣高血压：需注意隐匿性高血压和白大衣高血压。隐匿性高血压主要表现为诊室血压＜140/90mmHg，动态血压监测或家庭自测血压提示高血压。白大衣高血压表现为反复出现诊室血压升高，而动态血压监测或家庭自测血压正常。

2. 血压测量规范

规范测量血压是诊断高血压、评估血压水平以及观察降压疗效的主要手段，应定期测量血压，鼓励使用正确测量技术进行家庭血压监测。

（1）诊室血压：是由医护人员在标准条件下按统一规范进行测量得到的血压值，是目前诊断高血压、进行血压水平分级以及观察降压疗效的常用指标。使用通过国际标准方案认证的上臂式医用电子血压计，并定期校准。使用标准规格的袖带（气囊长度为22～26cm、宽度为12cm），肥胖或臂围大者需使用大规格袖带。测量前被测量者安静休息至少5分钟，测量坐位、上臂血压，将捆绑袖带的上臂放在桌子上，与心脏处于同一水平。首诊时建议测量双上臂血压，取读数较高一侧的血压值。测量血压时，至少测量2次，间隔1～2分钟，若差别≤5mmHg，则取2次测量的平均值；若差别＞5mmHg，应再次测量，取后2次测量的平均值。

疑诊直立性低血压者，应同时测定站立位血压。站立位血压在卧位改为站立后1分钟和3分钟时测量。直立性低血压的诊断标准：从卧位转为立位后3分钟内收缩压下降≥20mmHg和（或）舒张压下降≥10mmHg，可伴或不伴低灌注症状。

诊室血压的测量频次推荐：健康人群建议每年测量血压1～2次。高血压易患人群建议每3～6个月测量血压1次。高血压患者中血压已达标者建议至少3个月测量血压1次，未达标者建议2～4周测量血压1次。

（2）动态血压监测：可评估24小时血压昼夜节律、直立性低血压、餐后低血压等。应使用经国际标准方案认证的动态血压测量仪，并定期校准。动态血压监测指标包括24小时、白天（清醒活动）、夜间（睡眠）收缩压和舒张压平均值。通常白天每30分钟测量1次，晚上睡眠期间每1小时测量1次。应确保24小时期间血压有效监测，每小时至少有1个血压读数。有效血压读数应达到总监测次数的70%以上。

3. 高血压的鉴别诊断

新诊断的高血压患者应进行常见继发性高血压的筛查。继发性高血压约占高血压的5%～15%，常见病因包括肾实质疾病、肾动脉狭窄、原发性醛固酮增多症、皮质醇增多症及阻塞性睡眠呼吸暂停综合征等。以下几种情况应警惕继发性高血压的可能：①发病年龄＜40岁的2级高血压或儿童青少年时期出现任何级别高血压；②高血压程度严重（3级）或出现高血压急症；③高血压伴自发或利尿剂引起的低钾血症；④夜尿增多、血尿、泡沫尿或有肾脏疾病史；⑤阵发性高血压，发作时伴头痛、心悸、皮肤苍白及多汗等；⑥双侧上肢血压相差＞20mmHg，股动脉等搏动减弱或不能触及；⑦降压效果差，不易控制；⑧夜间睡眠时打鼾并出现呼吸暂停；⑨长期口服避孕药及糖皮质激素等药物者；⑩长期血压稳定的患者突然出现急性恶化性高血压。

四、管理人群和目标

1. 管理人群

诊断为高血压的患者。

2. 管理目标

（1）将血压控制在安全范围内。

（2）调整机体功能状态，预防复发，预防并发症的发生。

（3）减少就诊次数和住院次数，降低医疗费用。

五、自助管理方案

（一）管理流程和内容

详见第一章第三节中医健康管理相关内容。

（二）管理方法

1. 建立档案

建立高血压自助中医健康管理档案，收集包括中医体质辨识报告、健康体检报告、家庭健康记录表（附录 1）等的健康资料。妥善保管各项监测资料，作为复诊随访的依据。尤其对服用药物的患者，要准确记录用药剂量、用药开始日期、症状明显改善日期、血糖等的监测情况，做到定期复诊和例行必要的检查。并要求糖尿病患者每年例行全面体格检查，结合个体情况定期复查血脂情况，并要保存在健康档案中。

2. 监测评估

（1）居家监测

1）血压和心率：推荐使用经过验证的上臂式电子血压计，每年至少校准 1 次。不推荐腕式血压计、手指血压计等其他部位的电子血压测量设备。建议早晨起床后 1 小时内或晚上就寝前测量血压，早晨测量应在服降压药物前及早餐前、排尿后测量坐位血压。测量前被测量者安静休息至少 5 分钟，测量坐位、上臂血压，将捆绑袖带的上臂放在桌子上，与心脏处于同一水平。建议测量双上臂血压，取读数较高一侧的血压值。测量血压时，应至少测量 2 次，间隔 1 ~ 2 分钟，若差别≤ 5mmHg，则取 2 次测量的平均值；若差别＞ 5mmHg，应再次测量，取后 2 次测量的平均值。初诊高血压患者或高血压患者调整降压药物期间，建议连续自测家庭血压 7 天。血压控制平稳者，建议每周家庭自测血压 1 ~ 2 天。精神高度焦虑者，不建议频繁自测血压。鼓励高血压患者记录“血压日记”，进行血压的自我管理。建议记录每次测量血压的日期、时间、收缩压、舒张压和心率。

2）体重和腰围：定期测量体重和腰围，维持正常的体重，保持健康的体态。正常体重指 BMI 在 18.5 ~ 23.9kg/m^2 范围内，＜ 18.5kg/m^2 为体重过低，在 24.0 ~ 27.9kg/m^2 范围内为超重，≥ 28.0kg/m^2 为肥胖。此外，男性腰围≥ 90cm、女性腰围≥ 85cm 为中心性肥胖。对于超重或肥胖者，首先应积极采取增加运动、减少能量摄入等生活方式干预，将 BMI 降至正常范围，特别是要减少腹部脂肪，具体方法参见第六章第一节肥胖症中医健康管理。对不明原因的消瘦更要引起重视，查找原因，补充营养。

3）症状体征：定期记录症状与体征的变化情况，及时记录新出现的症状与体征，为医生诊治提供准确可靠的临床依据。

4）家庭功能和健康状况评估表、焦虑量表：定期填写家庭功能和健康状况评估表、焦虑量表等，自我评估家庭和自身身心健康状况。

（2）中西医体检：每年 1 次常规体检（见健康评估部分），注意高血压合并症相关指标监测，详见医助管理。

3. 自助调养

（1）了解高血压知识：定期接受健康教育，掌握血压监测方法，了解高血压的危险因素，强化全方位的生活方式干预，包括营养指导、运动处方、心理指导、戒烟干预等，预防高血压合并症和心血管病事件。

（2）饮食调养

1）平衡膳食：遵循《中国居民膳食指南（2016）》中的建议，以平衡膳食为原则安排每日餐食，坚持食物多样化，特别关注全谷类食物和蔬菜的食用量是否达到推荐量要求。

2）严格限制高盐食物摄入：减少食盐摄入量，每日＜ 5.0g。减少酱油、味精、腐乳等含盐量高的调味品的使用，选择葱、姜、蒜、花椒等调味品。少吃或不吃腌熏食物及其制品，减少食盐含量高的饼干、面包等加工食品的摄入。

3）控制高脂肪食物摄入：每日烹调用油量应控制在 20 ～ 30g，不食用煎炸食物，控制食用饱和脂肪和胆固醇含量高的畜肉类食物及制品。伴有血脂异常者，平均每日摄入的饱和脂肪供能占总能量的比例≤ 10%，胆固醇摄入量＜ 300mg。

4）控制精制糖摄入：添加糖的摄入量每日＜ 50g，最好控制在＜ 25g。少喝、不喝含糖饮料，减少食用添加大量精制糖的甜点。伴有血糖异常者，应同时遵循糖尿病患者膳食指导原则，特别注意选择低血糖生成指数的食物。

5）限制饮酒：以酒精量计算，成人每日最大摄入酒精量，男性＜ 25g，女性＜ 15g。每周酒精摄入量男性不超过 140g，女性不超过 80g。白酒、葡萄酒、啤酒摄入量分别少于 50ml、100ml、300ml。

6）增加食用全谷物和杂豆类食物：全谷物指全麦粉、小米、玉米、燕麦、荞麦等。杂豆指大豆以外的红豆、绿豆、芸豆、花豆等。每日主食中应有 1/4 ～ 1/3 为全谷物。

7）多吃蔬菜、水果：每餐食物中，蔬菜重量应占到约 1/2。土豆、藕等蔬菜的碳水化合物含量高，能量也较高，食用时应相应减少主食量。水果的营养成分与蔬菜有差异，不能相互替代。首选新鲜应季水果，控制含糖量高的水果。

8）食用适量的鱼、畜禽肉和蛋类等动物性食物：动物性食物富含优质蛋白，适量摄入对维持血压平稳有重要作用。平均每日摄入总量为 120 ～ 200g，分散在各餐中食用。优先选择鱼和禽肉类食物，少吃肥肉、烟熏和腌制肉制品。食用鸡蛋时不应丢弃蛋黄。对于合并血脂异常或冠心病和脑血管疾病的患者，每周食用蛋黄 1 ～ 2 个。

9）科学饮水：成年人每日饮水量应≥ 1.5L，根据生理状况、环境温湿度、运动以及摄入食物状况进行调整。提倡饮用白开水或淡茶水，鼓励多次少量饮用。

10）食物的烹调方式应注意减少营养损失：食物需酌情减少刀工处理和加热时间、控制加热温度，建议采用以水或蒸汽传热的低温烹调、短时间加热的方式，减少营养损失。

（3）心态调整：高血压患者心理平衡处方：正视现实生活，正确对待自己和别人，大度为怀。处理好家庭和同事间的关系。避免负性情绪，保持乐观和积极向上的态度。寻找适合自己的心理调适方法，如旅行、运动、找朋友倾诉、养宠物等。增强心理承受力，培养应对心理压力的能力。心理咨询是减轻精神压力的科学方法，必要时进行心理咨询。避免和干预心理危机。

可进行放松深呼吸训练，保持站姿或坐姿，注意力集中在腹部肚脐下方，用鼻孔慢慢吸气，想象空气从口腔沿着气管逐渐抵达腹部，腹部随着吸气不断增加、慢慢地鼓起来，吸足气后稍微停顿 2 ～ 3 秒，呼气时想象空气逐渐从口腔或鼻腔缓慢、平稳流出而非突然呼出。重复上述步骤，每次 3 ～ 5 分钟。坚持每日练习 3 ～ 5 次，开始可以每次练习 1 ～ 2 分钟，逐渐增加至 3 ～ 5 分钟。熟练后也可增加到 10 ～ 15 分钟，每日早、晚各 1 次。可进行认知行为治疗，这是一种由专业心理治疗师操作的结构、短程、认知取向的心理治疗方法，主要针对抑郁、焦虑症等不合理认知所致的心理问题，或躯体疾病伴发的抑郁、焦虑问题，通过改变患者对己、对人或对事的看法与态度而改变心理问题。可进行正念减压疗法，这是一种由心理治疗师协助慢性病患者通过正念练习处理压力、疼痛、焦虑和抑郁情绪的治疗方法，可有效降低压力、焦虑、抑郁，改善个体生活质量。该疗法为一套结构化连续 8 周（每周 2 小时）的个体或团体训练课程，包含正念冥想、温和瑜伽和身体扫描技巧训练，以及每日居家练习。

（4）起居调摄：随着社会工作节奏加快，生活起居紊乱违逆人体阴阳变化规律，故高血压的健康教育要提倡调节个人生活起居：春夏季应“夜卧早起”，顺从万物生长规律，充盛体内阳气；秋季应“早卧早起，与鸡俱兴”，符合收养之道，调摄精神起居，防止体内阳气发散太过；冬季应“早卧晚起，必待日光”，保养与收藏体内阳气。表明生活起居与气血调和相互关联。同时向人们传达“春夏养阳，秋冬养阴”的四时养生原则，不可劳作过度耗伤阳气，并养成做有氧运动锻炼身体的习惯，从而顺应四季变化平衡阴阳。

痰湿体质及湿热体质者居住环境宜干燥，不宜潮湿，穿衣面料以棉、麻、丝等透气散湿的天然纤维为佳，尽量保持宽松，有利于汗液蒸发，祛除体内湿气。晚上睡觉枕头不宜过高，防止打鼾加重；早睡早起，不要过于安逸，贪恋沙发和床榻。

阴虚体质者居住环境宜安静，睡好“子午觉”。避免熬夜及在高温酷暑下工作，不宜洗桑拿、泡温泉。节制房事，勿吸烟。注意防晒，保持皮肤湿润，宜选择蚕丝等清凉柔和的衣物。

（5）运动保健：运动可以改善血压水平。建议非高血压人群（为降低高血压发生风险）或高血压患者（为降低血压），除日常生活的活动外，每周进行 4 ~ 7 天，每天累计 30 ~ 60 分钟的中等强度运动（如步行、慢跑、骑自行车、游泳、太极拳等）。运动形式可采取有氧运动、阻抗运动和伸展运动等。以有氧运动为主，无氧运动作为补充。运动强度须因人而异，常用运动时最大心率来评估运动强度，中等强度运动为能达到最大心率[最大心率（次/分钟）= 220 −年龄]的 60% ~ 70%的运动。高危患者运动前需进行评估。

（6）戒烟：吸烟是一种不健康行为，是心血管病和癌症的主要危险因素之一。被动吸烟显著增加心血管疾病风险。戒烟虽不能降低血压，但戒烟可降低心血管疾病风险。戒烟的益处十分肯定。因此，医生应强烈建议并督促高血压患者戒烟。询问每位患者每日吸烟数量及吸烟习惯等，并应用清晰、强烈、个性化方式建议其戒烟；评估吸烟者的戒烟意愿后，帮助吸烟者在 1 ~ 2 周的准备期后采用“突然停止法”开始戒烟；指导患者应用戒烟药物对抗戒断症状，如尼古丁贴片、尼古丁咀嚼胶（非处方药）、盐酸安非他酮缓释片和伐尼克兰；对戒烟成功者进行随访和监督，避免复吸。

（7）经络调理：根据患者情况，适当选用。

1）穴位按摩：百会、印堂、风池、大椎、内关、合谷、足三里、三阴交、丰隆、太溪、涌泉。

2）耳穴贴压：取交感、肝、脾、肾、内分泌、神门、肾上腺等相应部位，每次取 3 ~ 4 穴，王不留行籽贴压，每日 1 次，两耳交替进行。

4. 定期回顾评价

根据居家监测内容，定期自我评价身体、心理状况和家庭功能，及时调整生活方式或及时就医。

六、医助管理方案

（一）管理流程和内容

详见第一章第三节中医健康管理相关内容。

（二）管理方法

1. 建立档案

对前来就诊的高血压患者建立高血压中医健康管理方案：包括一般信息采集、生活方式问卷、西医相关检查结果采集、体质辨识、健康风险评估、中西医干预、追踪随访、效果评价等健康相关资料。妥善保管各项监测资料，作为复诊随访的依据。尤其对服用降压药物的患者，要准确记录用药剂量、用药开始日期、症状明显改善日期、血压监测情况等，做到定期复诊和例行必要的检查。并要求高血压患者每年例行全面体格检查，结合个体情况必要时还应做高血压合并症相关检查，均要保存在健康档案中。

2. 风险评估

风险评估包括病史采集、常规健康体检、血压水平分级、心血管风险评估。

（1）病史采集

1）病史：发病年龄，血压最高水平和一般水平，伴随症状，降压药物使用情况及治疗反应。

2）个人史：生活方式（包括饮食、饮酒、吸烟等），体力活动，已婚女性注意询问避孕药的使用情况。

3）既往史：了解有无冠心病、心力衰竭、脑血管疾病、外周血管疾病、糖尿病、痛风、血脂异常、支气管哮喘、睡眠呼吸暂停综合征、肾脏疾病、甲状腺疾病等病史。

4）家族史：询问高血压、糖尿病、冠心病、脑卒中及其发病年龄等家族史。

5）社会心理因素：了解家庭、工作、个人心理、文化程度等情况。

（2）常规健康体检

1）体格检查：规范多次测量非同日血压。初诊患者测量双上肢血压，怀疑直立性低血压者应测量坐位和立位血压。测量身高、体重和腰围。测量心率、心律、大动脉搏动、血管杂音。

2）辅助检查：根据个人病情需要及医疗机构实际情况选择检查项目。

基本项目：血常规、尿常规、血生化（包括空腹血糖、血脂、血肌酐、血尿酸、血钾等）、心电图。

推荐项目：餐后 2 小时血糖（空腹血糖升高者）、糖化血红蛋白（合并糖尿病的患者）、尿蛋白定量（尿蛋白定性阳性者）、尿微量白蛋白或白蛋白 / 肌酐比、24 小时动态血压、超声心动图、颈动脉超声、肾脏超声、X 线胸片、眼底检查、脉搏波传导速度、踝臂血压指数。选择项目：怀疑继发性高血压以及有心血管合并症的患者，可根据病情需要进一步检查血浆肾素活性，血和尿醛固酮，血和尿皮质醇，血游离甲氧基肾上腺素及甲氧基去甲肾上腺素，血和儿茶酚胺，动脉造影，肾上腺超声、CT 或 MRI，睡眠呼吸监测等。

（3）血压水平分级：所有人群均应定期筛查高血压，血压水平分级见表 6–11。

表 6–11　血压水平分级

分类	收缩压（mmHg）	舒张压（mmHg）
正常血压	＜ 120 和	＜ 80
高血压前期	120 ~ 139 和（或）	80 ~ 90
高血压	≥ 140 和（或）	≥ 90
1 级高血压（轻度）	140 ~ 159 和（或）	90 ~ 99
2 级高血压（中度）	160 ~ 179 和（或）	100 ~ 109
3 级高血压（重度）	≥ 180 和（或）	≥ 110
单纯收缩期高血压	≥ 140	＜ 90

注：当收缩压和舒张压分属于不同级别时，以较高的分级为准。

（4）综合评估心血管疾病总体风险：心血管疾病总体风险评估是预防和控制心脑血管疾病的必要前提，有助于防治人员对患者进行健康教育，提高患者的预防意识和治疗依从性。影响高血压患者心脑血管疾病预后的危险因素见表 6–12。发生心脑血管病风险的高危个体如下：①血压处于（130 ～ 139）/（85 ～ 89）mmHg 或 1 级高血压，且合并≥ 3 个主要危险因素的患者；② 2 级高血压合并 1 ～ 2 个主要危险因素的患者；③ 3 级高血压患者，无论是否合并主要危险因素。

表 6–12　高血压患者发生心脑血管疾病的重要危险因素

危险因素	内容
血压水平	升高：（130 ～ 139）/（85 ～ 89）mmHg 1 级高血压：（140 ～ 159）/（90 ～ 99）mmHg 2 级高血压：（160 ～ 179）/（100 ～ 109）mmHg 3 级高血压：≥ 180/110mmHg
主要危险因素	年龄：男性＞ 55 岁，女性＞ 65 岁 吸烟（含被动吸烟） 糖耐量受损（餐后 2 小时血糖 7.8 ～ 11.0mmol/L）和（或）空腹血糖受损（6.1 ～ 6.9mmol/L） 血脂异常：总胆固醇≥ 5.7mmol/L 或低密度脂蛋白胆固醇＞ 3.3mmol/L 或高密度脂蛋白胆固醇＜ 1.0mmol/L 早发心血管疾病家族史（一级亲属发病年龄：男性＜ 55 岁，女性＜ 65 岁） 中心性肥胖（腰围，男性≥ 90cm，女性≥ 85cm）或肥胖（体重指数≥ 28kg/m^2）
其他危险因素	早发停经（＜ 50 岁） 静坐生活方式 心率（静息心率＞ 80 次 / 分） 高尿酸血症（男性＞ 420 μmol/L，女性 >360 μmol/L） 24 小时尿钠＞ 100mmol/L（相当于食盐摄入量＞ 6.0g/d）

3. 干预方法

（1）西医治疗

1）降压药物治疗对象：高血压 2 级或以上患者。高血压合并糖尿病，或者已经有心、脑、肾靶器官损害或并发症患者。凡血压持续升高，改善生活方式后血压仍未获得有效控制者，从心血管危险分层的角度，高危和很高危患者必须使用降压药物强化治疗。

2）血压控制目标值：主张控制目标血压值为＜ 140/90mmHg。有糖尿病、慢性肾病、心力衰竭或病情稳定的冠心病合并高血压患者血压控制值为＜ 130/80mmHg。老年收缩期高血压患者，收缩压控制在 150mmHg 以下若能耐受则可降至 140mmHg 以下。

3）常用降压药物：降压药物应用的基本原则为常用的五大类降压药物均可作为初始治疗用药，建议根据患者的危险因素、亚临床靶器官损害以及合并临床疾病情况，进行个体化治疗。一般患者采用常规剂量；老年患者初始治疗时通常采用较小的有效治疗剂量，然后逐渐增加至血压达标。优先使用长效降压药物。应根据血压水平和心血管风险选择初始单药或联合治疗（单片复方制剂或自由联合）。强调早期达标，降压达标时间为 4 ～ 12 周。

常用降压药物包括钙离子拮抗剂（CCB）、血管紧张素转化酶抑制剂（ACEI）、血管紧张素Ⅱ受体阻滞剂（ARB）、利尿剂和 β 受体阻滞剂五大类，以及由上述药物组成的固定配比复方制剂。五大类降压药物均可作为初始和维持用药，应根据患者的危险因素、亚临床靶器官损害以及合并临床疾病的情况，合理选择药物。

（2）中医治疗

1）中医体质调理：体质决定于先天禀赋和饮食、起居、运动等后天因素，不同的体质类型有不同的发病倾向，在饮食、起居、运动等方面有不同的干预方法，所以根据体质类型，做好日常生活管理，对于未病先防、已病防变、瘥后防复均具有重要意义。高血压患者一般发病时体质较复杂，虚实夹杂，在日常调理中更应该重视虚性体质的调理，提升脏腑功能，减少各种病理产物的积聚，对于改善血压水平、减少合并症的发生具有重要意义。体质辨识与偏颇体质调理需要参见第五章第一节偏颇体质中医健康管理。

2）中医辨证施治：国家颁布的《中药新药临床研究指导原则》中高血压的中医证候分型为肝火亢盛证、阴虚阳亢证、痰湿壅盛证和阴阳两虚证四种。

A. 肝火亢盛证

症状：眩晕头痛，面红耳赤，急躁易怒，口干，口苦，便秘，溲赤，舌红苔黄，脉弦数。

治法：清肝泻火，平冲降逆。

方药：清肝泻火汤加减。常用天麻、钩藤、川贝母、僵蚕、珍珠母、柴胡、黄芩等药物。

药膳：菊楂钩藤决明饮，原料：杭菊10g，钩藤10g，生山楂10g，决明子10g，冰糖10g。制法：将钩藤、山楂煎汁约500ml，冲泡菊花，调入冰糖。代茶饮，每日适量。功效：清肝明目，降血压，降血脂。适宜于肝火上炎所致的头目眩晕者。夏枯菊明茶，原料：夏枯草5g，菊花、决明子各2.5g。制法：制成袋泡茶，上午、下午各冲1包，冲饮。适用于肝火亢盛型高血压患者饮用。

B. 阴虚阳亢证

症状：眩晕头痛，腰膝酸软，失眠多梦，五心烦热，耳鸣，健忘，心悸，口干咽燥，舌红，苔薄白或少苔，脉弦细而数。

治法：育阴潜阳，镇肝息风。

方药：杞菊地黄汤加减。常用生地黄、牡丹皮、枸杞子、北沙参、白芍、泽泻、菊花、钩藤、怀牛膝等药物。

药膳：石决明粥，原料：石决明30g，粳米100g。制法：将石决明打碎，放入砂锅内，加水200ml，用大火煎1小时，去渣取汁，再放入粳米，加水600ml，用文火熬煮成粥。每日1剂，早、晚2次温热服食。功效：平肝潜阳，清热明目。适用于阴虚阳亢型高血压患者食用。山楂菊花饮，原料：山楂10g，菊花10g。制法：用水冲汤，代茶饮。功效：降压、降脂。适用于阴虚阳亢型高血压患者食用。

C. 痰湿壅盛证

症状：眩晕头痛，头重如裹，胸闷腹胀，心悸失眠，口淡食少，呕吐痰涎，苔白腻，脉滑。

治法：燥湿化痰，平肝降压。

方药：半夏白术天麻汤加减。常用制半夏、天麻、炒白术、茯苓、薏苡仁、砂仁、竹茹等药物。

药膳：半夏白术天麻粥，原料：制半夏、天麻、白术各10g，陈皮6g，粳米100g，红糖20g。制法：先将制半夏、天麻、白术、陈皮煎煮20分钟后，去渣取汁，备用。将粳米煮至粥将成时，调入药汁，加入红糖后，以文火煨煮10分钟即可。每日1剂，早、晚分2次温热食用。功效：化痰泄浊，平肝降压。适用于痰浊蕴结型高血压患者食用。车前子粥，原料：车前子15g，玉米粉适量，粳米60g。制法：将车前子布包煎水去渣，放入粳米煮粥，再将玉米粉调入粥内，煮熟即可。每日1剂，随量食用。功效：清热利湿，健脾降压。适用于痰湿壅盛型高血压患者食用。

D. 阴阳两虚证

症状：眩晕头痛，心悸气短，五心烦热，腰膝酸软，夜尿增多，失眠多梦，畏寒肢冷，阳痿遗精，舌淡红，苔薄白或无，脉沉细或弦细。

治法：滋阴扶阳，调补肾气。

方药：右归饮加减。常用山药、熟地黄、枸杞子、山茱萸、杜仲、当归、附子、肉桂等药物。

药膳：芝麻核桃粉。原料：黑芝麻 200g，核桃 300g，红糖 50g。制法：三者研末拌匀即成。每日 2 次，每次 10g，温开水送服。功效：滋补肾阴肾阳，润燥降压。适用于阴阳两虚型高血压患者食用。

3）非药物疗法

A. 推拿调治

体位：受术者取仰卧位，术者站于受术者一侧。

选穴：印堂、太阳、百会、神门、内关、中脘、三阴交等。

操作：术者用双手大鱼际轻轻缓推印堂至发际，再向两侧分开推摩至太阳穴 8 ~ 10 次，每次之间停顿 5 ~ 10 秒。五指分开，由受术者前发际推擦至百会 5 ~ 6 次，每次同样间隔 5 ~ 10 秒，反复操作数次。点按神门、内关、中脘、三阴交等穴，用力由轻到重，以受术者不感觉疼痛为度，停顿片刻再慢慢抬手松开，每穴点后停顿 5 ~ 10 秒，如受术者入睡，可停止操作；如仍未入睡，可让受术者取俯卧位，轻摩背部或小腿后部肌肉，力度逐渐减轻，间隔时间逐渐延长，至受术者入睡为止。

B. 刮痧调治

刮头部：首先刮拭头部两侧，操作者一手扶持患者头部右侧，保持头部相对稳定；另一手握持刮痧板刮拭头部左侧，从太阳穴附近开始，绕耳上，向耳后的乳突和风池穴方向刮拭，先轻刮，然后力量逐渐加重，以能够忍受为度，最后再逐渐减力轻刮，每一侧刮拭 10 ~ 20 次即可。或者用刮痧板的厚面绕耳后划一个问号进行刮拭。然后刮拭头部正中，用刮痧板按揉眉心间的印堂穴，沿着额头向上刮到头顶，经过百会穴后向后下刮拭，刮至风府穴处。可以用点压法，即用刮痧板的一个角点压按揉百会、太阳、风池、风府等穴，每穴 3 ~ 5 秒。注意，头部刮拭不强求出痧。

刮颈项部：主要刮颈后正中、双侧及颈部外侧至肩峰一带。先用直线刮痧手法刮拭颈部后侧正中风府到大椎、陶道部位，即督脉循行区域；之后刮拭颈后部两侧的足太阳膀胱经循行区域，最后用弧线刮法刮拭颈部外侧到肩峰一带，即足少阳胆经循行区域，每条线刮拭 20 ~ 30 次即可。另外，颈部喉结两侧的人迎穴部位（颈动脉搏动处，也是颈动脉压力感受器部位所在），是降血压的最有效穴位之一。当血压高的时候，头转向右侧，可轻轻按压或刮拭左侧的人迎穴，手法要轻柔，不可用力过大，以防挤伤气管，形成反射性呛咳、恶心、心率减慢和血压骤降，引起全身不适。

刮腰背部：背部主要刮拭脊柱正中至左右两侧旁开 2 ~ 4 指的范围，即主要刮拭背部正中督脉和两侧足太阳膀胱经循行区域。先刮正中，从大椎穴起向下刮至腰部，可以分段刮拭；然后刮拭两侧的足太阳膀胱经，背部脊柱两侧尽可能地拉长刮拭，每侧刮拭 20 ~ 30 次即可。重点刮拭左右心俞、肝俞、肾俞穴以调节脏腑功能，也可用刮痧板的角点压按揉。

刮腹部：患者取仰卧位，对于伴有腑气不通的高血压患者，用点压法刮拭中脘、大横、气海，每穴 3 ~ 5 秒。

刮上下肢：用左手抬起患者的上肢，右手用直线刮法刮拭手阳明大肠经曲池至手三里区域，每侧刮 10 ~ 20 次即可；然后用直线刮拭法刮拭下肢外侧足阳明胃经足三里至丰隆区域，每侧各刮 20 ~ 30 次；之后点压按揉足厥阴肝经太冲穴部位，以泄足厥阴肝经邪热，达到“上病下取”的效果。

C. 耳穴调治

主穴：耳尖、降压点、心、额、皮质下、肝、交感。

配穴：阴阳两虚、肝肾阴虚者加肾；头晕者加枕、晕区。

取穴依据：耳尖：清脑明目、镇静降压。降压点：降压镇静。交感、皮质下：调节血管的舒缩功能，缓解血管痉挛状态。额：清脑镇静。肝、心：心主血脉，肝藏血，心血充盛，血行通畅，则肝得所养，肝阴充足，才能制约肝阳。若心血虚可导致肝血虚，肝血虚必导致肝阳上亢、血压高、头昏、目眩等。《素问·至真要大论》曰：“诸风掉眩，皆属于肝。”取心、肝二穴可以调节血量，宁心安神，平肝潜阳。肾：全身各个脏腑都要靠肾阴的滋养，所以为“元阴”。肾阴不足可致肝风内动，取肾可以滋阴潜阳。

4. 随访和评价

（1）随访：有利于高血压患者正确认识和对待高血压，解除焦虑和不安情绪。通过专业人士的指导和讲解，患者可以掌握高血压的管理知识和管理技能，充分了解该病在治疗过程中可能出现的副作用，养成良好的生活起居习惯，戒烟限酒，适度运动，避免各种不良因素诱发或加重高血压，从而提高患者的生活质量。

随访间隔及内容：根据患者的血压水平、分级和靶器官等重要脏器的病变情况决定相应的随诊时间。血压控制达标、风险评估为低危的高血压患者，原则上每 3 个月 1 次，每年至少完成 4 次。随访内容包括测量血压、健康教育和健康生活方式指导、服药依从性和疗效、测量腰围、计算 BMI。血压控制未达标、风险评估为中危及以上的高血压患者，原则上每 2 ~ 4 周随访 1 次，直至血压达标，然后根据情况予以调整。随访内容包括测量血压、健康教育和健康生活方式指导、根据情况调整治疗方案、危险因素监测。发现靶器官损害与并存相关疾病及时转诊，随访情况录入患者健康档案。

（2）效果评价：随访时要对患者的血压、体质、饮食起居、运动保健、服用药物、药膳等状况详细了解，比较前后状态的差异，调整防护方案。若有潜在危险因素未得到控制或伴有严重并发症，建议患者到医院就诊或请专家会诊。

向患者进行宣教，与患者保持良好关系，使患者对自己的病情有深切的了解，既不忙乱焦虑，也不可持无所谓的态度；既要积极治疗，又要主动向医生反馈健康状况，以保证取得满意疗效。

（左冬冬）

第六节　脑卒中中医健康管理

一、概述

脑血管疾病是各种原因引起的单一或多处脑血管损害导致的暂时或永久性脑功能障碍的总称。临床分为急性和慢性两种，急性最为多见。本节介绍的脑卒中是脑部血液供应障碍引起的一组突然起病、以局灶性神经功能缺失为共同特征的急性脑血管病，因本病起病急骤，变化迅速，与自然界变化迅速的风邪特性相似，所以古人以风类比，名之曰“中风”。

脑卒中为起因于脑部血管病变的脑组织缺血或出血，脑血管病变的原因主要有以下几种：动脉粥样硬化；高血压伴发的脑血管病变；颅内血管先天性发育异常；血管炎症，颅脑损伤、手术、穿刺等；血液病；糖尿病、家族性高胆固醇血症等；药物中毒或过敏等药物影响；心律失常、心脏瓣膜病变、心肌梗死等；血管性肿瘤、肿瘤并发血管病变等。

脑血管病（主要为脑卒中）是人类死亡原因序列中三大主要死亡原因之一。全球疾病负担研究数据显示，2016 年心脑血管疾病造成全球约 1760 余万人死亡，其中约 550 万人死于脑血管疾病。虽然近 20 年全球脑卒中的死亡率有所下降，但发展中国家的脑卒中发病率和伤残调整寿命年却逐年明显上升。在过去的 30 年里，我国的脑卒中发病率呈不断上升的趋势，且多数患者留存程度不等的功能障碍及较高的复发风险。中国国家卒中筛查数据显示在我国 40 ~ 71 岁的人群中，首次脑卒中发病率由 189/10 万（2012 年）升至 379/10 万（2013 年），平均每年增加 8.3 个百分点。2013 年，中国疾病预防控制中心进行了一项覆盖 31 个省 155 个城乡的大型入户调查，此次调查共录入 48 万名 20 岁以上成人，该项调查结果显示，我国居民脑卒中发病率为 354.1/10 万，年龄标准化发病率为 246.8/10 万。2016 年我国 40 岁及以上人群的脑卒中标准化患病率为 2.19%，男性、女性分别为 2.41% 和 1.96%。目前我国现存脑血管病患者约 1100 余万例，其中约 70% 为缺血性脑卒中。

由于我国高血压、超重、糖尿病、膳食结构不合理、吸烟及空气污染等人群脑卒中高危风险因素不断增加，这种发病率上升的趋势在短时间内不会被明显遏制，按现阶段状态预测，到 2030 年，我国的脑血管疾病发病率将是 2010 年水平的 1.5 倍。中国国家卒中登记平台数据显示我国急性缺血性小卒中患者的 1 年复发率为 13.2%。项目筛查应用 Essen 卒中风险评分量表评估显示 60% 的脑卒中首次发病患者具有较高的复发风险。

2012 ~ 2013 年中国疾病预防控制中心将我国脑卒中患病率与死亡率按地域分布进行了对比，“南低北高，中部突出”是我国脑卒中患病率、发病率和死亡率的一个显著特点。另外脑血管病的死亡率和地区经济发展水平呈负相关，即经济欠发达地区的死亡率较高，而经济较发达的地区死亡率则较低。中国疾病预防控制中心数据结果显示 1993 ~ 2013 年这 20 年间缺血性脑卒中人口标准化死亡率从 51.58/10 万上升到 62.87/10 万，升高了 22.9%；但出血性脑卒中人口标准化死亡率则从 148.08/10 万下降到 94.42/10 万，降低了 36.2%。

据科学推算，2003 年我国仅缺血性脑卒中一项的直接住院负担即达 107.53 亿元，脑卒中的总费用负担为 198.87 亿元，分别占国家医疗总费用的 3.79% 和 3.02%。《中国脑卒中防治报告 2016》指出我国 40 ~ 64 岁的劳动力人群脑卒中患者比例由 2011 年的 47.52% 上升到 2014 年的 52.65%，其中首次发病年龄在青壮年阶段即 65 岁以下的人群高于 65%，在全球人口老龄化和城市化进程不断加快的大背景下，我国脑卒中发病明显的年轻化趋势尤其应当引起重视，做好脑卒中相关危险因素的健康管理，不仅可以节约医疗投入同时也减轻家庭和社会负担。

二、脑卒中的危险因素

2016 年一项发表在《柳叶刀》杂志上覆盖了 32 个国家和地区的关于脑卒中的研究结果显示，全球 90.7% 的脑卒中与高血压、糖尿病、血脂异常、心脏疾病、吸烟、酒精摄入、不良生活方式、超重或肥胖、体力活动不足和心理因素 10 项可纠正的危险因素相关，《中国脑卒中防治报告（2018）》中对于我国人群该 10 项危险因素可以解释近 95% 的全部脑卒中，分别解释 95.2% 的缺血性脑卒中和 90.7% 的出血性脑卒中的发生。有针对性地做好脑卒中的一级预防，是降低脑卒中发病率的根本措施。

1. 高血压

高血压是导致发生脑卒中的最首要的、可预防的危险因素。有研究表明，血压与缺血性脑卒中发病风险呈正相关，血压越高则缺血性脑卒中发生风险越高，收缩压＞160mmHg和（或）舒张压＞95mmHg者缺血性脑卒中发病风险是血压正常者的4倍，收缩压每降低10mmHg、舒张压每降低5mmHg脑卒中风险可分别降低49%、46%，因此，运用各种措施有效控制血压对降低脑卒中发病风险有重要意义。

2. 糖尿病或糖代谢异常

糖尿病可引起脂肪代谢障碍，促进动脉粥样硬化的发生和发展，使小动脉管腔狭窄致脑梗死形成。2013年中国慢性病及危险因素检测研究结果显示，缺血性脑卒中患者糖代谢异常或糖尿病检出率为60%～70%，而伴有糖代谢异常或糖尿病的缺血性脑卒中患者其脑卒中复发指数为1.8～6.0。此外，糖代谢异常或糖尿病还可以导致脑卒中患者缺血灶及相应神经功能修复缓慢，并发症出现风险、死亡率和复发率升高，预后不理想等。因此，确诊后对血糖进行规范化检测及药物治疗，是降低此类患者缺血性脑卒中发病风险的有利措施。

3. 血脂异常

血液中总胆固醇、低密度脂蛋白、低密度脂蛋白胆固醇升高和高密度脂蛋白、高密度脂蛋白胆固醇降低是缺血性脑卒中的重要发病诱因。血脂异常最直观的后果是损伤颅内大、中动脉的内皮细胞，血管粥样硬化和造成管腔狭窄，从而升高缺血性脑卒中的发病风险。亚太地区一项队列研究发现，血液中的总胆固醇含量每升高1mmol/L，缺血性脑卒中发病风险增加25%，高密度脂蛋白每升高1mmol/L缺血性脑卒中发病风险降低47%。

4. 心脏疾病

（1）心房颤动：据我国卫生服务调查统计信息中心不完全统计，目前我国心房颤动患者数量约为800万，由心房颤动引起的心源性脑栓塞每年发生率为0.24%，而由此引起的心源性脑栓塞致死率则接近20%，致残率接近60%。一项在40岁以上脑卒中高危人群中进行的流行病学调查结果显示，心房颤动患者缺血性脑卒中患病风险是非心房纤颤患者的4～5倍，因此应加强对心房颤动的筛查以降低缺血性脑卒中发病风险。

（2）冠心病：是颈动脉斑块狭窄率≤50%患者缺血性脑卒中独立危险因素，与脑卒中有着高度重合的致病风险区域，如高血压、血脂异常、颈动脉狭窄、不良的生活方式等。约25%的缺血性脑卒中患者同时患有冠心病，其原因与二者共同的危险因素相互作用、互相影响有关。

5. 吸烟

吸烟是无症状性缺血性脑卒中的独立危险因素，香烟中的尼古丁刺激交感神经，使心率增快、血管收缩、血压升高，长期大量吸烟可造成血脂尤其是高密度脂蛋白水平异常，继而影响血管舒缩功能，加速动脉粥样硬化进程并提高心脑血管疾病发病风险。2010年全球成人烟草调查－中国部分（GATS China）中的数据显示，我国成年人中约有28.1%为主动吸烟，男性吸烟率显著高于女性，对于吸烟会引起缺血性脑卒中等疾病的知晓率则仅为22.1%。GATS China的数据显示，2010年约有7.38亿非吸烟者吸食二手烟，工作场所吸烟现象出现比例为63.3%，家庭中吸烟比例为67.3%。《中国居民营养与慢性病报告（2015）》调查结果显示，在15岁及以上的非吸烟者中，二手烟暴露的比例为72.4%。值得注意的是,2014 年发布的《中国青少年烟草调查报告》显示中国青少年烟草使用率为 6.9%;男生(11.2%)高于女生(2.2%);农村(7.8%)高于城市(4.8%)。加强对这类人群的健康管理,缺血性脑卒中的一级预防将起到事半功倍的作用。

6. 酒精摄入

男性每日饮酒折合酒精摄入量> 40g,女性> 20g 即可称为过量饮酒。既往研究表明,非过量饮酒一定程度上可以降低缺血性脑卒中发病风险,而过量饮酒则必定会增加缺血性脑卒中发病风险,长期大量饮酒会降低血液中 5- 羟基维生素 D 水平、维生素 D 缺乏,刺激血管收缩、血管阻力增加、血压增高,最终升高缺血性脑卒中发病风险。针对饮酒行为进行干预可将缺血性脑卒中发病风险降低 1/3 以上。

7. 不良生活方式

《中国居民营养与慢性病报告(2015)》显示,我国 18 岁及以上人群平均烹调盐每日摄入量为 10.5g,远超《中国居民膳食指南(2016)》建议的每日 6g。大部分中国成年人叶酸水平较低,尤其是北方地区,约有 60% 的男性春季叶酸水平较低。一项以中青年为研究对象的脑卒中危险因素调查显示,高盐、高脂、高糖饮食、叶酸匮乏易导致人体必备微量元素缺乏、能量失衡,是中青年脑卒中的主要诱因。

8. 超重或肥胖

2014 年 22 个省(区、市)国家国民体质监测数据显示,20 ~ 69 岁城乡居民超重(中国标准)的粗患病率为 34.26%,中心性肥胖粗患病率为 49.67%。有研究表明,约 35.57% 的缺血性脑卒中患者超重 / 肥胖,且在 40 ~ 69 年龄段患者中超重 / 肥胖者占比较大。

9. 体力活动不足

缺乏体育锻炼、吸烟、高血压是与脑卒中发病密切程度最高的危险因素。《2000 年国民体质监测工作方案》中对体育锻炼的定义为每人每周体育锻炼次数≥ 3 次、每次坚持时间> 30 分钟、持续时间> 1 年,反之则为缺乏运动。有研究表明,积极进行体育锻炼者缺血性脑卒中发病风险与缺乏运动者相比降低 25% ~ 30%。

10. 心理因素

2010 年发表的 INTERSTROKE Ⅰ期病理对照结果显示,与对照组相比,社会心理压力可增加 30% 的总体脑卒中风险,抑郁可增加 35% 的总体脑卒中风险。一项卒中后抑郁的发生和预后的前瞻性研究发现,卒中后抑郁患者的 1 年脑卒中复发风险增加 49%。

三、脑卒中的诊断及鉴别诊断

1. 脑卒中的诊断

脑卒中是脑部血液供应障碍引起的一组突然起病,以局灶性神经功能缺失为共同特征的急性脑血管病,脑部动脉血管的粥样硬化是致病的主要原因。

2. 脑卒中的临床表现

当患者出现以下症状时,应考虑脑卒中可能,要尽快将患者送至附近具有神经科治疗条件的大型综合医院:①一侧肢体(伴或不伴面部)无力或麻木;②一侧面部麻木或口角歪斜,饮水呛咳;③说话不清或理解语言困难;④双眼向一侧凝视;⑤一侧或双侧视力丧失或模糊;⑥眩晕伴呕吐;⑦既往少见的严重头痛、呕吐;⑧意识障碍或抽搐。

3. 脑卒中的鉴别诊断

(1)区分颅内颅外:由于急性脑卒中初诊患者意识障碍发生率很高,应首先鉴别意识障碍原因，确定意识障碍是由全身性疾病或脑部以外器官疾病引起还是由脑部病变引起，检查时注意有无系统性疾病相关症状及体征，特别是局灶性神经系统体征，包括脑膜刺激征，通常可区别是脑部疾病还是脑部以外疾病所致。

（2）排除感染和癫痫：还需与脑卒中鉴别的主要是各种颅内感染性疾病及癫痫持续状态。通过发病方式、发热等感染征象和神经系统体征，如局灶性或弥散性脑损害等可初步区分。必要时可通过脑CT、脑电图、腰椎穿刺脑脊液检查等特殊检查与各种颅内感染性疾病鉴别。根据以往癫痫发作史、病程经过及神经系统体征，可与癫痫发作或癫痫持续状态鉴别。

（3）判断脑卒中类型：确定脑卒中后须判断为出血性脑卒中还是缺血性脑卒中，以及哪种脑卒中类型，如脑出血、蛛网膜下腔出血、脑血栓形成和脑栓塞等；判断病变部位并初步推测其病因。可依据神经系统定位诊断原则，根据神经系统阳性体征，确定脑部病损部位、病灶范围大小及数量。结合发病方式、病情进展与一般临床资料，如年龄、危险因素等，初步取得病变性质及可能病因等印象诊断。在临床评估的基础上，依据印象诊断和鉴别的需要，选择必要的特殊检查，综合临床评估和特殊检查两方面资料得出诊断。

四、管理人群和目标

1. 管理人群

脑卒中风险人群和已确诊患者。为了便于对脑卒中患者进行预后评估和分类管理，综合考虑患者现存危险因素、靶器官损害和伴发临床疾病后，进行危险分层如下：

（1）脑卒中高危人群：有脑卒中病史或脑卒中危险因素≥3项，脑卒中危险因素包括：①高血压病史；②吸烟（吸烟者吸烟≥1支/天，且连续1年以上）；③房颤；④血脂异常；⑤少运动（体育活动是指每周锻炼≥3次，每次活动时间＞30min，且连续活动1年以上；农业劳动者视为有体育活动）；⑥糖尿病；⑦脑卒中家族史；⑧明显超重或肥胖（BMI ≥ $26kg/m^2$）。

（2）脑卒中中危人群：以上8个危险因素中低于3个危险因素，但患有慢性病（高血压、糖尿病、房颤或瓣膜性心脏病）者。

（3）脑卒中低危人群：以上8个危险因素中低于3个危险因素，且无慢性病者。

2. 管理目标

（1）将可调控危险因素控制在安全范围内。

（2）调整机体功能状态，预防复发，预防并发症的发生。

（3）减少就诊次数和住院次数，降低医疗费用。

五、自助管理方案

（一）管理流程和内容

分级、联合、综合，即根据脑卒中发病的不同时期、不同严重程度，不同基础疾病，采取防治结合，注重整体状态，突出个性化管理。

（二）管理方法

1. 建立档案

对前来就诊的脑卒中患者建立中医健康管理档案，收集包括中医体质辨识报告、健康体检报告、家庭健康记录表（附录1）等的健康资料。妥善保管各项监测资料，作为复诊随访的依据。尤其对服用药物的患者，要准确记录用药剂量、用药开始日期、症状明显改善日期、血脂等代谢指标的监测情况，做到定期复诊和例行必要的检查。并要求脑卒中患者定期进行全面体格检查，发现并尽量减少脑卒中发生的危险因素，促进康复，减少复发。

2. 监测评估

（1）居家健康状态自我检测：具有高血压、糖尿病、心脏病、血脂代谢异常、肥胖、吸烟、久坐生活方式、脑供血动脉狭窄、血液高凝状态、有脑卒中家族史及年龄超过60岁的老人都应定为高危人群，至少每年进行1次相关检查，个别疾病需要以3个月或半年为周期定期复查。定期回顾日常监测的基础生理指标和症状的变化，或者所患疾病的症状及相关指标的变化，分析其变化的原因，针对性地调整生活方式；定期评价调整生活方式后指标和症状的变化情况，逐渐改善者继续完善生活方式，指标和症状无改善或持续加重者到医院就诊，进一步明确诊断。

1）有规律地长期坚持有效地控制和治疗高血压。理想血压为（90 ~ 120）/（60 ~ 80）mmHg，血压水平在（130 ~ 139）/（80 ~ 89）mmHg时被认为是临界高血压，35岁以上普通人群有必要定期监测血压，至少每年测量1次，有高血压、脑卒中家族史的高危人群，最好应每日1 ~ 2次测量血压。当发现血压增高时，应及时咨询医生找到原因，必要时在医生指导下按时、规律用药。

2）定期做身体检查，监测空腹血糖浓度。空腹血浆葡萄糖（FPG）正常范围为3.9 ~ 6.1mmol/L。空腹血糖增高分三度：FPG 7.0 ~ 8.4mmol/L为轻度增高，FPG 8.4 ~ 10.1mmol/L为中度增高，FPG > 10.1mmol/L为重度增高。直系亲属中有糖尿病的人群，应及早测空腹血糖或做糖耐量试验，以便及时发现引起血糖升高的原因，及时控制高血糖；已确诊患者应在医生指导下规范口服用药或注射胰岛素控制血糖水平，同时配合糖尿病饮食。

3）定期去医院测量血脂，监测关键指标。血清脂质包括胆固醇、三酰甘油、磷脂、糖脂和游离脂肪酸。血清胆固醇中70%为胆固醇酯（CE）、30%为游离胆固醇（FC），总称为总胆固醇（TC）。参考值：合适水平< 5.2mmol/L；边缘水平5.2 ~ 6.2mmol/L；升高> 6.2mmol/L。TC常作为动脉粥样硬化的预防、发病预测、疗效观察的参考指标。血脂水平异常的患者需要在医生指导下规范口服用药，同时配合调整生活方式及饮食结构。

低密度脂蛋白（LDL）是富含胆固醇的脂蛋白，是致动脉粥样硬化的危险性因子，即“坏脂蛋白”。低密度脂蛋白胆固醇（LDL-C）水平与冠心病发病呈正相关，反映冠心病发生的危险性。参考值：合适水平< 3.12mmol/L；边缘水平3.15 ~ 3.61mmol/L；升高> 3.64mmol/L。

高密度脂蛋白（HDL）有利于外周组织清除胆固醇，是抗动脉粥样硬化因子，即“好脂蛋白”。一般检测高密度脂蛋白胆固醇（HDL-C）含量来反映HDL水平。参考值：合适水平≥ 1.04mmol/L；升高≥ 1.55mmol/L；减低≤ 0.91mmol/L。

脂蛋白（a）[Lp（a）]结构与LDL相似，有促进动脉粥样硬化的作用，同时又与纤溶酶原竞争结合纤维蛋白位点，抑制纤维蛋白水解，促进血栓形成，是动脉粥样硬化和血栓形成的重要独立危险因子。参考值：0 ~ 300mg/L，Lp（a）含量可作为动脉粥样硬化的单项预报因子，或确定是否存在冠心病的多项预报因子之一，Lp（a）> 497mg/L者的脑卒中危险性增加4.6倍。合理饮食配合必要的降血脂药物控制高脂血症，目前临床常用他汀类药物，使用时需注意同时监测血糖水平。

4）定期测量体重及腹围，改善超重/肥胖状态。具体内容详见第六章第一节肥胖症中医健康管理。

（2）中西医体检：每年1次常规中西医体检（见第三章健康状态评估方法），检查项目应包括身高、体重、血压、血糖、血脂、心脏超声和心电图。有高血压病史或正在服用降压药、糖尿病史、血脂异常史、房颤病史者需详细记录用药开始时间、剂量、调整时间及每次复检后相关指标数值。

3. 自助方案

（1）情志调摄：保持良好情绪，心态平和，学会自我控制，做情绪的主人，急躁易怒、孤独抑郁、过度兴奋、多愁善感均易使血中儿茶酚胺水平增高、血管痉挛、血栓形成，必须重视神经-体液调节系统在保持机体健康中所发挥的重要作用。

（2）饮食调理：国家卫计委2018年发布的《脑卒中患者膳食指导》中指出，脑卒中患者饮食宜营养且结构均衡，以富含蛋白质、维生素、微量元素及粗纤维食物为主，每日推荐摄入谷薯类、蔬菜水果类、肉禽鱼乳蛋类、豆类、油脂类共五大类食品。脑卒中患者膳食中碳水化合物应占每日摄入总能量的50% ~ 65%，总脂肪能量占比不超过30%，对于血脂异常的患者，不超过25%。减少钠盐摄入，每日控制在6g以内，含盐较高的食物有酱油、黄酱、辣酱、甜面酱、榨菜、腌芥菜头、酱萝卜、香肠、腊肠等，食用时应注意适量；补充优质动物蛋白可选择瘦肉、鱼类、禽类等；富含维生素C和叶酸的饮食有助于防止脑卒中的发生，叶酸含量较多的食物有红苋菜、绿豆、香菜、腐竹、黄豆、鸭蛋、紫菜、茼蒿、鸡蛋、花生米、核桃、蒜苗等。建议每日新鲜蔬菜摄入量不少于400g，水果100 ~ 200g。多用蒸、煮、炖、拌、汆、水溜、煨、烩等少油少盐烹调方式。减少咀嚼，易于消化和吸收。

针对吞咽障碍的患者将固体食物改成泥状或糊状。固体食物经过机械处理使其柔软，质地更趋于一致不容易松散，从而降低吞咽难度。脑卒中后大部分吞咽障碍患者最容易误吸的是稀液体，将稀液内加入增稠剂以增加黏度可减少误吸，增加摄入量。注意在结构改变的食物中强化可能丢失的营养成分，尽量使食物能引起患者食欲。

脑卒中患者应限制饮酒。康复后如要饮酒，推荐女士一日饮用酒的酒精量不超过15g，男性一日饮用酒的酒精量不超过25g。15g酒精相当于450ml啤酒、150ml葡萄酒或50ml低度白酒。

（3）起居调摄：合理安排生活和工作，劳逸结合，尽量避免久坐、避免长时间连续熬夜，过度疲劳是中青年脑卒中诱发因素之一，中老年人生活要规律、起居有节，不要做任何超越自己体力和精力所能负担的事情，避免过度劳累。

（4）运动保健：脚腕转动疗法：患高血压、动脉硬化，年龄45岁以上，并有可能发生脑卒中的患者，可于每日早晚睡在床上或坐在床上开展此疗法。先将脚背伸直，两脚踝向外转动15次，向内亦转动15次；然后两脚背缩回竖直，两脚再向外转动15次，向内转动15次。长期坚持此法锻炼，有预防脑卒中的作用。其他适宜运动可参见上篇第二章第三节运动知识部分。

（5）自助按摩：参考穴位如下，百会、风池、太阳、合谷、三阴交、涌泉。上述穴位可于每日晨起后和睡前，以指为针或用按摩棒自百会始，顺时针柔和按压，每穴3 ~ 5分钟，以按揉后舒适为度。这些穴位可以调整循环系统压力，长期坚持可以改善亚健康症状，保持身体健康状态，从而达到预防中风的目的。

4. 定期回顾评价

根据居家监测内容，定期自我评价身体、心理状况和家庭功能，及时调整生活方式或及时就医。

六、医助管理方案

（一）管理流程和内容

详见第一章第三节中医健康管理相关内容。

（二）管理方法

1. 建立脑卒中健康管理档案

（1）生活方式问卷：问卷内容应包括一般人口学特征、吸烟情况、锻炼情况、脑卒中家族史、既往史。

（2）中医四诊结果采集：脑卒中病位在心脑，与肝肾密切相关，病理基础为肝肾阴虚，依发病年龄不同可夹痰、夹瘀、夹虚。体质辨识以阴虚质和痰湿质为主，同时伴随危险症状的人群应高度关注。

（3）西医相关检查结果采集：检查项目应包括身高、体重、血压、血糖、血脂、心脏彩超、心电图、头部 CT 或 MRI，必要时还需要做 MRA，有家族遗传性心脏疾病的患者最好做冠状动脉造影以明确血管状态，为针对性降低危险因素提供参考。高血压病史或正在服用降压药、糖尿病史、血脂异常史、房颤病史，需由患者提供三甲等级医院明确诊断依据。

2. 风险评估

依据常规健康体检结果和危险因素特异性指标，将脑卒中危险评级划分为高危人群（即 TIA 人群、脑卒中人群和高危人群）和非高危人群（中危人群和低危人群）。详见本节第四部分管理人群。

3. 干预方法

（1）未病先防：中医未病阶段宜养正气、慎起居、调情志；由于中风先兆的出现与“气血并走于上（头部）”有关，故疾病初起阶段防治过程中无论哪一型均应“引气血下行”，出现神昏或一过性意识障碍者，应以醒神为第一要务。

西医未发病阶段以健康教育为主，通过健康教育让人们了解脑卒中的危害性，使人们能够引起足够的重视，主动采取积极的预防措施，定期体检，监控关键指标；告诉人们脑卒中发病的主要危险因素和诱发因素并指导如何预防；发生了脑卒中后应该如何应对；发病后何时去看病时机最佳；首先应选择什么样的医院就诊；如何配合医护人员进行治疗和康复训练等。

1）对于筛查人群中的非脑卒中高危人群或无慢性病史者，重点在于引导他们形成健康的生活方式，并定期进行规律且有针对性的体检。

2）对于有慢性病史者，需要进行干预及随访，疾病明确者应建议其接受医院的规范化治疗。

3）对于高危人群与既往有脑卒中病史或有短暂性脑缺血发作病史的患者，应进行下一步的检查，从而根据其危险程度进行针对性的干预指导和定期随访。

4）对筛查中发现的疑似脑卒中、短暂性脑缺血发作患者或颈动脉狭窄≥ 50% 的患者，应先接受医院的治疗，再转由社区进行后续的随访和干预。

（2）既病防变——西医治疗：社区应建立脑卒中高危人群档案，提高大众的筛查意识，方便早期筛查出高危人群，早期进行生活方式和药物的联合干预，以降低脑卒中发病风险。同时应加强对患者及家人个人自我管理意识的教育，一旦发生了脑卒中，应早发现、早诊断、早治疗，强调及时就医的重要性。因为目前的治疗方法还不能非常理想地降低脑卒中死亡率或逆转脑卒中所致的颅脑损伤，所以，早期甚至超早期介入医疗手段干预脑卒中病程，对于改善患者的预后，减轻并发症都是有积极意义的。

1）在院阶段：在急性脑卒中的治疗中，首先鉴别是缺血性损伤还是出血或其他原因所致的损伤。然后依据不同的卒中类型选择不同的治疗方案。总的原则是应尽可能在脑卒中症状出现后的3小时内入院治疗，最大程度减轻病灶造成的神经功能缺失，改善患者的预后。

参照《2010中国急性缺血性脑卒中诊治指南》及《中国脑卒中康复治疗指南（2011完全版）》对疑似脑卒中的患者合理选择辅助检查，以诊断或排除类脑卒中和其他病因。所有患者都应做的检查：①平扫脑CT或MRI；②血糖、血脂、肝肾功能、电解质；③心电图和心肌缺血标志物；④全血计数，包括血小板计数；⑤凝血酶原时间（PT）、国际标准化比率（INR）和活化部分凝血活酶时间（APTT）；⑥血氧饱和度；⑦胸部X线检查。

部分患者必要时可选择的检查：①毒理学筛查；②血液酒精水平；③妊娠试验；④动脉血气分析（怀疑乏氧）；⑤脑电图（排除痫性发作）；⑥脑脊液检查（怀疑蛛网膜下腔出血而CT未显影或脑卒中继发于感染性疾病）。

缺血性脑卒中患者的治疗原则：尽量尽快尽早解除血栓；抗凝、抗纤、降低血黏度、抑制血小板聚集；改善缺血梗死区的血液循环；维持呼吸、血压、血容量及心肺功能稳定；积极消除脑水肿（脱水）、降颅压（包括外科方法），缺血脑保护治疗，减轻脑组织损伤；应注意避免降压、脱水过度。在病情已经稳定的情况下，应尽早开始功能康复训练，并应长期进行综合性治疗和针对性健康管理，以降低复发风险。

出血类卒中常发生于50岁以上患者，多有高血压病史，活动中或情绪激动时突然起病，一般无前驱症状，少数可有头晕、头痛或肢体无力等。发病后症状在数分钟至数小时达到高峰。临床表现的轻重主要取决于出血量和出血部位，通常可以出现血压明显升高，头痛、恶心、呕吐等颅内压升高的表现；也可有偏瘫、失语等局灶性神经功能缺损症状，可伴见脑膜刺激征、意识障碍和痫性发作。脑疝是出血性脑卒中患者的最常见死亡原因之一。

CT是确诊脑出血、超急性和急性蛛网膜下腔出血的首选影像学检查方法，可准确显示出血的部位、脑水肿情况并估算出血量。脑出血的治疗原则是脱水、止血、降颅压。减轻脑水肿、降低颅内高压是治疗的关键。对有明显手术指征的患者，应优先选择外科手术治疗；深昏迷、脑疝已形成的大量出血者，内、外科治疗效果均欠佳，大多数预后不佳。

蛛网膜下腔出血的对症治疗与脑出血相同，有脑水肿、颅内高压者应予以脱水、降颅压治疗。动脉瘤或脑血管畸形破裂引起的蛛网膜下腔出血，应当主要采用手术治疗（降低颅内压、清除血肿），否则再破裂出血的可能性很大，病死率也增加。

2）康复阶段：国家“十五”科技攻关课题急性脑血管病三级康复网络的研究表明，脑卒中的三级康复网络可以使患者获得更好的运动功能、日常生活活动能力（activities of daily living，ADL）和生活质量，减少并发症，是我国现阶段适合推广的脑卒中康复治疗体系。一级康复是指患者早期在医院急诊室或神经内科的常规治疗及早期康复治疗；二级康复是指患者在康复病房或康复中心进行的康复治疗；三级康复是指在社区或家中的继续康复治疗。

脑卒中患者发病后，急性期最重要的是预防再发脑卒中和并发症，鼓励患者重新开始自理活动，并给予患者及其家属精神支持。脑卒中患者的综合评价对治疗方案的选择以及疗效评价都有着重要的指导意义,评价时尽可能使用效度好、标准化的量表,以保证得到真实准确的资料。推荐在发病后初起24小时内使用美国国立卫生研究院卒中量表(National Institute of Health Stroke Scale, NIHSS)评价脑卒中情况,此量表可以判断脑卒中严重程度和可能的预后,并对患者进行分层。初期评定应包括对患者病情严重程度的评价,对并发症的评价和预防,以及对功能残疾的评价。患者病情的基础评价包括卒中危险因素评价、并发症评价、意识和认知功能评价、吞咽功能评价、深静脉血栓危险性评价和情绪评价等。对并发症的评价和预防包括是否存在吞咽呼吸障碍、营养不良和脱水、皮肤破溃、深静脉血栓、尿便障碍,是否有疼痛、骨质疏松、癫痫发作,以及预防摔倒。

功能评价:①功能障碍评价:交流功能、运动功能、认知功能、感觉功能和情绪;②个人能力评价:ADL和工具性日常生活活动能力;③环境支持度评价:家庭、看护者和社区的支持度。

一级康复属于早期康复治疗,多在发病后14天内开始。此阶段多为卧床期,主要进行良肢位摆放、关节被动活动、早期床边坐位保持和坐位平衡训练。尽管多数研究者认为病情不稳定患者不适合做任何恢复性训练,但有研究表明,急性脑卒中患者进行早期的活动可以防止深静脉血栓、皮肤病变、关节挛缩、便秘和肺炎等并发症。目前对脑卒中最佳康复时机的选择尚未达成共识,以往根据WHO提出的标准,当患者生命体征平稳,神经系统症状不再进展48小时以后就可以开始介入康复治疗。若患者能够痊愈或出院后只需康复指导即可在家庭或社区进行康复训练,就可直接出院。若患者日常生活大部分需要他人帮助,或者出院后得不到康复指导或社区康复训练,建议患者转移到康复医学科或专门的康复中心进行康复。

二级康复作为恢复期的康复治疗,一般在康复中心和综合医院中的康复医学科进行,患者进入后首先由康复医生采集病史,对患者进行全身查体和功能评价,在运动、感觉、交流、认知、ADL及社会支持度等方面进行筛查。根据筛查结果确定康复小组人员组成结构,之后由小组人员对患者从各方面进一步检测,确定障碍的性质和程度,制定个性化康复计划并实施。此阶段训练内容主要是坐位平衡、移乘、站立、重心转移、跨步、进食、更衣、排泄等以及全身协调性训练、立位平衡、实用步行、手杖使用及上下楼梯等。经过一段时间的训练,再对患者康复效果进行评价。若效果不理想,则需要查找原因,制定下一步康复方案。如果患者治疗有效并且为进入社区康复做好准备,就可以进入社区进行康复。如果尚未达到社区康复标准,建议继续住院康复治疗。

三级康复即社区康复,二级康复结束后,康复医生应当准备一份患者诊治经过的总结,明确出院后的康复计划,社区康复医生在此基础之上,根据患者居住环境制订康复计划并负责实施。若患者功能恢复达到平台期,可以对患者及家属进行康复宣教,使患者可以在家中进行常规的锻炼以维持功能。若患者功能仍有改善的空间,建议重新评价,制订相应康复计划并继续治疗。

(3)既病防变——中医治疗

1)中医体质调理:体质决定于先天禀赋和饮食、起居、运动等后天因素,不同的体质类型有不同的发病倾向,在饮食、起居、运动等方面有不同的干预方法,所以根据体质类型,做好日常生活管理,对于未病先防、已病防变、瘥后防复均具有重要意义。脑卒中患者一般发病时体质较复杂,虚实夹杂,在日常调理中更应该重视虚性体质的调理,提升脏腑功能,减少各种病理产物的积聚,对于改善机体状态、减少合并症的发生具有重要意义。体质辨识与偏颇体质调理需要参见第五章第一节偏颇体质中医健康管理。

2）中药或针灸康复治疗：在西医治疗方案基础上还可以依据患者状况选择结合中药康复治疗或针灸康复治疗，参考方案如下：半身不遂者，在软瘫期多使用有益气活血通络作用的补阳还五汤加减；在硬瘫期多用有养血平肝息风活络作用的四物汤合天麻钩藤饮加减。对语言障碍者，常用有祛风化痰作用的解语丹加减；肾虚者合用左归饮加减；老年痴呆者，常用益脾肾补脑髓、化瘀豁痰开窍的河车大造丸合安脑丸。对口眼歪斜者多用祛风、除痰、通络的牵正散加减。

针灸对脑卒中发病后神经功能的康复治疗效果显著，对肢体运动、语言、吞咽等功能的恢复有确切的促进作用，治疗越早效果越好，常规来说，当患者生命体征平稳，神经系统症状不再进展 48 小时以后就可以开始介入治疗。

主穴：内关、极泉、尺泽、委中、三阴交、足三里，依症状选取相应头针部位。

配穴：可依据临床症状酌情选择下列腧穴配合治疗，太冲、太溪、丰隆、合谷、曲池、内庭、气海、血海、风池、颊车、地仓、肩髃、手三里、环跳、阳陵泉、风市、曲泽、曲泉、八邪、八风、绝骨、丘墟透照海、中封、解溪、廉泉、人迎、通里、完骨、天柱、支沟、中极、曲骨、关元。

（4）其他特色治疗

1）预防中风灸法

选穴：足三里、绝骨、涌泉、百会、气海、关元。

操作方法：

A. 温和灸：每年立冬之日开始，用艾条温和灸关元穴，每日 1 次，每次 15 ～ 20 分钟，以局部温热舒适为度，可连续施灸 100 天。也可以艾条温和灸双侧足三里穴，每日或隔日 1 次，每次 20 分钟，10 次为 1 个疗程，每疗程间隔 3 ～ 5 天。已有中风先兆者可用艾条温和灸双侧足三里、绝骨、涌泉穴，每日 1 次，每穴 15 ～ 20 分钟，6 天为 1 个疗程，疗程间隔为 1 周。

B. 瘢痕灸：取适宜体位，对施灸穴位消毒，可在穴位表面涂抹蒜汁、姜汁增加黏附性，上置麦粒大艾炷，以香点燃施灸，每次选 2 ～ 4 穴，每穴灸 3 ～ 7 壮，以施灸处出现小水疱为度。灸后表面以医用纱布覆盖，隔日复诊时如未发灸疮则可在原穴处继续施灸，直至发灸疮为止。灸疮愈后方可复灸。

C. 隔盐灸：多于神阙穴施灸，每日或隔日灸，5 ～ 7 次为 1 个疗程，疗程间隔 3 ～ 5 天。

2）穴位贴敷

A. 咸附子贴敷：取生附子，切 5 分硬币厚，浸于盐水中备用，于每晚睡前取咸附子 2 片，分别贴敷在双侧涌泉穴，外用胶布固定，翌日清晨取下。每日或隔日 1 次，5 次为 1 个疗程，每疗程间隔 3 天，此法可用于高血压患者的脑卒中预防。

B. 复方附子贴敷：取附子、马蔺子、蛇床子、木香、肉桂、吴茱萸各等份，共研细末，密贮备用。取适量与面和姜汁为膏，分别贴敷于关元、气海穴，每次 6 ～ 10 小时，隔日 1 次。

4. 随访和评价

（1）随访：应依据管理人员病情严重程度、是否合并其他需管理的慢性病、康复功能训练恢复结果等制定个性化随访方案，改善患者生活质量、生存质量和行为正确率。可以采用线上线下相结合的方法定期随访。线下随访是指面对面的检查、问诊、咨询、指导和健康教育，并按照随访要求进行记录；线上随访是指通过电话、微信、视频等方式进行随访，并作好记录。

基本信息：记录每次随访时间、确认是否失访和患者存活状况，并记录患者死亡时间。

随访期间基本情况：主要记录以下 3 项内容：①患者就诊信息，即门诊和住院次数以及月均住院医疗费用；②随访期主要护理人员，如家属、保姆或专业医疗机构护理人员等；③工作年龄，还应记录随访期间患者工作状况。

随访期新发事件：记录患者脑卒中类型，如脑梗死、脑出血和蛛网膜下腔出血等，以及相应事件发生时间，同时记录随访期间患者心肌梗死、心力衰竭、周围血管病等合并症类型及发病时间。针对新发疾病的并发因素详细记录，如高血压、糖尿病等。

患者生活方式：吸烟状态、饮酒状况、运动状况。

危险因素控制状况：血压、血糖、血脂水平。血压重点记录血压测量频次和收缩压、舒张压数值；血糖水平主要关注存在糖尿病合并症患者；血脂水平重点监测指标如前，主要针对脑卒中并发冠心病风险的监测和调控。

患者用药状况：是否使用抗栓药物、降压药、降糖药和降脂药，使用各种药物类型、用量，是否规范用药。

对患者脑卒中及康复状况进行评分：NIHSS 评分需面访。

患者体格检查信息：内容应包含个性化危险因素信息，如体重、血压、心电图、血糖、血脂等。

（2）效果评价：随访时要对患者的血压、体质、饮食起居、运动保健、服用药物、药膳等状况详细了解，比较前后状态的差异，调整防护方案。根据随访结果，分析存在的健康问题和相关危险因素及其改善情况，对做得好的方面给予肯定，并明确指出生活方式中存在的问题，制订或修订完善中医健康管理方案和下一步随访跟踪计划，或针对性地给出进一步就诊建议。若有潜在危险因素未得到控制或伴有严重并发症，建议患者到医院就诊或请专家会诊。

向患者进行宣教，与患者保持良好关系，使患者对自己的病情有深切的了解，既不忙乱焦虑，也不可持无所谓的态度；既要积极治疗，又要主动向医生反馈健康状况，以保证取得满意疗效。

（迟庆滨）

第七节　睡眠障碍中医健康管理

一、概述

睡眠是人体恢复体力、解除疲劳的重要生理机制，充足高质量的睡眠能有效地提高人们的生活品质。然而据不完全统计世界范围内约有近三分之一的人饱受睡眠障碍的困扰。睡眠障碍系指睡眠－觉醒过程中表现出来的各种功能障碍。广义的睡眠障碍应该包括各种原因导致的失眠、过度嗜睡、睡眠呼吸障碍以及睡眠行为异常，后者包括睡眠行走、睡眠惊恐、不宁腿综合征等，是指睡眠量的异常及睡眠质的异常或在睡眠时发生某些临床症状。睡眠质量下降是人们常见的主诉。“睡眠障碍”一词在睡眠专科医生、相关专科医生（包括心理医生、精神科医生和神经科医生）、其他医学专业医生以及一般大众眼中有着不同的含义。如在睡眠专科医生看来，有与睡眠－觉醒有关的问题都属于睡眠障碍，这一点从他们常用的国际睡眠障碍分类标准中可以明显看出；在心理科、精神科和神经内科医生看来，常见的睡眠障碍主要包括四大类：睡眠的发动与维持困难（失眠），白天过度睡眠（嗜睡），24

小时睡眠－觉醒周期紊乱(睡眠－觉醒节律障碍),睡眠中的异常活动和行为睡行症、夜惊、梦魇);对于其他专科医生而言睡眠障碍的种类就更加局限,如对呼吸科和耳鼻喉科医生来说,最常见的可能就只是呼吸相关睡眠疾病;而对一般公众而言,睡眠障碍也许只意味着失眠。

睡眠约占人生的1/3时间,与人的健康密切相关,睡眠障碍是临床上的常见病和多发病,已成为一个全球性的普遍问题,且发病率呈明显上升趋势,据统计长期睡眠障碍会导致日间功能受损,伴有不同程度的焦虑、抑郁情绪,且容易合并消化、神经及内分泌等多系统疾病。睡眠障碍与日常生活习惯、吸烟、咖啡类饮料的摄入、职业因素有关。近年来,遗传、体内激素分泌和免疫等在睡眠障碍中的作用受到关注。调查资料显示约5%～35%成年人患有睡眠障碍,妇女、老年人以及慢性疾病患者患病比例更高。睡眠障碍不仅降低生活质量、影响工作效率,还增加事故隐患及精神疾病危险。国外研究报道,在社区人群中成人的失眠率达10%～20%,据美国调查,有1/3的成年人发生过睡眠困难,14.3%存在慢性睡眠障碍,≥65岁的老年人约50%存在慢性失眠。我国的资料显示,社区人群中失眠者约为12%,一般门诊中失眠者占21%,心理门诊患者中主诉失眠的可达60%。睡眠障碍还是一个社会问题,恶性交通事故频发,其中很大一部分是由于睡眠不足,疲劳驾车所致,因此睡眠问题不仅是个人问题,也是一个社会问题。

二、睡眠障碍危险因素

睡眠障碍的病因有很多种,可粗略分为器质性因素、非器质性因素以及其他原因。器质性因素主要指躯体因素及神经系统因素等生理因素,主要包括躯体疾病引起的不适,食品、药物因素,精神疾病伴随症状等。非器质性因素主要指心理方面的原因,如精神紧张、焦虑、恐惧、兴奋,工作、睡眠环境的改变,噪声,光照等。其他因素包括遗传因素和年龄因素等。比如有一定的家族遗传性的遗尿症,以及儿童多夜惊,老人多失眠。

三、睡眠障碍的诊断

1. 诊断标准

睡眠障碍,按照有无器质性病变可分两类,即器质性睡眠障碍和非器质性睡眠障碍。器质性睡眠障碍牵涉全身各器官的多种功能器质性病变,病理及病因均过于复杂,在这里我们不予讨论,仅就非器质性睡眠障碍予以讨论。按照国际医学界的标准,对于睡眠障碍有3个标准:①美国睡眠医学学会(AASM)制定的睡眠障碍国际分类(International Classification of Sleep Disorder);②美国精神病学会(APA)制定的《精神障碍诊断和统计手册》第四版;③WHO制定的疾病的国际分类。在国内,根据国际医学标准,也相应地制定出《中国精神障碍的分类与诊断标准》(Chinese Classification of Medical Disorders, CCMD-3)。国际国内各诊断标准有所差异,但亦有其相似之处,可大致概括为以下几点:①夜晚入睡时间较长、睡眠时间较短、多梦易惊、觉醒频繁、早醒易醒、醒后疲乏、睡眠图像显示睡眠潜伏期＞30分钟,每晚睡眠时长在6小时以内以及觉醒时间＞30分钟;②白天疲乏倦怠无力、工作生活状态较差、头昏欲睡、精力涣散、影响工作;③前2条当中叙述的症状及不适每周出现3次以上,其发生延续的时间达到1个月以上;④排除器质性病变所引起的睡眠障碍。

2. 诊断方法

（1）患者主诉及临床症状：睡眠障碍有很多种方法可以识别，但最重要的还是患者就诊时的主诉，及其医生询问到的临床症状及表现，结合诊断标准，医生可大致进行判断。

（2）量表：目前国内外已有多种量表以助诊断，睡眠状况自我自评量表（附录 11）、阿森斯失眠量表（附录 12）、爱泼沃斯（Epworth）嗜睡程度评价表（附录 13）、匹茨堡睡眠质量指数量表（附录 14）。

（3）活动记录仪及睡眠脑电图（PSG）：均为辅助性仪器，其功能是可以完整地记录睡眠过程当中的呼吸、脉搏、心电、脑电、眼动、血氧等多通道的生理信号。临床可根据仪器记录的数据，人工加以分析和校正，结合症状及各项量表，便可轻松分析睡眠障碍的类型和病变程度。

（4）记录体温及内源性褪黑素：是一种利用生物方法掌握人体睡眠节律的方式，即根据躯体温度的最低点，以及褪黑素的释放曲线来了解睡眠情况。

（5）人工描写睡眠日记：即手动性记录，时长可为 1 周，记录整个过程中患者的睡眠情况，根据记录情况分析其睡眠时长、觉醒时长等。

3. 分类

睡眠障碍有多种分类方法，美国睡眠障碍协会将睡眠障碍分成四种类型：

（1）入睡和维持睡眠障碍：可分为以下两类。

1）缺睡：由于客观因素使睡眠减少，亮光、噪声、旅行、易地、三班轮转，或过度娱乐所致。

2）失眠：由于主观因素使睡眠减少。

失眠的确定：存在入睡困难，睡眠不深，多梦早醒，或醒后不易再睡，醒后不解乏，白天困倦等症状，上述 1 种或数种症状每周至少 3 次，并存在 1 个月以上。

失眠的表现：轻症表现为疲劳困倦，头痛头晕，注意力不集中，动作不准确，工作和学习效率下降。重症长期严重失眠，除上述症状外，出现记忆和活力减退，反应不灵敏，适应能力不到位，还可出现皮肤麻木、耳鸣、手指震颤，也可产生幻觉和错觉，长期失眠会逐渐削弱人体的免疫功能，引发多种继发感染及各类疾病。

（2）白天过多瞌睡（excessive daytime sleepiness，EDS）：1978 年 Dement 首先报道在正常人群中约有 5% 主诉白天常打瞌睡，常表现为在白天常可出现不适宜或不希望入睡的情况下睡着，无法避免地打瞌睡，出现无意识动作，认知功能降低，EDS 可影响工作和学习，如果 EDS 发生在驾车或特种工作时，常可造成交通事故或意外。引起 EDS 的原因很多，除了不良的作息习惯使夜间睡眠不足外，许多疾病如阻塞性睡眠呼吸暂停综合征、睡眠时周期性肢体运动、某种中枢神经系统疾病以及不典型的抑郁症等，均可引起 EDS，某些中枢神经系统抑制剂或兴奋剂也有类似的作用。

（3）睡眠中的异常行为：这是一组与睡眠有关的发作性躯体异常或行为障碍。与睡眠阶段或睡眠 – 觉醒的转变有关。目前认为睡眠中出现异常行为是中枢神经激活的表现，主要特点是自主神经系统的变化和骨骼肌的活动，通常分为以下几种：

1）睡行症：通常在 4 ～ 8 岁时发病，青春期后逐渐自行消失，睡行症状发生在前 1/3 夜的慢波睡眠期，轻症仅从床上坐起，重症似被人追击，发疯样逃跑，发作可自行停止，重新回床继续睡觉，次日对此毫无记忆。

2）夜惊：患者常从睡眠中突然惊叫，恐惧起坐，他人安慰无效，患者常伴有显著的自主神经功能亢进症状，如心悸、气促、出汗等，约 1 ～ 2 分钟重新入睡，醒来后对此无记忆。

3）梦魇：发生在睡眠的后期，患者常有恐怖的噩梦，并因此惊醒，能回忆起梦中的内容，患者对噩梦造成的睡眠不足十分苦恼。

4）梦游：在慢波睡眠期的第 3、4 期（深睡期）在睡眠期中并不做梦的情况下有自动动作，可行走，对环境有简单的反应动作（如冷了穿衣服），醒后无记忆，多数患者伴有癔症或一种神经症表现。

（4）睡眠节律紊乱：患者的睡眠模式与常规的作息时间不同，在该睡的时候睡不着，该醒的时候难以醒来，从而出现失眠和过多的瞌睡。

1）时差：跨多个时区的快速旅行后常出现不同程度的睡眠障碍，白天的警觉性和各种操作能力下降，症状的严重程度与跨过的时区数、旅行方向以及个体敏感程度有关。

2）睡眠周期延迟综合征：多发于青春期，发病机制可能是由于患者的生理时钟（一个周期约 25.5 小时）比正常环境（一个周期 24 小时）延迟，可以是原发性的，也可以在一段时间夜班或开夜车后发生，患者的入睡和起床时间均迟于正常人的作息时间，如强迫其遵守常规的作息时间，并不能使睡眠时间提前。

四、管理人群和目标

1. 管理人群

诊断为睡眠障碍的患者。

2. 管理目标

（1）指导患者改变影响睡眠的不良生活方式。

（2）能够有效增进患者对疾病相关知识的认知和了解，缓解患者心理压力，促使患者更加主动地配合治疗，形成健康的生活习惯，达到促进预后恢复的目标。

（3）减少就诊次数和住院次数，降低医疗费用。

五、自助管理方案

（一）管理流程和内容

详见第一章第三节中医健康管理相关内容。

（二）管理方法

1. 建立档案

收集健康记录表（附录 1）、历年健康体检报告、中医体质辨识报告、历次就医资料、家庭功能评估表（附录 2）、焦虑抑郁自评量表（附录 3）、健康自测问卷（附录 4）等健康相关的资料，连续动态了解自身的健康状况，便于定期回顾分析和控制影响睡眠的危险因素。

2. 监测评估

（1）居家监测

1）自我监测夜晚入睡时间的长度、睡眠时间长度，有无多梦易惊、觉醒频繁、早醒易醒、醒后疲乏等症状，有无白天疲乏倦怠无力、工作生活状态较差、头昏欲睡、精力涣散、影响工作等情况。同时自我监测睡眠卫生习惯，包括睡前状况、睡醒节律、夜间症状、日间活动的自我监测。监测一般情况（应激因素、妊娠、精神状态、饮食、大小便、体重变化等）等诱发加重睡眠障碍的因素。

2）睡眠质量的评定：是通过计算睡眠率，并根据睡眠率的百分数来确定睡眠质量的。睡眠率＝实际入睡时间 / 床上时间 ×100%。睡眠质量可分为 0 ～ 5 级：0 级表示睡眠质量佳，其睡眠率＞ 80%；1 级表示睡眠尚可，睡眠率为 70% ～ 80%；2 级表示睡眠困难，睡眠率为 60% ～ 70%；3 级表示轻度睡眠障碍，睡眠率为 50% ～ 60%；4 级表示中度睡眠障碍，睡眠率为 40% ～ 50%；5 级表示重度睡眠障碍，其睡眠率＜ 40%。

3）家庭功能和健康状况评估表、焦虑量表：定期填写家庭功能和健康状况评估表、焦虑量表等，自我评估家庭和自身身心健康状况。

（2）中西医体检：每年 1 次常规体检，注意诱发和加重睡眠障碍的疾病监测，详见医助管理。

3. 自助调养

（1）了解睡眠障碍的相关知识，如睡眠质量的评定，影响睡眠的不良生活习惯，睡眠障碍相关的一些慢性疾病，年龄、性别、季节、地域对睡眠的影响等。

（2）睡前调养

1）精神调养：平常保持乐观心态，不过分追求名利，是避免情志过极造成失眠的良方。睡觉前一定安神定志，防止情绪过于激动，保持安静平和心态，不思考日间或者过去未来的杂事。可以运用心理暗示的方法，即上床前放松精神建立信心，并对自己说："我头沉了，我疲劳了""我肩沉了，我很累了""我胳膊沉了，工作完成了""我腿沉了，我要睡觉了"。长期进行这种自我训练，就可以形成良好的条件反射，乃至上床就能入睡。

2）运动调养：体育锻炼不仅能改善体质，加强心肺功能，使大脑得到更多新鲜血液，而且有助于增强交感副交感神经功能的稳定性，对于改善睡眠有良好的作用。睡前可以在家中缓缓散步，单调的散步活动能增强睡意，并消耗一些体力，使得入睡更加容易。但是睡前活动不能过量，否则阳气浮动，神不归脏，难以安卧。傍晚，特别是夜晚，忌进行剧烈运动，以锻炼为目的的运动最好在睡前 6 小时完成。晚上只做按摩或一些拉伸体操，用来帮助放松肌肉。尤其在睡前 1 小时，除了慢走等运动外，尽量减少一些影响气血平静的活动，包括聊天、看电视、玩手机等。

3）按摩导引调养：失眠者可以睡前摆卧功姿势，然后行放松功。调节呼吸，全身放松，排除杂念，可以改善睡眠。睡前也可以热水泡脚后按摩双侧足三里、三阴交、涌泉穴可以疏通经脉，促进血液循环，并且有利于消除疲劳。在按摩过程中要尽量做到心平气和，思想放松，如此效果更好。

4）饮食调养：遵循《中国居民膳食指南（2016）》中的建议，以平衡膳食为原则安排每日餐食，坚持食物多样化，特别关注全谷类食物和蔬菜的食用量是否达到推荐量要求。睡前可以少量服用一些有益睡眠的食物，如核桃、蜂蜜、百合、桂圆、牛奶、酸枣仁、香蕉等食物。经常熬夜的人，平常多食用豆制品、海带以及紫菜。但是睡前 1 小时前不宜饮水进食，以防夜尿频繁影响睡眠，或增加胃肠负担而辗转难眠，正所谓"胃不和则卧不安"。睡前不要饮用浓茶或者咖啡，因为这两样饮品中含有咖啡因，有兴奋中枢神经的作用。此外，睡前禁烟、酒、巧克力等刺激品以及油腻之品，影响睡眠。

5）生活起居调养：顺应四时阴阳的变化调节个人生活起居。春夏季应"夜卧早起"，顺从万物生长，充盛体内阳气；秋季应"早卧早起，与鸡俱兴"，符合收养之道，调摄精神起居，防止体内阳气发散太过；冬季应"早卧晚起，必待日光"，保养与收藏体内阳气。表明生活起居与气血调和相互关联。同时向人们传达“春夏养阳，秋冬养阴”的四时养生原则，不可劳作过度耗伤阳气，并养成做有氧运动锻炼身体的习惯，从而顺应四季变化平衡阴阳。

（3）睡时调养

1）睡眠姿势与方位：古人讲“卧如弓”，就是说在睡眠姿势方面，以右侧卧位四肢略屈曲，双上肢略为前置，下肢自然弯曲，躯体呈弓状。根据人体生理结构，右侧卧位时心输出量最多，给予胃肠道的血液供应充足，可以保证食物的消化和营养物质的代谢，这样人体自身能感觉舒服。但是对于孕妇来说，宜左侧卧位，因为左侧卧位利于胎儿的生长，并且可以减少孕妇的妊娠反应。但是入睡后不可能保证睡眠姿势保持不变，我们也得反复调整姿势，特别是一些有基础疾病的患者，如心力衰竭、慢性阻塞性肺疾病的患者多为半卧位，这样才能减轻心肺负担，有利于睡眠。

睡眠方位是指睡眠时头和脚的方向位置。历代养生专家对睡眠方位的认识各不相同。有的主张四时而定方位，就是随着季节变换来改变睡觉的方位。有的主张卧位恒东向的。无论什么主张，大多数人认为要避免头北向而卧，尽量采取东西向方位。中医认为，北方主水，为阴中之阴，头为诸阳之会，头向北卧易伤人阳气。

2）睡眠时间：一般来说，儿童年龄越小睡眠时间越长，新生儿一天睡眠时间为 18 ～ 20 小时，随着年龄增大，睡眠时间逐步缩短，成年人的睡眠时间不能少于 8 小时。

子午觉是一种睡眠养生方法，即每日子时（23 时至凌晨 1 时）和午时（11 时至 13 时）入睡。中医认为每日午时至午后，阳气开始逐渐减弱，日寝以养阳。一天中从子时开始，阳气逐渐增强，熟睡以养阴，阴阳并养，有利于身体健康。日寝夜寐关键是在日寝。日寝即午睡的时间不宜超过 1 小时，每日午休能使大脑和身体各个系统都得到放松和休息，可以弥补夜晚睡眠的不足，有益于缓解疲劳，减少心脑血管疾病的发生。

（4）睡眠禁忌：前人通过多年的观察总结出“睡眠十忌”：“一忌仰卧，二忌忧虑，三忌睡前恼怒，四忌睡前进食，五忌睡卧言语，六忌睡卧对灯光，七忌睡时张口，八忌夜卧覆首，九忌卧处当风，十忌睡卧对炉火。”这些禁忌主要是说睡眠时要保持宁神静心，不可过多思虑日间或者过去未来的杂事，甚至忧愁焦虑。还有一些禁忌是睡眠时不该张口，用被褥蒙住头等影响呼吸顺畅的不良习惯。现代生活大家很少用炉火取暖了，睡眠时不要面对炉火的禁忌其实就是大家睡眠时室内温度不宜过高，睡眠的最佳温度是 24 ～ 26℃，如果温度过高，火热扰心，使人们不容易入睡，即使入睡也心神不宁，睡眠质量差。此外，在炎热夏季不可当风露宿或者在室内空调温度极低的情况下睡眠，不仅影响睡眠，还会受外邪侵袭而患病。

4. 定期回顾评价

根据居家监测内容，定期自我评价身体、心理状况和家庭功能，及时调整生活方式或及时就医。

六、医助管理方案

（一）管理流程和内容

详见第一章第三节中医健康管理相关内容。

（二）管理方法

1. 建立档案

对前来就诊的睡眠障碍患者建立睡眠障碍中医健康管理方案：包括一般信息采集、生活方式问卷、西医相关检查结果采集、体质辨识、健康风险评估、中西医干预、追踪随访、效果评价等健康相关资料。妥善保管各项监测资料，作为复诊随访的依据。尤其对服用改善睡眠药物的患者，要准确记录用药剂量、用药开始日期、症状明显改善日期，做到定期复诊和例行必要的检查。并要求中老年睡眠障碍患者每年例行全面体格检查，监测睡眠障碍容易诱发的一些疾病，这些资料均要保存在健康档案中。

2. 风险评估

风险评估包括病史采集、常规健康体检。

（1）病史采集

1）病史：发病年龄，睡眠质量情况，伴随症状，改善睡眠障碍药物使用情况及治疗反应。

2）个人史：生活方式（包括饮食、饮酒、吸烟等），体力活动，已婚女性注意询问避孕药的使用情况。

3）既往史：了解有无冠心病、心力衰竭、脑血管疾病、外周血管疾病、糖尿病、痛风、血脂异常、支气管哮喘、睡眠呼吸暂停综合征、肾脏疾病、甲状腺疾病等病史。

4）家族史：询问高血压、糖尿病、冠心病、脑卒中及其发病年龄等家族史。

5）社会心理因素：了解家庭、工作、个人心理、文化程度等情况。

（2）常规健康体检

1）体格检查：血压、身高、体重和腰围、心率、心律、大动脉搏动、血管杂音。

2）辅助检查：根据个人病情需要及医疗机构实际情况选择检查项目。

基本项目：血常规、尿常规、血生化（包括空腹血糖、血脂、血肌酐、血尿酸、血钾等）、心电图。

推荐项目：餐后2小时血糖（空腹血糖升高者）、糖化血红蛋白（合并糖尿病的患者）、尿蛋白定量（尿蛋白定性阳性者）、尿微量白蛋白或白蛋白/肌酐比、睡眠呼吸监测等。

3. 干预方法

（1）西医治疗：睡眠和觉醒是脑的两个周期性的相互转化的主动生理过程，在维持正常的精神活动中起着非常重要的作用，电生理研究发现，睡眠有两个时相：非快速眼动睡眠（NREMS），又称正相睡眠或慢波睡眠，分为1、2、3、4期，其中3、4期为深度睡眠；快速眼动睡眠（REMS），又称异相睡眠或快波睡眠，在整个睡眠过程中，NREMS和REMS交替出现。随着增龄，睡眠的质和量逐渐下降，但对于睡眠的需求并没有因此而减少，只是睡眠的生理节律分布发生了变化，睡眠能力降低。睡眠障碍的原因除了社会心理因素外，更重要的是各种内科疾病，其中，常见的有神经性病变、心血管疾病、内分泌疾病。西医治疗以去除病因为关键，治疗方式主要分非药物治疗和药物治疗。

1）非药物治疗：是药物治疗的基础，主要指心理治疗，适用于精神因素引起的患者。此法包括认知行为疗法（包括放松治疗、刺激控制疗法、控制程序疗法、反常意向法、生物反馈法、支持性的心理治疗、暗示疗法）、物理治疗（包括电疗法、声疗法、磁疗法、光疗法）、自我调节方法、调整生活习惯和适当的体育锻炼等。其中，心理治疗中的认知行为治疗已很广泛运用于临床，它对于改善患者睡眠质量和心理健康水平具有重要的促进作用。简单介绍几种具体的方法：失眠的认知行为疗法（CBT-I）和光照疗法。CBT-I利用睡眠限制、睡眠卫生教育、刺激控制训练，对大多数长期失眠的患者有较好的效果（Ⅰ级证据）。有研究表明，认知行为疗法在缩短入睡时间、维持睡眠两方面均有明显的疗效。光照疗法是以光照的方式控制褪黑素的产生、调节人类的生物钟，使睡眠恢复正常。睡眠限制：限制睡眠清醒时间，尽可能使卧床时间与实际睡眠时间接近，从而使患者产生轻微的睡眠不足感，增加入睡的驱动力，提高其睡眠效率。睡眠卫生教育：良好的睡眠习惯，坚持在固定的时间睡觉及起床；饮食时间固定，尽量避免夜间饮食，也可食一些清淡易消化的食物；坚持每日锻炼，提高身体素质；避免夜间摄入咖啡因、茶等有兴奋作用的饮品；有规律地在晨间进行光照。刺激控制：晚上睡觉时才能上床，除了睡觉，不能在床上做任何事情，对于长期卧床的患者，保持白天清醒，卧床或醒后 20 分钟不能入睡者，务必起床离开卧室到其他地方放松自己；唯有感到困倦时才可上床，勿强迫自己入睡；无论夜里睡眠多久，每天均坚持在固定的时间起床，避免白天小睡。认知疗法：矫正患者对睡眠及睡眠不足的错误认识，如并非绝对应睡眠 8 小时，切忌将所有问题都归咎于睡眠，从而减轻焦虑，改善睡眠。

2）药物治疗：临床常用治疗睡眠障碍的药物有苯二氮䓬类、非苯二氮䓬类、抗抑郁药、抗组胺药、巴比妥类、抗精神病药及其他镇静药。这些药物的优点是疗效明显，可以即时改善患者失眠状态，但长期服用往往具有依赖性、成瘾性、记忆力减退等毒副作用。临床中，睡眠障碍患者往往伴有焦虑、抑郁状态，因此，在治疗过程中，配合使用抗焦虑、抗抑郁药物有助于患者的康复。但是，慢性患者需要长期服用，可能会出现药物的波动性，并且，会出现对药物的依赖或成瘾。因此，目前开发研究用于临床的药物多围绕作用于 γ－氨基丁酸（GABA）受体或多巴胺类受体。实验研究显示：有治疗作用但尚缺乏机体试验的可能有效的靶药物，包括食欲素拮抗药、促肾上腺皮质激素调节因子化合物、促甲状腺素释放激素（TRH）激动药、H_3 受体激动药和 $5\text{-}HT_{1a/c}$ 受体拮抗药等。如：选择性 5-HT 再摄取抑制剂（帕罗西汀、舍曲林、米氮平、曲唑酮）已代替三环类抗抑郁药，能够显著改善患者主观和客观睡眠质量，并不产生依赖性；褪黑素是由松果体腺分泌的一种物质，由 5-HT 代谢产生，具有诱发睡眠的作用；阿戈美拉汀是褪黑色素受体激动剂，具有调节睡眠觉醒周期的独特作用，主要用于治疗生理节律紊乱引起的睡眠节律障碍。

（2）中医治疗

1）中医体质调理：体质决定于先天禀赋和饮食、起居、运动等后天因素，不同的体质类型有不同的发病倾向，在饮食、起居、运动等方面有不同的干预方法，所以根据体质类型，做好日常生活管理，对于未病先防、已病防变、瘥后防复均具有重要意义。睡眠障碍患者一般发病时体质较复杂，虚实夹杂，在日常调理中更应该重视虚性体质的调理，提升脏腑功能，改善睡眠质量。体质辨识与偏颇体质调理需要参见第五章第一节偏颇体质中医健康管理。

2）中医辨证施治：睡眠障碍属于中医“不寐”范畴。遵循“不寐”的病因病机，通过运用中医中药消除病因，并对功能失调脏腑进行合理调整，即可改善症状。辨证分为辨脏腑和辨虚实，辨脏腑主要病位在心，由于心神失养或不安，神不守舍而失眠，但与肝、胆、脾、胃、肾的阴阳气血失调相关。如急躁易怒而失眠，多为肝火内扰；遇事易惊，多梦易醒，多为心胆气虚；面色少华，肢倦神疲而失眠，多为脾虚不运，心神失养；嗳腐吞酸，脘腹胀满而失眠，多为胃腑宿食，心神被扰；胸闷，头重目眩，多为痰热内扰心神；心烦心悸，头晕健忘而失眠，多为阴虚火旺，心肾不交，心神不安等。辨虚实：虚证多属阴血不足，心失所养，临床特点为体质瘦弱，面色无华，神疲懒言，心悸健忘，多因脾失运化，肝失藏血，肾失藏精所致；实证为火盛扰心，临床特点为心烦易怒，口苦咽干，便秘溲赤，多为心火亢盛或肝郁化火所致。

A. 心火偏亢

症状：心烦不寐，躁扰不宁，怔忡，口干舌燥，小便短赤，口舌生疮，舌尖红，苔薄黄，脉细数。

治法：清心泻火，宁心安神。

方药：朱砂安神丸加减。常用药：朱砂、黄连、生地黄、当归等。

针灸：太溪、三阴交、神门、内关。三阴交、太溪用补法，神门、内关用泻法。

火罐：走罐法，选足太阳膀胱经背部侧线，用火罐自上而下走罐，以背部潮红为度。

B. 肝郁化火

症状：急躁易怒，不寐多梦，甚至彻夜不眠，伴有头晕头胀，目赤耳鸣，口干而苦，便秘溲赤，舌红苔黄，脉弦而数。

治法：清肝泻火，镇心安神。

方药：龙胆泻肝汤。常用药：龙胆草、黄芩、栀子、木通、车前子、柴胡、当归、生地黄、甘草等。

针灸：太冲、风池、神门。太冲用泻法，风池、神门用平补平泻。

耳针：皮质下、神门、心、肾、脾、枕、交感、肝、内分泌。埋针或者王不留行耳穴压籽。

C. 痰热内扰

症状：不寐，胸闷心烦，泛恶，嗳气，伴有头重目眩，口苦，舌红苔黄腻，脉滑数。

治法：清化痰热，和中安神。

方药：黄连温胆汤。常用药：半夏、陈皮、竹茹、茯苓、枳实、黄连等。

针灸：足三里、丰隆、三阴交、内关、安眠 2。安眠 2 用平补平泻，足三里用补法，丰隆、三阴交、内关用泻法。

D. 胃气失和

症状：不寐，脘腹胀满，胸闷嗳气，嗳腐吞酸，或见恶心呕吐，大便不爽，舌苔腻，脉滑。

治法：和胃化滞，宁心安神。

方药：保和丸。常用药：山楂、神曲、半夏、陈皮、茯苓、莱菔子、连翘等。

针灸：印堂、安眠、神门、照海、申脉、公孙、足三里。诸穴位皆用平补平泻手法，每日 1 次，每次 30 分钟。

E. 阴虚火旺

症状：心烦不寐，心悸不安，腰酸足软，伴头晕、耳鸣、健忘、遗精、口干津少，五心烦热，舌红少苔，脉细而数。

治法：滋阴降火，清心安神。

方药：六味地黄丸合黄连阿胶汤。常用药：熟地黄、山药、山茱萸、泽泻、牡丹皮、茯苓、黄连、黄芩、芍药、阿胶、鸡子黄等。

针灸：心俞、肾俞、足三里、三阴交、四神聪。诸穴位皆用平补平泻手法，每日 1 次，每次 30 分钟。

F. 心脾两虚

症状：多梦易醒，心悸健忘，神疲食少，头晕目眩，伴有四肢倦怠，面色少华，舌淡苔薄，脉细无力。

治法：补益心脾，养心安神。

方药：归脾汤。常用药：人参、白术、黄芪、甘草、当归、远志、酸枣仁、茯神、龙眼肉、木香等。

针灸：三阴交、足三里、神门、心俞、脾俞、安眠 2。诸穴位皆用补法，背部腧穴可以给予艾条熏灸。

G. 心胆气虚

症状：心烦不寐，多梦易醒，胆怯心悸，触事易惊，伴有气短自汗，倦怠乏力，舌淡，脉弦细。

治法：益气镇惊，安神定志。

方药：安神定志丸合酸枣仁汤。常用药：人参、茯苓、茯神、远志、龙齿、石菖蒲、酸枣仁、知母、川芎等。

针灸：太冲、神门、胆俞、安眠、四神聪。诸穴皆用补法，背部腧穴可以给予艾条熏灸，每日 1 次，每次 30 分钟。

3）针灸治疗

治则：宁心安神。

处方：四神聪、神门、三阴交。

方义：四神聪镇静安神，心经原穴神门宁心安神，三阴交健脾益气，柔肝益阴，可使脾气和，肝气疏泄。

操作：毫针刺，虚证用补法，实证用泻法，每日 1 次，每次留针 20 ～ 30 分钟，10 次为 1 个疗程。

4）耳针治疗

选穴：皮质下、心、肾、肝、垂前、耳背心。

方法：每次选 3 ～ 4 穴，交替使用，每日 1 次，每次留针 30 分钟，10 次为 1 个疗程。

5）梅花针治疗

选穴：自项至腰部督脉经和足太阳经背部第 1 线。

方法：用梅花针自上而下叩刺，每日 1 次，刺激量以中等为度，10 次为 1 个疗程，叩至皮肤潮红。

4. 随访和评价

（1）随访：有利于患者正确认识和对待睡眠障碍，解除焦虑和不安情绪。通过专业人士的指导和讲解，患者可以掌握睡眠障碍的管理知识和管理技能，充分了解该病在治疗过程中可能出现的各种情况，养成良好的生活起居习惯，戒烟限酒，适度运动，避免各种不良因素影响睡眠，从而提高患者的生活质量。

随访间隔及内容：根据睡眠的生理特性，以及睡眠障碍这一疾病治疗疗程较长的特点，并且必须配合养成良好的生活习惯，原则上，每年至少完成 4 次随访（1 个月、3 个月、6 个月、12 个月）。随访内容包括睡眠质量评估、服药依从性和疗效、健康生活方式的执行情况、体质辨识等，针对患者的情况进行反馈并再次指导养成良好的生活方式。

（2）效果评价：随访时要对患者的情绪变化、睡眠情况、生活起居、饮食、运动保健、服用药物、药膳等状况详细了解，比较前后状态的差异，调整防护方案。若有潜在危险因素未得到控制或伴有严重并发症，建议患者到医院就诊或请专家会诊。

向患者进行宣教，与患者保持良好关系，使患者对自己的病情有深切的了解，既不忙乱焦虑，也不可持无所谓的态度；既要积极治疗，又要主动向医生反馈健康状况，以保证取得满意疗效。

（王若晖）

第八节　乳腺增生症中医健康管理

一、概述

《乳腺增生症诊治专家共识》指出乳腺增生症是乳腺正常发育和退化过程失常（ANDI）导致的一种良性乳腺疾病（BBD）。本质上是由于乳腺主质和间质不同程度地增生及复旧不全所致的乳腺正常结构紊乱。乳腺增生症的组织病理学形态复杂多样，其分类包括乳腺腺病及乳腺囊性增生病（症）。乳腺腺病分为3个亚型，即小叶增生型、纤维腺病型、硬化性腺病型。乳腺囊性增生病（症）分为4个亚型，即囊肿、导管上皮增生、盲管型腺病、大汗腺样化生。不同病理学表现的乳腺增生症发生乳腺癌的危险性也不相同，其中乳腺囊性增生病的癌变率为1%～5%，只有活检证实为非典型增生时其发生乳腺癌的危险性才会明显增加。但约有80%的非典型增生患者终生都不会发展成为乳腺癌。目前，非典型导管增生（ADH）及外周型导管内乳头状瘤（PP）（导管内乳头状瘤病）被视为乳腺癌癌前病变。属中医“乳癖”范畴。

乳腺增生症是最常见的一种良性乳腺疾病，中国成年女性90%以上都患有乳腺增生。乳腺增生也是女性最常见的乳腺疾病，占全部乳腺疾病的75%。随着生活方式的改变，乳腺增生的患者日益增多。

乳腺增生是乳腺癌的高危因素已成共识，乳腺癌是女性死亡的第二号杀手，近年来乳腺癌发病率正以每年近3%的速度递增。对乳腺增生症患者进行规范化的健康管理有助于提高患者的生活质量，同时对尽早发现乳腺癌的癌前病变，预防乳腺癌的发生具有重要意义。

二、乳腺增生症危险因素

乳腺增生症多发生于20～50岁女性。致病原因主要为内分泌功能紊乱。雌、孕激素比例失调，使乳腺实质增生过度和复旧不全。乳腺性激素受体的质和量异常，使乳腺各部分增生程度参差不齐。催乳素升高，影响乳腺生长、发育和泌乳功能，同时影响下丘脑－垂体－性腺轴功能。因此，任何导致性激素或其受体改变的因素均可能增加乳腺增生症的患病风险，如年龄、月经史、孕育史、哺乳史、服避孕药史及饮食结构，以及社会心理因素等。除此以外，研究显示气郁质、阴虚质、气虚质、阳虚质等偏颇体质为乳腺增生症的危险体质。

三、乳腺增生症的诊断及鉴别诊断

（一）乳腺增生症的诊断

1. 诊断依据

（1）多数在乳房外上象限有一扁平肿块，扪之有豆粒大小韧硬结节，可有触痛。

（2）肿块边界欠清，与周围组织不粘连。乳房可有胀痛，每随喜怒而消长，常在月经前加重，月经后缓解。

（3）本病多见于20～50岁妇女。

（4）钼靶X线乳房摄片、冷光源强光照射、液晶热图像等检查有助诊断。必要时做组织病理学检查。

2. 诊断参考标准（国家中医药管理局颁布的《中医病症诊断疗效标准》）

（1）症状与体征：①乳房有不同程度的胀痛、刺痛或隐痛，可放射至腋下、肩背部，可与月经、情绪变化有相关性，连续 3 个月或间断疼痛 3 ~ 6 个月不缓解；②一侧或两侧乳房发生单个或多个大小不等、形态多样的肿块，肿块可分散于整个乳房，与周围组织界限不清，与皮肤或深部组织不粘连，推之可动，可有触痛，可随情绪及月经周期的变化而消长，部分患者乳头可有溢液或瘙痒。

（2）排除标准：排除初潮前小儿乳房发育症、男性乳房发育症以及乳房良恶性肿瘤。

（3）辅助检查：钼靶 X 线摄片、B 超、乳腺纤维导管镜、穿刺细胞学或组织学检查。

凡具上述“症状与体征”中之一项＋“排除标准”者，根据临床条件应结合辅助检查进行诊断。

（二）乳腺增生症的鉴别诊断

结合患者的临床表现、辅助检查，尤其是病理学检查，并除外相关疾病后才能做出乳腺增生症的诊断。应对患者进行适宜的影像学检查和对可疑病变的病理组织学检查，以排除恶性病变。

1. 乳腺疼痛

乳腺增生症为真性乳腺疼痛，多为非周期性乳腺疼痛，疼痛强度轻重各异，常伴有影像学上结节或囊肿样改变。需要与疾病或症状相鉴别。

（1）乳痛症：多为周期性疼痛，少数为非周期疼痛，疼痛呈弥漫性钝痛或局限性刺痛，触动或颠簸时加重，有时向双上肢放射。临床检查乳腺腺体弥漫性增厚（也可无增厚），无明显可触及的肿块或结节，也可有结节感，但影像学检查并无囊肿或结节。

（2）胸壁疼痛：多为单侧，可分为两类。Tietze 综合征：疼痛来源于肋软骨，位于乳腺内象限，按压病变肋软骨时疼痛加重，影像学检查无特异性改变。侧胸壁疼痛：最常发生在腋前线，与前锯肌起源区域相关。

（3）其他原因引起的乳腺疼痛：胆结石、胃食管反流性疾病、颈椎放射痛和心绞痛也可引起乳腺牵涉痛，这类患者通常疼痛有诱因，且常伴有原发病。一些药物，如抗抑郁药、地高辛、噻嗪类利尿剂等也会引起乳腺的疼痛。

（4）其他原因引起的乳腺真性疼痛：乳腺脓肿引起的疼痛多伴随着炎性症状，疼痛较剧烈，病变呈红、肿、热、痛的炎性表现，脓肿形成后可触及明显的波动感，可伴体温升高，疼痛无规律，与月经周期无关。

2. 乳腺肿块或囊肿

乳腺增生症的肿块多为双侧多发，亦可单发，肿块呈结节状、片块状或颗粒状，质地一般较软，亦可呈硬韧，生长缓慢，其性状可随月经周期发生变化，可伴有乳腺疼痛。超声表现呈局限性低回声，囊肿表现为无回声的液性暗区，边界光滑锐利。乳腺 X 线检查多表现为无明显边界的片状密度增高阴影，可伴有粗大钙化，形态多为圆形、环形、杆状或不规则形，量少，多散在分布。乳腺超声及 X 线检查乳腺影像学报告与数据系统（BI-RADS）分类多为 1 ~ 3 类。需要与以下疾病相鉴别。

（1）乳腺纤维腺瘤：肿块多为单侧单发，亦有多发者，呈圆形或卵圆形，边界清楚，活动度大，质地一般较韧，与月经周期无明显关系，无乳腺胀痛及触痛。发病年龄多≤ 30 岁，以 20 ~ 25 岁最多见。超声多表现为边界清晰、形态规则的低回声肿物，有时可有小分叶存在。乳腺 X 线检查常显示形态规则、边界清晰等或略高密度肿物影及特有的环形透明晕。乳腺超声及 X 线检查 BI-RADS 分类多为 2 ~ 3 类。

（2）乳腺癌：肿块多为单侧单发，多为无痛性肿物，肿块可呈圆形、卵圆形或不规则形，质地较硬，活动度差，具有侵袭性。肿块与月经周期及情绪变化无关，生长迅速，好发于中老年女性。乳腺超声检查显示肿块多数形态不规则或呈分叶状，边缘呈毛刺状，蟹足样，包膜不清晰或无包膜，内部回声多不均匀，低回声或呈混合型回声或病变区呈弥漫性高回声。乳腺X线检查常表现为肿块影、细小钙化点、异常血管影及毛刺等恶性征象。乳腺超声及X线检查BI-RADS分类多为4C类或5类。

四、管理人群和目标

1. 管理人群

诊断为乳腺增生症的患者。

2. 管理目标

（1）迅速有效地缓解和消除症状。

（2）调整整体功能状态，预防继发其他的相关疾病。

（3）降低乳腺癌的漏诊率，达到乳腺增生症癌变的早期发现、早期治疗。

五、自助管理方案

（一）管理流程和内容

详见第一章第三节中医健康管理相关内容。

（二）管理方法

1. 建立档案

收集家庭健康记录表（附录1）、历年健康体检报告、中医体质辨识报告、历次就医资料、家庭功能评估表（附录2）、焦虑抑郁自评量表（附录3）、健康自测问卷（附录4）等健康相关的资料，定期进行乳房自查，连续动态了解自身的健康状况，定期回顾分析和控制可能存在的危险因素。

2. 监测评估

（1）居家监测

1）乳腺自检：女性应每月进行1次乳房自我检查，自我检查时间宜选择在每月月经结束后3～5天。自我检查方法如下：视诊，直立镜前脱去上衣，在明亮的光线下，面对镜子对两侧乳房进行视诊，比较双侧乳房是否对称，注意外形有无大小和异常变化。其异常体征主要包括乳头溢液、乳头回缩、皮肤皱缩、酒窝征、皮肤脱屑及乳房轮廓外形有异常变化。触诊：举起左侧上肢，用右手三指（食指、中指、无名指）指腹缓慢稳定、仔细地触摸乳房，在左乳房顺时针或逆时针向前逐渐移动检查，从乳房外围起至少3圈，直至乳头。也可采用上下或放射状方向检查，但应注意不要遗漏任何部位。同时一并检查腋下淋巴结有无肿大。最后，用拇指和食指间轻挤压乳头观察有无乳头排液。如发现有混浊的、微黄色或血性溢液，应立即就医检查。右侧乳房方法同上。平卧检查时，待检测上肢举过头放于枕上或用折叠的毛巾垫于待检测肩下。这种位置目的是使乳房平坦，易于检查，其方法与触诊相同。

2）月经：记录月经情况，学会早期识别常见妇科病。在家监测记录月经周期及经期的变化，如发现阴道不规则流血或淋漓不尽等异常情况，就要及时就诊寻求保健服务及做相关的检查。

3）体重和腰围：定期测量体重和腰围，维持正常的体重，保持健康的体态。对于超重或肥胖者，首先应积极采取增加运动、减少能量摄入等生活方式干预，将 BMI 降至正常范围，特别是要减少腹部脂肪，具体方法参见第六章第一节肥胖症中医健康管理。对不明原因的消瘦更要引起重视，查找原因，补充营养。

4）症状体征：定期记录症状与体征的变化情况，及时记录新出现的症状与体征，为医生诊治提供准确可靠的临床依据。

5）家庭功能和健康状况评估表、焦虑量表：定期填写家庭功能和健康状况评估表、焦虑量表等，自我评估家庭和自身身心健康状况。

（2）中西医体检：每年 1 次常规体检（见健康评估部分），注意乳腺癌筛查，详见医助管理。

3. 自助调养

（1）了解乳腺增生症知识：定期接受乳腺增生症健康教育，了解乳腺增生症防治知识，掌握乳房自我检查方法，了解乳腺癌危险因素，预防乳腺癌等乳腺疾病。

（2）饮食调理

适宜食物：①谷物类：玉米、薏米、麦麸、山芋、花生、芝麻、核桃。②肉食类：鱼类（含不饱和脂肪酸的鱼类）、瘦肉、奶制品、豆制品。③蔬菜类：胡萝卜、西兰花、花菜、茄子、苦瓜、辣椒、萝卜、大蒜。④水果类：石榴、猕猴桃、山楂、桑葚、西瓜、柚子、金橘。⑤菌藻类：海带、香菇、木耳、银耳、猴头菇。

具体建议：①每日摄入蔬菜 500g，水果 250g。②每日饮用豆浆 200ml，每周吃豆制品 3 ~ 5 次。③每周吃鱼 3 ~ 5 次。④每周吃海带 1 ~ 2 次。⑤每天饮用酸奶 1 瓶。⑥每周吃菌类食物 1 ~ 2 次。⑦常吃适量坚果，如花生、核桃、开心果等。

注意事项：①尽量少饮用咖啡和食用可可、巧克力这类富含黄嘌呤的食物，这类食物会促使乳腺增生。②尽量限制饮酒量，研究表明，女性每日饮用白酒会增加患乳腺肿瘤的风险。③不宜滥用含雌激素的保健品、化妆品以及健美隆乳的丰乳保健品。④避免高热量食物摄入，保持理想体重。

（3）心态调整：春秋注意保持心情舒畅。春季肝阳亢盛，情绪容易急躁，此时要力戒暴怒、忧郁，做到心情舒畅、乐观向上，保持欢快的心境。而秋季秋雨潇潇、草木凋零，气郁质之人往往容易触景生情，容易产生悲秋心理。此时要把心放宽，保持一颗平常之心，便能顺应自然之气，活得从容自在。乳腺增生症患者在发病前多有较为明显的精神因素为诱因，且病情随着情志变化而消长，乳腺出现胀痛与肿块在情绪波动时尤甚。因此应防止生闷气、避免过于急躁和暴躁。

创造和谐的家庭氛围，家庭成员和睦相处，豁达开朗，保持良好的精神状态，避免不良精神刺激，如紧张、忧郁、恼怒、悲伤等。

应消除恐癌心理，医生应使患者认识到乳腺增生本身并不是癌前病变，轻度乳腺增生并无发生乳腺癌的风险，只有出现上皮高度增生与不典型增生才有癌变的可能。

（4）起居调摄：生活起居要有规律，劳逸结合。适当增加户外活动和社会交往，以放松身心，和畅气血，减少抑郁情绪。居室环境宽敞明亮，温度、湿度适宜。适时婚育，积极哺乳。妊娠、哺乳对乳腺功能是一种生理调节，因此，适时婚育、哺乳，对乳腺是有利的，哺乳时间不少于 1 年，并注意保持乳头清洁，避免外伤。提倡进行和谐愉快的夫妻性生活。保持夫妻生活和睦、生活规律，能够消除不利于乳腺健康的因素。合理选择和使用文胸，避免全天佩戴文胸，尽量不要束胸或穿紧身衣。

（5）运动保健：可以选择散步、太极拳、健身操等活动来流畅气血，调畅情志，促使乳房保健。可选择下棋、打牌、瑜伽等体娱游戏，以闲情怡志，促进人际交流。运动频率及运动量可根据自身情况及喜好进行选择。每周可进行3～5次，每次至少30分钟。避免伏案工作时间过长，应在工作间隙做适当的扩胸运动。应挺直脊背走路，会适当地分散脊柱所承受的压力，也可以使乳房腺体组织得以放松，有效减缓乳腺下垂。尽量避免上臂过度用力。

可进行局部运动锻炼：坐位，头部转动，从右至左，又从左至右缓慢进行。坐位，头前屈，下颌向胸，头后仰，眼望上方。坐位，头右侧屈左转，眼望上方；头左侧屈并右转，眼望上方。坐位，头部轻松绕旋。坐位，耸肩，使与耳接近，最初左肩、右肩分别做，然后两肩同时做。

（6）经络调理：清艾条交替灸增生结节的正中及四周以及乳根（患侧）、膻中、足三里、肝俞、太冲穴，每日1次，每次15分钟。

4. 定期回顾评价

根据居家监测内容，定期自我评价身体、心理状况和家庭功能，及时调整生活方式或及时就医。

六、医助管理方案

（一）管理流程和内容

详见第一章第三节中医健康管理相关内容。

（二）管理方法

1. 建立档案

对前来就诊的乳腺增生症患者建立乳腺增生症中医健康管理方案：包括一般信息采集、生活方式问卷、西医相关检查结果采集、体质辨识、健康风险评估、中西医干预、追踪随访、效果评价等健康相关资料。妥善保管各项监测资料，作为复诊随访的依据。并要求乳腺增生症患者每年例行全面体格检查，结合个体情况必要时还应做乳腺癌等乳腺疾病相关检查，均要保存在健康档案中。

2. 风险评估

风险评估包括病史采集、常规健康体检、乳腺癌风险评估。

（1）病史采集

1）病史：疼痛的类型、与月经的关系、持续时间、位置以及相关问题。

2）个人史：月经史、孕育史、哺乳史、服避孕药史、生活方式（包括饮食、饮酒、吸烟等）、体力活动等。

3）既往史：了解有无其他乳腺疾病、多囊卵巢综合征等病史。

4）家族史：询问乳腺癌等家族史。

5）社会心理因素：了解家庭、工作、个人心理、文化程度等情况。

（2）常规健康体检

1）体格检查：乳房触诊可发现大小不等的结节，有时是片状或条索状的组织增厚或肿块，肿块边界不清，质韧，可活动，肿块可在单侧或双侧乳腺出现，但外上象限是乳腺增生症的好发部位。年轻人的乳腺增生症改变大多表现为结节，中年妇女以片状肿块、大片状增厚为主，而中老年妇女则多数呈条索状增厚，重者病变可弥漫全乳。少数患者可有清亮或淡黄色的乳头溢液。月经后，乳腺结节或肿块缩小，乳腺组织重新变得柔软，但结节或肿块常不能完全消退。

2）辅助检查：检查项目包括乳腺彩超、乳腺钼靶、胸部CT、乳腺导管超声造影、乳腺导管镜、乳腺MRI等。

（3）乳腺癌风险评估：除了对乳腺增生症患者进行疾病风险预警外，尚需对一般健康管理人群进行乳腺癌风险评估。乳腺癌的高危因素包括：月经初潮早（12岁前来月经），停经较晚（55岁以后绝经）；未育、未孕，第一胎生育年龄大于35周岁；虽生育但未哺乳，或哺乳时间短；家族有乳腺癌或卵巢癌病史；妇女停经后，接受雌激素替代疗法；中年以后尤其是绝经后，体重持续上升或肥胖；有乳腺不典型增生病史；精神抑郁，性格内向，工作压力大；嗜食肉类、煎蛋、黄油、奶酪、动物脂肪等高脂饮食；儿童时期曾接受过放射线治疗。对于高危人群建议提前进行筛查（40岁前），筛查间期推荐每半年1次，筛查手段除了应用一般人群常用的临床体检、B超、乳房X线检查之外，还可以应用MRI等新的影像学手段。

3. 干预方法

（1）西医治疗：充分的个体化心理及药物干预，结合必要的活检及适当的手术切除是乳腺增生症的有效治疗模式。治疗时应针对不同的临床表现及病理学类型予以分别对待。对于伴随轻至中度疼痛者以心理疏导及改变生活习惯为主，对于持续性存在的严重乳腺疼痛患者，可予药物治疗。但须注意，药物治疗不能有效缓解乳腺增生症的病理学改变，不能起到根治作用。乳腺增生症病变多弥漫，局部手术切除不能解决根本问题。该病本身并无手术治疗的指征，外科干预的主要目的是避免漏诊、误诊乳腺癌，或切除可疑病变。需要注意的是，当患者伴有非典型增生时，应成为临床预防的重点。

（2）中医治疗

1）中医体质调理：体质决定于先天禀赋和饮食、起居、运动等后天因素，不同的体质类型有不同的发病倾向，在饮食、起居、运动等方面有不同的干预方法，所以根据体质类型，做好日常生活管理，对于未病先防、已病防变、瘥后防复均具有重要意义。乳腺增生症患者一般发病时体质较复杂，虚实夹杂，在日常调理中更应该重视虚性体质的调理，提升脏腑功能，减少各种病理产物的积聚，对于改善症状、预防乳腺癌的发生具有重要意义。

2）中医辨证施治

A. 肝郁气滞证

症状：多见于青年妇女，乳房疼痛为主要表现，多为胀痛，偶有刺痛，肿块、疼痛与月经周期、情志变化密切相关，经前或情绪不佳时加重，经后减轻。常伴胸胁胀痛，烦躁易怒，舌质淡红或红，苔薄白或黄，脉弦。此型多见于单纯性乳腺增生症。

治法：疏肝理气，散结止痛。

方药：柴胡疏肝散加减。常用药：柴胡、郁金、青皮、陈皮、香附、延胡索、川楝子、白芍、茯苓、海藻、莪术、益母草。

药膳：陈皮茯苓糕，原料：陈皮10g，茯苓粉20g，糯米粉300g，白糖100g，红糖100g。制法：将洗净的陈皮切碎后，与茯苓粉、糯米粉、红糖、白糖同放入盆中，加清水适量，充分搅拌均匀，倒入浅方盘中，用大火隔水蒸熟，取下冷却后切成小块即可食用。功效：疏肝解郁，理气止痛。适宜于经前期乳房胀痛，胸胁胀闷，时叹息，易发怒者。玫瑰金橘饮，原料：玫瑰花6g，金橘饼半块。制法：先将玫瑰花从花蒂处取散成瓣，洗净晾干。与切碎的金橘饼同放有盖杯中，用刚煮沸的水冲泡，拧紧杯盖，焖放15分钟即成。当茶频频饮用，一般可冲泡3～5次，当日饮完，玫瑰花瓣、金橘饼也可一并嚼服。隔日泡服1剂，经前连服7天。功效：理气解郁。适宜于经前期乳房胀痛，郁郁寡欢者。金针粉丝排骨汤，原料：金针100g，排骨200g，粉丝50g，葱、香油、盐适量。制法：金针去硬蒂，洗净浸软，备用。粉丝洗净浸软，切成四寸长小段备用。烧热锅，加入开水适量，放入排骨煮30分钟后加入金针再煮5分钟，加入粉丝煮2分钟，下葱段、盐、香油调味，便可食用。功效：理气解郁。适宜于经前期乳房胀痛，闷闷不乐，常叹息，胸胁胀闷不舒者。麦芽贝母杏仁汤。原料：麦芽40g，贝母15g，杏仁15g。制法：上3味加水煎至适量。功效：理气止痛。适宜于经前期乳房胀痛较甚，胁肋闷胀，郁郁寡欢者。

B. 痰瘀互结证

症状：一侧或双侧乳腺出现坚实肿块，质韧或韧硬，肿块可有刺痛、胀痛或无自觉痛，肿块和疼痛与月经变化不甚相关。本型患者月经可正常，部分月经衍期，或经潮不畅、色暗有块，或伴痛经。舌淡暗或暗红有瘀斑，舌下脉络青紫粗张，苔白或腻，脉涩、弦或滑。此型多见于乳腺腺病样增生病、乳腺纤维囊性增生病。

治法：活血祛瘀，化痰散结。

方药：血府逐瘀汤合逍遥蒌贝散加减。常用药：柴胡、郁金、丹参、三棱、莪术、当归、茯苓、浙贝母、山慈菇、生牡蛎。

药膳：二枣山楂汤，原料：山楂15g，红枣30g，酸枣仁20g。制法：上3味加水3碗共煎汤，煮至1碗。功效：理气活血止痛。适宜于经前期乳房胀痛，胁肋窜痛，郁闷不舒者。双花茶，原料：玫瑰花、月季花各9g，红茶3g。制法：将上3味研成细末，以沸水冲泡，闷10分钟，不拘时温服。功效：理气疏肝，活血止痛。适宜于经前期乳房胀痛，胸闷胁胀，小腹胀痛者。香附牛肉汤，原料：香附15g，牛肉100g。制法：将牛肉切成小块与香附（切洗）一起放入沙锅中，加水适量，文火熬1小时，加入盐、油等调料即可食用。功效：理气活血，疏肝止痛。适宜于经前期乳房胀痛，胸闷胁胀，心情不悦，小腹胀痛者。

C. 冲任失调证

症状：多见于中老年妇女，肿块和疼痛程度与月经周期或情志变化关系不明显。常伴月经失调，如月经周期紊乱，月经量少色淡，或闭经，行经天数短暂或淋漓不绝。腰膝酸软，神疲乏力，夜寐多梦，面色晦暗或黄褐斑，舌淡苔白，脉濡细或沉细，或舌红少苔，脉细数。此型多见于乳腺纤维囊性增生病。

治法：温肾助阳，调摄冲任。

方药：二仙汤加味。常用药：仙茅、淫羊藿、肉苁蓉、枸杞子、制首乌、熟地黄、当归头、丹参、郁金、知母、黄柏。

3）传统非药物疗法

A. 推拿调治

功效：疏肝理气，通经活络。适用于各种证型。

操作：患者俯卧，施术者站于其旁，用手掌揉腰背部肝俞、脾俞、肾俞数次，揉拿双下肢后侧，按压承山穴。然后，患者仰卧，施术者用手掌根部在腹部做左右方向的推揉数次，并用一手指按压中脘，另一手指按压关元，两手配合，一起一伏，交替按压数次，动作要缓慢，力达于深层。最后，用拇指推印堂至太阳穴，揉眉弓、百会、风池穴数次。亦可自己按摩胸腹部20～30次。以拇指或食指指腹按压膻中、乳根、膺窗穴各约5秒后松开，为1次，连续按10次为一回。按揉行间达太冲：用食指按揉乳房结块疼痛同侧的第1～2足趾关节前后的行间穴和太冲穴120次。有清泄肝火、疏通乳房经络的作用。用力重按第2、3趾缝间的内庭穴，第2、3跖骨间凹陷中的陷谷穴，第4、5趾间的侠溪穴及第4、5跖骨间凹陷中的地五会穴，并顺时间方向按5分钟。七八肋间正对乳，期门乳房一线融：自乳头向下直按推至第7、8肋间的期门穴36次，并在期门穴上轻轻揉72次。

B. 针刺调治：针刺乳根或膺窗、膻中、期门，以开郁结，调气血，通乳络，均用泻法。留针20～30分钟。留针期间用同一手法行针1～2次。气滞痰凝型加丰隆、足三里以健脾祛湿，理气化痰散结，用平补平泻法；气滞血瘀型加膈俞以活血化瘀，用泻法；肝郁化热型加太冲以疏肝理气，清热泻火，用泻法。每日或隔日1次，14次为1个疗程，经期停针。

针刺内关（双侧）、太冲（双侧）以疏肝活血，止痛散结。均用强刺激泻法，或平补平泻，留针30～60分钟，每隔5～10分钟行针1次，重点行内关穴。10天为1个疗程，经期停针。

C. 耳针调治：取穴乳腺、神门、内分泌，刺双侧，每日1次，留针2～3小时，10次为1个疗程。亦可达疏肝活血，调摄冲任的目的。

D. 穴位敷贴调治

乳脐散：蒲公英、木香、当归、白芷、薄荷、栀子各30g，地丁、瓜蒌、黄芪、郁金各18g，麝香4g，共研细末，0.4g倾敷于脐部，用4cm×4cm大小的普通医用胶布密封紧贴脐上。药物神阙穴敷贴有疏通经络、活血化瘀、理气止痛之功效。3天换药1次，连用8次为1个疗程，一般治疗3个疗程。

E. 中药塞鼻调治，将研细的公丁香末1.5g用薄层药棉包裹，做成纺锤状，塞入一侧鼻腔嗅闻，每日3次，每次半小时，双侧鼻腔交替进行。经期停用。公丁香塞鼻法可起到疏肝理气、止痛、温补脾肾之阳、调和冲任、化痰散结的作用。

F. 中药局部外敷调治

乳疾一贴灵膏外敷：香附、瓜蒌、血竭、穿山甲、冰片等制成贴膏外敷于病灶部位，每5天更换1次，休息2天后继续外敷。1个月为1个疗程。

消癖乳罩外敷：柴胡、乳香、没药、海藻、昆布、当归、淫羊藿、生牡蛎等份。以上药物共碾成细末，过100目筛，将药物30g装入用纯棉细布制成的形似罩杯（中心是空的防止压迫乳头）的布袋中，将药袋放入乳罩内紧贴于患处。每周更换药袋1次。

金黄散加味外敷：天南星、苍术、白芷、姜黄、乳香、没药、川芎、厚朴、天花粉、黄柏、醋炒香附、大黄、炮穿山甲等。用布包放入砂锅内加水适量，煎沸15分钟后取出药包，待温度适中时热敷患处，每日1次，每次20分钟。

G. 中药外洗调治：外洗药由芒硝、炒麦芽、川椒组成。每日1剂，水煎先熏后洗患部，每日2次。

H. 耳穴贴压调治：取耳穴神门、乳腺、肝、肾等，消毒后贴王不留行籽1粒并用胶布固定，每日用手轻压3次，每次3分钟，以发热或疼痛感为宜，隔日换另一侧，28天为1个疗程。

4. 随访和评价

（1）随访：有利于乳腺增生症患者正确认识和对待乳腺增生症，解除焦虑和不安情绪。通过专业人士的指导和讲解，患者可以掌握乳腺增生症的管理知识和管理技能，充分了解该病生活起居注意事项，养成良好的生活起居习惯，戒烟限酒，适度运动，从而提高患者的生活质量。

随访间隔：对于高危人群，一般2～3个月随访1次。非高危人群，5～6个月随访1次。

鼓励患者定期到医院检查：18～39岁的女性每月1次乳房自我检查，3年1次临床体检；40岁以上每年1次包括乳房X线检查在内的临床体检。对于高危人群（乳腺病家族史、卵巢癌、腺体癌，没有生育或生育年龄大于35岁，长期使用雌激素药物，年龄大于40岁），应进行定期的正规检查，包括选择B超或X线钼靶摄片。有重度增生的女性应半年检查1次，进行动态观察。

（2）效果评价：随访时要对患者的症状、体质、饮食起居、运动保健、服用药物、药膳等状况详细了解，比较前后状态的差异，调整防护方案。若有潜在危险因素未得到控制，建议患者到医院就诊或请专家会诊。

向患者进行宣教，与患者保持良好关系，使患者对自己的病情有深切的了解，既不忙乱焦虑，也不可持无所谓的态度；既要积极治疗，又要主动向医生反馈健康状况，以保证取得满意疗效。

（左冬冬）

第九节　痛经中医健康管理

一、概述

原发性痛经指经期或经行前后出现的周期性小腹疼痛，或痛引腰骶，甚至剧痛晕厥，生殖器官无明显器质性病变者，又称功能性痛经。相对应的由盆腔器质性病变导致的痛经则称为继发性痛经，如盆腔炎性疾病后遗症、子宫内膜异位症、子宫腺肌病、宫腔粘连、宫颈狭窄等。

原发性痛经多发生于年轻未产女性，本病在全球育龄妇女中的发病率约50%～87%，3/4以上的女性认为痛经是正常生活的一部分，将其视为随绝经而消失的月经伴随症状。澳大利亚一项横断调查显示，约1/4女性因痛经缺席正常的课业学习，1/5的女性有重度痛经的体验；瑞典72%的女性报告有痛经，15%的女性因痛经限制日常活动。亚洲女性对痛经相关月经紊乱的重视度更低，马来西亚1092名少女中，74.5%患有痛经，而超过一半的人对自己的病情没有采取过任何措施（止痛药或其他治疗）。医学调查显示，国内女性中有30%以上有痛经的情况，其中原发性占36.06%，中度痛经占38.1%，痛经严重影响工作者占13.55%。5%～14%的女性经常因严重痛经影响日常学习、工作，然而目前对于频发且严重影响生活的痛经，大多数女性并没有寻求医学帮助。

二、痛经的影响因素

1. 遗传

研究显示原发性痛经虽无明确的遗传性，但62.3%痛经患者的母亲同样患有痛经。澳大利亚学者研究双生子，结果显示遗传因素对痛经的影响可达77%，国外研究显示*CYP1A1*基因对生殖健康影响与环境因素密切相关。国内一项以纺织女工为对象的研究发现*GSTT1*变异基因型可增加中度原发性痛经的危险度，其原因可能与体内毒性物质代谢不足有关。

2. 人种与地域环境

一项多国家痛经研究的 Meta 分析整理发现，不同种族间痛经的发病概率从高到低排列依次为亚洲、北欧、非洲。除了人种之间的体质差异之外，不同地域、气候对人体产热、耐寒等生理功能的影响也不同。有研究显示当体温调定点上移，产热低下而体温偏低的女性对寒冷刺激的耐受程度更低，子宫肌层痉挛的可能性更高。

3. 年龄与婚育

国外一项随机研究的结果提示月经初潮较早的女性患痛经风险高于初潮晚的女性。这可能与体内雌激素水平差异有关，原发性痛经的高峰年龄为 16 ～ 18 岁，可达 82%，并随年龄增长患病率下降。生育后妇女与从未怀孕的女性或自然流产的女性比较，痛经有显著改善，婚育后的继发性盆腔疾病也会成为大量随年龄增长出现的痛经的致病因素。

4. 吸烟

吸烟是长期慢性痛经的危险因素，年龄、香烟暴露时间与痛经风险呈正相关。

5. 焦虑抑郁情绪

缺乏自信、性格犹豫易纠结的女性往往因为月经前对痛经存在恐慌性预期，所以其疼痛程度较性格平和的女性明显增加，生活质量评分明显降低。

6. 职业影响

研究发现工作性质缺少活动，精神压力大的职业痛经发病率较高。台湾的一项研究显示护士痛经发病率高达 90.7%，而运动员痛经的发生率大大减低，适度运动会缓解子宫平滑肌痉挛，促进子宫的血液循环，如仰卧起坐可以锻炼腹部核心肌群力量，增加韧带柔韧性，使经期易于排血，痛经的程度会随着运动强度增加而明显得到缓解。

7. 偏颇体质

原发性痛经与女性的偏颇体质关系密切，改善偏颇体质有助于减轻症状，缓解痛经。一项以女大学生为对象的研究结果显示，体质辨识属于气虚质、阳虚质、阴虚质、血瘀质和气郁质的女大学生更容易罹患原发性痛经。

中医认为引起痛经的病因多为外感六淫外邪、禀赋不足。各种淫邪因素都可导致痛经的发生，女性的生理特点是以血为用，而寒、热、湿三邪易入于血，所以寒、热、湿易导致痛经发生。寒邪分为外寒和内寒，寒邪由外及里、由阴户而入，伤经络血脉，影响冲任，损及阳气，导致气血运行不畅；寒邪由内而生，脏腑阳气虚衰、阴寒内盛遏制阳气，寒凝冲任。热邪分为外热和内热：外感火热之邪，易耗气伤津、迫血妄行，损伤冲任，以致痛经发生；内热多由脏腑阴血津液不足、五志化火而成，火热炽盛，迫血妄行，导致热伤冲任，以致痛经发生。湿邪分为外湿和内湿，如久居气候潮湿之地可有外湿入侵，内湿由脾阳不足所致，内湿外湿相互影响亦可致病。中医称体质为禀赋，先天禀赋不足易感疾病，禀性抑郁者易发生肝郁脾虚，引起痛经。疾病在演变过程中产生的瘀血、痰饮等病理产物稽留体内直接或间接影响冲任，阻滞胞宫导致痛经。瘀血阻滞冲任，使冲任不畅、气血壅滞，就会导致痛经；肺脾肾的津液气化功能失常，使水湿停聚而成痰饮，若痰饮下注，就会壅阻冲任，导致痛经。

三、痛经的诊断和鉴别诊断

1. 痛经的诊断

凡在经期或经行前后出现周期性小腹疼痛，或痛引腰骶，甚至剧痛晕厥者，称为痛经。分原发性痛经和继发性痛经，前者又称为功能性痛经，指生殖器官无明显器质性病变者，后者多继发于生殖器官某些器质性病变。

2. 痛经的临床表现

①常见于未婚女子，可在月经初潮时或初潮半年或一年后发生，而后随月经周期而发作；②以下腹部疼痛伴随月经周期反复发作为特点，疼痛时间多在经期前后7天内或经行1～2天内或整个经期；③疼痛可波及腰骶、肛门、阴道、大腿内侧，可伴面色苍白、冷汗淋漓、恶心呕吐、腹泻或乳房胀痛、胸胁胀痛、周身困倦、头晕头痛等；④腹部检查仅有下腹部轻压痛，无腹肌紧张及反跳痛；⑤原发性痛经患者妇科检查无生殖器官器质性病变；⑥B超检查可了解子宫位置、大小等情况及子宫、卵巢有无器质性病变，原发性痛经患者前列腺素$F_{2\alpha}$（$PGF_{2\alpha}$）较正常妇女为高。

3. 痛经的鉴别诊断

应与发生在经期或于经期加重的内、外、妇科引起腹痛症状的疾病进行鉴别。

（1）与内科其他疾病中的腹痛相鉴别：许多内科疾病中出现的腹痛，为该病的一个症状，其临床表现均以该病的特征为主。如痢疾虽有腹痛，但以里急后重、下痢赤白脓血为特征；肿瘤虽有腹痛，但以腹中有包块为特征，而痛经则以周期发作的经行腹痛为特征，鉴别不难。但若这些内科疾病以腹痛为首发症状时，恰逢经期，仍应注意鉴别，必要时应做相关检查。

（2）与外科腹痛相鉴别：外科腹痛多在腹痛过程中出现发热，即先腹痛后发热，其热势逐渐加重，疼痛剧烈，痛处固定，压痛明显，伴有腹肌紧张和反跳痛，血象常明显升高，都为外科腹痛。

（3）与妊娠病证相鉴别：若患者有短暂停经史，又见腹痛、阴道流血，应结合辅助检查，与异位妊娠、胎动不安或堕胎等妊娠病症进行鉴别。

四、管理人群与目标

1. 管理人群

已明确痛经诊断的人群及风险评估属于高危易感的人群。

高危人群：有痛经病史或痛经危险因素超过2项。危险因素包括：①年龄介于16～22岁；②从事相对活动量少、精神压力大的职业；③有熬夜、嗜冷贪凉、吸烟及酗酒等不良生活方式；④每周运动时间少于1小时；⑤经医师辨证属气滞血瘀、寒湿凝滞、湿热瘀结、气血虚弱、肝肾亏虚等证型。

2. 管理目标

（1）管理危险因素，预防痛经发生，缓解痛经症状。

（2）调整机体功能状态，改善生活质量，提高工作学习效率。

五、自助管理方案

（一）管理流程和内容

详见第一章第三节中医健康管理相关内容。

（二）管理方法

1. 建立档案

（1）一般信息采集：收集家庭健康记录表（附录1）、历年健康体检报告、中医体质辨识报告、历次就医资料、家庭功能评估表（附录2）、焦虑抑郁自评量表（附录3）、健康自测问卷（附录4）等健康相关的资料，连续动态了解自身的健康状况，定期回顾分析和控制亚健康状态可能的危险因素。

（2）中医四诊结果采集：痛经病位在少腹胞宫，但血瘀为其基本病机，因发病可夹气滞、寒湿、湿热，亦可因气血虚弱、肝肾亏虚而致瘀。体质辨识结果显示气郁质、血瘀质、阴虚质、阳虚质人群容易罹患痛经。

（3）采集西医相关检查结果。

2. 监测评估

（1）居家监测

1）建议痛经患者记录“痛经日记”，进行痛经的自我管理。建议记录每次月经的日期、经量、颜色，痛经发作时间、疼痛部位、持续时长，是否用药及治疗，用药种类及剂量、疗程等。定期记录症状与体征的变化情况，及时记录新出现的症状与体征，为医生诊治提供准确可靠的临床依据。

2）家庭功能和健康状况评估表、焦虑量表：定期填写家庭功能和健康状况评估表、焦虑量表等，自我评估家庭和自身身心健康状况。

（2）中西医体检：每年1次常规体检（见健康评估部分），注意痛经相关指标监测。

3. 自助调养

（1）充分了解月经相关生理知识，正确认识原发性痛经；了解诱发痛经的危险因素，减轻焦虑紧张情绪，调畅情志，通过全方位的生活方式干预，减少痛经发作次数，减轻症状。

（2）饮食调理

1）饮食均衡，避免过量食甜或咸食品，少食垃圾食品，多食蔬菜水果、鸡肉鱼肉。

2）经期禁食冷饮及寒凉辛辣刺激性食物。

3）民间经验方：红糖15g、干姜10g加水同煮，趁热服下。此法可用于痛经发作时缓解疼痛，亦可用作平日暖宫驱寒保健。

4）民间经验方：茶树根15g、小茴香15g、凌霄花根30g，于月经来时，将前2味药同适量黄酒隔水炖2～3小时，去渣加红糖服。月经净后的第2天，将后1味药炖老母鸡，加少许米酒和食盐后食，每月1次，连服2个月。

（3）起居调理

1）经期保暖，避免受寒及经期感冒。

2）作息规律，保证睡眠质量，尽量避免熬夜。

3）如出现剧烈性痛经甚至昏厥，应先予保暖，再予解痉镇痛药。

（4）运动保健：练习八段锦、易筋经、瑜伽、普拉提、放松动作等低强度有氧运动可松弛肌肉及神经，增强体质有助于减轻痛经症状。

（5）自助艾灸

1）气血瘀滞：多发于经前一两日或经行期间，以少腹胀痛、拒按为特点，经血量少，色紫暗而夹有血块，常兼有胸胁、乳房胀痛。痛时可按揉气海、行间、三阴交、血海，2个月经周期之间可艾灸上述穴位，每穴5～10分钟。

2）寒湿凝滞：多在经前数日或经期疼痛，或平时即痛，行经前后疼痛加剧，以小腹或脐下或腰骶部疼痛兼坠胀、拒按为特点，经血量少，色暗黑如豆汁。选中极、水道、地机。用姜片或附子饼做隔物灸，或将温灸器置于穴上，每穴3～5壮；亦可用艾条做雀啄灸，逐穴施用，直到痛止。

3）湿热瘀阻：行经前后疼痛加剧，以小腹或脐下或腰骶部疼痛兼坠胀、拒按为特点，经色鲜红，量多而有秽气，面赤口渴。取次髎、阴陵泉。以雀啄灸泻法施于穴上，或在针刺上述穴位后稍行温通。

4）气血虚弱：疼痛多发于经后一两日或经期，以小腹隐隐疠痛，喜热，喜按，兼有腰酸为特点，伴头晕耳鸣、神疲。选命门、肾俞、关元、足三里。艾灸时可铺垫食盐，在食盐上加用艾炷做隔物灸，每穴均可酌情多灸，以患者可耐受为度；或可点燃艾条，手持艾条在各穴位上由远及近，慢慢烘烤，令穴位局部红润温热舒适为佳，往往此时疼痛亦止。此法可在经期疼痛开始时使用，以后隔日 1 次，直到下次月经周期前停止。

4. 定期回顾评价

（1）定期回顾日常监测的基础生理指标和症状的变化，分析其变化的原因，针对性地调整生活方式。

（2）定期评价调整生活方式后指标和症状的变化情况，逐渐改善者继续完善生活方式，指标和症状无改善或持续加重者到医院就诊，进一步明确诊断。

六、医助管理方案

（一）管理流程和内容

详见第一章第三节中医健康管理相关内容。

（二）管理方法

1. 建立档案

对前来就诊的痛经患者建立痛经中医健康管理档案：包括健康风险评估调查问卷、中医体质辨识报告、健康体检报告等健康相关资料。妥善保管各项监测资料，作为复诊随访的依据。尤其对服用治疗药物的患者，要准确记录用药剂量、用药开始日期、症状明显改善日期等，做到定期复诊和例行必要的检查，检查结果和复诊结果均要保存在健康档案中。

2. 风险评估

风险评估包括病史采集、常规健康体检。

（1）病史采集

1）病史：发病年龄，伴随症状，药物使用情况及治疗反应。

2）个人史：生活方式（包括饮食、饮酒、吸烟等），体力活动，已婚女性注意询问避孕药的使用情况。

3）既往史：了解有无生殖系统明显器质性病变，如子宫内膜异位症、腺肌症、子宫肌瘤、生殖道阻塞畸形、盆腔炎症、肠易激综合征、间质性膀胱炎、肌筋膜痛等病史。

4）家族史：询问生殖系统疾病、痛经有无家族性表现及其发病年龄等家族史。

5）社会心理因素：了解家庭、工作、个人心理、文化程度等情况。

（2）常规健康体检

1）妇科检查：生殖器是否异常，是否有可疑感染迹象，原发性痛经者有时可见子宫发育不良、子宫过度前屈或后屈以及子宫内膜呈管状脱落的膜样月经。

2）宫颈分泌物培养和血液检查：如果怀疑痛经由感染造成，该检查有助于确诊。

3）B 超检查子宫、子宫颈、输卵管和卵巢，有助于发现盆腔内有无器质性病变。

4）腹腔镜：不是诊断痛经的必要检查，目前腹腔镜是明确盆腔有无器质性改变的金标准，但对手术流程中可能增加其他疼痛病因的担忧使得国际上对于腹腔镜探查和治疗痛经的时机尚存争议，目前认为对有生育打算的女性一定要考虑腹腔镜检查，余者应首先建议药物治疗，直到有生育打算或被准确诊断为止。

5）宫腔镜：怀疑宫颈和子宫腔内有病变时，可考虑做宫腔镜检查。

3. 干预方法

（1）西医治疗：首选仍以建议患者药物治疗，无效则试用物理疗法，最后选择手术治疗。

1）非甾体抗炎药：具体药物包括布洛芬、萘普生和甲芬那酸。应用此类药物应当在痛经发生之前，使用时需要注意胃肠道反应。作为新一代非甾体抗炎药，尼美舒利、塞来昔布、美洛昔康等胃肠道反应小，但此类药物的心血管不良反应需关注。

2）复方口服避孕药：可以控制近九成痛经，是比较理想的治疗药物，尽管口服避孕药的副作用（阴道不规则出血、头晕恶心等）难以避免，但目前的研究显示有希望通过使用超低剂量口服避孕药达到长期缓解痛经的目的。

3）钙离子拮抗剂：代表药物如硝苯地平，建议每次10mg，每日3次，使用3 ~ 7天。其不良反应为小血管舒张、心动过速、头痛及面部潮红等。

4）天然孕激素：通过抑制下丘脑－垂体－卵巢轴，抑制排卵和降低雌激素水平，同时直接作用于子宫内膜，使其蜕膜化和萎缩。推荐使用3个月经周期。

5）中枢止痛药：主要指阿片类药物，通过特异性兴奋阿片受体减轻或缓解疼痛，止痛效果强大，包括吗啡、盐酸曲马多等，因成瘾性该类药物被严格限制使用。

6）解痉剂：通过拮抗乙酰胆碱和拟胆碱药的毒蕈碱样作用结合，发挥解痉作用。代表药物有阿托品、山莨菪碱、颠茄片等。

7）微波和经皮电神经刺激：可作用于子宫局部躯体，疗效肯定且简便安全。经皮电神经刺激通过促进内啡肽释放达到改善子宫肌肉缺血缺氧状态，减轻疼痛的目的。

8）目前可用于治疗原发性痛经的手术可选择宫颈管扩张术、刮宫术及子宫悬吊术，还可以选择腹腔镜下行子宫神经部分切除术、神经阻滞术等。但因手术治疗创伤大、费用高，接受度不高，仅作为顽固性痛经且难以缓解者最后的可用选项。

（2）中医治疗：可以通过中药及传统非药物疗法治疗。

1）中药治疗：需在专业中医师指导下辨证使用方剂及中药。

A. 气血瘀滞证

症状：常伴经前或经期下腹胀痛、拒按、经量少、经色紫暗夹血块，血块排出后疼痛减轻，月经干净后疼痛消失，伴胸胁、乳房胀痛，痛甚伴恶心、呕吐、腹泻、头晕、冷汗淋漓、手足厥冷，甚至昏厥，舌质紫暗，有瘀点瘀斑，苔薄白，脉弦或弦滑。

治法：理气行滞，逐瘀止痛。

方药：膈下逐瘀汤加减。常用药：当归、赤芍、川芎、桃仁、枳壳、延胡索、五灵脂、牡丹皮、香附、乌药、红花、甘草等。

B. 寒湿凝滞证

症状：经前或经行中小腹疼痛，疼痛较剧，经量初少后逐渐增多，色暗红带有血块，血块排出疼痛缓解，怕冷喜暖，得热则舒，腰脊疼痛，便溏，舌苔白腻，脉沉紧。

治法：温经祛寒，活血止痛。

方药：少腹逐瘀汤加减。常用药：小茴香、干姜、没药、当归、川芎、官桂、赤芍、延胡索、蒲黄、五灵脂、苍术、茯苓等。

C. 湿热瘀阻证

症状：经前或经期小腹疼痛，有灼热感或痛连腰骶。平时会伴有经期延长或月经量多，白带增多、黄稠，小便黄，舌质红，苔黄腻，脉滑数。

治法：清热除湿，化瘀止痛。

方药：清热调血汤加减。常用药：牡丹皮、黄连、生地黄、白芍、当归、川芎、红花、桃仁、延胡索、莪术、香附等。

D. 气血虚弱证

症状：经期或经后小腹隐隐作痛，月经量少、较清稀，面色无华，神疲乏力，舌质淡，脉无力。

治法：益气补血，活血止痛。

方药：八珍益母汤加减。常用药：当归、白芍、川芎、熟地黄、党参、茯苓、白术、甘草、益母草等。

E. 肝肾亏虚证

症状：经期或经后 1 ~ 2 日内小腹绵绵作痛，痛连腰骶，月经量少、颜色较暗淡，伴有头晕、耳鸣、健忘、失眠，舌质淡红，苔薄白，脉沉细。

治法：滋肾养肝。

方药：调肝汤加减。常用药：当归、山药、白芍、山萸肉、巴戟天、阿胶、甘草等。

2）针灸：主穴为关元、三阴交、合谷、子宫、十七椎。先刺合谷、三阴交，施以强刺激手法，后取小腹及腰背部腧穴。寒凝血瘀加神阙、归来，可施灸或温针；气滞血瘀加太冲、血海；肝肾亏虚加肾俞、太溪，可施灸或温针；气血不足加足三里、气海，可施灸或温针。

3）耳针：内生殖器、内分泌、神门、交感、皮质下、肾、骶腰椎。每次选 2 ~ 4 穴，可用毫针点刺，也可选穴压籽。

4）推拿

穴位：背部、腹部及下肢，肝俞、脾俞、肾俞、命门、悬枢、腰阳关、十七椎、八髎、气海、关元、三阴交、地机、章门、期门等。

手法：扳法、揉法、点按法、按推法、㨰法、擦法、一指禅推法等。

气滞血瘀者加揉膻中，任脉直推，分推两胁，点按内关、日月、膈俞、行间、太冲、曲泉；寒湿凝滞者以督脉为主捏脊，捏三提一法三遍，拍腰阳关、十七椎，热透小腹为佳；气血虚弱者以膀胱经为主捏脊，捏三提一法三遍，一指禅推天枢、中脘，小摩腹，补泻同施，以补为主，振颤神阙，按揉足三里；肝肾亏虚揉脾俞、胃俞、气海俞，按揉足三里、三阴交、委中。

急性期止痛手法：在膀胱经肾俞穴附近找压痛敏感点，多数情况下位于肾俞至气海俞之间，可以触及紧张、僵硬的肌束或敏感点，以此为穴施以按法、按推法，力量稍大，以患者耐受为度，至疼痛缓解或减轻。或在三阴交附近寻找敏感点，施以揉法、按法或推法，力度以患者耐受为佳，至完全缓解或减轻。

经前期治本手法：经前 1 周开始，每日 1 次，至月经来潮为止，连续 3 个月。

背部：患者取俯卧位，施术者以㨰法重点施术于膀胱经腰骶段，根据辨证分别以肝俞、脾俞、肾俞为主，操作 5 分钟至得气；继以指揉法分别施术于悬枢、命门、腰阳关、十七椎及相邻夹脊穴，每穴 1 分钟至得气；再在八髎穴施㨰法、擦法，督脉腰阳关至肾俞施擦法，带脉背侧施擦法，以热透腹部为佳。最后行第 2 ~ 4 腰椎定点扳法左右各 1 次。

腹部：患者取仰卧位，施术者以一指禅推法依次施于气海、关元，每穴3分钟至得气，配以关元穴振颤10分钟，以热透腰骶为佳，最后长按双侧气冲，每穴2次，使热感达足尖。

四肢：上述操作完毕，施术者按揉章门、期门、京门，每穴3分钟，得气为度，继而在脾经三阴交至地机之间寻找筋结或压痛敏感点行揉法、按法及循经推法1分钟，需反复寻找反复治疗，如无敏感点，则重点治疗三阴交和地机两穴。

5）药熨法

方一：香附、桃仁各30g，元胡、当归、苏木各15g，川椒10g，为粗末，黄酒拌炒，装入药袋，热熨少腹疼痛处。

方二：晚蚕沙100g，益母草60g，小茴香、桂枝、赤芍各30g，上药为粗末，装入药袋，蒸熨少腹、关元穴。

6）艾灸法：气血虚弱者选命门、肾俞、关元、足三里，令患者俯卧，取艾炷如黄豆大，当第十四椎下及左右旁开1.5寸处，各一炷，香火点燃，慢慢灼烧，自灭后更换，每穴可灸5～10壮。再令患者仰卧，在关元和足三里施法同前，关元可加灸5壮；背部两穴和腹部一穴均可铺垫食盐，在穴上做隔盐灸；还可以患者自持艾条悬灸于各穴，以穴位局部红润温热舒适为佳。上述诸法可在经期疼痛开始时使用，隔日1次，至下次月经周期前停止，观察疗效。

寒湿凝滞者选中极、水道、地机，中极、水道用2～2.5寸毫针行针刺呼吸补泻之泻法后将温针用艾条置于针柄上，点燃后急吹速燃，烧完后待针凉，行开合泻法出针；或用姜片或附子饼置穴上，做隔物灸，每穴10壮左右；或以雷火神针艾条以雀啄法悬灸。

气滞血瘀者痛时以毫针泻气海、行间、三阴交、血海，待其痛止后，在2个月经经期之间加灸数日维护之。

4. 随访和评价

（1）应根据被管理者症状程度、是否合并其他需管理的慢性病、症状缓解结果等制定个性化随访方案，随访可以面访或通过电话或网络等线上及线下形式结合进行。随访内容如下。

基本信息：记录每次随访时间，确认是否存在失访或管理遗漏。

随访期间基本情况：主要记录痛经发作时间、发作频次、疼痛程度及是否规范用药、药物种类、用药剂量及疗程。

随访期新发事件：包括新发疾病时间和触发因素，对原有疾病有何影响。

患者生活方式：饮食结构、心理状态、吸烟饮酒状况、运动状况。

患者体格检查信息：包含一般性信息，如有需要及时更新辅助检查结果，防止漏诊误诊发生。

（2）效果评价：随访时要对患者的症状表现、饮食起居、运动保健、服用药物、药膳等状况详细了解，比较前后状态的改善情况，调整管理方案。若有潜在危险因素未得到控制或伴有严重并发症，建议患者到医院就诊或请专家会诊。

向患者进行宣教，与患者保持良好关系，使患者对自己的病情有深切的了解，既不忙乱焦虑，也不可持无所谓的态度；既要积极治疗，又要主动向医生反馈健康状况，以保证取得满意疗效。

（迟庆滨）

第十节　痤疮中医健康管理

一、概述

痤疮是一种发生于毛囊皮脂腺的慢性炎症性皮肤病，各年龄段均可发病，青少年发生率最高，约 70% ~ 87%，常见于额、面、前胸、上背部等皮脂腺分布丰富部位。该病早期表现为粉刺，包括黑头粉刺（开放性）和白头粉刺（闭合性），病情若继续进展可产生丘疹、结节、囊肿，严重时形成瘢痕。痤疮后期炎性皮损消退后所遗留的斑疹消退缓慢，持久难愈，使患者容易产生敏感、焦虑、抑郁、悲观等不良情绪，对患者社交生活产生负面影响。

在过去 15 年可收集到的全球关于痤疮的文献报道回溯性研究中，发现痤疮作为全球第八大流行疾病，影响了占全球总人口 9.4% 的人群。一项对近 10 年国内痤疮流行病学整理性研究结果显示，25 项研究涉及的 8.5 万人口中痤疮总体流行率为 39.2%。按性别分析，24 项研究中男性痤疮患病率为 39.7%，女性痤疮患病率为 35.7%。按地域分析，南方地区 46.3% 的患病率显著高于北方地区 34.2% 的患病率，两者紫外线辐射强度、湿度、饮食习惯等的不同可能是导致这种差异的原因。

二、痤疮发病的危险因素

痤疮的致病因素复杂，目前已知除了内分泌、毛囊皮脂腺导管角化异常、炎症反应、免疫机制等主要因素，尚与遗传、饮食、情绪、心理、化妆及药物等原因有关。

1. 内分泌失常

临床最常见的青春期痤疮便是由于性腺成熟，雄激素分泌增多而导致的。同理，女性经前痤疮症状出现加重，则是雌二醇降低，使得睾酮相对升高导致。某些直接或间接引起性激素水平增高而导致痤疮的内分泌疾病有多囊卵巢综合征、库欣综合征、先天性肾上腺增生、泌雄激素肿瘤、SAHA 综合征等。其中多囊卵巢综合征是女性最常见的内分泌失调性疾病，会引起高雄激素血症及胰岛素对抗。胰岛素通过促进肾上腺及卵巢合成雄激素，以及抑制肝脏激素结合蛋白生成，使血中雄激素水平升高，诱发痤疮，当痤疮患者突发或者迟发，或者病情较重或对治疗方案耐受时，应考虑排查有无上述疾病。

2. 遗传及性别因素

一项大样本对照研究结果显示，有家族史患者的痤疮发病时间明显早于无家族史患者，一级亲属的痤疮发病遗传性为 78.47%，推测个体的皮脂分泌情况具有遗传性倾向。IL-1A（-889C/T）基因多态性与寻常痤疮的发作有关，且可能干预痤疮受饮食影响的易感性，遗传因素加上情绪、环境等复合因素，可能导致痤疮发生或者使痤疮加重。

3. 饮食因素

随着社会发展和文化交流增加，越来越多的青少年倾向于选择热量高、口感好、感觉时尚的西式饮食，这种饮食以牛奶、奶茶、油炸肉类快餐等为代表，其饮食结构构成则具有很明显的高糖、高脂特点。

高糖饮食可以诱导胰腺迅速分泌大量胰岛素降低血糖，低血糖刺激肾上腺应激性释放雄激素，增加皮脂合成分泌。高糖饮食同时通过增强 IGF-1 的作用加速毛囊皮脂腺细胞增殖及毛囊皮脂腺的过度角化，参与寻常痤疮的发病。

大量的研究表明牛奶及奶制品可引起痤疮，除了牛奶本身有丰富的活性 IGF-1 外，牛奶的摄入也会使人体内IGF-1的作用相对增强；而牛奶内富含的其他生物活性分子如糖皮质激素、转化生长因子-β（TGF-β）也通过作用于毛囊皮脂腺刺激皮脂分泌；此外，作为牛奶中的主要蛋白，酪蛋白对IGF-1的分泌有很强的促进作用，乳清蛋白同样可以促进胰岛素分泌。

高脂饮食会升高血浆胆固醇水平，从而刺激雄激素的分泌，导致皮脂分泌增多发生痤疮。研究发现皮脂主要由甘油三酯构成，痤疮丙酸杆菌将甘油三酯转变为单不饱和脂肪酸形式的游离脂肪酸是痤疮发生的重要机制之一。

4. 睡眠状态

睡眠质量与皮肤状态有直接关联，睡眠可促进皮肤的保护和自我修复，熬夜和各种原因导致的睡眠障碍可加速皮肤老化，还可通过激活皮肤自身的外源性应激反应破坏皮肤的完整性。心理压力会启动大脑的下丘脑-垂体-肾上腺轴，应激性引起神经-体液-内分泌系统功能的紊乱，弱化皮肤的屏障功能，诱导皮脂腺分泌和增加脂质合成。痤疮对患者自尊、社交体验、生活质量都产生负面影响，增加了焦虑、抑郁和不良情绪的发生概率，而这些不良情绪会进一步加重痤疮病情，形成恶性循环。

5. 叶酸及微量元素缺乏

叶酸通过促进T淋巴细胞增殖增强免疫能力和抗感染作用，叶酸缺乏会降低机体对痤疮丙酸杆菌的清除能力；微量元素中的锌可以通过抑制5α-还原酶减少雄激素转化为双清睾酮抑制皮脂生成；维生素E通过其抗氧化作用改善皮肤环境，增强皮肤的抗菌能力；有研究认为这些物质的缺乏会导致痤疮发生或加重。

6. 药物及环境因素

皮质醇类激素、异烟肼、抗肿瘤制剂、免疫抑制剂等可引起激素水平升高或引起皮肤的炎性反应诱发痤疮；还有部分痤疮可能与环境中的污染物有关，工业化进程和城市发展的加快，使我们周边的空气中充斥着大量的污染物，如紫外线、多环芳烃、臭氧、挥发性油化合物、颗粒粉尘物质等，这些是职业性痤疮的诱发因素，一旦证实患者的痤疮与多环芳烃环境有关，应当尽早脱离此种职业环境。

三、痤疮的诊断及鉴别诊断

1. 痤疮的诊断

痤疮是一种皮肤科常见的毛囊皮脂腺慢性炎症性疾病，具有损容性，轻度痤疮以粉刺为主，多采用局部治疗，中重度痤疮以炎性丘疹、脓疱、结节及囊肿为主要特征，易留瘢痕。

2. 痤疮的临床表现

痤疮皮疹通常发生在脸颊和前额，其次是胸部、背部和肩部，多数病灶呈对称性分布，常伴皮脂溢出。病变初期时呈与毛囊相似的圆锥形丘疹，皮肤病变加重后可形成炎症性丘疹，并且顶部形成小脓疱。继续发展可形成深红色结节或不同大小的囊肿，挤压时有波动感。长时间不愈合可形成脓肿，破溃后形成瘘道或瘢痕，形成不同程度损伤。参照痤疮国际分类法将痤疮分为3度4级。轻度（Ⅰ级）：主要皮损为粉刺，允许存在少量丘疹和脓疱，总病灶数少于30个。中度（Ⅱ级）：有粉刺，同时存在中等数量的丘疹及脓疱，总病灶数目介于30～50个。中度（Ⅲ级）：存在大量丘疹及脓疱，偶有较大炎性皮损，分布广泛，总病灶数目为51～100个，结节数目不超过3个。重度（Ⅳ级）：通常表现为结节/囊肿型或聚合性痤疮，且大多伴有疼痛和囊肿形成，总病灶数目多于100个，结节/囊肿数量在3个以上。

3. 痤疮的鉴别诊断

（1）酒渣鼻：多见于壮年。皮疹分布以鼻准、鼻翼为主，两颊前额也可发生，绝不累及其他部位；无黑头粉刺，患部潮红、充血，常伴有毛细血管扩张。

（2）职业性痤疮：常发生于接触沥青、煤焦油及石油制品的工人；同工种的人往往多发生同样损害；丘疹密集，伴毛囊角化，除面部外，其他接触部位如手背、前臂、肘部亦有发生。

（3）颜面播散性粟粒性狼疮：多见于成年人；损害为粟粒大小淡红色、紫红色结节，表面光滑，对称分布于颊部、眼睑、鼻唇沟等处；以玻片压之可呈苹果酱色。

四、管理人群和目标

1. 管理人群

已明确诊断为痤疮的人群及风险评估属于高危易感的人群。

高危人群：已有痤疮症状或风险因素超过3项。风险因素：①发病年龄≤14岁；②有家族遗传史；③病程超过2年；④伴发有其他皮肤病；⑤有嗜甜、嗜油炸食品等不良饮食习惯；⑥有吸烟、酗酒、熬夜等不良生活方式；⑦牛奶及奶制品、海鲜类产品食用史；⑧经常觉得压力大或情绪低落。

按痤疮国际分类法将痤疮分为3度4级管理。

2. 管理目标

（1）明确痤疮诊断人群减轻症状，减少发作次数。

（2）高危人群通过各种干预方法降低发作风险。

五、自助管理方案

（一）管理流程和内容

详见第一章第三节中医健康管理相关内容。

（二）管理方法

1. 建立档案

收集家庭健康记录表（附录1）、历年健康体检报告、中医体质辨识报告、历次就医资料、家庭功能评估表（附录2）、焦虑抑郁自评量表（附录3）、健康自测问卷（附录4）等健康相关的资料，连续动态了解自身的健康状况，定期回顾分析和控制可能的健康危险因素，及时调理亚健康状态。

2. 监测评估

（1）居家监测：监测疱疹、粉刺、囊肿等发生的部位、数量、颜色、大小、按压有无痛感，生活作息饮食结构有无变化，定期记录症状与体征的变化情况，及时记录新出现的症状与体征，为医生诊治提供准确可靠的临床依据；定期填写家庭功能和健康状况评估表、焦虑量表等，自我评估家庭和自身身心健康状况对痤疮发病的影响。

（2）每年1次常规体检（见健康评估部分），注意激素水平相关指标监测，详见医助管理。

3. 自助调养

（1）情志调摄：保持良好情绪，心态平和，消除恐惧心理，学会自我控制，焦虑紧张、急躁易怒、孤独抑郁、过度兴奋、多愁善感均易使血中儿茶酚胺水平增高、血管痉挛，神经－体液调节系统在保持机体健康中所发挥的重要作用是不容忽视的。

（2）饮食调理：中医多认为痤疮的发病为过食高粱肥甘厚味之品，辛温大热之物促脾胃湿热内生，上犯于面所致。所以“饮食有节”是防治痤疮的一个基本方法。饮食寒热不均衡，热性食物过多，致使体内郁热，易发为痤疮。生活中的热性食物有很多：樱桃、荔枝、桂圆等水果；辣椒、酒、肉桂等属热性的调料；羊肉、狗肉等热性肉食；麻辣烫、辣条、炒瓜子、炒芝麻等通过火热爆炒方式加工的具有热性的食物。除此之外痤疮患者还应忌食高脂、油炸类食物，如奶油、肥肉、牛油等。高脂类食物能增加皮脂腺的分泌，并使机体内中焦湿热内盛，诱发痤疮加重，所以要忌食。巧克力、蛋糕等高糖食物的能量很高，人体食入后，机体会将一部分糖转化为脂肪，从而使皮脂腺分泌增多，使痤疮连续不断地出现。也应避免食用如鱼、虾、羊肉等的腥发之物，少食酒、浓茶、咖啡、牛奶这类易产生刺激的食品，痤疮患者应注意在日常饮食中严格忌口易诱发痤疮或使症状加重的食物。

饮食有节的另一个表现是需要按照不同的时节调适不同的饮食规律，对于痤疮患者来说，春季应少食肥甘油腻，勿使湿热内生；夏季酷暑炎热之时，宜多进食清热利尿解毒之品，少食辛辣油炸等热性食物，防止内外之火相虐为毒，循经上犯发为痤疮，秋季宜进食滋阴润燥之品，养颜护肤；冬季宜佐调营卫，滋阴壮阳，饮食不可过食辛温而耗伤津液。

（3）起居调理：作息规律，避免熬夜及过度日晒，适当控制体重，注意补充水分，保持大便通畅；科学护肤，痤疮患者皮肤常伴有皮脂溢出，皮肤清洁可选用控油保湿清洁剂洁面，去除皮肤表面多余油脂、皮屑和微生物的混合物，但不能过度清洗，忌挤压和搔抓。清洁后，要根据患者皮肤类型选择相应护肤品配合使用。油性皮肤宜选择控油保湿类护肤品；混合性皮肤 T 区选择控油保湿类，两颊选择舒敏保湿类护肤品；在使用维 A 酸类、过氧化苯甲酰等药物或物理、化学剥脱治疗时易出现皮肤屏障受损，宜选择舒敏保湿类护肤品。应谨慎使用或选择粉底、隔离、防晒剂及彩妆等化妆品，尽量避免化妆品性痤疮发生。

（4）运动保健：练习八段锦、易筋经、瑜伽、弯腰、放松动作等低强度有氧运动可帮助皮肤排汗、调整皮脂腺分泌状态，同时松弛肌肉及放松精神，缓解压力，改善睡眠质量，有助于改善皮肤基础状态。

4. 回顾评价

（1）定期回顾日常监测的基础生理指标和症状的变化，分析其变化的原因，针对性地调整生活方式。

（2）定期评价调整生活方式后指标和症状的变化情况，逐渐改善者继续完善生活方式，指标和症状无改善或持续加重者到医院就诊，进一步明确诊断。

六、医助管理方案

（一）管理流程和内容

详见第一章第三节中医健康管理相关内容。

（二）管理方法

1. 建立档案

对前来就诊的患者建立痤疮中医健康管理档案：包括健康风险评估调查问卷、中医体质辨识报告、健康体检报告等健康相关资料。妥善保管各项监测资料，作为复诊随访的依据。尤其对服用治疗药物的患者，要准确记录并保存用药剂量、用药开始日期、症状明显改善日期等，做到定期复诊和例行必要的检查。检查结果及定期复查结果均要保存在健康档案中。

2. 健康状态信息采集

（1）中医体质辨识结果采集：有临床研究发现，痤疮的证型与体质之间存在着一定的联系，如肺经风热证型多见于阴虚质患者，胃肠湿热证型多发于湿热质患者，肝胆湿热证型好发于气郁质患者。

（2）西医相关检查结果采集：根据患者既往病史、工作环境等鉴别药源性和职业性痤疮，同时依据患者常规体检报告及病损区情况评价分级，女性患者若病情严重建议检查血清性激素六项，以此指导抗雄激素药物使用。

3. 干预方法

首选仍以建议患者药物治疗，药物分类和选择参照《中国痤疮治疗指南（2019 修订版）》，轻度及轻中度痤疮可以以外用药物治疗为主，中重度及重度痤疮在系统治疗的同时辅以外用药物治疗。同时应注意若有原发疾病应积极治疗原发性疾病。

（1）维 A 酸类药物：可作为轻度痤疮的单独一线用药，是中度痤疮的联合用药以及痤疮维持治疗的首选。具有改善毛囊皮脂腺导管角化、溶解微粉刺和粉刺、抗炎、预防和改善痤疮炎症后色素沉着和痤疮瘢痕等作用。此外还可以增加皮肤渗透性，在联合治疗中可以增加外用抗菌及抗炎药物的疗效。常用药物包括第一代全反式维 A 酸和异维 A 酸基第三代维 A 酸药物阿达帕林和他扎罗汀。阿达帕林具有更好的耐受性，通常作为一线用药选择。

建议睡前在痤疮皮损处及好发部位同时应用；药物使用部位常会出现轻度皮肤刺激反应如局部红斑、脱屑，出现紧绷和烧灼感，但随着使用时间延长往往可逐渐耐受，刺激反应严重者建议停药；此外维 A 酸药物存在光分解现象并可能增加皮肤敏感性，部分患者在开始使用 2 ～ 4 周内会出现短期皮损加重现象，采取较低起始浓度（如果有可选择浓度）、小范围试用、减少使用次数以及尽量在皮肤干燥情况下使用等措施，有助于增加患者依从性及避免严重刺激反应的发生；同时配合使用皮肤屏障修复剂并适度防晒。

维 A 酸类适应证：①重度结节囊肿性痤疮的一线治疗药物；②其他治疗方法效果不好的中度或中重度痤疮替代治疗；③有瘢痕或瘢痕形成倾向的痤疮患者需尽早使用；④频繁复发的痤疮其他治疗无效；⑤痤疮伴严重皮脂溢出；⑥轻中度痤疮但患者有快速疗效需求；⑦痤疮变异型如暴发性痤疮和聚合性痤疮，可在使用抗菌药物和糖皮质激素控制炎症反应后应用。

药物推荐：目前系统用维 A 酸类药物包括口服异维 A 酸和维胺酯。异维 A 酸是国内外常规使用的口服维 A 酸类药物，可作为首选，通常 0.25 ～ 0.5mg/（kg · d）作为起始剂量，之后可根据患者耐受性和疗效逐渐调整剂量，重度结节囊肿性痤疮可逐渐增加至 0.5 ～ 1.0mg/（kg · d）。维胺酯是我国自行研制生产的第一代维 A 酸类药物，每次 50mg，每日 3 次。两种药物均需与脂餐同服，以增加其口服吸收的生物利用度。疗程视皮损消退的情况及服用剂量而定，通常应不少于 16 周。一般 3 ～ 4 周起效，在皮损控制后可以适当减少剂量继续巩固治疗 2 ～ 3 个月或更长时间。

注意事项：异维 A 酸不良反应常见，但停药后绝大多数可恢复，严重不良反应少见或罕见。最常见的不良反应是皮肤黏膜干燥，建议配合皮肤屏障修复剂使用。口唇干燥在皮肤黏膜反应中最为常见，但这也是判定药物剂量的有效指标。较少见反应包括肌肉骨骼疼痛、血脂升高、肝酶异常及眼睛干燥等,通常发生在治疗最初2个月,肥胖、血脂异常和肝病患者应慎用,必要时定期检测肝功能和血脂。青春期前长期使用有可能引起骨骺过早闭合、骨质增生、骨质疏松等,故12岁以下儿童尽量不用。异维A酸有明确的致畸作用,育龄期女性患者应在治疗前1个月、治疗期间及治疗结束后6个月内严格避孕。异维A酸与抑郁或自杀倾向之间的关联性尚不明确,已经存在明显抑郁症状或有抑郁症的患者慎用。部分患者在使用2～4周时会出现皮疹短期加重现象,通常为一过性,反应严重者需要减量甚至停药。维胺酯不良反应类似于异维A酸,但相对较轻。

(2)抗菌药物:过氧化苯甲酰具有杀灭痤疮丙酸杆菌、抗炎及轻度溶解粉刺作用,该药目前尚无针对痤疮丙酸杆菌的耐药性出现,可作为炎性痤疮首选外用抗菌药物,可以单独使用,也可联合外用维A酸类药物或外用抗生素使用。药物有不同浓度及不同剂型可供选择。使用中可能会出现轻度刺激反应,建议从低浓度开始及小范围试用。药物对衣物或者毛发具有氧化漂白作用,应尽量避免接触。另外,过氧化苯甲酰释放的氧自由基可以导致全反式维A酸失活,二者联合使用时建议分时段外用。

具有抗痤疮丙酸杆菌和抗炎作用的抗生素可用于痤疮的治疗。常用外用抗生素包括红霉素、林可霉素及其衍生物克林霉素、氯霉素、氯洁霉素及夫西地酸等。外用抗生素由于较少出现刺激反应,理论上适用于丘疹、脓疱等浅表性炎性痤疮皮损,但由于外用抗生素易诱导痤疮丙酸杆菌耐药,故不推荐作为抗菌药物的首选,不推荐单独或长期使用,建议和过氧化苯甲酰、外用维A酸类或者其他药物联合应用。

(3)系统治疗方案及药物:针对痤疮丙酸杆菌及炎症反应选择具有抗菌和抗炎作用的抗菌药物是治疗中重度及重度痤疮常用的系统治疗方法。规范抗菌药物治疗痤疮十分重要,不仅要保证疗效,更要关注耐药性的产生,防止滥用。

适应范围:中重度痤疮患者首选及中度痤疮外用治疗效果不佳的备选治疗方法;炎症反应严重的重度痤疮患者早期可先使用抗菌药物,再序贯使用口服维A酸类药,或维A药酸类药疗效不明显时可改用抗菌药物治疗;痤疮变异型如暴发性痤疮或聚合性痤疮的早期治疗。

药物选择条件:选择口服的抗生素治疗痤疮基于以下条件:①对痤疮丙酸杆菌敏感;②兼有非特异性抗炎作用;③药物分布在毛囊皮脂腺单位中浓度较高;④不良反应小。首选四环素类药物如多西环素、米诺环素等。四环素类药物不能耐受或有禁忌证时,可考虑用大环内酯类药物如红霉素、罗红霉素、阿奇霉素等代替。磺胺甲噁甲氧苄啶(复方新诺明)也可酌情使用。避免选择β内酰胺类、头孢菌素类和喹诺酮类等抗菌药物。四环素口服吸收差,耐药率高,应优先选择多西环素和米诺环素。米诺环素在组织中药物浓度高,耐药发生率低。痤疮复发时应选择既往治疗有效的抗菌药物,避免随意更换。

剂量:多西环素100～200mg/d(通常100mg/d),米诺环素50～100mg/d,红霉素1.0g/d。疗程建议不超过8周。

注意事项:①避免单独使用;②治疗2～3周后无效时要及时停用或换用其他治疗;③要保证足够的疗程,并避免间断使用,不可无原则地加大剂量或延长疗程,更不可以作为维持治疗甚至预防复发的措施;④联合外用维A酸类药物或过氧化苯甲酰可有效提高疗效并减少痤疮丙酸杆菌耐药性产生;⑤有条件的联合光疗或其他疗法,可减少抗菌药物的使用;⑥治疗中要注意药物不良反应,包括较常见的有胃肠道反应、药疹、肝损害、光敏反应、色素沉着和菌群失调等,特别是四环素类药物。少数患者在口服米诺环素时可出现前庭受累(如头晕、眩晕),罕见狼疮样综合征和良性颅内压增高症(如头痛等),发生后应及时停药。四环素类药物不宜与口服维A酸类药物联用,以免诱发或加重良性颅内压增高。四环素类药物不宜用于孕妇、哺乳期妇女和8岁以下的儿童,此时可考虑用大环内酯类抗生素代替。

抗雄激素药物可以通过抑制雄激素前体生成或作用于皮肤内雄激素代谢酶和雄激素受体,进而减少或拮抗雄激素活性作用而减少皮脂腺分泌脂质和改善痤疮。常用抗雄激素药物主要包括雌激素、孕激素、螺内酯及胰岛素增敏剂等。

适应证为女性痤疮患者:①伴有高雄激素表现的痤疮,如皮损分布于面中部下1/3,可伴月经不规律、肥胖、多毛、显著皮脂溢出、雄激素性脱发等;②女性青春期后痤疮;③经前期明显加重的痤疮;④常规治疗如系统抗生素甚至系统用维A酸治疗反应较差,或停药后迅速复发者。

药物推荐如下。

1)雌激素与孕激素:雌激素和部分孕激素具有拮抗雄激素的作用,但通常使用二者混合的复方制剂(短效避孕药),常用的包括醋酸环丙孕酮2mg和炔雌醇0.035mg、屈螺酮3mg和炔雌醇0.03mg以及屈螺酮3mg和炔雌醇0.02mg等。口服避孕药的起效时间需要2～3个月,疗程建议在6个月以上。

不良反应:少量子宫不规律出血、乳房胀痛、恶心、体重增加、静脉和动脉血栓、出现黄褐斑等。在经期的第1天开始服药有利于减少子宫出血。含屈螺酮成分的药物可减少体重增加风险。服药期间要注意防晒,以减少黄褐斑的发生。

禁忌证:家族血栓史、肝脏疾病、吸烟者。

相对禁忌证:哺乳期、高血压、偏头痛、恶性肿瘤。有糖尿病、凝血障碍和有乳腺癌风险的患者也尽量避免使用。

2)螺内酯:推荐剂量为60～200mg/d。疗程为3～6个月。不良反应包括高钾血症,月经不调(发生概率与剂量呈正相关),胃肠道反应包括恶心、呕吐、厌食和腹泻,嗜睡,疲劳,头晕,头痛。有致畸作用,孕妇禁用。

3)胰岛素增敏剂:如二甲双胍具有改善胰岛素抵抗、减少IGF-1及其诱导的雄激素生成,对于伴多囊卵巢综合征、肥胖、胰岛素抵抗或高胰岛素血症的痤疮患者可以用于辅助治疗。

4)糖皮质激素:中小剂量糖皮质激素具有抗炎作用,适用于重度炎性痤疮的早期治疗。推荐使用方法:针对暴发性痤疮、聚合性痤疮及较重炎症反应的重度痤疮,选择泼尼松20～30mg/d或等量地塞米松治疗,疗程不超过4周,并联合口服异维A酸治疗;严重的经前期加重痤疮,泼尼松5～10mg/d或等效地塞米松经前7～10天开始每晚服用1次至月经来潮为止,不超6个月。应避免长期大剂量使用糖皮质激素,以免发生相关不良反应。

(4)物理与化学治疗:物理与化学治疗主要包括光动力、红蓝光、激光与强脉冲光、化学剥脱治疗等,作为痤疮辅助或替代治疗以及痤疮后遗症处理的选择。

1)光动力和红蓝光:具有抑制皮脂分泌、杀灭痤疮丙酸杆菌、免疫调节、改善皮脂腺导管角化及预防或减少痤疮瘢痕作用,光动力疗法可作为中重度或重度痤疮在系统药物治疗失败或患者不耐受情况下的替代选择方法;此外,单独蓝光照射有杀灭痤疮丙酸杆菌及抗炎作用,单独红光照射具有组织修复作用,可作为中度痤疮的备选治疗。

2)激光与强脉冲光:多种近红外波长激光如1320nm激光、1450nm激光和1550nm激光有助于抑制皮脂腺分泌及抗炎。强脉冲光和脉冲染料激光可以帮助炎症性痤疮后期红色印痕消退。非剥脱性点阵激光（1440nm 激光、1540nm 激光和 1550nm 激光）和剥脱性点阵激光（2940nm 激光、10 600nm 激光）对痤疮瘢痕有一定的改善作用。临床应用时建议选择小光斑、较低能量以及低点阵密度的多次治疗。

3）化学剥脱治疗：浅表化学剥脱术有刺激真皮胶原合成和组织修复和轻度抗炎作用，在减少痤疮皮损同时改善皮肤质地，临床上可用于轻中度痤疮及痤疮后色素沉着的辅助治疗。

4）射频：点阵射频和微针点阵射频对于痤疮瘢痕的改善有一定效果，对亚洲人种还可以减少治疗中色素沉着的风险。

（5）特殊人群的痤疮治疗

1）儿童痤疮：发生在青春期前的痤疮根据年龄分为新生儿痤疮（出生数周内）、婴儿痤疮（3 ~ 6 个月）、儿童痤疮（1 ~ 7 岁）及青春早期痤疮（8 ~ 12 岁）。新生儿痤疮与母体激素水平关系密切，随着激素消退可自行消退；婴儿痤疮和儿童痤疮需要仔细查找内分泌疾病。12 岁以下儿童患者避免系统使用四环素类抗生素，也尽量不用口服维 A 酸类药物。

2）妊娠或哺乳期痤疮：治疗以外用药物为主。备孕女性口服维 A 酸药物治疗前 1 个月到治疗停药后 3 个月内应严格避孕；妊娠期轻度痤疮可外用壬二酸和克林霉素，中度及重度痤疮以外用为主，避开妊娠前 3 个月后必要时可短期配合口服大环内酯类抗生素；重度痤疮除按上述系统治疗方法外，极严重患者可考虑短期系统使用泼尼松治疗。哺乳期痤疮可外用的药物有过氧化苯甲酰和壬二酸，短期系统用的药物有大环内酯类抗生素，克林霉素虽安全但口服使用可引起婴儿消化系统不良反应。

（6）中医治疗

1）内治法：应根据发病时间、皮损形态等不同表现分型论治，随证加减。

A. 肺经风热证

症状：相当于痤疮分级中的Ⅰ、Ⅱ级，丘疹色红，或有痒痛，或有脓疱。伴口渴喜饮，大便秘结，小便短赤，舌红，苔薄黄，脉弦滑。

治法：疏风宣肺，清热散结。

方药：枇杷清肺饮或泻白散加减。中成药可选择栀子金花丸等。

B. 脾胃湿热证

症状：相当于痤疮分级中的Ⅱ、Ⅲ级，颜面、胸背部皮肤油腻，皮疹红肿疼痛，或有脓疱，伴口臭、便秘、溲黄，舌红，苔黄腻，脉滑数。

治法：清热利湿，通腑解毒。

方药：茵陈蒿汤或芩连平胃散加减。中成药可辨证选用连翘败毒丸、防风通圣丸、润燥止痒胶囊、香连丸、参苓白术散等。

C. 肝胆湿热证

症状：相当于痤疮分级中的Ⅳ级。病程较长，皮损表现较重，多为较大的脓头和结节，分布于颜面两侧，与肝胆经走行一致；伴胸闷、腹胀、口苦、便秘等，舌质暗红，苔黄腻，脉弦滑。

治法：清利肝胆湿热。

方药：龙胆泻肝汤或桃红四物汤合二陈汤加减，中成药可选大黄䗪虫丸、当归苦参丸等。

D. 冲任不调证

症状：相当于高雄性激素水平表现的女性痤疮，皮损好发于额、眉间或两颊，在月经前增多加重，月经后减少减轻，伴有月经不调，经前心烦易怒，乳房胀痛，平素性情急躁，舌质淡红苔薄，脉沉弦或脉涩。

治法：调和冲任，理气活血。

方药：逍遥散或二仙汤合知柏地黄丸加减，中成药可选择逍遥丸、知柏地黄丸、左归丸、六味地黄丸等。

2）外治法

可中药湿敷：马齿苋、紫花地丁、黄柏等水煎湿敷，每日 2 次，每次 20 分钟，用于炎性丘疹、脓疱皮损，起到清热解毒，减轻炎症的作用。

可中药敷面膜：颠倒散（大黄、硫黄等量研细末），用水或蜂蜜调成稀糊状，涂于皮损处，30 分钟后清水洗净，每晚 1 次。用于炎性丘疹、脓疱、结节、囊肿皮损，起到破瘀活血、清热散结的作用。

可中药熏蒸：鱼腥草、白花蛇舌草、茵陈、虎杖、连翘、黄芩、大黄、牡丹皮等采用中药熏蒸汽自控治疗器，浸泡 30 分钟后以中药蒸汽面部熏蒸，每次 30 分钟，每日 1 次，10 日为 1 个疗程。

3）传统非药物疗法

耳穴压籽：取单耳，用王不留行籽贴在内分泌、皮质下、肺、心、胃等穴，并嘱患者每穴每日轻压 1 分钟左右，依照皮肤耐受程度每 3 ～ 5 日更换至对侧。

耳尖点刺放血：在耳郭上选定耳尖穴或耳穴的内分泌、皮质下，常规消毒后用三棱针在穴上快速点刺，然后在点刺部位挤出瘀血，至血色鲜红为止，可单侧治疗，也可双侧同时治疗，每周治疗 1 ～ 2 次。

针灸：主穴为百会、尺泽、曲池、大椎、合谷、肺俞等穴，配穴为四白、攒竹、下关、颊车及皮损四周阿是穴。方法：针刺得气后留针约 30 分钟，平补平泻手法，每日治疗 1 次。

火针：常选背俞穴，如肺俞、膈俞、脾俞、胃俞，热重加大椎，便秘加大肠俞，月经不调加次髎，皮肤常规消毒后，取火针在酒精灯上将针尖烧红后迅速直刺各穴，每穴点刺 3 次，隔日 1 次或火针烧红后直刺囊肿、结节，每处皮损可连刺数针，每 7 ～ 10 日治疗 1 次，刺后 24 小时皮损处注意不可沾水。

刺络拔罐：取穴常用肺俞、大椎、脾俞、胃俞、大肠俞、膈俞、肾俞等。每次取背俞穴 3 ～ 5 个以三棱针刺破皮肤，然后在点刺部位拔罐，留罐 10 ～ 15 分钟，每 3 ～ 5 日 1 次，10 次为 1 个疗程。

4. 随访和评价

（1）随访：痤疮呈慢性过程，患者在治疗中需要定期复诊，根据症状缓解结果等及时调整治疗及护肤方案，减少后遗症发生，随访可以面访或通过电话或网络等形式进行。

随访内容：①基本信息：记录每次随访时间，确认是否存在失访或管理遗漏。②随访期间基本情况：主要记录发作时间、程度及是否规范用药、药物种类、用药剂量及疗程。③随访期新发事件：包括新发疾病时间和触发因素，对原有疾病有何影响。④患者生活方式：饮食结构、心理状态、吸烟饮酒状况、运动状况。⑤患者体格检查信息：包含一般性信息，如有需要及时更新辅助检查结果，防止漏诊误诊发生。

（2）效果评价：随访时要对患者的体质、饮食起居、运动保健、服用药物、药膳等状况详细了解，比较前后状态的差异，根据随访结果，分析存在的健康问题和相关危险因素及其改善情况，对做得好的方面给予肯定，并明确指出生活方式中存在的问题，制订或修订完善中医健康管理方案和下一步随访跟踪计划，若有潜在危险因素未得到控制或伴有严重并发症，建议患者到医院就诊或请专家会诊。

向患者进行宣教，与患者保持良好关系，使患者对自己的病情有深切的了解，既不忙乱焦虑，也不可持无所谓的态度；既要积极治疗，又要主动向医生反馈健康状况，以保证取得满意疗效。

（迟庆滨）

第十一节　围绝经期综合征中医健康管理

一、概述

围绝经期综合征是指妇女绝经前后出现性激素波动或减少所致的以自主神经系统功能紊乱为主，伴有神经心理症状的一组症候群，又称为更年期综合征。生殖衰老研讨会分期＋10（Stages of Reproductive Aging Workingshop ＋ 10，STRAW ＋ 10）是目前公认的生殖衰老分期金标准。该分期主要依据月经周期的改变划分，绝经过渡期早期（－2）的标志是月经紊乱（即月经周期长短不一），具体是指 10 次月经周期中有 2 次或以上发生邻近月经周期改变≥ 7 天；进入绝经过渡期晚期（－1）的标志是月经周期≥ 60 天，且卵泡刺激素（FSH）≥ 25U/L；绝经后期早期的＋1a 阶段为最终月经（FMP）后的 1 年，＋1a 结束方能明确绝经；绝经过渡期开始至＋1a 结束这段时期称为围绝经期，也称更年期。传统医学中无“更年期”“围绝经期综合征”等病名，但对妇女绝经前后有关生理、病理、临床症状的记载论述较多，可见于“脏躁”“郁证”“不寐”“心悸”等病的论述中。

随着社会进步和医疗条件的改善，中国女性寿命延长，围绝经期女性越来越多，2010 年第六次全国人口普查主要数据公布 40 ～ 65 岁妇女为 2.2 亿，占我国人口总数的 11.28%，预计到 2030 年我国 50 岁以上的妇女将增加到 2.8 亿以上。李瑞奇等在《更年期综合征发病特点及防治述评报道》中报道中老年妇女中围绝经期综合征患病率约为 70% ～ 90%，其中 40% 左右需要治疗。

围绝经期是女性从生殖期过渡到非生殖期的重要时期，在此期间内由于卵巢功能下降，激素水平波动带来了一系列的生理和心理症状，如月经改变、潮热出汗、焦虑、抑郁等导致围绝经期女性生存质量的下降。围绝经期也是多种疾病的高发期，绝经后血脂异常的发病率明显上升，Ruan X 等报道我国绝经妇女代谢综合征的患病率是 33.7%，高脂血症、糖尿病、肥胖均是心血管病的重要危险因素，绝经后女性是动脉粥样硬化性心血管病的高风险人群。白文佩等在《更年期多学科综合管理门诊的流程与管理》中指出绝经后代谢综合征、糖尿病、心血管疾病、骨质疏松、肿瘤等老年慢性疾病的发生导致女性的健康期望寿命与预期寿命相差 12.4 年，绝经导致的相关健康问题会对中年女性的生活质量造成严重影响。

关注围绝经期女性的健康和生存质量，制定切实有效的保健措施，做好围绝经期易患疾病的预防和保健，除对该群体进行病史采集并督促治疗外，还应针对该群体的疾病谱特点进行常见病筛查。帮助围绝经期女性患者早期诊断疾病状态、早期开展饮食和运动干预，有助于降低其糖尿病、高血压等慢性病的医疗支出和死亡率，有助于提升人群整体健康水平。

二、围绝经期危险因素

1. 禀赋因素

王洪彬等在《更年期因质致病探析》中提出围绝经期特殊的体质特点和自身体质双重因素决定着妇女在围绝经期时内环境动荡的程度，决定着妇女对内外环境变化的耐受性、易感性和适应性，与围绝经期疾病的发生、证候和症状的易感性、疾病的性质、病情的轻重程度、病程长短、疾病的预后关系密切，进一步在《更年期女性中医体质流行病学调查》中提出围绝经期女性易出现偏颇体质，其中阳虚质、瘀血质和气虚质最为常见，麻晓慧等在河北省进行了 856 例围绝经期女性体质调研，结果显示围绝经期体质类型以气虚质、阳虚质、气郁质为主，李红在不同区域及不同人群中进行研究得出围绝经期体质类型以阴虚质、气郁质多见。由此可以看出女性在围绝经期时体质状况较为复杂，与不同地域由于气候、水质、土质、物产、生活习惯、饮食结构等不同导致人体体质差异较大有关。因此深入了解围绝经期女性体质特征，将有助于识别围绝经期及老年期易患疾病的高危人群，为围绝经期女性平稳度过围绝经期，预防老年期疾病奠定基础。

2. 情志因素

来源于社会、家庭以及工作上的各种压力均可导致围绝经期妇女精神、心理负担加重，这些心理及生理性的变化若不被重视，会导致内分泌紊乱，继而转变为程度不同的病理性问题，损害身体的健康。

3. 行为因素

烟草、烟雾已被证明具有抗雌激素作用，烟草可能干扰雌激素代谢，特别是改变雌二醇的代谢和增加无活性的儿茶酚雌激素的形成。越来越多的证据表明，女性吸烟者（包括既往和当前）相对缺乏雌激素，可以使女性绝经提前或月经周期改变。美国伯明翰大学女子医院妇产科副教授克拉默与同事对波士顿郊区年龄在 45 ～ 54 岁的 10 000 名女性进行调查，在 47 岁前自然停经的 344 名妇女中发现吸烟的女性存在围绝经期提前的情况。更重要的是吸烟的确对生殖功能有不利影响，包括乳腺癌、子宫颈癌等，吸烟女性的患病率高于不吸烟女性。

4. 生理因素

月经紊乱、绝经提示围绝经期女性体内激素水平不稳定或下降，会对患者的心血管系统造成严重影响，同时会抑制破骨细胞分化功能，增加骨流失，导致心血管疾病及骨质疏松等围绝经期相关疾病风险增加。

5. 慢性病因素

慢性病会引起围绝经期女性生理、心理变化，压力增大，而高血压、糖尿病等慢性病引发的代谢障碍会加重围绝经期综合征，形成恶性循环。研究资料中显示有慢性病史患者的围绝经期综合征发生率高达 64%，且围绝经期的症状较重，因此加强慢性病的预防和控制，指导女性健康生活是提高围绝经期妇女健康水平的重要手段。

6. 其他综合因素

调查研究发现围绝经期综合征的发病水平受患者的种族、社会背景、文化背景、环境、地理位置影响，也受年龄、受教育程度、生活环境、就业压力、体育活动、激素状况、配偶健康状况、性生活情况等诸多因素的影响。还有研究报道肥胖、抽烟、喝酒、体能状况差、不良生活习惯等也属于围绝经期的危险因素。综合分析来看,以上风险因素均与疾病认知具有一定相关性,因此对围绝经期妇女进行综合的中医健康管理,提高其对保健知识知晓率、健康行为采纳率可以促进不良生活行为方式的改变,更好地改善围绝经期相关症状,预防围绝经期相关疾病。

三、围绝经期的诊断和鉴别诊断

1. 围绝经期和绝经期的诊断

诊断标准参考《妇产科学》(第8版,人民卫生出版社,2013)及《更年期:诊断与管理》指南(英国国家卫生与临床优化研究所,2015)拟定。

(1)45岁以上健康妇女如有以下绝经症状,无需实验室诊断,对有症状的女性这个特定的群体进行围绝经期的诊断,应根据年龄和月经周期改变(或缺乏),这将会显著节约成本。

1)基于血管舒缩症状和月经不规律诊断围绝经期。

2)没有使用激素避孕药,至少12个月没有月经来潮的女性诊断为绝经。

3)基于围绝经期症状对无子宫的妇女进行绝经的诊断。

(2)仅在如下情况下考虑使用FSH诊断绝经

1)有月经周期改变,有围绝经期症状的40～45岁女性。

2)40岁以下怀疑绝经的女性。

(3)卵巢功能评价等实验室检查

1)血清FSH值及雌二醇(E_2)值测定:绝经过渡期血清FSH > 10U/L,提示卵巢储备功能下降。闭经血清FSH > 40U/L且E_2 < 10～20pg/ml,提示卵巢功能衰竭。

2)氯米芬兴奋试验:月经第5日口服氯米芬,每日50mg,共5日,停药第1日测血清FSH > 12U/L,提示卵巢储备功能降低。

2. 围绝经期临床表现

并不是所有妇女在围绝经期都会出现症状,大约有10%～30%妇女主诉有症状而需要治疗。一般绝经早、雌激素减退快(如手术切除卵巢)以及平时精神状态不够稳定的,较易出现症状,且程度往往较重。

(1)近期症状

1)月经紊乱:由于稀发排卵或无排卵,表现为月经周期不规则、经期持续时间长及经量增多或减少。

2)血管舒缩症状:主要表现为潮热,为血管舒缩功能不稳定所致,是雌激素降低的特征性症状。其特点是反复出现短暂的面部、颈部及胸部皮肤阵阵发红,伴有烘热,继之出汗,一般持续1～3分钟。症状轻者每日发作数次,严重者十余次或更多,夜间或应激状态易促发。该症状可持续1～2年,有时长达5年或更长。潮热严重时可影响妇女的工作、生活和睡眠,是绝经后期妇女需要性激素治疗的主要原因。

3)自主神经失调症状:常出现心悸、眩晕、头痛、失眠、耳鸣等自主神经功能失调症状。

4)精神神经症状:围绝经期妇女常表现为注意力不易集中,并且情绪波动较大,如激动易怒、焦虑不安或情绪低落、抑郁、不能自我控制等情绪症状。记忆力减退也较常见。

(2)远期症状

1)泌尿生殖道症状:主要表现为泌尿生殖道萎缩,出现阴道干燥、性交困难及反复阴道感染，排尿困难、尿痛、尿急等反复发生的尿路感染。

2）骨质疏松：绝经后妇女雌激素缺乏使骨质吸收增加，导致骨质快速丢失而出现骨质疏松。50 岁以上妇女半数以上会发生绝经后骨质疏松，一般发生在绝经后 5 ~ 10 年，最常发生在椎体。

3）阿尔茨海默病：绝经后妇女比老年男性患病风险高，可能与绝经后期内源性雌激素水平降低有关。

4）心血管病变：绝经后妇女糖脂代谢异常增加，动脉硬化、冠心病的发病风险较绝经前明显增加，可能与雌激素低下有关。

3. 围绝经期的鉴别诊断

倪青等在《女性更年期综合征的诊断与中医药治疗策略》中指出本病因其症状缺乏特异性，因此在确诊前需先与心血管病、精神神经病、泌尿生殖系统的器质性病变相鉴别，以免误诊。

（1）冠心病：围绝经期综合征由于自主神经功能紊乱，心前区可能出现持续性钝痛，口服硝酸甘油后疼痛不能缓解；心电图、心脏超声检查，冠心病多有异常改变，围绝经期综合征无变化。

（2）宫颈及子宫肿瘤：围绝经期亦是宫颈癌和子宫肌瘤好发阶段，定期做妇科检查，必要时做宫颈刮片活检和子宫内膜活检可排除。

（3）围绝经期精神病：特点是在围绝经期首次发病，伴有性功能衰退。主要症状有忧郁、焦虑、多疑，发病缓慢，病程较长；可见围绝经期忧郁症、围绝经期妄想症、围绝经期神经官能症三型。

四、管理人群和目标

1. 管理人群

处于围绝经期或绝经后的 40 ~ 65 岁女性；有围绝经期症状的女性。

2. 管理目标

通过对围绝经期妇女个体和群体的健康状况进行监测、分析、评估、指导及干预，不断增强围绝经期妇女自我保健意识，及早发现围绝经期患者存在慢性疾病高危因素和潜在疾病的危险因素，积极干预，及时有效地防治围绝经期妇女的身心疾病，减少并延缓老年退行性疾病、心脑血管疾病及糖尿病等慢性疾病的发生，为提高晚年生活质量奠定基础。

五、围绝经期自助管理方案

（一）管理流程和内容

详见第一章第三节中医健康管理相关内容。

（二）管理方法

1. 建立档案

对前来就诊的围绝经期综合征患者建立中医健康管理档案：包括中医体质辨识报告、健康体检报告、家庭健康记录表（附录 1）等健康相关资料。妥善保管各项监测资料，作为复诊随访的依据。尤其对服用药物的患者，要准确记录用药剂量、用药开始日期、症状明显改善日期等的监测情况，做到定期复诊和例行必要的检查。并要求围绝经期患者定期体检,报告均要保存在健康档案中。

2. 监测评估(参考《更年期妇女保健指南(2015年)》制定)

(1)居家监测

1)月经:记录月经情况,学会早期识别常见妇科病。围绝经期妇女在家监测记录月经周期及经期的变化,如发现阴道不规则流血或淋漓不尽等异常情况,就要及时就诊寻求保健服务及做相关的检查。此外,需要掌握识别围绝经期生理与病理性的早期变化,如月经异常和白带性质改变等。

2)症状体征:围绝经期相关症状还包括潮热出汗、睡眠障碍、感觉异常、情绪波动、抑郁、疑心、疲乏、骨关节肌肉疼痛、头痛、头晕、心悸、血压波动、皮肤蚁走感、性交痛及泌尿系和阴道感染等症状。需要在家监测记录以上症状的变化并作好相关记录。

3)体重和腰围:定期测量体重和腰围,维持正常的体重,保持健康的体态。计算BMI以衡量身体是否符合标准,超重和肥胖者均建议调整饮食结构,增加运动量减肥。对不明原因的消瘦更要引起重视,查找原因,补充营养。

4)家庭功能评估表和健康状况记录表、焦虑自评量表:定期填写家庭功能和健康状况评估表、焦虑自评量表等,自我评估家庭和自身身心健康状况。

(2)定期体检:每年1次常规中西医体检,同时应包含性激素六项、宫颈癌筛查[TCT和(或)HPV]、盆腔彩超、骨密度、乳腺彩超、阴道分泌物检查、甲状腺功能五项、餐后2小时血糖、糖化血红蛋白、空腹胰岛素、盆底功能评估、心电图、人体成分代谢分析等。此外,50岁左右也是女性常见肿瘤多发的年龄,如乳腺癌、宫颈癌、子宫内膜癌等。要定期体检,有问题早发现、早治疗。

3. 自助调养

(1)提高健康素养:了解围绝经期是生命中必不可少的生理过程,每个人对围绝经期的反应及其征象,只有程度轻重、时间长短的差别,而不可能不存在围绝经期。将进入和已进入围绝经期的妇女要有准备地去迎接这一变化。养成利用碎片时间关注国家正规机构和权威专家发布的健康相关科普知识的习惯;树立养正预防观、整体平衡观、健康寿夭观、礼仪社交观等有益健康的观念;了解中医体质和经络腧穴相关知识及居家调理方法;了解科学的饮食营养、食物的四性五味、身体活动、起居睡眠、心理调摄和传统非药物调理方法;围绝经期妇女由于其基础代谢率下降、体重增加、体脂增多,导致罹患高脂血症及其相关慢性疾病的风险显著增加,因此应了解围绝经期常见症状及就诊流程,避免错过最佳就医时间、延误病情或过度就医造成自身和医疗资源浪费;了解可能出现的急危重症、意外伤害的科学的紧急处理方法,及时选择最佳就医路径。

(2)情志调养:围绝经期女性的身心健康水平下降不仅与内分泌系统、免疫系统功能失调等内在的医学-生物学因素相关,还与外在的家庭、工作、生活、人际交往等社会-心理因素有密切联系。围绝经期女性出现焦虑、抑郁、烦躁等心理障碍,要及时进行心理疏导,获得家人理解和支持。

(3)饮食调养:妇女进入围绝经期,应适当减少碳水化合物的摄入量,总热量的摄入量应较年轻妇女减少。饮食特点应为低热量、低脂肪、低盐、低糖。一般摄入谷类食物250~400g/d、蔬菜300~500g/d、水果200~400g/d、饮水1200ml、奶300ml为宜。增加膳食纤维摄入量,20~30g/d。粗细粮应该搭配食用,如将粗粮、杂粮和全谷物食品搭配起来,最好能达到50~100g/d,每周食用5~7次。微量元素的摄入推荐量为钙1000mg/d,

铁 15mg/d，钠少于 6g/d，高血压和冠心病患者以 5g 以下为宜。维生素的补充建议为摄入维生素 A 3000 μg/d，维生素 B_1 1.2mg/d，维生素 B_2 1.0mg/d，维生素 B_6 1.5mg/d，维生素 B_{12} 2.4 μg/d，维生素 C 100mg/d，维生素 D 20 μg/d，维生素 E 14mg/d。此外，根据中医理论，属于阴虚者应少食辛辣热性食物，可适当进食滋阴养血的食物，如白鸭肉、芝麻、核桃、百合、糯米、蜂蜜、牛奶、花生、鲜山药、白木耳、广柑、白果、梨、红枣、莲子、甘蔗等。偏于阳虚者，应少食生冷黏腻的食物，即使是在盛夏也不要吃太多寒凉生冷的食物如田螺、螃蟹、西瓜、梨、苦瓜、黄瓜、藕、绿豆、海带、蚕豆、绿茶还有其他冰冻饮食等，可适当食用虾、羊肉、羊肾、韭菜、核桃等。

（4）运动调养：适宜的运动有益健康，可以提高机体脂肪的供能比例；可以改善脂质代谢；对维持正常血压、降低血清胆固醇水平、提高心肺功能都有积极作用。运动还可以改善人体心理状态，有助于消除焦虑。更年期妇女在运动锻炼中应尽量避免肌肉－关节－骨骼系统损伤，锻炼的最佳方式为每周至少 3 次，每次 30 分钟，强度达中等。另外，每周增加 2 次额外的肌肉力量锻炼，益处更大。建议每天进行累计相当于步行 6000 步以上的身体活动。根据运动时的心率来控制运动强度。中等强度的运动心率一般应达到 150 次 / 分。

郭丽等在《更年期综合征的研究进展》一文中推荐做收腹小运动 20 ~ 30 次 / 天，骨盆小运动 20 ~ 30 次 / 天，反复收缩臀肌提肛，以帮助改善盆底功能。陈金鳌等在《不同运动方式对更年期女性身心健康的影响》中提出有氧运动和抗阻运动能够在半年内较为明显地通过增强受试者机体的内分泌系统功能，改善和提高女性体内的雌激素水平。无论是有氧运动还是抗阻运动，只要达到一定强度的适宜运动负荷，该刺激就会引起围绝经期女性中枢神经系统内 β－内啡肽含量显著增加，促使下丘脑－垂体－卵巢轴产生适应性变化，改善卵巢生理功能，增加体内雌激素分泌的基础值。慢跑等全身性有氧锻炼能够使肌肉获得比平时更多的氧气，有效促进身体血液循环和保持心血管系统健康，针对性缓解心悸、胸闷、呼吸不畅等常见的围绝经期症状。抗阻力量练习对局部肌肉组织和骨骼的应力性机械刺激，不仅有利于延缓围绝经期女性衰老性肌萎缩和预防骨质疏松，提高机体新陈代谢率，还能够达到宣泄忧虑、焦躁、自卑、抑郁等不良情绪的目的。

（5）起居调养：人与自然息息相关，因此生活应做到遵循自然规律，起居有常，保持良好的生活习惯。围绝经期妇女每日需要 7 ~ 8 小时的睡眠时间，午睡时间为 15 ~ 20 分钟。良好的性生活能预防或减轻围绝经期综合征的发生。但由于围绝经期雌激素水平降低，外阴和阴道功能减退，如发生外阴干燥、阴道黏膜变薄、分泌物减少等，可能会导致性生活困难或疼痛而影响性欲，使性爱的要求减少，性兴奋的强度下降和时间减慢等。因此，夫妻都要学一些性科学知识，接受性教育，根据夫妻具体情况采取一些必要的措施，获得更多、更好的性乐满足。

（6）戒烟限酒：吸烟妇女需要戒烟。酒可促进血液循环，可能有利于高血压和血脂异常的预防。适量饮酒对于围绝经期妇女有一定的保健作用。但饮酒要限量，45 ~ 59 岁人群，酒精摄入量应掌握在 5 ~ 10g/d 为宜。

（7）其他调养：太极拳、易筋经、八段锦等健身功法具有轻松、自然、舒展和柔和的特点，对更年期女性身心状态调整具有良好的效果。

另于维基百科记载一项晨功练习（坐式），简单易行：清晨醒来时，端坐于床上，两足盘屈，两足底相对，中间隔一拳距离，双手交叉于胸前，分别以双手按双乳，两目微开视鼻端，调息入静，意守丹田（脐下三寸），舌舐上腭，叩齿三十六通，令华池之水（口水）充满口中，以意念送华池之水循冲任二脉之途入下丹田，片刻以意领气，导丹田之气循带脉经络绕行1周、贯气入血海（胞中），复出会阴，稍顿，导气绕肛穿至骶，循背上行，沿督脉经络过颈上巅，于百会穴稍顿。此时复以意领气从巅入口，化为阴津（华池之水），如此为1周，行14周。功毕，以手抚摸双乳4分钟，接着以左手抚丹田（小腹），右手抚腰，分别向横向相反方向揉摩50次，换手再摩50次，之后右手食指揉按右足涌泉穴，左手食指揉按左足涌泉穴各80圈。至此收功、起床。

4. 定期回顾和评价

（1）定期回顾日常监测的基础生理指标和症状的变化及围绝经期的症状及相关指标的变化，分析其变化的原因，针对性地调整生活方式。

（2）定期评价调整生活方式后异常指标和症状的变化情况，若得到逐渐改善，则继续完善生活方式，若异常指标和症状无改善或持续加重者到医院就诊，进一步明确诊断。

六、医助管理方案

（一）管理流程和内容

详见第一章第三节中医健康管理相关内容。

（二）管理方法

1. 建立档案

对前来就诊的围绝经期妇女建立围绝经期中医健康管理档案：包括健康自测问卷、中医体质辨识报告、健康体检报告等健康相关资料。妥善保管各项监测资料，作为复诊随访的依据。尤其对应用激素补充治疗（HRT）的妇女，要准确记录用药剂量、用药开始日期、症状明显改善日期等，做到定期复诊和例行必要的检查，如妇科常规检查、宫颈刮片、乳腺检查、妇科B超（检查子宫、附件、盆腔有无肿瘤）等必要的防癌检查。结合个体情况必要时还应做内科的相关检查及化验，均要保存在健康档案中。

2. 健康评估

健康评估包括病史采集、常规健康体检、重点疾病筛查和肿瘤监测。

（1）病史采集：在病史、个人史、既往史、家族史、社会心理因素的基础上，重点采集抽烟、喝酒、工作紧张程度、体能状况、其他不良生活习惯及绝经状态、月经状况。

（2）常规健康体检：在常规中西医体检基础上，重点监测体重、Kupperman绝经指数（Kupperman menopausal index，KMI）评分。

（3）重点疾病筛查：高血压、高血脂、糖尿病、骨质疏松、盆底疾病、焦虑症和抑郁症等情绪障碍、甲状腺疾病。

（4）肿瘤监测：宫颈癌、乳腺癌、子宫内膜癌、卵巢癌。

3. 干预方法

（1）西医治疗：激素的补充疗法于短期内可以改善围绝经期的症状，中、长期使用则可以防止骨质疏松症、心血管疾病及老年痴呆症。但须在有治疗的适应证（性激素缺乏的临床症状和体征）并且没有禁忌证的情况下使用；补充性激素的女性应该至少每年进行1次临床随访，包括体格检查；更新病史和家族史；评价效果后制定后续治疗方案。围绝经期性激素治疗通常使用雌激素和孕激素，非特殊需要，较少使用雄激素。雌激素和孕激素种类、剂型都很多。种类有天然与合成两大类制剂，临床提倡使用天然制剂。剂型有口服、经皮肤、经阴道、注射等剂型。使用何种药物及何种方法，应在专科医生指导下实施。

1）雌激素制剂：可补充卵巢分泌不足，大剂量并能反馈抑制垂体促性腺激素释放激素分泌，但有可能刺激子宫内膜生长，发生子宫出血。对大剂量使用时间长者，应注意子宫内膜癌的发生。对已绝经的围绝经期综合征的妇女，使用雌激素量宜小，既控制围绝经期症状又不引起子宫出血。常用雌激素：戊酸雌二醇，每日口服 0.5 ~ 2mg；结合雌激素，每日口服 0.3 ~ 0.625mg；17β－雌二醇经皮贴膜，有每周更换 2 次和每周更换 1 次剂型；尼尔雌醇，为合成长效雌三醇衍生物，每 2 周服 1 ~ 2mg。

2）组织选择性雌激素活性调节剂：替勃龙，根据靶组织不同，其在体内的 3 种代谢物分别表现为雌激素、孕激素及弱雌激素活性。每日口服 1.25 ~ 2.5mg。

3）孕激素制剂：常用醋酸甲羟孕酮，每日口服 2 ~ 6mg。近年来倾向选用天然孕激素制剂，如微粒化孕酮，每日口服 100 ~ 300mg。

（2）中医治疗

1）中医体质调理：体质决定于先天禀赋和饮食、起居、运动等后天因素，不同的体质类型有不同的发病倾向，在饮食、起居、运动等方面有不同的干预方法，所以根据体质类型，做好日常生活管理，对于未病先防、已病防变、瘥后防复均具有重要意义。围绝经期时由于内外环境的变化，形成围绝经期的体质特点，加之自身原有体质情况，这种双重体质因素决定着妇女在围绝经期时内外环境动荡的程度，决定着妇女对内外环境变化的耐受性、易感性和适应性，与围绝经期疾病的发生、证候和症状的易感性、疾病的性质、病情的轻重程度、病程长短、疾病的预后关系密切。因此，了解围绝经期女性体质状况，提前加以干预是预防及早期治疗各种更年期常见疾病的有效手段。

2）中药辨证论治：古代医籍对围绝经期没有单独记载，但不乏对这个时期的描述。最为经典的是《素问・上古天真论》："女子七岁，肾气盛，齿更发长；二七天癸至，任脉通，太冲脉盛，月事以时下，故有子……七七任脉虚，太冲脉衰少，天癸竭，地道不通，故形坏而无子也。"古人已经观察到"肾气"能促进生长发育，天癸可以促进性成熟，天癸的产生与肾气的盛衰密切相关。肾藏精，以气为用，肾气盛衰直接关系到人的生长发育、生殖能力乃至衰老的全过程。"七七"是肾气、天癸、冲脉、任脉从盛过渡到虚的过程。肾精不足，则天癸竭，故"形坏而无子也"。肾主骨，生髓；肾主水，平衡身体水液代谢；肾主发，促进头发生长；肾负责纳气，协调呼吸运动；肾开窍于耳而影响听力；肾还控制二阴的开合。肾的这些功能与肾气的盛衰密切相关。肾不仅藏生殖之精，也藏五脏六腑之精微物质。围绝经期五脏六腑之精气由强转弱，致五脏六腑功能失调，就会出现水火不济、心肾不交的心悸、怔忡、失眠，胆虚肝郁化火引起忧虑、抑郁和狂躁，精虚髓空引起的记忆力下降，肝肾阴虚的潮热盗汗、眩晕耳鸣和月经稀发，脾肾阳虚，冲任不固致崩漏，肾不主骨会导致腰酸骨软、骨质疏松，肺肾不能互相协调水的出入和敷布，致皮肤干燥、瘙痒、尿频急、遗尿等，所有这些功能改变都与肾虚相关。

肾阴阳失调常涉及其他脏腑，尤以心、肝、脾为主。若肾阴不足不能上济心火，则心火偏亢；乙癸同源，肾阴不足，精亏不能化血，导致肝肾阴虚，肝失柔养，肝阳上亢；肾与脾先后天互相充养，脾阳赖肾阳以温煦，肾虚阳衰，火不暖土，又导致脾肾阳虚。

肝藏血，主疏泄，肝对全身气机的疏通、调畅，促使全身之气通而不滞，散而不郁，肝的疏泄功能失常，常致病人急躁易怒，如疏泄不及，肝气抑郁，多为郁怒恚恨，疏泄太过，肝气暴张，则见暴怒盛怒。足厥阴肝经绕阴器，经少腹联络冲任二脉，而冲任同起胞中，冲为血海，任主胞胎，与女性生殖密切相关，围绝经期综合征的患者情志与月经异常的表现甚为常见，肝脏对本病发病也起着至关重要的作用。

由此总结女性围绝经期综合征主要是机体肾脉亏虚、气血失调、冲脉衰少、阴阳失衡等造成的脏腑功能失调的现象。总结历代中医学者的临床辨证观点，将围绝经期综合征总结归纳为以下七种证型：肾阴虚型、肝肾阴虚型、肾阳虚型、脾肾阳虚型、心肾不交型、肝郁气滞型、气郁化热型。

A. 肾阴虚型

症状：经断前后，头晕耳鸣，腰膝酸软，烘热汗出，五心烦热，失眠多梦，口燥咽干，或皮肤瘙痒，月经周期紊乱，量少或多，经色鲜红，舌红苔少，脉细数。

治法：滋肾益阴，佐以潜阳。

方药：六味地黄丸加减。常用药：熟地黄、山茱萸、山药、泽泻、茯苓、牡丹皮、龟板、生牡蛎、石决明等。

药膳：黄精 30g，山药 60g，鸡肉 500g，切块同放入碗中，加水适量，隔水炖熟，调味后分 2 次食用，隔日 1 剂。适用于肾阴虚引起的眩晕，耳鸣，烘热汗出，五心烦热，腰膝酸痛，多梦少寐，口干心悸，潮热，舌红少苔，脉细数。

B. 肝肾阴虚型

症状：经断前后，盗汗，夜间潮热，且伴随有目眩头晕，腰膝酸软，两胁胀痛，口苦吞酸，乏力，四肢抽搐，月经不调，舌红少苔，脉细等。

治法：滋肝养肾。

方药：一贯煎加减。常用药：生地黄、当归、麦冬、北沙参、枸杞、川楝子等。

药膳：猪瘦肉 200g（切块），百合 30g，共煮烂，加盐调味，服食。适用于肝肾阴虚引起的五心烦热，多梦少寐等。

C. 肾阳虚型

症状：经断前后，头晕耳鸣，腰痛如折，腹冷阴坠，形寒肢冷，小便频数或失禁，带下量多，月经不调，量多或少，色淡质稀，精神萎靡，面色晦暗，舌淡，苔白滑，脉沉细而迟。

治法：温肾扶阳。

方药：右归丸加减。常用药：熟地黄、附子、肉桂、当归、山药、山茱萸、菟丝子、鹿角胶、枸杞子、当归、杜仲等。

药膳：附片鲤鱼汤，制附片 15g，鲤鱼 1 尾（重约 500g）。先用清水煎煮附片 2 小时，将鲤鱼收拾干净再将药汁煮鲤鱼，食时入姜末、葱花、盐、味精等。适用于围绝经期有头目眩晕，腰酸，耳鸣，或下肢水肿，喜温恶寒，或白带清冷，小腹冷痛及面色无华等症者。

D. 脾肾阳虚型

症状：经断前后，畏寒怕冷，四肢不温，食少纳呆，精神不振，健忘，忧思抑郁，倦怠乏力，舌淡苔白，脉沉弱。

治法：健脾温肾。

方药：附子理中丸合肾气丸加减。常用药：肉桂、附子、山茱萸、茯苓、白术、山药、党参等。

药膳：当归 30g，羊肉 250g，炖熟服食。或用黄芪 10g，冬虫夏草 10g，虾肉 50g，加米少许，煮粥食用。适用于月经周期先后不定，量忽多忽少，淋漓不断，或数月不行，头晕，目眩，腰痛，肢寒，口淡，纳少，神疲乏力，夜尿多，舌淡苔薄白，脉沉细无力者。

E. 心肾不交型

症状：经断前后，心烦易怒，失眠多梦，心悸，健忘，乏力，潮热汗出，腰膝酸软，舌质红绛，脉细等。

治法：滋阴降火，交通心肾。

方药：二至丸合天王补心丹加减。常用药：女贞子、旱莲草、天冬、麦冬、人参、五味子、远志、生地黄、生牡蛎、生龙骨等。

药膳：莲子百合粥。莲子、百合、粳米各 30g 同煮粥，每日早晚各服 1 次。适用于绝经前后伴有心悸不寐、怔忡健忘、肢体乏力、皮肤粗糙者。

F. 肝郁气滞型

症状：月经不调，月经量或多或少，胸胁胀痛，忧思抑郁，喜叹息，失眠，苔薄，脉弦。

治法：疏肝解郁。

方药：逍遥散加减。常用药：当归、白芍、柴胡、香附、茯苓、白术等。

药膳：甘麦大枣饮。小麦 30g，红枣 10 枚，甘草 10g，水煎。每日早晚各服 1 次。适用于绝经前后伴有潮热出汗、烦躁心悸、忧愁易怒、面色无华者。

G. 气郁化热型

症状：头晕目眩，口苦咽干，心胸烦闷，口渴饮冷，便秘，溲赤，舌红，苔黄，脉弦数。

治法：疏肝解郁清热。

方药：丹栀逍遥散加减。常用药：牡丹皮、栀子、柴胡、白芍、当归、白术、茯苓等。

药膳：合欢花粥。合欢花 30g，粳米 50g，红糖适量。将合欢花、粳米、红糖同放锅内加水 500ml，用文火煮至粥熟即可。每晚睡前 1 小时空腹温热食用。具有安神解郁之功效。适用于围绝经期易怒忧愁、虚烦不安、健忘失眠等症。

3）非药物疗法：围绝经期时可采取针刺、艾灸、耳穴按压、推拿等不同方法干预。在应用这些方法时可以根据围绝经期妇女的不同体质类型加以选择。如阳虚质者可用艾灸的方法，气郁质可以采用针刺、推拿的方法等（具体参见第五章第一节偏颇体质管理）。除根据体质类型治疗外，还需要针对围绝经期特殊证候特点给予针刺、温针灸、耳穴按压、推拿等方法进行干预。

A. 针刺

治法：滋补肝肾，调理冲任。以任脉、足太阴经穴及相应的背俞穴为主。

主穴：气海、三阴交、肝俞、脾俞、肾俞。

配穴：肾阴亏虚者，加太溪、照海；肾阳不足者，加关元、命门；肝郁气滞者，加太冲、章门；心神不宁者，加通里、神门、心俞、印堂、百会。

操作：主穴用毫针补法或平补平泻法。配穴按虚补实泻法操作。

方义：本病涉及肝脾肾三脏及冲任二脉。气海为任脉穴，可补益精气，调理冲任。三阴交为肝脾肾三经交会穴，与肝俞、肾俞、脾俞三穴合用，可调补肝脾肾三脏。

B. 温针灸：关元、中极、肾俞、三阴交、足三里、血海，每次取 3 ～ 4 个穴，每穴灸 1 ～ 2 壮，灸后留针 5 分钟。每日 1 次，10 次为 1 个疗程，经期暂停。

C. 耳穴按压：耳穴是全身信息的一个反应点和控制点，与脏腑经络密切相关，故可通过耳穴调整经络气血，来治疗相应脏腑、器官或组织的疾患。内分泌、肾是调整围绝经期常用耳穴，刺激这两个耳穴，可以调节围绝经期妇女紊乱的内分泌功能，达到气血调和、阴平阳秘的目的，有助于使患者平稳度过更年期。因此在临床中可以使用三阴交、肾俞、关元、百会等腧穴，同时配合内分泌、肾等耳穴共同作用来调整改善围绝经期症状。阳虚明显者以培补元气、补气健脾为原则，可艾灸或者按摩中脘、神阙、气海、关元、中极、百会、足三里、脾俞、命门、肾俞等腧穴，也可以在三伏天或者三九天，选择 1 ~ 2 个穴位用艾条温灸，或使用热敷、频谱仪照射等，耳穴按压内分泌、肾、交感、肾上腺。气郁明显者以疏肝行气、开其郁结为原则，选用中脘、气海、内关、膻中、太冲进行针刺或按摩，耳穴按压内分泌、肾、肝。

D. 推拿：头面部（取仰卧位），用拇指按揉百会穴 2 分钟；再将双手拇指移至前额，开天门、推坎宫 2 分钟。胸部（取仰卧位），手掌推任脉，自天突穴始推至腹部，反复数次，以热为度；掌擦胁肋部 3 分钟。腹部（取仰卧位），手掌顺时针、逆时针摩小腹各 50 次；拇指按揉气海、关元各 1 分钟。下肢部（取仰卧位），拿捏三阴经 3 分钟，并重点指按血海、阴陵泉、三阴交、太溪、太冲。背部（取俯卧位），拇指按揉心俞、肝俞、脾俞、胃俞、肾俞各 1 分钟；掌擦命门 2 分钟。足底部（取俯卧位），小鱼际擦双侧涌泉各 3 分钟。

4. 随访和评价

（1）随访：围绝经期女性于就诊后 1 个月、3 个月、6 个月、12 个月及此后每年到围绝经期门诊进行随访，随访采用线上线下结合的形式，随访内容包括前次用药的疗效、相关不良反应、并发症、患者继续用药的意愿、健康生活方式的执行情况、体质辨识等，针对患者的情况进行反馈并再次指导养成良好的生活方式。

（2）效果评价：按照上述随访周期评估患者治疗效果，根据患者改善情况调整干预方案并继续监测。若病情加重，或合并多个老年慢性疾病或其高危因素，或复查过程中肿瘤监测结果显示存在宫颈癌、乳腺癌、子宫内膜癌、卵巢癌风险，超出可以用健康管理改善的异常指标，需要转诊到其他科室进一步诊治。

（付　鹏）

第十二节　便秘中医健康管理

一、概述

便秘是临床常见消化系统疾病，主要是指排便周期延长，大便次数减少，每周排便次数 ≤ 3 次，粪便干硬，常伴有排便困难感，或排便不尽感，病程超过 6 个月。临床上参照《中国慢性便秘诊治指南（2013 年，武汉）》，依据结肠动力的特点和目前发现的病理生理学机制，将功能性疾病所致的便秘大致分为慢传输型便秘、排便障碍型便秘、混合型便秘和正常传输型便秘。本节仅就功能性便秘的健康管理加以介绍。

便秘是消化系统常见疾病，它是一组无明显器质性病变而以排便次数减少、粪便量减少、粪便干结、排便费力为主要表现的症候群。流行病学资料显示，发病率因不同地区经济发展水平、饮食习惯、居住环境而有差异：北方地区高于南方地区，农村高于城市，经济欠发达地区高于发达地区；两性之间因为运动量、性激素水平、生理解剖结构、妊娠过程、家庭角色及精神心理发育水平差异，女性患病率高于男性，我国患病率男女比例为 1 ： 4.59，平均为 1 ： 2.15；随着年龄增长，患病率逐渐升高。随着我国社会加速发展，人们生活节奏日益加快，竞争压力增加了情绪紧张程度，加之饮食结构愈加精细化等各种综合因素影响，便秘的发病率逐渐上升，严重影响现代人生活质量。

便秘不仅可引起腹胀、腹痛、纳差等不适，造成焦虑、抑郁状态，还可以导致直肠、肛管疾病，肝性脑病、肠源性内毒素血症、早老性痴呆等疾病的发生也与其相关；心脑血管疾病患者用力排便引起的腹压骤增可造成猝死、脑卒中等严重后果。便秘并不直接危及生命，但其严重程度、造成的心理状况均影响患者的生活质量，随之产生的医疗和社会成本成为个人、家庭和国家的庞大负担，已成为世界性公共健康问题。

二、便秘的危险因素

遗传因素、饮食习惯及生活方式、经济状况、文化程度、精神心理因素、既往病史均是便秘发病的危险因素。80% 的便秘患者有相关家族史；收入少、社会地位低、受教育程度不高者患便秘概率也较高，精神心理因素和便秘两者之间相互影响，长期严重便秘患者易出现焦虑、抑郁等心理异常，反之心理异常也会加重患者便秘症状；另外，很多疾病和药物也可以诱发便秘（表 6-13）。

中医学对于便秘的认识由来已久，在古代医学典籍中便秘有多种称谓，常见的有“脾约”“阳结”“阴结”等，其中最早的记载见于《黄帝内经》中的“大便难”“不便”等。中医认为，人饮食入于胃，经脾胃运化，水谷精微为身体所受用，而其剩下之糟粕由大肠传导而出，经魄门排出体外，其中糟粕即为大便。如脾胃运化功能康健，大肠传导如常，则大便自然通畅，其中，大肠传导功能是排便正常的关键，正如《素问・灵兰秘典论》中所言：“大肠者，传导之官，变化出焉。”饮食不节、情志失调或者体弱劳病致脏腑功能失调，则易致脾胃运化失司，大肠传导功能失常，糟粕滞于肠道，积聚过久，则便质坚硬干涩，难出于魄门，发为便秘。

表 6-13　慢性便秘常见病因与相关因素

病　因	相关因素
功能性疾病	功能性便秘、功能性排便障碍、便秘型肠易激综合征（IBS-C）
器质性疾病	肠道疾病（结肠肿瘤、憩室、肠腔狭窄或梗阻、巨结肠、直肠术后、肠扭转、直肠膨出、直肠脱垂、痔、肛裂、肛周脓肿和瘘管、肛提肌综合征、痉挛性肛门直肠痛）；内分泌和代谢性疾病（严重脱水、糖尿病、甲状腺功能减退、甲状旁腺功能亢进、多发内分泌腺瘤、重金属中毒、高钙血症、高镁血症或低镁血症、低钾血症、卟啉病、慢性肾病、尿毒症）；神经系统疾病（自主神经病变、脑血管疾病、认知障碍或痴呆、多发性硬化、帕金森病、脊髓损伤）；肌肉疾病（淀粉样变性、皮肌炎、硬皮病、系统性硬化病）
药物	抗抑郁药、抗癫痫药、抗组胺药、抗震颤麻痹药、抗精神病药、解痉药、钙拮抗剂、利尿剂、单胺氧化酶抑制剂、阿片类药、拟交感神经药、含铝或钙的抗酸药、钙剂、铁剂、止泻药、非甾体抗炎药

三、功能性便秘的诊断和鉴别诊断

1. 功能性便秘的诊断

功能性便秘的诊断首先应排除器质性疾病和药物因素导致的便秘，且符合罗马Ⅲ标准中功能性便秘的诊断标准（表 6-14）。根据肠道动力和肛门直肠功能改变特点将功能性便秘分为 4 型，可根据临床特点进行初步判断。①慢传输型便秘：结肠传输延缓，主要症状为排便次数减少、粪便干硬、排便费力。②排便障碍型便秘：即功能性排便障碍，既往称之为出口梗阻型便秘，主要表现为排便费力、排便不尽感、排便时肛门直肠堵塞感、排便费时、需手法辅助排便等。诊断应在符合功能性便秘的基础上有肛门直肠排便功能异常的客观证据（表 6-15），该型可分为不协调性排便和直肠推进力不足 2 个亚型。③混合型便秘：患者同时存在结肠传输延缓和肛门直肠排便障碍的证据。④正常传输型便秘：肠易激综合征多属于这一型，患者的腹痛、腹部不适与便秘相关。

2. 功能性便秘的鉴别诊断

对近期内出现便秘或伴随症状发生变化的患者，鉴别诊断尤为重要（表 6–13）。对年龄＞ 40 岁、有报警征象者，应进行必要的实验室、影像学和结肠镜检查，以明确便秘是否为器质性疾病所致、是否伴有结直肠形态学改变。报警征象包括便血、便潜血试验阳性、贫血、消瘦、明显腹痛、腹部包块、有结直肠息肉史和结直肠肿瘤家族史。

表 6–14　罗马Ⅲ标准中功能性便秘的诊断标准*

疾病名称	诊断标准
功能性便秘	1. 必须包括下列 2 项或 2 项以上：①至少 25% 的排便感到费力；②至少 25% 的排便为干球粪或硬粪；③至少 25% 的排便有不尽感；④至少 25% 的排便有肛门直肠梗阻感和（或）堵塞感；⑤至少 25% 的排便需手法辅助（如用手指协助排便、盆底支持）；⑥每周排便少于 3 次 2. 不用泻药时很少出现稀便 3. 不符合肠易激综合征的诊断标准

注：* 诊断前症状出现至少 6 个月，且近 3 个月症状符合以上诊断标准。

表 6–15　罗马Ⅲ标准中功能性排便障碍的诊断标准*

疾病名称	诊断标准
功能性排便障碍	1. 必须符合功能性便秘的诊断标准 2. 在反复尝试排便过程中，至少包括以下 3 项中的 2 项：①球囊逼出试验或影像学检查证实排出功能减弱；②压力测定、影像学或肌电图检查证实盆底肌肉（如肛门括约肌或耻骨直肠肌）不协调收缩或括约肌基础静息压松弛率＜ 20%；③压力测定或影像学检查证实排便时直肠推进力不足

注：* 诊断前症状出现至少 6 个月，且近 3 个月符合以上诊断标准。

四、管理人群和目标

1. 管理人群

临床诊断为功能性便秘患者。

2. 管理目标

（1）缓解便秘症状。

（2）恢复肠道动力和排便功能，提高患者生活质量，降低心脑血管疾病触发风险。

（3）减少就诊次数，降低医疗费用。

3. 管理原则

根据病情严重程度进行分级诊断，分层管理治疗，连续性、个性化方案与综合干预结合。

五、便秘自助管理方案

（一）管理流程和内容

详见第一章第三节中医健康管理相关内容。

（二）管理方法

1. 建立档案

建立慢性便秘自助中医健康管理档案需要收集以下资料：历年健康体检报告、中医体质辨识报告、历次就医资料、按时填写便秘日记。

2. 监测评估

（1）居家监测：建议每日详细填写便秘日记表（附录 15），记录排便时间及伴随症状等。建议每 2 周为一个评估周期，定期填写家庭功能和健康状况评估表、焦虑量表等，自我评估家庭和自身身心健康状况对便秘的影响。

（2）中西医体检：每年 1 次常规体检（见健康评估部分），注意报警征象并在专业医师指导下定期进行相关指标监测，详见医助管理。

3. 自助调养

（1）情志调摄：保持精神愉快，情绪稳定，避免烦闷、忧虑、恼怒。定期填写家庭功能和健康状况评估表、焦虑量表等，自我评估家庭和自身身心健康状况。

（2）饮食调理

1）多饮水，每晚睡前喝蜂蜜水可以帮助清洁肠胃，无胃肠道疾病、无糖尿病人群可试用米醋 2 勺（20ml 左右）加蜂蜜 2 勺，再加 5 倍的温水调匀，餐后饮用。

2）少喝酒，少饮用咖啡和浓茶等以减少对肠道的刺激。

3）多吃水果，含膳食纤维较多的水果在改善便秘上效果好，如苹果、猕猴桃、西瓜、香蕉、柚子、橙子、大枣、桑葚等。阳虚质便秘需注意适量摄取。苹果含有丰富的膳食纤维，能起到双向调节的作用，尤其适宜于老人和婴幼儿。但并非所有水果都能起到治疗便秘的作用，如山楂、乌梅等水果具有收敛作用，反而会加重便秘的症状。

4）可多食用膳食纤维含量高的食物，如粗制的五谷杂粮、蔬菜（如山芋、萝卜、洋葱、蒜苗等）、红薯、玉米、燕麦、荞麦等粗粮含有丰富的膳食纤维，也有防治便秘的功效。中国居民膳食纤维的推荐摄入量为每日 25 ~ 35g，即必须吃 10 种以上的此类食物才能保证膳食纤维的获取量；老年人每日必须摄入至少 30g 的膳食纤维，以预防老年性便秘。

易出现便秘症状的人还可补充油脂类食物，炒菜时可多放点植物油，如花生、核桃、芝麻、菜籽油等，每日总量可达到 100g，植物油的分解产物脂肪酸有刺激肠蠕动的作用。

5）经常饮用富含双歧杆菌、干酪乳杆菌的乳饮料可以有效缓解便秘，因为其中所含的益生菌能有效纠正便秘导致的肠道菌群紊乱，改善肠道的生态平衡，刺激肠管运动，促进排便。有人群试吃试验发现连续使用 3 个月益生菌（包括嗜酸乳杆菌、短乳杆菌和双歧杆菌）能显著改善便秘患者症状和粪便性状。

6）决明子粥（《粥谱》）：炒决明子 10 ~ 15g、粳米 50g。用时先把决明子放至锅内炒至微有香气，取出，待凉后单煎取汁，或与白菊花同煎取汁，放入粳米煮粥，粥将熟时，加入冰糖，再煮一二沸即可服食。功用清肝明目，降压通便，适用于目赤肿痛，畏光多泪，头痛头晕，高血压，高脂血症，习惯性大便秘结。阳虚质和气虚质患者忌服。

7）郁李仁粥（《食医心鉴》）：郁李仁 5 ~ 10g，捣烂去渣留汁，因郁李仁有小毒，需先煮至少 30 分钟后再入粳米 30 ~ 60g，同煮为粥。功用润肠通便、利水消肿，适用于大便干燥、秘结。但阴虚津亏、津少者及脾虚者慎用，孕妇及先兆流产者慎用。

（3）起居调摄：养成良好的作息习惯，晚间 11 时前上床休息，避免熬夜。养成每日晨起定时排便的良好习惯：每日排便 1 次，按照经络学说的观点，晨起 5 ~ 7 时为大肠经主时，结肠活动在晨醒和餐后时最为活跃，建议患者在晨起或餐后 2 小时内尝试排便，排便时间不要过长，最好在 5 分钟内，排便时要集中精力，不要看书、看手机，减少外界因素的干扰。

（4）自助按摩

1）自我摩腹：仰卧，双腿屈曲，腹部放松，以手掌的大鱼际侧，顺着结肠走行方向，做环行按摩（右下腹→右上腹→左上腹→左下腹），按摩力由轻到重，以能忍受为准，同时做深呼吸，每日2次，每次5分钟，以刺激肠蠕动，增加小肠及大肠推进性节奏收缩，使大便易于排出。

2）自我穴位按摩：养成定时排便的习惯，临厕时若无便意，可按压穴位。常用穴位为双侧迎香、合谷、神门；也可按压双下肢的太溪穴。双侧可同时按压或交替按压，直至激发出便意。

（5）自助艾灸：艾灸对辨证属虚秘和冷秘的便秘治疗效果明显。

1）虚秘：以小腹不舒，虽有便意而努责乏力，气短疲惫，多汗心悸，头晕眼花，无力排出大便，粪质松散如糟粕为特点，可选脾俞、胃俞、大肠俞、三阴交、足三里、天枢、支沟。每次选择其中4～6个穴位手持艾条做温和灸，每穴灸10～15分钟，每日1次，7～10次为1个疗程，每疗程间隔1周左右；也可以每次选3～5个穴位，在穴位上放蒜片，用中或小艾炷做隔蒜灸，每穴3～5壮，每日1次，5～7天为1个疗程，每疗程间隔3日。

2）冷秘：以大便艰涩不易排出，甚则脱肛，腹中冷痛，尿清白频数，四肢欠温，面色白，腰冷酸软为特点，选择气海、神阙、肾俞、关元俞、大肠俞。每次选3～5个穴位，手持艾条做温和灸，每穴灸10～20分钟，每日1次，7～10日为1个疗程，每疗程间隔3～5日；也可以取适量食盐填平脐窝，上覆盖1.5cm左右厚度的姜片，在姜片上置枣核大小的艾炷，点燃施灸，连续灸至皮肤潮红为度，每日或隔日1次，7次左右为1个疗程，每疗程间隔3～5日。

（6）运动保健：根据自身情况制订锻炼计划，如打乒乓球、打羽毛球、练瑜伽、跳绳、散步、打太极拳等。阴虚质患者因其自身特质不适于高强度运动项目，重点推荐太极扇、柔力球、静气功、八段锦等动静结合中低强度传统体育运动项目，静气功锻炼对人体内分泌系统具有双向调节功能，促进脾胃运化，增加体液的生成，可改善阴虚体质的便秘；锻炼同时需要注意以微微似有汗出为佳，防止过汗伤阳。此外适宜经常锻炼腹壁核心肌群和做深呼吸锻炼膈肌，以增加辅助排便的力量，也要加强提肌肛的锻炼，以利于排便时肛门正常的舒张。

4. 定期回顾评价

（1）定期回顾日常监测的基础生理指标和症状的变化，分析其变化的原因，针对性地调整生活方式。

（2）定期评价调整生活方式后指标和症状的变化情况，逐渐改善者继续完善生活方式，指标和症状无改善或持续加重者到医院就诊，进一步明确诊断。

六、医助管理方案

（一）管理流程和内容

详见第一章第三节中医健康管理相关内容。

（二）管理方法

1. 建立档案

对前来就诊的便秘患者建立便秘中医健康管理档案：包括健康风险评估调查问卷、中医体质辨识报告、健康体检报告、慢性便秘调查问卷（附录16）等健康相关资料。妥善保管各项监测资料，作为复诊随访的依据。尤其对服用治疗药物的患者，要准确记录用药剂量、用药开始日期、症状明显改善日期等，做到定期复诊和例行必要的检查。并要求有慢性基础性疾病患者每年例行全面体格检查，结合个体情况必要时还应做便秘报警征象相关检查，检查结果均要保存在健康档案中。

2. 风险评估

风险评估包括病史采集、常规健康体检、分级管理。

（1）病史采集：详见家庭健康记录表(附录 1)。

（2）常规健康体检：应包括但不限于血常规、血生化、便常规+潜血、血沉、甲状腺功能系列、电解质检测、凝血系列、粪便球杆菌比、幽门螺杆菌测定、肛门指诊、结肠镜检查、胃镜检查、腹部 B 超、消化道造影、妇科检查等。必要时可行肛门直肠生理学检查与结肠传输试验。

肛门直肠生理学检查与结肠传输试验有助于顽固性便秘患者的诊断。生理学检查直肠肛门测压法可检查内外括约肌、盆底直肠功能与协调性，量化与评估直肠肛门排便功能，也可显示直肠感觉与顺应性以及静息 / 排便期间的肛门直肠反射。磁共振断层造影用于肛门直肠生理活动与解剖学结构检查，具有高软组织对比度、高分辨率、无辐射暴露等特点。结肠传输试验可观察结肠传输时间，明确大便在结肠内的传输速度，为便次减少的患者提供客观依据。

（3）分级管理

1）一级管理：适用于多数轻、中度慢性便秘患者。首先应详细了解病史（特别是用药史）、体格检查，行肛门直肠指诊、粪常规检查，包括隐血试验。年龄＞ 40 岁、有报警征象、对疾病过度担心者，可进行辅助检查以明确是否存在器质性疾病，并作相应处理，否则可选择经验性治疗。强调生活方式调整、认知治疗，慎用引起便秘的药物，根据患者便秘特点选用容积性泻药、渗透性泻药、促动力药，疗程为 2 ～ 4 周。若治疗无效，可考虑加大剂量或联合用药。

2）二级管理：主要对象为经验性治疗无效的患者，可酌情选择进行结肠传输试验、肛门直肠测压和（或）球囊逼出试验，并初步评估心理状况，确定便秘类型后进一步选择治疗方案。混合型便秘患者先进行生物反馈治疗，无效时加用泻药。

3）三级管理：主要对象为二级诊疗无效的患者，应对患者进行重新评估，注意患者是否已改变不合理的生活方式和排便习惯、有无特殊原因引起的便秘，尤其是与便秘密切相关的结肠、直肠肛门形态异常，注意患者的依从性、治疗是否规范、有无精神心理障碍等。这些患者多是经多种治疗而疗效不满意的难治性便秘患者，需进一步安排结肠和肛门直肠形态学、功能学检查，必要时需多学科包括心理科的会诊，以确定合理的个体化综合治疗方案。对于仍无效的患者，需评估手术风险和患者的获益，严格掌握适应证，慎重选择手术治疗。

3. 干预方法

（1）西医干预

1）药物治疗：常用药主要有通便药、促动力药、促分泌药、灌肠药和栓剂等。

A. 通便药：使用通便药时应考虑循证医学证据、安全性、药物依赖性以及价效比，避免长期使用刺激性泻药。容积性泻药主要用于轻度便秘患者，服药时应补充足够的液体，常用容积性药物包括欧车前、聚卡波非钙、麦麸等；渗透性泻药可用于轻中度便秘患者，包括聚乙二醇、不被吸收的糖类（如乳果糖）和盐类泻药（如硫酸镁），过量使用盐类泻药可引起电解质紊乱，老年人和肾功能减退患者应慎用；刺激性泻药作用于肠神经系统，增强肠道动力和刺激肠道分泌，包括比沙可啶、蒽醌类药物和蓖麻油等，建议短期、间断使用刺激性泻药。

B. 促动力药：普鲁卡必利作用于肠神经末梢，释放运动性神经递质、拮抗抑制性神经递质或直接作用于平滑肌，能缩短结肠传输时间，安全性和耐受性良好。

C. 促分泌药：包括鲁比前列酮、利那洛肽，可刺激肠液分泌，促进排便，鲁比前列酮常见不良反应为恶心、呕吐和腹泻，但发生率较低。

D. 灌肠药和栓剂：通过肛内给药，润滑并刺激肠壁，软化粪便，使其易于排出，适用于粪便干结、粪便嵌塞患者临时使用，便秘合并痔者可选用复方角菜酸酯制剂。

2）精神心理治疗：给予合并精神心理障碍、睡眠障碍的患者心理指导和认知治疗、抗抑郁焦虑药物治疗，存在严重精神心理异常的患者应接受精神心理科正规治疗。

3）生物反馈：循证医学证实生物反馈是盆底肌功能障碍所致便秘的有效治疗方法，对于混合型便秘患者先予生物反馈治疗，无效时考虑加用泻药。

4）手术治疗：当患者症状严重影响工作和生活，且经一段时间严格的非手术治疗无效时，可考虑手术治疗，但必须严格掌握手术适应证。术前应行相关检查以全面了解肠道和肛门直肠功能以及形态学异常的严重程度，对经检查明确显示存在形态和（或）功能异常者，有针对性地选择手术方式。

（2）中医干预

1）中医体质调理：体质决定于先天禀赋和饮食、起居、运动等后天因素，不同的体质类型有不同的发病倾向，在饮食、起居、运动等方面有不同的干预方法，所以根据体质类型，做好日常生活管理，对于未病先防、已病防变、瘥后防复均具有重要意义。阳虚、阴虚、气虚和湿热体质患者均好发生便秘，这些体质患者发病时多为虚实夹杂状态，在日常调理中更应该重视虚性体质的调理，提升脏腑功能，减少各种病理产物的积聚，对于改善便秘症状、减轻伴随疾病的发生概率具有重要意义。体质辨识与偏颇体质调理需要参见第五章第一节偏颇体质管理。

2）中医辨证施治

对功能性便秘的治疗一般采用辨证论治，便秘的病位在大肠，同时与脾、胃、肝、肾等脏腑功能失调密切相关，病理性质有虚、实、寒、热四个方面。所以治疗上，先分清虚实，再辨寒热。实秘分热秘和气秘两型，虚秘分气虚、血虚、阴虚、阳虚四型。

A. 肠道实热证

症状：大便干结，腹中胀满或痛，心烦不寐，小便短赤，口干口臭，舌红苔黄，脉滑数。

治法：清热润肠。

主方：麻子仁丸。常用药：火麻仁、枳实、厚朴、大黄、杏仁、芍药。

B. 肠道气滞证

症状：欲便不得出或便而不爽，大便干结或不干，腹满胀痛，肠鸣矢气，烦躁易怒或郁郁寡欢，纳呆食少，舌苔薄腻，脉弦。

治法：顺气导滞。

主方：六磨汤。常用药：槟榔、沉香、木香、乌药、大黄、枳壳。

C. 肺脾气虚证

症状：大便不干硬，虽有便意，但排便困难，用力努挣则汗出短气，便后乏力，神疲懒言，舌淡苔白，脉弱。

治法：益气润肠。

主方：黄芪汤。常用药：黄芪、陈皮、白蜜、火麻仁。

D. 脾肾阳虚证

症状：大便干或不干，排出困难，腹中冷痛，得热痛减，四肢不温，面色皖白，小便清长，舌淡苔白，脉沉迟。

治法：温润通便。

主方：济川煎。常用药：当归、牛膝、肉苁蓉、泽泻、升麻、枳壳。

E. 肝肾阴虚证

症状：大便干结，如羊屎状，形体消瘦，头晕耳鸣，两颧红赤，心烦少寐，潮热盗汗，腰膝酸软，舌红少苔，脉细数。

治法：滋阴润燥。

主方：增液汤。常用药：玄参、麦冬、生地。

F. 津亏血少证

症状：大便干结，便如羊粪，口干少津，两颧红赤，眩晕耳鸣，腰膝酸软，心悸怔忡，舌红少苔或舌淡苔白，脉弱。

治法：滋阴养血。

主方：润肠丸。常用药：火麻仁、桃仁、羌活、大黄、当归。

（3）传统非药物疗法

1）腹部及腰骶部按摩：患者仰卧，术者立于患者右侧，双掌分推、搓、揉胸胁部，掌揉上、中、下腹部，波浪式揉腹部，沿升、横、降、乙状结肠路线行掌推揉法、掌摩腹部，以指为针点按上脘、中脘、下脘、气海、关元、天枢、足三里、上巨虚、下巨虚、三阴交。患者俯卧，术者立于患者左侧，在腰骶部按揉肾俞、三焦俞、大肠俞等，按压八髎、长强，由上至下推八髎，叩击尾骶部。

2）穴位贴敷：贴敷药物组成为三棱、莪术、大黄、冰片，按2∶2∶2∶1比例研成粉末，加甘油调成膏状，制成大小约1.5cm×1.5cm，厚度约0.3cm的药饼，敷于天枢、关元、气海穴，用胶布固定。每日1次，每次6～8小时，7次为1个疗程。使用时应注意严防有强烈刺激性的药物及有毒药物误入口、鼻、眼内；有感染性、过敏性皮肤病患者禁用；有出血倾向患者禁用；孕妇禁用。

3）耳压法：取主穴便秘点、直肠下段；配穴耳尖放血。每穴按压1分钟，每日按压3～4次，双耳轮换治疗，每周治疗1次，3次为1个疗程。

4）针灸：主穴取天枢、支沟、上巨虚。依临床症状不同可酌情选择大肠俞、内庭、曲池、太冲、阳陵泉、肺俞、脾俞、足三里、脾俞、膈俞、太溪、照海、肾俞、命门等穴位配伍。神阙（灸）每日1次，10次为1个疗程。

5）艾灸：艾灸可配合针灸使用，也可单独应用，艾灸对气虚、阳虚、血虚便秘疗效均较为理想，血虚便秘可选脾俞、胃俞、大肠俞、三阴交、足三里、天枢、支沟，每次选其中4～6个穴位，每穴以艾条做温和灸10～15分钟，每日1次，10～15日为1个疗程，每疗程间隔3～5日。也可选择3～5个穴位，上置蒜片以花生大艾炷做隔蒜灸，每穴3～5壮，每日1次，3～5日为1个疗程，每疗程间隔3天左右；阳虚气虚便秘可选气海、神阙、肾俞、关元俞、大肠俞，每次选3～5个穴位以艾条做温和灸，每穴10～20分钟，每日灸1次，5～10

次为1个疗程,疗程间隔5日。亦可取食盐适量,填脐,在神阙上盖1cm厚刺孔姜片,上置枣核大艾炷,连灸5～10壮,至皮肤潮红为度。可每日也可隔日1次,5～7次为1个疗程,每疗程间隔5日。

6)灌肠:灌入肥皂水约500ml,温度约37～41℃。嘱患者侧卧,保留15分钟,或在医生辨证后使用处方中药煎水灌入,也可将蜂蜜少许倒入锅中,用温火加热2～3分钟,蜂蜜变得软稠后,再捏成小指末节大小的椭圆形(可放于冰箱内备用),外涂少许香油,推入肛门内,20～30分钟后即可顺利排便,或用开塞露挤入肛门排便。

4. 随访和评价

(1)随访:有利于便秘患者正确认识和对待便秘,解除焦虑和不安情绪。通过专业人士的指导和讲解,患者可以掌握便秘的管理知识,提高自我管理技能,充分了解该病在治疗过程中可能出现的副作用,养成良好的生活起居习惯,戒烟限酒,适度运动,避免各种不良因素诱发或加重便秘,从而提高患者的生活质量。与患者线上线下保持良好关系,定期推送便秘相关保健知识,使患者对自己的病情有深切的了解,既不忙乱焦虑,也不可持无所谓的态度;既要积极治疗,又要主动向医生反馈健康状况,以保证取得满意疗效。

随访间隔及内容:根据患者的便秘程度、分级和是否伴随其他疾病等情况决定相应的随诊时间。分级诊疗评估为一级的患者,原则上每3个月1次,每年至少完成4次。随访内容包括健康教育和健康生活方式指导、服药依从性和疗效、记录排便改善情况等。分级诊疗评估为二级及以上的患者,原则上每2～4周随访1次,直至调低诊疗评估至1级,然后根据情况予以调整。随访内容包括健康教育和健康生活方式指导、根据情况调整治疗方案、危险因素监测。发现并存相关疾病及时转诊,随访情况录入患者健康档案。

(2)效果评价:根据随访结果,评价便秘改善程度,分析原因,针对性调整管理方案。若有潜在危险因素未得到控制或伴有严重并发症,建议患者到医院就诊或请专家会诊。

(迟庆滨)

第十三节　儿童疾病中医健康管理

随着社会的发展,外在环境改变,儿童疾病谱也随之变化,慢性疾病患病率呈上升趋势。相较于急性病,慢性病具有病程长、易反复发作、需长期治疗的特点,不仅损害儿童的生理功能,影响其正常生长发育,还会导致儿童心理行为异常和社会功能受损,从远期来看,儿童期慢性病或可延续至成年,对个人甚至家庭造成更严重的危害。可见,儿童期的慢病管理更具意义,及早的预防可获得更大收益。

我国儿童常见的慢性病有哮喘、肥胖、糖尿病、贫血、心脏病、肾病、发育障碍类疾病、精神疾病、肿瘤、反复呼吸道感染等,难以一一列举,本章选取反复呼吸道感染、儿童哮喘、儿童肥胖三种常见疾病的管理进行简述。

一、反复呼吸道感染管理

(一)概述

根据现有的标准,在一段时间内发生上呼吸道感染及下呼吸道感染的反复发作,并且超过一定的次数,具有这一特点的临床综合征称为反复呼吸道感染,简称复感,是儿童常见病、多发病,发病率达20%左右,并有不断上升趋势,严重影响儿童健康。一年四季均可发生，以冬春气候变化剧烈时尤易反复不已，部分患儿夏天有自然缓解的趋势。

中医认为复感属“咳嗽”“伤风”“虚证”范畴，古籍中的虚人感冒、体虚感冒描述与本病相似。复感的发生多以小儿先天禀赋不足、后天调护失宜为内因，脾胃虚弱则气血化源不足，五脏皆虚，肺气虚弱则卫表不固，易受外邪侵袭。

复感病因复杂，患儿的年龄、潜在发病原因及部位不同，为预防、治疗带来一定的困难，由于病程较长，影响儿童的生长发育，应针对病因给予积极的防治。

（二）发病危险因素

目前儿童反复呼吸道感染的确切发病机制尚不完全清楚，属多种因素综合作用的结果。

1. 呼吸道解剖特点

婴幼儿呼吸道具有特殊解剖特点，鼻腔、喉腔、气管管腔较成人狭窄，呼吸道黏膜柔嫩，黏液分泌较少，致使管腔比较干燥，黏膜上纤毛的运动能力比较差，因此，儿童的气管和支气管比成人的容易受到损伤，抗病力较弱。

2. 免疫与年龄

免疫功能低下是儿童反复呼吸道感染发病的重要原因之一。如原发性免疫缺陷病，免疫细胞或成分的不足会导致免疫内环境紊乱，抗感染能力下降。免疫力与年龄相关，年龄越小机体免疫功能越不完善，3 岁以内小儿发病率最高，以后随年龄增长而下降。

3. 先天性疾病和慢性疾病

如先天性心脏病（左向右分流型）可使肺循环明显充血，易发反复呼吸道感染；先天性喉喘鸣患儿气管软骨发育不良，气管塌陷出现呼吸困难及长期缺氧，易发生反复下呼吸道感染；先天性膈疝、原发性纤毛运动障碍、支气管扩张、慢性扁桃体炎等疾病导致呼吸道上皮细胞纤毛防御功能发生障碍，使病原微生物滞留于呼吸道，或因呼吸道器官本身发育障碍易发生呼吸道的反复感染。此外，肾病综合征等其他原因引起的低蛋白血症、先天性 α-胰蛋白酶缺乏症等均可增加反复呼吸道感染的发病率。

4. 不合理应用抗生素

不合理用药会使对抗生素天然耐药的细菌治疗无效果，而长期的滥用又会使不耐药的细菌变为耐药，得不到有效清除。近年来，抗生素的广泛使用，使呼吸道感染致病菌发生较大变迁，由原来占主要地位的革兰氏阳性菌转为革兰氏阴性菌。肺炎支原体感染成为儿科呼吸道感染的第一位病原体，经治疗后，部分患儿咽部带菌可长达 5 个月之久，是日后复发的根源。

5. 营养

锌是人体必需的微量元素之一，能够促进免疫器官胸腺的发育和免疫细胞的增殖、稳定，帮助维持上皮细胞的完整性及相关免疫递质的活性，对调节机体免疫具有重要作用；铁是红细胞的必要组成成分，红细胞是机体免疫系统发挥免疫吸附、抗原抗体反应的重要场所；诸如此类与免疫相关的营养素还有硒、维生素 A、维生素 D 等。儿童生长发育迅速，对营养需求迫切，当出现营养不良和营养素缺乏时，机体免疫功能受到影响，易反复多次发生呼吸道感染。

6. 环境

居住地人口密集、人口流动多、空气流动差，会增加发病率。汽车尾气、工业废气、室内装修、油漆和被动吸烟等均会造成大气成分改变，有害气体吸入呼吸道，直接影响肺的通气和换气功能，降低呼吸道的抵抗力，引起气道化学性损伤及继发性炎性损伤，大气污染还可引起儿童内环境失衡，呼吸道平滑肌痉挛，气道反应性增高，发病概率明显增加。

7. 其他因素

母乳喂养不足的儿童不能从母体获得足够的免疫支持，长期应用免疫抑制剂的患儿其免疫力降低，缺乏必要的体育锻炼，有家族史并伴有过敏性疾病（如哮喘、过敏性鼻炎等），均可导致反复呼吸道感染发生率的升高。

（三）诊断及鉴别诊断

1. 反复呼吸道感染的诊断

根据感染发生次数定义。是指1年以内发生频繁、发生次数超出正常范围的上、下呼吸道感染。根据年龄、潜在原因及部位不同，将其分为反复上呼吸道感染和反复下呼吸道感染，后者又可分为反复气管支气管炎和反复肺炎。依据《小儿反复呼吸道感染中医诊疗指南》和《反复呼吸道感染临床诊治路径》，将反复上呼吸道感染界定为：0 ~ 2岁儿童每年发生7次及以上，2 ~ 5岁儿童每年发生6次及以上，5 ~ 14岁儿童每年发生5次及以上。下呼吸道感染中反复气管支气管炎：0 ~ 2岁儿童每年发生3次及以上，2 ~ 5岁儿童每年发生2次及以上，5 ~ 14岁儿童每年发生2次及以上。反复肺炎：各年龄段儿童均每年发生2次及以上。此外，国内指南未单独列出反复中耳炎、反复咽炎及反复扁桃体炎等特殊类型的上呼吸道感染，临床实践中可参考国外文献，将中耳炎发生3次/月或4次/年、感染性鼻炎＞5次/年、咽炎或扁桃体炎＞3次/年，纳入反复呼吸道感染范畴。

2. 临床分类

反复上呼吸道感染应区分以中耳、咽喉、扁桃体、鼻部何部位感染为主。其中反复化脓性中耳炎应注意排除免疫缺陷病，反复化脓性扁桃体炎应注意局部病灶清理不彻底及局部假膜形成的可能。

反复下呼吸道感染区分支气管炎或肺炎。婴儿期反复支气管炎伴喘息，常因病毒感染后引起的气道高反应性导致，婴儿期反复下呼吸道感染应注意排除胃食管反流及气道异物，反复肺炎者需排除免疫缺陷和呼吸系统等基础疾病。

合并其他系统疾病或感染时，应全面评估，分清反复呼吸道感染和其他基础疾病的从属关系，排除存在其他基础疾病的可能。

3. 鉴别

因反复呼吸道感染属临床常见现象，通过感染发生频次、部位、年龄等即可诊断，本身不需与疾病鉴别，而是注意鉴别反复感染的病因，如自身免疫缺陷、呼吸系统结构异常和其他系统疾病等，并给予及时有效的针对性治疗。

（四）管理人群和目标

1. 管理人群

符合反复呼吸道感染诊断的儿童。

2. 管理目标

急性期积极抗感染治疗控制症状，缓解期通过随访、评估、指导和干预，增强家庭防护意识，查找潜在病因并给予相应的处置，减少呼吸道感染发生次数。

（五）自助管理方案

1. 建立家庭档案

收集历次就医资料，并记录儿童生长发育情况、生活环境、日常习惯、家庭预防措施及饮食、运动、睡眠情况。

2. 监测评估

监测身高、体重等生理指标，描绘生长曲线，当曲线明显偏离轨迹提示异常。观察儿童精力、食欲、情绪、行为、睡眠、二便等情况，以及有无不适症状。

3. 家庭调养

（1）了解相关知识：家长应认识到由于婴幼儿的生理特点，其免疫系统发育不成熟，在早期易出现反复呼吸道感染，发病率最高在出生后 6 ～ 18 个月，这种感染在某种程度上对人体免疫系统具有一定的良性刺激，但若频繁发作会加重体内免疫球蛋白的消耗，导致患儿免疫力下降，最终形成恶性循环，必须制止这种趋势，家长就需掌握并采取正确的预防措施，改正错误的育儿行为。

（2）去除环境危险因素：如避免过早接受日托，在呼吸道感染流行季节减少拥挤密闭场所的活动，经常开窗通风，保持室内空气新鲜，夏季经常清洗空调的过滤网以减少病菌进入，对气道反应性高的易咳喘患儿应避免接触刺激性粉尘、烟尘，少到花丛中玩耍，家长减少在家中吸烟。

（3）饮食调养：尽量选择母乳喂养，在医生指导下按时按序添加辅食，对于有基础病或营养不良的患儿遵循医嘱补充人体必需的微量元素及维生素，如佝偻病补充维生素 D，贫血补充铁剂或富含铁的食物（猪肝、猪血），纠正偏食等不良饮食习惯。

（4）运动调养：加强体育锻炼，可进行跑步、游泳、日光浴、空气浴等，增加皮肤、呼吸道对冷空气的适应能力，提倡用冷水洗脸，以提高耐寒能力。

（5）日常调摄：顺应四季气候变化，适时增减衣物，避免汗出当风。清淡饮食，少食肥甘厚味生痰化火及生冷之品。经常户外运动，避免久坐、久卧及过于劳累。夏季为休养生息的季节，发生呼吸道感染概率小，应抓紧时机积极调养，不直吹风扇、空调，室内外温差不可过大，不吃冷饮，不过食性寒凉的食物，如海带、绿豆、苦瓜、水果等，饮用温开水，适度凉水浴。体质调养可参见哮喘儿童的日常调摄。

（6）中医食疗

山药八宝粥：怀山药、炙黄芪、党参、莲子、麦芽、茯苓、薏苡仁各 10g，大枣（去核）5 枚，粳米 100g，加水煮粥，去黄芪和党参的药渣，加砂糖适量。可健脾益气。

面食或炖鸡：选黄芪 10g，防风、甘草各 6g，研细末，与适量面粉和匀，制成各种面食，如面条、水饺或烙饼等。也可选上述 3 药与各种调味品相配炖鸡汤。有益肺固表之功。

二参饮：太子参、沙参、麦冬、天花粉、甘草各 6g，煎水，去渣，放入适量冰糖，当饮料服用。可养阴润肺。

银耳雪梨粥：银耳 20g，雪梨 1 个，粳米 100g，将银耳下水，雪梨去皮切块，与粳米一起加水熬粥，粥成后放入适量冰糖。可养阴润肺。

黑芝麻饼：黑芝麻、核桃仁、怀山药各 50g，三者炒香研碎，加入适量红糖，用面包裹，烤制小饼。可温补脾肾。

山楂粥：山楂 10g，谷芽、麦芽、神曲各 6g，茯苓 10g，水煎 30 分钟，取汁 1000ml，加粳米

100g，熬粥，白糖适量，每日 1 次。可健脾消食，适合脾虚食滞小儿。

（7）经络腧穴调理

揉肺俞：以双手拇指揉肺俞穴 100 次。肺俞穴位于第 3 胸椎棘突下旁开 1.5 寸，肩胛骨内角的内下方向。

擦鼻梁：以双手拇指腹按鼻两侧，由鼻翼旁迎香穴向上推至鼻根，往返摩擦至局部发热。

4. 定期回顾和评价

定期回顾反复呼吸道感染的发生次数、持续时间和病情程度，分析可能的诱因，针对性地调整生活方式，评价改善生活方式后反复呼吸道感染的变化，无改善或持续加重者到医院就诊，进一步明确诊断。

（六）医助管理方案

1. 建立健康档案

档案中需记录患儿及家长个人基本信息，历次呼吸道感染发病及就医情况，患儿日常行为习惯，以及各项检查指标数据及评估结果、体质辨识等相关信息。

2. 风险评估

（1）病史采集：包括起病时间、发病季节、感染病原种类、感染累及部位、以往治疗措施与效果、生活环境、家族史等。注意患儿 6 月龄内起病应排除先天性疾病，尤其是免疫系统的细胞免疫和固有免疫缺陷、先天性呼吸系统疾病等，反复细菌感染应注意排除抗体缺陷病的可能，反复肺炎者可能存在免疫或呼吸系统基础疾病。

（2）体格检查：包括生长发育状况、营养状况、皮肤、淋巴结、上呼吸道局部结构、心肺听诊。其中上呼吸道的体格检查应注意扁桃体、咽后壁、鼻腔和耳部及乳突体检，有利于发现潜伏病灶和异常淋巴组织增生及结构异常。

（3）实验室检查：常规项目有血常规、C 反应蛋白；对部分较严重或治疗困难的患儿可采取专业性较强的特殊检查，如免疫学的血清免疫球蛋白（Ig）、淋巴细胞亚群、补体检查，过敏原检测。

（4）其他检查：对于反复下呼吸道感染患儿，必要时行肺部影像学检查、肺功能检查、支气管镜检查；反复化脓性扁桃体炎、反复肺炎可行病原学检查以指导用药；合并其他系统感染应进行其他感染部位局部可获取的组织液培养。

3. 转诊

对于可能存在基础疾病的反复呼吸道感染患儿，普通儿科诊疗技术无法明确诊断者应转诊至相应专科进行进一步诊治。

4. 健康教育

对于无需转诊的患儿，应对家长开展健康教育。告知家长反复呼吸道感染对患儿的不利影响、引起该病发生的可能原因及家长应配合医生的干预措施。指导家长认识到环境性预防及生活习惯的改变对儿童反复呼吸道感染的控制非常关键，并给予对应的家庭自助方案。缓解家长可能存在的焦虑、抑郁心理。

5. 干预方法

（1）西医治疗

孕期干预：从孕期抓起，做好母亲孕期的营养、保健工作，防止早产的发生，减少低出生体重儿的出生率。

治疗诱因：如对鼻咽部慢性病灶，必要时请耳鼻喉科协助诊断并治疗。手术切除气管支气管肺畸形。治疗佝偻病、慢性腹泻等。

规范用药：临床应用抗菌药需严格掌握此类药物使用的适应证、应用剂量和方法，避免损伤儿童气道结构和功能，减少病原菌产生耐药性、菌群交替和多种病原微生物混合感染的机会。根据不同年龄和病情，正确地选择祛痰药物，平喘、镇咳药物，雾化治疗，肺部体位引流和肺部物理治疗等。同时，合理进行疫苗接种。

应用免疫调节剂：针对原发性免疫缺陷病患儿使用，常用的免疫调节剂有转移因子、胸腺肽、必思添、细菌溶解产物等，可以根据患儿具体情况选择应用上述免疫调节剂来预防、治疗反复呼吸道感染。

（2）中医治疗：治疗应分期施治，急性感染期以祛邪治标为主，但应注意反复呼吸道感染的小儿体质多虚，不可过汗，需佐以扶正之品；非急性感染期以虚证为主，当辨证调体，扶正固本。

1）中药内服

A. 营卫失和型

症状：反复外感，恶风、恶寒，面色少华，四肢不温，多汗易汗，汗出不温，舌淡红，苔薄白，脉无力，指纹淡红。

治法：调和营卫，益气固表。

方药：黄芪桂枝五物汤。常用药：黄芪、桂枝、芍药、生姜、大枣。

B. 肺脾两虚型

症状：反复外感，面黄少华，形体消瘦，肌肉松软，少气懒言，气短，食少纳呆，口不渴，多汗，动则易汗，或大便溏薄，舌质淡，苔薄白，脉无力，指纹淡。

治法：补肺固表，补脾益气。

方药：玉屏风散合六君子汤加减。常用药：防风、黄芪、白术、人参、茯苓、甘草、陈皮、半夏。

C. 脾肾两虚型

症状：反复外感，面色萎黄或面白少华，形体消瘦，肌肉松软，鸡胸龟背，腰膝酸软，形寒肢冷，四肢不温，发育落后，喘促乏力，气短，动则喘甚，少气懒言，多汗易汗，食少纳呆，大便溏烂，或五更泄泻，夜尿多，舌质淡，苔薄白，脉沉细无力。

治法：温补肾阳，健脾益气。

方药：金匮肾气丸合理中丸加减。常用药：桂枝、附子、熟地、山茱萸、山药、茯苓、牡丹皮、泽泻、人参、白术、干姜、甘草。

D. 肺脾阴虚型

症状：反复外感，面白颧红少华，食少纳呆，口渴，盗汗自汗，手足心热，大便干结，舌质红，苔少或花剥，脉细数，指纹淡红。

治法：养阴润肺，益气健脾。

方药：生脉散合沙参麦冬汤加减。常用药：麦冬、五味子、人参、沙参、玉竹、桑叶、甘草、天花粉、白扁豆。

2）推拿：根据《中医治未病“推拿干预小儿反复呼吸道感染”专家共识》，1～6周岁人群反复呼吸道感染非急性感染期的推拿适用于下列方案，方案根据反复呼吸道感染儿童的体质类型特点制定，包括气虚质、阴虚质、阳虚质、内热质、痰湿质的推拿。

基础操作：头面四大手法（开天门、推坎宫、运太阳、揉耳后高骨）各 30～50 次，分手阴阳 50 次，运内八卦 100 ～ 200 次，摩腹 100 ～ 200 次，捏脊 4 ～ 6 遍，拿肩井 10 次。

A. 气虚质

症状：平素体质虚弱，肌肉不健壮，面色偏黄或白，目光少神，口唇色淡少华，毛发不华，语音低怯，气短懒言，易于疲乏，精神不振，易出汗，小便调，大便调或溏薄，舌淡红，舌体胖大、边有齿痕，苔薄白，脉细弱，指纹淡。

配穴：推三关（100 ～ 200 次），补脾经（100 ～ 300 次），按揉气海（100 ～ 200 次），按揉足三里（100 ～ 300 次）。

B. 阴虚质

症状：体形瘦长，面色潮红，皮肤偏干，眼鼻干，唇红微干，口燥咽干，渴喜冷饮，手足心热，急躁好动，盗汗，易便秘，舌红少津，舌苔少或花剥，脉细数，指纹淡红。

配穴：清天河水（100 ～ 300 次），补肾经（100 ～ 200 次），揉二马（100 ～ 200 次），揉涌泉（100 ～ 300 次）。

C. 阳虚质

症状：体形多白胖，肌肉不壮，面色㿠白，口唇色淡，平素畏冷，手足不温，喜热饮食，精神不振，大便溏薄，小便清长，舌淡胖边有齿痕，苔润，脉沉迟，指纹淡。

配穴：推三关（100 ～ 300 次），揉外劳宫（100 ～ 200 次），按揉百会（100 ～ 200 次），摩丹田（100 ～ 300 次）。

D. 内热质

症状：面色偏红，急躁好动，易哭闹，精神亢奋，怕热，外感后易发高热，口干喜饮，口臭，夜寐欠安，手足心热，小便偏黄，大便较干，舌质红，苔黄，脉滑数，指纹紫红。

配穴：清胃经（100 ～ 300 次），退六腑（100 ～ 300 次），揉涌泉（100 ～ 200 次），推下七节骨（100 ～ 200 次）。

E. 痰湿质

症状：形体偏胖，肌肉松软，面色淡黄而暗，眼睑微浮，容易困倦，喉间痰鸣易胸闷腹胀，喜甜食、生冷，多汗且黏，小便调，大便质软，舌胖，舌苔白腻，脉滑，指纹紫滞。

配穴：补脾经（100 ～ 200 次），揉掌小横纹（100 ～ 300 次），按弦搓摩（100 ～ 200 次），按揉丰隆（100 ～ 300 次）。

3）针刺

体针：取大椎、肺俞、足三里、肾俞、关元、脾俞。每次取 3 ～ 4 穴，轻刺加灸，隔日 1 次。在好发季节前进行预防性治疗。

皮内针：肺脾气虚证，选魄户、肺俞、脾俞；营卫失调证，取附分、大椎、肺俞；脾肾两虚证，取命门、肾俞、脾俞。操作时患者俯卧，75% 酒精常规消毒皮肤，一手将腧穴部皮肤向两侧舒张，另一手持镊子夹持 0.20mm 皮内针刺进穴位。每周治疗 3 次，每次留针 48 小时，每周休息 1 日，共治疗 4 周。

4）艾灸：肺脾气虚选身柱、肺俞、脾俞；营卫失调选风门、大椎、肺俞；脾肾两虚选脾俞、肾俞、关元。在穴位上用艾条温和灸，以局部有温热舒适感觉、皮肤稍有红晕为度，施灸者可用食指和中指置于施灸部位两侧感知温度。每个穴位进行艾灸 3 ～ 5 分钟，隔日 1 次，4 周为 1 个疗程。

5）敷贴：白芥子 3 份，细辛 2 份，甘遂 1 份，皂荚 1 份，五倍子 3 份，冰片 0.05 份，共研细末。每次 1 ～ 2g，姜汁调成糊状，敷于双肺俞，外用胶布固定，于三伏天每伏 1 次，每次 4 ～ 6 小时。用于反复呼吸道感染虚证兼痰浊内郁者。

五倍子粉 10g，加食醋适量调成糊状，睡前敷脐，每日 1 次，连用 5 ～ 7 天。用于反复呼吸道感染各证型多汗者。

6）香佩疗法：选用具有芳香化湿、祛风解表、宣通鼻窍功效的挥发性好的中药，可发散，解表，直达病所。常用药有苍术、肉桂、艾叶、荆芥、佩兰、藿香、辛夷、白芷 8 味主药和冰片、薄荷（脑）2 味辅药，8 味主药同比例混合，再酌情加入 2 味辅药，将药物混合打成粗粉，制成总重量为 6 ～ 10g 的生药包，佩戴于胸前膻中穴处。

7）药浴：根据 2017 年《中医治未病实践指南·药浴干预小儿反复呼吸道感染》，方案具体如下。

基本原则：调和气血，平衡阴阳。

方药：

气虚质：黄芪、白术、党参、茯苓、陈皮、防风、浮小麦、紫苏叶、白芍、五味子、桂枝、生姜、荆芥、艾叶。

阴虚质：黄芪、白术、防风、白芍、五味子、地骨皮、玄参、浮小麦、山茱萸、生地黄、南沙参、麦冬。

阳虚质：黄芪、白术、防风、山茱萸、淫羊藿、菟丝子、补骨脂、芡实、太子参、陈皮、熟地黄、五味子、白芍、桂枝、艾叶。

痰湿质：黄芪、白术、防风、党参、茯苓、苦杏仁、紫苏子、陈皮、法半夏、苍术、莱菔子、焦山楂、艾叶。

制备：将中药装袋备用，药物用 10 倍于药包的温开水浸泡 5 ～ 10 分钟，大火煮沸后再文火煮煎 20 分钟；根据耐热习惯将滤出的药液根据所需浓度及药液的温度调整液体量，药液温度在 38 ～ 40℃，如果首次泡浴没经验，水温则调到夏天 38℃、冬天 40℃，并且在泡浴过程中适当调整温度；根据反应调整水温。第 1 次进水 5 ～ 8 分钟时根据对水温的感受，及时调整水温，以达到最佳的效果。

药浴：选用木质的浴盆、浴缸或中药药浴箱，在饭后 1 小时方可入浴（饭前或饭后 2 小时为最佳药浴时段），药浴时药液应到达小腿或者除头面部以外的全身，药液温度选择 38 ～ 40℃为宜，泡至皮肤潮红，药浴时间根据患儿年龄的大小及体质的强弱适当调整，一般 6 个月至 3 岁者 5 ～ 15 分钟，3 岁以上者 15 ～ 25 分钟，浸泡药浴前、中、后均应适当补充水分。药浴每周 2 ～ 3 次，1 个月为 1 个疗程，或视病情轻重可增加更多疗程。

8）耳穴压豆：耳穴取肺、脾、肾、气管、内鼻、咽喉、扁桃体，将王不留行籽放置于 0.5cm × 0.5cm 防敏医用胶布中央，常规消毒，将带药粒的胶布贴压至上述双侧耳穴上。每日 2 次轮流捏压上述各穴，以耳郭热、胀、潮红为佳。3 ～ 5 日换药 1 次，连续治疗 2 个月。

6. 随访和评价

（1）2 ～ 3 个月后进行随访，评估可能存在的潜在病因和临床预防治疗的效果。

（2）效果评价：根据随访结果，分析存在的健康问题并予以纠正，制订下一步随访计划。

二、儿童哮喘管理

（一）概述

中医哮喘指以发作性哮鸣气喘，喉间有水鸡声，呼吸困难，不能平卧为特征的一种肺系疾病，其中哮为喉中哮鸣有声，喘为气短不足以息，哮必兼喘，故通称哮喘，相当于西医学的支气管哮喘、喘息性支气管炎和急性毛细支气管炎。这里所指的哮喘专指支气管哮喘，以可逆的慢性气道炎症和气道高反应性为特征，以喘息、咳嗽、气促、胸闷为主要临床表现，常在夜晚或凌晨发作或加重，病情迁延反复，易由上呼吸道感染、变应原暴露、剧烈运动、大笑、哭闹、气候变化等因素诱发或呈发作性加重，季节性明显，秋冬季多发。除典型症状外，哮喘还有个特殊类型即咳嗽变异性哮喘，以慢性咳嗽为唯一或主要表现，干咳为主，不伴有喘息，常在运动、夜间和（或）清晨发作或加重，抗感染治疗无效，存在哮喘病理改变，属于中医“咳嗽”范畴。

在全球，大约有3亿例哮喘患儿，并且其患病率仍在上升，特别是在发展中国家和年幼儿童。在我国，全国儿科哮喘协作组分别于1990年、2000年、2010年先后进行3次全国规模的以城市儿童为主体的哮喘患病率调查，结果显示20年来我国主要城市城区14岁以下儿童哮喘累计患病率增加了近2倍，增幅明显高于发达国家同期水平，哮喘患病集中在1～2岁和4～7岁2个高峰，起病年龄有明显后移的趋势。值得注意的是，我国城市儿童哮喘的漏诊率较高，主要为不典型病例（如咳嗽变异性哮喘）或某些轻型病例，而哮喘诊治资源较为匮乏的农村地区，漏诊率会更高。

（二）儿童哮喘危险因素

哮喘属特殊类型慢性气道炎症，气道具有对变应原刺激的高反应性，气道内嗜酸性粒细胞、肥大细胞分布广泛，在外界因素的刺激下发生即刻及迟发的炎症反应。哮喘的发生和加重，是多种因素参与的结果，影响因素主要分为自身因素和外在环境因素两类，具体如下。

1. 遗传

哮喘是一种复杂的多基因遗传病，具有明显的家族遗传倾向，发病年龄越小，则其遗传倾向越显著，并且哮喘患者后代的发病率会明显高于非哮喘者的后代，家中哮喘患者人数越多，子女患哮喘的可能性越大，患者的哮喘症状往往越重。家族史可作为哮喘发作的独立危险因素之一。

2. 变应原

变应原主要包括吸入性变应原和食入性变应原两种，对于呼吸系统疾病，吸入性变应原作用更为直接。在室内，常见变应原有尘螨、厨房油烟、烟草暴露、装修中的有害气体、刺激性气味如香水等，持续接触易诱发哮喘，其中烟草暴露对儿童哮喘的影响可追溯到胎儿期，且受吸烟因素影响的儿童其临床症状更加严重、肺功能更差。室外变应原主要是花粉、汽车尾气、工业废气。花粉引起的哮喘发作具有明显的季节性，发作期限视花期长短而定。食入性变应原近年来逐渐得到重视，食物引起哮喘的发病机制可能与小龄儿童胃肠道功能未完全建立，肠道屏障作用较弱，导致异质蛋白通过肠黏膜细胞间隙进入体内从而引起过敏反应有关。

3. 呼吸道病毒感染

呼吸道病毒感染可诱发气道炎症的产生，同时病原微生物也是一种特异性变应原，能够刺激机体发生免疫反应，进一步增加了气道的高反应性，为哮喘的发作提供了条件。在不同年龄段，引起哮喘的病毒种类有所区别，婴幼儿以呼吸道合胞病毒、副流感病毒、腺病毒为主，学龄期以鼻病毒、流感病毒、副流感病毒、肺炎支原体等更常见。

4. 过敏性疾病

哮喘儿童为特异质，常合并患有过敏性鼻炎、过敏性结膜炎、湿疹等过敏性疾病，且过敏性疾病进展的过程通常是由早期湿疹到后期哮喘和过敏性鼻炎。湿疹发生率较高的患儿反复喘息发生率较高。过敏性鼻炎是哮喘的独立危险因素，能增加近倍患哮喘的风险。

5. 其他影响因素

①剧烈运动：过重的呼吸负担使气道反应性增高，诱发支气管哮喘的发生。②肥胖：是哮喘的独立危险因素，哮喘控制情况差，发作频发，症状较重。③母乳喂养时间短及剖宫产：两者均可导致婴儿肠道菌群定植不良，影响免疫系统的发育和成熟，过敏发生率较高，增加哮喘患病风险。④心理因素：心理因素尤其情绪问题具有诱发哮喘发作，并使其结果及预后进一步恶化的作用。⑤气候变化：冷空气的强刺激和低气压均会诱发哮喘的发生。⑥药物因素：生命早期应用抗生素会干扰肠道菌群定植和形成，增大儿童哮喘发病的风险，抗生素使用疗程次数、类型与哮喘发病的严重程度具有一定相关性。⑦鼻窦炎：慢性鼻窦炎与哮喘之间存在强关联性。其明显更常见于哮喘患者，并且与间歇性哮喘相比，更常见于持续性哮喘患者，鼻窦炎是影响哮喘严重程度和临床控制的主要合并症之一。

（三）诊断及鉴别诊断

依据《儿童支气管哮喘诊断与防治指南（2016 年版）》标准及《儿童支气管哮喘规范化诊治建议（2020 年版）》补充，诊断标准如下。

1. 哮喘的诊断标准

哮喘的诊断主要依据呼吸道症状、体征及肺功能检查，证实存在可变的呼气气流受限，并排除可引起相关症状的其他疾病。

（1）反复喘息、咳嗽、气促、胸闷，多与接触变应原、冷空气，物理和化学性刺激，呼吸道感染，运动以及过度通气（如大笑和哭闹）等有关，常在夜间和（或）凌晨发作或加剧。

（2）发作时双肺可闻及散在或弥漫性以呼气相为主的哮鸣音，呼气相延长。

（3）上述症状和体征经抗哮喘治疗有效，或自行缓解。

（4）除外其他疾病所引起的喘息、咳嗽、气促和胸闷。

（5）临床表现不典型者（如无明显喘息或哮鸣音），应至少具备以下 1 项：证实存在可逆性气流受限；支气管舒张试验阳性；吸入速效 β 受体激动剂（如沙丁胺醇压力定量气雾剂 200 ~ 400μg）后 15 分钟第一秒用力呼气量（FEV_1）增加≥ 12%；抗炎治疗后肺通气功能改善；给予吸入糖皮质激素和（或）抗白三烯药物治疗 4 ~ 8 周，FEV_1 增加≥ 12%；支气管激发试验阳性；最大呼气峰流量（PEF）日间变异率（连续监测 2 周）≥ 13%。

符合第（1）~（4）条或第（4）、（5）条者，可诊断为哮喘。

需要注意的是，由于哮喘的规范控制治疗需要持续较长时间，对于临床特征较典型的病例，均应尽可能进行肺通气功能检查，以获得可变呼气气流受限的客观诊断依据，避免诊断不足和诊断过度。

对于学龄前儿童，由于临床表现非特异、喘息表型多样、辅助检查难以实施等原因，哮喘的诊断存在一定困难，目前尚无特异性的检测方法和指标可以作为诊断哮喘的确切依据。在临床实践中，国外多使用哮喘危险因素预测模型来评估幼龄喘息儿童发生哮喘的概率，如改良哮喘预测指数（mAPI），但存在一定局限性。我国儿科医师初步建立适用于我国的6岁以下儿童哮喘诊断标准：喘息发作频率累计≥4次（3分）、存在可逆性气流受限（3分）、存在过敏性鼻炎和（或）特应性皮炎（1分）、一级亲属中存在过敏史（1分）、体内或体外变应原检测结果阳性（1分）。评分累计4分可达诊断界值，该诊断模型及评分系统将进一步优化后推广于临床。

喘息儿童具有以下临床特点时高度提示哮喘的诊断：①多于每月1次的频繁发作性喘息；②活动诱发的咳嗽或喘息；③非病毒感染导致的间歇性夜间咳嗽；④喘息症状持续至3岁以后；⑤抗哮喘治疗有效，但停药后又复发。

如怀疑哮喘诊断，可尽早参照哮喘治疗方案开始试验性治疗，并定期评估治疗反应，如治疗4～8周无明显疗效，建议停药并作进一步诊断评估。另外，大部分学龄前喘息儿童预后良好，其哮喘样症状随年龄增长可能自然缓解，对这些患儿必须定期（3～6个月）重新评估，以判断是否需要继续抗哮喘治疗。

2. 咳嗽变异性哮喘的诊断

咳嗽变异性哮喘（CVA）是儿童慢性咳嗽最常见原因之一，以咳嗽为唯一或主要表现。诊断依据如下：

（1）咳嗽持续时间＞4周，常在运动、夜间和（或）凌晨发作或加重，以干咳为主，不伴有喘息。

（2）临床上无感染征象，或经较长时间抗生素治疗无效。

（3）抗哮喘药物诊断性治疗有效。

（4）排除其他原因引起的慢性咳嗽。

（5）支气管激发试验阳性和（或）PEF日间变异率（连续监测2周）≥13%。

（6）个人或一、二级亲属过敏性疾病史，或变应原检测阳性。

以上第（1）～（4）项为诊断基本条件。

3. 鉴别诊断

（1）引起呼吸困难的主要非哮喘原因

1）毛细支气管炎：多见于1岁内小婴儿，冬春两季发病较多。也有呼吸困难和喘鸣音，但起病较缓，支气管扩张剂无显著疗效。病原为呼吸道合胞病毒，其次为副流感病毒3型。

2）气管、支气管异物：有突然剧烈呛咳病史，可出现持久或间断的哮喘样呼吸困难，并随体位变换加重或减轻。一般异物多数阻塞在气管或较大支气管，以吸气困难为主要表现，异物若在一侧气管内，喘鸣音及其他体征仅限于患侧，有时尚可听到特殊拍击音，既往无喘息反复发作病史。经X线胸透可见纵隔摆动，支气管镜检查不但可明确诊断，还可取出异物。

（2）引起喉鸣和喘鸣的非哮喘原因

1）畸形：心血管畸形（如血管环）、气道畸形（如蹼、囊肿、血管瘤、软化、狭窄）、食管畸形（如肠源性囊肿）。

2）炎症：气管炎、毛细支气管炎、支气管扩张、囊性纤维化。

3）气道受压：外部因素有食管异物、肿大淋巴结、恶性肿瘤，内部因素有支气管异物、肿瘤等。

4）胸腔外气道疾病：喉炎、会厌炎、声带麻痹、咽后壁脓肿、扁桃体周围脓肿、喉软骨软化病、息肉、腺样体肥大。

注意，在进行哮喘的诊断与鉴别诊断过程中，应考虑是否存在疾病共存的问题。

（四）管理人群和目标

1. 管理人群

已明确诊断为哮喘的儿童。

2. 管理目标

哮喘病情控制良好，即有效控制哮喘症状，维持正常的活动能力，包括运动能力，使肺功能水平尽量接近正常，预防哮喘急性发作，避免因哮喘药物治疗导致的不良反应，预防哮喘导致的死亡。

（五）自助管理方案

哮喘目前尚不能根治，但有效的慢病管理可以实现哮喘临床控制，儿童作为特殊群体，患有慢性病后极其依赖家庭，需要父母及家庭提供最基本的照护，也需要父母对患儿进行监督和疾病管理，家庭是哮喘管理的核心。要求如下。

1. 建立家庭档案

收集哮喘日记、哮喘行动计划、儿童哮喘控制问卷等家庭哮喘管理相关资料。

2. 监测

掌握 PEF 的测定方法，记哮喘日记，应用儿童哮喘控制问卷判定哮喘控制水平，选择合适的治疗方案。

3. 家庭调养

（1）了解相关知识：了解哮喘相关科普知识、哮喘控制的益处及非规范化治疗的危害、常用哮喘药物的使用方法（尤其吸入技术）和不良反应预防、哮喘发作的征象、发作规律、应急措施和急诊指征。学会使用哮喘行动计划，该计划是医生为哮喘患者提供的与其哮喘控制水平和文化程度相应的书面行动计划，用来帮助患者识别哮喘症状加重并采取相应的措施，计划应用 3 个区带描述哮喘的控制水平，采用交通信号灯的颜色，绿色、黄色和红色，分别提示在控制良好、加重先兆、急性发作三种不同情况下需要应用的药物和采取的行动。

（2）避免诱因：母亲怀孕及婴儿出生后避免香烟环境；出生 1 年内婴儿尽量避免使用广谱抗生素；避免过度疲劳；避免剧烈运动；预防呼吸道感染，积极治疗过敏性鼻炎、鼻窦炎等气道疾病；季节交替或传染病流行期尽量不去公共场所，必要时戴上有隔离效果的口罩；注意气温变化，随时增减衣服；保持适当体重，避免肥胖。

避免接触变应原：清洁室内环境，不铺地毯，经常用 55 ~ 60℃热水洗涤织物并暴晒，易感儿童不玩带绒毛玩具，患儿家中不养猫、狗等宠物，消灭蟑螂，厨房装排油烟机；飘扬花粉的春季减少开窗，空气污染严重时少去户外，室内使用空气过滤器；避免进食过敏食物，对从未食用过的腰果、海鲜等易致敏食物，开始应慎食。

（3）饮食调养：提倡自然分娩，鼓励母乳喂养；合理饮食，不过饱，进食清淡、易消化的食物，避食过甜、过咸、生冷、滋腻及过敏食物；发病时更需禁食腥膻之物。

（4）运动调养：哮喘患儿应在医生指导使用药物控制好症状的前提下，结合自身兴趣定期进行适度的运动，尤其对于运动诱发性哮喘的患儿，可在运动前使用相应药物预防控制支气管痉挛状态，使其能参与运动并从中获得健康收益，而非规避中高强度运动实则掩盖哮喘可能还未得到有效控制的事实。运动前充分热身（尤其不同强度交替进行的热身活动），推荐游泳、慢跑、散步等有氧运动，游泳要注意选在非氯气暴露的泳池进行，尤其要规避哮喘未得到有效控制的儿童和青少年在高氯泳池中进行中高强度竞技游泳。

（5）心理调适：平时给予足够的关爱和鼓励，让患儿保持舒畅的心情，但不过度保护和照顾，在孩子面前不表现出紧张、焦虑、厌烦的情绪，家庭和睦，症状发作时指导孩子调节呼吸，放松肌肉，帮助缓解紧张和焦虑。

（6）中医体质调养：就体质而言，阳虚质儿童尤应注意保暖，遵循中医“足要暖，腹要暖，背要暖”的育儿建议，不光脚踩地、露脐睡觉、吃寒凉食品及直吹空调，避免贪凉使上述部位受寒，可适量食用温补类食品，如羊肉、鸡肉、樱桃、龙眼、姜、葱、栗子。阴虚体质儿童避免食入辛辣、温燥、炙烤之品，平日尤其是秋冬季节可多食用芝麻、百合、银耳、白粥等养阴清润的食物，避免出汗过多，不晚睡，保持心情舒畅，不可给予过多压力。气虚质儿童饮食宜选择性质平和而偏温补的食物，如粳米、山药、莲子、马铃薯、大枣、胡萝卜、鸡肉、牛肉等，不食黏腻难消化的食物，不可剧烈活动和久坐久卧，不可安排过多课外辅导和作业，锻炼宜选择散步、慢跑等和缓的方式，循序渐进，恶劣天气减少外出，出汗较多时及时用干毛巾擦干，勿吹风着凉。痰湿质儿童需控制体重在合理范围，不可过食滋腻难消化的食品，建议常食健脾行气化痰湿的食物，如薏苡仁、白萝卜、山楂、冬瓜、芹菜、玉米、扁豆等。

（7）中医食疗

1）寒哮

苏子粳米粥：苏子 10g，苏叶 15g，粳米 50g，红糖适量。将苏子捣为泥，与粳米、红糖同入锅内，加水煮，快成粥时入苏叶。每日早晚温服，5 日为 1 个疗程。

豆豉姜糖：淡豆豉 15g，干姜 30g，饴糖 250g，植物油少许。干姜、淡豆豉同放锅内，加水适量，文火煎煮，每 30 分钟取汁 1 次，取 2 次后合并，文火煎煮至浓，加饴糖调匀，继续煎熬至挑起糖浆成丝时停火，倒入涂有植物油的搪瓷盘内，摊平，稍凉后切成小块。每次服 3 块，每日 3 次。

2）热哮

竹笋荸荠拌海蜇：竹笋 30g，荸荠 40g，海蜇 50g。竹笋切成丝，以沸水焯后淋干。荸荠切成片。把泡发好的海蜇切成丝，用热水焯一下即可。将三物加调料凉拌后，即可佐餐食用。

萝卜粥：白萝卜 500g，粳米 60g，白糖 10g。将萝卜去皮，洗净，切成小方块，粳米掏净，加水适量，武火烧开，至饭熟时放入萝卜块，再用武火煮熬成粥，放入少许食盐即成。早餐食用。

冬瓜丸：小冬瓜（幼嫩冬瓜，150g 左右为宜），冰糖 20g。小冬瓜剖开（不去瓤）填入冰糖合好，煎熟服，连服 7 日。

3）哮病缓解期

银杏粥：银杏肉 5g，粳米 60g，白糖 15g。将银杏肉、粳米掏净，同入锅中，加水适量，置武火上烧沸，继用文火煮熬成粥，放入白糖，拌匀即成。早餐食用。

蒸三仁：核桃仁 10g，杏仁 10g，桃仁 10g，蜂蜜 30g，将这 4 种物质混在一起蒸熟加生姜汁 20 滴，一次服完。每隔 2 日服上述药方 1 次，连服 5 ~ 7 次。

双红南瓜糊：南瓜 1 只（约 550g），红枣去核 15 ~ 20 枚，红糖 100g。每次将南瓜削去皮，红枣去核，放入红糖，加水煮烂服食。

（8）中医推熨：适用于寒性哮喘。家长洗净双手，以按摩油做润滑用手紧贴双侧肺俞穴，向上推熨 20 ~ 30 次，至背部皮肤发热为止。需注意家长操作前要修好指甲，防止损伤小儿皮肤；天冷时要事先温暖双手，以免手指过凉对皮肤产生寒冷刺激；操作时力度适中、均匀、柔和、持久；冬天注意保暖。

（9）经络腧穴调理

擦膻中：用食、中、无名指三指沿胸骨上下往返摩擦至局部发热。

揉天突：揉天突100次。天突穴位于胸骨上窝正中，操作时以食指或中指指腹轻揉天突穴，注意不可向颈部按压，以免挤压气管。

揉肺俞：以双手拇指揉肺俞100次。肺俞穴位于第3胸椎棘突下旁开1.5寸，肩胛骨内角的内下方向。

4. 定期回顾和评价

定期回顾哮喘的发生次数、持续时间和病情程度，分析可能的诱因，针对性地调整生活方式，评价改善生活方式后哮喘的变化，无改善或持续加重者到医院就诊，进一步明确诊断。

（六）医助管理方案

1. 建立管理档案

参照反复呼吸道感染。

2. 风险评估

对患儿及家长进行病史询问、体格检查、肺功能检查，明确诊断，根据《儿童支气管哮喘诊断与防治指南（2016年版）》将哮喘症状进行分期，控制水平进行分级（表6-16、表6-17），哮喘急性发作严重程度进行评估、分级，以患儿哮喘的症状为依据，根据年龄的不同，以6岁为分界，与患儿家长共同制定并确认长期治疗方案。同时评估患儿及家长的认知水平，根据评估的结果对患儿及家长进行健康教育。

表6-16　≥6岁儿童哮喘症状控制水平分级

评估项目[a]	良好控制	部分控制	未控制
日间症状＞2次/周 夜间因哮喘憋醒 应急缓解药使用＞2次/周 因哮喘而出现活动受限	无	存在1～2项	存在3～4项

注：a用于评估近4周的哮喘症状。

表6-17　＜6岁儿童哮喘症状控制水平分级

评估项目[a]	良好控制	部分控制	未控制
持续至少数分钟的日间症状＞1次/周 夜间因哮喘憋醒或咳嗽应急缓解药使用＞1次/周 因哮喘而出现活动受限 （较其他儿童跑步/玩耍减少，步行/玩耍时容易疲劳）	无	存在1～2项	存在3～4项

注：a用于评估近4周的哮喘症状。

3. 健康教育

教育方式：采用多种形式进行健康教育，除利用就诊时间外，还可以通过座谈、哮喘联谊会、哮喘之家、夏（冬）令营等进行集中系统的哮喘防治教育，并利用网络、广播、报纸、科普杂志等媒体推广哮喘知识，提高整个社会对哮喘的认知度。

教育内容：包括疾病和药物相关知识、哮喘急性发作的识别和处理、日常活动建议、饮食推荐、中医调理方案、哮喘控制评估方法（如儿童哮喘测试、哮喘控制问卷）的使用、简易 PEF 测定、哮喘日记的记录方法。

4. 干预方法

（1）西医治疗

首诊：对哮喘儿童进行综合评估后制定长期治疗方案，依据指南，< 6 岁儿童长期治疗方案分为 4 级，≥ 6 岁儿童方案分 5 级，从第 2 级开始的治疗方案中都有不同的哮喘控制药物可供选择，具体见图 6-2、图 6-3。

复诊：遵循治疗中“评估 – 调整治疗 – 监测”的管理循环，在随访中对患儿进行肺功能检测、体格检查，检查哮喘日记，检查吸药技术是否正确，询问居家用药情况、生活质量等，

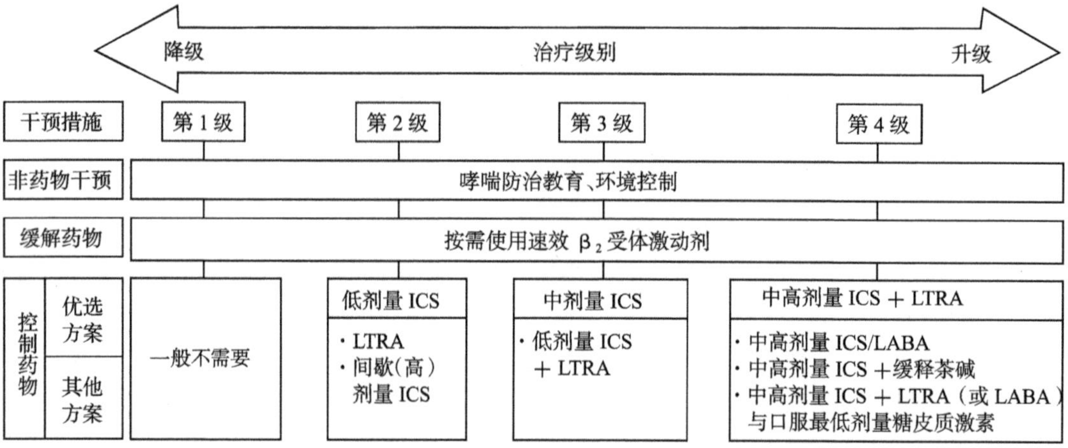

图 6-2　< 6 岁儿童哮喘长期治疗方案

ICS：吸入性糖皮质激素；LABA：长效 β_2 受体激动剂；LTRA：白三烯受体拮抗剂。

参考来源：儿童支气管哮喘诊断与防治指南（2016 年版）。

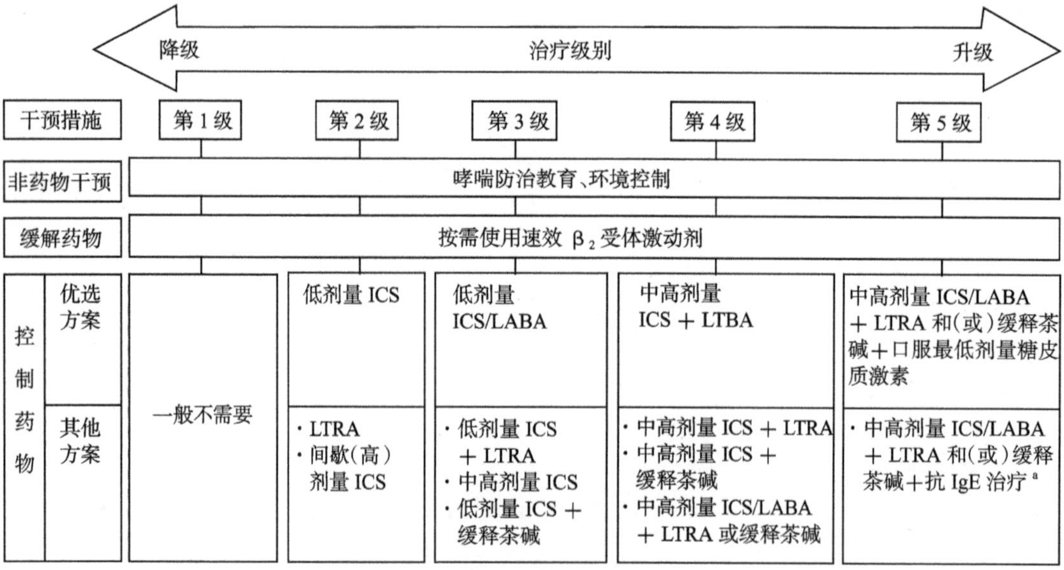

图 6-3　≥ 6 岁儿童哮喘长期治疗方案

a 抗 IgE 治疗适用于 ≥ 6 岁儿童。

参考来源：儿童支气管哮喘诊断与防治指南（2016 年版）。

详细评估哮喘控制情况，进行回顾性的病情严重程度分级，根据患儿哮喘的控制水平调整治疗方案，如哮喘控制，并维持至少 3 个月，治疗方案可考虑降级，直至确定维持哮喘控制的最低剂量，如部分控制，可考虑升级或强化升级（越级）治疗，直至达到控制。

实际情况中，哮喘管理存在哮喘患儿数量较多，对于患儿健康档案管理、疾病监控及院外哮喘管理中出现问题的解答，三级甲等医院的哮喘门诊难以应对，另外，传统慢病管理模式存在时间、空间等多因素的限制，难以长期、持续、实时地对哮喘患儿进行管理。为此，可尝试依托医联体，由三级甲等医院对社区医院进行培训指导，将控制较好的患儿转至社区医院进行管理，对控制不良或病情有反复的患儿由社区转诊到三级甲等医院进行管理，并可通过互联网，利用微信、相关 APP 为哮喘管理提供更为丰富灵活的内容和方式。

（2）中医治疗：支气管哮喘在中医看来，其发病原因既有内因，又有外因。内因责之于伏痰，与素体肺脾肾三脏失调、气血虚弱有关，加之小儿生理上就具有“肺常不足，脾常不足，肾常不足”的特点，三脏失责，则肺通调水道、脾运化水湿、肾主水的功能受到影响，人体水液不能正常代谢，水聚为痰，泛而成饮，痰饮伏留于气道成哮喘夙根，如遇到外感、接触异物、饮食失当、劳倦、情志不调、体虚病后等可诱发，致使肺气宣降不利，则伏痰引动，痰气互结，阻于气道，痰气互相搏击，发为哮喘。风、痰、瘀、虚是哮喘主要的病理因素。患病日久，反复发作又会耗散肺气，并累及脾肾，导致哮喘持续状态或难治性哮喘。正虚为本，邪实为标，治疗应扶正祛邪，并遵循“急则治标，缓则治本”的原则分期治疗。

在哮喘的慢病管理中，中医的突出优势在“治未病”，强调未病先防、已病防变、病后防复，先于疾病采取措施以遏制疾病的发生、发展，能够有效控制疾病，减少哮喘的发作和恶化，可以说，中医的治未病理念贯穿于哮喘的各级预防之中。现代医学虽然对哮喘研究已久，治疗规范，但仍缺乏足够的循证医学证据指导临床，预警信号不够，导致一级、二级预防稍显滞后。中医学的整体观、治未病、三因制宜、辨证施治理念正可以与现代医学互为补充。小儿脏器轻灵娇嫩，体质有着较大的可塑性，虽易受外邪且传变迅速，但若及时纠正，恢复也快，治未病对于小儿来说有着重要的意义。

根据哮喘虚、痰、风、瘀的病理性质，当儿童出现咳嗽伴喉间痰鸣、体型虚胖、面色㿠白、湿疹、鼻塞、经常腹泻、佝偻病明显等特征时，就具备了发生哮喘的土壤，提示需要及时干预。体质也是哮喘发生可能的要素，有人研究了哮喘患儿的体质分布，发现特禀质、气虚质分布最多，还有阴虚质、痰湿质、阳虚质等，与地域、年龄等有关，体质也影响着哮喘的证型和预后，所以，无论是哮喘的预防还是治疗，把体质因素考虑进去，能得到更好的结果。

1）中药内服：依据《小儿哮喘中医诊疗指南》分型治疗如下。

A. 发作期

①寒性哮喘

症状：咳嗽气喘，喉间哮鸣，鼻流清涕，咳痰清稀色白有沫，面色淡白，口不渴，形寒无汗，四肢不温，舌淡红，苔薄白，脉浮滑。

治法：温肺散寒，化痰平喘。

方药：小青龙汤合三子养亲汤。常用药：炙麻黄、桂枝、细辛、干姜、法半夏、紫苏子、莱菔子、白芥子、五味子、白芍、炙甘草等。

②热性哮喘

症状：咳嗽喘息，喉间痰鸣，声高息涌，痰稠色黄，胸膈满闷，烦渴面赤，小便黄赤，大便秘结，舌红，苔黄，脉滑数。

治法：清热化痰，宣肺平喘。

方药：麻杏石甘汤合苏葶丸。常用药：炙麻黄、杏仁、前胡、生石膏、黄芩、葶苈子、紫苏子、虎杖、桑白皮、射干、瓜蒌皮、枳壳等。

③外寒内热型

症状：喘促气急，咳嗽痰鸣，恶寒发热，鼻流清涕，喷嚏，吐痰黏稠色黄，口渴引饮，大便干结，舌红，苔白，脉滑数或浮数。

治法：解表清里，止咳平喘。

方药：大青龙汤。常用药：炙麻黄、桂枝、白芍、细辛、五味子、法半夏、生石膏、黄芩、葶苈子、紫苏子、鱼腥草、炙甘草等。

④肺实肾虚型

症状：哮喘持续不已，反复发作，病程较长，喘促胸痛，端坐抬肩，动则喘甚，面色欠华，畏寒肢冷，神疲乏力，小便清长，常伴有发热、咳嗽、喉中痰吼，舌淡，苔薄白，脉细弱。

治法：清肺益肾，标本同治。

方药：偏于肺实者，用苏子降气汤；偏于肾虚者，用都气丸合射干麻黄汤。偏于肺实者常用药有紫苏子、杏仁、前胡、法半夏、陈皮、肉桂、丹参、紫菀、款冬花、党参、五味子等；偏于肾虚者常用山茱萸、熟地黄、补骨脂、怀山药、茯苓、款冬花、紫菀、法半夏、细辛、胡桃肉、五味子、炙麻黄、射干等。肺实肾虚并重时二方配合使用。

B. 缓解期

①肺脾气虚型

症状：反复感冒，咳嗽无力，语声低微，面色少华，气短懒言，自汗怕冷，形体消瘦，纳少便溏，舌质淡，苔薄白，脉细无力。

治法：益气健脾，化痰止咳。

方药：人参五味汤合玉屏风散。常用药：炙黄芪、白术、防风、党参、五味子、茯苓、法半夏、橘红、炙甘草等。

②脾肾阳虚型

症状：动则喘促咳嗽，气短心悸，面色苍白，形寒肢冷，倦怠乏力，脚软无力，腹胀纳少，大便溏泻，舌质淡，苔薄白，脉细弱。

治法：健脾化痰，温阳补肾。

方药：金匮肾气丸。常用药：附子、肉桂、山茱萸、熟地黄、淫羊藿、怀山药、茯苓、白术、胡桃肉、五味子等。

③肺肾阴虚型

症状：咳嗽时作，喘促气短，咳嗽痰少，面赤颧红，潮热盗汗，五心烦热，夜间尿多，舌质红，苔少津，脉细数。

治法：养阴清热，固肾益肺。

方药：麦味地黄丸。常用药：麦门冬、北沙参、百合、五味子、山茱萸、熟地黄、枸杞子、怀山药、紫河车、牡丹皮等。

2）三伏贴：属于中医的冬病夏治疗法，春夏应宜补养阳气，三伏天人与自然阳气均蓄积到顶峰，此时给予温热药物贴敷相应穴位，药效经脉络直达病处，使自然、药物、人体三阳合一，起到温阳益气、散寒通络的作用。贴敷为每年三伏天期间，从头伏起始日到末伏，每隔

10 日贴 1 次，共贴 3 ~ 4 次，3 年为 1 个疗程。

药物：选用温阳、通络、豁痰、逐水类药物，如将生白芥子、延胡索、甘遂、白芷、细辛按 2 : 2 : 2 : 1 : 1 比例配用，还可配伍法半夏、肉桂、黄芩、大黄、冰片、川芎等药物。

穴位：主穴，天突、膻中、肺俞、定喘；配穴，膏肓、风门、大椎、脾俞、膈俞、肾俞、足三里、神阙。

方法：从三伏天头伏到末伏期间，每隔 10 日药粉用生姜汁调制成干稀适中的稠糊状，做成直径为 2 ~ 3cm、厚度为 0.5 ~ 1cm 的药饼，放于空贴或胶布内贴于所选穴位上，贴敷时间根据药物刺激程度、皮肤耐受程度、体质决定，一般为 0.5 ~ 2 小时，如贴敷过程中出现红肿、烧灼感或难以忍受的疼痛，则不论时间长短立即停止贴敷。

注意事项：咳黄痰、流黄涕、头痛、出疹性疾病出疹期、贴敷穴位局部或周边皮肤破损不宜使用；贴敷期间避风、避免空调直吹、清淡饮食；若贴后贴敷部位出现小的水疱，一般不需特殊处理，可自然吸收，或外涂烧伤膏类药物；若水疱面积偏大或出现溃烂，禁止抓挠及使用洗浴、止痒用品；保持局部清洁、干燥，及时到医院由专业人员处理。

3）推拿

基础方：揉天突、搓摩胁肋各 300 次，揉定喘、揉肺俞各 200 次，清肺经、推小横纹各 100 次。以宣肺肃肺、降气平喘。

辨证加减：风寒袭肺，推揉膻中、运内八卦 100 次，推三关、揉外劳宫各 100 次。风热犯肺，揉丰隆 100 次，推揉膻中 100 次，揉内劳宫、清天河水 100 次。肺脾气虚，补脾经、推三关、揉脾俞、补肺经、揉肺俞、揉足三里各 30 次。脾肾阳虚，补脾经、补肾经、揉脾俞、揉肾俞各 300 次，揉命门、摩揉丹田各 200 次。肺脾阴虚，补肺经、补脾经、揉脾俞各 300 次，揉二马、清天河水、揉三阴交各 200 次。

急性发作：选取患儿一侧孔最穴，用拇指点、按、揉穴位大约 3 ~ 5 分钟，结束后换另一侧孔最穴，用相同方法按摩 3 ~ 5 分钟，以患儿能忍受为度，如不能明显缓解患儿临床症状，需要重复上述按摩。

4）针刺

A. 体针

寒哮：选用列缺、尺泽、风门、肺俞、丰隆、中府、天突为主穴。针用泻法，每日 1 次，5 次为 1 个疗程。

热哮：选用合谷、大椎、丰隆、膻中、中府、孔最。针用泻法，每日 1 次，5 次为 1 个疗程。

缓解期：选用足三里、肺俞、丰隆、大肠俞、膏肓俞、太溪为主穴；肾俞、关元、复溜（肾虚），中脘、脾俞、阴陵泉（脾虚），太冲、三阴交（肝旺）为配穴。每日轮换使用主穴、配穴各 2 对，针用补法，每日 1 次，10 次为 1 个疗程。

急性发作：选用定喘、肺俞、大杼。用斜刺，施以捻转手法，直至患儿喘息好转为止。

B. 皮肤针：适用于哮喘发作期。选用第 7 颈椎至第 2 腰椎旁开 1.5 寸的足膀胱经、鱼际至尺泽的手太阴肺经，用七星针循环叩刺，反复叩打 2 遍，以局部皮肤出现红晕或微渗血为度，一般采用中等刺激手法，注意运用腕力叩刺，隔日 1 次，7 次为 1 个疗程。

5）艾灸：适用于寒哮。选用肺俞、中府、肾俞、命门、关元、膻中、天突、神阙、长强。每次取 3 穴，将生姜切成 3mm 厚的薄片，安放在所取穴位上，艾炷点燃后直接置于生姜片上，每穴 2 ~ 3 壮；或用艾条悬灸，点燃后悬于患儿皮肤上 3 ~ 4cm 处，施术者手可放在艾灸所对穴位旁感受温度，确保患儿自觉温热但无灼烫感，每个穴位 10 分钟，共灸 30 分钟，隔日 1

次,9 次为 1 个疗程。

6)走罐:选取背部足太阳膀胱经第 1 侧线的大杼至关元俞。患儿俯卧位,充分暴露背部,医者以生姜汁作为介质均匀涂抹在走罐部位,然后用闪火法将小号玻璃罐轻轻吸附于患儿一侧大杼穴上,双手握住罐体,轻轻推动,在施术范围内缓慢、轻柔地上下反复推拉,以皮肤红润为度。对侧相同操作。每次走罐时间为 10 ~ 15 分钟,每 3 日 1 次。

7)耳穴压豆:选取耳穴中的咽喉、气管、肾、肺、脾、肾上腺、平喘穴,每次取 2 ~ 3 穴,耳郭局部消毒,将粘有王不留行籽的 0.6cm × 0.6cm 的小块胶布贴于双侧所选耳穴,每日家长用拇指与食指按压数次,每次 1 分钟左右,每周更换 2 次,各耳穴轮换使用,6 次为 1 个疗程。

5. 随访和评价

(1)随访:在首次就诊之后患儿应观察 1 ~ 3 个月,随后每 3 个月随访 1 次。在急性发作之后,应在 2 周至 1 个月内随访 1 次。即使哮喘取得控制,因哮喘的可变性,仍有必要进行监测并随访下去。随访应结合实际,可采用线上线下相结合的方法,并按随访要求做好记录。

(2)效果评价:根据随访结果,评估哮喘控制情况,分析存在的问题及相关危险因素改善情况,制订下一步哮喘管理方案及随访计划。

三、儿童肥胖管理

(一)概述

肥胖是由于能量摄入长期超过人体的消耗,使体内脂肪过度积聚,体重超过了一定范围的一种慢性疾病。近年来,随着膳食模式和生活方式的快速变迁,我国儿童肥胖的问题日趋严重,严重威胁着人群的健康,给社会带来巨大的经济负担,应尽快对儿童肥胖采取有效的防控措施。按照体重的划分,体重超过同性别、同身高参照人群均值 10% ~ 19% 为超重,超过 20% 为肥胖,超重是肥胖的前身,两者相当于一个疾病的不同状态,在肥胖儿童纳入慢病管理的同时,超重儿童也应得到重视,参考肥胖儿童的管控措施,避免发展为肥胖。儿童肥胖管理的对象仅限单纯性肥胖患儿,占据肥胖儿童的 95% ~ 97%,其余因内分泌、药物及遗传等因素导致的继发性肥胖不属本文范畴。

中医古籍中虽无“肥胖症”的病名,但对肥胖相关的描述散见于秦汉以来的文献记载之中,肥胖者被称为“肥人”“肥满”。多因饮食不节、先天禀赋不足、久坐久卧、脏腑功能失调、七情所伤等致病,病位在脾、胃,涉及肺、肝、肾等多个脏腑。“脾为生痰之源”,一旦脾脏受损,运化功能失职则影响食物的消化和水谷精微的吸收,影响水液代谢,水湿不化则凝聚成痰浊、膏脂等浊阴之邪,积聚在身体各处,阻遏气血运行,损伤阳气,进而形成肥胖。病理基础为虚、痰、湿、瘀,气虚为本,痰、湿、瘀为标,属本虚标实之证,贯穿于肥胖的整个发生发展过程之中。小儿生而未全,全而未壮,脏腑娇弱,具有脾常不足、肺常不足、肾常不足的生理特点,自身调节能力差,如《育婴家秘》所说:“况小儿脾常不足,非大人可比,幼小无知,口腹是贪……视大人犹多也。”不知节制和养护,脾胃更易受损,易出现偏虚偏实的虚实夹杂证,并增加肥胖控制难度。

近 30 年来,超重及肥胖正以惊人的速度在全球蔓延,无论是发达国家还是发展中国家,无论是在成年人还是儿童群体中,这种趋势正在发生。在我国,20 世纪 80 年代,儿童肥胖还处于较低水平,90 年代以后,我国儿童的超重及肥胖率迅速增加,发生率均呈现城市高于农村、男性高于女性的情况，虽然我国儿童的超重及肥胖率低于欧美发达国家水平，但由于我国人口基数大，肥胖儿童的绝对人数惊人。

自1986年至2016年，我国对9个城市7岁以下儿童进行单纯性肥胖症的流行病学调查，结果显示超重、肥胖检出率成倍增长，以此推测，至2030年我国0 ~ 7岁儿童肥胖人数将达到664万。在学龄儿童方面，我国多次开展“中国学生体质与健康调研”，其结果具有同样的增长趋势，且农村学生肥胖率增长迅速，整体形势不容乐观，推测至2030年，我国7岁以上学龄儿童肥胖检出率将达到10.7%，肥胖人数达1891万。

儿童肥胖与高血压存在密切关系，肥胖儿童的血压水平随着肥胖程度的增加显著升高。肥胖儿童血脂代谢紊乱发病率远高于正常体重儿童，颈动脉内中膜厚度增加，颈动脉血管弹性下降，早期动脉粥样硬化已经启动。肥胖是影响儿童乃至成人心脏正常结构、功能的危险因素。儿童期肥胖是成人左心室质量增加的主要预测指标。有超声检查发现肥胖儿童已发生左心室重构。

糖尿病发病呈现低龄化趋势，绝大多数2型糖尿病患儿属于超重或肥胖。肥胖儿童高血糖检出率偏高，易产生胰岛素抵抗，且儿童BMI越高，产生胰岛素抵抗的风险越大。

肥胖儿童生长发育所需的神经内分泌环境发生改变。肥胖越严重，血清生长激素水平越低。肥胖儿童青春期发育障碍，女童BMI增高可使青春期提早发生并加速青春期的进展，青春期的提前还会增加患多毛综合征、多囊卵巢综合征及乳腺癌的风险。男童BMI与青春期早发育呈负相关，肥胖可能会引起男童青春期发动时相推迟，或出现轻度性功能降低。

肥胖是导致睡眠呼吸暂停发生的重要因素，尤其在严重肥胖儿童中表现更为突出，可引起间歇性缺氧和高碳酸血症，睡眠质量下降，反复呼吸障碍还会削弱肥胖儿童呼吸道的免疫功能。儿童哮喘的发生率随BMI的升高而升高，哮喘并发肥胖的患儿比单纯哮喘患儿症状更重，规范治疗效果低于正常体重患儿。

肥胖是儿童非酒精性脂肪性肝病最主要的危险因素，对儿童的肝功能和脂肪代谢等均造成危害。肥胖儿童体重过大，给骨骼肌肉系统带来过度压力，易出现肌肉骨骼不适、骨折、下肢畸形、行动不便等问题，而运动能力的削弱使肥胖儿童不喜欢运动，进而更加肥胖。肥胖引起的心理行为问题已很常见，肥胖男童情绪稳定性较差，烦躁易怒，肥胖女童自我评价较低，容易抑郁、自卑。中重度肥胖儿童认知及智力也会受到一定程度的影响。

综上，儿童期肥胖对整个生命周期都会造成影响，是多种慢性疾病的危险因素。

（二）儿童肥胖危险因素

单纯性肥胖病因复杂，受遗传、环境等多种因素共同影响。

1. 遗传因素

遗传因素是肥胖发生的内在基础，影响肥胖的发生、发展。肥胖是多种基因的关联、累加结果，属多基因遗传。已有多种肥胖相关基因被发现，越小年龄发生的严重肥胖个体，越有可能携带了与肥胖发生相关的突变基因。肥胖具有一定的家族聚集倾向，父母的体重情况可通过遗传因素影响子女超重及肥胖的发生。在人体脂肪重聚（一般为6 ~ 7岁）后，肥胖相关基因逐渐呈现性别特异性表达，青春期时更加明显，女性体脂分布较男性更易受基因影响。

2. 环境因素

（1）宫内环境：宫内营养和发育不良、出生时小于胎龄儿以及宫内营养过剩、大于胎龄儿或巨大儿（尤其糖尿病母亲所生的巨大儿）均容易发生儿童期或成年期肥胖。根据“健康与疾病发生起源”假说，宫内不良环境会导致胎儿适应性编程，从而改变人体的结构、功能和代谢，对出生后肥胖的发病起重要的推动作用，并影响成年期疾病的发生。

（2）饮食因素：包括膳食本身及不当的饮食行为。我国儿童的膳食结构不尽合理，儿童摄入能量密度高的食物较多，如油炸食品、奶油制品、糖果和含糖饮料等，导致肥胖发生的危险增高。不健康的饮食行为会导致肥胖的发生。如儿童过量饮用饮料、经常不吃早餐或早餐营养质量差、经常吃快餐、吃饭速度快、晚上进食多、爱吃高糖高脂食物、多食煎炸食物、边吃饭边看电视等不良饮食习惯都是肥胖及相关性疾病的危险因素。

（3）运动不足：交通条件的不断改善及课业负担的加重，使儿童户外活动的时间越来越少，另外，丰富的电视节目、电子游戏及强大的网络功能，吸引着儿童通过电子产品娱乐或者学习，视屏时间显著增加，儿童静态活动的比例和总时长增加，静态活动是儿童患肥胖、代谢综合征等慢性疾病的一个独立的影响因素。

（4）社会、家庭因素：在我国，父母文化程度高、家庭收入高的儿童肥胖率更高。儿童易受高脂、高糖和（或）高盐食品广告的影响，要求父母购买，而父母们常缺乏营养知识，易过度消费，助长肥胖的蔓延。此外，社会文化和传统意识形态也是影响因素之一，在我国传统文化中，“胖”是富有、身份、健康和有福气的象征，认为多吃才能身体健康，超重、肥胖才是正常体形。

总之，肥胖是多种因素共同作用的结果，遗传仅决定了肥胖的易感性，而行为和生活方式、环境因素则是超重及肥胖增加的推手，是导致儿童超重及肥胖率近年来急剧增加的根本所在。

（三）诊断及鉴别诊断

1. 儿童肥胖的诊断

（1）体重指数（BMI）：是指体重和身高平方的比值（kg/m^2），是国际上推荐的评价儿童超重和肥胖的首选指标。

相较于成人，由于儿童处于生长发育期，BMI 随年龄不断变化，也与性别相关儿童超重和肥胖程度的判定较成人复杂。可使用各年龄组男女 BMI 百分位曲线图进行判定，当 BMI ＞同年龄、同性别的第 95 百分位数时可诊断肥胖，BMI 在同年龄、同性别的第 85 ~ 95 百分位数为超重，具有肥胖的风险。对于各年龄组男女超重和肥胖的 BMI 具体数值，目前尚无国际统一的诊断标准，2006 年 WHO 公布了 0 ~ 18 岁儿童青少年 BMI 参考标准，2010 年，李辉等在中国 0 ~ 18 岁儿童青少年 BMI 生长参照值的基础上，采用与中国成年人界限值接轨法（BMI $24kg/m^2$，BMI $28kg/m^2$）获得的中国 2 ~ 18 岁儿童青少年超重、肥胖筛查 BMI 界限值，实现了在使用 BMI 指标上年龄的连贯性和筛查标准的一致性（表 6-18），可供临床参考。

表 6-18 WHO 及中国筛查儿童超重、肥胖的 BMI 界值点　　单位：kg/m^2

年龄（岁）	WHO 标准				中国标准			
	超重		肥胖		超重		肥胖	
	男	女	男	女	男	女	男	女
2 ～＜3	17.4	17.2	18.3	18.1	17.5	17.5	18.9	18.9
3 ～＜4	17.0	16.9	17.8	17.8	16.8	16.9	18.1	18.3
4 ～＜5	16.7	16.8	17.6	17.9	16.5	16.7	17.8	18.1
5 ～＜6	16.7	17.0	17.7	18.1	16.5	16.6	17.9	18.2

续表

年龄(岁)	WHO 标准				中国标准			
	超重		肥胖		超重		肥胖	
	男	女	男	女	男	女	男	女
6 ～ < 7	16.8	17.1	17.9	18.4	16.8	16.7	18.4	18.4
7 ～ < 8	17.1	17.4	18.3	18.8	17.2	16.9	19.2	18.8
8 ～ < 9	17.5	17.8	18.8	19.4	17.8	17.3	20.1	19.5
9 ～ < 10	18.0	18.4	19.5	20.2	18.5	17.9	21.1	20.4
10 ～ < 11	18.6	19.1	20.2	21.1	19.3	18.7	22.2	21.5
11 ～ < 12	19.3	20.0	21.1	22.2	20.1	19.6	23.2	22.7
12 ～ < 13	20.1	20.9	22.1	23.3	20.8	20.5	24.2	23.9
13 ～ < 14	20.9	21.9	23.1	24.4	21.5	21.4	25.1	25.0
14 ～ < 15	21.9	22.9	24.2	25.5	22.1	22.2	25.8	25.9
15 ～ < 16	22.8	23.7	25.2	26.3	22.7	22.8	26.5	26.7
16 ～ < 17	23.7	24.2	26.1	27.0	23.2	23.3	27.0	27.2
17 ～ < 18	24.4	24.7	26.9	27.4	23.6	23.7	27.5	27.6
18 ～ < 19	25.0	24.9	27.5	27.7	24.0	24.0	28.0	28.0

（2）腰臀比（W/H）：除了 BMI，体脂分布也是需要关注的与肥胖相关疾病有关的重要危险因素，中心性（腹型或内脏性）肥胖与代谢综合征的关系更为密切。男童 W/H ＞ 0.48（6 岁 ≤ 年龄 ＜ 16 岁），女童 W/H ＞ 0.48（6 岁 ≤ 年龄 ＜ 10 岁）或 ＞ 0.46（10 岁 ≤ 年龄 ＜ 16 岁），提示中心性肥胖或腹部脂肪增多，W/H 不能预测内脏脂肪的多少。

（3）体成分测定：应用生物电阻抗方法可测量儿童多项身体指标，如体脂含量、肌肉含量、体脂百分比等，可评估个体体重变化的组分，有助于鉴别出体重正常但体脂超标的肥胖，或肌肉型个体体重超重但体脂正常。已广泛应用于肥胖筛查和体重管理。

2. 临床表现

肥胖可发生于任何年龄，但最常见于婴儿期、5 ~ 6 岁和青春期，并且出现严重症状者多见于青少年期。

（1）躯体表现：明显肥胖的儿童常常有疲乏感、活动不便、气喘吁吁、关节疼痛以及水肿，肥胖女性青春期性发育较早，月经初潮常提前，终身高可矮于正常。重度肥胖症中，1/3 患儿可出现睡眠呼吸暂停，造成认知能力下降，甚至猝死。

（2）心理表现：肥胖儿童常有心理障碍，如自卑、胆怯、焦虑、抑郁、孤独、自我厌弃等不良心态，甚至产生对他人的敌意。有些肥胖者的心理负担可能表现为躯体症状，如头痛、胃痛、失眠等，但实际上他们并没有神经或身体上的疾病。

（3）常见体征：①脂肪堆积：皮下脂肪丰满，但分布均匀，重者胸腹、臀部、大腿脂肪过多。胸部脂肪积聚应与正常乳房发育相鉴别，后者可触及乳腺组织硬结。②皮肤花纹：严重肥胖者腹部、臀部及大腿外侧皮肤可出现紫纹或白纹。③黑棘皮病：是胰岛素抵抗的皮肤特征，常见于中重度肥胖患者，表现为皮肤过度色素沉着、增厚并有皱纹。④皮肤炎症：皮肤褶皱深处，局部潮湿可引起皮肤糜烂、炎症。⑤膝外翻：因体重过重，走路时两下肢负荷过度可致膝外翻和扁平足。⑥阴茎过小：男性患儿因大腿内侧和会阴部脂肪过多，阴茎隐匿在阴阜脂肪垫中而表现为阴茎过小，易误诊为阴茎发育不良。

3. 鉴别诊断

单纯性肥胖确诊时须与下列由各种遗传、内分泌、代谢性疾病引起的继发性肥胖相鉴别。

（1）普拉德－威利（Prader-Willi）综合征：为常染色体显性遗传，与位于15q12的*SNRPN*基因缺陷有关。1～3岁开始发病，呈周围型肥胖，面部特征为杏仁样眼、鱼样嘴、小鞍状鼻和内眦赘皮，身材矮小，智能低下，手脚小，肌张力低，外生殖器发育不良，到青春期常并发糖尿病。

（2）巴尔得－别德尔（Bardet-Biedl）综合征：也称幼稚多指畸形综合征，为常染色体隐性遗传，呈周围型肥胖，1～2岁即开始肥胖，智能轻度低下，视网膜退行性病变，多指趾，性功能减低。

（3）其他内分泌疾病：如肾上腺皮质增生症、甲状腺功能减低症、生长激素缺乏症等虽有体脂增多的表现，但均有其特点，故不难鉴别。

（四）管理人群和目标

1. 管理人群

诊断为单纯性肥胖的儿童。

2. 管理目标

促进生长发育，提高体质健康水平，控制体脂增长在正常速率范围内，养成良好的生活习惯，保证身心健康发育。

其中体重控制应达到如下标准：①2～5岁：超重儿童尽量保持体重不增长；肥胖儿童尝试维持体重不增，并可以尝试在保持均衡饮食、提供足够能量的前提下，每个月减重0.5kg。②6～11岁：超重儿童维持体重不增；肥胖儿童每个月减轻体重0.5kg，如果BMI达到同年龄、同性别的第99百分位数，每周体重减轻不超过1kg。③12～18岁：超重的青少年充分控制体重不增；肥胖的青少年适度减重，尝试每周减重不超过1kg。

（五）自助管理方案

1. 建立家庭档案

定期测量儿童身高、体重，作好记录，能根据相关标准进行生长发育评价，收集日常"饮食日记""锻炼日记"等监测内容。

2. 监测

（1）体重：至少每月测量1次，方法见"儿童体检"中的居家体检部分。

（2）身高：每3个月测量1次，方法见"儿童体检"中的居家体检部分。

（3）饮食日记：记录饮食构成、比例、摄食频率、食物种类偏好、调味料的使用、烹饪方法及食物保存方法，需详细到摄入的每一口食物，哪怕果汁或糖果。

（4）锻炼日记：记录锻炼项目、锻炼的部位、锻炼强度、锻炼时间、耐受情况等。

（5）其他：包括环境影响因素、静止性行为时间、睡眠时间及质量等。

3. 评估

根据体重控制目标，定期监测体重变化。若按照科学的减肥方法，3～6个月后体重仍控制不佳，需到医院由医生、营养师制订体重控制计划，若又过了3～6个月，孩子的肥胖问题仍未改善，就需有专门的减肥医生帮助制订更复杂全面的减肥干预计划。

4. 家庭调养

（1）了解相关知识：家庭成员均需了解肥胖具有危害性，不仅影响当前的形体，还关乎孩子一生的身心健康；肥胖的影响因素众多，可控因素需及时规避；掌握体重控制的可行和可持续方法，能够保证长期坚持。

（2）饮食调养：2020 年国家卫生健康委员会联合教育部发布的《儿童青少年肥胖防控实施方案》中指出，家长应为孩子合理选择、搭配和烹调食物，保证食物多样性，减少煎、炸等烹调方式，控制油、盐、糖的使用量，避免提供不健康食物，减少在外就餐，培养和引导儿童规律就餐、幼儿自主进食行为，教育儿童不挑食、不偏食，学会合理搭配食物和选择零食，不喝或少喝含糖饮料。更详细、科学的饮食计划则需在医生指导下制订（详见医助方案）。另外从中医角度来说，平日饮食可多选择具有健脾、化湿等功效的食物，如莲子、山药、白扁豆、芡实、薏苡仁、赤小豆、冬瓜、鲤鱼、鲫鱼、鸡肉等，不可过用滋补，吃饭时细嚼慢咽，不过饥过饱，注意顾护脾胃。

（3）运动调养：家庭应营造良好的体育运动氛围，提倡家长与孩子共同运动，创造必要的条件促进运动日常化、生活化，培养儿童青少年运动兴趣，使其掌握 1 ~ 2 项体育运动技能，引导孩子养成经常锻炼的习惯。中小学生每日应保证在校每节课间休息并进行适当身体活动，校内体育活动时间不少于 1 小时，每天户外接触自然光不少于 1 小时，每日累计至少 1 小时中等强度的运动，每周至少 3 小时高强度身体活动，进行肌肉力量练习和强健骨骼练习。幼儿在幼儿园每日的户外活动时间在正常天气情况下不少于 2 小时，其中体育活动时间不少于 1 小时。

运动项目的选择应遵循安全、有趣、便于长期坚持的原则，并结合儿童的喜好。运动方式包括有氧运动和抗阻训练，推荐项目：游戏、体操、跑步、跳跃、投掷、平衡、通过障碍物、游泳、滑冰、小足球等。对于青春期，青春发育初期宜选择灵敏性、协调性和柔韧性为主的项目，如健美操、游戏、乒乓球、武术、跳绳、踢毽子等；青春发育中期宜选择以速度为主的健身项目，如短距离快跑、变速跑、反复跑、健身跑、羽毛球等；青春后期宜选择可增加耐力和力量的健身项目，如中长跑、骑自行车、球类、哑铃、仰卧起坐等。建议有氧运动和抗阻运动交替进行，技巧运动和大肌肉运动相结合，循序渐进，运动设定的重点在于延长每次运动的时间而不是高强度的运动。

（4）起居调养：儿童应保证每日充足的睡眠时间及质量，因为睡眠不足同样会带来超重和肥胖，平日里需规律作息，不熬夜、晚起，顺应四季昼夜变化。减少久坐和视屏时间。

（5）心态调整：肥胖对儿童心理造成的损害易被忽略，主要表现在自我评价低、自卑感明显、缺乏自信心、压抑、伙伴关系不良、焦虑情绪较多、有孤独感等。家长应积极干预，帮助孩子认识到肥胖的后果，自愿、主动接受体重管理，鼓励孩子克服自卑心理，通过行动改变自身。

（6）中医食疗

山药白萝卜粥：准备山药 20g、白萝卜 50g、大米 100g，将山药浸泡一晚，切 3cm 见方的薄片；白萝卜去皮，切 3cm 见方的薄片；大米淘洗干净。将大米、白萝卜、山药同放锅内，加清水 800ml，置武火上煮沸，再用文火煮 35 分钟即可。适宜于肥胖兼见脾虚者。

薏苡仁煮冬瓜：准备薏苡仁 20g、冬瓜 300g、姜 5g、葱 10g、盐 4g、味精 3g，将薏苡仁淘洗干净；冬瓜洗净，切 2cm 宽、4cm 长的片；姜切片，葱切段。将薏苡仁、冬瓜、姜、葱同放炖锅内，加水 1200ml，置武火上烧沸，再用文火炖煮 35 分钟，加入盐、味精即成。适宜于肥胖兼见脾虚者。

赤小豆冬瓜鲤鱼汤：准备赤小豆 50g、冬瓜 100g、鲤鱼 1 尾（500g）、料酒 10g、盐 5g、味精 3g、姜 5g、葱 10g、胡椒粉 3g。将赤小豆洗净浸泡一夜；冬瓜洗净，切 3cm 见方的方块；鲤鱼宰杀后去鳃、内脏、鳞；姜切片，葱切段。将炒锅置武火上烧热，下入素油，烧六成热时，下入姜、葱爆香，下入鲤鱼略炸后，加入冬瓜、赤小豆、料酒及清水 1800ml，武火烧沸，再用文火炖煮 35 分钟，加入盐、味精、胡椒粉即成。适宜于轻度肥胖者。

鸡丝冬瓜汤：准备鸡脯肉 200g（切丝），冬瓜片 200g，党参 3g，将上述原料入锅，加水 1000ml，以小火炖熟。调少量盐、黄酒、味精即可。适宜于少儿肥胖症倾向兼见脾虚湿盛者。

降脂饮：准备枸杞子 10g、首乌 15g、决明子 15g、山楂 5g、丹参 20g，上料文火水煎，取汁约 2000ml，储于保温瓶中，作茶频饮。适宜于少儿肥胖症倾向兼见气滞血瘀者。

（7）经络腧穴调理

揉足三里：揉足三里 3 ～ 5 分钟。足三里穴位于犊鼻下 3 寸，胫骨外侧约一横指处。

揉阴陵泉：揉阴陵泉 100 次。阴陵泉穴位于胫骨内侧髁下方凹陷处。

摩腹：摩腹 5 分钟。用掌面或食、中、无名指三指指腹顺时针轻摩腹部。

5. 定期回顾和评价

定期回顾体重的变化情况，分析可能的影响因素，针对性地调整生活方式，评价改善生活方式后体重的变化情况，无改善或持续加重者到医院就诊，进一步明确诊断。

（六）医助管理方案

1. 建立健康档案

档案中需记录患儿及家长个人基本信息，患儿日常喜好，饮食、运动、行为习惯，各项检查指标数据及评估结果、体质辨识等相关信息。

2. 健康状态信息采集

包括身高、体重、BMI、腰围、腰臀比、体脂百分比，必要时检查血压、空腹血糖、空腹胰岛素、血脂系列等。

3. 评估

评估患儿肥胖状态及分型、膳食结构、运动水平、心理行为与生活质量、患儿全家对肥胖及其危害的认知程度、改变肥胖的意愿、中医体质等。需要说明的是，由于儿童处于生长发育阶段，体重和代谢状态具有一定的可塑性，部分儿童在青春期体重会有一定的减轻或缓解，且并未伴随代谢异常情况，为此，2019 年由多名多学科专家组成的委员会经科学研讨达成《中国儿童代谢健康型肥胖定义与筛查专家共识》，根据代谢风险即有无血压、血脂、血糖等代谢异常将儿童青少年肥胖另外分为代谢健康型肥胖和代谢异常型肥胖，对于代谢健康型肥胖儿童应适度干预，注意避免过度医疗，而代谢异常型肥胖儿童为肥胖管理重点人群，应增加监测指标和管理频度。

4. 健康教育

健康教育的重点在父母，应阶段性地对其健康行为及改变的意愿进行评估，不同阶段教育重点不同，如果评估家长处于认知不足阶段，教育以提高家长对肥胖的认知能力为主，如果家长已经意识到孩子的肥胖，需为其提供更多专业支持，确保其逐渐向保持阶段迈进。通过反复多次多渠道的宣传肥胖知识，提高社会和家庭对肥胖的认知能力，使父母树立正确的健康观念，监督和引导儿童健康成长。

5. 干预方法

（1）西医治疗

1）饮食干预：进行膳食回顾性调查及儿童喂养行为调查，了解儿童饮食中的不合理之处，结合儿童的饮食喜好，制定一周食谱供回家参考。各年龄组每日摄入热量如下：＜ 5 岁，2510 ～ 3347kJ（600 ～ 800kcal）；5 ～ 10 岁，3347 ～ 4184kJ（800 ～ 1000kcal）；10 ～ 14 岁，4184 ～ 5020kJ（1000 ～ 1200kcal）。其中蛋白质、脂肪和碳水化合物提供的热量所占总热量的比例为 20 ∶ 35 ∶ 45。要求循序渐进，不能使体重下降过快，开始只需限制体重增长过快，继而使其下降，至超过正常均值 10% 时，即无须严格限制饮食。极度肥胖者可按理想体重所需减去 30% 或更多，控制脂肪占总热量的 10% 左右。对食物的选择要有侧重，为满足生长发育所需，蛋白质供应不宜低于每日 1g/kg，可占食物总量的 30%，且优质蛋白质（动物性蛋白质）占 1/2 以上，适当限制脂肪和碳水化合物的供给，但要保证必需脂肪酸和脂溶性维生素的摄入，主食以碳水化合物为主，如米饭、面食，限制甜食、含糖饮料及高热量食物，多给蔬菜、水果，加适量瘦肉、蛋、鱼、豆制品，正餐不应以糕点、甜食取代主副食品，可选择能量密度小、膳食纤维多的食物，如芹菜、西红柿、黄瓜、红薯和白菜等，增加饱腹感。家长应掌握常见食物的主要营养成分及热量表、食物量估算图片、食物交换份的应用，并记录肥胖儿每日饮食情况，记录方式包括填表及拍照。

指导家长合理安排餐次，以少量多次为宜，可将 3 餐改为 5 餐，避免暴饮暴食，每日吃早餐，减少晚餐的热量分配，睡前 2 小时不再进食，进食时宜先喝汤或少量水，并减慢进食速度，每餐控制在 20 ～ 30 分钟，增加咀嚼次数和时间。纠正肥胖儿童不良的饮食习惯，合理选择零食，足量饮水，首选白开水，不喝甜饮料，不边看电视边吃东西，烹调多选择少盐少油的蒸、煮、炖的方式。小于 2 岁的儿童不主张减肥，但要适度调整膳食结构，可用蔬菜、水果代替部分奶量。

2）行为矫正：在了解患儿电子产品使用时间、生活规律、睡眠时间等日常生活状态和学习环境基础上，与患儿沟通，找出主要危险因素，确定行为矫正的目标，为其制定个性化行为矫正方案，包括矫正速度、奖励 / 惩罚、正 / 负诱导等内容。创造有助于患儿坚持体重控制训练的环境，父母以身作则，并与医务人员一起对孩子进行心理辅导并实行监督。

（2）中医治疗

1）中药内服

A. 脾虚痰阻型

症状：肢体虚胖、困重，疲乏无力，少气懒言，纳差，腹满，小便少，舌质淡红，苔白腻，脉沉缓。

治法：健脾消脂，祛臃减肥。

方药：胃苓汤加减。常用药：苍术、陈皮、厚朴、甘草、泽泻、猪苓、茯苓、白术、肉桂等。

B. 胃热湿阻型

症状：肥胖臃肿，消谷善饥，肢体困倦，头胀眩晕，懒言少动，或口渴喜饮，或大便秘结，舌苔黄腻，脉滑数。

治法：清胃泻热，健脾消脂。

方药：泻黄散（《小儿药证直诀》）加减。常用药：藿香叶、栀子、石膏、甘草、防风等。

C. 脾肾两虚型

症状：肥胖虚浮，疲乏无力，腰膝酸软，甚者畏寒肢冷，懒言少动，舌质淡红，苔白，脉沉缓无力。

治法：健脾消脂，补肾减肥。

方药：苓桂术甘汤合真武汤加减。常用药：茯苓、桂枝、甘草、白术、附子、生姜、芍药等。

2）推拿：推擦肩背，循背部督脉两侧夹脊穴进行按摩，重点刺激胃俞、脾俞、肾俞，按摩及拿捏腹部，重点刺激上脘、中脘、下脘、天枢，揉臀部，拿捏手足三阳经、三阴经，并顺经推擦四肢。加减：脾虚痰阻者加补脾经，按揉丰隆、足三里；胃热湿阻者多按揉中脘，掐揉四横纹；脾肾两虚者加捏脊，补脾经，补肾经，推上七节骨，推上三关。

小龄儿童可补脾经300次，清肝经300次，清大肠300次，清胃经300次，顺揉板门50次，顺运内八卦100次，顺揉膊阳池100次，逆揉中脘100次，顺摩腹3分钟，顺揉脾俞100次，捏脊5遍，顺揉三阴交30次。上述方法每日治疗1次，每次操作20～30分钟。15次为1个疗程，每个疗程治疗结束后休息2日，连续治疗4个疗程。

3）针灸

A. 脾虚湿阻型

取穴：内关、水分、天枢、丰隆、三阴交。平补平泻手法。每日1次，10次为1个疗程。

B. 胃热湿阻型

取穴：曲池、支沟、三阴交、内庭。平补平泻手法，中等刺激。每日1次，10次为1个疗程。

C. 脾肾两虚型

取穴：脾俞、肾俞、足三里、天枢、三阴交、太溪。用补法。每日1次，10次为1个疗程。

4）耳穴压豆：选取耳穴中的内分泌、神门、饥点、渴点、脾、大肠、三焦区等，若肝郁气滞加选肝、胆、皮质下，脾虚湿盛加选膀胱、肾、肺、皮质下，每次选取3～5穴，耳郭局部消毒，将粘有王不留行籽的0.6cm×0.6cm的小块胶布贴于双侧所选耳穴，每日家长于餐前半小时用拇指与食指按压数次，每次2～3分钟左右，以局部有酸痛感为度，两耳交替轮换，保留3～5日更换，2周为1个疗程，两个疗程间隔3日。一般2～4个疗程即显效。

5）音乐疗法：有人根据中医宫、商、角、徵、羽5种音阶调治疾病的理论，将五行音乐中以宫音为主调的音乐用于儿童肥胖的辅助治疗，宫音为土音，通于脾，能养脾健胃，调节脾胃之气的升降。常用音乐有《秋湖月夜》《鸟投林》《闲居吟》《马兰开花》《草木青青》《绿叶迎风》《步步高》《行街》等曲目，可在推拿、针灸等治疗中循环播放。

6. 随访和评价

（1）随访：肥胖儿童应每3～6个月到专科门诊进行随访。随访内容包括身高、体重、BMI等生理指标，前次调理的疗效，方案执行情况，不良习惯的纠正程度，儿童及家长参与的意愿等，针对以上情况反馈进行方案的调整。

（2）效果评价：在随访时进行效果评价，如果情况改善则原方案不变，若体重控制不佳，则需找出效果欠佳的原因并修改方案，必要时进行更为详细的检查，涉及超出管理范围的疾病需转诊至儿童内分泌科就诊。

（张可心）

第十四节　颈椎病中医健康管理

一、概述

颈椎病是40～60岁人群的常见病、多发病，它包括颈椎退变及并发的骨突关节病、特发性骨肥厚症(DISH)、脊柱后纵韧带钙化(OPLL)及椎管狭窄等。其命名一直较混乱，曾称为颈椎骨质增生、颈肌劳损、颈椎失稳、颈脊柱病、颈椎关节病、颈椎退行性改变等。人民卫生出版社出版的《外科学》(第9版)中颈椎病的定义为因颈椎间盘退变及其继发改变，刺激或压迫相邻脊髓、神经、血管等组织而出现的一系列症状和体征的综合征。

颈椎病过去被称为老人病，大多发病的年龄在40～60岁。但是随着人们生活水平的发展，如今却已经在年轻人中渐渐“流行”起来。这类病的患者渐渐往30岁以下的人群转变。从门诊量来看，现在年轻的颈椎病患者并不比老年人少，甚至有不少10多岁的中学生已患有颈椎病。大量临床实例表明，青少年颈椎病发病明显上升的原因主要如下：学生学习紧张，长期伏案读书、写字，缺乏体育锻炼，而致颈肩肌疲劳，最终导致颈椎病过早的发生；随着现代高科技的不断发展，尤其是智能手机的诞生，年轻人沉迷于手机的使用，催生新一代低头族；从职业因素来考虑，人们长期处于坐位，尤其是伏案低头的工作人员，使颈椎病年轻化趋势加剧，以上因素最终导致原本老年人常见的疾病日趋年轻化。

二、颈椎病危险因素

(一)不可变风险因素

1. 年龄因素

随着年龄的增长，尤其40～60岁的人群，人体各组织器官退变日益加速，颈椎同样会产生各种退行性变化，而椎间盘的退行性变化是颈椎病发生发展中最基本和最关键的改变。另外，小关节和各种韧带随着年龄的增长也有严重的退变。

2. 颈椎的先天性畸形

各种先天性畸形，如先天性椎体融合、先天性椎管狭窄、颅底凹陷等都容易引起颈椎病的发生。

(二)可变风险因素

1. 慢性劳损

慢性劳损是指各种超过正常范围的过度活动带来的损伤，如不良的睡眠、枕头的高度不当或垫的部位不妥，反复落枕者患病率也较高。另外，工作姿势不当，尤其是长期低头工作者颈椎病发病率特高。再者，有些不适当的体育锻炼也会增加发病率，如不得法的倒立、翻筋斗等。

2. 外伤

在颈椎退变、失稳的基础上，头颈部的外伤更易诱发颈椎病的产生与复发。患者往往在轻微外伤后突然发病，而且症状往往较重，合并骨折、脱位者则治疗困难增加。

3. 咽喉部炎症

当咽喉部或颈部有急性或慢性炎症时，因周围组织的炎性水肿，很容易诱发颈椎病症状出现，或使病情加重。

4. 代谢因素

由各种原因造成的人体代谢失常，特别是钙、磷代谢和激素代谢失调者，往往容易产生颈椎病。

5. 精神因素

从临床实践中发现，情绪不好往往使颈椎病加重，而颈椎病加重或发作时，患者的情绪往往更不好，很容易激动和发脾气，颈椎病的症状也更为严重。

6. 体质因素

本病多因风寒湿邪、气血瘀滞及痰瘀阻络等因素，致筋骨劳伤，继而发病，所以素体阳虚、气虚、痰湿及血瘀等人群易发此病。

三、颈椎病的诊断和鉴别诊断及并发症

（一）颈椎病的诊断

依据人民卫生出版社《外科学》（第9版）诊断。

1. 症状

颈肩部僵硬、疼痛，颈部活动受限，肩背部沉重，肌肉僵硬；上肢无力，手指麻木，肢体皮肤感觉减退，手里握物有时不自觉地落下；一些患者还会出现下肢不听指挥，或下肢绵软；一些患者有头痛、头晕、视力减退、耳鸣、恶心、心慌、胸痛等异常感觉；少数严重者会出现大小便失控，甚至四肢瘫痪。并不是所有的表现都会在每一个患者身上表现出来，而往往是仅出现部分症状，而且大部分患者表现轻微，病程也比较长。

2. 颈椎病的试验检查

颈椎病的试验检查即物理检查，包括：

（1）前屈旋颈试验：令患者颈部前屈，嘱其向左右旋转活动。如颈椎处出现疼痛，表明颈椎小关节有退行性变。

（2）椎间孔挤压试验：令患者头偏向患侧，检查者左手掌放于患者头顶部、右手握拳轻叩左手背，则出现肢体放射性痛或麻木，表示力量向下传递到椎间孔椎间孔变小，有根性损害；对根性疼痛严重者，检查者用双手重叠放于头顶，向下加压，即可诱发或加剧症状。当患者头部处于中立位或后伸位时出现加压试验阳性称为Jackson压头试验阳性。

（3）臂丛牵拉试验：患者低头，检查者一手扶患者头颈部，另一手握患肢腕部，做相反方向推拉，看患者是否感到放射痛或麻木，称为Eaten试验。如牵拉同时再迫使患肢做内旋动作，则称为Eaten加强试验。

（4）上肢后伸试验：检查者一手置于健侧肩部起固定作用，另一手握于患者腕部，并使其逐渐向后、外呈伸展状，以增加对颈神经根牵拉，若患肢出现放射痛，表明颈神经根或臂丛有受压或损伤。

3.X线检查

（1）正位：观察有无寰枢关节脱位、齿状突骨折或缺失。第7颈椎横突有无过长，有无颈肋。钩椎关节及椎间隙有无增宽或变窄。

（2）侧位

1）曲度的改变：颈椎发直、生理前凸消失或反弯曲。

2）异常活动度：在颈椎过伸过屈侧位X线片中，可以见到椎间盘的弹性有改变。

3）骨赘：椎体前后接近椎间盘的部位均可产生骨赘及韧带钙化。

4）椎间隙变窄：椎间盘可以因为髓核突出，椎间盘含水量减少发生纤维变性而变薄，表现在X线片上为椎间隙变窄。

5）半脱位及椎间孔变小：椎间盘变性以后，椎体间的稳定性低下，椎体往往发生半脱

位,或者称之为滑椎。

6)项韧带钙化:是颈椎病的典型病变之一。

(3)斜位:摄脊椎左右斜位片,主要用来观察椎间孔的大小以及钩椎关节骨质增生的情况。

4. 肌电图检查

颈椎病及颈椎间盘突出症的肌电图检查都可提示神经根长期受压而发生变性,从而失去对所支配肌肉的抑制作用。

5.CT 检查

CT 已用于诊断后纵韧带骨化、椎管狭窄、脊髓肿瘤等所致的椎管扩大或骨质破坏,测量骨质密度以估计骨质疏松的程度。此外,由于横断层图像可以清晰地见到硬膜鞘内外的软组织和蛛网膜下腔,故能正确地诊断椎间盘突出症、神经纤维瘤、脊髓或延髓的空洞症,对于颈椎病的诊断及鉴别诊断具有一定的价值。

6.MRI 检查

MRI 可示椎间盘向椎管内突出、硬膜外腔消失等表现。

(二)颈椎病的鉴别诊断

1. 神经根型颈椎病

神经根型颈椎病需与颈肋和前斜角肌综合征、椎管内髓外硬脊膜下肿瘤、椎间孔及其外周的神经纤维瘤、肺尖附近的肿瘤、神经痛性肌萎缩、心绞痛、风湿性多肌痛鉴别。

2. 脊髓型颈椎病

脊髓型颈椎病应与肌萎缩性侧索硬化、多发性硬化、椎管内肿瘤、脊髓空洞鉴别。

3. 椎动脉型颈椎病

椎动脉型颈椎病需与其他原因引起的椎基底动脉供血不足鉴别,如椎动脉粥样硬化和发育异常等。椎动脉造影是最可靠的鉴别方法。

4. 交感神经型颈椎病

交感神经型颈椎病应与冠状动脉供血不足、神经官能症、围绝经综合征、其他原因所致的眩晕鉴别。

5. 食管压迫型颈椎病

食管压迫型颈椎病需与食管炎、食管癌引起的吞咽困难鉴别。

6. 颈型颈椎病

颈型颈椎病需与慢性颈部软组织损伤鉴别。因长期低头工作,头经常处于前屈的姿势,使颈椎间盘前方受压,髓核后移,刺激纤维环及后纵韧带,从而产生不适症状。

(三)并发症

1. 吞咽障碍

吞咽时有梗阻感、食管内有异物感,少数人有恶心、呕吐、声音嘶哑、干咳、胸闷等症状。这是由于颈椎前缘直接压迫食管后壁而引起食管狭窄,也可能是因骨刺形成过速使食管周围软组织发生刺激反应所引起。

2. 视力障碍

表现为视力下降、眼胀痛、畏光、流泪、瞳孔大小不等，甚至出现视野缩小和视力锐减，个别患者还可发生失明。这与颈椎病造成自主神经紊乱及椎基底动脉供血不足而引发的大脑枕叶视觉中枢缺血性病损有关。

3. 颈心综合征

表现为心前区疼痛、胸闷、心律失常（如期前收缩等）及心电图 ST 段改变，易被误诊为冠心病。这是颈背神经根受颈椎增生的刺激和压迫所致。

4. 高血压颈椎病

可引起血压升高或降低，其中以血压升高为多，称为“颈性高血压”。由于颈椎病和高血压皆为中老年人的常见病，故两者常常并存。

5. 胸部疼痛

表现为起病缓慢的顽固性的单侧胸大肌和乳房疼痛，检查时有胸大肌压痛。这与第 6 和第 7 颈神经根受到压迫有关。

6. 下肢瘫痪

早期表现为下肢麻木、疼痛、跛行，有的患者在走路时有如踏棉花的感觉，个别患者还可伴有排便、排尿障碍，如尿频、尿急、排尿不畅或大小便失禁等。这是因为椎体侧束受到颈椎骨刺的刺激或压迫，导致下肢运动和感觉障碍。

7. 猝倒

常在站立或走路时因突然扭头出现身体失去支持力而猝倒，倒地后能很快清醒，不伴有意识障碍，亦无后遗症。此类患者可伴有头晕、恶心、呕吐、出汗等自主神经功能紊乱的症状。这是由于颈椎增生性改变压迫椎动脉引起基底动脉供血障碍，导致一时性脑供血不足。

四、管理人群和管理目标

1. 管理人群

已明确诊断为颈椎病的患者。

2. 管理目标

（1）目标就是症状消失（颈肩背疼痛、上肢麻木疼痛、眩晕头痛等），恢复颈椎曲度、改善颈椎关节功能及提高工作及生活质量。

（2）防止对颈椎其他组成部分及脊神经组织的进一步损伤，并使原已损伤的神经组织尽可能恢复功能，尽可能减少并发症的发生。

（3）减少就诊次数和住院次数，降低医疗费用。

五、自助管理方案

（一）管理流程和内容

详见第一章第三节中医健康管理相关内容。

（二）管理方法

1. 建立档案

收集健康记录表（附录 1）、历年健康体检报告、中医体质辨识报告、历次就医资料、家庭功能评估表（附录 2）、焦虑抑郁自评量表（附录 3）、健康自测问卷（附录 4）等健康相关的资料，连续动态了解自身的健康状况，便于定期回顾分析健康危险因素，有利于疾病早发现、早预防、早控制。

2. 监测评估

（1）居家监测

1）记录自己的颈椎症状和功能情况。

2）定期进行颈椎病相关健康咨询和指导。

3）症状体征：定期记录症状与体征的变化情况，及时记录新出现的症状与体征，为医生诊治提供准确可靠的临床依据。

4）家庭功能和健康状况评估表、焦虑量表：定期填写家庭功能和健康状况评估表、焦虑量表等，自我评估家庭和自身身心健康状况。

（2）自我评估分级

第 1 级：颈部肩酸痛、僵硬这是颈椎病的最常见症状，也是预警信号。

第 2 级：肩膀、后背（尤其是肩胛骨内侧区域）出现酸痛，僵硬。

第 3 级：睡觉经常落枕是一种早期颈椎退变表现。

第 4 级：胳膊（上肢、手指）出现疼痛、麻木，严重的时候出现过电样的感觉，上举后症状可减轻。

第 5 级：手变笨、不灵活，甚至拿东西不稳（从这级开始需要尽快确诊）。

第 6 级：写字开始变化，吃饭开始用勺，不敢用筷子。

第 7 级：走路出现不稳、发飘、跑偏、像踩在棉花上，一脚深一脚浅的感觉。

第 8 级：四肢出现无力感，走路出现跛行，从这级开始需要尽快手术。

第 9 级：大小便以及性功能出现异常，手术治疗效果欠佳。

第 10 级：已经无法下床正常生活。这时做手术风险很大。

（3）健康体检：定期中西医健康体检。

3. 自助调养

（1）了解颈椎病的相关知识

1）了解颈椎病流行病基本情况，评估颈椎病风险，包括家族颈椎病史、长期伏案、低头、不良姿势等风险因素的情况。

2）了解颈椎病的临床表现。颈肩部僵硬、疼痛，颈部活动受限，肩背部沉重，肌肉僵硬，可伴有头痛、头晕、上肢麻木等临床表现。

3）了解颈椎病的诊断。在出现颈椎病的一些临床表现时应及时到专科医院就诊，进行相应的医学专科查体和影像学检查，以明确颈椎病的诊断。

（2）起居调养

本病发病后应注意休息，积极治疗。而调养的关键在于预防本病的发生及复发（发作），因此，对本病的起居调养应当引起高度重视。

1）防止颈部受风受寒。风寒常导致肌肉痉、硬，从而造成枕、颈椎小关节紊乱和肌肉纤维组织炎。积极治疗颈部的外伤、感染、结核、淋巴结炎和椎间盘炎等疾病，也是预防颈椎病的重要一环。

2）保持良好的精神状态。临床观察表明，多愁善感、性格急躁的人易患神经衰弱，神经衰弱会影响骨关节及肌肉休息，长此以往，颈肩部容易痛。所以一定要注意保持健康、快乐、平和的心情，让自己远离颈椎疾病。

3）合理搭配饮食，避免过度肥胖。应以富含钙、蛋白质、维生素 B、维生素 C 和维生素 E 的饮食为主，饮食有度，不要经常饥饱失常，不要经常吃生冷和过热的食物，应戒烟、酒。

4）防止外伤。由跌仆、碰击、挤压等所致颈部外伤性疾病，应彻底治愈，防止形成慢性劳损而引起反复发作。有些外伤不易引起注意，如坐车打瞌睡，遇急刹车时头部突然前倾后仰可造成颈椎损伤。父母生气时随意击打、推踢孩子的头颈、肩背部等，亦可致颈部损伤，以及一些体育运动损伤等，均可使颈部深层肌肉、韧带和关节囊受到损害，引起椎间失稳而易发展成颈椎病。

5）纠正生活上的不良姿势。颈部软组织慢性劳损是颈椎病的病理基础，故预防慢性劳损是预防颈椎病的重要措施。生活上的不良姿势是形成慢性劳损的一个主要原因，所以，纠正不良姿势对预防颈椎病有十分重要的实际意义。从姿势预防颈椎病，首先我们要从平时的坐姿、站姿、走姿、睡姿开始。

坐姿：臀部要充分接触椅面，双肩后展，脊柱正直，两足着地。使用电脑时头部略微前倾，两肩之间的连线与桌沿平行，前胸不受压迫，使头、颈、肩、胸保持微微的正常生理曲线。将桌椅高度调到与自己身高比例合适的最佳状态，桌面最好倾斜 10° ~ 30° 。

站姿：应收腹挺胸，双肩撑开并稍向后展；双手微微收拢，自然下垂；下颌微微收紧，目光平视；腰部放松，臀部及腿部肌肉绷紧、膝盖内侧夹紧，使脊柱保持正常生理曲线从侧面看，耳、肩、膝与踝应于一条垂线，有一种在微微收紧中轻松自如的感觉。

走姿：双脚尽量走在一条直线上，走时脚跟先着地、脚掌后着地，并且髋部随之产生一种韵律般的轻微扭动，双手微微向身后甩，如行云流水，风度翩翩。

睡姿：选好枕头，有利于保持颈椎前凸的生理体位。枕高应是侧卧时自耳到同侧的肩的高度，以保持颈部的固有位置。仰卧时，枕头放在头与肩部之间，从而使颈椎的生理绷紧前凸与床面之间的凹陷正好得以填塞。人的一生有 1/3 的时间卧床，患者若能在睡眠时进行治疗，则治疗时间既长，效果又好，且不影响日常工作和生活，是最理想的时间选择。一般习惯用枕睡觉时，枕支重点为颅的枕骨结节（仰卧）和颞骨翼（侧卧），在头颅重心线上，颈椎无依托或牵引力，故颈椎不正直，长期则会引起颈椎劳损。若将枕支点移近颈项部，让头颅重心线在枕支点的远端，则此枕一方面可对抗支撑头重，同时产生分力使颈椎正直，维持一牵引力，经测算可获牵引重量 2 ~ 3kg，这对颈椎病卧床牵引治疗已足够，且此法持续治疗时间长，无牵拉不适感，易于接受，若能养成习惯，则对颈椎病这样的慢性病，既防且治，令人终身受益。

6）适宜锻炼。青壮年可选择适合自己体质状况和感兴趣的运动项目，如跑步、拳术、健身体操和游泳等。老年人已有椎间结构变性的，不宜进行大运动量的跑和跳，以免引起椎间关节错位或滑脱而发生本病，可选用太极拳、广播操、快步走（双手摆动大步走）或倒行、气功等活动。游泳是一项全身运动，上肢、颈项部、肩背部、腹部及下肢的肌肉“全体”参与，能有效促进全身肌肉的血液循环。由于人在水中无任何负担，不会对颈椎间盘造成任何损伤，也不会造成关节和肌肉的损伤。经常游泳不但能有效防治颈椎病，同时对全身所有运动系统都有好处。每周游泳 3 ~ 4 次，每次 1 小时，持之以恒，颈肩背酸痛症状可缓解，甚至消失。

（3）心理调养：掌握综合防治知识，采取积极向上的健康生活态度，逐渐消除消极悲观情绪与恐惧心理。树立战胜疾病的信心，最终控制病情的发展。

（4）睡枕调养：睡枕调养法除了要调整睡姿外，睡枕的制作也很重要。下面介绍两种睡枕。

1）长圆枕：作为头颅支撑物的睡枕要有一定硬度，受压变形则使支重点移位而失去效果。枕的长度为 40 ～ 50cm 左右，直径 10 ～ 12cm（可根据本人颈部长短及肩部宽度选择，以自感舒适为好）。使用时还可在圆枕下垫一厚 2 ～ 3cm 的薄枕，以保持头颅正直。圆枕在耳下方，尤其侧卧时压住外耳道，耳内会嗡嗡作响，难以入睡，故侧卧时枕支点可放在耳下后方乳突部或下颌部位，习惯后便可无碍。

2）药枕：即以具有活血化瘀、通络散结、温经止痛的药物充填睡枕，在长圆枕的基础上，可取得更佳效果。

药枕处方：当归、羌活、藁本、制川乌、黑附片、川芎、赤芍、红花、地龙、血竭、石菖蒲、灯心草、细辛、桂枝、丹参、防风、威灵仙各 300g，乳香、没药各 200g，冰片 20g。上药除冰片外共研细末，和入冰片，装入枕芯。

（5）运动调养：本病的运动调养，应以肌肉锻炼为主，主要包括锻炼斜方肌、肩胛提肌等的肩部耸动肌群，以及三角肌的抬臂运动，还有上肢运动肌群。颈椎活动度锻炼应慎重，若颈椎病患者的颈椎间盘已退变，椎体有增生，在进行颈椎活动度锻炼时，会使椎间盘负荷加重而增加损害，还会使突出物对脊髓、神经根和椎动脉增加摩擦而加重症状，故此种情况不仅是不恰当的，而且是有害的。

每日可自行施术 1 次。手法由轻渐重，以能忍耐为度。依法施术，一般 1 ～ 2 个月即可见效。

1）颈部运动：头向前倾 10 次，向后仰 10 次，向左倾 10 次，向右倾 10 次。然后缓慢摇头，左转 10 次，右转 10 次。

2）摇动上肢：左臂摇动 20 次，再右臂摇动 20 次。

3）抓空练指；两臂平伸，双手五指做屈伸运动，50 次。

4）局部按摩：可于颈部、大椎穴、风池穴附近寻找压痛点、硬结点或肌肉绷紧处，在这些反应点上进行揉按、推掐。

5）远端取穴点穴：在手背、前臂前外侧、小腿外侧寻找压痛点，于此反应点施点穴按摩。

6）擦掌摩腰背：将两手掌合并擦热，随即双手磨擦腰背部，可上下方向擦动，50 次。

7）掐捏踝筋：两手变替掐捏足踝后大筋。

8）掐揉人中穴：用拇、食指掐揉人中穴。

9）提揉两耳：用手提拉双耳，然后搓揉，待耳发热为止。

4. 定期回顾和评价

定期回顾颈椎病的发生次数、持续时间和症状表现，分析可能的诱发因素，针对性地调整生活方式，评价改善生活方式后颈椎病的变化，无改善或持续加重者到医院就诊，进一步明确诊断。

六、医助管理方案

（一）管理流程和内容

详见第一章第三节中医健康管理相关内容。

（二）管理方法

1. 建立档案

建立颈椎病的中医健康管理档案：包括健康风险评估调查问卷、中医体质辨识报告、健康体检报告等健康相关资料。妥善保管各项监测资料，作为复诊随访的依据。

2. 分型

（1）颈型颈椎病：具有典型的落枕史及上述颈项部症状体征，影像学检查可正常或仅有生理曲度改变或轻度椎间隙狭窄，少有骨赘形成。

（2）神经根型颈椎病：具有根性分布的症状（麻木、疼痛）和体征［椎间孔挤压试验和（或）臂丛牵拉试验阳性］，影像学所见与临床表现基本相符合，排除颈椎外病变（胸廓出口综合征、网球肘、腕管综合征、肘管综合征、肩周炎、肱二头肌长头腱鞘炎等）所致的疼痛。

（3）脊髓型颈椎病：出现颈脊髓损害的临床表现，影像学显示颈椎退行性改变、颈椎管狭窄，并证实存在与临床表现相符合的颈脊髓压迫，除外进行性肌萎缩侧索硬化、脊髓肿瘤、脊髓损伤、继发性粘连性蛛网膜炎、多发性末梢神经炎等。

（4）交感型颈椎病：出现交感神经功能紊乱的临床表现、影像学显示颈椎节段性不稳定。对部分症状不典型的患者，如果行星状神经节结封闭或颈椎高位硬膜外封闭后，症状有所减轻。

（5）椎动脉型颈椎病：曾有猝倒发作，并伴有颈性眩晕，旋颈试验阳性；影像学显示节段性不稳定或钩椎关节增生；除外其他原因导致的眩晕；颈部运动试验阳性。

3. 干预方法

（1）西医治疗

1）药物治疗：可选择应用止痛剂、镇静剂、维生素（如维生素 B_1、维生素 B_{12}），对症状的缓解有一定的效果。

2）手术治疗：大多数患者通过非手术疗法可获得较好的疗效，只有极少数，血管、神经、脊髓受压症状进行性加重，或者反复发作，严重影响工作和生活，非手术治疗效果不佳者，才需手术治疗。手术适应证如下：①颈椎间盘突出经非手术治疗后根性疼痛未得缓解或继续加重，严重影响生活及工作者。②颈椎病有脊髓受累症状，经脊髓碘油造影有部分或完全梗阻者。③颈椎病患者突然发生颈部外伤或无明显外伤而发生急性肢体痉挛性瘫痪者。④颈椎病引起多次颈性眩晕、晕厥或猝倒，经非手术治疗无效者。

（2）中医治疗

1）中医体质调理：通过对颈椎病患者进行体质分型，并结合颈椎病相关因素发现，中医体质类型和颈椎病的发生与发展有密切的关系，颈椎病患者更倾向于偏颇体质，不同的体质与颈椎病的发生也有不同程度的关系，其中阳虚质、血瘀质、痰湿质在颈椎病患者中发病率较高。

2）中医辨证施治：颈椎病属中医“痹证”“头痛”“眩晕”“项筋急”“颈肩痛”等范畴，多因外伤或感受风寒湿邪，以致筋骨劳伤、气血瘀滞或痰瘀阻络。据临床验证，对患者进行中医辨证分型论治，可以提高疗效，缩短疗程，减轻患者的痛苦。

A. 风寒湿痹型（常见于颈型、神经根型颈椎病）

症状：头痛或后枕部疼痛，颈僵，转侧不利，一侧或两侧肩臂及手指酸胀痛麻；或头疼牵涉至上背痛，肌肤冷湿，畏寒喜热，颈椎旁可触及软组织肿胀结节，舌淡红，苔薄白，脉弦紧。

治法：温经通络，祛寒除湿。

方药：常用葛根、羌活、独活、川芎、白芍、桂枝、防风、藁本、蔓荆子、秦艽、威灵仙、麻黄等。

B. 气血两虚型（常见于椎动脉型颈椎病）

症状：头昏，眩晕，视物模糊或视物目痛，身软乏力，纳差，颈部酸痛，或肩部疼痛，舌淡红或淡胖，边有齿痕，苔薄白而润，脉沉细无力。

治法：益气养血，醒脑宁神，活血通络。

方药：常用黄芪、葛根、钩藤、白芍、白术、党参、当归、桂枝、威灵仙、秦艽、天麻等。

C. 痰湿阻络型（常见于交感神经型颈椎病）

症状：眩晕，头痛，头沉，失眠健忘，视物模糊，眼前有雾感，耳鸣，听力下降，鼻塞，咽中异物感，胸闷，心悸，腹胀，腹泻，消化不良，舌体胖大边缘有齿痕，苔薄白或舌面光剥无苔，舌下静脉胀大，脉濡。

治法：祛湿化痰，安神醒脑，调和气血。

方药：常用葛根、白芍、丹参、天麻、川芎、菊花、瓜蒌、桂枝、半夏、陈皮、茯苓、炙远志、地龙等。

D. 脾肾阳虚夹瘀型（常见于脊髓型颈椎病或手术后遗症）

症状：四肢不完全瘫，或大小便失禁，畏寒喜暖，饮食正常或纳差。舌淡红，苔薄白或微腻，脉沉细弦，或沉细弱。

治法：补肾健脾，温经和阳，强筋健骨。

方药：常用熟地黄、山萸肉、山药、杜仲、牛膝、菟丝子、当归、白芥子、干姜、龟板胶、鹿角胶等。

3）推拿治疗：推拿疗法是治疗颈椎病的主要方法，能使部分患者症状较快缓解。点压、拿捏、弹拨、滚法等可以舒筋活血，活络止痛。

推拿注意事项：一是注意排除禁忌证如颈椎结核、肿瘤等病；二是手法必须温柔和缓，操作耐心细致，禁用猛烈急骤的旋转扳动头颈的手法，以免造成骨折、脱位，引起颅底血循环障碍。

操作手法如下。

①患者坐位，术者立于患者对面身侧。按压合谷、阳溪、外关、曲池、手三里穴各半分钟。②按压天鼎、缺盆穴各半分钟，拇指向外上方移动约半厘米，向后下方再按压半分钟。③术者拇指沿两侧颈后肌向下滑行至大椎穴处，两拇指指端相对，用力横向按压，患者头部同时后仰倾斜，按压半分钟，然后在两侧肩上部由颈根部至肩井穴处分3点按压。④按压附分、魄户、膏肓、神堂穴各半分钟。⑤术者左前臂肘屈，自后侧插于患者右腋下，右手持患腕略向下压，左前臂用力向上向外提肩牵引1分钟。⑥按压极泉、曲池、手三里穴各半分钟。⑦术者左手四指搭于右肩上，拇指顶于肱骨颈后侧。右手持腕向前外侧拔伸，同时左手拇指向前顶送，患肢再向后伸，反复数次。以患肩为中心，右手持腕先做顺时针方向旋转，再做逆时针方向旋转，反复数次。再持腕用力向前拔伸数次。⑧术者两拇指放于颈后侧，两指相向，由上向下滑行，两拇指对挤3次。两拇指放于大椎穴两侧，先向中线推挤，再滑向上，继而向下用力按压半分钟左右，起手时向上压挑，并向外旋转放松。⑨术者立于患者背侧，两前臂尺侧置于患者两肩上。用两手掌托住两侧下颌，拇指顶于风池穴处，用力向上拔伸头部，使头稍向前倾。拔伸1分钟后逐渐放松，拇指在原处向外旋转。然后两拇指在颈后肌两侧向中线对挤并向下滑行，至第7颈椎平面为止，反复2～3次。⑩嘱患者用两手

用力抓住坐凳，术者用两手抱住头部两侧，拇指置于耳后，向前上方牵引颈椎。半分钟后在牵引下，将头先向健侧徐徐旋转 45°，在徐徐转向患侧 45°，然后转回中立位。在轻度牵引下将头前屈、后伸，继而在稍前屈位，将头再做左右旋转各 1 次，速度可稍快些。最后全部放松，回复原位。⑪术者立于健侧后外方，左手扶于头顶，右手扶于患侧肩顶部，两手做相反方向分离，以牵引其患侧颈部。同法施于对侧。⑫术者两拇指在颈后肌两侧向中线对挤，并向下滑行，至第 7 颈椎平面止，反复 2 ~ 3 次。手法宜轻快。⑬术者两拇指放于第 1 胸椎棘突两侧旁开 1cm 处，两拇指向中线挤压，至中线时，拇指向上外方施转。下移至第 2 胸椎平面操作，直至对挤至第 12 胸椎平面为止，反复 2 ~ 3 次。手法要求深透流畅。⑭术者两手分别搭于两肩根部，拇指在肩后侧，四指在肩前侧，两手用力抓捏两肩部肌肉，并向外侧滑行抓至肩峰为止，反复 3 ~ 4 次。

4）针灸治疗：针灸治疗颈椎病具有良好的疗效，可以明显改善症状。治疗以通经活络为大法，以局部阿是穴和手足三阳经穴为主，如颈夹脊、天柱、风池、曲池、手三里、外关。外邪内侵者，配风府、合谷、列缺；气滞血瘀者，配内关、膈俞，肝肾不足者，配肝俞、肾俞、气海。

A. 毫针刺法

取穴：相应病变颈椎夹脊、颈百劳、大椎、风池、肩井、肩髃、外关、养老等穴。

针法：平补平泻，中度刺激，留针 20 ~ 30 分钟，每日针 1 次或隔日 1 次，10 次为 1 个疗程。

其中颈椎夹脊穴用 0.5 ~ 1 寸毫针，进针时针尖微向脊柱斜刺，当触及椎体时，将针稍提起，再将针身弯向正中，使针尖呈垂直刺入，针感向颈肩部放射。并可加温针灸。大椎穴用 2 寸毫针直刺，刺入时针尖微斜向上，深 1 ~ 1.5 寸，局部酸胀感向两肩或背、肩胛部放射；风池穴用 2 寸针刺，针尖向对侧眼眶斜刺，深 1 ~ 1.5 寸，使局部产生胀感并向头顶、颞部、前额及眼眶放射；外关用 3 寸针向上斜刺，进针 1.5 ~ 2 寸，当出现酸胀感向上肢扩散时，再大幅度捻针数下，力争使针感传至肘、肩部；养老穴取穴时，必须屈肘，掌心对胸，刺时可向内关方向斜刺，进针 1 ~ 1.5 寸，使手腕产生酸麻感，并尽量向肘、肩传导。

B. 耳穴按压法

取穴：颈椎、后项、肩、肾。

方法：常规贴压王不留行籽于所取穴上，胶布固定。嘱患者每日自行按压药籽 3 ~ 4 次，每次 5 分钟左右，5 日更换药物 1 次。

C. 温针灸

主穴：颈椎夹脊、大椎、肩髃、曲池、三里、绝骨。

配穴：身柱、肾俞、环跳、阳陵泉、肩井、天宗、阳池、中渚。

方法：每次选 4 ~ 6 个穴位。皮肤常规消毒后，毫针常规刺入，得气后施以平补平泻手法，留针不动，将长 2cm 的艾绒段点燃后套在针柄上为 1 壮，每针每穴施灸 2 壮，每日或隔日 1 次，10 次为 1 个疗程，疗程间隔 3 ~ 5 日。

D. 隔姜灸

取穴：同温针灸。

方法：每次选 3 ~ 6 穴。取鲜生姜切取厚约 0.3cm 的薄片，用针刺穿数孔，上置一枣核大小的艾炷，放于穴位上点燃施灸。灼热难忍时可将姜片稍稍提起，稍停后，再放下施灸，直至皮肤潮红湿润为止。每穴每次 3 ~ 6 壮，每日灸治 1 次，7 ~ 10 次为 1 个疗程。

5）牵引治疗：通常用枕颌带牵引法，患者可取坐位或者仰卧位牵引。

A. 姿位：体位可采取坐位或卧位，为了方便，多取稳当的靠坐位，使颈部自躯干纵轴向前倾约 10° ~ 30°，避免过伸。要求患者充分放松颈部、肩部及整个躯体肌肉。牵引姿位应使患者感觉舒适，如有不适即应酌情调整。椎动脉型颈椎病患者前倾角宜较小，脊髓型颈椎病患者宜取几近垂直姿位，忌前屈牵引。

B. 牵引重量与持续时间：常用的牵引重量差异很大，可自患者自身体重的 1/10 至 1/5，多数用 6 ~ 7kg，开始时用较小重量以利患者适应。每次牵引近结束时患者应有明显的颈部受牵伸感觉，但无特殊不适，如这种感觉不明显，重量应酌情增加。每次牵引持续时间通常为 20 ~ 30 分钟。牵引重量与持续时间可作不同的组合，一般牵引重量较大时持续时间较短，牵引重量较小时持续时间较长。

C. 牵引频度与疗程：一般每日牵引 1 ~ 2 次，也有每日 3 次者，10 ~ 20 日为 1 个疗程，可持续数个疗程直至症状基本消除。

D. 如坐位牵引疗效不著，或患者症状较重或体弱不耐久坐时，可采用仰卧位牵引。用枕垫保持适当姿位，牵引重量一般为 2 ~ 3kg。持续牵引 2 小时后休息 15 分钟，然后再作牵引，每日牵引总时间可达 10 ~ 14 小时。

E. 利用电动牵引器械可进行间歇牵引，被认为有利于放松肌肉，改善局部血液循环。一般牵引 2 分钟，放松或减小牵引重量 1 分钟，反复进行半小时左右。

4. 随访评价

（1）随访：采用线上线下相结合的随访方法，向患者进行宣教，与患者保持良好互动。门诊医生利用患者就诊时开展患者管理，并按照随访要求进行记录或医护人员通过上门服务进行患者管理，并按要求记录；线上随访，可以通过电话、微信等方式进行随访，并记录。

（2）效果评价：随访时要对患者的饮食起居、运动保健、服用药物等状况详细了解，比较前后状态的差异，调整防护方案。若有潜在危险因素未得到控制或伴有严重并发症，建议患者到医院就诊或请专家会诊。

（张宝兴）

第十五节　腰椎间盘突出症中医健康管理

一、概述

腰椎间盘突出症是指因腰椎间盘发生退变变性，加上外伤以及积累性损伤造成纤维环薄弱或断裂，引起髓核向病变部位移动或挤压，逐渐形成一个膨隆样的突出物，直接地或间接地压迫、刺激腰部脊神经根，产生腰以及下肢疼痛、麻木，临床上称为腰椎间盘突出症，亦称腰椎间盘纤维环破裂症。以 20 ~ 40 岁青壮年为多见，发病部位以第 4、5 腰椎（L_4/L_5）最多，第 5 腰椎、第 1 骶椎（L_5/S_1）次之。本病属于中医 “腰痛病” 范畴。

腰椎间盘突出症是常见病、多发病。卫生部统计显示腰椎间盘突出症患者已突破 2 亿，占总人口的 15.2%，且有不断上升之势。腰痛是腰椎间盘突出症的主要症状之一，据统计，80% 的成年人有过腰痛病史，发生率仅次于感冒。腰椎间盘突出症发病部位中，L_4/L_5 和 L_5/S_1，椎间盘突出症约占本病的 95%；需住院治疗患者中 20 ~ 40 岁患者约占 2/3；手术患者中，男性患者是女性的两倍；体力工作者发病率是脑力劳动者的 4 倍。患者在患病前缺少基本的认识和防护知识，如认为腰椎间盘突出症只表现为腰痛，忽略了更严重的下肢放射痛，当其出现下肢放射痛时误把腰椎间盘突出症作为下肢病变治疗处理。患病后过度恐惧手术治疗，不能按照医嘱根据病情进行最合适的治疗，导致治疗和生活成本增加。在我国，保守估计腰痛患者占骨科门诊患者的1/4以上；在美国，每年有超过400万的工人因为腰痛失去工作，腰椎间盘突出症诊治的直接巨额费用和间接的病休请假失业等问题，给个人、家庭和社会造成了不少的经济损失（《腰椎间盘突出症诊疗指南（2018版）》）。

二、腰椎间盘突出症危险因素

（1）疾病家族史：与无家族病史人群比较，有家族病史者21岁前患病的概率会增加5倍。

（2）脊柱各种异常，包括先天或后天畸形，如脊柱侧凸畸形、腰椎峡部裂等。

（3）疾病基因组学：与Ⅱ型胶原蛋白的合成相关的*COL11A1*基因变异，会使患腰椎间盘突出症的风险增加1.4倍。

（4）不良生活习惯：如肥胖、吸烟可使供应腰椎间盘的血管收缩，血供不足容易加速加重椎间盘退变；长时间（每次持续超过2小时）维持腰椎前屈坐姿导致慢性劳损。

（5）剧烈咳嗽，喷嚏，长期便秘、用力解便导致的腹压增高，是急性腰椎间盘突出症的常见诱因。

（6）既往有过腰椎间盘突出症或腰痛，后来缓解的患者，风险更大。

（7）职业或生理性因素：需长时间驾驶的司机；长期弯腰或负重劳动的职业均增加患病风险。弯腰搬抬重物或处于弯腰姿势时突然扭腰，以及其他意外扭伤腰部的急性外伤，也是急性腰椎间盘突出症的常见诱因。

（8）妊娠也是常见诱因，妊娠中应注意对腰椎的保护。

（9）相关疾病：影响血液供应的全身性疾病，如糖尿病等可以增加患腰椎间盘突出症风险。

（10）体质因素：偏颇体质的前三位分别是阳虚质、血瘀质、湿热质，阳虚质与职业性质相关，血瘀质与长期单一工作姿势相关，湿热质与吸烟饮酒史有关（曾强主编《301医院健康管理技术指南》）。

三、腰椎间盘突出症的诊断及鉴别诊断

（一）腰椎间盘突出症的诊断

参照《腰椎间盘突出症诊疗指南（2018版）》。

（1）腰痛、下肢痛：呈典型的腰骶神经根分布区域的疼痛，常表现为下肢痛重于腰痛。

（2）神经障碍体征：按神经分布区域表现为肌萎缩、肌力减弱、感觉异常和反射改变四种神经障碍体征中的两种征象。

（3）神经根张力试验：直腿抬高试验和股神经牵拉试验均为阳性。

（4）影像学检查：X线摄影、CT、MRI或特殊造影等检查的异常征象与临床表现一致。

（二）腰椎间盘突出症的鉴别诊断

1. 盆腔出口综合征

盆腔出口综合征是指坐骨神经经过盆腔出口时受到刺激或压迫所产生的症状群，其全称为坐骨神经盆腔出口狭窄综合征。其易与梨状肌综合征相混淆，主要临床表现为坐骨神

经干刺激症状，即起始于臀部的沿坐骨神经走行的放射性疼痛，并伴有其支配区的运动、感觉或反射障碍。起病可缓可急，多有外伤、劳累、着凉或受潮史。病程长时可呈间歇性起伏发作。多为单侧发病，初为臀钝痛、酸胀或沉重感，有时也可表现为剧烈锐痛。直腿抬高试验、屈颈试验多不典型。腰部无阳性体征。局部封闭可鉴别腰椎间盘突出症。

2. 臀上皮神经卡压综合征

臀上皮神经卡压综合征指臀上皮神经在经过髂嵴深筋膜孔处受到刺激或卡压所产生的一系列症状。临床表现为腰痛及臀部疼痛，可扩散到大腿及腘窝，但极少涉及小腿；在髂后上棘外上方髂嵴缘下有明显压痛点，有时可扪及条索结节样痛性结节；可伴有臀肌痉挛。局部封闭可立即消除疼痛。

3. 第3腰椎横突综合征

起病可缓可急，可有外伤史。临床表现多见腰、臀、大腿前外侧疼痛，第3腰椎横突尖端压痛明显，局部肌痉挛或肌紧张。局部封闭可立即解除疼痛。

4. 腰脊神经后支综合征

多见于脊柱骨折、椎间盘退行性改变或术后等存在椎体间相对位置改变的患者，均可牵拉脊神经后支而产生症状。临床表现为急性或慢性腰痛，可伴大腿痛，但不过膝关节，无感觉、运动和反射异常；主诉痛区上方2节段或3节段同侧横突根部压痛。将后支神经干封闭，其症状消失。

5. 骶髂关节劳损

临床表现多为骶髂关节持续局部疼痛，不敢负重，活动时疼痛加重，翻身困难，"4"字试验阳性。

6. 骶髂关节结核

骶髂关节结核可为单纯滑膜结核或骨结核。起病缓慢，持续疼痛，局部肿胀压痛，休息时减轻，活动、咳嗽时加重，晚期可出现寒性脓肿。X线、CT、MRI检查以及结核菌检查等可协助诊断。

7. 肿瘤及瘤样病变

肿瘤及瘤样病变被误诊为腰椎间盘突出症者常有报道。临床检查多无脊柱畸形，压痛也不明显，直腿抬高试验不典型，运动、感觉、反射障碍往往不局限于单一神经根支配区。通过X线、CT、MRI检查以及肿瘤标志物检查等可协助诊断。

8. 脊柱血管畸形

脊柱血管畸形误诊为腰椎间盘突出症者也有报道，其中最常见的为硬脊膜动静脉瘘。由于血管的异常可使脊髓局部缺血变性或受压，因而影响脊髓的各种功能，可导致运动、感觉、反射及括约肌控制的异常。临床可表现为肌无力，肌萎缩，行走障碍，下腹或腹股沟以下痛觉明显减退，并多数有位置觉障碍。

9. 盆腔内脏疾病

盆腔内脏疾病可影响骶前神经丛而牵涉骶后及大腿后疼痛，其疼痛常为钝痛、坠痛，具体疼痛位置不明确。腰骶部及下肢检查无明显体征，盆腔检查可帮助确诊。

10. 血栓闭塞性脉管炎

血栓闭塞性脉管炎主要表现为血管性间歇性跛行和肢体末端缺血性疼痛，需蹲下或坐下休息一段时间才能缓解。直腿抬高时可见肢端发白，足背动脉或胫后动脉搏动减弱或消失。神经性间歇性跛行主要表现为下肢麻木、无力或运动不由自主，具有一定的神经根性或节段性分布的特征，停止行走或稍坐即可缓解。

11. 带状疱疹病毒性坐骨神经炎

带状疱疹是由水痘带状疱疹病毒引起的较常见的皮肤病。而坐骨神经区带状疱疹少见，约占全部带状疱疹的6.25%，其特征性表现是沿一侧坐骨神经支配区分布的红色斑丘疹和囊性水疱。患者大多以疼痛为首发症状，皮疹出现较晚，致使许多患者被误诊为腰椎间盘突出症。带状疱疹发病前局部皮肤往往先有神经痛或感觉过敏、轻度发热、上呼吸道感染等前驱症状。局部皮肤潮红，继之为丛集性疱疹、水疱等，之后融合、结痂而痊愈（刘波《常用骨伤康复方案》）。

四、管理人群和管理目标

（一）管理人群

已明确诊断为腰椎间盘突出症者。

（二）管理目标

（1）建立保护腰椎间盘健康与治疗腰椎间盘突出症的全面正确理念，充分认识腰椎间盘突出症在一定程度上的风险可控性和危害性。

（2）根据不同个体的健康状况、性别、生活娱乐方式、教育文化背景、职业劳动习惯、生活质量价值取向的不同，采取有针对性的干预措施。

（3）加强对腰椎间盘突出症基本正确预防知识的教育，使人们认识到一些习惯的害处，增加降低风险等级的概率。

（4）腰椎间盘突出症是多发病，疏于治疗处理也容易转变为慢性病，所以应该认识到保护腰椎间盘健康是一个终身的行为，应针对不同的阶段与身体状态制订不同的风险因素干预计划，适时适当调整。

（5）减少就诊次数和住院次数，降低医疗费用。

五、自助管理方案

（一）管理流程和内容

详见第一章第三节中医健康管理相关内容。

（二）管理方法

1. 建立档案

收集家庭健康记录表（附录1）、历年健康体检报告、中医体质辨识报告、历次就医资料、家庭功能评估表（附录2）、焦虑抑郁自评量表（附录3）、健康自测问卷（附录4）等健康相关的资料，连续动态了解自身的健康状况，便于定期回顾分析健康危险因素，有利于疾病早发现、早预防、早控制。

2. 监测评估

（1）居家监测

1）记录自己的锻炼及康复运动，记录自己的症状，提供监督与指导。

2）定期进行腰间盘突出症相关健康咨询和指导。

3）症状体征：定期记录体重、腰围、腰痛、下肢痛（呈典型的腰骶神经根分布区域的疼痛，常表现为下肢痛重于腰痛）及肌萎缩、肌力减弱、感觉异常等状况。及时记录新出现的症状与体征，为医生诊治提供准确可靠的临床依据。

4）家庭功能和健康状况评估表、焦虑量表：定期填写家庭功能和健康状况评估表、焦虑量表等，自我评估家庭和自身身心健康状况。

（2）健康体检：X 线、CT、MRI 或特殊造影等检查的异常征象与临床表现一致。

3. 自助调养

（1）了解腰椎间盘突出症的相关知识：①了解健康三要素（生理、心理和社会适应力）；②了解腰椎间盘突出症的危险因素，评估自身存在的风险；③对预防腰椎间盘突出症有信心；④了解腰椎间盘突出症的严重危害，主动采取积极的预防措施；⑤了解腰椎间盘突出症诱发因素及预防措施；⑥清楚腰椎间盘突出后应对措施。例如，发病后何时去看病时机最佳，首先应选择什么样的医院就诊，如何配合医护人员进行治疗和康复训练等。

（2）饮食调养：腰椎间盘突出症患者因病程较长，病久体虚，饮食不可过量，饮食要定时、适量，不能饥饱失常，不能暴饮暴食。食物之软、硬、冷、热均宜适当，以防再伤脾胃。尤其值得注意的是，不可过度地进食滋补食物否则更伤脾胃。由于患者长期为病痛折磨，与药物为伴，病发作时，更是食不香，睡不安，因此虚者多，家属往往劝患者多食膏粱厚味，更易助湿生痰，腰椎间盘突出症有外湿之病因，如再生内湿，则内外合邪，对病情更为不利。因此，腰椎间盘突出症患者饮食不能过于滋腻，以清淡为宜。《素问・生气通天论》中强调："谨和五味，骨正筋柔，气血以流，腠理以密。"患病之后，《素问・脏气法时论》亦主张："毒药攻邪，五谷为养，五果为助，五畜为益，五菜为充，气味合而服之，以补益精气。"饮食需要注意的是营养均衡，一般在病情急性发作时不宜食辛热的食品。胃肠失健或脾胃虚寒、大便稀溏者不宜多食生冷瓜果。若患者食某种食物之后，感到病痛增加或有某种过敏反应者则不宜再食。可根据自身的体质状况选择合适的食物调理，如行痹者多吃豆豉、丝瓜、蚕蛹等。热痹者多吃些芹菜、马兰头、青菜、水果等清凉的食物。着痹者可常服薏苡仁、扁豆、赤小豆等。凡寒湿痹患者均可以酒、醴、醪等作食物，如五加皮醪、薏苡仁醪等。薏苡仁、赤小豆可化湿退肿，可以煮汤当点心常服，黄芪加薏苡仁可加强渗湿作用，核桃可以补肾健腰，黄花菜可以镇静安神，故可以采用。

（3）心态调整：腰椎间盘突出症多呈慢性过程，起病时较轻，时间较长，但也有患者在腰部受伤后突然起病，猝不及防，如同"飞来横祸"。患者在承受身体的剧烈疼痛之时，精神也容易陷入紧张恐惧之中，针对这些患者，除了采取各种措施积极治疗、减轻其疼痛外，还应该学习腰椎间盘突出症的发病机制，了解本病除了引起疼痛和轻度功能障碍外，对人体其他系统影响并不大，属于非致命性疾病。不少患者病情反复发作，迁延不愈，尤其是采用各种保守疗法以后，效果仍然不佳，容易对治疗失去信心。

（4）起居调摄

1）睡硬板床。睡硬板床可以减少椎间盘承受的压力。卧硬板床休息是治疗腰椎间盘突出症的基本原则。一般初次发作、疼痛剧烈者，可用木板床，上铺厚垫，仰卧休息；疼痛较轻、病程较长的患者，可不必整日卧床休息，每日可短时间下床活动 2 ～ 3 次，活动时用腰围保护。

2）注意腰间保暖，尽量不要受寒。避免着凉和贪食生冷之物，不要长时间在空调下，加强腰背部的保护。

3）白天腰部戴一个腰围，有利于腰椎的恢复。

4）不要做弯腰又用力的动作（如拖地板），注意姿势，避免长久弯腰和过度负重，以免加速椎间盘的病变及加重疼痛。注意坐下和站起的动作。坐下时，最好先走到椅凳边，一足放到另一足后面，然后微向前倾，缓缓坐下。站起时，最好先将一足放在另一足的后面，轻轻用力蹬地，使上身离位而起，同时，上半身向前倾，在此过程中腰背尽量保持正直。腰椎间突出症患者除采取正确的坐姿外，正确的坐下及站起动作更为重要，因不正确的动作常使该病复发。

正确的站立姿势是两眼平视，下颌稍内收，胸部挺起，腰背平直，小腿微收，两腿直立，两足距离与双肩宽度相等。这样整个骨盆会前倾，全身的重力均匀通过脊椎骨盆传向下肢至足，成为真正的"脚踏实地"。此时，人体的重力线正好通过腰椎及椎间盘后部，能有效地避免椎间盘再次突出。在劳动中应采取的较好站立位置是膝关节微屈、臀大肌轻轻收缩，腹肌自然收缩。这样的站立体位与标准站立体位相似，可使骨盆轻松后倾，能增加脊椎的支撑力，减轻椎间盘的负担。

5）急性发作期尽量卧床休息，疼痛期缓解后也要注意适当休息，不要过于劳累，以免加重疼痛。

另外需要注意：①不要盲目地进行运动，如单双杠、仰卧起坐等，运动不当往往适得其反。②平常打喷嚏时可同时做收腹动作，因为腹腔压力陡然剧增，可能会引发腰椎间盘突出。③不要盲目地进行牵引治疗，因为专业的牵引必须要考虑到方位和力度的问题，如果在牵引过程中疼痛加剧，应立即停止牵引。老年人骨质较疏松，一般不建议进行牵引治疗。④中、重度腰椎间盘突出症，症状明显时，宜停止一阶段性生活，如强烈希望性生活，则患者宜采取下位的性交体位，这样可以最大程度地减少腰部突然强烈旋转变曲的机会(《24个专业105个病种中医诊疗方案》)。

（5）运动保健：运动疗法可明显增强患者腰腹肌肌力和腰部协调性，增加腰椎的稳定性，有利于维持各种治疗的疗效。

1）急性期过后，即开始腰背肌运动疗法，主要有如下疗法。

A. 游泳疗法：可每日游泳20～30分钟，注意保暖，一般在夏季执行。

B. 仰卧架桥：仰卧位，双手叉腰，双膝屈曲至90°，双足掌平放床上，挺起躯干，以头后枕部及双肘支撑上半身，双足支撑下半身，显半拱桥形，当挺起躯干架桥时，双膝要稍向两侧分开。每日2次，每次重复10～20次。

2）常用功能锻炼方法

A. 五点支撑法（拱桥式）：仰卧床上，双腿屈曲，以双足、双肘和后头部为支点，五点支撑，用力将臀部抬高，如拱桥状，随着锻炼的进展，可将双臂放于胸前，仅以双足和头后部为支点进行练习。反复锻炼20～40次。

B. 飞燕式：俯卧床上，双臂放于身体两侧，双腿伸直，然后将头、上肢和下肢用力向上抬起，不要使肘和膝关节屈曲，要始终保持伸直，如飞燕状。反复锻炼20～40次。

C. 直腿抬高：仰卧位，腿伸直，两手自然放置于体侧。做直腿抬举动作，角度可逐渐增大，双下肢交替，每次做10～20次。注意：双下肢抬举角度应根据患者的耐受性，不应勉强，出现疼痛即放下。功能锻炼的治疗机制是能改善肌肉血液循环，刺激新陈代谢，增加肌肉的反应性和强度，纠正脊柱内在平衡与外在平衡的失调，提高腰椎的稳定性、灵活性和耐久性，从而起到防治腰椎间盘突出症的作用。

D. 姿态调衡疗法：①第一步疗法：穿平底鞋或只穿运动棉袜，直立位，背靠墙壁，双足呈“V”字形分开，足跟并拢。足跟、臀部、双肩及头枕部贴墙，努力夹紧双腿，上提肛门，收腹挺胸，自我感觉应力集中于足跟部，身体有向上拔伸感。练习1周，每次10～30分钟，每日3次（饭后1小时较好）。②第二步疗法：准备一个5cm×10cm×4cm木块或者一块红砖，患者双足呈“V”字形分开，足跟并拢站在木块或砖块上，脚掌悬空，夹紧双腿，收腹挺胸。站立时可以靠墙也可以不靠墙。推荐选择不靠墙，这样治疗效果更好，但是，不靠墙时要防止摔倒。练习2周，每日3次。③第三步疗法：长期练习，每周3次，每次10～30分钟。体会颈背腰的姿态变化及肌肉张力的变化，在日常生活中保持这种姿态（鄢卫平《颈腰椎病中西医结合治疗学》）。

（6）经络腧穴调理

按摩保健：《医宗金鉴》云：“当先揉筋，令其和软，按其骨，徐徐合缝，膂始直。”较长时间滚、揉、弹、按环跳穴，使麻热感传至小腿及足部，达到良好的舒筋通络、活血止痛的效果。揉、弹诸穴以得气为度可阻滞疼痛信号的上传，起到良好的镇静止痛作用。《素问·举痛论》曰：“按之则血气散，故按之痛止”“按之则热气至，热气至则痛止矣”。

操作方法如下。

弹筋法：弹拨腰肌，以兴奋肌肉。恢复肌纤维弹性。

揉法：沿腰背部顺行向下到小腿部进行揉摩，以放松身体，疏通经络使气血得以畅通。

点穴法：自腰部开始依次点按肾俞、环跳、承扶、殷门、风市、委中、阳陵泉、承山、昆仑、涌泉穴，以通经活络。改善神经传导，促进神经组织恢复。

点按法：点按双侧腰肌，以改变腰肌紧张状态。

推法：用双手的手掌根沿着脊柱两侧自后背部开始推至臀部，以达调达气血、疏通经络的目的，使腰背肌肉得以调整。翻身仰卧，采用捏拿法。捏拿股四头肌，改善肌肉弹性，恢复肌张力。

拍打法：是结束调整手法，用手掌掌部自腰脊部开始向下到小腿进行拍打，以宣通经络，舒筋活血，兴奋松解肌肉，使腰腿肌肉得到放松舒展。

（7）戒烟：从中医学角度而言，烟草辛燥，为辛热秽浊之物，易于生热助湿，损伤肺阴。肺为水之上源，肺阴肺气受损，肺气宣发和肃降失常，水液代谢失调，从而酿生湿热。现代医学研究也发现烟草中的尼古丁会造成血管内皮损伤，引起椎间盘内血流减少，椎间盘细胞营养供应不足，从而加速椎间盘退变。流行病学研究也发现吸烟是腰背痛的高危因素，同时也是腰椎间盘术后再突出的危险因素之一。这提示在临床工作中，对于岭南地区湿热体质的腰椎间盘突出症患者要注重清热利湿的治疗方法，指导患者戒烟。

4. 定期回顾和评价

定期回顾腰椎病的发生次数、持续时间和症状表现，分析可能的诱发因素，针对性地调整生活方式，评价改善生活方式后腰椎病的变化，无改善或持续加重者到医院就诊，进一步明确诊断。

六、医助管理方案

（一）管理流程和内容

详见第一章第三节中医健康管理相关内容。

（二）管理方法

1. 建立档案

对前来就诊的患者建立中医健康管理档案：包括健康风险评估调查问卷、中医体质辨识报告、健康体检报告、腰椎间盘突出症患者随访服务记录表（附录 17）等健康相关资料。妥善保管各项监测资料，作为复诊随访的依据。

2. 风险评估（附录 18 腰椎病健康风险评估调查问卷）

（1）轻度腰椎间盘突出症风险：具有≥ 1 个腰椎间盘突出症风险因素，无腰椎间盘突出者。

（2）高度腰椎间盘突出症风险：具有≥ 1 个腰椎间盘突出症风险因素，曾经有短暂腰椎间盘突出症，目前无腰椎间盘突出者。

3. 干预方法

（1）西医治疗

1）非手术治疗

A. 原则：腰椎间盘突出症诊断明确，无大小便障碍等需急诊手术情况，初次发作或症状复发但已长期完全缓解患者，综合运用保守治疗手段，以 3 个月为限。

B. 药物治疗：包括非甾体抗炎药、麻醉类止痛药物、脱水药物、神经营养药物、糖皮质激素等口服或注射。

C. 物理疗法：包括牵引、佩戴腰围、短期绝对卧床休息，缓解期的腰背肌锻炼疗法等。

2）手术治疗

A. 原则：腰椎间盘突出症诊断明确，综合运用保守治疗手段 3 个月治疗效果不满意和存在大小便障碍等情况需急诊手术。由专科医生根据患者具体情况，选择适当手术方式。

B. 方法：微创治疗，包括各种髓核消融术、各种切除术和固定手术；开放手术。

（2）中医治疗

1）中医体质调理：通过对腰椎间盘突出症患者进行体质分型。并结合腰椎间盘突出相关因素，偏颇体质的前三位分别是阳虚质、血瘀质、湿热质，阳虚质与职业性质相关，血瘀质与长期单一工作姿势相关，湿热质与吸烟史有关。腰椎间盘突出症患者的偏颇体质以阳虚质、血瘀质和湿热质多见，其相关影响因素也存在差异。体质辨识与偏颇体质调理需要参见第五章第一节偏颇体质管理。

2）中医辨证施治：《中药新药临床研究指导原则》中腰椎间盘突出症的中医证候分型为血瘀证、寒湿证、湿热证、肝肾亏虚证。

A. 血瘀证

症状：腰腿痛如刺，痛有定处，日轻夜重，腰部板硬，俯仰旋转受限，痛处拒按，舌质暗紫或有瘀斑，脉弦紧或涩。

治法：活血化瘀，行气止痛。

方药：身痛逐瘀汤。常用药：秦艽、川芎、桃仁、红花、甘草、羌活、没药、当归、五灵脂（炒）、香附、牛膝、地龙等。

药膳：当归生姜羊肉汤。原料：当归 50g，生姜 50g，羊肉 500g，加盐适量。制法与服法：熬汤食用。

B. 寒湿证

症状：腰腿冷痛重着，转侧不利，静卧痛不减，受寒及阴雨天加重，肢体发凉，舌质淡、苔白或腻,脉沉紧或濡缓。

治法:散寒除湿,温通经络。

方药:渗湿汤。常用药:白术、干姜、白芍、附子、白茯苓、人参、桂枝、甘草等。

药膳:风寒湿证为外邪侵袭经络,气血闭阻不畅所致。饮食宜进温经散寒、祛湿通络之品,如砂仁、羊肉、蛇酒等。食疗方:肉桂瘦肉汤、鳝鱼汤、当归红枣煲羊肉。忌食生冷瓜果、寒凉之品。

C. 湿热证

症状:腰部疼痛,腿软无力,痛处伴有热感,遇热或雨天痛增,活动后痛减,烦热口渴,小便短赤,苔黄腻,脉濡数或弦数。

治法:清热利湿,舒筋活络。

方药:加味二妙散。常用药:黄柏、苍术、归尾、赤芍、桃仁、南星、牛膝、龙胆草、黄芩、连翘、羌活、红花、木通、甘草、金银花等。

药膳:湿热证多由风湿阻滞经络,影响经气运行,郁积化热所致,饮食宜清热化湿通利之品,如丝瓜、冬瓜、赤小豆、玉米须等。药膳方:丝瓜瘦肉汤。忌食燥热动风之品和辛辣之品,如葱、蒜、胡椒等。

D. 肝肾亏虚证

症状:腰酸痛,腿膝乏力,劳累更甚,卧则减轻。偏阳虚者,面色㿠白,手足不温,少气懒言,腰腿发凉,男性或有阳痿早泄,妇女带下清稀,舌质淡,脉沉细。偏阴虚者,咽干口渴,面色潮红,倦怠乏力,心烦失眠,多梦或有遗精,妇女带下色黄味臭,舌质红,苔少,脉弦细数。

治法:偏阳虚者温补肾阳,偏阴虚者滋阴补肾。

方药:偏阳虚者用右归丸。常用熟地黄、川附子、肉桂、山药、山萸肉、菟丝子、鹿角胶、枸杞、当归、杜仲炭等药物;偏阴虚者用左归丸。常用熟地黄、菟丝子、牛膝、龟版胶、鹿角胶、山药、山茱萸、枸杞等药物。

药膳:偏阳虚者,饮食宜进温补肾阳、辛热祛风除湿之品,如牛肉、羊肉、鸡肉、辣椒、葱、花椒、大料、茴香等。偏阴虚者,饮食宜进滋补肾阴、补益精髓气血、祛风湿止痛之品。膳食方:鸡爪炖章鱼、枸杞子羊肾粥。忌食辛辣香燥食品。

(3)非药物疗法

1)推拿治疗:牵引腰部,有快速牵引法、间歇牵引法、持续牵引法、人工牵引法、机械牵引法等。目的:使椎间隙增大,椎间盘内产生负压,有利于髓核的回纳;椎间隙增大的同时,椎间孔亦相对地增大,从而也可减轻突出物对神经根的压迫和刺激,有利于水肿的神经根消肿。

A. 后伸扳腰:其有单腿后伸扳法、双腿后伸扳法、抬肩伸腰法、牵引下后伸扳法、屈膝顶腰后伸扳法等。目的:使椎间盘前部拉大,有利于髓核的前移,再使椎间盘后部变窄,加压于后部,使髓核向前推移挤压。

B. 旋转扳腰:其有腰部斜扳法、腰部定位斜扳法、双人旋转定位扳腰法、骑马旋转定位扳腰法等。目的:此法可改变突出的髓核与受压的神经根的关系,同时亦能松解突出物与神经根的粘连,并具有将突出的髓核还纳、纤维环闭拢、关节突关节面对位等作用。

C. 直腿高举扳法:患者仰卧,腰部固定,使膝关节伸直,屈髋约 90°,牵拉坐骨神经,以及腘绳肌。目的:可牵拉坐骨神经,有利于坐骨神经根部的粘连松解。

D. 擦法、丁氏㨰法、揉法、热敷法:可解除局部肌肉痉挛,促使患处的气血循环加快,有利于水肿的吸收;为下一步治疗创造条件;有利于萎缩的肌肉及麻痹的神经逐渐恢复正常功能。治疗步骤：丁氏㨰法施于腰背部两侧肌肉，由患侧腰臀部向下经大腿后侧、腘窝部，至小腿后侧或外侧；指按揉腰背部两侧膀胱经，以膈俞、肾俞、大肠俞、八髎等穴为重点，以酸胀为度；牵引腰部（人工）；掌按脊柱，由上而下，重点按命门、腰阳关穴；腰部后侧扳法或擦法施于腰骶部，边做腰部后伸被动运动，或行屈膝顶腰后伸扳腰法，这非常必要。根据病情决定后伸的角度；左右斜扳腰部，最好根据腰部病变的部位，决定下肢屈曲的角度，或做定位斜扳法，目的性较强些；直腿高举扳法，对坐骨神经有粘连者可起一定作用；擦法施于腰骶部，以患处为主；湿热敷施于腰骶部以及疼痛较甚部位。

腰椎间盘突出者在推拿治疗期间，要注意护腰，一是用腰围，二是卧床休息。在卧床时最好腰部在仰卧时垫 3 只枕头，使腰后伸，让腰部得到牵拉，并有利于髓核前移，使纤维环保持在一个良好的修复位置。

2）低频脉冲电疗法：以频率 1000Hz 以下的各种脉冲电流治疗疾病的方法。经皮神经刺激疗法，也称周围神经粗纤维电刺激疗法，是指用频率为 2 ～ 160Hz，脉冲宽度为 0.01 ～ 0.02ms 的单相或双相不对称的低频脉冲电流，以控制疼痛的一种无损伤性的电疗法。

3）光疗法：是指利用人工光源的辐射能作用于人体来治疗疾病的方法，主要借助于光的热和化学作用来促进机体功能的恢复，根据光的波长或频率将各种光线排列起来，称为光谱，包括红外线、可见光线等。医用红外线又分近红外线及远红外线。近红外线疗法，近红外线（短波红外线）波长为 760nm ～ 1.5pm，能穿入人体 lcm 以内的组织，如白炽灯发出的红外线（近年来临床应用越来越少）。远红外线疗法：远红外线（周林频谱仪，TDP 近年来临床应用较多），波长为 1.5 ～ 25μm，大部分被皮肤表层所吸收。禁忌证：出血倾向、高热、急性炎症、活动性肺结核等（鲁玉来《腰椎间盘突出症》）。

4）针灸疗法

A. 体针疗法：急性期：患者取侧卧位。选择突出节段夹脊穴、大肠俞、肾俞、秩边、次髎、环跳、委中、承山、三阴交透悬钟等，采用泻法，并配合 TDP 局部照射，每次 20 分钟，小强度。缓解期：选择突出节段夹脊穴、大肠俞、肾俞、秩边、次髎、环跳、委中、承山、三阴交透悬钟等，采用泻法，并配合 TDP 局部照射，每次 20 分钟。康复期：选择突出节段夹脊穴、大肠俞、肾俞、髂腰、秩边、次髎、居髎、环跳、委中、承山、三阴交透悬钟等，采用平补平泻法，并配合 TDP 局部照射，每次 20 分钟。

B. 头针疗法：取对侧下肢感觉区、足运感区。沿皮下缓慢进针，不提插。捻转频率要快（每分钟 200 次以上），且幅度要大，留针 5 ～ 10 分钟后，再捻转 1 次，留针 1 次，即可起针。起针时用干棉球压迫 1 ～ 2 分钟，以防出血。

C. 手针疗法：取坐骨神经点（手背第 4、5 掌指关节间近第 4 掌指关节处），直刺或斜刺，深 5 ～ 8 分，边捻转边令患者活动腰部或由他人按摩腰部，留针约 15 ～ 20 分钟。

D. 足针疗法：取 3 号穴、35 号穴，斜刺或直刺 1 ～ 2 寸，用中强刺激，其余同手针疗法。

E. 耳穴压豆疗法：取坐骨、肾上腺、臀、神门、腰椎、骶椎，贴压双侧耳穴，同时按压已贴好的耳穴 0.5 ～ 1 分钟，手法由轻到重，按至有热胀感和疼痛感，并嘱患者每月自行按压药丸 3 ～ 4 次，每次 2 分钟左右，每 5 日更换耳穴 1 次。

F. 梅花针疗法：取胸 2 ～胸 5 夹脊穴、腰骶部位、疼痛部经脉循行周围、压痛点。用梅花针重叩局部皮肤，尤其在夹脊穴处做重点击打，使皮肤发红并出血，然后拔火罐，如能拨出少量血疗效更佳。芒针疗法：取志室、秩边、环跳、足三里、委中、承山、昆仑。用强刺激，并用泻法。

G. 粗针疗法：取环跳穴，用粗针快速刺入穴位，给予强刺激，不留针。出针后以干棉球按压针孔，以免出血。

H. 电针疗法：取腰4～腰5夹脊穴、阳陵泉。用密波5分钟后改为疏密波，每日1～2次，每次10～20分钟。

I. 艾灸法疗：取压痛点、八髎、秩边、风市、阳陵泉、足三里、昆仑为主穴，取肾俞、腰阳关、环跳、承扶、委中、绝谷、足临泣为配穴。每次选3～5个穴位，连续熏10～20分钟，至局部皮肤发红为止。每日灸治1～2次，7～10次为1个疗程，疗程间隔3～5日。

J. 牵引疗法：多采用骨盆兜带牵引，适用于本病不宜推拿和其他疗法的患者。每侧重量为5～10kg，并逐渐加重，以不使患者感到疼痛为度，床尾抬高10～20cm。每日上、下午各1次；每次0.5～1小时，一般牵引3～4周(《中国医学非药物疗法》)

4. 随访和评价

（1）随访：采用线上线下相结合的随访方法，向患者进行宣教，与患者保持良好互动。1年1次健康检查，重点检查腰椎X线或MRI，评估腰椎间盘突出症风险。对于保守治疗患者，记录自己的症状变化，半年请专科医生指导1次。对于微创非内固定手术患者，3个月、半年门诊复查，其他与保守治疗患者相同。对于腰椎固定手术后患者，在术后1个月、3个月、半年、1年、3年均应按专科要求进行相应影像学检查。

（2）效果评价：随访时要对患者的饮食起居、运动保健、服用药物等状况详细了解，比较前后状态的差异，调整防护方案。若有潜在危险因素未得到控制或伴有严重并发症，建议患者到医院就诊或请专家会诊。

（姜元辉）

第十六节　退行性骨性关节炎中医健康管理

一、概述

退行性骨性关节炎是指由多种因素引起关节软骨纤维化、撕裂、溃疡、脱失而导致的以关节疼痛为主要症状的退行性疾病，病因尚不明确，其发生与年龄、肥胖、炎症、创伤及遗传因素等有关。病理特点为关节软骨变性破坏、软骨下骨硬化或囊性变、关节边缘骨质增生、滑膜病变、关节囊挛缩、韧带松弛或挛缩、肌肉萎缩无力等。本病属于中医"骨痹病"范畴。

退行性骨性关节炎好发于中老年人群，发病率高，65岁以上的人群50%以上为退行性骨性关节炎患者。累及部位包括膝、髋、踝、手和脊柱（颈椎、腰椎）等关节。来自中国健康与养老追踪调查数据库（China Health and Retirement Longitudinal Study，CHARLS）的研究结果显示：我国膝关节症状性退行性骨性关节炎的患病率为8.1%；女性高于男性；呈现明显的地域差异，即西南地区（13.7%）和西北地区（10.8%）最高，华北地区（5.4%）和东部沿海地区（5.5%）相对较低。从区域特征来看，农村地区膝关节症状性退行性骨性关节炎患病率高于城市地区。在城市人口中，手部关节退行性骨性关节炎的患病率为3%（男性）和5.8%（女性），农村地区髋关节骨性关节炎患病率为0.59%。随着我国人口老龄化的进展，退行性骨性关节炎的发病率还有逐渐上升的趋势(曾强《301医院健康管理技术指南》)。

二、退行性骨性关节炎常见风险因素

（一）不可变风险因素

1. 年龄

本病在50岁以后多发，目前的共识认为年龄的增长是促使骨性关节炎发生的最肯定的独立因素。虽然骨性关节炎是与年龄相关的疾病，但是骨性关节炎不是年龄增加不可避免的结果。

2. 性别

50岁以前女性骨性关节炎患病率低于男性，但在50岁以后女性患病率显著增加，发展为骨性关节炎的可能性是男性的2倍左右，尤其是膝关节。另外与男性骨性关节炎患者相比，女性骨性关节炎患者有更多的受累关节，而且更容易表现出晨僵、关节肿胀和夜间疼痛等临床症状。膝关节骨性关节炎患病率在两性分布上有显著性差异，女性膝关节骨性关节炎患病率是男性的2.6倍。

3. 遗传易感性

美国研究显示骨性关节炎患者的一级亲属发生赫伯登结节（Heberden node）和膝关节骨性关节炎的多个关节受累的概率是对照组的2倍，同卵双胞胎患骨性关节炎的一致性显著高于异卵双胞胎，也进一步支持骨性关节炎具有遗传易感性的观点。

4. 种族因素

西方人髋关节骨性关节炎的发生率高，东方人膝关节骨性关节炎的发生率高。地理环境方面，大骨节病区和它的邻近地带的地理环境对于骨关节炎的多发有着决定性的作用，也有人认为气候因素存在着一定的作用。

另外有学者认为骨密度增加、营养缺乏如维生素D的摄入量降低也可以导致骨性关节炎的患病率出现不同程度的增加。

（二）可变风险因素

1. 负重关节

骨关节炎最常发生在负重的关节，但是同样是负重关节，年龄对关节的影响是有差异的。国外研究显示，与踝关节相比，更常见到髋关节和膝关节发生骨性关节炎，可能的原因是距骨软骨拉伸断裂应力随着年龄逐渐下降的趋势不如后者明显。

2. 肥胖

BMI作为一种风险因素与膝关节骨性关节炎的影像学表现及临床症状有显著关系。肥胖不仅增加了加在负重关节上的机械外力，而且可能由于改变姿势、步态和体力活动水平，进一步促进改变关节的生物力学，而导致关节退变。国外研究报道，BMI在$27kg/m^2$之上每增加$1kg/m^2$，患骨性关节炎概率将会增加15%。研究显示在欧美女性中每减少$2kg/m^2$的BMI，其骨性关节炎进展的可能性将降低50%。肥胖明显增加膝关节的症状和X线骨赘风险，而减肥可以降低X线膝关节炎的进展和临床症状。

3. 关节排列不齐或创伤

关节排列不齐或创伤可能会导致骨性关节炎的快速发展，也可能启动一个缓慢的过程，在几年以后出现骨性关节炎的症状。其原因可能是由于逐步进展的关节周围的血流减少和关节软骨的重塑率下降，另外关节形状的改变可能会干扰软骨营养或改变负荷分配。

临床中发现先天性髋关节发育不良、复发性髌骨脱位、腿不等长等可导致早发性骨性关节炎，一些引起关节失稳的疾病也可导致骨性关节炎患病率增加。

4. 创伤和劳累

规律运动对维持关节软骨的结构和代谢功能很重要。休闲跑步和低冲击力的运动并没有被证明能增加骨性关节炎的风险，但是重复的、高冲击力的运动明显增加关节损伤和下肢骨性关节炎的风险。例如在正常行走时，膝关节承受4 ~ 5倍体重压力，而在蹲起时则承受高达10倍体重的压力。一些特殊职业人群由于承受反复冲击负荷引起的创伤可能导致罹患特殊部位的骨性关节炎，例如风钻操作者和棒球投手的肩和肘关节、芭蕾舞蹈家的踝关节、拳击运动员的掌指关节，以及篮球运动员的膝关节患骨性关节炎概率增高。

5. 体质因素

与平和质相比较，阳虚质、痰湿质、血瘀质对骨性关节炎有着易罹性、倾向性。阳虚、痰湿、血瘀使经气输布不利，筋骨失养，形体疲极，导致骨关节过早过快损伤，产生退变而发生本病(曾强《301医院健康管理技术指南》)。

三、退行性骨性关节炎的诊断和鉴别诊断

1. 骨性关节炎的诊断标准

采用2018年《骨性关节炎诊疗指南》诊断标准，见表6-19 ~表6-22。

表6-19　手骨性关节炎诊断标准

临床标准：
1. 近1个月大多数时间有手关节疼痛、发酸、发僵
2.10个指间关节中，骨性膨大关节≥ 2个
3. 掌指关节肿胀≤ 2个
4. 远端指间关节骨性膨大＞ 2个
5.10个指间关节中，畸形关节≥ 1个
满足1＋2＋3＋4条或1＋2＋3＋5条可诊断手骨性关节炎

注：10个指间关节为双侧第2、第3远端及近端指间关节，双侧第1腕掌关节。

表6-20　膝关节骨性关节炎诊断标准、临床＋放射学标准

诊断标准：
1. 近1个月大多数时间有膝关节疼痛
2. 有骨摩擦音
3. 晨僵≤ 30分钟
4. 年龄≥ 38岁
5. 有骨性膨大
满足1＋2＋3＋4条或1＋2＋5条或1＋4＋5条者可诊断膝关节骨性关节炎
临床＋放射学标准：
1. 近1个月大多数时间有膝关节疼痛
2.X线片示骨赘形成
3. 关节液检查符合骨关节炎
4. 年龄≥ 40岁
5. 晨僵≤ 30分钟
6. 有骨摩擦音
满足1＋2条或1＋3＋5＋6条，或1＋4＋5＋6条者可诊断膝关节骨性关节炎

表 6-21　髋关节骨性关节炎诊断标准：临床＋放射学标准

1. 近 1 个月大多数时间髋痛
2. 血沉（ESR）≤ 20mm/h
3.X 线片示骨赘形成
4.X 线片示髋关节间隙狭窄
满足 1 ＋ 2 ＋ 3 条或 1 ＋ 2 ＋ 4 条或 1 ＋ 3 ＋ 4 条者可诊断髋关节骨性关节炎

表 6-22　腰椎骨性关节炎诊断标准

1. 逐渐发生的腰椎关节或腰部疼痛，疼痛在关节休息后可缓解。多于活动或负重后腰痛又加重，以酸胀、不适为主
2. 晨起和劳累时出现短暂的关节僵硬，多无全身性症状
3. 腰部叩击有舒服感
4. 不伴神经压迫体征
5.X 线检查：显示有关节间隙变窄、骨赘形成或软骨下骨密度增高和囊肿而无其他明确原因者

2. 特殊类型骨性关节炎

（1）原发性全身性骨性关节炎：以 3 个或 3 个以上关节或几组关节受累为特征。手远端和近端指间关节及掌指关节分别作为一组。原发性全身性骨性关节炎主要发生在中年绝经期妇女，最常受累的关节是手远端和近端指间关节以及第 1 腕掌关节。其他外周关节如膝关节、髋关节和跖趾关节以及脊柱也可受累。症状呈发作性，受累关节有炎症表现（发热、关节积液），血沉增高，血清类风湿因子滴度轻度增高。原发性全身性骨性关节炎可分为两型：一为结节型，表现为手远端指间关节受累（赫伯登结节），女性多见，有家族聚集性；二为非结节型，表现为手的近端指间关节受累为主，女性略多见，常有既往多次发作的关节炎史，血沉增高。

（2）侵蚀性炎症性骨性关节炎：该病主要累及手远端和（或）近端指间关节；偶尔亦累及掌指关节。疼痛呈发作性，常由局部炎症和受累关节周围的胶样囊肿引起。X 线检查显示关节间隙消失，骨赘和软骨下骨硬化，骨侵蚀，软骨下骨板塌陷，关节严重变形硬化。在疾病晚期由于关节强直反而疼痛有所缓解。该病好发于绝经期后的妇女。

（3）弥漫性特发性骨肥厚症：本病属变异性骨性关节炎，主要出现在 50 岁以上的男性。大多数患者无症状，部分患者主诉背痛和僵直，可发生反复性肌腱炎，在肌腱或韧带附着处有骨刺形成及韧带骨化。患者往往较肥胖且糖耐量异常。X 线可见脊柱骨赘较普通脊柱骨性关节炎更多更大，前纵韧带和后纵韧带明显钙化和骨化，且与邻近椎体之间有一发亮带。病变以下胸段脊柱最明显。诊断主要依靠 X 线检查。有 4 个以上相邻椎体连续钙化或形成骨化桥，而无骨突和骶髂关节改变者便可诊断本病。

（4）继发性骨性关节炎：症状与原发性骨性关节炎相似，表现为受累关节疼痛、肿胀、僵硬。全身各关节可受累，有与各原发病相关的特征性的 X 线表现和临床表现（徐卫东等主编《骨关节炎的诊断与治疗》）。

3. 鉴别诊断

（1）腰椎退行性骨性关节炎

1）风湿性关节炎：有链球菌感染史，并常因链球菌感染后复发。表现为游走性，活动期血沉加快，血清抗 “O” 试验阳性。X 线摄影检查多无异常发现。

2）类风湿关节炎：可发病于任何年龄，女性多于男性。受累关节疼痛剧烈，呈游走性，多有肌萎缩，晨僵明显，至少 1 小时，好发于四肢小关节。活动期红细胞沉降率加快，类风湿因子多为阳性。X 线片可见骨质疏松及不同程度的骨质破坏。关节液呈黄色或绿色，混浊，黏度低，白细胞计数可轻度增高。

3）强直性脊柱炎：以男性多发，并且以青年人为主，以下腰痛为早期主要症状。X 线片上病变以骶髂关节为主，并且晚期可出现“竹节样”脊柱。90% 的患者查 HLA-B27 阳性，可以与骨性关节炎鉴别。

4）肿瘤及瘤样病变：临床多为无明显原因的腰背疼痛、功能障碍。X 线、CT、MRI 检查以及肿瘤标志物检查等可协助诊断。

5）骨结核：患者常有消瘦、面色苍白、盗汗和低热症状，白细胞计数稍高。连续 X 线片常可显示进行性骨质破坏，结核菌素试验呈强阳性，关节液检查或取得病变滑膜组织做活体组织检查（活检）可确诊。

（2）膝关节骨性关节炎鉴别诊断

1）风湿性关节炎：有链球菌感染史，并常因链球菌感染后复发。表现为关节游走性疼痛，活动期血沉加快，抗“O”试验阳性。X 线摄影检查多无异常发现。

2）类风湿关节炎：可发病于任何年龄，女性多于男性。受累关节疼痛剧烈，伴游走性，多有肌萎缩，晨僵明显，至少 1 小时，好发于四肢小关节。活动期血沉加快，类风湿因子多为阳性，X 线片可见骨质疏松及不同程度的骨质破坏。关节液混浊，呈黄色或绿色，黏度低，白细胞计数可轻度增高。

3）膝关节非特异性滑膜炎：主要表现为反复膝关节积液，浮髌试验阳性。膝关节肿胀程度与该关节疼痛及活动受限程度不一致，关节肿胀常非常严重，但关节疼痛却相对较轻，表现为闷胀感。X 线片仅显示软组织肿胀，无骨赘形成。

4）膝关节结核：患者常有消瘦、面色苍白、盗汗和低热，白细胞计数稍高；连续 X 线片常可显示进行性骨质破坏；结核菌素试验呈强阳性；关节液检查或取得病变滑膜组织做活体组织检查可确诊。

5）痛风性关节炎：1 次以上的急性关节炎发作；局部皮温明显升高，炎症表现在 1 日内达到高峰；单关节炎发作；患病关节皮肤呈暗红色；通常为第 1 跖趾关节疼痛或肿胀，有高尿酸血症。

6）化脓性关节炎与创伤性关节炎：痛风急性发作时与化脓性关节炎与创伤性关节炎相似。但后两者血尿酸盐不高，滑囊液检查无尿酸盐结晶。创伤性关节炎常有较重受伤史；化脓性关节炎滑囊液内含有大量白细胞，培养可得致病菌。

7）色素沉着绒毛结节性滑膜炎：发病年龄多为 20 ～ 40 岁，膝关节是最常受累的部位。常见情况是滑膜肥厚而膝关节肿胀，肿胀逐渐加重与间歇性关节积血有关。表现为髌上囊或腘窝的局部软组织包块，无膝关节弥漫性肿胀。此时，包块可能类似软组织肉瘤如滑膜肉瘤，见于 50 岁左右的老年人，MRI 检查可确诊。

8）肿瘤：以转移癌为主，多发生在高龄人群。静息痛，夜间尤甚，膝关节肿胀，同时多伴有全身恶病质表现。X 线、CT 和 MRI 检查可确诊。

四、管理人群和管理目标

1. 管理人群

已明确诊断为骨性关节炎者。

2. 管理目标

（1）减轻疼痛、改善关节功能及提高活动能力。

（2）调整机体功能状态，尽可能减少并发症的发生。

（3）减少就诊次数和住院次数，降低医疗费用。

五、自助管理方案

（一）管理流程和内容

详见第一章第三节中医健康管理相关内容。

（二）管理方法

1. 建立档案

收集家庭健康记录表（附录1）、历年健康体检报告、中医体质辨识报告、历次就医资料、家庭功能评估表（附录2）、焦虑抑郁自评量表（附录3）、健康自测问卷（附录4）等健康相关的资料，尤其要监测血压、心率、体重、腰围，连续动态了解自身的健康状况，便于定期回顾分析健康危险因素，有利于疾病早发现、早预防、早控制。

2. 监测评估

（1）居家监测

1）记录自己的体重，关节功能锻炼及康复运动，记录自己的关节症状和关节功能受限情况，提供监督与指导。

2）定期进行骨性关节炎相关健康咨询和指导，即使骨性关节炎的症状和关节功能受限已经恢复。

3）症状体征：定期记录症状与体征的变化情况，及时记录新出现的症状与体征，为医生诊治提供准确可靠的临床依据。

4）家庭功能和健康状况评估表、焦虑量表：定期填写家庭功能和健康状况评估表、焦虑量表等，自我评估家庭和自身身心健康状况。

（2）健康体检：血沉检测，X线片检查（常规检查详见第二章第七节）。

3. 自助调养

（1）了解科学知识

1）了解骨性关节炎流行病基本情况，评估骨性关节炎风险，包括家族骨性关节炎史、长期负重、肥胖、存在关节排列不齐和创伤等构成骨性关节炎风险因素的情况。

2）了解骨性关节炎的临床表现，关节疼痛、晨僵、肿大（肿胀或骨性肥大）、活动时骨弹响，以及关节畸形、脱位及活动受限等。

3）了解骨性关节炎的诊断。在出现骨性关节炎的一些临床表现时及时到专科医院就诊，进行相应的医学专科查体和影像学检查，以明确骨性关节炎的诊断，并且进一步评估骨性关节炎的分级和功能。

（2）饮食调养：由于骨性关节炎与肥胖、脱钙、缺乏维生素A和维生素D有关，因此在饮食上要注意以下几点。

1）进食含钙量高的食品，以确保老年人骨质代谢的正常需要。老年人钙的摄取量应较一般成年人增加50%左右，即每日成分钙不少于1200mg，故宜多食牛奶、蛋类、豆制品、蔬菜和水果，必要时要补充钙剂。

2）超重者宜控制饮食，增加活动，减轻体重，以利于减轻关节负重。

3）蛋白质的摄入要有限度，食物中过度的蛋白质会促进钙从体内排出。

4）要增加多种维生素的摄入，如维生素 A、维生素 B_1、维生素 B_6、维生素 B_{12}、维生素 C 和维生素 D 等。

（3）心态调整：利用转移注意，移情制胜的方法，如下棋、听音乐、读书报、听广播、看电视等转移对疾病的注意，改变消极情绪，以促进疾病的恢复。同时掌握综合防治知识，采取积极向上的健康生活态度，逐渐消除消极悲观情绪与恐惧心理。依靠医生的帮助与家人的关心，在综合治疗知识的指导下，发挥主观能动性，树立战胜疾病的信心，最终控制病情的发展（姚有华、熊建菁、周琴编《社区骨关节炎患者自我预防与控制管理手册》）。

（4）起居调摄：生活起居护理是保养患者机体的元气，提高自身驱邪与修复能力，使体内阴阳达到平衡、驱病康复的方法。生活起居调摄的基本原则：顺应自然、平衡阴阳、起居有常、劳逸适度、慎避外邪、形神共养。

1）室内温度湿度应适宜：室内温度一般以 18 ~ 20℃为宜。寒证、阳虚或年老、体弱的患者常怕冷怕风，宜在向阳房间，室温 22 ~ 24℃，室内的相对湿度以 40% ~ 50% 为宜。热证、实证、阴虚或青壮年患者常怕热喜凉，宜在向阴房间，室温宜 16 ~ 20℃，室内的相对湿度以 50% ~ 60% 为宜。风寒湿痹、脾虚湿盛的患者室内湿度应适中。因燥邪而致病的患者，室内湿度宜偏高，可在地面洒水或应用加湿器等；因湿邪而致病的患者，室内湿度宜偏低，可经常开窗通风，降低湿度。阳虚证多寒而湿，宜偏燥；阴虚证多热而燥，宜偏湿。

2）室内阳光充足：天然的光照给患者在视觉上带来舒适、欢快和明朗的感觉，对康复有利。中午患者休息时，应拉上窗帘，使光线偏暗，以保证午睡。感受风寒、风湿、阳虚及里寒证的患者，室内光线宜充足；感受暑热之邪侵犯的热证患者和阴虚及肝阳上亢、肝风内动的患者，室内光线应稍暗，有眼病的患者室内用深色窗帘，避免对眼睛的刺激。长期卧床的患者，床位尽量安排到靠近窗户的位置，以得到更多的阳光；气滞血瘀、骨断筋伤的患者应在阳光充足的地方。

3）起居有常，慎避外邪：起居调护以避风邪、风寒为主，注意患者保暖，避免对流风，卧床患者免疫力减低，极易感受外邪。因此，应严防患者感受外邪，加重病情或延长住院时间。

4）服药或锻炼后出汗，宜及时更换衣服，保持身体干燥，避免受凉。

（5）运动保健：肌肉的协调运动和肌力的增强可减轻关节的疼痛症状。因此，患者应进行适当的关节功能锻炼及康复运动，注意加强关节周围肌肉的力量性锻炼，并设计锻炼项目以维持关节活动范围。研究显示有氧操及股四头肌强化训练可明显改善关节疼痛与功能。

1）关节活动练习：通常是康复过程的第一步。主要目的是减轻僵硬，增加关节的活动量，以防止软组织的挛缩。较轻度疼痛和僵硬时，可以选择在睡前进行锻炼，在患者感觉舒适的范围内缓慢运动，使关节运动到最后有一点阻力，并且在关节运动的极限角度停留 10 ~ 30 秒。

2）力量练习：即抗阻力锻炼，可以有效改善肌肉力量稳定关节，但是要注意不能使肌肉疲劳，阻力必须小于肌肉最大力量。包括等长练习和等张练习，每日的锻炼时间是 20 ~ 30 分钟。每周锻炼 3 日，不超过 4 日。常见的有氧运动方式有骑自行车、散步和游泳。

3）注意事项：骨关节患者的身体活动的增加应遵循循序渐进的原则。有氧运动应根据体质和习惯性身体活动水平安排起始运动量并逐渐调整进度。抗阻力活动在疼痛可耐受条件下选择阻力大小。每次逐步增加运动负荷，应有数周到数月的适应期；避免活动过度，注意动作的平滑和顺畅，活动范围不要超过可耐受的范围；遇有异常或持续的疲劳、无力感异常加重、关节活动范度降低、关节肿胀加重、运动后1小时疼痛不消失等情况时，可暂时停止训练；关节病变处于重症发作期，出现红、肿、热、痛等症状，应让受累的关节休息，减轻负荷。

4）禁忌：剧烈运动、稳定性差的关节进行大量重复性活动、过度伸展，风湿性关节炎患者在早晨运动，都属禁忌，应尽量避免。

（6）经络腧穴调理

按摩保健：《景岳全书》说："盖痹者闭也，以血气为邪所闭。"精血不足，筋脉未得到充养，易感受外邪易导致疾病的发生。人至中年，肝肾亏虚筋脉未得到精血的充养；筋脉处于一个较为虚弱的状态易受外邪侵袭，中老年人关节长时间在生活及运动过程当中受到劳损及外伤的影响，关节周围易出现血脉痹阻，血液不通则痛，故发病多以中老年为主。

操作方法如下。

1）腰椎骨性关节炎推拿

缓解期：采用解除腰背肌痉挛、松解椎间关节韧带、疏通经络镇痛的手法。

抚摸：以轻手法抚摸，镇静、解痉。

推揉：用手掌或掌根纵横揉腰背部肌肉，从上至下，由轻到重，反复多次。

弹拨：双手指呈钳形，沿足太阳膀胱经腰骶部按压弹拨5～10次，以松解腰背肌痉挛。

弹筋拨络：用拇指指端在腰背部及臀部、膝关节肌腱上用力弹拨推压数次，拿跟腱数次。

2）膝关节骨性关节炎推拿

患者坐位，稍屈膝，拇指点按血海、鹤顶穴各1分钟，食中指点按膝眼穴1分钟。患者坐位稍屈膝，用与患病膝同侧的手扣住髌骨，稳力向上扣提髌骨，顺髌骨边缘反复扣提数次。

患者坐位，患膝伸直，用与患病膝同侧手的食指压住髌骨下缘向上推揉，拇指按住髌骨上缘向下推揉反复数次。患者坐位，稍屈膝，手握空拳，捶击髌骨及其周围30次左右。患者站位，两足并拢，弯腰以两手按扶于两膝，顺时针方向旋转1周，再逆时针方向旋转1周，然后两膝打开，分别由内向外旋转1周，再从外向内旋转1周，重复8次。

以上自我按摩方法，每日按摩1～2次，10次为1个疗程。

4. 定期回顾和评价

定期回顾骨性关节炎的发生次数、持续时间和症状表现，分析可能的诱发因素，针对性地调整生活方式，评价改善生活方式后骨性关节炎的变化，无改善或持续加重者到医院就诊，进一步明确诊断。

六、医助管理方案

（一）管理流程和内容

详见第一章第三节中医健康管理相关内容。

（二）管理方法

1. 建立档案

建立骨性关节炎的中医健康管理档案：包括健康风险评估调查问卷、中医体质辨识报告、健康体检报告、骨性关节炎患者随访服务记录表（附录19）等健康相关资料。妥善保管各项监测资料，作为复诊随访的依据。

2. 风险评估（附录20 骨性关节炎健康风险评估调查问卷）

（1）轻度骨性关节炎患病风险：具有≥1个不可变骨性关节炎风险因素，无关节损伤者。

（2）中度骨性关节炎患病风险：具有≥1个不可变骨性关节炎风险因素，和（或）≥1个可变骨性关节炎风险因素，无关节损伤者。

（3）高度骨性关节炎患病风险：具有≥1个不可变骨性关节炎风险因素，和（或）≥1个可变骨性关节炎风险因素，曾经有一过性髋和（或）膝关节疼痛，目前无关节损伤者。

（三）干预方法

1. 西医治疗

（1）快作用缓解症状药：包括关节炎急性期口服对乙酰氨基酚、非甾体抗炎药，如果无效可以考虑麻醉镇痛药如盐酸曲马多，以减轻关节肿胀及疼痛，原则上有痛则用，无痛不用，用药尽量个体化；以及关节腔注射糖皮质激素。

（2）慢作用改善病情药物及软骨保护剂：此类药物具有降低基质金属蛋白酶、胶原酶等的活性作用，既可抗炎、止痛，又可保护关节软骨，有延缓骨性关节炎发展的作用。一般起效较慢。主要的药物包括硫酸氨基葡萄糖、葡糖胺聚糖、S-腺苷蛋氨酸及多西环素等。双醋瑞因也可明显改善患者症状，保护软骨，改善病程。

（3）外用制剂：主要有含辣椒素及非甾体抗炎药的两类外用制剂，具有一定的缓解疼痛作用。

2. 中医治疗

（1）中医体质调理：结合本病的中医发病机制及主要发病证型，初步推断阳虚质、痰湿质、血瘀质对膝关节骨性关节炎有着易罹性、倾向性。阳虚质骨性关节炎宜温阳佐以养阴，在温壮元阳的同时，适量佐以补阴之品；痰湿质骨性关节炎宜配用温化通阳之品，湿为阴邪其性黏滞，宜温化通阳，日常饮食宜少食肥甘甜腻食物；血瘀质骨性关节炎，宜养阴以活血，调气以化瘀，饮食宜祛瘀活血、清热通络之品。

（2）中医辨证施治

参照2009年《临床诊疗指南：骨科分册》（中华医学会，人民卫生出版社）。

1）腰椎骨性关节炎

A. 寒湿阻络证

主症：肢体关节疼痛，重着，屈伸不利，天气变化加重，昼轻夜重，遇寒痛增，得热稍减，舌质淡，苔白，脉沉细。

治法：散寒除湿，温经通络。

方药：独活寄生汤加减。常用药：独活、桑寄生、杜仲、牛膝、细辛、秦艽、茯苓、肉桂心、防风、川芎、人参、甘草、当归、芍药、干地黄等。

B. 湿热蕴结证

症状：腰部疼痛，重着而热，每于热天或腰部着热后加重。遇冷减轻，活动或可减轻，口渴不欲饮，身体困重，尿色黄赤，或午后身热，微汗出，舌红苔黄腻，脉濡数。

治法：清热利湿，舒筋活络。

方药：二妙散。常用药：苍术、黄柏、牛膝等。

C. 血瘀气滞证

主症：腰痛如刺，痛处固定，痛处拒按，日轻夜重，或持续不解，活动不利，轻则俯仰不便，重则不能转侧，常有外伤、劳损病史，舌质暗紫，或有瘀斑，脉涩。

治法：活血化瘀，理气止痛。

方药：身痛逐瘀汤。常用药：秦艽、川芎、桃仁、羌活、没药、五灵脂、香附、牛膝、地龙等。

D. 肾阴虚证

症状：腰部隐隐作痛，缠绵不愈，腰膝酸软无力，喜按喜揉，口燥咽干，面色潮红，手足心热，舌红少苔，脉细数。

治法：滋补肾阴，濡养筋脉。

方药：左归丸。常用药：熟地黄、山药、山茱萸、菟丝子、鹿角胶、龟板胶、川牛膝等。

E. 肾阳虚证

症状：腰痛恶寒，喜温喜按，腰膝酸软无力，遇劳加重，卧则减轻。伴有肢寒怕冷，少气乏力，少腹拘急，舌胖，脉沉细无力。

治法：补肾壮阳，温经通脉。

方药：右归丸。常用药：熟地黄、山药、山茱萸、杜仲、枸杞、菟丝子、鹿角胶、肉桂、附子、当归等。

2）膝关节骨性关节炎

A. 风寒湿痹证

症状：肢体关节酸楚疼痛，痛处固定，有如刀割或有明显重着感，患处有肿胀感，关节活动欠灵活，畏风寒，得热则舒，舌质淡，苔白腻，脉紧或濡。

治法：祛风散寒，除湿止痛。

方药：防己黄芪汤合防风汤。常用药：防风、防己、黄芪、羌活、独活、桂枝、秦艽、当归、川芎、木香、乳香、甘草等。

B. 气滞血瘀证

症状：肢体关节刺痛，痛处固定，局部有僵硬感或麻木不仁，舌质紫暗，苔白而干。

治法：活血化瘀，舒筋止痛。

方药：身痛逐瘀汤。常用药：桃仁、红花、当归、五灵脂、地龙、川芎、没药、香附、羌活、秦艽、牛膝、甘草等。

C. 肝肾亏虚证

症状：膝关节隐隐作痛，腰膝酸软无力，酸困疼痛，遇劳更甚，舌质红，苔少，脉沉细无力。

治法：滋补肝肾，强壮筋骨。

方药：常用熟地黄、淫羊藿、骨碎补、土茯苓、川牛膝、炒莱菔子、秦艽、白芍、鸡血藤、鹿衔草、全蝎粉（冲）、蜈蚣粉（冲）、土鳖虫粉（冲）等药物。

（3）非药物疗法

1）推拿治疗

A. 腰椎骨性关节炎

急性期：以轻手法抚摸及揉法为主，以活血化瘀、柔筋止痛。郑氏经验穴运用：手指点穴，双拇指指针膈俞、十椎旁（郑氏经验穴，第 10 胸椎旁开 5 分）、肾俞、大肠俞、臀边（髂嵴中点下 1 寸处）、秩边、委中、承山、阳陵泉、太冲等穴位。操作时，对老年患者刺激强度要轻，活动受限明显者要使用 PT 床或采取侧卧位。

缓解期：采用解除腰背肌痉挛、松解椎间关节韧带、疏通经络镇痛的手法。

抚摸：以轻手法抚摸，镇静、解痉。

推揉：用手掌或掌根纵横揉腰背部肌肉，从上至下，由轻到重，反复多次。

弹拨：双手指呈钳形，沿足太阳膀胱经由肩胛下至骶部按压弹拨 5 ~ 10 次，以松解腰背肌痉挛。

推压：用双手拇指指腹分别在棘突两侧，沿棘突排列方向进行推压，由胸至下推压脊柱至骶部，反复多次，再用手掌或掌根推压脊旁肌肉。

弹筋拨络：用拇指或手指指端在腰背部及臀部、膝关节肌腱上用力弹拨推压数次，拿跟腱数次。

摇晃脊柱：用双手虎口或双手掌重叠压住脊柱，用力左右摇晃脊柱，从上至下反复多次，重点摇晃脊柱患处。

手法牵引：前臂交叉，用双手掌根置于腰椎两端或双臀部向远端用力。

康复期：在上阶段使用手法的基础上加入减压整复等手法。

腰椎斜扳法：患者取侧卧位，患侧在上，健肢自然伸直，患肢屈髋屈膝。术者面对患者站立，用双手或双肘分别按扶患者的肩前部及臀部，做相反方向的用力摇晃转动活动。当腰部扭转到有阻力时，再施一个增大幅度的猛推手法，常可听到“喀喀”的响声，表示手法成功。

按压抖动法：患者取俯卧位，术者用掌根或双手掌重叠用力按压患椎，用力上下抖动脊柱数次。按压力量由轻到重，抖动频率由慢到快。

手指点穴：双拇指指针膈俞、十椎旁（郑氏经验穴，第 10 胸椎旁开 5 分）、肾俞、大肠俞、臀边（髂嵴中点下 1 寸处）、秩边、委中、承山、阳陵泉、太冲等穴位。中青年患者一般宜强刺激。

反悬牵引：在牵引的过程中，嘱患者做改良式麦根斯动作，如背翘、腰部旋转等。背伸和腰部旋转交替进行，有明显松解肌肉的作用。

B. 膝关节骨性关节炎

膝部肌肉解痉手法：患者取仰卧位，膝下垫薄枕，抚摩膝上至大腿下份、下至小腿上份 10 ~ 20 遍，揉、揉捏、拿大腿股四头肌及小腿三头肌上份 3 ~ 5 分钟，直至膝关节周围肌肉解痉。

粘连松解手法：弹拨或提弹大腿后侧、腘窝及小腿后侧约 3 分钟，重点应在腘绳肌及腓肠肌的肌腱肌腹交界处。拇指指腹弹拨内侧副韧带、伸膝筋膜、髌骨内外侧关节囊止点数遍。

手指点穴：取穴梁丘、血海、双膝眼、阴陵泉、阳陵泉、足三里、委中、承山、太溪、鹤顶、髌周部等。拇指指腹点揉每穴得气 10 ~ 15 秒。

刮髌骨：术者一只手虎口按压髌骨上缘使髌骨下极上翘，另一只手拇指尖由轻到重刮髌尖 10 ~ 20 次至疼痛减轻。

摇晃：做膝关节屈、伸、内旋、外旋的被动摇晃，反复 5 次。

结束手法：在膝关节周围行抚摩 2 分钟，镇静。

2）电针

患者取侧卧位，选择疼痛节段夹脊、大肠俞、肾俞、秩边、次髎、居髎、环跳、委中、承山、三阴交透悬钟等，急性期采用泻法，并配合 TDP 局部照射，每次 20 分钟，小强度。缓解期和康复期可采用平补平泻法。

3）物理治疗

急性期：短波脉冲 100Hz，每次 15 分钟，每日 1 次，侧卧位；微波 15 ~ 20W，每次 15 分钟，每日 1 次；阿是超声波 0.8W/cm^2，75%，每次 5 ~ 10 分钟，1 次。上述治疗方法依据病情选用。

缓解期和康复期：短波连续 40W，每次 15 分钟，每日 1 次；微波连续 20W，每次 15 分钟，每日 1 次；超声波 0.8 ~ 1W/cm^2，每次 5 ~ 10 分钟，每日 1 次。上述治疗方法依据病情选用。

4）针灸疗法

主穴取穴：膝髌（郑氏经验穴，梁丘下 1 寸）、血海、犊鼻、阳陵泉、足三里、阴陵泉。

温针灸：毫针刺入穴位得气后，在留针过程中，取约 2cm 长的艾条一段，套在针柄之上，距皮肤 2 ~ 3cm，再从其下端点燃施灸。在燃烧过程中，如患者觉灼烫难忍，可在该穴区置一硬纸片，以稍减火力。每穴灸艾条段 1 或 2 段。

艾灸：采用温和灸，将艾条燃着的一端对准施灸部位，距 2 ~ 3cm 进行熏灸，使患者局部产生温热感而无灼痛感。一般灸 20 ~ 30 分钟，至皮肤稍呈红晕为度。

围刺：采用 0.5 ~ 1.5 寸毫针，在病灶或穴区边缘皮区刺入。针尖可呈 15 ~ 45° 角斜向中心，每针距离宜依据症情相隔 0.5 ~ 3cm。进针深度在 0.3 ~ 1 寸之间，以得气为佳。留针 15 ~ 30 分钟。在围刺的同时，亦可在病灶中心刺入 1 ~ 3 针，进针可略浅，留针时间相同（刘波主编《常用骨伤康复方案》）。

3. 随访和评价

（1）随访：采用线上线下相结合的随访方法，向患者进行宣教，与患者保持良好互动。门诊医生利用患者就诊时开展患者管理，并按照随访要求进行记录或医护人员通过上门服务进行患者管理，并按要求记录；线上随访，可以通过电话、微信等方式进行随访，并记录。

（2）效果评价：随访时要对患者的饮食起居、运动保健、服用药物等状况详细了解，比较前后状态的差异，调整防护方案。若有潜在危险因素未得到控制或伴有严重并发症，建议患者到医院就诊或请专家会诊。

（姜元辉）

第十七节　骨质疏松症中医健康管理

一、概述

骨质疏松症是最常见的骨骼疾病，是一种以骨量低，骨组织微结构损坏，导致骨脆性增加，易发生骨折为特征的全身性骨病。2001 年美国国立卫生研究院将其定义为以骨强度下降和骨折风险增加为特征的骨骼疾病，提示骨量降低是骨质疏松性骨折的主要危险因素，但还存在其他危险因素。骨质疏松症可发生于任何年龄，但多见于绝经后女性和老年男性。骨质疏松症分为原发性和继发性两大类。原发性骨质疏松症包括绝经后骨质疏松症（Ⅰ型）、老年性骨质疏松症（Ⅱ型）和特发性骨质疏松症（包括青少年型），绝经后骨质疏松症一般发生在女性绝经后 5 ~ 10 年内；老年性骨质疏松症一般指 70 岁以后发生的骨质疏松；特发性骨质疏松症主要发生在青少年，病因尚未明确。继发性骨质疏松症指由任何影响骨代谢的疾病和（或）药物及其他明确病因导致的骨质疏松。本病类似中医“骨枯病”“骨痿病”“骨痹病”“骨蚀病”。

骨质疏松症是一种与增龄相关的骨骼疾病，2018 年，骨质疏松症流行病学调查显示，骨质疏松症患病率 50 岁以上人群为 19.2%，65 岁以上人群达到 32.0%。其中我国低骨量人群即骨质疏松症的高危人群数量庞大，50 岁以上人群低骨量率为 46.4%。我国男性骨质疏松症患病率（50 岁以上为 6.0%）与各国差异不大（美国 50 岁以上男性骨质疏松症患病率为 5.1%，加拿大为 6.6%，韩国为 7.3%），女性骨质疏松症患病率（50 岁以上为 32.1%）显著高于欧美国家，另外，我国居民对骨质疏松症认知普遍不足，对骨质疏松症的防控已成为我国面临的重要公共健康问题（2020 版《骨质疏松症患者实践指南》）。

二、骨质疏松症危险因素

（1）有明显的家族易感性：瘦小体型、父母骨折史（骨质疏松所致）是骨质疏松独立危险因素。

（2）疾病基因组学：骨质疏松症是多基因参与的遗传性疾病，其中 *CPL1Al*、*CYP19*、雌激素受体 – α（*ER–α*）、低密度脂蛋白受体相关蛋白 5（*LRP5*）、*MTHFR* 以及 *VDR*、护骨素（*OPG*）、破骨细胞分化因子及其配体核因子 κB 受体活化因子等基因已经证明与骨密度和骨折有关。

（3）年龄增长是骨质疏松的独立危险因素。增龄导致的原发性骨质疏松占整个骨质疏松症原因的 90%，绝经后妇女由于缺乏了雌激素对骨骼的保护作用成为原发性骨质疏松症最大的受累人群。

（4）不良生活习惯：吸烟，酗酒，长期过量饮用咖啡，饮食中蛋白质过多（≥ 120g/d），饮食中维生素 A 过多（视黄醇），膳食中低钙、低维生素 D、低维生素 C 或低镁。

（5）日照缺乏、不爱活动或缺乏锻炼、过度运动等生活习惯是发生骨质疏松的危险因素。

（6）生活在纬度越低的地方，受紫外线照射的量越小，骨质疏松发生率越高，比如我国南方生活的人较北方生活的人发生骨质疏松的概率高。

（7）各种原因造成跌倒风险增加的情形，也会导致骨质疏松性骨折增多，比如老年人视力和听力减退、盲人、有肢体残疾的人。

（8）生理性或外科手术所致的女性过早绝经、男性的性腺衰竭；垂体泌乳素瘤；甲状腺功能亢进症；甲状旁腺功能亢进症；糖皮质激素增多（包括库欣综合征、外源性补充）。

（9）某些因素导致的长时间制动；太空飞行（每周使骨量丢失 10%）。

（10）长期使用肝素；维生素 D 缺乏；抗惊厥药物和慢性肝病（维生素 D 的 25 羟化异常）。某些肿瘤（如多发性骨髓瘤、淋巴瘤、白血病、乳腺癌、肺癌、前列腺癌等），佩吉特病；类风湿关节炎；成骨不全症（骨矿化缺陷）。

（11）吸收不全综合征。摄食紊乱；远端肾小管酸中毒；高半胱氨酸血症。

（12）体质因素：阴虚质所占比例最高，气郁质和特禀质这两种体质类型所占比例最低（曾强主编《301 医院健康管理技术指南》）。

三、骨质疏松症的诊断和鉴别诊断

（一）骨质疏松症的诊断

采用《原发性骨质疏松症诊疗指南》（2017 版）诊断标准。

（1）用双能 X 线骨密度仪测定的骨密度值低于同性别、同种族健康成人的骨峰值 –2.5 个标准差。

（2）发生脆性骨折（脆性骨折是指从等于或低于身高的高度摔倒所发生的骨折）及（或）骨密度低下［T 值在（$1.0 \leqslant T < 2.5$）之间］。

（3）严重骨质疏松：骨密度降低程度符合骨质疏松诊断标准且伴有一处或多处脆性骨折史。

（二）骨质疏松症的鉴别诊断

（1）高钙血症见于甲状旁腺功能亢进、维生素过多、多发性骨髓瘤、骨转移癌、畸形性骨炎、特发性高血钙。低血钙症见于佝偻病、软骨病、甲状旁腺功能减退症、肾病及肾功能不全。高磷血症见于维生素 D 中毒、甲状旁腺功能减退症、肾功能不全、多发性骨髓瘤及骨折愈合期。低磷血症见于佝偻病、软骨病和甲状旁腺功能亢进。

（2）骨软化症：主要病因有缺乏维生素 D 和钙剂、低磷血症、酸中毒、体内矿化抑制剂、肾性骨营养不良和间叶组织肿瘤等。其重要的表现为骨骼疼痛、活动困难、身体变形等。血钙、磷水平异常，1,25– 二羟维生素 D_3 水平降低，碱性磷酸酶（ALP）显著升高是骨软化症的特征性改变。X 线提示，骨质模糊呈磨玻璃样改变，椎体出现双凹变形或"夹心饼"样改变，严重者表现为骨盆变形呈三叶草样改变。骨软化症的典型 X 线表现为股骨干、胫腓骨或坐骨支等部位出现对称性的"假骨折线"（looser zone）。

（3）成骨不全：是由于 I 型胶原生成障碍或结构异常导致骨骼脆性增加和容易发生骨折的疾病。其特征为骨质脆弱、蓝巩膜、耳聋和关节松弛等，患者通常具有家族史。X线表现主要为骨质的缺乏及普遍性骨质稀疏。在长骨表现为细长，骨小梁稀少，皮质菲薄，特别是腓骨纤细如"筷子状"。儿童颅骨钙化延迟，骨板变薄，可见"缝间骨"。轻型成骨不全可能仅在成年后测量骨密度时发现骨质疏松，家族史、蓝巩膜和耳聋等体征有助于鉴别诊断。

其他的骨骼先天发育异常所致的骨量减低如骨纤维异样增殖症、变形性骨炎和软骨发育不良等可以通过特殊的体征和检查异常做出鉴别诊断。

（4）甲状旁腺功能亢进：原发性甲状旁腺功能亢进见于甲状旁腺肿瘤或增生，存在高钙血症和高甲状旁腺激素。

（5）胃肠道疾病：骨骼的很多营养物质需要由胃肠道吸收获得，因此，胃肠道疾病也可以引起骨质疏松，比如吸收不良；另外，肝脏是一些激素重要的代谢场所，一些慢性肝脏和胰腺疾病都可能导致骨质疏松。

（6）血液系统疾病：血液系统恶性肿瘤性疾病可有骨质破坏、骨骼疼痛，易误诊为原发性骨质疏松，如临床上部分白血病患者以"骨质疏松"首诊；多发性骨髓瘤本身可以引起严重的骨量丢失和骨骼破坏；其他一些血液疾病如淋巴瘤、戈谢病和骨髓增生异常综合征也可引起骨质疏松。

（7）神经系统疾病：各种原因所致的偏瘫、截瘫、运动功能障碍、肌营养不良症、僵人综合征和肌强直综合征等，由于肌肉能力的降低和废用性的原因，也可能导致严重的骨质疏松。

（8）药物及毒物：引起骨质疏松的药物包括糖皮质激素、免疫抑制剂、肝素、抗惊厥药、抗癌药、铝制剂及甲状腺激素等；氟中毒、促性腺激素释放激素的类似物和芳香化酶抑制剂等也可能导致骨质疏松。

四、管理人群和管理目标

1. 管理人群

具备危险因素的高危人群和已经确诊的患者。

2. 管理目标

（1）健康时期的骨质疏松预防主要是避免骨量减少，避免或纠正酸性体质，采用多种方法调理机体，避免骨量流失。

（2）骨量减少时期，此时要积极防治，及时补充钙质。

（3）对已发生骨质疏松者，应积极治疗，避免发生骨折或尽量减少并发症的发生。

五、自助管理方案

（一）管理流程和内容

详见第一章第三节中医健康管理相关内容。

（二）管理方法

1. 建立档案

同骨性关节炎。

2. 监测评估

（1）居家监测

1）记录服用治疗骨质疏松症的药物（包括补钙的保健品）的名称、开始使用时间、结束使用时间，每日服用剂量。

2）记录每周运动种类、运动量，平均每日运动的时间，运动前脉搏（次 / 分），运动时最大脉搏（次 / 分）。

3）平时饮食中是否有牛奶（及奶制品）或豆浆及豆制品，如果有，记录平均每日摄入量。

4）积极预防骨折的发生。

5）卧床的患者，积极预防肺部感染及压疮的发生。

（2）西医体检：见表 6-23。

表 6-23　国际骨质疏松症基金会骨质疏松症风险一分钟测试题

1. 父母曾被诊断有骨质疏松症或曾在轻摔后骨折？
2. 父母中一人有驼背？
3. 实际年龄超过 40 岁？
4. 是否成年后在轻摔后发生骨折？
5. 是否经常摔倒（去年超过 1 次），或因为身体较虚弱而担心摔倒？
6. 40 岁后的身高是否减少超过 3cm？
7. 是否体质量过轻（BMI ＜ 19kg/m^2）？
8. 是否曾服用类固醇激素（如可的松、泼尼松）连续超过 3 个月？（可的松通常用于治疗哮喘、类风湿关节炎和某些炎症性疾病）
9. 是否患有类风湿关节炎？

续表

10. 是否被诊断出有甲状腺功能亢进或甲状旁腺功能亢进、1 型糖尿病、克罗恩病或乳糜泻等胃肠疾病或营养不良？
11. 女士回答：是否在 45 岁或以前就停经？
12. 女士回答：除了怀孕、绝经或子宫切除外，是否曾停经超过 12 个月？
13. 女士回答：是否在 50 岁前切除卵巢且没有服用雌 / 孕激素补充剂？
14. 男性回答：是否出现过阳痿、性欲减退或其他雄激素过低的相关症状？
15. 是否经常大量饮酒(每日饮用超过 2 单位的乙醇，相当于啤酒 1 斤、葡萄酒 3 两或烈性酒 1 两)？
16. 目前习惯吸烟，或曾经吸烟？
17. 每日运动量少于 30 分钟(包括做家务、走路和跑步等)？
18. 是否不能食用乳制品，又没有服用钙片？
19. 每日从事户外活动时间是否少于 10 分钟，有没有服用维生素 D？

注：源自曾强《301 医院健康管理技术指南》。

3. 自助调养

(1)了解骨质疏松症的危险因素：老龄、绝经早、吸烟、女性、性腺功能低下、过量饮酒、亚洲人或白人、长期糖皮质激素、饮料、咖啡、影响骨代谢疾病、长期缺乏运动、低体重、低钙摄入、维生素 D 缺乏、视力受限、父母有过骨折史、本人曾经发生过骨折、跌倒、神经肌肉障碍、曾经测定出骨密度低。强化全方位的生活方式干预，包括营养指导、运动处方、心理指导、戒烟干预等。

(2)饮食调养：骨质疏松与食物营养结构有密切关系，因此，调节好膳食，保证各种营养素的合理供给，是治疗骨质疏松症的主要环节之一，具有药物及其他治疗方法不可替代的作用。多选择富含钙(800 ~ 1000mg)、镁、锌、锶等益骨矿物质食物和富含维生素 D(400 ~ 800IU)、维生素 K、维生素 B 等食物，少吃加工的肉类食品、过甜的食物、高盐及高脂饮食，不盲目依赖强化食品、补品和保健品。

(3)心态调整：中医学认为，情志因素是人体致病的原因之一。随着老年时期的到来，新陈代谢的衰退引起机体逐渐衰老，在心理状态、精神活动及个性特征上也会产生相应的变化，这个时期的人容易产生悲观消极的负面情绪。若七情过极，恐极伤肾，思虑过度，怒极伤肝，则导致肾虚、脾虚、肝郁，继而引发骨质疏松症。而老年人是易因情志不调而致病的高危人群，所以调畅情志、修身养性对老年性骨质疏松症的预防起着重要作用。调畅情志、保持积极乐观的情绪不仅可以减少围绝经期、绝经期后的妇女及老年人骨矿物的丢失，预防骨质疏松症的发病，还能增强骨质疏松症患者战胜疾病的信心。

(4)起居调摄：骨质疏松症是骨量丢失，骨的坚韧性降低，即便在较小的外力下，也容易发生骨折，或使脊柱变形，形成“驼背”。所以骨质疏松症患者的居住环境要注意地面上无障碍物，以减少摔倒的机会。严重的骨质疏松症患者，可在墙面或其他位置设立扶手，便于骨质疏松症患者行走时扶持，减少摔倒的机会。房间尽量做到空气清新，尽可能使房间接受更多的阳光。以上环境布置有助于增加骨质疏松症患者的室内活动量，有利于骨质疏松症的痊愈。骨质疏松症患者要卧硬木板床，不能卧软床，这样会减少脊柱变形的可能，同时可以防治骨质疏松性腰背疼痛。

慢性疾病长期卧床者易出现压疮、泌尿系感染、肺炎、消化系统疾病等。由于长期卧床，某些突起受力部位由于长时间重力的压迫，导致局部血液循环障碍，局部缺血引起压疮。从理论上讲预防压疮较简单，但是由于长期卧床患者有的不能动，如瘫痪、骨折固定石膏架太重，有的因疼痛而不敢动，如髋膝关节术后等，故在具体实施时，要结合不同的情况，采用气垫、摇床变换体位,或帮助翻身变动体位。一般常规为每 1 ~ 2 小时翻身一次,同时注意患者局部的卫生,并在局部施以按摩手法。

对于泌尿系感染,在配合药物治疗的同时,要鼓励患者多饮水,练习排尿,如果排尿困难,可辅以局部按压,助其排尿。对于肺炎,应让患者保持呼吸道通畅的体位,坐位或半卧位锻炼深呼吸,鼓励其咳嗽排痰。护理人员可协助其翻身、拍背以促进痰的排出。由于长期卧床,胃肠蠕动减弱,加上部分患者不适应床上排便,故易发生便秘。对便秘的调护,主要是采用按摩手法,促进胃肠蠕动,并配合多吃蔬菜、水果及通便食物,还要训练床上排便。

对于疼痛剧烈的患者应指导其卧床休息,仰卧位可在双下肢加垫软枕,使双髋及双膝微曲,放松全身肌肉。侧卧时应使腰椎在同一水平上,腰后加垫软枕,下肢保持稍屈髋、屈膝。起、卧床时动作宜缓,以床挡等作为支撑,防止跌倒。同时,注意保暖及防止寒冷刺激,多用温热水洗浴,注意添加衣物,多走平地,勿持重物。可选择上午 6 ~ 10 时太阳较为温和的时间在户外晒太阳,促进维生素 D 的合成。居室内开窗通风,保持室内环境整洁有序,纠正患者步态,降低患者再次受伤的风险。

(5)运动保健

1)运动的类别和效果

A. 被动运动:通过外力使身体某个部位活动,来引起肌肉收缩,多用于维持或增大关节活动域。

B. 主动辅助运动:肌力较弱尚不能完成主动运动时,借助于帮助者或器械,使机体某个部位活动,可诱发肌肉收缩。多用于在维持关节活动域的同时,加强肌力的作用。

C. 主动运动:肌力在 3 级以上者,即通过自身的肌力进行抗重力运动。多用于维持关节活动域,提高耐力和改善协调性运动。

D. 抗阻力运动:即有阻力抵抗的运动,包括徒手抵抗和器械抵抗。可以提高肌力。

2)运动量的控制

A. 长期卧床者:早期以被动训练为主,来维持关节活动域和全身循环系统的功能。患者可在床上做等长收缩训练(有肌肉收缩无关节活动),主动收缩全身或部分肌肉,尽可能维持较长时间。按每组 5 ~ 8 次,每日 2 ~ 4 组,能起床后扶拐杖进行主动辅助训练,逐渐到主动步行。

B. 对于大部分骨质疏松症患者以主动步行为主,运动目的在于增强肌力,运动种类包括抗阻运动和主动运动。抗阻运动是先进行有针对性的徒手抵抗,然后利用一些运动器械,如哑铃、自行车、划船器、股四头肌训练器。主动运动包括步行、上下台阶和治疗体操等。运动疗法要注意运动量的控制,应循序渐进,原则上运动后不出现明显疲劳为宜,过量过度有诱发骨折的可能性。运动强度要参考个人的年龄、身体状况及运动经验等来制订。最佳的运动强度可以参照运动心率即靶心率来进行,体质差者运动时的靶心率(次 / 分)=170 —年龄(岁);体质较好者运动时的靶心率(次 / 分)=220 —年龄(岁)。运动锻炼后的心率一般不要超过靶心率。运动时间开始宜为 15 分钟,以后酌情渐增至 30 分钟或更久,一般不超过 1 小时,宜有适当间歇。每周锻炼 3 ~ 5 次。注意不要早晨空腹运动,以免发生低血糖。

3)推荐健身项目

A. 五禽戏:是我国东汉名医华佗模仿虎、鹿、熊、猿、鹤五种动物特点结合人体创编的导引套路。它强调动静结合、刚柔相济、阴阳平衡,适合老年人锻炼,对骨质疏松症患者能起到预防和治疗作用。

B. 太极拳：运动能量消耗低，运动强度不大，是老年人最佳的运动选择。虽然太极拳运动强度不大，但长期太极拳运动能使肌肉丰富。有研究显示：不断地做不定向螺旋式弧形动作，能使关节周围肌肉和韧带得到良好的锻炼。太极拳动作主要以腰为轴，腰为主宰，训练时动作一动全动，节节贯串相连不断。方向不定，顺逆缠丝相互变换，具有至刚至阳的局部狂暴猛烈与刚柔并济的整体阴阳和谐。另外，太极拳运动要求腰脊带动四肢，腰是全身上下动的枢纽，对全身动作的变化、重心的稳定起着重要作用，且太极拳运动要求腰部松、沉、直，在松沉中要求腰部姿势能直，要有一种腰部微微后弓的感觉，这对脊神经、自主神经及腰部肌肉有良好的刺激作用。太极拳运动还特别注重下盘脚腿功夫的锻炼，所以太极拳运动对于发展腿部的力量和耐力，增强平衡能力，延缓骨质疏松症的发生，增强下肢骨的支撑力，保持关节灵活性和韧带的柔韧性都极为有利，更适于局部治疗。太极拳训练不但能使患者身体的局部得到较好的运动治疗，受到必要的生理压力，同时能使全身都得到锻炼，成为统一的整体。

（6）经络腧穴调理（伍中庆主编《骨质疏松症的中西医治疗》）

按摩保健：《素问·脉要精微论》中提到："骨者，髓之府，不能久立，行则振掉，骨将惫矣。"反映了肾精亏虚，髓府失养，则骨骼羸弱难支的病理状态。《韩氏医通》也提出了自我按摩法："肾虚腰痛，令少阴掌心摩擦，每至万余，或令进气于肾俞之穴。丹田冷者，亦摩擦而进于脐轮，其功尤烈。"中医认为骨质疏松症是肝肾不足的表现之一，所以按摩疗法从补益肝肾着手，是防治老年性骨质疏松症常用方法之一。

操作方法如下。

按摩选穴：肝俞、脾俞、肾俞、关元、合谷、内关、曲池、肩井、风池、涌泉、太溪、太冲、足三里、上巨虚、下巨虚、三阴交等。

掌摩关元 5 ~ 10 分钟。

拿捏关元、合谷、内关、曲池、肩井、风池、太溪、太冲、足三里、上巨虚、下巨虚、三阴交各 5 ~ 10 次。

虚掌拍击全身 1 ~ 2 遍。

缓慢伸展活动各关节 3 ~ 5 次。

擦涌泉 100 ~ 200 次。坚持按摩每日 1 次，按摩手法不要过重。

（7）戒烟限酒：香烟燃烧所产生的和烟雾中含有的有害成分多达 100 余种，其中对人体健康危害最严重的有 20 余种，例如苯并芘、亚硝胺、尼古丁等。这些有害物质是许多疾病的直接原因或诱因，并严重地影响人们的健康。研究发现，吸烟时会抑制钙的有效吸收，加快骨的丢失。吸烟的绝经后妇女平均每年丢失的骨质约为 1.02%，而非吸烟的妇女则仅为 0.69%，显然吸烟不利于维持钙、磷及骨代谢的平衡。长期吸烟者多伴有维生素 C 水平降低，使骨基质形成障碍。使钙、磷代谢紊乱，钙吸收减少，骨形成减少。尼古丁对胃黏膜有刺激作用，影响正常的消化吸收功能。有胃溃疡、十二指肠溃疡疾病的患者如继续大量吸烟，烟中的尼古丁能破坏治疗溃疡病所服的抗酸药，使病情进一步加重。长期吸烟可引起心、脑、呼吸等多器官或系统疾病，这些疾病又反过来加重骨质疏松。长期吸烟者其性激素合成减少。因此，长期吸烟可加速骨质丢失，加重骨质疏松，并带来许多其他系统的疾病，所以吸烟有百害而无一利。

酒的主要成分是酒精，酒精通过肝脏在人体中代谢，肝脏疾病患者喝酒会加重病变肝脏的负担，加重肝病。酒精被认为是引起骨质疏松症及骨折的一个重要危险因素。酒精引起的急性反应是一过性甲状旁腺功能低下、低钙血症和尿钙增高。长期无节制地大量饮酒可导致慢性酒精中毒，使肝脏氧化分解能力降低，造成酒精在肝脏内蓄积，肝细胞受损，从而导致慢性酒精性肝炎、脂肪肝和肝硬化，使维生素 D 及钙磷代谢发生紊乱，维生素 D 合成减少，血中维生素 D 水平低下，钙、磷吸收减少，排出增多，骨质溶解增多；酒精能增加尿镁的排出，使血镁水平降低。酒精能刺激肾上腺糖皮质激素分泌增加，使骨基质合成减少，尿钙排出增多。酒精中有害物质的致癌作用不容忽视，长期饮酒者其消化道肿瘤的发病率升高，影响营养物质的吸收，增加其消耗。酒精对胃黏膜的强烈刺激可导致胃肠功能紊乱，使食欲减退，进食量减少，并影响胃肠道的消化吸收功能，长期如此，可出现营养不良。长期饮酒者，可引起性腺功能低下。长期酗酒者由于神经、运动功能障碍，摔倒、事故等外伤增加。因此，长期酗酒可使人体蛋白质合成减少，骨基质形成减少，钙、磷、镁吸收减少，排出增多，可出现低血钙症和低血镁症，加上低营养、消瘦、肝损伤、维生素 D 合成减少等，刺激甲状旁腺激素分泌增加使骨的吸收大于骨的形成。由此可见，酒精对骨代谢有严重而直接的危害，酗酒可加速加重骨质疏松，尤其是老年人，嗜酒的老年人其骨质疏松尤其明显。

六、骨质疏松症医助管理方案

（一）管理流程和内容

详见第一章第三节中医健康管理相关内容。

（二）管理方法

1. 建立档案

建立骨质疏松症的中医健康管理档案，包括健康风险评估调查问卷、中医体质辨识报告、健康体检报告、骨质疏松症患者随访服务记录表（附录 21）等健康相关资料。妥善保管各项监测资料，作为复诊随访的依据。

2. 风险评估（附录 22 骨质疏松症健康风险评估调查问卷）

（1）轻度骨质疏松患病风险：具有≥ 1 项骨质疏松不可变风险因素，骨密度测量正常者。

（2）中度骨质疏松患病风险：具有≥ 1 项骨质疏松不可变风险因素，同时具有≥ 1 项骨质疏松可变风险因素，骨密度测量正常者。

（3）高度骨质疏松患病风险：具有≥ 1 项骨质疏松不可变和（或）可变风险因素，具有以下≥ 1 项，但骨密度测量基本正常者。

1）65 岁以上女性，70 岁以上男性。

2）65 岁以下有一个或多个骨质疏松危险因素的绝经后女性。

3）70 岁以下有一个或多个骨质疏松危险因素的老年男性。

4）有脆性骨折史的男、女成年人。

5）各种原因性激素水平低下的男、女成年人。

6）X 线摄片已有骨质疏松改变者。

7）接受骨质疏松治疗进行疗效监测者。

8）有影响骨矿代谢的疾病和药物史。

（三）干预方法

1. 西医治疗

（1）补充钙剂：钙摄入可减缓骨的丢失，改善骨矿化，我国营养学会提出成人每日钙摄入推荐量800mg（元素钙量）是获得理想骨峰值，维护骨骼健康的适宜剂量，绝经后妇女和老年人每日钙摄入推荐量为1000mg，鼓励多从饮食中获得钙，不足每日推荐量时可选用钙剂补充。常用的钙剂有碳酸钙、柠檬酸钙、氯化钙、乳酸钙、磷酸钙、葡萄糖酸钙、醋酸钙、氨基酸螯合钙等。碳酸钙价格最便宜，便秘、腹胀、胀气等胃肠不适更多见。柠檬酸钙容易被吸收，副作用较少，不需要为了最大吸收而在进餐同时服用，费用高于碳酸钙。

（2）补充维生素D：成年人推荐剂量为200U（5μg）/d，老年人因缺乏日照以及摄入和吸收障碍常有维生素D缺乏，故推荐剂量为400～800U（10～20g）/d。通常摄入的和内生的维生素D达不到理想水平，传统上维生素D_2或维生素D_3被推荐为补充剂。维生素D_3的产生随太阳光直接照射皮肤的变化而变化，对于皮肤正常的人，每周3次让双手、双臂和面部暴露在阳光下15分钟，足以获得充足的维生素D。黑皮肤、抹防晒霜、空气污染、老龄化、缺乏阳光照射（北纬地区、蜗居者、与文化习俗相关的着装）都可以造成维生素D产生量减少。

（3）药物治疗：主要分为骨吸收抑制剂、骨形成促进剂、对骨吸收和形成有双重作用的其他种类药物。骨吸收抑制剂：雌激素、选择性雌激素受体调节剂、降钙素、双膦酸盐。骨形成刺激剂：氟制剂、甲状旁腺激素及其类似物。多重作用药物：锶盐、钙、维生素D、维生素K、中药等。

2. 中医药治疗

（1）中医体质调理：不同证型以及不同年龄段、不同病程的骨质疏松症患者的中医体质类型，分为阳虚质、平和质、血瘀质、气虚质、痰湿质、气郁质、湿热质、阴虚质和特禀质9种。其中，阴虚质所占比例最高，气郁质和特禀质这两种体质类型所占比例最低。不同年龄段患者的中医体质类型分布经统计学分析，差异无统计学意义。50～70岁患者中，阴虚质所占比例最高，71～80岁患者中，阳虚质所占比例最高。病程短于5年的患者阴虚质所占比例较高；病程长于8年的患者血瘀质和阳虚质所占比例较高。老年性骨质疏松症前期的患者以阴虚质所占比例最大，后期患者则多为血瘀质和阳虚质。

（2）中医辨证施治

1）肾虚证

症状：腰酸腿软，足膝无力，劳累加重。肾阳虚者面色㿠白，手足不温，少气懒言，腰腿发凉，舌质淡，脉沉细；肾阴虚者心烦失眠，咽干口渴，面色潮红，倦怠乏力，舌质红，苔少，脉弦细数。

治法：肾虚证：滋阴壮骨，益肾填精。肾阳虚：温肾助阳。

方药：肾阴虚证用左归丸、虎潜丸。常用药：龟版胶、枸杞子、鹿角胶、牛膝、山药、山萸肉、菟丝子、熟地黄等。肾阳虚证用右归丸。常用药：大怀熟地、炒山药、山茱萸、枸杞、鹿角胶、制菟丝子、杜仲、当归等。

药膳：肾阳虚者，饮食宜温补肾阳、辛热抗风湿祛寒邪之品，如牛肉、羊肉、鸡肉、辣椒、葱、花椒、大料、茴香等。大蒜有杀菌、抗病毒等作用，可预防肠道细菌感染和病毒感染。忌食生冷饮食。冬季须视病情适当服姜汤以温胃散寒，可多食用益肝肾、强筋骨、补中益气养血安神之品，如葡萄、大枣、核桃仁、松子仁、栗子、山药、莲子等。忌吃生冷大凉之物。肾阴虚者，饮食宜滋补肾阴、补益精髓气血、祛风湿止痹痛之品。食疗方：鸡爪炖章鱼、枸杞子羊肾粥。忌食辛辣香燥之品。

2）气滞血瘀证

症状：偶有腰部扭闪疼痛如刺，俯仰屈伸转侧困难，舌质紫暗，脉弦。

治法：活血化瘀，行气止痛。

方药：桃红四物汤。常用药：桃仁、红花、当归、熟地黄、赤芍、川芎等。

药膳：饮食宜益气活血、清补之品，食疗宜枸杞大枣骨头汤，北芪乌鸡汤。

3）风寒湿痹证

症状：腰背板滞，伴恶寒怕冷，转侧不利，受风寒及阴雨天加重，肢体发凉，舌质淡，苔白，脉弦紧。

治法：补肝肾，益气血，祛风湿，止痹痛。

方药：独活寄生汤。常用药：熟地黄、白芍、川芎、当归、茯苓、细辛、防风、牛膝、秦艽、人参、桑寄生、杜仲、独活等。

药膳：风寒湿痹多由外邪侵袭经络，气血闭阻不畅所致。饮食宜进温经散寒、祛湿通络之品，如砂仁、羊肉、蛇酒等。食疗方：肉桂瘦肉汤、鳝鱼汤、当归红枣煲羊肉。忌食生冷瓜果、寒凉之品。

3. 非药物疗法

（1）常规针灸治疗

治疗原则：临床治疗均以补肾壮骨为主，同时调补肝脾。

治疗方法：在补肾健脾、养骨增髓、祛瘀生新等治疗原则的指导下，临床多以足少阴肾经、足太阳膀胱经（背俞穴）、足太阴脾经、足阳明胃经及任、督二脉穴位为主，配合对症治疗。使用频率最高的是足三里，肾俞穴次之，脾俞穴又次之，其他则为关元、太溪、三阴交、大椎、命门、悬钟、神阙、百会、气海、夹脊穴、腰阳关、大杼、肝俞、膈俞、气海俞、腰阳关等穴，另外涌泉、血海、太白、胃俞、委中、阳陵泉、三焦俞、至阳等也有涉及。伴随骨痛症状者酌加阿是穴。耳穴取子宫、肾、内分泌、卵巢、脾等穴。

（2）腹针疗法

方法：治疗组采用薄氏腹针：主穴取中脘、下脘、气海、关元，配穴取滑肉门、外陵、气穴（双）。常规消毒后，中脘、下脘、气海、关元深刺，滑肉门、外陵、气穴中刺。留针 30 分钟，其间行引导气 1 次。隔日 1 次，连续治疗 6 个月。

（3）“双固一通”针法

穴位：“双固一通”针法，在腰背部夹脊穴和委中穴常规针法上，增加关元、足三里穴以固先天养后天。

手法与疗程：常规组：取穴为腰背部夹脊穴（腰背疼痛部位相应的夹脊穴）、委中（双），针刺方法和疗程同治疗组。

取穴：关元，足三里（双）、腰背部夹脊穴（腰背疼痛部位相应的夹脊穴）、委中（双）。关元：采用 0.20mm × 25mm 一次性不锈钢毫针向气海方向斜刺。治疗前嘱患者排空小便，以防针刺关元穴时伤及膀胱。双侧足三里：采用 0.30mm × 40mm 毫针直刺。二者均用补法：吸气时进针，行提插捻转补法，得气后留针 30 分钟。夹脊、委中：分别采用 0.20mm × 25mm、0.30mm × 40mm 的毫针直刺，呼气时进针，行提插捻转泻法，得气后留针 30 分钟。取针时，按压关元、足三里针孔；夹脊穴、委中不按压。隔日针刺 1 次，共治疗 2 个月。

（4）穴位埋线

穴位：脾俞、肾俞。

手法与疗程：埋线组患者俯卧，取脾俞、肾俞穴，采用自制埋线针，将羊肠线 10mm 注入脾俞穴内 0.6 ~ 0.8 寸（约 15 ~ 20mm），肾俞穴内 0.8 ~ 1.0 寸（约 20 ~ 25mm），出针后按压片刻，并敷贴无菌性医用输液贴，每 2 周 1 次，连续治疗 3 个月。

（5）捏脊治疗：是以中医的阴阳、气血、经络学说作为理论指导，并以中医的辨证施治为原则，运用一定的手法刺激人体背部皮肤，从而达到防病治病的一种外治方法。脊柱为督脉循行之主干，督脉与六阳经有联系，被称为“阳经之海”，故其统摄一身之阳，全身阳气的运行无不与之有关。足太阳膀胱经行于脊柱两旁，是主筋所生病者，故“腰脊痛”理当为本经腧穴主治的重点。脊背为五脏六腑阴阳之会，精气之所注，经络气血之总归，通过捏拿患者的脊背，调整全身的阴阳之气，全身气血条达，脏腑调和，经络疏通从而达到防病治病之目的。

4. 随访和评价

（1）随访：采用线上线下相结合的随访方法，持续为骨质疏松风险因素干预提供健康指导和咨询；门诊医生利用患者就诊时开展患者管理，并按照随访要求进行记录或医护人员通过上门服务进行患者管理，并按要求记录；线上随访，可以通过电话、微信等方式进行随访，并记录。

（2）效果评价：按照随访情况评估患者的骨质疏松情况和个人对健康管理计划的执行力，分析存在的健康问题和相关危险因素，根据情况调整干预方案并继续监测。

（姜元辉）

第十八节　慢性疲劳综合征中医健康管理

一、概述

慢性疲劳综合征是现代医学新认识的一种疾病，以在当代快节奏生活方式下机体出现的以长期极度疲劳为突出表现，以无力、疲劳、睡眠质量差、认知功能下降及一些躯体症状，如反复咽痒、肌肉痛、头痛、关节痛为特征的临床综合征。与健康人所出现的慢性疲劳有所不同，慢性疲劳综合征患者由于极度疲劳使其工作活动和身体健康受到严重影响，长时间（持续或者反复）处于无法正常工作和学习的状态。更重要的是，在当代快节奏、高压力和多变的环境中，临床上以慢性疲劳为主诉的患者日益增多，慢性疲劳综合征的发病原因目前尚不清楚，既往认为与病毒感染和心理障碍有关，现在认为与神经、内分泌、免疫、运动、睡眠、遗传、心理及个性差异等因素亦有关。

随着现代社会竞争日益激烈，生活竞争不断加快，人际关系的日趋复杂，慢性疲劳综合征患者日益增多，目前不同的研究都只能解释慢性疲劳综合征发病或症状某一方面的特征，而慢性疲劳综合征是一种多系统失调导致的全身性疾病。以神经内分泌系统、免疫系统和全身能量代谢的低水平状态为基础，在此基础上自主神经及心血管功能受到影响，重者可能会导致认知障碍，进而导致基本生活功能失常。由于缺乏明确的发病机制，临床上对慢性疲劳综合征的治疗以对症治疗为主，除了相对应的药物外，营养补充制剂、分级运动疗法和认知行为疗法广泛运用于患者心理、生理功能的恢复；另外，草药、针灸、推拿等也列为推荐疗法。后期研究仍需要更多的技术从机体功能、多系统入手，明确发病机制和诊断指标，进行针对性的治疗以获得更好的疗效。

二、慢性疲劳综合征危险因素

由于慢性疲劳综合征是多脏器、多系统的病变，现代医学对于其发病原因及机制尚不明确。已有的文献报道多从生物学因素、精神心理因素、社会环境因素等方面进行探讨。

1. 生物学因素

（1）病毒感染：在 20 世纪 80 年代初至 20 世纪末的 20 余年间，慢性疲劳综合征先后曾发生过次集团性流行，涉及区域有美国、英国、澳大利亚、丹麦、冰岛等国家，共计 1 万多人发病。并且部分患者表现为流感样症状，因此有学者怀疑与感染性疾病有关。人们进行了大量研究，发现其可能与流感病毒、肠病毒、疱疹病毒、风疹病毒等感染有关，并将其称为病毒感染后疲劳综合征。但截至目前，人类仍未发现明确的证据能表明本病的发病与任何一种已知的病毒有确切的联系，研究仍在继续中。

（2）免疫异常：普遍认为慢性疲劳综合征存在免疫功能的异常。可能存在的免疫功能异常，包括慢性免疫激活、免疫细胞对多克隆刺激的反应性降低、炎症和细胞因子改变以及自身和其他特殊抗体的产生等几个方面。同时在许多慢性疲劳综合征患者中发现自身抗体、免疫复合物、过敏史以及细胞因子产生异常，如白细胞介素等，故有人认为慢性疲劳综合征可能与免疫功能紊乱有关，这种异常在不同的研究中及不同的个体上有差异。

（3）神经、内分泌系统紊乱：慢性疲劳综合征患者的发病可能与神经内分泌系统紊乱有关，尤其与神经递质 5- 羟色胺（5-HT）和下丘脑 - 垂体 - 肾上腺轴（HPA）的功能紊乱关系密切。据此研究者认为受体数量减少或亲和力下降应该与本病的病理生理存在一定的相关性。垂体后叶被视丘下部的激动信号作用后，释放一定数量的促皮质激素，并刺激肾上腺皮质从而将大量的皮质激素释放入血液中。研究认为在慢性疲劳综合征患者，这种神经内分泌调节会下降甚至紊乱。而在健康人体，通过机体的负反馈调节可以减少激素的进一步释放。有研究证实皮质醇水平在慢性疲劳综合征患者血液中含量偏低，这从另一个侧面反映了机体应激能力的下降，皮质醇水平下降对本病的发病起重要的作用。一些研究通过检测患者和健康人群的尿皮质醇代谢率发现，患者与正常健康人群在总的尿皮质醇代谢率上没有明显区别，但是患者尿游离皮质醇的数值较低，因此他们认为慢性疲劳综合征患者对皮质醇的代谢速度快于正常健康人群。

（4）遗传因素：也成为影响慢性疲劳综合征发生的重要内在因素之一。有研究显示本病存在家族遗传性，认为可能是基因因素导致了本病的易感性。同时慢性疲劳综合征患者的基因表达有异常情况，这些异常可能与慢性疲劳综合征的产生有关。也有研究证实儿童期和青春期患慢性疲劳综合征的人群与其父母关系密切。

2. 精神心理因素

近年来，国内外越来越多的研究资料显示，心理应激因素、精神症状与慢性疲劳综合征的发生有着密切的联系。美国一份研究报告显示成人如果在童年时期受过创伤或有过被忽视的经历，则其患慢性疲劳综合征的风险比正常人高 3 ～ 8 倍。心理学理论认为慢性疲劳综合征是心理症状躯体化的结果，当患者压抑时，以诉说躯体症状如疲劳、骨骼肌疼痛代替了抑郁和焦虑的心理征象。有研究者从人类学的角度将 2983 例慢性疲劳综合征患者放在社会内容的研究中，研究结果表明：家庭、工作环境、社会地位对疾病的重要影响，同时提出慢性疲劳综合征的定义应当与生活环境对精神影响所引起的躯体感觉变化联系起来。

3. 社会环境因素

社会环境因素对慢性疲劳综合征的发病有着重要的影响，是引发的病因之一。通过对慢性疲劳综合征患者进行问卷调查，得出结论，职业压力、学习压力和社会压力是主要影响因素，而其中学习压力的影响最为明显。研究表明慢性疲劳综合征发病与不良生活事件有着比较密切的联系。

三、慢性疲劳综合征的诊断和鉴别诊断

慢性疲劳综合征的诊断主要采用美国疾病控制与预防中心 1994 年修改完善后的诊断标准。具体的诊断标准主要包含以下三个部分：一是不明原因的持续或反复发作的严重疲劳，持续 6 个月或 6 个月以上，充分的休息后症状不缓解，活动水平较健康时下降 50%。二是同时具备下列症状中的 4 条或 4 条以上，持续存在半年或半年以上但又不应早于疲劳出现：①记忆力下降或注意力不集中；②咽痛；③颈部或腋下淋巴结触痛；④肌痛；⑤多发性非关节炎性关节疼痛；⑥新出现的头痛；⑦不能解乏的睡眠；⑧劳累后持续不适感超过 24 小时。三是要排除下述的慢性疲劳：①原发病的原因可以解释的慢性疲劳；②临床诊断明确，但在现有的医学条件下治疗困难的一些基本持续存在的疾病而引起的慢性疲劳。需要注意的是，疲劳在临床上是一个常见的非特异性症状，可作为多种疾病的主要症状或伴随症状，因此慢性疲劳综合征的诊断更多的是一个排除性诊断，应在确信排除了其他疾病的基础上进行，而不能以病史、体格检查或实验室检查作为特异性诊断依据。

四、慢性疲劳综合征管理人群和目标

1. 管理人群

详见第一章第三节中医健康管理相关内容。

2. 管理目标

开展健康教育，提高健康意识，改变不良生活方式，缓解慢性疲劳综合征人群心理压力，促使他们更加主动地配合治疗，形成健康的生活习惯，达到恢复健康的目标。减少就诊次数和住院次数，降低医疗费用。

五、自助管理方案

（一）管理流程和内容

详见第一章第三节中医健康管理相关内容。

（二）管理方法

1. 建立档案

收集健康记录表（附录 1）、历年健康体检报告、中医体质辨识报告、历次就医资料、家庭功能评估表（附录 2）、焦虑抑郁自评量表（附录 3）、健康自测问卷（附录 4）等健康相关的资料，尤其监测血压、心率、体重、腰围，连续动态了解自身的健康状况，便于定期回顾分析健康危险因素，有利于疾病早发现、早预防、早控制。

2. 监测评估

（1）居家监测

1）会自我测量血压、心率、血氧饱和度等生理指标，知道自己这些指标的正常范围，同时知道如果生理指标出现异常，如何处理。

2）会自我监测一些慢性疾病化验指标，例如：糖尿病患者会自我监测血糖水平，同时知道血糖变化代表的临床意义。

3）体重和腰围：定期测量体重和腰围，维持正常的体重，保持健康的体态。正常体重指BMI在18.5 ~ 23.9kg/m^{2}范围内，< 18.5kg/m^{2}为体重过低，在24.0 ~ 27.9kg/m^{2}范围内为超重，≥ 28.0kg/m^{2}为肥胖。此外，男性腰围≥ 90cm、女性腰围≥ 85cm为中心性肥胖。消瘦为虚弱的常见症状，特别对不明原因的消瘦更要引起重视，查找原因，补充营养。

4）症状体征：定期记录一些常见疲劳症状与体征的变化情况，如乏力、失眠、不明原因疼痛等症状。及时记录新出现的症状与体征，为医生诊治提供准确可靠的临床依据。

5）家庭功能和健康状况评估表、焦虑量表：定期填写家庭功能和健康状况评估表、焦虑量表等，自我评估家庭和自身身心健康状况。

（2）中西医体检：每年1次常规体检（见健康评估部分），特别是有慢性疾病的患者一定注意慢性病的相关体征的实验室检测和物理影像学检测。

3. 自助调养

（1）了解慢性疲劳综合征的相关知识，学会自我评估自己的疲劳状态，认识到疲劳状态的原因，熟知它的危害，树立正确的健康观念，做好自我的健康检测。

（2）饮食调养

1）食物多样，合理搭配：食物的种类繁多，所含的营养成分也各不相同，只有做到全面膳食，合理搭配，才能保持人体的健康。特别是慢性疲劳综合征的患者，营养物质的补充至关重要。患者饮食要以谷物为主，肉类为副食，蔬菜、水果为辅助。饮食要寒热适宜，不要吃过热或者过寒凉的食物“热无灼唇，冷无冰齿”（《千金翼方》）。过食温热食物，容易伤人脾胃阴液，过食寒凉食物，容易损伤脾胃阳气。

2）因人而异，以人为本：要根据人的不同年龄、体质、性别等生理特点进行饮食调养。青壮年患者，即使目前体质较差，但是脏腑功能尚可，也可给予荤素搭配，充足的营养。老年患者脏腑功能衰退，气血运化不足故食物应该熟软，易消化而多补益，禁忌食用生冷不易消化食物。中医辨证虚弱状态有阴阳气血的虚弱不同，故饮食也得根据患者的具体情况补其不足。同时也得考虑四时季节规律来饮食调养。

3）饮食有节，适时适量：饮食要有节制，就是适量适时的意思。我们要按照一定时间，有规律地进食。一般的饮食习惯是一日三餐，每餐间隔时间6 ~ 8小时。一般情况下，早餐应该安排在6∶30 ~ 8∶30，午餐应该安排在11∶30 ~ 13∶30，晚餐应该安排在18∶00 ~ 20∶00进行为宜。这种时间安排与食物在胃肠中消化吸收的时间比较吻合，符合健康饮食的要求。饮食还要适量，一日三餐中，早餐要保证营养充足，午餐要吃好吃饱，晚餐要适量。比较合理的三餐能量分配为早餐占全体总热能的30% ~ 40%，午餐占全天中热能的30% ~ 40%，晚餐占30%，建议慢性疲劳综合征患者饮食七八分饱为宜。

4）食宜清淡温热熟软：慢性疲劳综合征患者脾胃功能虚弱，饮食宜清淡，多吃鱼、瘦肉、豆制品和新鲜蔬菜水果，不宜吃浓厚、肥腻或过咸的食物。限制动物脂肪，宜食用植物脂肪。脾胃喜暖恶冷，故宜食用温热之品护持脾胃，勿食或少食生冷之品，以免损伤脾胃。病后脾胃功能降低,宜食用软食,忌食用黏硬不易消化食物。

5)饮食宜忌:慢性疲劳综合征患者在日常的饮食习惯中,还有一些和饮食相关适宜和禁忌事项,需要在饮食中注意。首先是饮食卫生,包括食物新鲜清洁、提倡熟食、讲究进食卫生。食物要选择新鲜清洁的,并且要经过烹饪加工变熟后食用。进食卫生包括进食前要注意手和餐具的消毒,避免病从口入。轻松整洁的环境再配合柔和的音乐,有助于脾胃的消化吸收。避免在劳累和情绪低落时进食,进食时要做到精神专注,做到食不语。进食时要细嚼慢咽,否则急食暴食,容易损伤脾胃。饮食后要漱口,保持口腔卫生。饭后应该摩腹、散步以利于消化吸收。同时慢性疲劳综合征患者根据自己的体质不同有一些饮食禁忌,例如:虚寒忌食用生冷之品,脾胃虚弱忌食生冷油腻之品。

(3)精神调养

1)清静养神:是指精神情志保持淡泊宁静的状态。因神气清静而无杂念,可达到真气内存,心神平安的目的。我们提倡的是思想清静,主要是思想专一,排除杂念,不见异思迁,想入非非,而是要思想安定,专心致志地从事各种工作学习。保持心态平和,思想清静,畅达情志,使得精神内守,形神合一,有利于防病,促进健康。做到清静养神,我们日常生活中要减少私心杂念,降低对名利和物质的欲望,这样可以减少不必要的思想负担,使人心变得坦荡,心情舒畅,从而使得人身心健康。

2)树立正确的人生观:只有对生活充满信心,有目标有追求的人,才能有高尚的道德情操,这是每个人的生活基石和精神支柱。这样才能心胸开阔,情绪稳定,热爱生活。特别是在和疾病斗争的情况下,保持良好的精神状态,较好地控制和调节自己的情绪,对祛除疾病恢复健康,会起到意想不到的作用。

3)开朗豁达:性格开朗精神乐观豁达是健康长寿的法宝,这是大家都认可的道理。性格是一种心理特征,它主要表现在人已经习惯了的行为方式上。性格开朗是胸怀宽广、气量豁达所反映出来的一种心理状态。人的性格与疾病的关系极为密切。情绪稳定,对一个人的健康起着重要的作用。性格开朗,活泼乐观的人,不易患病,即使患病也易于治疗,容易康复。不良的性格对人体健康影响是多方面的,它可以从各个方面对人体大脑、内脏以及其他器官产生危害。培养良好的性格的基本原则是,从大处着眼,从具体事情入手,通过自己美好的行为,塑造开朗的性格。首先认识到不良性格的危害性,树立正确的人生观,正确对待自己和别人,看问题要目光远大,心胸开阔,宽以待人,大度处事,不斤斤计较。科学合理地安排自己的工作、学习和业余生活,丰富生活内容,陶冶性情。

4)保持心理平衡:人们长期处于高节奏的竞争环境中,容易产生焦虑、心力疲劳、神经质等心理现象。如何保持心理平衡,首先在不必为一时一事的失利而苦恼,丧失信心。应该在实践中不断总结经验教训,克服自卑感,不断挖掘自己的潜能,扬长避短。同时要培养正确的拼搏精神,即树立欢迎别人超越自己,更有勇气超过别人的正确观念。摆脱一切不良情绪,发挥自己的长处,在可能的范围内达到最佳的水平。在当代社会中保持健康的平衡心理,保持旺盛的精力,健康的体魄,对自己对社会都是非常有益的,也是我们应该具备的心理素质。

(4)起居调摄:起居调摄,就是在中医理论指导下,通过调节人体的日常生活作息,使之符合自然界和人体的生理规律达到祛病强身、益寿延年的目的。起居调摄包含很多内容,如衣食住行、站立坐卧等。

1)起居有常:是指作息和日常生活的各个方面有一定的规律,并合乎自然界和人体的生理特点。《素问·上古天真论》说："食饮有节，起居有常，不妄作劳，故能形与神俱，而尽终其天年，度百岁乃去。"可见，自古以来，人们就非常重视起居有常对人体的保健作用。人们若能起居有常，合理作息，就能保养神气，使人体精力充沛，生命力旺盛，提高人体的免疫力，达到祛病延寿的目的。如果日常生活中，起居作息毫无规律，恣意妄为，就会引起早衰以致损伤寿命。具体地，我们应该顺应四时阴阳的变化调节个人生活起居：春夏季应"夜卧早起"，顺从万物生长，充盛体内阳气；秋季应"早卧早起，与鸡俱兴"，符合收养之道，调摄精神起居，防止体内阳气发散太过；冬季应"早卧晚起，必待日光"，保养与收藏体内阳气。表明生活起居与气血调和相互关联。同时向人们传达"春夏养阳，秋冬养阴"的四时养生原则，不可劳作过度耗伤阳气，并养成做有氧运动锻炼身体的习惯，从而顺应四季变化平衡阴阳。

2）劳逸适度：劳逸之间是一种相互对立、相互协调的辩证统一关系，人们在日常生活中必须有劳有逸，既不能过劳，也不能过安逸。古人主张劳逸中和，有常有节。劳逸适度对人体有保健作用。经常从事一些体力劳动有利于活动筋骨，调畅气血，增强体质。现代医学也认为合理的劳动对心血管、内分泌、神经、精神等各个系统都有好处。适当休息也是生理的需要，它是消除疲劳、恢复体力和精力，调节身心必不可少的方法。现代研究证明，疲劳能降低生物的抗病能力，易于受到细菌感染。劳，不仅包括体力劳动，也包括脑力劳动。科学用脑也是养生保健的关键，它要求人们勤于用脑，注重对脑的开发，又注重对脑的保护，防止疲劳作业。现代研究证明一个人经常合理的用脑，不但不会加速衰老，反而有防止脑老化的作用。

（5）运动保健：就是在遵循生命自然规律的基础上，运用传统的或者现代方式来改善身体脏腑功能，调畅情志，达到祛除疾病，延年益寿的功效。我国传统运动养生源远流长，历代医家都奉行"流水不腐，户枢不蠹"的运动养生理念。

1）动静结合，运动适度：传统运动养生认为，运动时，一切顺其自然，进行自然调息、调心，神态从容，摒弃杂念，神形兼顾，内外兼修，动于外而静于内，动主练形，静主养神，动静结合。运动要适度，就是说运动量太小达不到锻炼目的，起不到健身的目的；运动强度太大超过了机体的耐受的限度，反而会损伤身体。对于慢性疲劳综合征的患者尤其不能过量。一般锻炼后和颜悦色、呼吸顺畅、心率平稳，自觉轻松自如，清晨起床没有疲劳感为运动适度的表现。如果一段时间的运动后，自感食欲增加，睡眠质量好，情绪轻松，精力充沛，增大运动后也不感觉疲劳，这也是运动适度的表现。现代运动医学对个人运动量的测定，通常是根据运动者的呼吸、心率、脉搏等一些指标评估的。一般认为，正常成年人的适度运动量是，每分钟心率增加到 140 次为宜，老年人和体弱人群每分钟心率增加到 120 次为宜，但是也得根据人的具体身体情况。

2）因人、因时、因地制宜：就是说运动养生，要遵循因人、因时、因地制宜的原则，不可一概而论。个人可根据自己的身体情况、年龄、体质等原因和运动量配合，选择适合自身的运动方式和运动量。慢性疲劳综合征患者可以选择几种适宜自身的运动方式，由少逐渐增多，逐步增加运动量。运动的最佳时间是晚饭后 45 分钟，此时热量消耗最大，运动效果最好。如果在餐前锻炼，至少休息 30 分钟后才能进食。为了避免锻炼后过度兴奋影响睡眠，应该在睡前 2 小时结束锻炼。从四季的锻炼时间来看，春夏秋可以早起锻炼，而冬季不要早起锻炼，可以在太阳出来后锻炼，也可以改为下午 16 时至 17 时锻炼，尤其是北方寒冷地区，应该格外注意避开冬天早上寒冷的时间段。运动场地的选择，只要环境清静，干扰较少即可，并不需要特定的场所，因此在公园、广场、空地、走廊均可，当然到室外树木茂盛，空气新鲜的地方最为理想。

3）循序渐进，持之以恒：运动养生是一个渐进的过程，初期以调形为主，要求动作柔顺、娴熟、准确，进一步要呼吸和动作协调一致。如果不能坚持系统练习，就难以产生良好的养生保健作用，这就要求人们要循序渐进，持之以恒。特别是现代人平时就缺乏运动，刚刚开始运动时，身体会感觉许多不适，甚至出现关节疼痛等症状影响日常生活和工作。因此在运动养生前，必须下定决心，坚定信念，并每日给锻炼安排固定时间，只有持之以恒坚持不懈，才能收到良好的养生健身效果。

（6）戒烟限酒：烟草中含有大量有毒物质，吸烟最直接的影响就是缩短寿命，增加死亡率。根据调查报告，一生连续吸一般烟量（1天10 ~ 19支）的人，要比不吸烟的人寿命缩短5.5年，一天中吸烟的支数越多，死亡率就越高。同时吸烟降低免疫功能，吸烟者对疾病的抵抗力下降，免疫功能降低，可以引起肺癌、口腔癌、咽喉癌、食管癌、胃癌等多种癌症，尤其是肺癌的发生。吸烟可以引起和加重心血管疾病，纸烟烟雾中的一氧化碳、尼古丁和某种特殊的蛋白质类物质共同作用，可以引起血压增高，动脉硬化，从而导致心脑血管疾病等的发生。综上这些原因我们一定要戒烟。

酒是以酒精和水为主要成分组成的。酒精容易被人体的胃肠道吸收，吸收之后迅速分解，放出热量，少量酒精对大脑有兴奋作用，对血管有扩张作用，大量时有麻醉作用。有证据显示，中老年适度饮酒有利于预防心血管疾病，降低心脏病的危险性。少数的研究更指出，适度的饮酒可以防止痴呆，因为痴呆可能与心血管疾病有关。尽管看起来适度饮酒能够对身体有好处，人们还需要对饮酒习惯多加小心。酒精是把双刃剑，饮酒过度对人体健康极为不利。长期过度饮酒（酗酒）产生了酒瘾，形成对酒精的依赖，这就是慢性酒精中毒。长期经常饮酒可引起脑、心、肝、肾等许多脏器的损害和功能障碍，其中尤以肝和脑损害严重。长期过度饮酒损害中枢神经系统，使脑组织萎缩，导致思维、情感、智能、行为等方面的异常；记忆力、定向力、判断与计数力减退，严重时可造成平衡失调，步态不稳。自我控制能力减退，易发生挑衅、攻击和危害性行为。甚至产生酒精性痴呆症。可出现周围神经炎的现象，表现为躯干或四肢疼痛，感觉障碍，手足麻木。建议成年男性一天饮用酒的酒精量不超过25g，成年女性一天饮用酒的酒精量不超过15g。孕妇和儿童青少年应忌酒。较为安全的酒量为一般色酒每次不超过100ml，啤酒不超过300ml，或每次一小时酒精含量不超过8 ~ 12g。

六、医助管理方案

（一）管理流程和内容

详见第一章第三节中医健康管理相关内容。

（二）管理方法

1. 建立档案

对前来就诊的慢性疲劳综合征患者建立慢性疲劳综合征中医健康管理方案：包括一般信息采集、生活方式问卷、中医四诊结果采集、西医相关检查结果采集、体质辨识、健康风险评估、中西医干预、追踪随访、效果评价等健康相关资料。妥善保管各项监测资料，作为复诊随访的依据。尤其对服用的一些药物，要准确记录用药剂量、用药周期、停药时间，做到定期复诊和例行必要的检查。并要求慢性疲劳综合征老年患者每年例行全面体格检查，监测心肺功能、脑血管疾病情况，这些资料均要保存在健康档案中。

2. 风险评估

风险评估包括病史采集、常规健康体检。

（1）病史采集

1）病史：发病年龄，睡眠质量情况，伴随症状，药物使用情况及治疗反应。

2）个人史：生活方式（包括饮食、饮酒、吸烟等），体力活动，已婚女性注意询问避孕药的使用情况。

3）既往史：了解有无冠心病、心力衰竭、脑血管疾病、外周血管疾病、糖尿病、痛风、血脂异常、支气管哮喘、睡眠呼吸暂停综合征、肾脏疾病、甲状腺疾病等病史。

4）家族史：询问高血压、糖尿病、冠心病、卒中及其发病年龄等家族史。

5）社会心理因素：了解家庭、工作、个人心理、文化程度等情况。

（2）常规健康体检

1）体格检查：血压、身高、体重和腰围、心率、心律、大动脉搏动、血管杂音。

2）辅助检查：根据个人病情需要及医疗机构实际情况选择检查项目。

基本项目：血常规、尿常规、血生化（包括空腹血糖、血脂、血肌酐、血尿酸、血钾等）、心电图。

推荐项目：餐后 2 小时血糖（空腹血糖升高者）、糖化血红蛋白（合并糖尿病的患者）、尿蛋白定量（尿蛋白定性阳性者）、尿微量白蛋白或白蛋白 / 肌酐比、睡眠呼吸监测等。

3. 干预方法

（1）西医治疗：由于慢性疲劳综合征的发病机制不是很明确，因而其治疗大多是减轻症状，没有疗效确切的标准治疗方法。治疗上可分为药物治疗和非药物治疗。药物治疗主要是对症治疗，如抗病毒治疗、抗抑郁治疗或增强免疫力治疗等。非药物疗法则主要集中在认知行为疗法和运动疗法两个方面。

1）药物治疗：慢性疲劳综合征患者所用的药物都是针对部分临床症状的。常用的抗焦虑、抑郁的药物有 5- 羟色胺再摄取抑制剂类的盐酸氟西汀、盐酸舍曲林等。抗病毒类药物，则根据所感染的不同病毒选用不同的药物。免疫相关药物，包括免疫球蛋白、干扰素、类固醇等。此外，临床上有通过给予维生素、矿物质或辅酶等一些营养药来治疗的营养支持疗法，但效果尚有待进一步明确。采用药物疗法治疗，要注意的是患者对药物尤其是影响中枢神经系统的药物很敏感，因此采用药物疗法治疗应注意从小剂量开始用药，逐步加量。

2）非药物治疗

A. 认知行为疗法：是通过认知和行为技术来改变或重建不良认知为目标的一类心理疗法。这种方法强调认知活动对心理或行为问题的发生和转归方面的重要作用，而且在治疗过程中既采用各种认知矫正技术，又采用行为治疗技术，故称之为认知行为治疗。认知行为疗法可以很好地纠正患者的不良认知和不良行为方式，尤其是帮助患者适应社会环境，改变对生活的期望，缓解现实生活中的精神压力，从而减轻慢性疲劳综合征患者在情绪方面的症状。

B. 运动疗法：是通过合理、规律的运动来改善躯体、生理、心理和精神功能障碍的一种方法。适当强度的运动能够提高机体免疫力，体育锻炼能有效地改善慢性疲劳综合征症状，从而促使慢性疲劳综合征患者康复。但此训练需要相应的康复医师和运动专家的指导，如可选择骑车、游泳、步行、慢跑等有氧运动形式，运动强度应适宜。

（2）中医治疗

1）中医体质调理：体质决定于先天禀赋和饮食、起居、运动等后天因素，不同的体质类型有不同的发病倾向，在饮食、起居、运动等方面有不同的干预方法，所以根据体质类型，做好日常生活管理，对于未病先防、已病防变、瘥后防复均具有重要意义。慢性疲劳综合征患者一般以疲劳虚弱状态出现，在日常调理中更应该重视虚性体质的调理，提升脏腑功能，改善慢性疲劳综合征。体质辨识与偏颇体质调理需要参见第五章第一节偏颇体质中医健康管理。

2）中医辨证施治：慢性疲劳综合征属于中医“虚劳”“郁证”范畴。多因情志过激、劳逸过度、饮食不洁、生活方式不良等因素诱发，特别是前两者，尤为重要。七情内伤，则气机紊乱，升降失常，百病丛生。劳逸过度，耗正气，伤心血，所谓“正气存内，邪不可干”“邪之所凑，其气必虚”，心血损伤则无以濡养脏腑，脏腑功能失调，则生百病。探其病机，多数医家认为本病病机主要为五脏气化功能失调，病位涉及五脏，尤以肝为要，与心、脾、肾密切相关。

A. 气血亏虚

症状：短气自汗，声音低怯，时寒时热，平素易于感冒，体倦乏力，纳差食少，心悸气短，健忘，失眠，面色萎黄，舌质淡，脉弱。

治法：益气养血。

方药：归脾汤加减。常用药：人参、黄芪、白术、甘草、当归、茯神、酸枣仁、龙眼肉、远志、木香等。

针灸：脾俞、胃俞、足三里，以上诸穴位针刺用补法并加艾条熏灸，每日 1 次，每次 30 分钟。

B. 肝气郁结

症状：精神抑郁，情绪不宁，胸部满闷，胁肋胀痛，痛无定处，脘闷嗳气，不思饮食，大便不调，苔薄腻，脉弦。

治法：疏肝解郁，理气畅中。

方药：柴胡疏肝散加减。常用药：柴胡、香附、枳壳、陈皮、川芎、芍药、甘草等。

针灸：肝俞、太冲、期门、三阴交、行间、足三里。以上诸穴位都用补法，每日 1 次，每次 30 分钟。

耳针：肝、脾、内分泌、交感、神门。每次选 2 穴，交替行针，每次 20 ~ 30 分钟。

C. 心肾阴虚证

症状：情绪不宁，心悸，健忘，失眠，多梦，五心烦热，盗汗，口咽干燥，舌红少津，脉细。

治法：滋养心肾。

方药：天王补心丹合六味地黄丸加减。常用药：地黄、怀山药、山茱萸、天冬、麦冬、玄参、西洋参、茯苓、五味子、当归、柏子仁等。

（3）非药物疗法

A. 针灸法

治则：调理气血，补益脏腑。

处方：足三里、关元、百会、神阙、三阴交。

方义：足三里健补脾胃，提高机体免疫力；关元培本固肾；三阴交健脾益肾；百会醒脑安神，升阳举陷；灸神阙可鼓舞元气。诸穴位相合可以调整人体阴阳气血，保证机体正常功能。

随证配穴：具体可见分证论治中内容。

操作：毫针刺，补虚泻实，每日1次，每次留针30分钟。足三里、神阙、关元，可给予灸法，每日1次，每次20分钟。

B. 耳针法

选穴：皮质下、内分泌、肾、心、脑、耳迷根。

方法：毫针刺，两耳交替应用，每日1次，每次留针20～30分钟。

4. 随访和评价

（1）随访：采用线上线下结合的方法进行随访。随访有利于患者正确认识和对待慢性疲劳综合征，解除焦虑和不安情绪。通过专业人士的指导和讲解，患者可以掌握慢性疲劳综合征的管理知识和管理技能，充分了解该病在治疗过程中可能出现的各种情况，养成良好的生活起居习惯，戒烟限酒，适度运动，避免各种不良因素影响自身健康，从而提高患者的生活质量。

随访间隔及内容：患者的生理特性不同以及不同疾病，预后情况不同。同时我们考虑这个疾病的干预是个长期养成健康生活方式的过程，随访时间定为病后1个月、4个月、6个月、12个月，随访每年至少完成4次。随访内容包括疲劳状态评定、健康生活方式的执行情况、体质辨识等，针对患者的情况进行反馈并再次指导养成良好的生活方式。

（2）效果评价：随访时要对患者的情绪变化、睡眠情况、生活起居、饮食、运动保健、服用药物、药膳等状况详细了解，比较前后状态的差异，调整完善管理方案。若有潜在危险因素未得到控制或伴有严重并发症，建议患者到医院就诊或请专家会诊。

（王若晖）

附　　录

附录 1　家庭健康记录表

附表 1-1　家庭健康记录表

姓名：

日期	体重	腰围	血压	心率	其他	日期	体重	腰围	血压	心率	其他

注：健康成年人每周测量并记录一次，患病人群根据医嘱监测并记录。

附表 1-2　家庭健康记录表

姓名：

日期	焦虑/抑郁、饮食、二便、睡眠、生育/月经、不适/过敏、体检/体质及其他

注：身体出现不适时及时记录在此表中。

附录 2　APGAR 家庭功能评估

问题　　　　经常　有时　很少

　　　　　　　　2分　1分　0分

A——adaptation 适应度：当我遇到问题时，可以从家人得到满意的帮助。（　）（　）（　）

P——partnership 合作度：我很满意家人与我讨论各种事情以及分担问题的方式。

（　）（　）（　）

G——growth 成长度：当我希望从事新的活动或发展时，家人都能接受且给予支持。

（　）（　）（　）

A——affection 情感度：我很满意家人对我表达感情的方式以及对我情绪（如愤怒、悲伤、爱）的反应。（　）（　）（　）

R——resolve 亲密度：我很满意家人与我共度时光的方式。（　）（　）（　）

得分：（　）分

家庭功能评估结论：7～10分，无障碍；4～6分，中度障碍；0～3分，重度家庭功能不足。

说明

A —— 适应度（adaptation）：家庭面临危机或压力时，内在与外在资源的使用，以解决问题。

P —— 伙伴度或合作度（partnership）：家庭成员对决定权与责任的共享。

G —— 成长度（growth）：家庭成员经由相互支持指引而达到生理、心理上的成熟及自我实现。

A —— 情感度（affection）：家庭成员彼此之间互相关爱的关系。

R —— 亲密度（resolve）：指家庭成员对于彼此享受共同的时间、空间和经济资源的承诺。

附录 3　焦虑抑郁自评量表

附 3-1　焦虑自评量表（SAS）

焦虑是一种比较普遍的精神体验，长期存在焦虑反应的人易发展为焦虑症。本量表包含20个项目，分为4级评分，请您仔细阅读以下内容，根据最近1周的情况如实回答。

填表说明：所有题目均共用答案，请在A、B、C、D下划“√”，每题限选一个答案。

姓名____________　性别：□男　□女

自评题目：

答案：A.没有或很少时间；B.小部分时间；C.相当多时间；D.绝大部分或全部时间。

1.我觉得比平时容易紧张或着急	A	B	C	D
2.我无缘无故在感到害怕	A	B	C	D
3.我容易心里烦乱或感到惊恐	A	B	C	D
4.我觉得我可能将要发疯	A	B	C	D
*5.我觉得一切都很好	A	B	C	D
6.我手脚发抖打颤	A	B	C	D
7.我因为头痛、颈痛和背痛而苦恼	A	B	C	D
8.我觉得容易衰弱和疲乏	A	B	C	D
*9.我觉得心平气和，并且容易安静坐着	A	B	C	D
10.我觉得心跳得很快	A	B	C	D
11.我因为一阵阵头晕而苦恼	A	B	C	D
12.我有晕倒发作，或觉得要晕倒似的	A	B	C	D
*13.我吸气呼气都感到很容易	A	B	C	D
14.我的手脚麻木和刺痛	A	B	C	D
15.我因为胃痛和消化不良而苦恼	A	B	C	D
16.我常常要小便	A	B	C	D
*17.我的手脚常常是干燥温暖的	A	B	C	D
18.我脸红发热	A	B	C	D
*19.我容易入睡并且一夜睡得很好	A	B	C	D
20.我做噩梦	A	B	C	D

评分标准：正向计分题A、B、C、D按1分、2分、3分、4分计；反向计分题（标注*的题目题号：5、9、13、17、19）按4分、3分、2分、1分计。总分乘以1.25取整数，即得标准分。低于50分者为正常；50～60分者为轻度焦虑；61～70分者为中度焦虑，70分以上者为重度焦虑。

附 3-2　抑郁自评量表（SDS）

本量表包含20个项目，分为4级评分，为保证调查结果的准确性，务必请您仔细阅读以下内容，根据最近1周的情况如实回答。

填表说明：所有题目均共用答案，请在A、B、C、D下划“√”，每题限选一个答案。

姓名__________　性别：□男　□女

自评题目：

答案：A.没有或很少时间；B.小部分时间；C.相当多时间；D.绝大部分或全部时间。

1.我觉得闷闷不乐，情绪低沉	A	B	C	D
*2.我觉得一天之中早晨最好	A	B	C	D
3.我一阵阵哭出来或想哭	A	B	C	D

4.我晚上睡眠不好　A　B　C　D
*5.我吃得跟平常一样多　A　B　C　D
*6.我与异性密切接触时和以往一样感到愉快　A　B　C　D
7.我发觉我的体重在下降　A　B　C　D
8.我有便秘的苦恼　A　B　C　D
9.我心跳比平时快　A　B　C　D
10.我无缘无故地感到疲乏　A　B　C　D
*11.我的头脑跟平常一样清楚　A　B　C　D
*12.我觉得经常做的事情并没困难　A　B　C　D
13.我觉得不安而平静不下来　A　B　C　D
*14.我对将来抱有希望　A　B　C　D
15.我比平常容易生气激动　A　B　C　D
*16.我觉得做出决定是容易的　A　B　C　D
*17.我觉得自己是个有用的人，有人需要我　A　B　C　D
*18.我的生活过得很有意思　A　B　C　D
19.我认为如果我死了别人会生活得更好些　A　B　C　D
*20.平常感兴趣的事我仍然照样感兴趣　A　B　C　D

评分标准：正向计分题A、B、C、D按1分、2分、3分、4分计；反向计分题（标注*的题目，题号：2、5、6、11、12、14、16、17、18、20）按4分、3分、2分、1分计。总分乘以1.25取整数，即得标准分。低于50分者为正常；50～60分者为轻度抑郁；61～70分者为中度抑郁；70分以上者为重度抑郁。

附录 4　健康自测问卷

附 4-1　健康自测问卷

请回答以下问题，选A计2分，选B计1分，选C计0分，然后将每题的得分相加。

消化系统

□1.你有消化不良症状吗?　（A.经常；B.有时；C.极少或从来没有）
□2.你有胃肠胀气问题吗?　（A.经常；B.有时；C.极少或从来没有）
□3.你饭后会犯困吗?　（A.经常；B.有时；C.极少或从来没有）
□4.你有便秘的情况吗?　（A.经常；B.有时；C.极少或从来没有）
□5.你患有结肠炎或肠易激综合征吗?　（A.经常；B.有时；C.极少或从来没有）

心血管系统

□1.你的血压是多少?
（A.140/90mmHg或更高；B.125/85mmHg与140/90mmHg之间；C.125/85mmHg或更低）
□2.你出现过呼吸急促情况吗?　（A.经常；B.有时；C.极少或从来没有）
□3.你觉得手脚发冷吗?　（A.经常；B.有时；C.极少或从来没有）
□4.你患有被确诊的循环系统疾病吗?　（A.是；B.否）
□5.在你的祖父母、父母，以及父母的兄弟姐妹中，有多少人是因为心血管问题去世的?
（A.超过3个；B.2个；C.1个或没有）

免疫系统

□1.你每年感冒几次?　（A.3次或更多；B.2次；C.1次或没有）
□2.你的感冒症状一般持续几天?　（A.3天或更长；B.2天；C.1天或更短）
□3.你每年平均接受几次抗生素治疗?　（A.2次或更多；B.1次；C.1次也没有）
□4.你目前有包括炎症在内的健康问题吗?　（A.是；B.否）
□5.你经常过敏吗?　（A.是；B.偶尔；C.否）

精神方面

□1.你是否觉得自己的注意力下降了？（A.是；B.有时；C.极少或从来没有）
□2.你是否觉得自己的记忆力不如从前了？（A.是；B.有时；C.极少或从来没有）
□3.你觉得情绪低落吗？（A.经常；B.有时；C.极少或从来没有）
□4.你感到焦虑吗？（A.经常；B.有时；C.极少或从来没有）
□5.你患有精神方面的疾病吗？（A.是；B.否）

内分泌系统

□1.你经常受到经前综合征或更年期症状的困扰吗？（A.经常；B.有时；C.极少或从来没有）
□2.你有月经周期不规律、痛经或经量增多的问题吗？（A.经常；B.有时；C.极少或从来没有）
□3.你有体力下降并且很想吃甜食的情况吗？（A.经常；B.有时；C.极少或从来没有）
□4.你是否觉得生活有压力？（A.经常；B.有时；C.极少或从来没有）
□5.你是否在早上需要某种刺激物（如香烟、咖啡）来振作精神？
（A.经常；B.有时；C.极少或从来没有）

皮肤、指甲与毛发

□1.你的皮肤是否干燥？（A.经常；B.有时；C.极少或从来没有）
□2.你长痤疮吗？（A.经常；B.有时；C.极少或从来没有）
□3.你患湿疹、牛皮癣或皮炎吗？（A.经常；B.有时；C.极少或从来没有）
□4.你的指甲不够坚硬或经常劈裂吗？（A.经常；B.有时；C.极少或从来没有）
□5.你的头发暗淡、油腻或干燥而且容易脱落吗？（A.经常；B.有时；C.极少或从来没有）

体能

□1.你平均每周做多少次运动？（A.极少或从来不做；B.1次；C.2次或更多）
□2.当你用力运动时，肌肉会拉伤吗？（A.经常；B.有时；C.极少或从来没有）
□3.你晚上的睡眠时间少于6.5小时吗？（A.经常；B.有时；C.极少或从来没有）
□4.你感到疲劳吗？（A.经常；B.有时；C.极少或从来没有）
□5.你有运动的习惯吗？（A.极少或从不；B.有时；C.经常）

就医情况

□1.你每年就诊多少次？（A.2次或更多；B.1次；C.没有）
□2.你平均每年有多少张药方？（A.2张或更多；B.1张；C.没有）
□3.你现在体重如何？（A.肥胖；B.超重；C.标准）
□4.你小时候生病吗？（A.经常；B.有时；C.极少或从来没有）
□5.你现在有慢性健康问题吗？（A.是；B.否）

健康评估：最高分是80分。如果您的分值是：

51～80分，您已经处于亚健康状态。现在就应该改变饮食习惯和生活方式。建议您去咨询营养专家，找出适合您的食谱，并制订健康养生计划，以恢复健康。

31～50分，您现在的状况比平均水平要差一点。除非作出一些积极的调整，否则健康储备将逐步减少，直至生病。

15～30分，您的健康状况比平均水平要好一些，但仍低于您的潜在水平。应进一步改善饮食结构和生活方式，并针对自己分数高的项目进行改善。

0～14分，恭喜您，您已经达到功能性健康状态，拥有足够的健康储备来应对生活的压力。不过，还应对那些分数偏高的问题适当注意。

附4-2　健康体检自测问卷（试行）

一、基本信息

姓名：______　性别：□男　□女　出生日期：_____年_____月_____日

身份证号：_________　民族：□汉族□少数民族___　出生地：_____省_____市_____县

婚姻状况：□未婚 □已婚（含同居）□丧偶 □离异 □其他

文化程度：□小学及以下 □初中 □高中 □中专及技校 □大学本科/专科 □研究生及以上

职业：□国家公务员 □专业技术人员 □职员 □企业管理人员 □工人 □农民 □学生 □现役军人 □自由职业者 □个体经营者 □无业人员 □退（离）休人员 □其他

医保类别：□城镇职工医保 □城镇居民医保□新农合医保 □其他 □无

联系电话：____________

二、健康史-家族史

1.您的父母或兄弟姐妹是否患有明确诊断的疾病？　A.是　B.否

1-1.请选择疾病的名称：（可多选）

A.高血压　B.脑卒中　C.冠心病　D.外周血管病　E.心力衰竭　F.糖尿病　G.肥胖症　H.慢性肾脏疾病　I.慢性阻塞性肺疾病　J.骨质疏松　K.痛风　L.恶性肿瘤　M.风湿免疫性疾病　N.精神疾病　O.其他

1-2.请确定所患的恶性肿瘤名称：

A.肺癌　B.肝癌　C.胃癌　D.食管癌　E.结直肠癌　F.白血病　G.脑瘤　H.乳腺癌　I.胰腺癌　J.骨癌　K.膀胱癌　L.鼻咽癌　M.宫颈癌　N.子宫癌　O.前列腺癌　P.卵巢癌　Q.甲状腺癌　R.皮肤癌　S.其他

1-3.您的父亲是否在55岁、母亲在65岁之前患有上述疾病？A.是　B.否

三、健康史-现病史

2.您是否患有明确诊断的疾病或异常？　A.是　B.否

2-1.请您确认具体疾病或异常的名称：（可多选）

A.高血压　B.脑卒中　C.冠心病　D.外周血管病　E.糖尿病　F.脂肪肝　G.慢性肾脏疾病　H.慢性胃炎或胃溃疡　I.幽门螺杆菌感染　J.胃息肉　K.肠道息肉　L.慢性阻塞性肺疾病　M.哮喘　N.慢性胰腺炎　O.骨质疏松　P.慢性肝炎或肝硬化　Q.慢性胆囊炎、胆石症　R.结核病　S.类风湿关节炎　T.前列腺炎或肥大　U.慢性乳腺疾病　V.人乳头瘤病毒（HPV）感染　W.血脂异常　X.尿酸升高　Y.恶性肿瘤　Z.其他

2-2.请确定您所患的恶性肿瘤名称：

A.肺癌　B.肝癌　C.胃癌　D.食管癌　E.结直肠癌　F.白血病　G.脑瘤　H.乳腺癌　I.胰腺癌　J.骨癌　K.膀胱癌　L.鼻咽癌　M.宫颈癌　N.子宫癌　O.前列腺癌　P.卵巢癌　Q.甲状腺癌　R.皮肤癌　S.其他

2-3.请填写您被诊断患有上述疾病或异常的年龄：__ 岁

四、健康史-过敏史

3.您是否出现过过敏？　A.是　B.否

3-1.请选择过敏原：（可多选）

A.青霉素　B.磺胺类　C.链霉素　D.头孢类　E.鸡蛋　F.牛奶　G.海鲜　H.花粉或尘螨　I.粉尘　J.洗洁剂　K.化妆品　L.其他

五、健康史-用药史

4.您是否长期服用药物？（连续服用6个月以上，平均每日服用1次以上）A.是　B.否

4-1.您长期服用哪些药物？（可多选）

A.降压药　B.降糖药　C.调脂药（降脂药）　D.降尿酸药　E.抗心律失常药　F.缓解哮喘药物　G.解热镇痛药（如布洛芬等）　H.泼尼松类药　I.雌激素类药　J.利尿剂　K.镇静剂或安眠药　L.中草药　M.避孕药　N.抗抑郁药　O.其他

六、健康史-手术史

5.您是否因病进行过手术治疗？　A.是　B.否

5-1.请您选择手术的部位？（可多选）

A.头颅（含脑）　B.眼　C.耳鼻咽喉　D.颌面部及口腔　E.颈部或甲状腺　F.胸部（含肺部）　G.心脏（含心脏介入）　H.外周血管　I.胃肠　J.肝胆　K.肾脏　L.脊柱　M.四肢及关节　N.膀胱　O.妇科　P.乳腺　Q.前列腺　R.其他

七、健康史–月经生育史

6.您第一次来月经的年龄：__ 岁

7.您是否绝经？　A.是（绝经年龄：__ 岁）　B.否

8.您的结婚年龄：__ 岁

9.您是否生育过？　A.否　B.是（初产年龄：__ 岁，生产__ 次，流产总次数__ 次）

9–1.您的孩子是母乳喂养吗？A.是（哺乳时间__ 月）　B.否

9–2.您是否曾患有妊娠糖尿病？　A.是　B.否

9–3.您是否曾患有妊娠高血压？　A.是　B.否

八、躯体症状（最近3个月）

10.您感觉身体总体健康状况如何？　A.好　B.一般　C.差

11.您感到疲劳乏力或周身明显不适吗？　A.没有　B.偶尔　C.经常

12.您视力有下降吗？　A.没有　B.轻微　C.明显

13.您听力有下降吗？　A.没有　B.轻微　C.明显

14.您有鼻出血或脓血鼻涕吗？　A.没有　B.偶尔　C.经常

15.您出现过吞咽不适、哽噎感吗？　A.没有　B.偶尔　C.经常

16.您有明显的咳嗽、咳痰吗？　A.没有　B.偶尔　C.经常

17.您有过咳痰带血或咯血吗？　A.没有　B.偶尔　C.经常

18.您感到胸痛或心前区憋闷不适吗？　A.没有　B.偶尔　C.经常

19.您感到有胸闷气喘或呼吸困难吗？　A.没有　B.偶尔　C.经常

20.您感到低热（体温偏高）吗？　A.没有　B.偶尔　C.经常

21.您感到头晕或头昏吗？　A.没有　B.偶尔　C.经常

22.您感到恶心、反酸或上腹部不适吗？　A.没有　B.偶尔　C.经常

23.您有过食欲不振、消化不良或腹胀吗？　A.没有　B.偶尔　C.经常

24.您有过不明原因跌倒或晕倒吗？　A.没有　B.偶尔　C.经常

25.您感到明显的手足发麻或刺痛吗？　A.没有　B.偶尔　C.经常

26.您双下肢水肿吗？　A.没有　B.偶尔　C.经常

27.您排尿困难吗？　A.没有　B.偶尔　C.经常

28.您有尿频、尿急、尿痛及尿血吗？　A.没有　B.偶尔　C.经常

29.您有腹泻、腹痛或大便习惯改变（入厕时间、次数、形状等）吗？　A.没有　B.偶尔　C.经常

30.您出现过柏油样便或便中带血吗？　A.没有　B.偶尔　C.经常

31.您出现过不明原因的身体消瘦或体重减轻（体重减轻超过原体重的10%）吗？　A.是　B.否

32.您是否发现乳房有包块，并伴有胀痛（与月经周期无关）吗？　A.是　B.否

33.您有不明原因的阴道出血、白带异常吗？　A.是　B.否

34.您身体有过明显的疼痛吗？(外伤除外)　A.是　B.否

34–1.疼痛的部位？　A.头　B.颈肩　C.咽喉　D.腰背　E.胸部　F.腹部　G.四肢　H.关节

九、生活习惯–饮食

35.您通常能够按时吃三餐吗？　A.能　B.基本能　C.不能

36.您常暴饮暴食吗？　A.是　B.否

37.您常吃夜宵吗？　A.不吃　B.偶尔吃　C.经常吃

38.您参加请客吃饭（应酬）情况？

A.不参加或偶尔参加（1～2次/月）　B.比较多（1～2次/周）

C.经常参加（3～5次/周）　D.非常频繁（>5次/周）

39.您的饮食口味？　A.清淡　B.咸　C.甜　D.高油脂　E.辛辣　F.热烫

40.您的饮食偏好？　A.熏制、腌制类　B.油炸食品　C.甜点　D.吃零食（适量坚果除外）　E.吃快餐　F.喝粥（≥2次/天）　G.其他

41.您的主食结构如何？　A.细粮为主　B.粗细搭配　C.粗粮为主　D.不好说

42.您喝牛奶吗？　A.不喝　B.偶尔喝（1～2次/周）　C.经常喝（3～5次/周）　D.每天都喝（>5次/周）

43.您吃鸡蛋吗？　A.不吃　B.偶尔吃（1～2次/周）　C.经常吃（3～5次/周）　D.每天都吃（>5

次/周）

44.您吃豆类及豆制品吗？　A.不吃　B.偶尔吃（1～2次/周）　C.经常吃（≥3次/周）

45.您吃水果吗？　A.不吃　B.偶尔吃（1～2次/周）　C.经常吃（3～5次/周）　D.每天都吃（>5次/周）

46.您平均每天吃多少蔬菜？　A.<100g　B.100～200g　C.200～500g　D.>500g

47.您平均每天吃多少肉（猪、牛、羊、禽）？　A.<50g　B.50～100g　C.101～250g　D.>250g

48.您吃肥肉吗？　A.不吃　B.偶尔吃一点　C.经常吃

49.您吃动物内脏吗？　A.不吃　B.偶尔吃（1～2次/周）　C.经常吃（≥3次/周）

50.您吃鱼肉或海鲜吗？　A.不吃　B.偶尔吃（1～2次/周）　C.经常吃（≥3次/周）

51.您喝咖啡吗？

A.不喝　B.偶尔喝（1～2次/周）　C.经常喝（3～5次/周）　D.每天都喝（>5次/周）

52.您喝含糖饮料（果汁、可乐等）吗？

A.不喝　B.偶尔喝（1～2次/周）　C.经常喝（3～5次/周）　D.每天都喝（>5次/周）

十、生活习惯-吸烟

53.您吸烟吗？(持续吸烟1年以上）

A.不吸　B.吸烟　C.吸烟，已戒（戒烟1年以上）　D.被动吸烟（每天累计15分钟以上，且每周1天以上）

53-1.您通常每天吸多少支烟？(含戒烟前）__ 支，您持续吸烟的年限？(含戒烟前）__ 年

53-2.您戒烟多长时间了？ __ 年

十一、生活习惯-饮酒

54.您喝酒吗？(平均每周饮酒1次以上）　A.不喝　B.喝　C.以前喝，现已戒酒（戒酒1年以上）

54-1.您一般喝什么酒？　A.白酒　B.啤酒　C.红酒　D.什么都喝

54-2.您每周喝几次酒？(含戒酒前）　A.1～2次　B.3～5次　C.>5次

54-3.您每次喝几两？(1两相当于50ml白酒、100ml红酒、300ml啤酒）

A.1～2两　B.3～4两　C.>5 两

54-4.您持续喝酒的年限？(含戒酒前）__年

54-5.您戒酒多长时间了？ __年

十二、生活习惯-运动锻炼

55.您参加运动锻炼吗？

A.不参加　B.偶然参加　C.经常参加（平均每周锻炼3次及以上，每次锻炼>30分钟）

55-1.您常采用的运动锻炼方式：（可多选）

A.散步　B.慢跑　C.游泳　D.骑自行车　E.爬楼梯　F.球类　G.交谊舞　H.瑜伽　I.健身操　J.力量锻炼　K.登山　L.太极拳　M.其他

55-2.您每周锻炼几次？　A.1～2次　B.3～5次　C.>5次

55-3.您每次锻炼多少时间？　A.<30分钟　B.30～60分钟　C.>60分钟

55-4.您坚持锻炼多少年了？ __ 年

56.您工作中的体力强度？

A.脑力劳动为主　B.轻体力劳动　C.中度体力劳动　D.重体力劳动　E.不工作

56-1.您每周工作几天？　A.<3天　B.3～5天　C.>5天

56-2.您每天平均工作多长时间？ __ 小时

57.除工作、学习时间外，您每天坐着（如看电视、上网、打麻将、打牌等）的时间是？

A.<2小时　B.2～4小时　C.4～6小时　D.>6小时

十三、环境健康

58.您的工作/生活场所经常会接触到哪些有害物质？

A.无或很少　B.噪声、震动　C.电磁辐射　D.粉尘　E.化学污染　F.空气污染　G.建筑装修污染　H.烹饪油烟　I.其他

十四、心理健康-精神压力（最近2周）

59.您感到闷闷不乐，情绪低落吗？　A.没有　B.偶尔　C.经常

60.您容易情绪激动或生气吗？ A.没有 B.偶尔 C.经常
61.您感到精神紧张，很难放松吗？ A.没有 B.偶尔 C.经常
62.您比平常容易紧张和着急吗？ A.没有 B.偶尔 C.经常
63.您容易发脾气，没有耐性吗？ A.没有 B.偶尔 C.经常
64.您感到心力枯竭，对人对事缺乏热情吗？ A.没有 B.偶尔 C.经常
65.您容易焦虑不安、心烦意乱吗？ A.没有 B.偶尔 C.经常
66.您感觉压抑或沮丧吗？ A.没有 B.偶尔 C.经常
67.您注意力集中有困难吗？ A.没有 B.偶尔 C.经常

十五、睡眠健康

68.最近1个月，您的睡眠如何？ A.好 B.一般 C.差
68–1.您睡眠差的主要表现：
A.入睡困难 B.早醒 C.多梦或噩梦中惊醒 D.夜起 E.熟睡时间短 F.其他
68–2.影响您睡眠差的主要原因：
A.工作压力过大 B.负性生活事件 C.环境干扰（如噪声、配偶或室友打鼾等） D.身体不适或疾病 E.气候变化 F.药物 G.倒班或倒时差 H.其他
69.您每天平均睡眠时间：（不等于卧床时间）
A.＜5小时 B.5～7小时 C.7～9小时 D.＞9小时

十六、健康素养

70.您多长时间做一次体检？ A.从来不做 B.半年 C.1年 D.2～3年 E.＞3年
71.您是否主动获取医疗保健知识？ A.是 B.否
71–1.您获取医疗保健知识的途径？
A.电视 B.广播 C.图书和报刊杂志 D.上网 E.卫生机构及医生 F.其他
72.您入厕观察二便（大小便）吗？ A.从不 B.偶尔 C.经常
73.您自测血压、心率吗？ A.从不 B.偶尔 C.经常
74.您出差或旅游带常用或急救药品吗？ A.从不 B.偶尔 C.经常
75.您乘坐私家车或出租车时系安全带吗？ A.从来不系 B.有时系 C.每次都系
76.您经常晒太阳吗？ A.从不 B.偶然 C.经常
77.您认为以下血压值哪个最理想？A.140/90mmHg B.120/80mmHg C.150/100mmHg D.不知道
78.您认为成年人腋下体温最理想的范围是？ A.35～36℃ B.36～37℃ C.37～38℃ D.不知道
79.您认为安静状态下成年人最理想的脉搏次数是？
A.30～50次/分 B.51～70次/分 C.71～90次/分 D.＞90次/分 E.不知道
80.您认为成年人每天最佳食盐量不要超过多少克？
A.6g B.8g C.10g D.12g E.不知道
81.您认为成年人正常体重指数是（体重指数=体重/身高^2，kg/m^2）？
A.≤18.5 B.18.5～24.9 C.25～29.9 D.30以上 E.不知道
82.您认为成年人正常腰围是？
男性：A.≤80cm B.≤85cm C.≤90cm D.≤95cm E.不知道
女性：A.≤70cm B.≤75cm C.≤80cm D.≤85cm E.不知道
83.您认为成人空腹血糖正常值是？
A.＜3.89mmol/L B.3.89～6.1mmol/L C.6.1～7.0mmol/L D.≥7.0mmol/L E.不知道
84.您认为成人三酰甘油正常值是？
A.＜0.56mmol/L B.0.56～1.7mmol/L C.＞1.7mmol/L D.不知道
85.您认为成人总胆固醇理想值是？
A.＜5.2mmol/L B.5.2～6.1mmol/L C.＞6.1mmol/L D.不知道
86.答完该问卷后，您对自己的健康状态感觉如何？
A.很好 B.比较好 C.一般（还可以） D.不好或较差 E.不好说
87.您对该健康自测问卷的总体印象是？
A.很好 B.比较好 C.一般（还可以） D.不好说 E.较差或不好

附录 5　中医体质分类与判定标准

2009年4月9日，《中医体质分类与判定》标准正式发布，该标准是我国第一部指导和规范中医体质研究及应用的文件，旨在为体质辨识及与中医体质相关疾病的防治、养生保健、健康管理提供依据，使体质分类科学化、规范化。

《中医体质分类及判定》标准制订工作于2006年6月正式启动，由国家中医药管理局主管，中华中医药学会体质分会编制完成。标准共分为范围、术语和定义、中医体质9种基本分类和特征、中医体质分类的判定、附录（中医体质分类和判定表）5个部分。中医体质学者根据人体形态结构、生理功能、心理特点及反应状态，对人体体质进行了分类，制订出中医体质量表及《中医体质分类与判定》标准。该标准应用了中医体质学、遗传学、流行病学、心理测量学、数理统计学等多学科交叉的方法，经中医体质专家、临床专家、流行病学专家多次讨论论证而建立，并在全国范围内进行了21 948例流行病学调查，显示出良好的适应性、可行性。

该标准将体质分为平和质、气虚质、阳虚质、阴虚质、痰湿质、湿热质、血瘀质、气郁质、特禀质九个类型，应用了流行病学、免疫学、分子生物学、遗传学、数理统计学等多学科交叉的方法，经中医临床专家、流行病学专家、体质专家多次论证而建立的体质辨识的标准化工具，并在国家973计划“基于因人制宜思想的中医体质理论基础研究”课题中得到进一步完善。

通过21 948例流行病学调查证实，该标准具有指导性、普遍性及可参照性，适用于从事中医体质研究的中医临床医生、科研人员及相关管理人员，并可作为临床实践、判定规范及质量评定的重要参考依据。该标准曾在多家“治未病”中心及中医药科研单位以及26个省、直辖市、自治区（包括香港特别行政区、台湾地区等）试用。

中医体质量表及《中医体质分类与判定》标准

该标准将体质分为平和质、气虚质、阳虚质、阴虚质、痰湿质、湿热质、血瘀质、气郁质、特禀质九个类型。

一、中医体质分类

1. 平和质（A型）

总体特征：阴阳气血调和，以体态适中、面色红润、精力充沛等为主要特征。

形体特征：体形匀称健壮。

常见表现：面色、肤色润泽，头发稠密有光泽，目光有神，鼻色明润，嗅觉通利，唇色红润，不易疲劳，精力充沛，耐受寒热，睡眠良好，胃纳佳，二便正常，舌色淡红，苔薄白，脉和缓有力。

心理特征：性格随和开朗。

发病倾向：平素患病较少。

对外界环境适应能力：对自然环境和社会环境适应能力较强。

2. 气虚质（B型）

总体特征：元气不足，以疲乏、气短、自汗等气虚表现为主要特征。

形体特征：肌肉松软不实。

常见表现：平素语音低弱，气短懒言，容易疲乏，精神不振，易出汗，舌淡红，舌边有齿痕，脉弱。

心理特征：性格内向，不喜冒险。

发病倾向：易患感冒、内脏下垂等病；病后康复缓慢。

对外界环境适应能力：不耐受风、寒、暑、湿邪。

3. 阳虚质（C型）

总体特征：阳气不足，以畏寒怕冷、手足不温等虚寒表现为主要特征。

形体特征：肌肉松软不实。

常见表现：平素畏冷，手足不温，喜热饮食，精神不振，舌淡胖嫩，脉沉迟。

心理特征：性格多沉静、内向。

发病倾向：易患痰饮、肿胀、泄泻等病；感邪易从寒化。

对外界环境适应能力：耐夏不耐冬；易感风、寒、湿邪。

4. 阴虚质（D 型）

总体特征：阴液亏少，以口燥咽干、手足心热等虚热表现为主要特征。

形体特征：体形偏瘦。

常见表现：手足心热，口燥咽干，鼻微干，喜冷饮，大便干燥，舌红少津，脉细数。

心理特征：性情急躁，外向好动，活泼。

发病倾向：易患虚劳、失精、不寐等病；感邪易从热化。

对外界环境适应能力：耐冬不耐夏；不耐受暑、热、燥邪。

5. 痰湿质（E 型）

总体特征：痰湿凝聚，以形体肥胖、腹部肥满、口黏苔腻等痰湿表现为主要特征。

形体特征：体形肥胖，腹部肥满松软。

常见表现：面部皮肤油脂较多，多汗且黏，胸闷，痰多，口黏腻或甜，喜食肥甘甜黏，苔腻，脉滑。

心理特征：性格偏温和、稳重，多善于忍耐。

发病倾向：易患消渴、中风、胸痹等病。

对外界环境适应能力：对梅雨季节及湿重环境适应能力差。

6. 湿热质（F 型）

总体特征：湿热内蕴，以面垢油光、口苦、苔黄腻等湿热表现为主要特征。

形体特征：形体中等或偏瘦。

常见表现：面垢油光，易生痤疮，口苦口干，身重困倦，大便黏滞不畅或燥结，小便短黄，男性易阴囊潮湿，女性易带下增多，舌质偏红，苔黄腻，脉滑数。

心理特征：容易心烦急躁。

发病倾向：易患疮疖、黄疸、热淋等病。

对外界环境适应能力：对夏末秋初湿热气候，湿重或气温偏高环境较难适应。

7. 血瘀质（G 型）

总体特征：血行不畅，以肤色晦暗、舌质紫暗等血瘀表现为主要特征。

形体特征：胖瘦均见。

常见表现：肤色晦暗，色素沉着，容易出现瘀斑，口唇暗淡，舌暗或有瘀点，舌下络脉紫暗或增粗，脉涩。

心理特征：易烦，健忘。

发病倾向：易患癥瘕及痛证、血证等。

对外界环境适应能力：不耐受寒邪。

8. 气郁质（H 型）

总体特征：气机郁滞，以神情抑郁、忧虑脆弱等气郁表现为主要特征。

形体特征：形体瘦者为多。

常见表现：神情抑郁，情感脆弱，烦闷不乐，舌淡红，苔薄白，脉弦。

心理特征：性格内向不稳定、敏感多虑。

发病倾向：易患脏躁、梅核气、百合病及郁证等。

对外界环境适应能力：对精神刺激适应能力较差；不适应阴雨天气。

9. 特禀质（I 型）

总体特征：先天失常，以生理缺陷、过敏反应等为主要特征。

形体特征：过敏体质者一般无特殊；先天禀赋异常者或有畸形，或有生理缺陷。

常见表现：过敏体质者常见哮喘、风团、咽痒、鼻塞、喷嚏等；患遗传性疾病者有垂直遗传、先天性、家族性特征；患胎传性疾病者具有母体影响胎儿个体生长发育及相关疾病特征。

心理特征：随禀质不同情况各异。

发病倾向：过敏体质者易患哮喘、荨麻疹、花粉症及药物过敏等；遗传性疾病如血友病、先天愚型等；胎传性疾病如五迟（立迟、行迟、发迟、齿迟和语迟）、五软（头软、项软、手足软、肌肉软、口软）、解颅、胎惊等。

对外界环境适应能力：适应能力差，如过敏体质者对易致过敏季节适应能力差，易引发宿疾。

二、中医体质判定

（一）判定方法

回答中医体质分类与判定表中的全部问题，每一问题按5级评分，计算原始分及转化分，依标准判定体质类型。

原始分=各个条目分值相加。

转化分数=（原始分−条目数）/（条目数×4）×100

（二）判定标准

平和质为正常体质，其他8种体质为偏颇体质。判定标准见附表5-1。

附表 5-1　平和质与偏颇体质判定标准表

体质类型	条　件	判定结果
平和质	转化分≥60分	是
	其他8种体质转化分均＜30分	
	转化分≥60分	基本是
	其他8种体质转化分均＜40分	
	不满足上述条件者	否
偏颇体质	转化分≥40分	是
	转化分30～39分	倾向是
	转化分＜30分	否

（三）示例

例1：某人各体质类型转化分如下：平和质75分，气虚质56分，阳虚质27分，阴虚质25分，痰湿质12分，湿热质15分，血瘀质20分，气郁质18分，特禀质10分。根据判定标准，虽然平和质转化分≥60分，但其他8种体质转化分并未全部＜40分，其中气虚质转化分≥40分，故此人不能判定为平和质，应判定为是气虚质。

例2：某人各体质类型转化分如下：平和质75分，气虚质16分，阳虚质27分，阴虚质25分，痰湿质32分，湿热质25分，血瘀质10分，气郁质18分，特禀质10分。根据判定标准，平和质转化分≥60分，且其他8种体质转化分均＜40分，可判定为基本是平和质，同时，痰湿质转化分在30～39分之间，可判定为痰湿质倾向，故此人最终体质判定结果为基本是平和质，有痰湿质倾向。

（四）表格

1. 阳虚质

请根据近一年的体验和感觉，回答以下问题	没有（根本不）	很少（有一点）	有时（有些）	经常（相当）	总是（非常）
（1）您手脚发凉吗？	1	2	3	4	5
（2）您胃脘部、背部或腰膝部怕冷吗？	1	2	3	4	5
（3）您感到怕冷、衣服比别人穿得多吗？	1	2	3	4	5
（4）您比一般人耐受不了寒冷（冬天的寒冷，夏天的冷空调、电扇等）吗？	1	2	3	4	5
（5）您比别人容易患感冒吗？	1	2	3	4	5
（6）您吃（喝）凉的东西会感到不舒服或者怕吃（喝）凉东西吗？	1	2	3	4	5
（7）你受凉或吃（喝）凉的东西后，容易腹泻（拉肚子）吗？	1	2	3	4	5
判断结果：□是　□倾向是　□否					

2. 阴虚质

请根据近一年的体验和感觉，回答以下问题	没有（根本不）	很少（有一点）	有时（有些）	经常（相当）	总是（非常）
（1）您感到手脚心发热吗？	1	2	3	4	5

续表

(2)您感觉身体、脸上发热吗?	1	2	3	4	5
(3)您皮肤或口唇干吗?	1	2	3	4	5
(4)您口唇的颜色比一般人红吗?	1	2	3	4	5
(5)您容易便秘或大便干燥吗?	1	2	3	4	5
(6)您面部潮红或偏红吗?	1	2	3	4	5
(7)您感到眼睛干涩吗?	1	2	3	4	5
(8)您活动量稍大就容易出虚汗吗?	1	2	3	4	5
判断结果:□是　□倾向是　□否					

3. 气虚质

请根据近一年的体验和感觉,回答以下问题	没有(根本不)	很少(有一点)	有时(有些)	经常(相当)	总是(非常)
(1)你容易疲乏吗?	1	2	3	4	5
(2)您容易气短(呼吸短促,接不上气)吗?	1	2	3	4	5
(3)您容易心慌吗?	1	2	3	4	5
(4)您容易头晕或站起时晕眩吗?	1	2	3	4	5
(5)您比别人容易患感冒吗?	1	2	3	4	5
(6)您喜欢安静、懒得说话吗?	1	2	3	4	5
(7)您说话声音无力吗?	1	2	3	4	5
(8)您活动量大就容易出虚汗吗?	1	2	3	4	5
判断结果:□是　□倾向是　□否					

4. 痰湿质

请根据近一年的体验和感觉,回答以下问题	没有(根本不)	很少(有一点)	有时(有些)	经常(相当)	总是(非常)
(1)您感到胸闷或腹部胀满吗?	1	2	3	4	5
(2)您感到身体不轻松或不爽快吗?	1	2	3	4	5
(3)您腹部肥满松软吗?	1	2	3	4	5
(4)您有额部油脂分泌多的现象吗?	1	2	3	4	5
(5)您上眼睑比别人肿(轻微隆起的现象)吗?	1	2	3	4	5
(6)您嘴里有黏黏的感觉吗?	1	2	3	4	5
(7)您平时痰多,特别是咽喉部总感到有痰堵着吗?	1	2	3	4	5
(8)您舌苔厚腻或有舌苔厚厚的感觉吗?	1	2	3	4	5
判断结果:□是　□倾向是　□否					

5. 湿热质

请根据近一年的体验和感觉,回答以下问题	没有(根本不)	很少(有一点)	有时(有些)	经常(相当)	总是(非常)
(1)您面部或鼻部有油腻感或者油亮发光吗?	1	2	3	4	5
(2)你容易生痤疮或疮疖吗?	1	2	3	4	5
(3)您感到口苦或嘴里有异味吗?	1	2	3	4	5
(4)您有大便黏滞不爽、解不尽的感觉吗?	1	2	3	4	5
(5)您小便时尿道有发热感、尿色浓(深)吗?	1	2	3	4	5
(6)您带下色黄(白带颜色发黄)吗?(限女性回答)	1	2	3	4	5

续表

(7)您的阴囊部位潮湿吗?	1	2	3	4	5
判断结果:□是　□倾向是　□否					

6. 血瘀质

请根据近一年的体验和感觉,回答以下问题	没有（根本不）	很少（有一点）	有时（有些）	经常（相当）	总是（非常）
(1)您的皮肤在不知不觉中会出现青紫瘀斑(皮下出血)吗?	1	2	3	4	5
(2)您两颧部有细微红丝吗?	1	2	3	4	5
(3)您身体上有哪里疼痛吗?	1	2	3	4	5
(4)您面色晦暗或容易出现褐斑吗?	1	2	3	4	5
(5)您容易有黑眼圈吗?	1	2	3	4	5
(6)您容易忘事(健忘)吗?	1	2	3	4	5
(7)您口唇颜色偏暗吗?	1	2	3	4	5
判断结果:□是　□倾向是　□否					

7. 特禀质

请根据近一年的体验和感觉,回答以下问题	没有（根本不）	很少（有一点）	有时（有些）	经常（相当）	总是（非常）
(1)您没有感冒时也会打喷嚏吗?	1	2	3	4	5
(2)您没有感冒时也会鼻塞、流鼻涕吗?	1	2	3	4	5
(3)您有因季节变化、温度变化或异味等原因而咳喘的现象吗?	1	2	3	4	5
(4)您容易过敏(对药物、食物、气味、花粉或在季节交替、气候变化时)吗?	1	2	3	4	5
(5)您的皮肤容易起荨麻疹(风团、风疹块、风疙瘩)吗?	1	2	3	4	5
(6)您因过敏出现过紫癜(紫红色瘀点、瘀斑)吗?	1	2	3	4	5
(7)您的皮肤一抓就红,并出现抓痕吗?	1	2	3	4	5
判断结果:□是　□倾向是　□否					

8. 气郁质

请根据近一年的体验和感觉,回答以下问题	没有（根本不）	很少（有一点）	有时（有些）	经常（相当）	总是（非常）
(1)您感到闷闷不乐吗?	1	2	3	4	5
(2)您容易精神紧张、焦虑不安吗?	1	2	3	4	5
(3)您多愁善感、感情脆弱吗?	1	2	3	4	5
(4)您容易感到害怕或受到惊吓吗?	1	2	3	4	5
(5)您胁肋部或乳房腹痛吗?	1	2	3	4	5
(6)您无缘无故叹气吗?	1	2	3	4	5
(7)您咽喉部有异物感,且吐之不出、咽之不下吗?	1	2	3	4	5
判断结果:□是　□倾向是　□否					

9. 平和质

请根据近一年的体验和感觉,回答以下问题	没有（根本不）	很少（有一点）	有时（有些）	经常（相当）	总是（非常）
(1)您精力充沛吗?	1	2	3	4	5

续表

(2)您容易疲乏吗？*	1	2	3	4	5
(3)您说话声音无力吗？*	1	2	3	4	5
(4)您感到闷闷不乐吗？*	1	2	3	4	5
(5)您比一般人耐受不了寒冷(冬天的寒冷，夏天的冷空调、电扇)吗？*	1	2	3	4	5
(6)您能适应外界自然和社会环境的变化吗？	1	2	3	4	5
(7)您容易失眠吗？*	1	2	3	4	5
(8)您容易忘事(健忘)吗？*	1	2	3	4	5
判断结果：□是　□倾向是　□否					

注：标有*的条目需先逆向计分，即：1→5，2→4，3→3，4→2，5→1，再用公式转化分。

附录6　儿童发育预警征检查表

问卷于2011年由中国疾病预防控制中心妇幼保健中心组织国内儿童心理行为发育及儿童精神卫生领域专家王惠珊、杨玉凤、金星明、郑毅、邹小兵、贾美香、静进等联合编制。2013年公布于《儿童心理行为发育保健技术规范》。

年龄	预警征象	
3月龄	1 对很大声音没有反应 2 不注视人脸，不追视移动人或物品 3 逗引时不发音或不会笑 4 俯卧时不会头	□ □ □ □
6月龄	1 发音少，不会笑出声 2 紧握拳不松开 3 不会伸手及抓物 4 不能扶坐	□ □ □ □
8月龄	1 听到声音无应答 2 不会区分生人和熟人 3 不会双手传递玩具 4 不会独坐	□ □ □ □
12月龄	1 不会挥手表示“再见”或拍手表示“欢迎” 2 呼唤名字无反应 3 不会用拇示指对捏小物品 4 不会扶物站立	□ □ □ □
18月龄	1 不会有意识叫“爸爸”或“妈妈” 2 不会按要求指人或物 3 不会独走 4 与人无目光交流	□ □ □ □
2岁	1 无有意义的语言 2 不会扶栏上楼梯/台阶 3 不会跑 4 不会用匙吃饭	□ □ □ □
2岁半	1 兴趣单一、刻板 2 不会说2～3个字的短语 3 不会示意大小便 4 走路经常跌倒	□ □ □ □
3岁	1 不会双脚跳 2 不会模仿画圆 3 不能与其他儿童交流、游戏 2 不会说自己的名字	□ □ □ □

附录7　Achenbach儿童行为量表

Achenbach儿童行为量表（child behavior check list，CBCL）系美国心理学家Achenbach T.M.及Edelbrock C.于1976年编制、1983年修订的父母用儿童行为量表，是一个评定儿童广谱的行为和情绪问题及社会能力的量表。

以下是关于儿童常见不良行为情况的描述，请根据您的孩子最近6个月的表现填写下表，每一项目后面都有三个数字（0，1，2），如孩子非常明显或常常出现此表现，则在右侧的2字上画圈，如果有时出现或有一点儿的行为则在1字上画圈，如无此项表现，则在0字上画圈。如：①。请不要遗漏，每条都要填写。

1.行为幼稚与其年龄不符。	0	1	2
2.过敏性疾病。	0	1	2
描述具体内容：			
3.好争论。	0	1	2
4.哮喘。	0	1	2
5.行为举止像异性儿童。	0	1	2
6.随地大便。	0	1	2
7.吹牛、自夸。	0	1	2
8.精神不集中，注意力不持久。	0	1	2
9.老是要想某些事情不能摆脱。	0	1	2
（强迫性思维）例如：			
10.坐不住，不能安静或活动过多。	0	1	2
11.喜欢缠着大人或过分依赖。	0	1	2
12.常说感到寂寞。	0	1	2
13.困惑，做事糊里糊涂。	0	1	2
14.好哭。	0	1	2
15.虐待动物。	0	1	2
16.残酷、粗鄙、好欺侮人。	0	1	2
17.白日梦或沉溺于幻想之中。	0	1	2
18.故意伤害自己或企图自杀。	0	1	2
19.过分要求别人注意自己。	0	1	2
20.破坏自己的东西。	0	1	2
21.破坏家里或其他儿童的东西。	0	1	2
22.在家中不听话。	0	1	2
23.在学校不听话。	0	1	2
24.不好好吃饭。	0	1	2
25.与其他儿童相处不好。	0	1	2
26.做了错事不感到内疚。	0	1	2
27.易嫉妒。	0	1	2
28.吃喝一些不能吃的东西。	0	1	2
具体举例：			
29.害怕某些动物、场合或地方（不包括学校）。	0	1	2
具体举例：			
30.害怕上学。	0	1	2
31.害怕自己出现坏念头或做某些坏事。	0	1	2
32.认为自己必须是十全十美的。	0	1	2
33.感觉或诉说没有一个人疼爱他。	0	1	2
34.觉得别人存心想为难自己。	0	1	2
35.觉得自己无用或有自卑。	0	1	2

36.常常受伤，容易发生意外。	0	1	2
37.经常打架。	0	1	2
38.常被人嘲弄。	0	1	2
39.常与那些好惹祸的孩子交往。	0	1	2
40.听见了并不存在的声音。	0	1	2
具体描述：			
41.易冲动或做事不加以考虑。	0	1	2
42.喜欢孤独。	0	1	2
43.说谎或骗人。	0	1	2
44.咬指甲。	0	1	2
45.神经质、过于敏感、过度紧张。	0	1	2
46.神经质的运动或抽动。	0	1	2
具体描述：			
47.做噩梦。	0	1	2
48.不被其他儿童喜欢。	0	1	2
49.便秘。	0	1	2
50.过分害怕或焦虑。	0	1	2
51.感到头昏。	0	1	2
52.过分的自责。	0	1	2
53.贪吃。	0	1	2
54.易疲劳。	0	1	2
55.肥胖。	0	1	2
56.查不出躯体原因的躯体症状。			
a.疼痛	0	1	2
b.头痛	0	1	2
c.恶心想吐	0	1	2
d.眼睛有问题（不包括近视及器质性眼病）	0	1	2
e.红疹或其他皮肤问题	0	1	2
f.胃痛或胃痉挛	0	1	2
g.呕吐	0	1	2
h.其他症状	0	1	2
具体描述：			
57.动手打人。	0	1	2
58.挖鼻孔、抓皮肤或身体其他部分。	0	1	2
59.公开玩弄自己的生殖器。	0	1	2
60.经常抚弄自己的生殖器。	0	1	2
61.作业做不好。	0	1	2
62.身体动作不协调或动作笨拙。	0	1	2
63.喜欢和年龄较大的儿童一起玩。	0	1	2
64.喜欢和年龄较自己小的儿童一起玩。	0	1	2
65.不愿与人讲话。	0	1	2
66.反复地重复某些动作（强迫性动作）。	0	1	2
描述：			
67.离家出走。	0	1	2
68.经常尖声喊叫。	0	1	2
69.有事闷在心里，不愿告诉别人。	0	1	2
70.看见了一些并不存在的事物。	0	1	2
描述：			

71.过分忸怩，易于困窘。	0	1	2
72.玩火。	0	1	2
73.性方面的问题。	0	1	2
74.好炫耀、出洋相。	0	1	2
75.害羞或胆小。	0	1	2
76.睡眠较其他孩子少。	0	1	2
77.白天和（或）晚上睡眠较其他孩子多。	0	1	2
描述：			
78.大便时玩弄大便或弄脏衣服。	0	1	2
79.言语问题（口吃或口齿不清等）。	0	1	2
80.眼神茫然。	0	1	2
81.在家中偷东西。	0	1	2
82.在外面偷东西。	0	1	2
83.收藏自己不需要的东西（不包括集邮等爱好）。	0	1	2
描述：			
84.怪异行为。	0	1	2
描述：			
85.怪异想法。	0	1	2
描述：			
86.倔强、阴郁或易激惹。	0	1	2
87.情绪或情感突然改变。	0	1	2
88.常常生气。	0	1	2
89.多疑。	0	1	2
90.咒骂或讲粗话。	0	1	2
91.谈论自杀。	0	1	2
92.说梦话或梦游。	0	1	2
描述：			
93.话多。	0	1	2
94.常戏弄他人。	0	1	2
95.乱发脾气或脾气暴躁。	0	1	2
96.对性的问题想得太多。	0	1	2
97.好威胁他人。	0	1	2
98.吮吸拇指。	0	1	2
99.过分要求整洁。	0	1	2
100.睡眠不好。	0	1	2
描述：			
101.逃学、旷课。	0	1	2
102.不活跃，动作迟钝或精力不足。	0	1	2
103.闷闷不乐，抑都、忧愁。	0	1	2
104.异常地大声吵闹。	0	1	2
105.饮酒或服药成瘾。	0	1	2
描述：			
106.故意破坏别人的东西或公共财物。	0	1	2
107.白天尿湿自己的衣服。	0	1	2
108.尿床。	0	1	2
109.抽抽噎噎的哭诉。	0	1	2
110.希望自己是异性就好了。	0	1	2
111.退缩，不愿与他人在一起。	0	1	2

112.烦恼不安。	0	1	2
113.请写出上面没有提到的任何问题。	0	1	2

注：请检查一下你是否回答了全部问题

附录8 饮食行为问卷(MBQ)

饮食行为问卷（mealtime behavior questionnaire，MBQ）是由美国的Kristoffer S开发的一个基于父母报告的问卷，用于测量儿童行为、家庭进餐时行为和环境，评价孩子进餐时相关行为发生的频率，研究父母、儿童的人口学特征对进餐时行为问题的影响。版权属于泰勒＆弗朗西斯儿童保健有限公司。

儿童姓名： 年龄： 岁 月 性别：
请结合实际情况画出每个行为发生在用餐时间的频率。

项目	从不	偶尔	有时	经常	总是
1.手放在脸前。	1	2	3	4	5
2.嘴里填满食物。	1	2	3	4	5
3.离开饭桌。	1	2	3	4	5
4.推开餐具或食物。	1	2	3	4	5
5.扔掉食物。	1	2	3	4	5
6.拒绝吃饭。	1	2	3	4	5
7.哭闹。	1	2	3	4	5
8.尖叫。	1	2	3	4	5
9.敲打人或物体。	1	2	3	4	5
10.踢人或物体。	1	2	3	4	5
11.对人吐口水。	1	2	3	4	5
12.食物从口中掉出来。	1	2	3	4	5
13.吐出食物。	1	2	3	4	5
14.藏食物。	1	2	3	4	5
15.打自己。	1	2	3	4	5
16.一真说话不吃饭。	1	2	3	4	5
17.做交易。	1	2	3	4	5
18.说身体某个部位疼痛。	1	2	3	4	5
19.寻求安慰或保证。	1	2	3	4	5
20.挥舞手或脚。	1	2	3	4	5
21.把食物从餐桌上推掉。	1	2	3	4	5
22.吃饭少。	1	2	3	4	5
23.吃饭慢。	1	2	3	4	5
24.要求更换食品或样式。	1	2	3	4	5
25.玩弄食物。	1	2	3	4	5
26.吞咽困难。	1	2	3	4	5
27.喜欢玩玩具。	1	2	3	4	5
28.口头上拒绝吃东西。	1	2	3	4	5
29.咬自己。	1	2	3	4	5
30.咬别人。	1	2	3	4	5
31.插科打诨。	1	2	3	4	5
32.呕吐。	1	2	3	4	5
33.站着吃饭。	1	2	3	4	5

附录9　儿童自我意识量表

儿童自我意识量表（The Piers-Harris children’s self-concept scale，PHCSS）是美国心理学家Piers E及Harris D.于1969年编制、1974年修订的儿童自评量表，主要用于评价儿童自我意识（又译作自我概念）。适用于8～16岁儿童、青少年，由80个条目组成，包括6个分量表：行为、智力与学校情况、躯体外貌属性、焦虑、合群、幸福与满足，并计算总分。

指导语：下面有80个问题，是了解你是怎样看待你自己的。请你决定哪些问题符合你的实际情况，哪些问题不符合你的实际情况。如果你认为某一个问题符合或基本符合你的实际情况，就在相对于“是”的空格内打“√”，如果不符合或基本不符合你的实际情况，就在相对于“否”的空格内打“√”。对于每一个问题你只能作一种回答，并且每个问题都应该回答。请注意，这里要回答的是你实际上认为你怎样，而不是回答你认为你应该怎样。填时请不要在表上涂改。

项目		
1.我的同学嘲弄我。	是	否
2.我是一个幸福的人。	是	否
3.我很难交朋友。	是	否
4.我经常悲伤。	是	否
5.我聪明。	是	否
6.我害羞。	是	否
7.当老师找我时，我感到紧张。	是	否
8.我的容貌使我烦恼。	是	否
9.我长大后将成为一个重要的人物。	是	否
10.当学校要考试时，我就烦恼。	是	否
11.我和别人合不来。	是	否
12.在学校里我表现好。	是	否
13.当某件事做错了常常是我的过错。	是	否
14.我给家里带来麻烦。	是	否
15.我是强壮的。	是	否
16.我常常有好主意。	是	否
17.我在家里是重要的一员。	是	否
18.我常常想按自己的主意办事。	是	否
19.我善于做手工劳动。	是	否
20.我易于泄气。	是	否
21.我的学校作业做得好。	是	否
22.我干许多坏事。	是	否
23.我很会画画。	是	否
24.在音乐方面我不错。	是	否
25.我在家表现不好。	是	否
26.我完成学校作业很慢。	是	否
27.在班上我是一个重要的人。	是	否
28.我容易紧张。	是	否
29.我有一双漂亮的眼睛。	是	否
30.在全班同学面前讲话我可以讲得很好。	是	否
31.在学校我是一个幻想家。	是	否
32.我常常捉弄我的兄弟姐妹。	是	否
33.我的朋友喜欢我的主意。	是	否
34.我常常遇到麻烦。	是	否
35.在家里我听话。	是	否

36.我运气好。	是	否
37.我常常很担忧。	是	否
38.我的父母对我期望过高。	是	否
39.我喜欢按自己的方式做事。	是	否
40.我觉得自己做事丢三落四。	是	否
41.我的头发很好。	是	否
42.在学校我自愿做一些事。	是	否
43.我希望我与众不同。	是	否
44.我晚上睡得好。	是	否
45.我讨厌学校。	是	否
46.在游戏活动中我是最后被选入的成员之一。	是	否
47.我常常生病。	是	否
48.我常常对别人小气。	是	否
49.在学校里同学们认为我有好主意。	是	否
50.我不高兴。	是	否
51.我有许多朋友。	是	否
52.我快乐。	是	否
53.对大多数事我不发表意见。	是	否
54.我长得漂亮。	是	否
55.我精力充沛。	是	否
56.我常常打架。	是	否
57.我与男孩子合得来。	是	否
58.别人常常提弄我。	是	否
59.我家里对我失望。	是	否
60.我有一张令人愉快的脸。	是	否
61.当我要做什么事时总觉得不顺心。	是	否
62.在家里我常常被捉弄。	是	否
63.在游戏和体育活动中我是一个带头人。	是	否
64.我笨拙。	是	否
65.在游戏和体育活动中我只看不参加。	是	否
66.我常常忘记我所学的东西。	是	否
67.我容易与别人相处。	是	否
68.我容易发脾气。	是	否
69.我与女孩子合得来。	是	否
70.我喜欢阅读。	是	否
71.我宁愿独自干事，而不愿与许多人一起做。	是	否
72.我喜欢我的兄弟姐妹。	是	否
73.我的身材好。	是	否
74.我常常害怕。	是	否
75.我总是跌坏东西或打坏东西。	是	否
76.我能得到别人的信任。	是	否
77.我与众不同。	是	否
78.我常常有一些坏的想法。	是	否
79.我容易哭叫。	是	否
80.我是一个好人。	是	否

各条目标准答案如下：

1.否　2.是　3.否　4.否　5.是　6.否　7.否　8.否　9.是　10.否　11.否　12.是　13.否　14.否　15.是

16.是	17.是	18.否	19.是	20.否	21.是	22.否	23.是	24.是	25.否	26.否	27.是	28.否	29.是
30.是	31.否	32.否	33.是	34.否	35.是	36.是	37.否	38.否	39.是	40.否	41.是	42.是	43.否
44.是	45.否	46.否	47.否	48.否	49.是	50.否	51.是	52.是	53.否	54.是	55.是	56.否	57.是
58.否	59.否	60.是	61.否	62.否	63.是	64.否	65.否	66.否	67.是	68.否	69.是	70.是	71.否
72.是	73.是	74.否	75.否	76.是	77.否	78.否	79.否	80.是					

附录 10 核心自我评价量表(CSES)

核心自我评价量表（core self-evaluations scale，CSES）是Judge等人（2003）编制的直接测量核心自我评价的工具。基于有关的理论和研究，杜建政、张翔、赵燕等对核心自我评价量表进行翻译和修订，形成了中国文化背景下的核心自我评价量表。

指导语：以下是一些陈述，您可能同意，也可能不同意的，请您根据下面的陈述符合您情况的程度，在题后给出的五种答案中进行选择，并在相应的数字上打“√”。

项目	完全不同意	不同意	不能确定	同意	完全同意
1.我相信自己在生活中能获得成功。	1	2	3	4	5
*2.我经常感觉到情绪低落。	1	2	3	4	5
*3.失败时，我感觉自己很没用。	1	2	3	4	5
4.我能成功地完成各项任务。	1	2	3	4	5
*5.我觉得自己对工作（学习）没有把握。	1	2	3	4	5
6.总的来说，我对自己满意。	1	2	3	4	5
*7.我怀疑自己的能力。	1	2	3	4	5
*8.我觉得自己对事业上的成功没有把握。	1	2	3	4	5
9.我有能力处理自己的大多数问题。	1	2	3	4	5
*10.很多事情我都觉得很糟糕、没有希望。	1	2	3	4	5

注：*为反向记分项

总分范围是10～50分，分数越高，核心自我评价水平也越高；或计算项目平均分，得分范围是1～5分。

附录 11 睡眠状况自评量表

睡眠状况自评量表（self-rating scale of sleep，SRSS）是由中国心理卫生协会常务理事、中国健康心理学杂志执行主编李建明教授编制，并在全国协作组制定出的中国常模（标准）。

姓名： 性别： 年龄： 职业：

注：下面10个问题是了解您睡眠情况的，请您在最符合自己的每个问题上选择一个答案（√），时间限定在近1个月内。

1.您觉得平时睡眠足够吗？

①睡眠过多了 ②睡眠正好 ③睡眠欠一些 ④睡眠不够 ⑤睡眠时间远远不够

2.您在睡眠后是否已觉得充分休息过了？

①觉得充分休息过了 ②觉得休息过了 ③觉得休息了一点 ④不觉得休息过了 ⑤觉得一点儿也没休息

3.您晚上已睡过觉，白天是否打瞌睡？

①0～5天 ②很少（6～12天） ③有时（13～18天） ④经常（19～24天） ⑤总是（25～31天）

4.您平均每个晚上大约能睡几小时?

①≥9小时 ②7～8小时 ③5～6小时 ④3～4小时 ⑤1～2小时

5.您是否有入睡困难?

①0～5天 ②很少（6～12天） ③有时（13～18天） ④经常（19～24天） ⑤总是（25～31天）

6.您入睡后中间是否易醒?

①0～5天 ②很少（6～12天） ③有时（13～18天） ④经常（19～24天） ⑤总是（25～31天）

7.您在醒后是否难于再入睡?

①0～5天 ②很少（6～12天） ③有时（13～18天） ④经常（19～24天） ⑤总是（25～31天）

8.您是否多梦或常被噩梦惊醒?

①0～5天 ②很少（6～12天） ③有时（13～18天） ④经常（19～24天） ⑤总是（25～31天）

9.为了睡眠，您是否吃安眠药?

①0～5天 ②很少（6～12天） ③有时（13～18天） ④经常（19～24天） ⑤总是（25～31天）

10.您失眠后心情（心境）如何?

①无不适 ②无所谓 ③有时心烦、急躁 ④心慌、气短 ⑤乏力、没精神、做事效率低

SRSS量表说明

SRSS量表共有10个项目，每个项目分5级评分（1～5），评分愈高，说明睡眠问题愈严重。此量表最低分为10分（基本无睡眠问题），最高分为50分（最严重）。每个问题希望引出的症状如下（括号中为症状名称）：

1.您觉得平时睡眠足够吗?（睡眠时间不足）

2.您在睡眠后是否觉得已充分休息过了?（睡眠质量不高）

3.您晚上已经睡过觉，白天是否打瞌睡?（睡眠不足或觉醒不够）

4.您平时每个晚上大约能睡几小时?（睡眠时间）

5.您是否有入睡困难?（入睡困难）

6.您入睡后中间是否易醒?（睡眠不稳）

7.您醒后是否难于再入睡?（早醒）

8.您是否多梦或常被噩梦惊醒?（多梦或梦魇、夜惊）

9.为了睡眠，您是否吃安眠药?（服药情况）

10.您失眠后心境如何?（睡眠态度和失眠后生理心理反应）

本量表由评定对象自己填写，在自评者评定前，一定要把量表的填写方法和每条含义都弄明白，然后作出独立的、不受任何人影响的自我评定。在开始之前，先由工作人员指着SRSS量表告诉他此量表有10个题目，请仔细阅读每一条，把意思弄明白，然后根据您近1个月内实际情况，在最适合您状况的答案序号上打一钩（√）。每个问题都分5级评分，分数越高说明睡眠问题越严重。一次评定在20分钟内完成。

SRSS量表的主要统计指标是总分和每个项目（因子）分。待自评结束后，把10个项目中的各项分数相加，即得到总分。总分范围为10～50分；总分数越低，说明睡眠问题越少；总分数越高，说明睡眠问题越重、越多。

附录 12 阿森斯失眠量表

阿森斯失眠量表也称亚森失眠量表，为国际公认的睡眠质量自测量表。

（以下问题如果1周出现3次，就需要进行评测）

自测题目	选择一(0分)	选择二(1分)	选择三(2分)	选择四(3分)	得分
1. 入睡时间(关灯后到睡着的时间)	没问题	轻微延迟	显著延迟	延迟严重或没有睡觉	
2. 夜间苏醒	没问题	轻微影响	显著影响	严重影响或没有睡觉	
3. 比期望的时间早醒	没问题	轻微提早	显著提早	严重提早或没有睡觉	
4. 总睡眠时间	足够	轻微不足	显著不足	严重不足或没有睡觉	
5. 总睡眠质量(无论睡多长)	满意	轻微不满	显著不满	严重不满或没有睡觉	
6. 白天情绪	正常	轻微低落	显著低落	严重低落	
7. 白天身体功能(体力或精神)	足够	轻微影响	显著影响	严重影响	
8. 白天思睡	无思睡	轻微思睡	显著思睡	严重思睡	
注:总分小于4分:无睡眠障碍;总分在4 ~ 6分:可疑失眠;总分6分以上:失眠。					总分

附录 13 爱泼沃斯(Epworth)嗜睡程度评价表

爱泼沃斯嗜睡程度评价表由澳大利亚学者Epworth提出，并被广泛应用于全球，用于评价睡眠剥夺和嗜睡的程度。

姓名：_______ 性别：男□女□ 出生日期：___________

电话：_______ 住址：____________________ 编号：_____________

请回答在下列情况下，您打瞌睡或入睡的可能性（请注意不要与感觉疲劳相混淆）。您的回答应基于您最近一段时间的日常生活。如果您最近没有经历过下面问题中的情况，请尽量想象这种情况下您可能的表现。请根据下面情况选择最适合您的结果：

*请注意：由于阻塞性睡眠呼吸暂停（OSA）的表现可能不明显，因此本调查表的结果可能并不能完全反映病情。如果您怀疑患有睡眠呼吸暂停，请与医生联系。

0 = 从不打瞌睡
1 = 轻微瞌睡
2 = 中度瞌睡
3 = 重度瞌睡

可能瞌睡的八种情况：

1.坐着看书时	0 1 2 3
2.看电视时	0 1 2 3
3.在公共场所静坐时（例如剧院和会议）	0 1 2 3
4.连续乘车1小时没有休息	0 1 2 3
5.如果环境允许的话，午后躺下休息时	0 1 2 3
6.坐着与别人谈话时	0 1 2 3
7.午饭（不饮酒）后静坐时	0 1 2 3
8.乘坐出租车遇到交通阻塞，停车几分钟时	0 1 2 3

结果：

Epworth最后评分（将以上八种情况的结果相加）：___________

结果解释：（嗜睡程度）0 ~ 9 = 正常，10 ~ 13 = 轻度，14 ~ 19 = 中度，20 ~ 23 = 重度。

附录 14　匹茨堡睡眠质量指数量表

匹茨堡睡眠质量指数量表（Pittsburgh sleep quality index，PSQI）由美国匹茨堡大学医学中心精神科睡眠和生物节律研究中心睡眠专家Buysse Dj等人于1993年编制，用于评定被试者最近1个月的主观睡眠质量。

姓名：______　性别：____　年龄：____　文化程度：____　职业：______

评定日期：________　第____次评定　编号：____　临床诊断：____________

填表提示：以下的问题仅与你过去1个月的睡眠习惯有关。你应该对过去1个月中多数白天和晚上的睡眠情况作精确的回答，要回答所有的问题。

1.过去1个月你通常上床睡觉的时间是____________________________

2.过去1个月你每晚通常要多长时间（分钟）才能入睡________________

3.过去1个月每天早上通常什么时候起床__________________________

4.过去1个月你每晚实际睡眠的时间有多少_________________________

◆从以下每一个问题中选一个最符合你的情况作答，打“√”。

5.过去一个月你是否因为以下问题而经常睡眠不好：

（a）不能在30分钟内入睡：

过去1个月没有（ ）　每周平均不足1个晚上（ ）

每周平均1或2个晚上（ ）　每周平均3个或更多晚上（ ）

（b）在晚上睡眠中醒来或早醒：

过去1个月没有（ ）　每周平均不足1个晚上（ ）

每周平均1或2个晚上（ ）　每周平均3个或更多晚上（ ）

（c）晚上有无起床上洗手间：

过去1个月没有（ ）　每周平均不足1个晚上（ ）

每周平均1或2个晚上（ ）　每周平均3个或更多晚上（ ）

（d）不舒服的呼吸：

过去1个月没有（ ）　每周平均不足1个晚上（ ）

每周平均1或2个晚上（ ）　每周平均3个或更多晚上（ ）

（e）大声咳嗽或打鼾声：

过去1个月没有（ ）　每周平均不足1个晚上（ ）

每周平均1或2个晚上（ ）　每周平均3个或更多晚上（ ）

（f）感到寒冷：

过去1个月没有（ ）　每周平均不足1个晚上（ ）

每周平均1或2个晚上（ ）　每周平均3个或更多晚上（ ）

（g）感到太热：

过去1个月没有（ ）　每周平均不足1个晚上（ ）

每周平均1或2个晚上（ ）　每周平均3个或更多晚上（ ）

（h）做不好的梦：

过去1个月没有（ ）　每周平均不足1个晚上（ ）

每周平均1或2个晚上（ ）　每周平均3个或更多晚上（ ）

（i）出现疼痛：

过去1个月没有（ ）　每周平均不足1个晚上（ ）

每周平均1或2个晚上（ ）　每周平均3个或更多晚上（ ）

（j）其他原因，请描述：________________________________

过去1个月没有（ ）　每周平均不足1个晚上（ ）

每周平均1或2个晚上（ ）　每周平均3个或更多晚上（ ）

6.你对过去1个月总睡眠质量评分

非常好（ ）　尚好（ ）　不好（ ）　非常差（ ）

7.过去1个月，你是否经常要服药（包括从以医生处方或者在外面药店购买）才能入睡

过去1个月没有　（ ）　每周平均不足1个晚上　（ ）

每周平均1或2个晚上　（ ）　每周平均3个或更多晚上　（ ）

8.过去1个月你在开车、吃饭或参加社会活动时难以保持清醒状态

过去1个月没有　（ ）　每周平均不足1个晚上　（ ）

每周平均1或2个晚上　（ ）　每周平均3个或更多晚上　（ ）

9.过去1个月，你在积极完成事情上是否有困难

没有困难（ ）　有一点困难（ ）　比较困难（ ）　非常困难（ ）

10.你是与人同睡一床（睡觉同伴，包括配偶）或有室友

没有与人同睡一床或有室友　（ ）　同伴或室友在另外房间　（ ）

同伴在同一房间但不睡同床　（ ）　同伴在同一床上　（ ）

◆如果你是与人同睡一床或有室友，请询问他（她）你过去1个月是否出现以下情况：

（a）你在睡觉时，有无打鼾声：

过去1个月没有　（ ）　每周平均不足1个晚上　（ ）

每周平均1或2个晚上　（ ）　每周平均3个或更多晚上　（ ）

（b）在你睡觉时，呼吸之间有没有长时间停顿：

过去1个月没有　（ ）　每周平均不足1个晚上　（ ）

每周平均1或2个晚上　（ ）　每周平均3个或更多晚上　（ ）

（c）在你睡觉时，你的腿是否有抽动或者有痉挛：

过去1个月没有　（ ）　每周平均不足1个晚上　（ ）

每周平均1或2个晚上　（ ）　每周平均3个或更多晚上　（ ）

（d）在你睡觉时是否出现不能辨认方向或混乱状态：

过去1个月没有　（ ）　每周平均不足1个晚上　（ ）

每周平均1或2个晚上　（ ）　每周平均3个或更多晚上　（ ）

（e）在你睡觉时是否有其他睡不安宁的情况，请描述____________________

过去1个月没有　（ ）　每周平均不足1个晚上　（ ）

每周平均1或2个晚上　（ ）　每周平均3个或更多晚上　（ ）

附录15　排便日记表

（参考罗马Ⅲ便秘诊断标准制定）

年　月　日

症状及伴随症状	严重程度			
粪便性状*	□7～5型	□4～3型	□2型	□1型
排便时间(分/次)	□＜10	□10～15	□15～25	□＞25
排便频率(天/次)	□1～2	□3	□4～5	□＞5
排便困难、排便费力	□无	□偶尔	□时有	□经常
下坠、不尽感	□无	□偶尔	□时有	□经常
腹胀	□无	□轻	□中	□重
腹痛	□无	□轻	□中	□重
嗳气	□无	□轻	□中	□重
恶心	□无	□轻	□中	□重
反酸	□无	□轻	□中	□重
烧心	□无	□轻	□中	□重
口腔异味	□无	□轻	□中	□重
舌苔	颜色( )厚薄( )			
其他新增或症状变化				

*Bristol大便分型：1型：分离的硬团；2型：团块状；3型：干裂的香肠状；4型：柔软的香肠状；5型：软的团块状；6型：泥浆状；7型：水样便。

附录16　慢性便秘调查问卷

（参考北京协和医院慢性便秘调查问卷、罗马Ⅲ便秘诊断标准制定）

01 姓名　　　02 性别
03 出生年月　04 年龄　　（周岁）
05 民族　　　06 职业
07 身高　　cm　体重　　kg
08 联系地址　　　　　　联系电话
09 血型：□A型　□B型　□AB型　□O型
10 药物、食物过敏史：□有（　　　）　□无
11 家中是否有其他成员便秘：□有　□无
家族病史：□有　□无
12 婚育状况：□已婚　□未婚　□离异　□丧偶　　　子　　　女
女性患者填写：怀孕　次，分娩　次，自然分娩　次，剖宫产　次
13 月经史：　岁—　岁，绝经　岁　月经规律：□是　□否（　）
痛经：□是（□经前痛　□经前期痛　□全经期痛　□伴随症状）□否
14 劳动强度：□体力劳动为主：（□轻　□中　□重）　□脑力劳动为主：（□轻　□中　□重）
15 文化程度：□小学及以下　□初中　□高中技校中专　□大专　□大学及以上
16 家庭收支情况：月总收入：□1000～3000元　□3000～5000元　□5000元以上
月总支出：□1000元以下　□1000～3000元　□3000～5000元　□5000元以上
01 饮水量：晨时饮水：□每天　□经常　□有时　□无
日均饮水量：□<500ml　□500～1500ml　□1500～2000ml　□>2000ml
02 饮食：挑食偏食：□是　□否　暴饮暴食：□是　□否
三餐规律：□是　□否　（□素食为主　□肉食为主　□两者均等）
主食：□粗粮：□玉米　□小米　□黑米　□燕麦　□荞麦　□薏米　□其他
□细粮：□精米　□糯米　□面粉
□两者均等
蔬菜：□芹菜　□韭菜　□白菜　□卷心菜　□菠菜　□苦瓜　□莴苣　□白萝卜
□胡萝卜　□番茄　□冬瓜　□笋　□红薯　□食用菌类　□其他
水果：□每天　□有时　□偶或无
□火龙果　□香蕉　□苹果　□西瓜　□猕猴桃　□橙子　□橘子
豆类：□每天　□有时　□偶或无
□黄豆　□黑豆　□赤豆　□绿豆　□蚕豆
含镁食物：□每天　□有时　□偶或无
□海带　□紫菜　□贝类
调节菌群类：□每天　□有时　□偶或无
□生蒜　□酸奶
含寡糖类食物：□每天　□有时　□偶或无
□豆浆　□蜂蜜　□洋葱
油脂摄入：□较多　□一般　□较少
食用油：□植物油　□动物油　□两者均等（备注　　）　摄入量：　　ml
油脂类食物：□花生　□瓜子　□核桃　□芝麻
03其他：刺激性食物　□辣椒　□芥末　□胡椒　□无
爆炒煎炸烘烤食物　□常有　□偶有　□无

04 患者嗜好：吸烟：□无　□有时　□经常（　年；　支/天）
饮酒：□无　□有时　□经常（　年；　两/白酒）
饮料：□浓茶　□咖啡　□无

01 生活规律：□是　□否

02 运动：□很少或无　□有时运动　□经常运动　□每天运动

运动方式__________________

03 平时排便时间一般是：□晨起　□餐后　□晚上　□不定

04 排便姿势是：□坐便　□蹲便

05 排便是否存在：□看报纸　□玩手机　□听音乐　□无　□其他：______________

06 平时有无抑制排便：□无　□偶尔　□有时　□经常

如有：原因：□无时间　□场所不适合　□其他：______________

07 日常生活和工作中是否经常处于坐位：□是　□否

01 性格：

□A型　多血质型

特点：活泼好动、善于交际、思维敏捷、容易接受新鲜事物、情绪情感容易产生也容易变化和消失、容易外露、体验不深刻。

□B型　胆汁质型

特点：坦率热情、精力旺盛、容易冲动、脾气暴躁、思维敏捷但准确性差、情感外露，但持续时间不长。

□C型　黏液质型

特点：稳重、考虑问题全面、安静、沉默、善于克制自己、善于忍耐、情绪不易外露、注意力稳定而不容易转移、外部动作少而缓慢。

□D型　抑郁质型

特点：沉静、对问题感受和体验深刻、持久、情绪不容易表露、反应迟缓但是深刻、准确性高。

02 情绪不好：□无　□偶尔　□有时　□经常

情绪有无影响大便□无　□有（□无变化　□稀便　□便秘加重　□便次增多）

03 精神紧张：□无　□偶尔　□有时　□经常

紧张有无影响大便□无　□有（□无变化　□稀便　□便秘加重　□便次增多）

04 人际关系：□良好　□一般　□较差

05 重大刺激：□无　□有

06 精神压力：□无　□一般　□大　□非常大

01 您对便秘的了解：□非常了解　□一般了解　□不了解

02 您便秘已经　年，发病原因：□无明显原因　□有原因：____________________

加重至今已　年/月，加重原因：□无明显原因　□有原因：____________________

03 您便秘的主要症状是（多选）：

□大于　1/4 的时间有排便费力；□大于1/4 的时间粪便呈团块或硬结状；

□大于　1/4 的时间有排便不尽感；□大于1/4 的时间有排便时肛门直肠阻塞感；

□大于　1/4 的时间排便时需用手法协助（如：用手指抠、支撑盆底）；□每周排便少于3 次

B2最近3个月便秘的情况是：（注：患者在不用药或用药无效时的便秘情况，以排除药物对便秘症状的影响；如必须持续用药，请注明药物名称、使用剂量及频率）

01 排便前有无便意：□无　□有　□少（<3 次/周）

如无便意，但觉得排便□腹痛　□腹胀

02 排便次数是：□<3 次/周　□>3 次/周

每次排便量：□非常少　□较少　□适中　□多

03 您排便时间一般是：□<10 分钟　□10～15 分钟　□15～25 分钟　□>25 分钟

04 大便的性状主要是：

□分离的硬团（Bristol 1 型）　□团块状（2 型）

□干裂的香肠状（3 型）　□柔软的香肠状（4 型）

□软的团块（5 型）　□泥浆状（6 型）　□水样便（7 型）
是否有大便变细：□无　□有
大便是否带有黏液：□无　□有
大便是否带血：□没有　□偶尔有　□经常有　□几乎每次排便都有
如有大便带血：□未进一步检查　□痔疮　□其他
05 您是否存在“有便意，但很难排出大便”的情况：
□没有　□偶尔有　□经常有　□几乎每次有便意时都是这样
06 您是否有排便急迫感（在不使用泻药的情况下）：
□没有　□偶尔有　□经常有　□几乎每次有便意时都是这样
07 排便时或排便后，是否有肛门或直肠内疼痛或烧灼感：
□没有　□偶尔有　□经常有　□几乎每次排便都有
如有，程度是：□轻度　□中度（可以忍受）　□重度（难以忍受）
08 有无便秘和腹泻交替出现的情况（在不用通便药的情况下）：
□无　□偶尔有　□经常有
如有，以：□便秘为主　□腹泻为主　□两者均等
09 外出期间是否出现便秘加重（在不用通便药的情况下）：
□没有　□偶尔有　□经常有　□几乎每次外出便秘都加重
如经常有，原因是：□环境不适应　□场所不适合　□饮食不规律　□其他
10 平时有无腹痛：　□没有　□偶尔有　□经常有　□几乎每天都有
如有，程度：□轻度　□中度（可以忍受）　□重度（难以忍受）是否在排便前加重：□是　□否
大便性状是否跟无腹痛时不同：□是（□变干　□变稀）　□否
排便后腹痛是否缓解：□不缓解　□略有缓解　□明显缓解　□完全缓解
腹痛时，排便次数是否有改变：□是（□变多　□变少）　□否
11 有无排便前出现的腹部疼痛（平时无腹痛）：
□没有　□偶尔有　□经常有　□几乎每次排便时都有
如有，程度：□轻度　□中度（可以忍受）　□重度（难以忍受）
大便性状是否跟无腹痛时不同：□是（□变干　□变稀）　□否
排便后腹痛是否缓解：□不缓解　□略有缓解　□明显缓解　□完全缓解
腹痛时，排便次数是否有改变：□是（□变多　□变少）　□否
12 平时有无腹部不适：□没有　□偶尔有　□经常有　□几乎每天都有
如有，何种不适：　□腹胀　□其他　□难以描述
程度：□轻度　□中度（可以忍受）　□重度（难以忍受）
是否在排便前加重：□是　□否
腹部不适时，大便性状是否跟无不适时不同：□是　□否
排便后腹部不适是否缓解：□不缓解　□略有缓解　□明显缓解　□完全缓解
腹部不适时，排便次数是否有改变：□是（□变多　□变少）　□否
13 有无排便前出现的腹部不适（平时无腹部不适）：
□没有　□偶尔有　□经常有　□几乎每次排便时都有
如有：何种不适：□腹胀　□其他：______ □难以描述
程度：□轻度　□中度（可以忍受）　□重度（难以忍受）
腹部不适时，大便性状是否跟无不适时不同：□是（□变干□变稀）　□否
排便后腹部不适是否缓解：□不缓解　□略有缓解　□明显缓解　□完全缓解
腹部不适时，排便次数是否有改变：□是（□变多　□变少）　□否
14 便秘最令您难受的前三位症状是：
1）便意少或没有　2）有便意却很难排出大便　3）为排大便而频繁上厕所
4）排便次数减少　5）排便急迫感　6）排便费力　7）排便时间过长
8）排便时肛门直肠阻塞感　9）排便时或排便后肛门或直肠内疼痛或烧灼感
10）每次便量少　11）便干结　12）排便不尽感　13）平时就有的腹痛

14）排便前出现的腹痛 15）平时就有的腹部不适 16）排便前出现的腹部不适
01 消化道症状：
胃食管反流病症状（□烧心 □反酸 □反食 □哮喘）
如有：□便秘之前就有 □跟便秘差不多同时发生 □便秘之后才有
消化不良症状（□无或偶尔有 □有时有 □经常有）：
如有：□上腹痛 □上腹不适 □上腹饱胀 □早饱 □嗳气 □恶心 □呕吐
□便秘之前就有 □跟便秘差不多同时发生 □便秘之后才有
02 消化道外症状：
咳嗽时流尿：□无 □有 如有：存在 年
排尿不尽感：□无 □有 如有：存在 年
尿频：□无 □有 如有：存在 年
尿急：□无 □有 如有：存在 年
您有睡眠问题吗（可多选）：
□无 □入睡难（＞30 分钟） □次日头昏、嗜睡、乏力 □睡眠浅，易醒
□多梦 □早醒
目前是否使用帮助睡眠的药物：□无 □有（药名：________）
01 便秘您有无治疗：□无 □有 如有，请回答下面问题
02 如何治疗（可多选）：
□多吃蔬菜水果 □多饮水 □体育锻炼 □定时排便
□中药通便 □西药通便（药名：________）
□开塞露 □灌肠 □生物反馈治疗 □益生菌制剂
□手术（手术名称：________） □其他治疗
03 经过这些治疗，疗效：
□几乎没有效果 □有点效果，但不明显
□有比较明显的效果 □有显著效果
您觉得哪（几）种治疗或哪（几）种药的效果最好：____________________________
04 开始使用通便药（包括开塞露及灌肠）已经 年
通便药使用情况：□遵医使用 □自行使用
通便药使用频率：□偶尔用药 □间断用药（已 年）
□经常用药（已 年） □持续用药（已 年）
05 是否使用过益生菌制剂来调节肠道菌群 □是（药名：____剂量：____） □否
疗效如何：□几乎没有效果 □有点效果，但不明显
□有比较明显的效果 □有显著效果
06 您治疗便秘花费 元，用于检查花费 元，用于治疗花费 元，平均每月 元
07 治疗便秘去过 家医院（大医院 家，社区私人诊所 家）
因便秘经常去医院就诊已 年，每年因便秘去医院就诊 次
C 相关检查：
01 血常规：□未做 □检查正常 □检查异常
02 血生化：□未做 □检查正常 □检查异常
03 便常规＋潜血：□未做 □检查正常 □检查异常
04 血沉：□未做 □检查正常 □检查异常
05 甲状腺功能系列：□未做 □检查正常 □检查异常
06 电解质：□未做 □检查正常 □检查异常
07 凝血系列：□未做 □检查正常 □检查异常
08 粪便球杆菌比：□未做 □检查正常 □检查异常
09 幽门螺杆菌：□未做 □检查正常 □检查异常
10 肛门指诊：□未做 □检查正常 □检查异常
11 结肠镜检查：□未做 □检查正常 □检查异常

12 胃镜检查：□未做　□检查正常　□检查异常
13 腹部B超：□未做　□检查正常　□检查异常
14 消化道造影：□未做　□检查正常　□检查异常
15 妇科检查：
16 其他检查：
D 既往病史：
01 腹部手术史：□无　□有（因何病　　　　手术名称　　　　时间　　　　）
02 消化系统疾病：□无　□有（病名　　　　治疗　　　　）
03 高血压：□无　□有（病程　　　　用药　　　　控制效果　　　　）
心脏病：□无　□有（病程　　　　用药　　　　控制效果　　　　）
04 代谢或内分泌疾病：□无　□有（病名　　　　病程　　　　用药　　　　控制效果　　　　）
05 肛门直肠疾病（包括痔疮）：□无　□有（病名　　　　治疗　　　　）
06 风湿免疫性疾病：□无　□有（病名　　　　治疗　　　　）
07 神经源性疾病：□无　□有（病名　　　　治疗　　　　）
08 骨关节疾病：□无　□有（病程　　　　用药　　　　）
09 血液病：□无　□有（病程　　　　用药　　　　）
10 呼吸系统疾病：□无　□有（病程　　　　用药　　　　）
11 精神心理疾病：□无　□有（病名　　　　治疗　　　　）
12 妇科疾病（女性）：□无　□有（病名　　　　治疗　　　　）
13 泌尿科疾病：□无　□有（病名　　　　治疗　　　　）
14 其他（如有，具体说明）：□无　□有（病名　　　　治疗　　　　）
15 是否长期服用某些药物：□无　□有（药名　　　　剂量　　　　）
E除了上面提到过的那些症状外，您还有其他什么不舒服吗：□无　□有（请具体描述）：

附录 17　腰椎间盘突出症患者随访服务记录表

（参照曾强主编《301医院健康管理技术指南》）

姓名：　　　　　　　　　　　　　　　　　　　编号□□□-□□□□□

随访日期		年　月　日	年　月　日	年　月　日	年　月　日
随访方式		1门诊 2家庭 3电话 □	1门诊 2家庭 3电话 □	1门诊 2家庭 3电话 □	1门诊 2家庭 3电话 □
症状	1 无症状 2 腰部疼痛 3 下肢放射痛 4 脊柱侧弯 5 腰椎生理弧度变小 6 腰椎活动障碍 7 下肢感觉异常 8 患肢温度下降 9 肌肉萎缩 10 二便失调	□/□/□/□/□/□/□ 其他：	□/□/□/□/□/□/□ 其他：	□/□/□/□/□/□/□ 其他：	□/□/□/□/□/□/□ 其他：
体征	痛点				
	腱反射				
	屈颈试验				
	仰卧挺腹试验				
	腰部后伸试验				
	双腿屈膝屈髋试验				
	股神经牵拉试验				
	趾背伸或跖屈试验				

续表

生活方式指导	日吸烟量(支)	/	/	/	/
	运　动	次 / 周　分钟 / 次 次 / 周　分钟 / 次	次 / 周　分钟 / 次 次 / 周　分钟 / 次	次 / 周　分钟 / 次 次 / 周　分钟 / 次	次 / 周　分钟 / 次 次 / 周　分钟 / 次
	心理调整	1 良好 2 一般 3 差 □	1 良好 2 一般 3 差 □	1 良好 2 一般 3 差 □	1 良好 2 一般 3 差 □
	遵医行为	1 良好 2 一般 3 差 □	1 良好 2 一般 3 差 □	1 良好 2 一般 3 差 □	1 良好 2 一般 3 差 □
辅助检查	X 线摄影、CT、MRI				
运动依从性		1规 律 2间 断 3不 运动 □	1规 律 2间 断 3不 运动 □	1规 律 2间 断 3不 运动 □	1 规 律 2 间 断 3 不 运动 □
药物不良反应		1 无　2 有____□	1 无　2 有____□	1 无　2 有____□	1 无　2 有____□
此次随访分类		1 控制满意 2 控制不满意 3 不良反应 4 并发症 □	1 控制满意 2 控制不满意 3 不良反应 4 并发症 □	1 控制满意 2 控制不满意 3 不良反应 4 并发症 □	1 控制满意 2 控制不满意 3 不良反应 4 并发症 □
调理方案	西药名称 1				
	用法用量				
	西药名称 2				
	用法用量				
	中医调理方法	一般指导 □ 中药(汤剂 □ 成药 □) 推拿 □ 药物熏洗 □ 火疗 □ 灸疗 □ 拔罐 □ 刮痧 □ 针刺 □ 药茶 □ 穴贴 □ 耳穴 □ 足浴 □ 药枕 □其他(　　　)			
转诊	原　因				
	机构及科别				
中医体质分类					
下次随访日期					
随访医生签名					

注：中医九种体质分类：A平和质、B气虚质、C阳虚质、D阴虚质、E痰湿质、F湿热质、G血瘀质、H气郁质、I特禀质。

填表说明

1.本表为腰椎病患者在接受随访服务时由医生填写。每年的健康体检后填写城乡居民健康档案管理服务规范的健康体检表。

2.体征：体重指数=体重（kg）/身高（m）的平方，体重和体重指数斜线前填写目前情况，斜线后下填写下次随访时应调整到的目标。

3.生活方式指导：在询问患者生活方式时，同时对患者进行生活方式指导，与患者共同制定下次随访目标。

日吸烟量：斜线前填写目前吸烟量，不吸烟填“0”，吸烟者写出每天的吸烟量“××支”，斜线后填写吸烟者下次随访目标吸烟量“××支”。

日饮酒量：斜线前填写目前饮酒量，不饮酒填“0”，饮酒者写出每天的饮酒量相当于白酒“××两”，斜线后填写饮酒者下次随访目标饮酒量相当于白酒“××两”。白酒1两相当于葡萄酒4两，黄酒半斤，啤酒1瓶，果酒4两。

运动：填写每周几次，每次多少分钟。即“××次/周，××分钟/次”。横线上填写目前情况，横线下填写下次随访时应达到的目标。

摄盐情况：斜线前填写目前摄盐的咸淡情况。根据患者饮食的摄盐情况，按咸淡程度在列出的“轻、中、重”之一上划“√”分类，斜线后填写患者下次随访目标摄盐情况。

心理调整：根据医生印象选择对应的选项。

遵医行为：指患者是否遵照医生的指导去改善生活方式。

4.辅助检查：记录患者在上次随访到这次随访之间到各医疗机构进行的辅助检查结果。

5.服药依从性："规律"为按医嘱服药，"间断"为未按医嘱服药，频次或数量不足，"不服药"即为医生开了处方，但患者未使用此药。

6.药物不良反应：具体描述哪种药物，何种不良反应。

7.用药情况：根据患者整体情况，为患者开具处方，并填写在表格中，写明用法、用量。

8.转诊：如果转诊要写明转诊的医疗机构及科室类别，如××市人民医院骨科，并在原因一栏写明转诊原因。

9.下次随访日期：根据患者此次随访分类，确定下次随访日期，并告知患者。

10.随访医生签名：随访完毕，核查无误后随访医生签署其姓名。

11.调理方案中一般指导，包括饮食、情志、起居、运动等。

附录18　腰椎病健康风险评估调查问卷

（参照曾强主编《301医院健康管理技术指南》）

为了保证健康风险评估结果的准确性，请您如实回答所有问题。谢谢！

1. 基本信息

姓名			出生日期	年　　月
性别	①男	②女	联系电话：	
婚姻状况	①未婚 ②已婚 ③其他			
工作状况	①脑力劳动		②体力劳动	
文化程度	①文盲 ②小学 ③初中 ④高中及中专 ⑤大专及本科 ⑥研究生以上			

2. 个人疾病史

疾病名称	病程几年	疾病名称	病程几年
脊柱侧凸畸形		腰椎峡部裂	
肥胖		糖尿病	

3. 疾病家族史

您的亲属是否有下列疾病 父母 兄妹(可多选)			
腰椎病			

4. 吸烟

1. ①吸烟(请回答2～5题)②已戒烟(请回答2～5题)③不吸烟(跳至回答第5题)
2. 您平均每日吸烟量约为______支 3. 您开始吸烟的年龄为______岁 4. 您开始戒烟的年龄为______岁
5. 您是否存在被动吸烟 ①是 ②否

5. 膳食(可多选)

正常均衡饮食□　喜食油炸及肉、蛋类食品□　低盐低脂饮食□　喜食水果□　素食□

6. 饮酒

白酒	次 / 周　两 / 周	啤酒	次 / 周　ml/ 周
红酒	次 / 周　两 / 周	其他	次 / 周　两 / 周

7. 运动

经常运动 □	有时运动 □	不运动 □

8. 心理状况（可多选）

生活、工作、情感压力	大 □	中 □	小 □

附录 19　骨性关节炎患者随访服务记录表

（参照曾强主编《301医院健康管理技术指南》）

姓名：　　　　编号□□□-□□□□□

随访日期		年　月　日	年　月　日	年　月　日	年　月　日
随访方式		1门诊 2家庭 3电话 □	1门诊 2家庭 3电话 □	1门诊 2家庭 3电话 □	1门诊 2家庭 3电话 □
症状	1 无症状 2 关节压痛 3 转侧不利 4 上下楼疼痛 5 关节肿胀 6 活动障碍 7 夜间疼痛 8 晨起疼痛 9 活动后加重	□/□/□/□/□/□/□/□ 其他：	□/□/□/□/□/□/□/□ 其他：	□/□/□/□/□/□/□/□ 其他：	□/□/□/□/□/□/□/□ 其他：
体征	膝关节畸形				
	关节肥大				
	股四头肌萎缩	/	/	/	/
	足背动脉搏动				
	腰弯背驼				
	其他				
生活方式指导	日吸烟量（支）	/	/	/	/
	日饮酒量（两）	/	/	/	/
	运动	次 / 周　分钟 / 次 次 / 周　分钟 / 次	次 / 周　分钟 / 次 次 / 周　分钟 / 次	次 / 周　分钟 / 次 次 / 周　分钟 / 次	次 / 周　分钟 / 次 次 / 周　分钟 / 次
	心理调整	1 良好 2 一般 3 差 □	1 良好 2 一般 3 差 □	1 良好 2 一般 3 差 □	1 良好 2 一般 3 差 □
	遵医行为	1 良好 2 一般 3 差 □	1 良好 2 一般 3 差 □	1 良好 2 一般 3 差 □	1 良好 2 一般 3 差 □
辅助检查	生化检查				
	其他检查				
服药依从性		1规律 2间断 3不服药 □	1规律 2间断 3不服药 □	1规律 2间断 3不服药 □	1规律 2间断 3不服药 □
药物不良反应		1 无　2 有____□	1 无　2 有____□	1 无　2 有____□	1 无　2 有____□
此次随访分类		1 控制满意 2 控制不满意 3 不良反应 4 并发症 □	1 控制满意 2 控制不满意 3 不良反应 4 并发症 □	1 控制满意 2 控制不满意 3 不良反应 4 并发症 □	1 控制满意 2 控制不满意 3 不良反应 4 并发症 □

续表

<table>
<tr><td rowspan="5">调理方案</td><td>西药名称 1</td><td colspan="2"></td><td colspan="2"></td><td colspan="2"></td><td colspan="2"></td></tr>
<tr><td>用法用量</td><td>每日　次</td><td>每次　mg</td><td>每日　次</td><td>每次　mg</td><td>每日　次</td><td>每次　mg</td><td>每日　次</td><td>每次　mg</td></tr>
<tr><td>西药名称 2</td><td colspan="2"></td><td colspan="2"></td><td colspan="2"></td><td colspan="2"></td></tr>
<tr><td>用法用量</td><td>每日　次</td><td>每次　mg</td><td>每日　次</td><td>每次　mg</td><td>每日　次</td><td>每次　mg</td><td>每日　次</td><td>每次　mg</td></tr>
<tr><td>中医调理方法</td><td colspan="8">一般指导 □ 中药(汤剂 □ 成药 □) 推拿 □ 药物熏洗 □ 火疗 □ 灸疗 □ 拔罐 □ 刮痧 □
针刺 □ 药茶 □ 穴贴 □ 耳穴 □ 足浴 □ 药枕 □其他(　　　　)</td></tr>
<tr><td rowspan="2">转诊</td><td>原　因</td><td colspan="2"></td><td colspan="2"></td><td colspan="2"></td><td colspan="2"></td></tr>
<tr><td>机构及科别</td><td colspan="2"></td><td colspan="2"></td><td colspan="2"></td><td colspan="2"></td></tr>
<tr><td colspan="2">中医体质分类</td><td colspan="2"></td><td colspan="2"></td><td colspan="2"></td><td colspan="2"></td></tr>
<tr><td colspan="2">下次随访日期</td><td colspan="2"></td><td colspan="2"></td><td colspan="2"></td><td colspan="2"></td></tr>
<tr><td colspan="2">随访医生签名</td><td colspan="2"></td><td colspan="2"></td><td colspan="2"></td><td colspan="2"></td></tr>
</table>

注：中医九种体质分类：A平和质、B气虚质、C阳虚质、D阴虚质、E痰湿质、F湿热质、G血瘀质、H气郁质、I特禀质。

填表说明

1.本表为骨性关节炎患者在接受随访服务时由医生填写。每年的健康体检后填写城乡居民健康档案管理服务规范的健康体检表。

2.体征：体重指数=体重（kg）/身高（m）的平方，体重和体重指数斜线前填写目前情况，斜线后下填写下次随访时应调整到的目标。

3.生活方式指导：在询问患者生活方式时，同时对患者进行生活方式指导，与患者共同制定下次随访目标。

日吸烟量：斜线前填写目前吸烟量，不吸烟填“0”，吸烟者写出每天的吸烟量“××支”，斜线后填写吸烟者下次随访目标吸烟量“××支”。

日饮酒量：斜线前填写目前饮酒量，不饮酒填“0”，饮酒者写出每天的饮酒量相当于白酒“××两”，斜线后填写饮酒者下次随访目标饮酒量相当于白酒“××两”。白酒1两相当于葡萄酒4两，黄酒半斤，啤酒1瓶，果酒4两。

运动：填写每周几次，每次多少分钟。即“××次/周，××分钟/次”。横线上填写目前情况，横线下填写下次随访时应达到的目标。

摄盐情况：斜线前填写目前摄盐的咸淡情况。根据患者饮食的摄盐情况，按咸淡程度在列出的“轻、中、重”之一上划“√”分类，斜线后填写患者下次随访目标摄盐情况。

心理调整：根据医生印象选择对应的选项。

遵医行为：指患者是否遵照医生的指导去改善生活方式。

4.辅助检查：记录患者在上次随访到这次随访之间到各医疗机构进行的辅助检查结果。

5.服药依从性：“规律”为按医嘱服药，“间断”为未按医嘱服药，频次或数量不足，“不服药”即为医生开了处方，但患者未使用此药。

6.药物不良反应：如果患者服用的药物有明显的药物不良反应，具体描述哪种药物、何种不良反应。

7.用药情况：根据患者整体情况，为患者开具处方，并填写在表格中，写明用法、用量。

8.转诊：如果转诊要写明转诊的医疗机构及科室类别，如××市人民医院风湿科，并在原因一栏写明转诊原因。

9.下次随访日期：根据患者此次随访分类，确定下次随访日期，并告知患者。

10.随访医生签名：随访完毕，核查无误后随访医生签署其姓名。

11.调理方案中一般指导，包括饮食、情志、起居、运动等。

附录 20　骨性关节炎健康风险评估调查问卷

（参照曾强主编《301医院健康管理技术指南》）

为了保证健康风险评估结果的准确性，请您如实回答所有问题。谢谢！

1. 基本信息

姓名			出生日期	年　　月
性别	①男 ②女	职业：	联系电话：	
婚姻状况	①未婚 ②已婚 ③其他			
文化程度	①文盲 ②小学 ③初中 ④高中及中专 ⑤大专及本科 ⑥研究生以上			

2. 个人疾病史

疾病名称	病程几年	疾病名称	病程几年
肥胖		关节急性创伤	
慢性劳损		关节畸形	

3. 疾病家族史

您的亲属是否有下列疾病 父母 兄妹(可多选)			
骨性关节炎			

4. 吸烟

1. ①吸烟(请回答 2 ~ 5 题)②已戒烟(请回答 2 ~ 5 题)③不吸烟(跳至回答第 5 题)
2. 您平均每日吸烟量约为______支 3. 您开始吸烟的年龄为______岁 4. 您开始戒烟的年龄为______岁
5. 您是否存在被动吸烟 ①是 ②否

5. 膳食(可多选)

正常均衡饮食□　喜食油炸及肉、蛋类食品□　低盐低脂饮食□　喜食水果□　素食□

6. 饮酒

白酒	次/周　两/周	啤酒	次/周　ml/周
红酒	次/周　两/周	其他	次/周　两/周

7. 运动

经常运动 □	有时运动 □	不运动 □

8. 心理状况(可多选)

生活、工作、情感压力	大 □	中 □	小 □

附录21 骨质疏松症患者随访服务记录表

（参照曾强主编《301医院健康管理技术指南》）

姓名：　　　　　　　　　　　　　　　　　　　　编号□□□-□□□□□

随访日期		年 月 日	年 月 日	年 月 日	年 月 日
随访方式		1门诊2家庭3电话 □	1门诊2家庭3电话 □	1门诊2家庭3电话 □	1门诊2家庭3电话 □
症状	1 无症状 2 骨擦感 3 背痛 4 牙齿不好或过早掉牙	□/□/□/□/□/□/□/□	□/□/□/□/□/□/□/□	□/□/□/□/□/□/□/□	□/□/□/□/□/□/□/□
		其他：	其他：	其他：	其他：
体征	关节畸形				
	脊柱侧凸				
	身高变矮				
	驼背畸形				
	其他				
生活方式指导	日吸烟量（支）	/	/	/	/
	日饮酒量（两）	/	/	/	/
	运动	次/周 分钟/次 次/周 分钟/次	次/周 分钟/次 次/周 分钟/次	次/周 分钟/次 次/周 分钟/次	次/周 分钟/次 次/周 分钟/次
	摄盐情况（咸淡）	轻/中/重　轻/中/重	轻/中/重　轻/中/重	轻/中/重　轻/中/重	轻/中/重　轻/中/重
	心理调整	1良好2一般3差 □	1良好2一般 3差 □	1良好2一般3差 □	1良好2一般3差 □
	遵医行为	1良好2一般3差 □	1良好2一般3差 □	1良好2一般3差 □	1良好2一般3差 □
辅助检查	生化检查				
	其他检查				
服药依从性		1规律2间断3不服药 □	1规律2间断3不服药 □	1规律2间断3不服药 □	1规律2间断3不服药 □
药物不良反应		1 无 2 有____□	1 无 2 有____□	1 无 2 有____□	1 无 2 有____□
此次随访分类		1控制满意2控制不满意 3不良反应4并发症 □	1控制满意2控制不满意 3不良反应4并发症 □	1控制满意2控制不满意 3不良反应4并发症 □	1控制满意2控制不满意 3不良反应4并发症 □
调理方案	西药名称1				
	用法用量	每日 次　每次 mg	每日 次　每次 mg	每日 次　每次 mg	每日 次　每次 mg
	西药名称2				
	用法用量	每日 次　每次 mg	每日 次　每次 mg	每日 次　每次 mg	每日 次　每次 mg
	中医调理方法	一般指导□ 中药(汤剂□ 成药□) 推拿□ 药物熏洗□ 火疗□ 灸疗□ 拔罐□ 刮痧□ 针刺□ 药茶□ 穴贴□ 耳穴□ 足浴□ 药枕□其他(　　　)			
转诊	原因				
	机构及科别				
中医体质分类					
下次随访日期					
随访医生签名					

注：中医九种体质分类：A平和质、B气虚质、C阳虚质、D阴虚质、E痰湿质、F湿热质、G血瘀质、H气郁质、I特禀质。

填表说明

1.本表为骨质疏松症患者在接受随访服务时由医生填写。每年的健康体检后填写城乡居民健康档案管理服务规范的健康体检表。

2.生活方式指导：在询问患者生活方式时，同时对患者进行生活方式指导，与患者共同制定下次随访目标。

日吸烟量：斜线前填写目前吸烟量，不吸烟填“0”，吸烟者写出每天的吸烟量“××支”，斜线后填写吸烟者下次随访目标吸烟量“××支”。

日饮酒量：斜线前填写目前饮酒量，不饮酒填“0”，饮酒者写出每天的饮酒量相当于白酒“××两”，斜线后填写饮酒者下次随访目标饮酒量相当于白酒“××两”。白酒1两相当于葡萄酒4两，黄酒半斤，啤酒1瓶，果酒4两。

运动：填写每周几次，每次多少分钟。即“××次/周，××分钟/次”。横线上填写目前情况，横线下填写下次随访时应达到的目标。

摄盐情况：斜线前填写目前摄盐的咸淡情况。根据患者饮食的摄盐情况，按咸淡程度在列出的“轻、中、重”之一上划“√”分类，斜线后填写患者下次随访目标摄盐情况。

心理调整：根据医生印象选择对应的选项。

遵医行为：指患者是否遵照医生的指导去改善生活方式。

3.辅助检查：记录患者在上次随访到这次随访之间到各医疗机构进行的辅助检查结果。

4.服药依从性：“规律”为按医嘱服药，“间断”为未按医嘱服药，频次或数量不足，“不服药”即为医生开了处方，但患者未使用此药。

5.药物不良反应：具体描述哪种药物，何种不良反应。

6.用药情况：根据患者整体情况，为患者开具处方，并填写在表格中，写明用法、用量。

7.转诊：如果转诊要写明转诊的医疗机构及科室类别，如××市人民医院内分泌科，并在原因一栏写明转诊原因。

8.下次随访日期：根据患者此次随访分类，确定下次随访日期，并告知患者。

9.随访医生签名：随访完毕，核查无误后随访医生签署其姓名。

10.调理方案中一般指导，包括饮食、情志、起居、运动等。

附录22　骨质疏松症健康风险评估调查问卷

（参照曾强主编《301医院健康管理技术指南》）

为了保证健康风险评估结果的准确性，请您如实回答所有问题。

1. 基本信息

姓名			出生日期	年　　月
性别	①男 ②女	职业：	联系电话：	
婚姻状况	①未婚 ②已婚 ③其他			
文化程度	①文盲 ②小学 ③初中 ④高中及中专 ⑤大专及本科 ⑥研究生以上			
人种	①白种人 ②黄种人 ③黑种人			
瘦小体型	①是 ②否			
居住地纬度				

2. 个人疾病史

疾病名称	病程几年	疾病名称	病程几年
垂体泌乳素瘤		甲状腺功能亢进症	
甲状旁腺功能亢进症		库欣综合征	
类风湿关节炎		成骨不全症	
高半胱氨酸血症		佩吉特病	

3. 疾病家族史

您的亲属是否有下列疾病 父母 兄妹(可多选)			
骨质疏松症骨折病史			

4. 吸烟

1. ①吸烟(请回答 2 ~ 5 题)②已戒烟(请回答 2 ~ 5 题)③不吸烟(跳至回答第 5 题)
2. 您平均每日吸烟量约为______支 3. 您开始吸烟的年龄为______岁 4. 您开始戒烟的年龄为______岁
5. 您是否存在被动吸烟 ①是 ②否

5. 膳食(可多选)

正常均衡饮食□ 喜食油炸及肉、蛋类食品□ 低盐低脂饮食□ 喜食水果□ 素食□

6. 饮酒

白酒	次 / 周 两 / 周	啤酒	次 / 周 ml/ 周
红酒	次 / 周 两 / 周	其他	次 / 周 两 / 周

7. 运动

经常运动 □	有时运动 □	不运动 □

8. 心理状况(可多选)

生活、工作、情感压力	大 □	中 □	小 □

参考文献

安徽省卫生和计划生育委员会，2017.安徽省乳腺增生病分级诊疗指南（2016版）[J].安徽医学，38（10）：1368–1373.

白文佩，毛乐乐，2019.更年期多学科综合管理门诊的流程与管理[J].山东大学学报（医学版），57（2）：35–39.

柏刁，郑伯军，张飞云，2013.210例乳腺癌患者的危险因素分析[J].中国现代普通外科进展，16（6）：470–475.

蔡婕，2012.降低体重对肥胖女性月经的影响[D].福州：福建医科大学.

曹小青，2019.中老年人群原发性骨质疏松患者中医体质类型与骨代谢指标关系分析[J].中国初级卫生保健，33（2）：49–50.

陈金鳌，白亚兵，金奕，等，2017.不同运动方式对更年期女性身心健康的影响[J].北京体育大学学报，40（2）：62–67.

陈琦，麦全安，2015.体质健康评价与运动处方[M].北京：高等教育出版社.

陈裙，2003.养血清肝法在治疗"亚健康状态"中的应用[J].浙江中医学院学报，27（2）：28.

陈荣华，赵正言，刘湘云，2017.儿童保健学[M].5版.南京：江苏凤凰科学技术出版社.

陈少岚，许莹，楼慧萍，等，2006.女性肥胖研究进展[J].护理研究，20（23）：2073–2075.

陈淑娇，李灿东，2013.男性无症状高尿酸血症和痛风病患者中医体质类型分布及与肥胖关系比较研究[J].中华中医药杂志，（11）：3174–3177.

陈晓蓉，刘波，2017.常见骨伤疾病康复护理指导手册[M].成都：四川大学出版社.

陈孝平，汪建平，赵继宗，2018.外科学[M].9版.北京：人民卫生出版社.

陈秀珍，余庭源，韩露轩，2017.中医治未病实践指南·药浴干预小儿反复呼吸道感染（制订）[J].中医儿科杂志，13（5）：6–10.

程小侠，席思思，吕世一，等，2014.更年期综合管理门诊患者健康状况调查[J].中国全科医学，17（29）：3473–3476.

崔亚美，阮祥燕，田玄玄，等，2014.北京妇产医院就诊妇女更年期症状发生率的调查研究[J].首都医科大学学报，35（4）：392–396.

戴居云，2002.骨质疏松症的中西医治疗[M].上海：上海中医药大学出版社.

邓伟，田国栋，夏长春，2008.社区骨质疏松症患者自我预防与控制管理手册[M].上海：复旦大学出版社.

董志伟，2013.艾灸疗法的主要作用和发展趋势[J].现代中西医结合杂志，22（26）：2959–2962.

范琳燕，2020.老年性骨质疏松症患者中医体质类型与辨证分型相关性研究[J].新中医，52（2）：169–172.

妇幼健康研究会，妇女儿童肥胖控制专业委员会，中国儿童代谢健康型肥胖定义与管理专家委员会，2019.中国儿童代谢健康型肥胖定义与筛查专家共识[J].中国妇幼健康研究，30（12）：1487–1490.

傅杰英，2009.中医体质养生[M].厦门：鹭江出版社.

郭丽，刘春，巩爱玲，2019.更年期综合征的研究进展[J].中国当代医药，26（33）：21–23.

国家统计局，2020.中华人民共和国2019年国民经济和社会发展统计公报[EB/OL].（2020–02–28）[2022–02–16].http://www.stats.gov.cn/tjsj/zxfb/202002/t20200228_1728913.html.

国家统计局，2020.中华人民共和国2019年国民经济和社会发展统计公报[EB/OL].（2020–2–08）[2022–02–16].http://www.nhc.gov.cn/wjw/s9502/201511/8fcd149f93814473a43c08ef425b1a37.shtml.

国家卫健委，2017."十三五"健康老龄化规划[EB/OL].（2017–03–17）[2022–02–16].http://www.nhc.gov.cn/rkjcyjtfzs/zcwj2/201703/53164cb31b494359a21c607713451342.shtml.

国家卫生和计划生育委员会，2017.脑卒中患者膳食指导[EB/OL].（2017–08–01）[2022–02–16].http://www.nhc.gov.cn/wjw/yingyang/201708/84f7b17023e44e1a8d159ab2c7e5b93f.shtml.

国家卫生计生委，2013.中国老年人健康指南[J].健康指南：中老年，（11）：4–6.

国家卫生计生委，2017.国家基本公共卫生服务规范（第三版）[EB/OL].（2017–03–28）[2022–02–16].http://www.nhc.gov.cn/jws/s3578/201703/d20c37e23e1f4c7db7b8e25f34473e1b.shtml.

国家卫生健康委，教育部，等，2020.关于印发儿童青少年肥胖防控实施方案的通知［EB/OL］.（2020-10-23）［2022-02-16］.http://www.nhc.gov.cn/jkj/s7916/202010/9357ae09af9f4ba8850dacac5093e250.shtml.

国家卫生健康委员会疾病预防控制局，国家心血管病中心，中国医学科学院阜外医院，等，2020.中国高血压健康管理规范（2019）［J］.中华心血管病杂志，48（1）：10-46.

国家中医管理局，1995.中医病症诊断疗效标准［J］.质量技术监督研究，（2）：5.

国家中医药管理局，2011.24个专业105个病种中医诊疗方案.

韩兴军，张冠群，2017."治未病"与灸法研究简况［J］.实用中医内科杂志，31（8）：69-71.

杭柏亚，2011.腰椎间盘突出症简便自疗［M］.北京：人民军医出版社.

何湖清，2009.亚健康临床指南［M］.北京：中国中医药出版社.

何清湖，周兴，2008.女子亚健康以肝为本［J］.中国中医药现代远程教育，6（7）：707-708.

贺平，2010.男性更年期的健康管理［J］.华夏医学，23（5）：556-557.

胡红琳，黄有烨，王佑民，等，2018.脂联素与肥胖相关的女性肿瘤的关系研究进展［J］.安徽医学，39（6）：760-763.

胡颖敏，蓝坚华，王佩英，等，2017.女性围绝经期综合征危险因素分析［J］.预防医学，29（10）：1051-1053，1057.

黄海燕，2015.肥胖对女性月经及生育影响的研究进展［J］.实用妇科内分泌电子杂志，2（7）：60-61.

黄璐，2011.武汉市女性生活质量现状研究［D］.武汉：武汉大学：29-30.

黄先平，王芳，2012.腰椎间盘突出症病人社区和居家康复训练指导手册［M］.武汉：华中科技大学出版社.

贾曼，丰芬，2011.刮痧疗法及其应用［J］.河南中医，31（12）：1368-1370.

姜建国，2018.中医全科医学概论［M］.北京：中国中医药出版社.

蒋力生，马烈光，2017.中医养生保健研究［M］.2版.北京：人民卫生出版社.

蒋文明，2009.亚健康诊疗技能［M］.北京：中国中医药出版社.

乐杰，2008.妇产科学［M］.7版.北京：人民卫生出版社.

李灿东，2016.中医状态学［M］.北京：中国中医药出版社.

李灿东，2019.中医健康管理学［M］.北京：中国中医药出版社.

李冠峰，2004.中药熏洗配合自我按摩治疗膝关节骨性关节炎109例［J］.河南中医，24（10）：42-43.

李红，2011.围绝经期妇女中医体质特征及常见体质与雌激素受体α、β基因多态性的相关研究［D］.福州：福建中医药大学：44.

李婧，岳晓丽，张家晖，等，2020.全球生殖道沙眼衣原体感染的流行状况［J］.国际流行病学传染病学杂志，47（5）：419-422.

李瑞奇，苗艳艳，苗明三，2011.更年期综合征发病特点及防治述评［J］.中医学报，26（12）：1521-1523.

李晓捷，2009.实用小儿脑性瘫痪康复治疗技术［M］.北京：人民卫生出版社.

李叶雨，陈燕子，2017.中医辨证论治儿童特发性性早熟［J］.世界最新医学信息文摘，17（26）：170.

李佑静，2012.女性健康状况及影响因素分析——来自重庆的调查［J］.重庆与世界，29（12）：101-105.

李净，毛淳，王岩，等，1998.九天灵应散外用治疗早泄100例［J］.中医外治杂志，7（2）：24.

梁焯明，粟漩，2020.中医治疗慢性疲劳综合征临床研究进展［J］.河北中医，42（7）：1110-1115.

林毅，唐汉钧，2003.现代中医乳房病学［M］.北京：人民卫生出版社.

林中，1996.金樱子汤合男士香露治疗早泄112例［J］.江苏中医，17（6）：16-17.

刘波，2014.常用骨伤康复方案［M］.成都：四川大学出版社.

刘波主，2014.常用骨伤康复方案［M］.成都：四川大学出版社.

刘定梅，2016.营养学基础［M］.3版.北京：科学出版社.

刘丰，李敏，张凡，2020.中医治未病"推拿干预小儿反复呼吸道感染"专家共识［J］.世界中西医结合杂志，15（4）：767-769，784.

刘弘，经燕，辛茜庭，2008.中医治疗痛经指南指标德尔菲法调查分析［J］.中国中医基础医学杂志，14（3）：238-240.

刘锦志，2006.阴茎表面外用药治疗早泄现状［J］.广州医药，37（1）:10-13.

刘军英，2018.老年护理［M］.北京：中国中医药出版社.

刘小玉，2017.更年期相关性疾病与中医优势［J］.中医药导报，23（2）：1-4，16.

芦环玉，黄鹂，原嘉民，等，2014.无症状高尿酸血症与中医体质关系的研究［J］.时珍国医国药，25（2）：441-444.

鲁玉来，2008.腰椎间盘突出症［M］.2版.北京：人民军医出版社.

罗辉，李英帅，李竹青，等，2020.阳虚质与疾病的相关性—基于214项临床研究的文献计量分析［J］.中医杂志，61（8）：716-720.

麻晓慧，梁广和，殷振瑾，等，2011.河北省856例更年期女性体质调研［J］.承德医学院学报，28（1）：45-46.

马宝璋，2004.中医妇科学［M］.上海：上海科学技术出版社.

马冠生，2017.中国儿童肥胖报告［M］.北京：人民卫生出版社.

马烈光，蒋力生，2016.中医养生学［M］.北京：中国中医药出版社.

马融，2018.中医儿科学［M］.北京：中国中医药出版社.
倪诚，李英帅，王琦，2019.中医体质研究40年回顾与展望［J］.天津中医药，36（2）：108–111.
倪青，郭赫，2018.女性更年期综合征的诊断与中医药治疗策略［J］.中国临床医生杂志，46（11）：1266–1268.
聂广宁，王小云，杨洪艳，2013.1714名城市更年期女性生存质量现状分析［J］.中国妇幼保健，28（9）：1480–1483.
牛丽霞，2013.我市近五年妇女病普查情况分析［J］.基础医学论坛，17（35）：4772–4773.
潘华山，王艳，2017.运动医学［M］.北京：中国中医药出版社.
潘雨，邢天野，倪磊，等，2020.阴虚体质与相关疾病的探究［J］.吉林中医药，40（4）：451–453.
庞静，李英华，陶茂萱，2010.亚健康与慢性疲劳综合征的人群分布特征及危险因素研究进展［J］.中国健康教育，26（4）：325—326.
戚广崇，应义平，肖洲南，1998.双欢神露治疗早泄78例［J］.中医外治杂志，7（5）：43.
秦云峰，1994.固阳液喷涂治早泄［J］.浙江中医杂志，29（8）：346.
邱模炎，陈映辉，陈敏.中国医学非药物疗法［M］.北京：中国中医药出版社.
曲艳梅，2015.儿童龋病的危害及防治［J］.全国口腔医学电子杂志，2（7）：14–15.
全国老龄工作委员会办公室，国家卫生和计划生育委员会，2013.中国老年人健康指南［M］.北京：华龄出版社，2013.
热孜亚·艾热提，阿依加玛丽·阿卜杜外力，2019.中医治未病思想与亚健康状态分析的关系［J］.世界最新医学信息文摘，19（54）：201–202.
任东成，丁金勇，谭成双，等，2019.206例腰椎间盘突出症患者的体质分析［J］.中国中医骨伤科杂志，27（7）：57–59.
陕文生，2011.男性生殖健康的现状的研究［J］.甘肃科技纵横，40（2）：193–194.
尚颖，曹东平，贾海英，等，2005.慢性疲劳综合征的特征与评价［J］.中国临床康复，9（24）：176–177.
沈淑静，2015.血脂异常人群的中医体制调查和降浊调脂方的作用机制研究［D］.广州：广州中医药大学.
石朝缋，2016.青年乳腺癌的研究进展［J］.医学理论与实践，29（19）：3328–3330.
石学敏，2007.针灸学［M］.北京：中国中医药出版社：266–267.
石玉华，郑庆梅，2019.更年期及绝经激素治疗对免疫系统的影响［J］.山东大学学报（医学版），57（2）：11–15.
斯蒂文·谢尔弗，2012.美国儿科学会育儿百科［M］.5版.北京：北京科学技术出版社.
苏宜香，2016.儿童营养及相关疾病［M］.北京：人民卫生出版社.
孙爱萍，2009.健康管理实用技术［M］.北京：中国医药科技出版社.
孙德仁，2010.少儿亚健康推拿调理［M］.北京：中国中医药出版社.
孙宏伟，黄雪薇，2019.健康心理学［M］.北京：人民卫生出版社.
孙涛，2009.亚健康学基础［M］.北京：中国中医药出版社.
孙涛，何清湖，2010.中医治未病［M］.北京：中国中医药出版社.
孙武权，刘明军，2016.推拿学［M］.2版.北京：人民卫生出版社.
谈勇，2019.中医妇科学［M］.2版.北京：中国中医药出版社.
田伟，2008.实用骨科学［M］.北京：人民卫生出版社.
王朝刚，刘诗翔，2010.睡眠障碍机制中西医研究进展［J］.疑难病杂志，9（5）：400–402.
王东敏，贾婷君，2020.健康管理的发展现状与策略［J］.中西医结合心血管病电子杂志，8（12）：10.
王东坡，王琦，2008.痰湿体质研究现状分析与展望［J］.中华中医药杂志，23（1）：5–8.
王飞，王维静，章莹，2018.近10年中医血瘀体质研究进展［J］.中国中医药现代远程教育，16（13）：148–150.
王洪彬，崔建美，赵舒，等，2014.更年期女性中医体质流行病学调查［J］.中国妇幼保健，29（4）：577–579.
王洪彬，李晓泓，孙志芳，等，2012.更年期因质致病探析［J］.时珍国医国药，23（9）：2286–2287.
王杰，李诗梦，王传航，2018.论任督冲三脉与男性生殖［J］.中华中医药杂志，33（6）：2272–2275.
王力宁，汪受传，韩新民，等，2008.小儿反复呼吸道感染中医诊疗指南［J］.中医儿科杂志，4（6）：3–4.
王陇德，刘建民，杨弋，等，2019.我国脑卒中防治仍面临巨大挑战—中国脑卒中防治报告2018概要［J］.中国循环杂志，34（2）：105–119.
王培玉，2012.健康管理学［M］.北京：北京大学医学出版社.
王琼梅，2010.针灸治疗精索静脉曲张致男性不育症32例［J］.中国针灸，30（3）：251–252.
王淑娟，苏妆，宫菲，等，2011.浅谈保健灸法及其应用［J］.中国老年学杂志，31（23）：4739–4741.
王卫平，孙锟，常立文，2018.儿科学［M］.9版.北京：人民卫生出版社.
王文锐，2011.王琦中医体质学说“体病相关”研究进展［J］.中华中医药学刊，29（11）：2501–2503.
王永恒，李翠萍，1997.“早泄玉液”外治早泄59例临床观察［J］.中医外治杂志，6（1）：32.
王悦同，王盛隆，李霖，等，2013.灸法禁忌［J］.上海针灸杂志，32（9）：790–792.
卫生部妇幼保健与社区卫生司，2009.中国7岁以下儿童生长发育参照标准［EB/OL］.2009-6-2
魏玉龙，2012.太极拳·八段锦·五禽戏·易筋经大全集.北京：科学技术文献出版社.
吴涤，刘学，倪佳桐，等，2001.CYPIAl—Hinc和GSTT1基因遗传多态性与原发性痛经关系分析［J］.中华医学遗传学杂志, 18(1): 47–50.

吴昊, 王响, 倪磊, 等, 2020.气虚体质与相关疾病研究[J].吉林中医药, 40(5): 625–627.

伍中庆, 2013.骨质疏松症的中西医治疗[M].北京: 中国中医药出版社.

武留信, 曾强, 2016.中华健康管理学[M].北京: 人民卫生出版社.

席思思, 白文佩, 2017.更年期患者的就诊特点研究[J].中国全科医学, 20(7): 804–807.

项俊华, 徐人燕, 2014.儿童保健科心理门诊中常见儿童心理问题分析[J].中医药管理杂志, 22(6): 995–996.

谢丹枫, 周泽豪, 陈紫莹, 2019.湿热证与肿瘤发生发展相关性研究进展[J].环球中医药, 12(12): 1949–1954.

谢幸, 苟文丽, 2013.妇产科学[M].8版.北京: 人民卫生出版社.

谢幸, 孔北华, 段涛, 2018.妇产科学[M].9版.北京: 人民卫生出版社.

谢英彪, 杭柏亚, 2007.骨质疏松症简便自疗[M].北京: 人民军医出版社.

徐迪, 2019.痤疮影响因素的调查分析[D].青岛: 青岛大学.

徐荣谦, 2019.儿童亚健康学[M].北京: 中国中医药出版社.

徐荣谦, 孙德仁, 2016.中医儿科学基础与亚健康[M].北京: 中国中医药出版社.

徐生荣, 王涛, 1996.五辛香搽剂加理疗治疗早泄80例分析[J].男性学杂志, 10(3): 173–174.

徐卫东, 吴岳嵩, 张春才, 2004.骨关节炎的诊断与治疗[M].上海: 第二军医大学出版社.

徐祎聪, 王建荣, 汤毅, 2017.湿热质研究进展[J].河南中医, 37(1): 174–177.

薛辛东, 赵晓东, 李利, 2013.儿科学[M].3版.北京: 人民卫生出版社.

鄢卫平, 2009.颈腰椎病中西医结合治疗学[M].兰州: 甘肃民族出版社.

杨定焯, 王洪复, 1998.骨质疏松指南[M].成都: 四川科学技术出版社.

杨立进, 陈博来, 胡伟雄, 等, 2018.广州市多社区1529名中老年人骨质疏松患病率及骨质疏松性骨折发生率分析[J].中国骨质疏松杂志, 24(10): 1341–1345.

杨立进, 陈博来, 林涌鹏, 等, 2018.广州市社区中老年骨质疏松症患者中医体质类型与骨代谢指标关系的病例对照研究[J].广州中医药大学学报, 35(4): 580–585.

杨萌, 2011.原发性高血压中医体质特征及生存质量的研究[D].北京: 北京中医药大学.

杨星, 梁晓燕, 2011.肥胖与自然生育力[J].实用妇产科杂志, 13(5): 326–329.

杨玉凤, 2016.儿童发育行为心理评定量表[M].北京: 人民卫生出版社.

杨玉玲, 侯丽辉, 吴效科, 2008.肥胖与女性不孕症关系的研究进展[J].中国妇幼健康研究, 19(1): 69–71.

杨舟, 冯国香, 张国山, 等, 2013.中医“治未病”思想指导下艾灸应用的现状和意义[J].吉林中医药, 33(8): 841–843.

姚玲, 段克姿, 王瑞珍, 2014.女性乳腺癌相关的危险因素[J].实用临床医学, 15(3): 129–133.

姚树桥, 杨艳杰, 2018.医学心理学[M].7版.北京: 人民卫生出版社.

姚有华, 熊建菁, 周琴, 2008.社区骨关节炎患者自我预防与控制管理手册[M].上海: 复旦大学出版社.

尹红博, 吴富东, 2013.古代针灸养生保健文献整理述略[J].山东中医药大学学报, 37(3): 234–235.

尹文仲, 2012.颈肩腰腿痛的预防、治疗与护理[M].武汉: 湖北科学技术出版社.

尹艳, 2019.亚健康辨治思路与方法[M].北京: 科学出版社.

俞舒丹, 2019.中医传承平台研究经燕教授治疗原发性痛经中药配伍规律[D].北京: 北京中医药大学.

岳晓丽, 龚向东, 李婧, 等, 2020.2015–2019年中国性病监测点生殖道沙眼衣原体感染流行病学特征[J].中国皮肤杂志, 53(8): 596–601.

曾强, 2015.301医院健康管理技术指南[M].北京: 人民军医出版社.

曾强, 武强, 2014.听体检说: 健康都去哪了[M].北京: 人民卫生出版社.

曾庆华, 2018.中医眼科学 [M].2版.北京: 中国中医药出版社.

张车伟, 宋福兴, 2018.大健康产业蓝皮书: 中国大健康产业发展报告(2018).北京: 社会科学文献出版社.

张建军, 王志刚, 2006.刮痧治疗慢性前列腺增生150例[J].中国民康医学, 18(10): 792.

张庆军, 祝淑珍, 李俊琳, 2017.实用健康管理学[M].北京: 科学出版社.

张思超, 2020.中医健康管理学[M].北京: 中国医药科技出版社.

张通, 2012.中国脑卒中康复治疗指南(2011完全版)[J].中国康复理论与实践, 18(4): 301–318.

张晓天, 2019.健康管理[M].2版.北京: 人民卫生出版社.

张秀花, 栗滢波, 鲍作臣, 2007.人体亚健康与调适[M].北京: 人民出版社.

张玉珍, 2007.中医妇科学[M].2版.北京: 中国中医药出版社: 143–146.

张志茹, 葛楠, 夏昉, 等, 2019.吉林省三所医学院校学生体质健康管理影响因素研究[J].医学与社会, 32(7): 85–87, 98.

张志勇, 刘忠民, 2020.健康运动学[M].北京: 人民卫生出版社.

张智海, 刘忠厚, 李娜, 2014.中国人骨质疏松症诊断标准专家共识(第三稿·2014版)[J].中国骨质疏松杂志, 20

(9): 1007–1010.

章淑伟, 2020.心理门诊中儿童心理问题就诊现状分析[J].中医药管理杂志, 28(12): 232–234.

赵霞, 汪受传, 韩新民, 等, 2008.小儿哮喘中医诊疗指南[J].中医儿科杂志, 4(3): 4–6.

甄雷, 李劲涛, 2018.中医治未病实用教程[M].北京: 中国中医药出版社.

郑倩华, 孙玮, 赵中亭, 等, 2015.针灸治疗男性不育症临床选穴规律的现代文献研究[J].江西中医药大学学报, (3): 99–101.

郑勇强, 2014.2型糖尿病危险因素与中医易感体质研究[D].广州: 广州中医药大学.

中国成人血脂异常防治指南修订联合委员会, 2016.中国成人血脂异常防治指南(2016年修订版)[J].中华循环杂志, 31(10): 937–953.

中国痤疮治疗指南专家组, 2019.中国痤疮治疗指南(2019修订版)[J].临床皮肤科杂志, 48(9): 583–588.

中国高血压防治指南修订委员会, 高血压联盟(中国), 中华医学会心血管病学分会中国医师协会高血压专业委员会, 2019.中国高血压防治指南(2018年修订版)[J].中华心血管病杂志, 24(1): 24–56.

中国人民健康保险股份有限公司, 中国社会科学院人口与劳动经济研究所, 社会科学文献出版社.大健康产业蓝皮书: 中国大健康产业发展报告(2018)[R].北京: 社会科学文献出版社, 2018.

中国睡眠研究会, 2017.中国失眠症诊断和治疗指南[J].中华医学杂志, 97(24): 1844–1856.

中国医师协会儿科医师分会过敏专业委员会, 中华医学会儿科学分会呼吸学组, 中国医师协会儿科医师分会风湿免疫专业委员会, 等, 2016.反复呼吸道感染临床诊治路径[J].中国实用儿科杂志, 31(10): 721–725.

中国营养学会, 2017.中国居民膳食指南2016[M].北京: 人民卫生出版社.

中华儿科杂志编辑委员会, 中华医学会儿科学分会呼吸学组, 中国医师协会儿科医师分会儿童呼吸专业委员会, 2020.儿童支气管哮喘规范化诊治建议(2020年版)[J].中医儿科杂志, 58(9): 708–717.

中华人民共和国国家卫生和计划生育委员会, 2011.0~6岁儿童健康管理服务规范.
[EB/OL].[2022-02-16].http://www.nbphsp.org.cn/jbgw/06rt/.

中华人民共和国国家卫生健康委员会, 2019.2019年中国卫生健康统计年鉴[M].北京: 中国协和医科大学出版社.

中华人民共和国卫生部, 2009.新生儿疾病筛查管理办法[EB/OL].(2009-03-05)
[2022-02-16].http://www.nhc.gov.cn/fzs/s3576/200903/c53a0c97e68740c286ceb96e9ac56280.shtml.

中华人民共和国卫生部, 2012.性病防治管理办法.(2012-11-23)
[2022-02-16]. http://www.nhc.gov.cn/fzs/s3576/201808/24b10d17a2b74e42a9385254cf6f3ccd.shtml.

中华人民共和国卫生部, 教育部, 2008.中小学健康体检管理办法[EB/OL].(2008-07-21)
[2022-02-16].http://www.nhc.gov.cn/yzygj/s3585u/200807/8bb26fbcf4ba4b38ac5890eecd947926.shtml.

中华人民共和国卫生部疾病控制司, 2006.中国成人超重和肥胖症预防控制指南[M].北京: 人民卫生出版社.

中华人民共和国卫生部疾病预防控制局, 2011.中国成人身体活动指南[M].北京: 人民卫生出版社.

中华人民共和国卫生和计划生育委员会, 2015.老年人健康管理技术规范[EB/OL].(2015-11-04)
[2022-02-16].http://www.nhc.gov.cn/wjw/s9502/201511/8fcd149f93814473a43c08ef425b1a37.shtml.

中华人民共和国卫生和计划生育委员会, 2015.老年人健康管理技术规范[EB/OL].(2015-11-04)
[2022-02-16].http://www.nhc.gov.cn/wjw/s9502/201511/8fcd149f93814473a43c08ef425b1a37.shtml.

中华医学会, 中华医学会杂志社, 中华医学会全科医学分会, 等, 2020.肥胖症基层诊疗指南(2019年)[J].中华全科医师杂志, 19(2): 95–101.

中华医学会, 中华医学会杂志社, 中华医学会全科医学分会, 等, 2020.痛风及高尿酸血症基层诊疗指南(2019)[J].中华全科医学杂志, 19(4): 293–303.

中华医学会儿科学分会呼吸学组,《中华儿科杂志》编辑委员会, 2016.儿童支气管哮喘诊断与防治指南(2016年版)[J].中华儿科杂志, 54(3): 167–181.

中华医学会骨科学分会关节外科学组, 2018.骨性关节炎诊疗指南(2018版)[J].中华骨科杂志, 38(12): 705–715.

中华医学会骨科学分会脊柱外科学组, 中华医学会骨科学分会骨科康复学组, 2020.腰椎间盘突出症诊疗指南[J].中华骨科杂志, 40(8): 477–487.

中华医学会骨质疏松和骨矿盐疾病分会, 2011.原发性骨质疏松症诊治指南[J].中华骨质疏松和骨矿盐疾病杂志, 4(1): 2–17.

中华医学会骨质疏松和骨矿盐疾病分会, 2017.原发性骨质疏松症诊疗指南(2017).中华骨质疏松和骨矿盐疾病杂志, 10(5): 413–443.

中华医学会健康管理学分会,《中华健康管理学杂志》编委会, 2014.健康体检基本项目专家共识[J].中华健康管理学杂志, 8(2): 81–90.

中华医学会内分泌学分会, 2020.中国高尿酸血症与痛风诊疗指南(2019)[J].中华内分泌代谢杂志, 36(1): 1–13.

中华医学会糖尿病分会, 2018.中国2型糖尿病防治指南(2017年修订版)[J].中华糖尿病杂志, 10(1): 292–344.

中华医学会消化病学分会胃肠动力组, 中华医学会外科学分会结直肠肛门外科学组, 2013.中国慢性便秘诊治指南

（2013年，武汉）[J].中华消化杂志，33（5）：291–297.

中华预防医学会妇女保健分会，更年期保健学组，2016.更年期妇女保健指南（2015年）[J].实用妇科内分泌杂志（电子版），3（2）：21–32.

中华预防医学会妇女保健分会乳腺保健与乳腺疾病防治学组，2016.乳腺增生症诊治专家共识[J].中国实用外科杂志，36（7）：759–762.

中华中医药学会，2008.中医内科常见病诊疗指南中医病证部分[M].北京：中国中医药出版社.

中华中医药学会，2009.中医体质分类与判定[J].中华养生保健（上半月），（9）：54–58.

中华中医药学会，2012.中医儿科常见病诊疗指南[M].北京：中国中医药出版社.

中华中医药学会亚健康分会，2006.亚健康中医临床指南[M].北京：中国中医药出版社.

周仕萍，王敦英，2013.乳腺增生病中医体质相关分析[J].辽宁中医药大学学报，15（1）：171–172.

朱惠，屈建雷，彭小莉，等，2015.中医技术在养生保健中的运用[J].光明中医，30（2）：366–367.

朱静，田静，2016.痤疮证型与中医体质相关研究[J].实用中医内科杂志，30（1）：9–10.

朱嵘，2010.亚健康管理[M].北京：中国中医药出版社.

邹小兵，静进，2005.发育行为儿科学[M].北京：人民卫生出版社.